国家卫生健康委员会“十四五”规划教材
全国高等学校药学类专业研究生规划教材
供药学类专业用

高等天然药物化学

主　　编　孔令义
副 主 编　庚石山　张勇慧

编　　委（以姓氏笔画为序）
王立波（哈尔滨医科大学）
孔令义（中国药科大学）
叶　阳（中国科学院上海药物研究所）
吴　军（南方医科大学）
宋少江（沈阳药科大学）
张勇慧（华中科技大学同济医学院药学院）
罗　俊（中国药科大学）
罗晓东（中国科学院昆明植物研究所）
胡友财（中国医学科学院药物研究所）
庚石山（中国医学科学院药物研究所）

人民卫生出版社
·北　京·

图书在版编目（CIP）数据

高等天然药物化学 / 孔令义主编 . —北京：人民卫生出版社，2021.12

ISBN 978-7-117-31691-0

Ⅰ. ①高…　Ⅱ. ①孔…　Ⅲ. ①生物药 - 药物化学 - 研究生 - 教材　Ⅳ. ①R284

中国版本图书馆 CIP 数据核字（2021）第 110771 号

高等天然药物化学

Gaodeng Tianran Yaowu Huaxue

主　　编：孔令义
出版发行：人民卫生出版社（中继线 010-59780011）
地　　址：北京市朝阳区潘家园南里 19 号
邮　　编：100021
E - mail：pmph @ pmph.com
购书热线：010-59787592　010-59787584　010-65264830
印　　刷：三河市宏达印刷有限公司（胜利）
经　　销：新华书店
开　　本：850 × 1168　1/16　　**印张**：33
字　　数：836 千字
版　　次：2021 年 12 月第 1 版
印　　次：2021 年 12 月第 1 次印刷
标准书号：ISBN 978-7-117-31691-0
定　　价：119.00 元
打击盗版举报电话：**010-59787491　E-mail：WQ @ pmph.com**
质量问题联系电话：**010-59787234　E-mail：zhiliang @ pmph.com**

全国高等学校药学类专业研究生规划教材

出版说明

研究生教育是高等教育体系的重要组成部分，承担着我国高层次拔尖创新型人才培养的艰巨使命，代表着国家科学研究潜力的发展水平，对于实现创新驱动发展、促进经济提质增效具有重大意义。我国的研究生教育经历了从无到有、从小到大，高速规模化发展的时期，正在逐渐步入“内涵式发展，以提高质量为主线”的全新阶段。为顺应新时期药学类专业研究生教育教学改革需要，深入贯彻习近平总书记关于研究生教育工作的重要指示精神，充分发挥教材在医药人才培养过程中的载体作用，更好地满足教学与科研的需要，人民卫生出版社经过一系列细致、广泛的前期调研工作，启动了国内首套专门定位于研究生层次的药学类专业规划教材的编写出版工作。全套教材为国家卫生健康委员会“十四五”规划教材。

针对当前药学类专业研究生教育概况，特别是研究生课程设置与教学情况，本套教材重点突出如下特点：

1. 以科学性为根本，展现学科发展趋势　科学性是教材建设的根本要求，也是教材实现教学载体功能的必然需求。因此，本套教材原则上不编入学术争议较大、不确定性较高的内容。同时，作为培养高层次创新人才的规划教材，本套教材特别强调反映所属学术领域的发展势态和前沿问题，在本领域内起到指导和引领作用，体现时代特色。

2. 以问题为导向，合理规划教材内容　与本科生相比，研究生阶段更注重的是培养学生发现、分析和解决问题的能力。从问题出发，以最终解决问题为目标，培养学生形成分析、综合、概括、质疑、发现与创新的思维模式。因此，教材在内容组织上，坚持以问题为导向，强调对理论知识进行评析，帮助学生通过案例进行思考，从而不断提升其分析和解决问题的能力。

3. 以适用性为基础，避免教材“本科化”　本套教材建设特别注重适用性，体现教材适用于研究生层次的定位。知识内容的选择与组织立足于为学生创新性思维的培养提供必要的基础知识与基本技能。区别于本科教材，本套教材强调方法与技术的应用，在做好与本科教材衔接的同时，适当增加理论内容的深度与广度，反映学科发展的最新研究动向与热点。

4. 以实践性为纽带，打造参考书型教材　当前我国药学类专业研究生阶段人才培养已经能与科研实践紧密对接，研究生阶段的学习和实验过程中的知识需求与实际科研工作中的需求具有相通性。因此，本套教材强化能力培养类内容，由“知识传授为主”向“能力培养为主”转变，强调理论学习与实际应用相结合，使其也可以为科研人员提供日常案头参考。

5. 以信息平台为依托，升级教材使用模式　为适应新时期教学模式数字化、信息化的需要，本套教材倡导以纸质教材内容为核心，借用二维码的方式，突破传统纸质教材的容量限制与内容表现形式的单一，从广度和深度上拓展教材内容，增加相关的数字资源，以满足读者多元化的使用需求。

作为国内首套药学类专业研究生规划教材，编写过程中必然会存在诸多难点与困惑，来自全国相关院校、科研院所、企事业单位的众多学术水平一流、教学经验丰富的专家教授，以高度负责的科学精神、开拓进取的创新思维、求真务实的治学态度积极参与了本套教材的编写工作，从而使教材得以高质量地如期付梓，在此对于有关单位和专家教授表示诚挚的感谢！教材出版后，各位老师、学生和其他广大读者在使用过程中，如发现问题请反馈给我们（renweiyaoxue2019@163.com），以便及时更正和修订完善。

人民卫生出版社

2021 年 1 月

主编简介

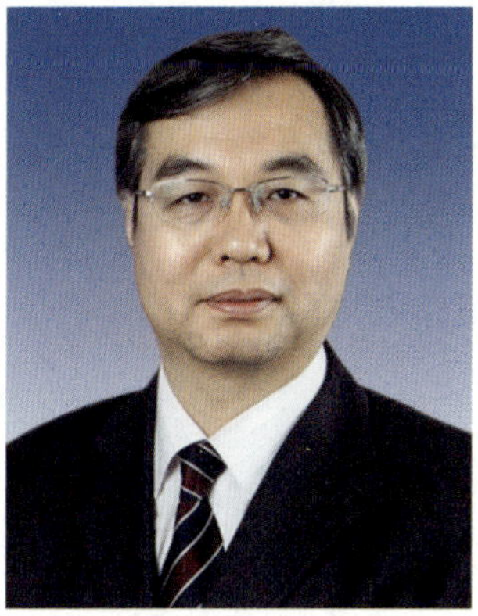

孔令义，教授，中国药科大学副校长。教育部长江学者特聘教授、国家杰出青年科学基金获得者、新世纪百千万人才工程国家级人选、教育部创新团队带头人、国家双一流建设学科中国药科大学中药学学科首席学科带头人、全国优秀教师。兼任国务院学位委员会学科评议组成员、国家药典委员会委员、教育部科技委员会委员、中国药学会中药和天然药物专业委员会副主任委员、教育部高等学校中药学类专业教学指导委员会副主任委员。全国高等学校药学类专业规划教材《天然药物化学》和《波谱解析》主编，SCI 期刊 *Chinese Journal of Natural Medicines* 主编。

研究领域为中药化学和天然药物化学，研究方向主要包括中药和天然药物活性成分的提取分离、结构测定、结构修饰、全合成、靶点发现及作用机制研究，并在此基础上开展新药研究与开发工作。主持承担国家杰出青年科学基金项目、国家自然科学基金重点项目、“重大新药创制”国家科技重大专项等多项国家级重点科研项目。在 *Nature Communications*，*Hepatology*，*British Journal of Pharmacology*，*Organic Letters*，*Journal of Medicinal Chemistry*，*Analytical Chemistry*，*Journal of Natural Products* 等国内外重要刊物发表 SCI 收录论文 600 余篇，出版著作 8 部，获国内外发明专利授权 19 项。以第一完成人获得国家科技进步二等奖(2015 年)、江苏省科学技术一等奖(2013 年，2019 年)、教育部自然科学一等奖(2009 年)，并获第二届全国创新争先奖(2020 年)、吴阶平医药创新奖(2018 年)、第十七届吴阶平 - 保罗杨森医学药学奖(2016 年)。

前　言

天然药物化学是一门应用现代科学技术和方法研究天然药物中活性物质的学科，在具有自主知识产权的新药创制中发挥着重要作用。2015年，我国屠呦呦研究员因发现青蒿素而获得诺贝尔生理学或医学奖，这是我国天然药物化学最突出的代表性成果，同时也充分说明了我国天然药物化学学科在世界上的影响力。目前我国已经出版多部用于本科生培养的《天然药物化学》教材，重点介绍了天然化合物的结构类型（如生物碱、黄酮、萜类等）和相应的提取分离方法、结构鉴定和生物活性等内容。这些天然药物化学的基础知识对本科生的培养具有至关重要的作用，为他们毕业后从事中药和天然药物的相关工作奠定了坚实的基础。近年来，随着我国药学领域研究生规模的不断扩大，研究生教育已经成为相关高校教学工作的重点，但至今我国在药学领域尚无适合研究生培养的高水平教材，这在一定程度上影响了研究生的培养质量。

鉴于此，人民卫生出版社适时启动了包括《高等天然药物化学》在内的我国药学领域第一批研究生规划教材的编写工作，这是一项很有意义的工作，对药学领域高层次人才的培养具有重要的促进作用。本研究生教材，在体例及内容上与本科生教材完全不同，力图体现目前天然药物化学研究中的主要方法、技术、思路以及发展趋势，重点阐明"天然药物化学成分从哪里来，到哪里去！"，也就是强调天然药物化学成分在生物体内如何通过生物合成获得，以及如何深入挖掘这些天然药物化学成分的药用价值。例如，有些化合物可以直接开发为新药，但有些化合物则要通过结构修饰获得更具药用价值的化合物。故本教材采用全新的体例，前五章分别从绪论及天然药物化学成分的分离纯化、结构测定、结构修饰和合成、生物合成等方面介绍了目前天然药物化学研究中常用的和新的思路与方法；第六章、第七章、第八章分别介绍了陆地来源、海洋来源、微生物来源的天然产物，每章的天然产物按照生物活性或临床疗效分类叙述；最后一章介绍了我国将天然产物（中药活性成分）创制成新药的典型例子；书后还附有来源于天然产物的临床使用的新药基本情况。总之，我们希望这部从体例到内容全新的《高等天然药物化学》研究生教材能适应我国新形势下研究生的培养需要，对我国重大新药的创制发挥积极的推动作用。

来自国内著名高校和科研院所的天然药物化学领域的知名专家、教授组成了本教材的编写队伍，他们既具有丰富的科研经验，又辛勤工作在研究生教学一线，在繁忙的科研教学工作之余认真编写了这部教材。孔令义（第一章和第三章部分内容）、庾石山（第九章）、张勇慧（第八章）、叶阳（第三章部分内容）、罗晓东（第六章）、吴军（第七章）、宋少江（第四章）、胡友财(第五章)、罗俊(第二章)、王立波(附录)分别承担相应的编写工作。孔令义教授担任主编,庚石山和张勇慧两位教授担任副主编。

这部《高等天然药物化学》研究生教材的编写体现了显著的创新性,同时也是一次大胆的尝试,由于编者水平有限,不足之处敬请各位老师和研究生批评指正。

孔令义

2021 年 8 月

目 录

第一章　绪　　论

第一节　天然药物化学概述

一、天然药物化学与相关学科

天然药物化学（natural medicinal chemistry）是一门应用现代科学技术和方法，特别是化学和生物学知识，研究天然药物（植物、动物、微生物和矿物）中活性物质的学科，是具有自主知识产权的新药研究与开发的源头学科，在新化学实体创新药物的研制中具有十分重要的作用。天然药物化学的研究内容主要包括天然药物活性成分的提取分离、结构测定、结构修饰与全合成、生物活性、生物合成与合成生物学等。天然药物化学研究的最终目标是从天然药物中发现具有药用价值的活性化合物，进而创制出化学实体类新药。要达到这个目标，必须将化学研究与药理研究紧密结合，这样才能发现具有重要生物活性的天然化合物，为创制新药奠定基础[1]。

天然药物含有结构复杂、数目众多的化学成分，也是其用于防病治病的物值基础。这些化学成分由初生代谢产物在生物体内各种酶的作用下经过复杂的化学反应生成，故这些天然药物化学成分有时也被称为次生代谢产物或二次代谢产物。天然药物化学大量的工作是提取分离众多的化学成分，并找到具有生物活性的单体化合物。天然药物化学应用的主要手段包括各种经典的和现代的色谱技术，并需要与药理活性筛选相结合。确定一个天然单体化合物的复杂化学结构是天然药物化学的核心内容，需要应用核磁共振（NMR）、质谱（MS）、X 射线单晶衍射（X-ray diffraction of single crystal）、电子圆二色谱（ECD）等现代波谱技术，并辅之以必要的化学研究工作来确定化合物的平面结构、相对构型和绝对构型。大多数情况下，天然化学成分直接作为新药候选分子还有不足，这时就需要应用有机化学或生物合成的方法对天然化合物的结构进行修饰和改造，并结合药理学研究寻找和确定更有药用价值的化合物。天然来源的化合物或经过结构修饰后的产物如果直接作为药物使用，资源有限是一个很突出的问题，在这种情况下应用有机化学的方法对其进行全合成研究就显得非常重要，这对保护天然资源、保证药物来源具有特别重要的意义[2]。

随着科学技术的进步和天然药物化学学科的发展，阐明各类天然药物化学成分在生物体内的来源，即天然药物化学成分的生物合成研究是目前天然药物化学的一个热点领域。天然药物化学成分是生物体在多种酶的催化作用下，经过复杂多样的化学反应而生成，从分子水平（酶和基因）研究和了解天然化合物的生物合成步骤，并进而探讨酶和基因对这些重要的天然化合物生物合成途径的定向调控作用，这对深入认识天然化合物的产生过程，通过异源表达生产具有重要药用价值的天然药物，更有效地利用天然资源都具有十分重要的价值。天然药物化学成分生物合成的研究将在天然药物化学中占有越来越重要的地位。

天然药物是一个广义的概念，包括植物、动物、微生物和矿物，其中以植物居多，故与天然药物化学相近或类似的学科有植物化学、天然产物化学、中药化学等。中华民族在长期与自然的斗争中积累了丰富的运用中草药来预防和治疗疾病的经验，从中草药中发现具有药用价值的天然化合物更具优势，在这方面我国有很多成功的范例，可以说这也是中国天然药物化学研究的优势和特色所在。在我国，天然药物和中药密不可分，中药和民间药物是我国天然药物化学工作者的主要研究对象。

植物化学（phytochemistry）是应用现代分析、分离技术研究植物代谢产物的成分、结构、分布规律的一门学科。植物化学与天然药物化学的区别主要体现在以下几方面：①植物化学的研究对象是植物中的次生代谢产物，而天然药物化学的研究对象包括植物、动物、微生物中的次生代谢产物；②植物化学注重植物的次生代谢产物及其对植物自身与环境的影响，而天然药物化学则主要关注有药用价值的天然化合物；③植物化学更加重视成分的生物合成途径，这对植物资源的综合利用以及从次生代谢产物的角度探讨植物的亲缘关系都有极其重要的意义，而天然药物化学则主要关注具有显著生物活性成分（药用价值）的发现，研究对象和内容更加广泛。

天然产物化学（natural products chemistry）是以各类生物为研究对象，以有机化学为基础，使用化学和物理的方法，研究生物次生代谢产物的提取分离、结构、功能、生物合成、化学合成和用途的一门学科。天然产物化学与天然药物化学的研究内容基本一致，前者更侧重于新颖结构化合物的发现，而后者更重视具有生物活性化合物的研究。天然产物化学的研究更加重视利用有机化学的方法来研究复杂化合物的全合成。天然有机分子具有新奇的骨架类型、超乎想象的复杂结构、众多的手性中心等特征，这使其成为了有机合成化学家理想的合成研究模板，天然产物化学激发了有机合成化学家全合成工作的创造力，也促进了合成化学学科的发展[3]。

中药化学（chemistry of Chinese materia medica）是应用化学的理论和技术，从化学成分的角度诠释中药治疗疾病的有效物质以及物质基础与中药性味、归经的关系，阐明传统中药的科学内涵的学科。严格地讲，中药化学与天然药物化学在概念、研究内容和研究目的等方面有显著区别。但是在我国，天然药物化学研究大多以中药和民间药物为研究对象，并且现阶段应用化学知识阐明中药的性味、归经等中医药理论还有较大困难。所以，目前我国中药化学与天然药物化学的研究内容相类似，特别是在化学成分的提取分离、结构测定、活性筛选等方面的研究手段和技术方法基本一致。

根据专业培养目标，本科生的天然药物化学课程要求学生掌握主要天然药物化学成分的结构类型和特征、物理和化学性质、提取分离、结构测定的基本知识和技术；熟悉天然药物化学成分结构测定的基本原理和方法；了解寻找天然药物活性成分的一般途径和方法，为将来从事中药和天然药物活性成分的研究及其在此基础上的新药开发奠定必要的基础。作为本专业的研究生教材，本书结合本学科的最新研究成果，重点讲述天然药物化学成分提取分离、结构测定、结构修饰与全合成方面的新方法、新技术与新进展；介绍天然药物化学成分生物合成的最新研究进展以及基于对生物合成基因的认识来发现天然药用成分的新策略、新技术、新方法；并按照来源和生物活性为分类依据研究代表性天然药物活性成分的进展；以及基于天然药物研发新药。本教材力争与现有的本科生教材《天然药物化学》在体例和内容上有所区别，反映本学科的最新研究成果，提高研究生解决实际问题的能力。

二、天然药物化学研究领域的国际主流期刊

为了更好地理解天然药物化学的内涵，掌握天然药物化学的最新研究趋势，参考和研读天然产物研究领域的国际主流期刊是必不可少的方法。*Natural Product Reports* 是目前天然产物研究领域最重要的综述期刊，刊登的综述文章涵盖了天然产物研究的各个方面，既有各种来源、不同结构类型天然产物研究的综述文章，也有天然产物研究方法与技术的综述文章。“Hot off The Press”是其中一个非常有特色的栏目，主要介绍新奇结构天然产物的发现、重要天然产物的合成和生物合成方面的热点研究。深入地研读 *Natural Product Reports* 上的文章，对了解天然产物化学的研究方法、研究成果和发展趋势具有十分重要的帮助。*Journal of Natural Products* 是报道天然产物研究成果的核心和经典的杂志，主要报道天然产物发现方面的系统而深入的研究成果，近些年来有关天然产物结构修饰、生物活性和生物合成方面的文章也越来越多。近年来，该杂志有一系列有关天然产物作为创新药物来源的综述，具有较大的影响。*Phytochemistry* 是侧重于植物来源的天然产物发现和活性方面重要的权威期刊，近年来该杂志对植物来源天然产物的生物合成方面的研究报道越来越多。

除上述三种权威和经典的天然药物化学研究期刊外，其他一些综合性的化学或有机化学期刊也有报道天然产物的内容。比如 *Journal of the American Chemical Society* 和 *Angewandte Chemie* 主要报道天然产物的化学合成和生物合成方面的突破性研究进展；*Organic Letters* 和 *Organic Chemistry Frontiers* 主要报道新骨架类型天然产物的发现、全合成和生物合成方面的重要进展。此外，*Journal of Organic Chemistry*、*Organic & Biomolecular Chemistry*、*Tetrahedron*、*Tetrahedron Letters*、*Fitoterapia* 等也是报道天然产物发现和合成方面研究成果的重要期刊。

第二节 天然药物化学在新药研究中的重要作用

发现结构新颖、活性显著、机制明确的先导化合物是现代新药研发的关键，而天然产物因其多样的骨架结构和广泛的生物活性一直是药物研发中先导化合物的重要来源。天然药物活性成分对新药研究的源泉作用主要体现在以下 3 个方面：①作为药物分子直接开发成为新药；②经过结构优化和修饰后开发成为新药；③植物提取物开发成为新药。据天然产物研究权威期刊 *Journal of Natural Products* 的最新统计[4]，1981—2019 年获批上市的 1 881 个新药中，具有直接天然产物背景包括天然产物、天然产物衍生物和植物提取物的药物占到了 23.5%，如果加上具有天然产物药效官能团的合成药物和天然产物模拟物，则有大约一半的药物具有天然产物背景(49.2%)(图 1-1)；在 1981—2019 年获批上市的 185 个小分子抗肿瘤药物中，具有直接天然产物背景的抗肿瘤药物占到了 33%，具有广义天然产物背景的抗肿瘤药物则高达五分之四(84%)(图 1-2)。以上数据充分说明，天然药物活性成分在现代新药的研究与开发中具有不可忽视的作用和无法替代的地位，是新药创制的重要源泉[5,6]。

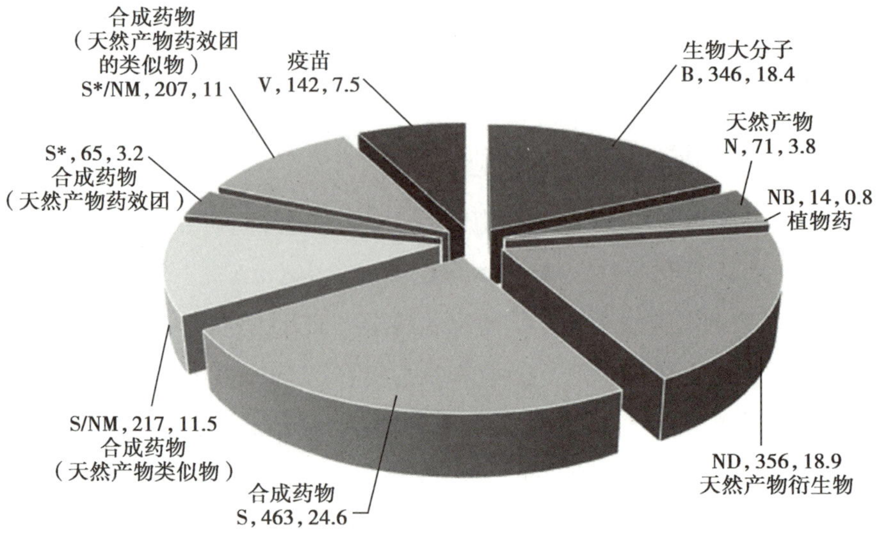

图 1-1 1981—2019 年获批上市的 1 881 个新药来源数量和占比（%）

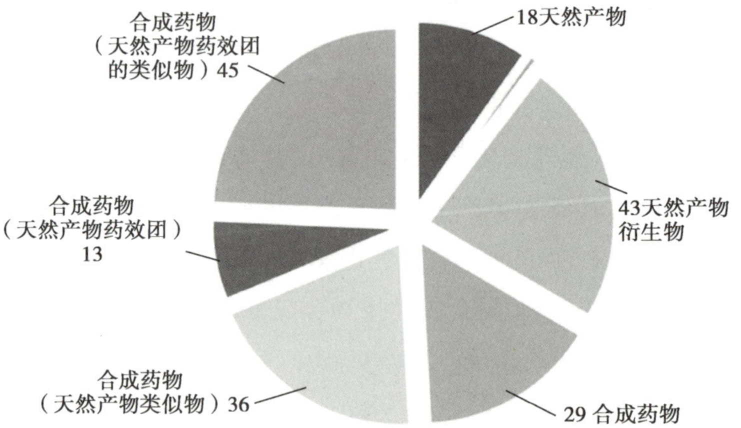

图 1-2 1981—2019 年获批上市的 185 个小分子抗肿瘤药物来源数量

一、直接开发成为新药的天然药物分子

自 1803 年从阿片中发现吗啡（morphine）以来，世界范围内在临床上应用的很多化学药物最初都是从天然药物中通过提取分离、结构测定、生物活性筛选发现其药用价值，然后通过大量的研究工作和临床试验发展成新药。如植物来源的抗疟药物奎宁（quinine），具有解痉作用的药物阿托品（atropine），抗肿瘤药物紫杉醇（taxol）、喜树碱（camptothecin）、长春碱（vinblastine），降血压药物利血平（reserpine），具有强心作用的药物地高辛（digoxin），治疗 2 型糖尿病的药物二甲双胍（metformin）；来源于微生物的抗肿瘤药物博来霉素（bleomycin）、降血脂药物洛伐他汀（lovastatin）和抗菌药物青霉素（penicillin）等均为典型的代表[1,7]。

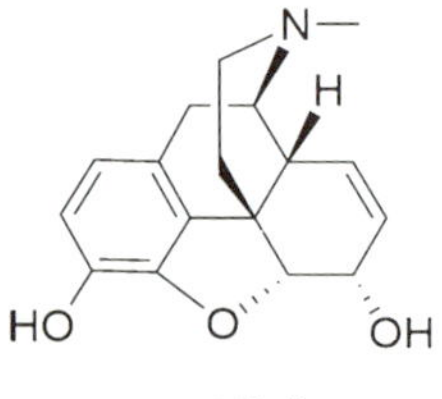

吗啡

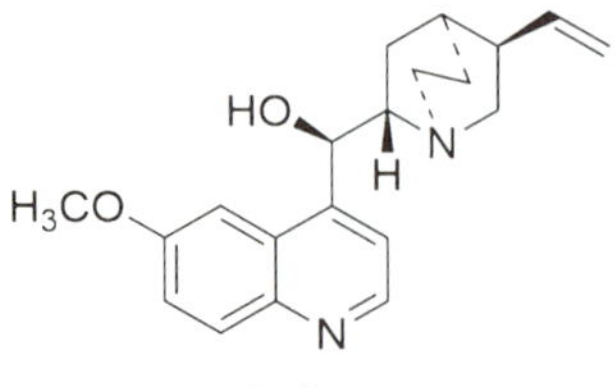

奎宁

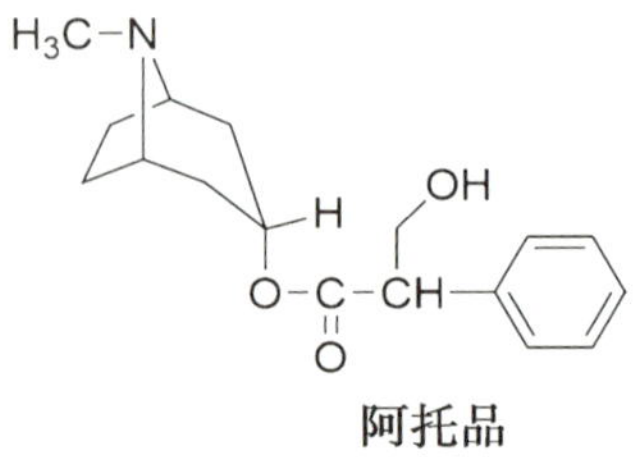

阿托品

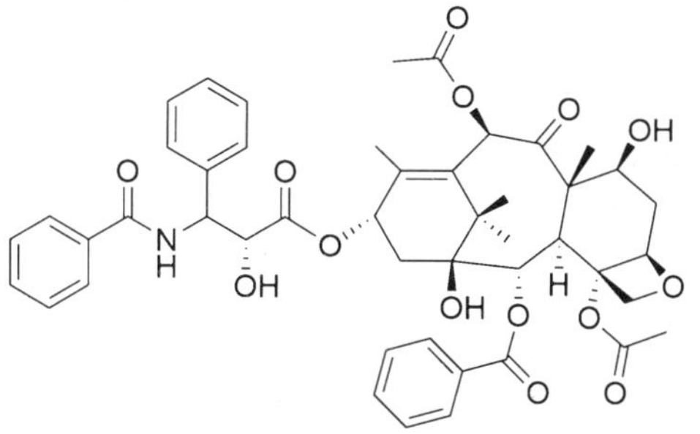

紫杉醇

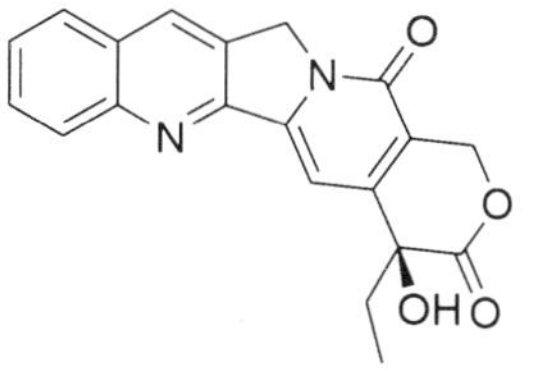

喜树碱

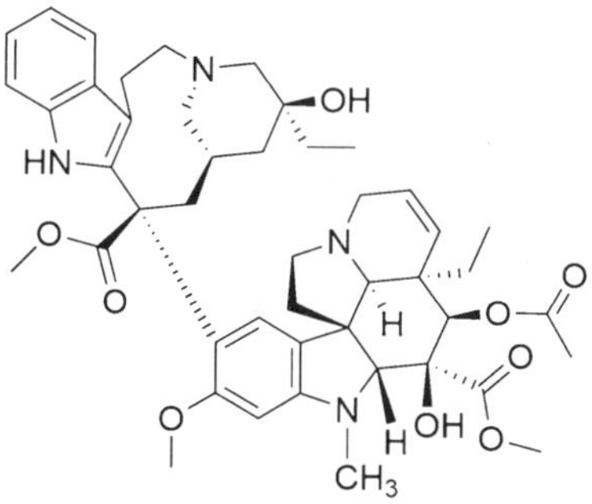

长春碱

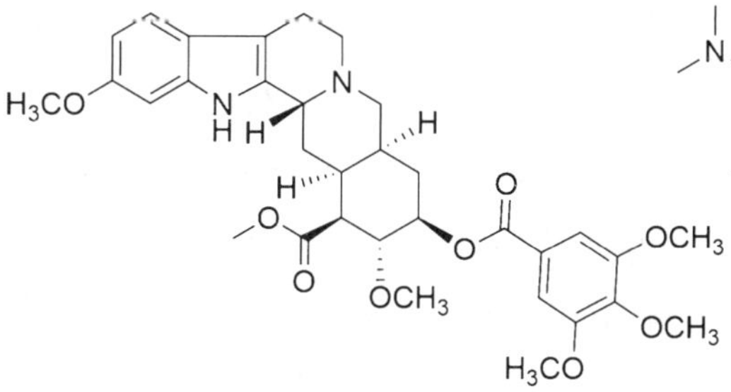

利血平

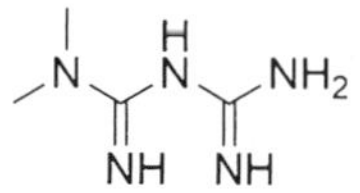

二甲双胍

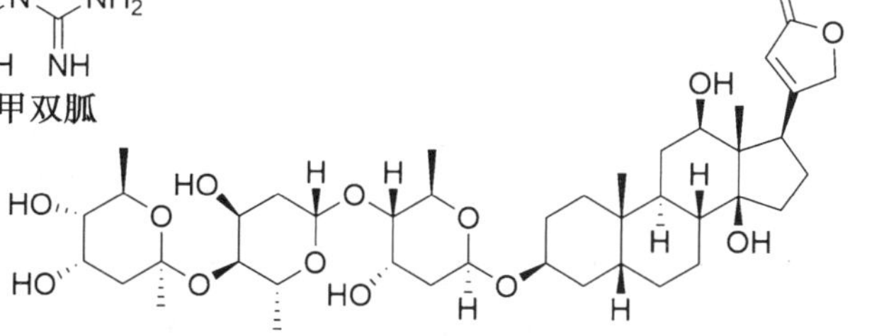

地高辛

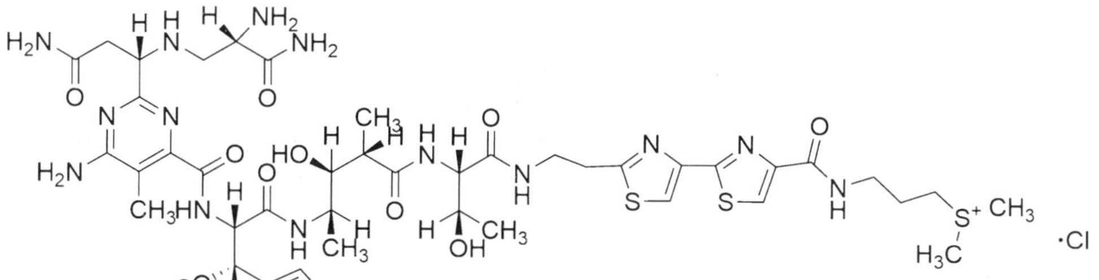

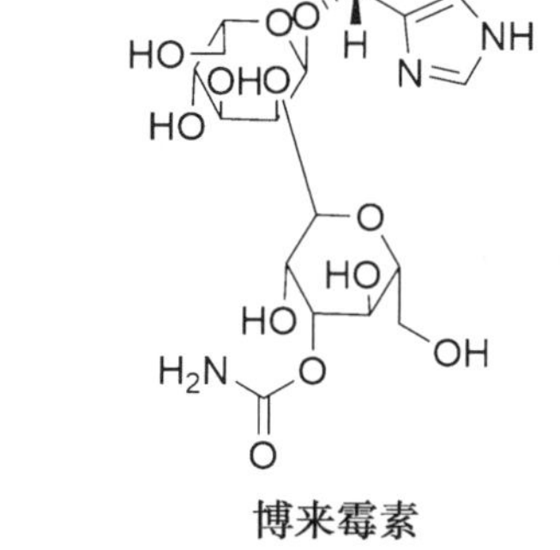

博来霉素

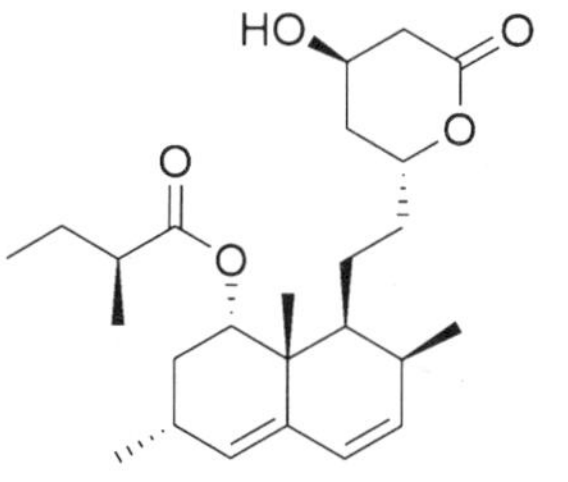

洛伐他汀

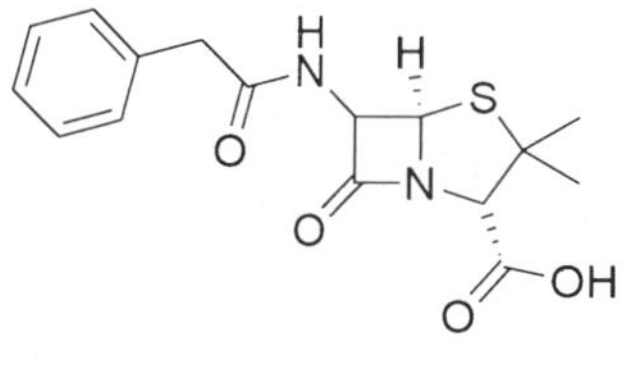

青霉素

我国具有悠久的中医药历史和丰富的用药经验,《中国中药资源志要》记载了超过 12 000 余种有药用价值的中药。因此,从中草药活性成分中寻找和发现新药更是我国新药创制的优势和特色所在。如从药用植物黄花蒿(*Artemisia annua*)中分离得到的抗恶性疟疾新药青蒿素(artemisinin)在国际上产生了重大影响,主要发明人屠呦呦研究员为此荣获 2011 年度拉斯克奖和 2015 年诺贝尔生理学或医学奖,这也是我国自然科学领域迄今为止获得的最高级别国际大奖[8]。此外,还包括我国治疗脑血管疾病第一个具有自主知识产权的国家 1 类创新药物丁苯酞(3-*n*-butylphthalide)以及从蛇足石杉中发现的乙酰胆碱酯酶抑制剂石杉碱甲(huperzine A),治疗心律失常的药物关附甲素(guan-fu base A)等[7]。

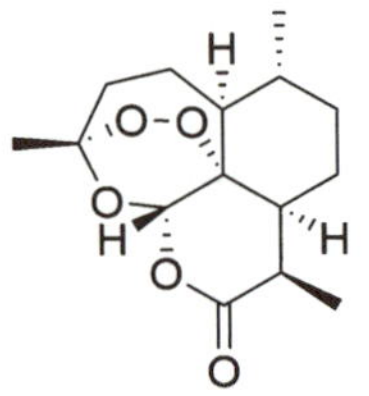

青蒿素

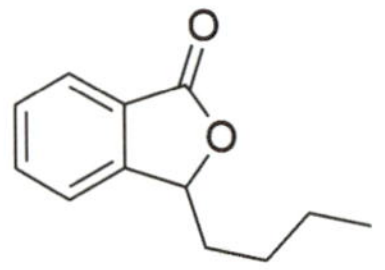

丁苯酞

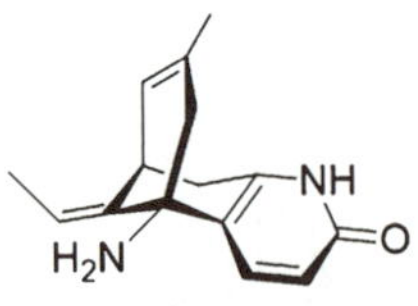

石杉碱甲

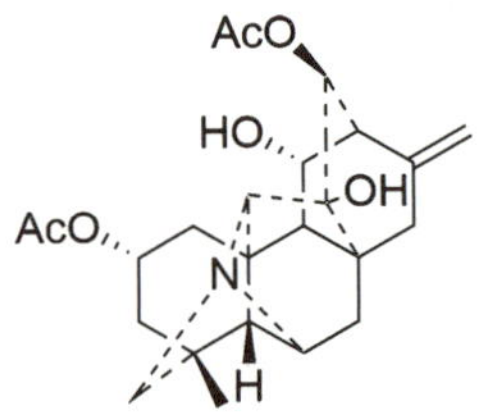

关附甲素

二、经过结构修饰和改造研发成新药的天然药物分子

天然药物化学成分虽然能表现出一定的生物活性，具有一定的药用价值，但大多数化合物由于活性强度低、安全性差、溶解性差等不足，不能作为新药候选分子，这样的化合物我们称之为先导化合物（lead compound）。通过对其进行结构修饰和改造，获得活性和安全性增强、更具成药性的分子，这也是新药创制的主要途径之一。如从能缓解发热和疼痛的柳树（*Salix babylonica*）皮中发现的水杨酸糖苷（salicin），到目前临床广泛使用的阿司匹林（aspirin，乙酰水杨酸）；从植物古柯（*Erythroxylum novogranatense*）中分离得到的可卡因（cocaine）到临床常用的麻醉药普鲁卡因（procaine）；从喜树（*Camptotheca acuminata*）中发现的具有抗肿瘤作用的喜树碱（camptothecin）到目前临床使用的羟基喜树碱（hydroxycamptothecin）、托泊替康（topotecan）、伊立替康（irinotecan）；以及从鬼臼（*Dysosma versipellis*）中发现的鬼臼毒素（podophyllotoxin）到临床使用的依托泊苷（etoposide）和替尼泊苷（teniposide）。

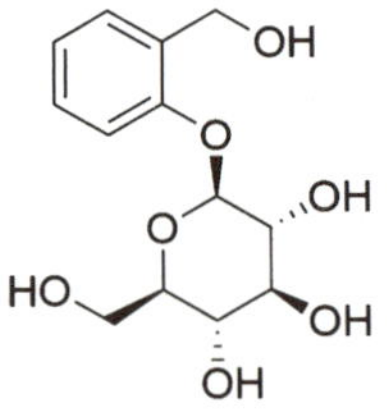

水杨酸糖苷

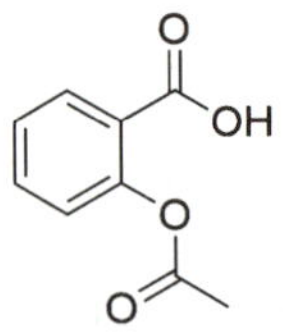

阿司匹林

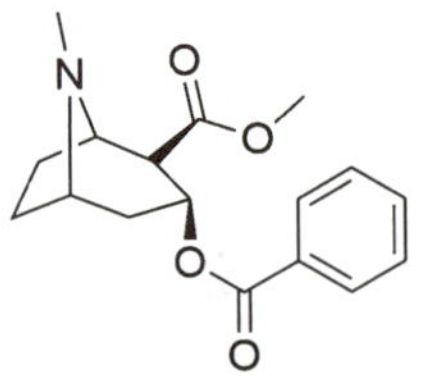

可卡因

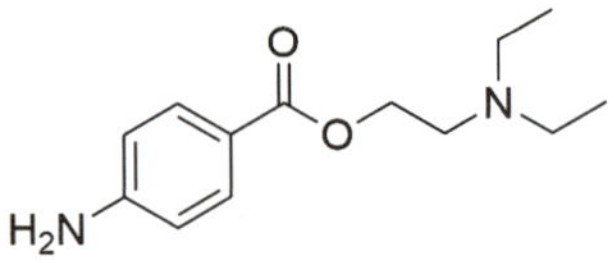

普鲁卡因

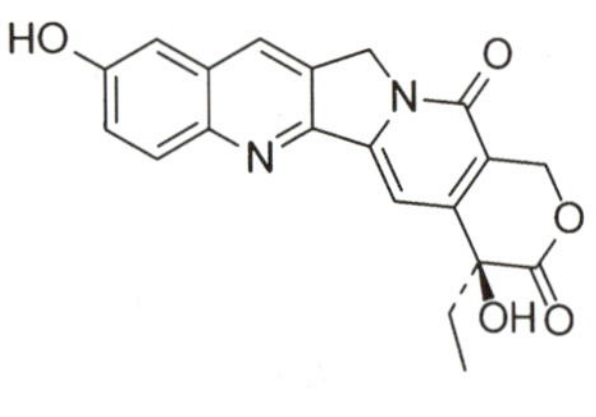

羟基喜树碱

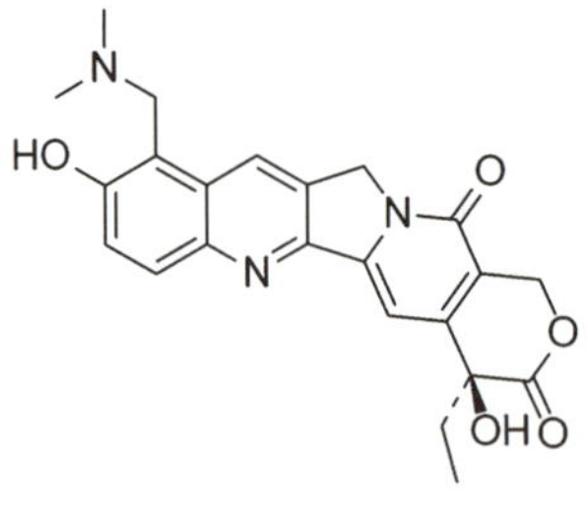

托泊替康

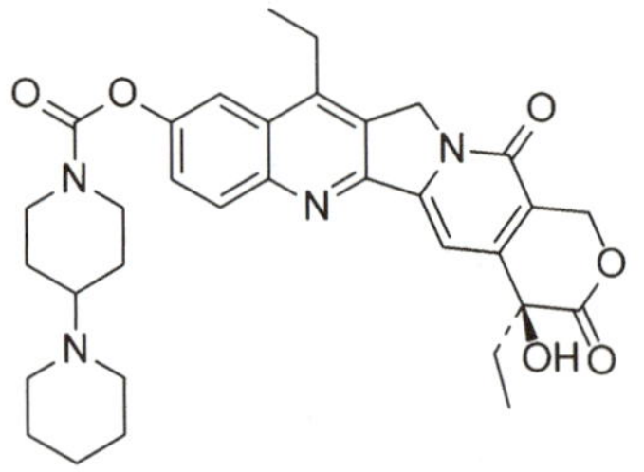

伊立替康

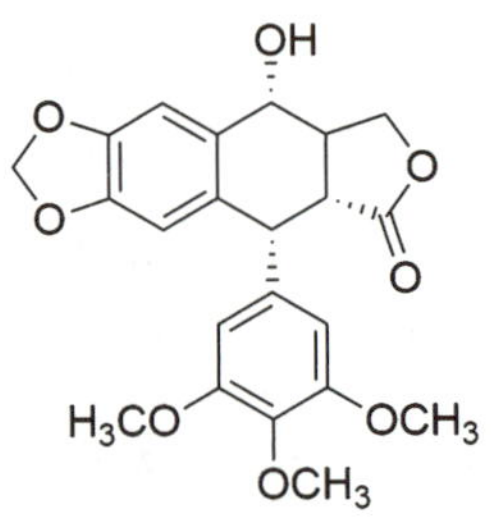

鬼臼毒素

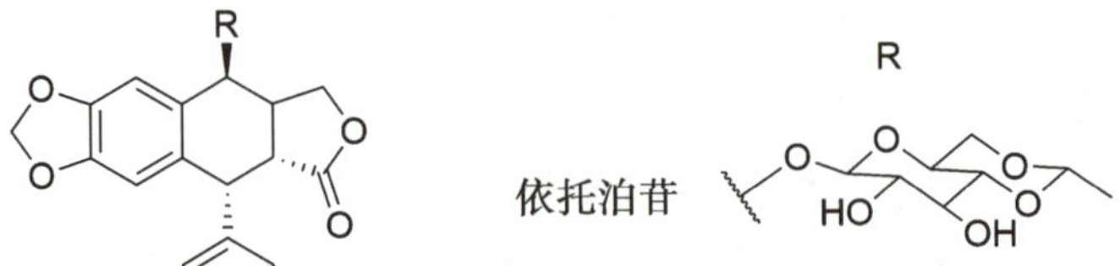

依托泊苷

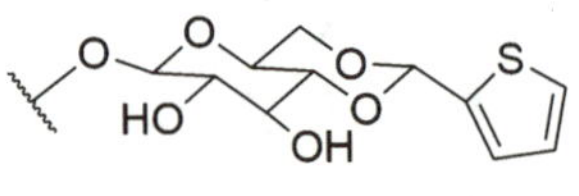

替尼泊苷

我国学者从中药五味子中分离得到木脂素类化合物五味子丙素(schizandrin C),具有显著降低血清谷丙转氨酶的作用。通过对其进行全合成和结构修饰研究,获得了一系列衍生物和中间体,其中联苯双酯(biphenyldicarboxylate)被证明具有很好的保肝作用。经过深入地研究,联苯双酯降低谷丙转氨酶至正常水平的效果显著,从而创制了联苯双酯新药。通过对联苯双酯结构的优化研究,发现了双环醇(bicyclol)。双环醇具有更好的抗肝炎效果,且化学结构更简单,已经发展成拥有自主知识产权的国家1类治疗肝炎的新药。以五味子丙素为先导化合物,经过结构修饰和优化研发的联苯双酯和双环醇两个抗肝炎新药,是我国基于中药和天然药物活性成分研究和开发的典型代表[9]。

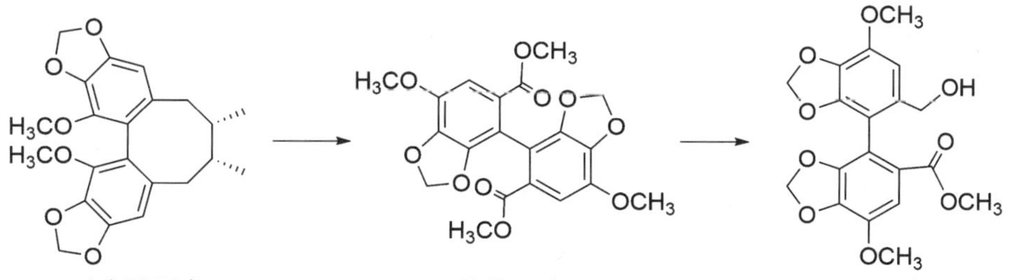

具有抗疟作用的青蒿素,实际上临床直接应用的也不多,主要是应用双氢青蒿素(dihydroartemisinin)、蒿甲醚(artemether)和青蒿琥酯(artesunate)等衍生物。这几种衍生物与青蒿素相比具有更强的抗疟活性,而且有利于制剂。青蒿素及其衍生物用于自身免疫性疾病的治疗是目前研究的另一个重点,双氢青蒿素片对盘状红斑狼疮的疗效超过90%,对系统性红斑狼疮的疗效超过80%,并已于2017年11月开始进行Ⅱ期临床试验。此外,口服吸收良好的水溶性青蒿素衍生物马来酸蒿乙醚胺(SM934)也于2015年获得中国化药1.1类临床批件,目前正在开展用于治疗红斑狼疮的Ⅱ期临床试验[10]。

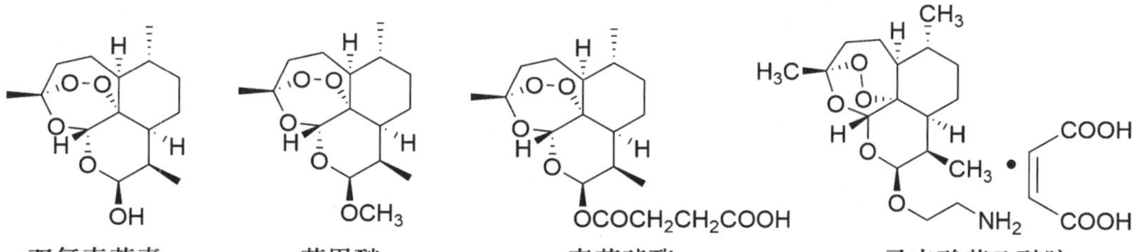

第三节　天然药物化学的历史与发展

一直以来,天然药物都是人类同疾病作斗争的主要武器,为全人类的身体健康、繁衍生息和文明发展作出了重要贡献。中医药学即是我国人民在长期的实践中运用天然药物(中草药)防治疾病的总结,对中华民族的繁衍昌盛发挥了重要作用,也为全人类留下了重要的文化瑰宝。

一、天然药物化学研究的发展历史及现状[1]

（一）天然药物化学发展概况

人类很早以前就开始对天然药物有所认识，但对植物进行化学研究是在欧洲资本主义崛起后才开始的。18 世纪后半叶，瑞典化学家舍勒（K. W. Scheele）从多种植物中分离得到多种有机酸，为有机化学和植物化学的形成奠定了基础。19 世纪初，德国学者（Sertürner）从鸦片中分离得到吗啡，这可以认为是天然药物化学发展的开端。随着有机化学和天然药物化学的不断发展，从植物、动物等天然药物中分得的化学成分也越来越多，通过化学方法合成的天然药物化学分子也不断涌现，在生物碱、萜类、甾体、木脂素等化学成分的提取分离、结构鉴定、全合成及生物活性研究等领域都取得了重大进展。

二十世纪五六十年代，美国科学家相继从长春花[*Catharanthus roseus*（L.）G. Don]中发现了抗癌新药长春碱（vinblastine）和长春新碱（vincristine）。1962 年，科学家从埃塞俄比亚的卵叶美登木（*Maytenus ovatus*）果实中分离得到了抗癌活性很强的美登碱（maytansine），在全球范围内引起了巨大的反响。1971 年从太平洋红豆杉（*Taxus brevifolia*）中分离得到的二萜生物碱紫杉醇（taxol），以新颖复杂的化学结构、独特的抗癌机理引起植物学家、化学家、药理学家的极大兴趣，至 20 世纪 90 年代成功开发为广谱而高效的抗癌新药，被誉为世界抗肿瘤药物研究的重大突破。

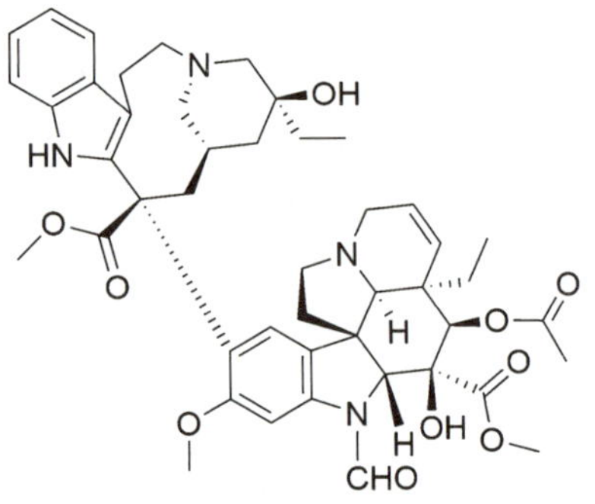

长春新碱

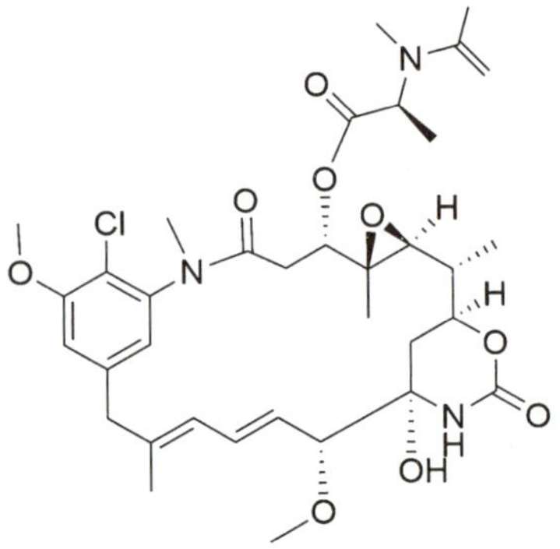

美登碱

随着相关科学研究技术的不断发展和天然药物化学学科的进步，天然药物化学研究水平和效率不断提高。以吗啡为例，从 1804 年发现，1925 年提出正确结构，到 1952 年完成全合成，经过了几代化学家的不懈努力，总共花费了 150 年的时间。而结构更复杂的利血平（reserpine）从提取分离、结构测定（1952 年），到人工全合成（1956 年）只用了 5 年时间。沙海葵毒素（palytoxin）是从海洋生物毒沙群海葵（*Palythoa toxica*）中分离得到的微量毒性成分，分子式为 $C_{129}H_{223}N_3O_{54}$、分子量为 2 680、含有 64 个手性碳原子和 41 个羟基。如此超大且复杂的化学结构，从分离得到几毫克的纯品（1974 年）到最终测定其全部立体结构（1982 年）只用了不到 10 年的时间，这充分体现了天然药物化学的发展水平[1]。

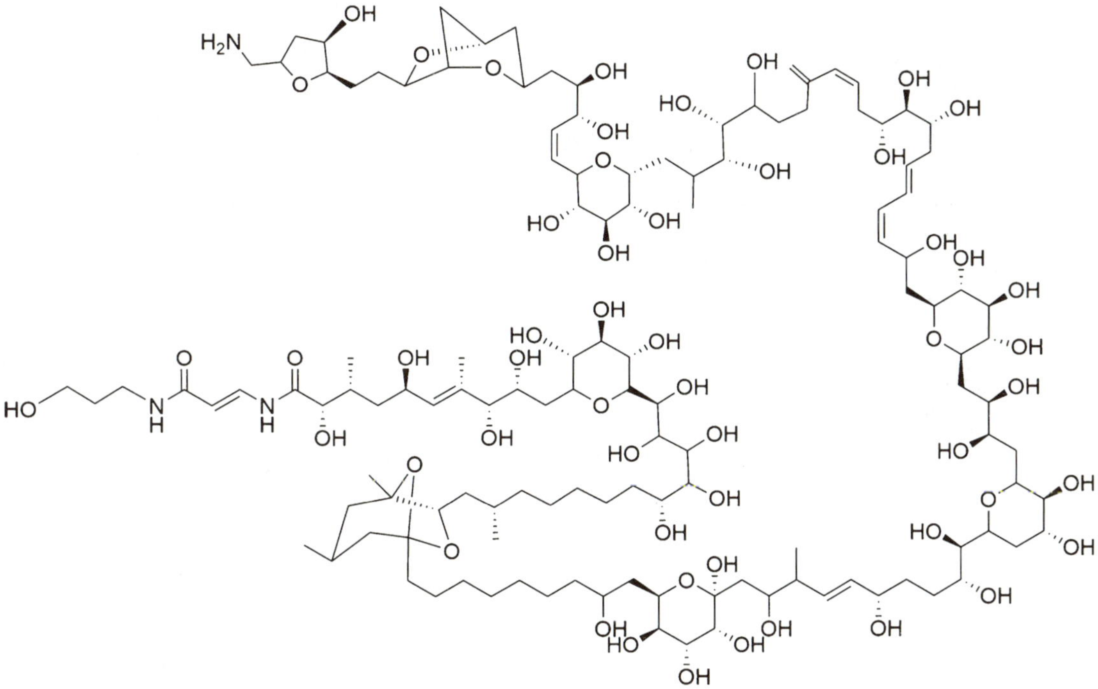

沙海葵毒素

（二）我国天然药物化学研究的历史及重要成果

中医药在我国的应用已有数千年的历史，我们的祖先在发现和使用中药的过程中都注意到了其中的化学现象。《太平圣惠方》（978—992 年）已有应用五倍子粗粉经酒曲发酵制得没食子酸的记载。明代的《医学入门》（1575 年）也收录了发酵法制备没食子酸的全过程，这是世界上最早制得的有机酸，比瑞典化学家舍勒的发现要早 200 多年。《本草纲目》（1596 年）详细地记载了应用升华法制备樟脑的过程。《本草纲目拾遗》（1765 年）中就有乌头碱制备和毒性的记载，而欧洲直到大约一百年后才制得结晶。由此可见，天然药物化学在我国起步最早，曾长期居世界领先地位，英国著名科学家李约琴曾经说过“医药化学源于中国”。

鸦片战争后的百余年间，我国科学技术停滞不前，天然药物的研究逐渐落后。直到 20 世纪 20 年代，以赵承嘏先生为代表的一批学者才开始应用近代化学的技术和方法研究挖掘中药和天然药物，从中药麻黄中发现了麻黄碱，为建立我国的天然麻黄碱制药工业奠定了基础。随后，我国的天然药物化学学者对延胡索、防己、贝母、陈皮、雷公藤、三七等常用中药的化学成分开展了一系列研究工作，发现了一些活性成分，但受制于条件，研究工作少有突破。

中华人民共和国成立后，党和政府十分重视中医中药研究，加之科学技术的发展，中药和天然药物的研究进入快速发展的时代。我国学者充分利用中药和天然药物资源丰富的优势，研究并开发了麻黄素、芦丁、地高辛、咖啡因、黄连素、粉防己碱、加兰他敏和山道年等一批天然来源的化学药物。抗胆碱药山莨菪碱和樟柳碱，抗阿尔茨海默症药石杉碱甲和黄皮酰胺，抗癌药三尖杉酯碱、高三尖杉酯碱、10- 羟基喜树碱，抗白血病药甲异靛，抗心律失常药蝙蝠葛碱，抗脑缺血药丁苯酞等的研发，表明我国在源于中药和天然药物的新药创制中取得了巨大的成就[1]。

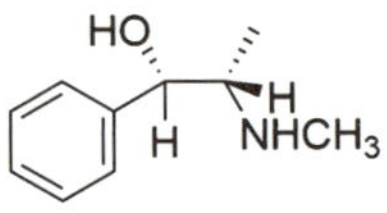

麻黄碱

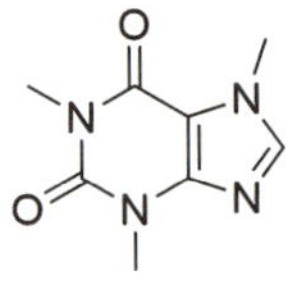

咖啡因

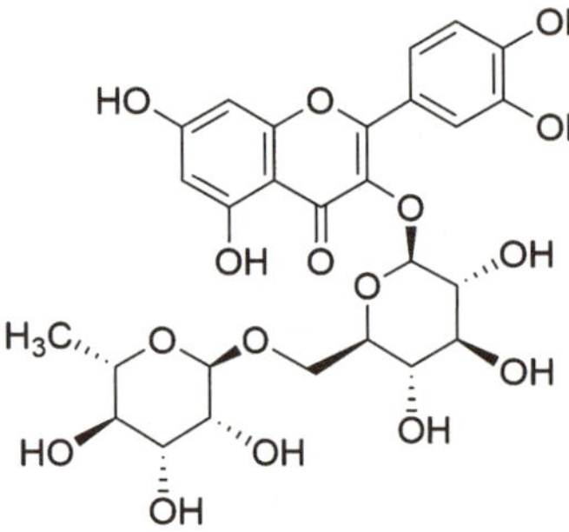

芦丁

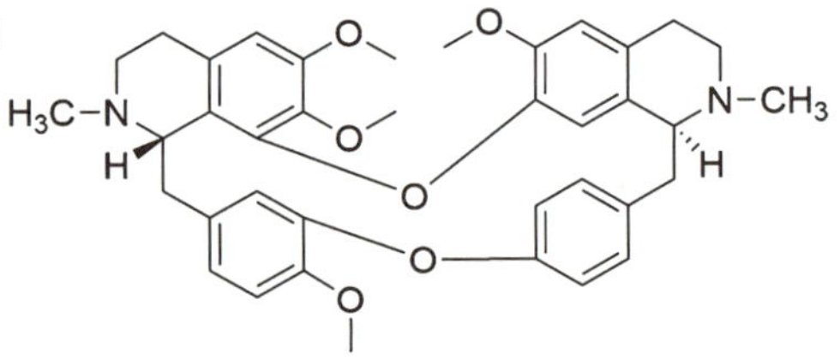

粉防己碱

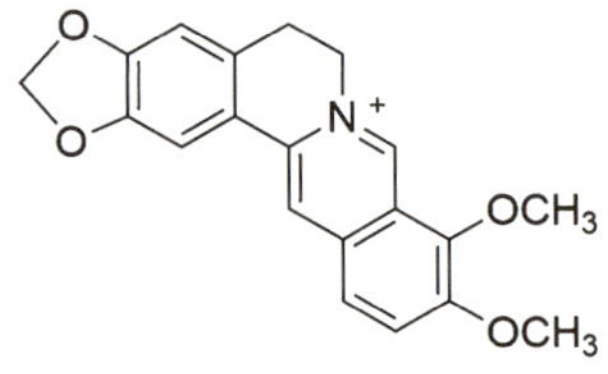

小檗碱

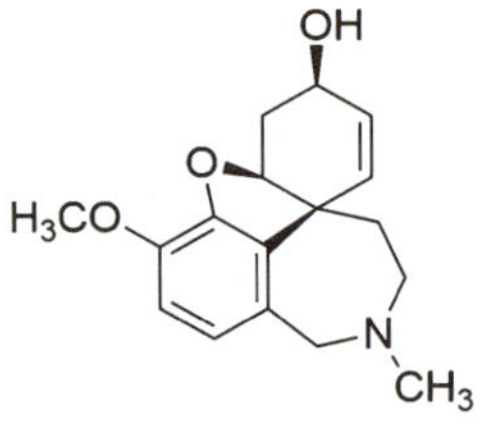

加兰他敏

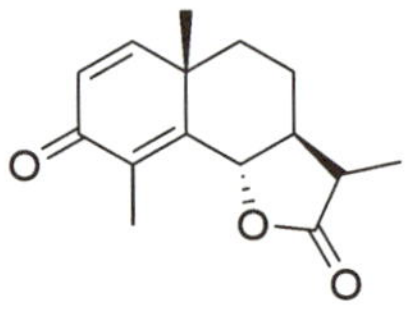

山道年

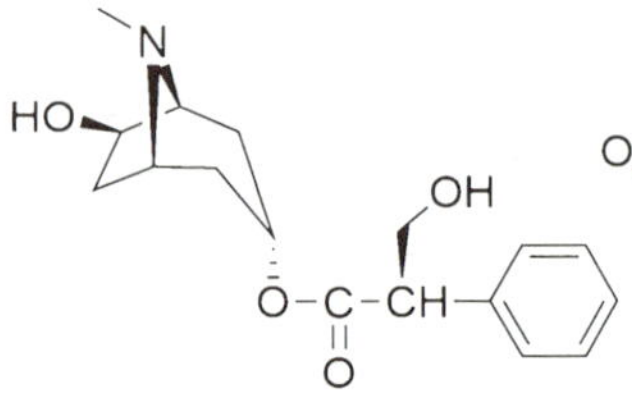

山莨菪碱

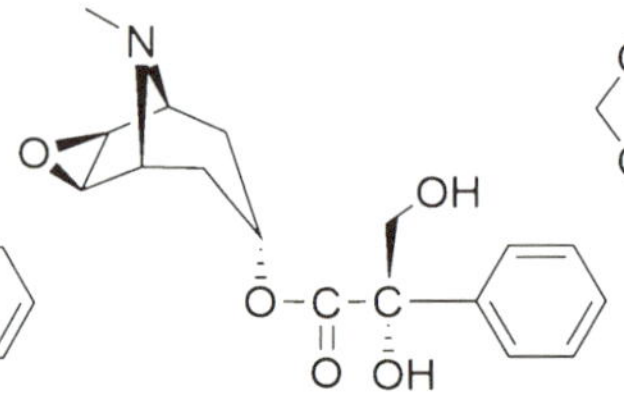

樟柳碱

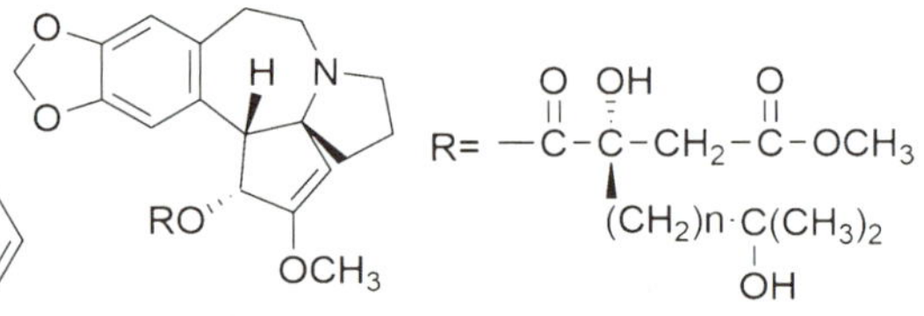

三尖杉酯碱（n=2）
高三尖杉酯碱（n=3）

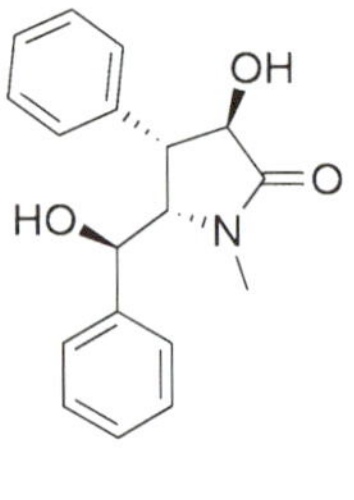

黄皮酰胺

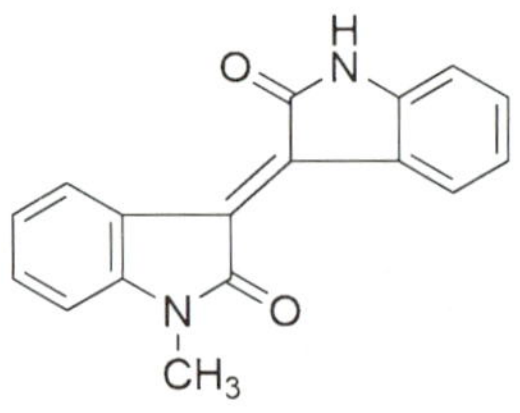

甲异靛

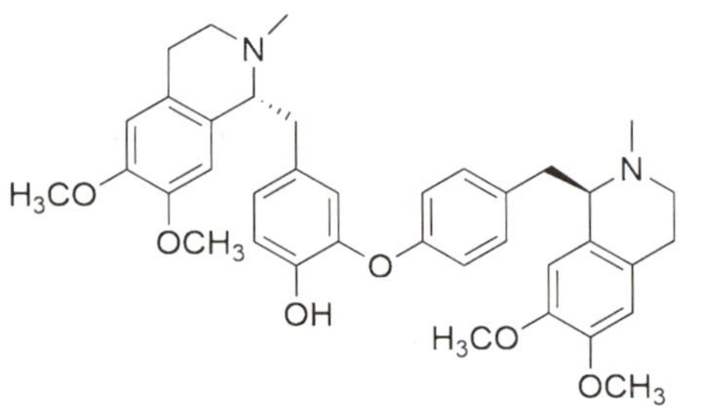

蝙蝠葛碱

改革开放以来，随着我国经济实力不断增强，国家对科研投入也不断增加，对中药和天然药物化学的研究也更加重视。我国天然药物化学工作者充分利用优越的设备条件，深入挖掘我国特有的中药和天然药物资源，经过多年的不懈努力已经使我国成为世界天然药物化学研究的中心之一。据统计，由美国化学会主办的天然药物化学领域国际权威期刊 *Journal of Natural Products* 在 1999—2008 年这十年间发表了共计 4 057 篇论文，其中中国学者的论文有 454 篇，占总论文数的 11.2%，而 2009—2018 年这十年间则发表论文 919 篇，占总发表论文 3 728 篇的 24.7%，这充分说明我国天然药物化学的研究位于国际前列。

二、天然药物化学研究的发展趋势

（一）借鉴科技进步，提高研究效率

天然药物分子的提取分离、结构鉴定是天然药物化学研究的基础，也是重要的研究内容。经过近几十年来的发展，提取分离的条件和设备有了极大的改善，获取化合物的能力和效率也有了显著提高，但是在生物活性和生物合成研究方面还有待提高。我们要充分利用其他学科的先进技术与设备，比如现代分析

仪器、新型分离材料、分子生物学与合成生物学来提高天然药物分子识别、发现、获取和结构鉴定的效率。

随着液质联用(HPLC-MS)、制备性高效液相(prep-HPLC)、高兆周核磁共振(NMR)仪的运用与普及,天然药物化学研究的效率有了显著提高,从一个植物中提取分离 50 个以上的化学成分已不是一件难事。但天然产物在生物活性和生物合成研究方面的进展与这些进步相比还存在较大的差距。从一定程度上说,天然药物分子的发现和获取效率制约了目前基于天然药物的新药研究与开发。因此,天然药物化学学科必须要借鉴其他学科的进步,提高自身的研究效率。比如,在研究工作中引入借鉴基因组和转录组的信息,从源头上确定研究对象中的目标成分;充分利用高效液相—质谱联用(HPLC-DAD-MS)、高效液相 - 核磁联用(HPLC-NMR)技术、分子网络(molecular network)技术,提前预知复杂天然产物样品中潜在的微量新结构,增强天然产物分离工作的针对性;广泛运用现代新型分离填料[中压色谱凝胶(MCI GEL)、亲水色谱材料(HILIC)、各种手性分离材料]与仪器[高效液相色谱(HPLC)、中压液相色谱(MPLC)、制备型高效液相色谱(prep-HPLC)、循环型高效液相色谱(cyclic-HPLC)],提高目标天然药物分子的获取效率;综合运用现代 NMR、MS、X 射线单晶衍射法、电子圆二色谱(ECD)、计算机辅助等方法,快速准确地确定天然药物分子的平面结构、相对构型和绝对构型。总之,我们天然药物化学工作者要有兼容并包的思想,充分运用与借鉴其他学科的进步,提高获取目标分子的能力与效率。

(二) 拓展研究思路,实现学科交叉融合

当前天然药物化学研究已经进入了一个新的时期,天然化合物的提取分离、结构测定、生物活性筛选已经成为国内外天然药物化学实验室的常规工作。现在只要从天然药物中分得小分子化合物(分子量小于 1 000)毫克级的样品,在很短的时间内就可以测得所需的全套图谱并确定其化学结构。未来的天然药物化学研究需要拓展研究思路,实现学科交叉融合,特别是将化学和生物学的理论和技术紧密结合起来,在天然药物化学成分的结构修饰与全合成、合成生物学以及化学生物学等领域加大研究力度,发挥天然药物化学源头学科的优势,取得显著性成果。

天然药物化学研究的最终目的是获得有药用价值的天然化合物,这需要对绝大多数的天然化合物进行结构修饰以提高其药用价值,或者利用化学方法进行全合成,进而解决来源问题。这就需要与药理学、有机合成化学密切合作,寻找和发展具有药用价值的化合物。有时还要应用生物学的方法,利用生物体内酶的特殊催化作用实现有机化学方法无法实现的反应,获得新药候选分子。

天然药物化学成分都是在生物体内酶的催化下经过化学反应生成的,而每步反应所需要的酶又是由基因调控产生的。故深入研究天然药物化学成分的生物合成途径需要化学、生物学、生物化学、分子生物学等多学科交叉。研究了解某类或某个重要天然药物活性成分的生物合成途径,就可以有针对性地进行调控,提高这些成分在植物体内的含量,增加其药用价值,也可以运用合成生物学的手段来生产获取有价值的天然药物化学成分。有药用价值的天然药物化学成分的生物合成途径的解析和合成生物学研究是天然药物化学研究的一个重要的新型领域。

总之,只有通过学科交叉才能有效地促进新时期天然药物化学的发展,也才能更好地发挥天然药物化学源头学科的作用,促进创新药物的发现。

(三) 扩大研究对象,寻找新的增长点

经典的天然药物化学主要以植物为主要研究对象,少数还涉及动物和矿物。然而动植物资源毕竟有限,而且我国天然药物化学工作者队伍比较庞大,因此,资源保护问题也显得尤为重要。随着研究的不断深入,

我们应该扩展研究对象，如占地球面积三分之二以上的海洋蕴藏着极为丰富的生物资源，而且海洋生物处于低温、高压、避光、缺氧等特殊生境，其次生代谢产物的结构与陆地来源天然产物具有较大的差异，故深入研究海洋生物资源具有重要的意义。近年来，植物内生菌次生代谢产物的研究是天然药物化学一个新兴的研究方向。内生真菌或细菌与植物长期共存，由于生长环境相同以及可能的基因交换等因素，使得内生菌与寄主植物具有不同或相似的次生代谢产物，是研究对象的重要来源。现在，动物内生菌、土壤和海洋微生物也得到了重视，开辟了天然药物化学研究的新领域。经典的天然药物化学研究大多针对小分子化合物，而对于多糖、蛋白质、核酸等大分子化合物的研究很少。将来我们在研究小分子化合物的同时，应注重开展对天然药物中大分子化合物的研究，以揭示这些大分子化合物在治疗疾病中的重要作用。

（四）回归传统中药，解决中药实际问题

在我国，天然药物化学研究的主要对象是陆地植物来源的中药，主要目的在于从其中发现活性成分，阐明其用于防治疾病的物质基础。但要真正阐明中药的物质基础面临诸多难题。第一，单味中药所含的化学成分是一个复杂的体系，临床常用的中药复方含有的成分就更加复杂，致使研究难度极大；第二，传统的天然药物化学研究有重结构轻活性的倾向，对传统中药中化学物质的阐明起到了较大的作用，但对功效物质基础的阐明则不尽人意；第三，目前的生物活性评价体系不能真正反映中药的临床疗效，很难确定其发挥临床疗效的物质基础。

针对上述状况，应积极鼓励我国的天然药物化学研究针对传统中药和中药复方展开。在化学研究方面，加强现代分析技术和手段的运用，如 HPLC-MS、MS-MN、LC-NMR 等现代技术，提高中药中常量成分和微量成分的研究效率；应用多组分、多成分的药代动力学与药效动力学相结合的方法，研究化学（活性）成分在体内的代谢过程；在生物活性研究中，应用以疾病为主的动物模型，并引入代谢组学、蛋白组学等系统生物学方法，跟踪确定与中药临床疗效一致的化学成分，并定量描述这些成分对生物效应的贡献，在一定程度上阐明中药的物质基础。

天然药物化学不仅要为阐明中药物质基础服务，也要积极开展中药作用机制、中药新药开发以及中药质量控制等研究，为解决中药研究、开发与使用过程中的实际问题奠定基础。

（孔令义）

参考文献

[1] 孔令义 . 天然药物化学[M]. 2 版 . 北京：中国医药科技出版社，2015.

[2] 徐仁生 . 天然产物化学[M]. 北京：科学出版社，2004.

[3] 孔令义 . 复杂天然产物波谱解析[M]. 北京：中国医药科技出版社，2012.

[4] NEWMAN DJ，CRAGG GM. Natural Products as Sources of New Drugs over the Nearly Four Decades from 01/1981 to 09/2019 [J]. J Nat Prod，2020（83）：770-803.

[5] SHEN B. A New Golden Age of Natural Products Drug Discovery [J]. Cell，2015（163）：1297-1300.

[6] RODRIGUES T，REKER D，SCHNEIDER P，et al. Counting on natural products for drug design [J]. Nat Chem，2016（8）：531-541.

[7] 杜冠华 . 天然小分子药物[M]. 北京：人民卫生出版社，2018.

[8] KONG LY，TAN RX. Artemisinin，a miracle of traditional Chinese medicine [J]. Nat. Prod. Rep，2015（32）：1617-1621.

[9] 于德泉，刘耕陶 . 中草药现代研究：第五卷[J]. 北京：北京医科大学和中国协和医科大学联合出版社，2010.

[10] 屠呦呦 . 青蒿及青蒿素类药物[M]. 北京：化学工业出版社，2009.

第二章　天然药物化学成分的分离

结构多样、生物活性显著的天然药物化学成分是新药先导化合物的重要来源。从天然药物中发现并分离结构多样的天然产物仍然是天然药物化学研究的重要内容之一,天然药物化学成分的分离纯化效率在一定程度上制约着天然药物化学的发展。以常规填料和常规柱色谱为主的经典分离纯化研究模式,对天然药物化学的研究发展起到了十分重要的作用。但随着科技的发展和时代的进步,这种经典的分离纯化研究模式存在工作效率低、难以实现靶向性分离等不足,已不能适应现代天然药物化学发展的要求。伴随着科学技术的发展,反相聚合物填料、分子排阻填料和多种手性拆分填料的发明,HPLC-DAD、HPLC-MS、HPLC-NMR 等分析仪器联用的导向分离方法的建立和运用,中压制备色谱仪、高效制备液相色谱、循环制备液相色谱等设备的广泛使用,逐步实现了对目标天然药物化学成分的靶向识别与高效分离制备,显著提高了目标天然药物化学成分的发现效率,扩大了天然药物化学研究的深度与广度。新填料、新方法与新技术的运用,也实现了天然药物化学成分分离由原来的"指哪打哪"的广泛研究模式向目标性更强的"打哪指哪"的靶向分离模式转变,促进了天然药物化学的发展。本章在简要介绍天然药物化学成分分离研究过程中常用经典方法与技术的基础上,将重点介绍目前天然药物化学分离研究中运用的新材料、新方法、新技术,以及目前常用的基于导向分离策略的天然药物化学成分研究实例。大家可以参考 *Natural Product Reports* 中系统介绍天然药物化学成分分离纯化的三篇综述[1-3],进一步了解现代天然药物化学分离研究中常用的方法与技术,用于指导分离纯化研究工作。

第一节　天然药物化学成分分离的经典方法与技术

天然药物化学成分的分离纯化主要是基于各种色谱理论,利用待分离化合物与分离基质作用不同,从而实现分离的过程。其基本分离原理主要有如下几种:根据物质溶解度不同进行分离;根据物质分配比不同进行分离;根据物质吸附性不同进行分离;根据物质分子大小进行分离;根据物质解离程度不同进行分离。由此衍生出色谱法、溶剂法、萃取法、分配法、沉淀法、结晶法、盐析法、蒸馏法等数十种分离方法与技术。由于天然药物化学成分的复杂性,往往需要将多种分离方法与技术综合运用,才能有较好的分离效果。本节就分离工作中常用的、经典的分离方法与技术的基本原理、适用范围以及使用注意事项进行介绍。

一、天然药物化学成分分离的常用填料

在天然药物化学成分分离过程中，先后发现许多不同的分离材料，有用于广泛分离的硅胶、葡聚糖凝胶，也有对某类成分具有选择性的聚酰胺，但无论使用何种材料，高效、实用、便捷是选择的关键性因素，通过长期的应用筛选与发展，正相硅胶、反相硅胶、葡聚糖凝胶、聚酰胺、大孔吸附树脂等是目前常用的材料。

（一）正相硅胶

硅胶是一种由 SiO_2 分子通过硅氧烷交链形成的表面具有硅醇羟基的多孔无机物质，是天然药物化学分离研究中使用十分广泛的一种分离材料。不经任何修饰的硅胶一般称为正相硅胶，通过对表面的硅醇羟基进行化学修饰，键合不同长度的烃基（R）形成亲脂性表面，即得目前常用的反相硅胶。正相硅胶和反相硅胶是目前分离纯化中应用最广泛的分离材料。

由于表面硅醇羟基的存在，硅胶对多种物质具有吸附性，正是利用不同化合物与硅胶的吸附能力的差异从而实现化合物的分离，这是硅胶能够分离化合物的本质所在。硅胶吸附能力的强弱与硅醇羟基的含量多少以及化合物的极性大小有关。利用硅胶来分离化合物的主要规律如下：①硅醇羟基越多，对化合物的吸附能力越强；②化合物极性越大，与硅胶的吸附能力越强；③洗脱剂极性越大，化合物与硅胶吸附能力越弱。由于硅醇羟基能够与水分子形成氢键，因此，硅胶的吸附能力随着含水量的增加而降低，当含水量超过 17% 时，其吸附力极弱，不能作为吸附剂。当使用硅胶作为薄层色谱以及柱色谱的分离载体用于天然化合物的分析与分离时，不同比例的石油醚 - 乙酸乙酯、石油醚 - 丙酮、二氯甲烷 - 甲醇、三氯甲烷 - 甲醇是常用的展开剂或洗脱剂。如果化合物的极性过大，则会导致化合物与硅胶的吸附力太强而难以洗脱，造成样品的死吸附，所以正相硅胶主要用于中等极性及小极性天然产物的分离。硅醇羟基具有一定的酸性，硅胶是一种酸性吸附剂，一般适用于中性或酸性天然化合物的分离，不适用于生物碱等碱性成分的分离。通过硅胶的吸附作用分离化合物，效果往往一般，而且还会引起样品的死吸附而造成损失，因此，正相硅胶主要用于大量的粗提物（样品）的初步分离，较少用于后续的精细分离。

（二）反相硅胶

将普通硅胶（正相）表面的硅醇羟基经化学修饰，键合上不同长度的烃基（R）形成亲脂性表面，即得反相硅胶。常见的烃基（R）为乙基（$—C_2H_5$）、辛基（$—C_8H_{17}$）或十八烷基（$—C_{18}H_{37}$），分别命名为 RP-2（reverse phase-2）、RP-8（reverse phase-8）、RP-18（reverse phase-18），三者亲脂性逐渐增强。由于表面亲脂层的存在，与正相硅胶通过吸附作用分离化合物的原理不同，反相硅胶的分离原理则是利用待分离的化合物在含水的洗脱剂（展开剂）与硅胶表面的亲脂层之间分配系数的差异来分离纯化化合物。利用反相硅胶来分离化合物的主要规律如下：①表面烃基的碳链长度越长，对小极性化合物的保留越强；②化合物极性越小，与反相硅胶的作用越强；③洗脱剂中有机溶剂的比例越大，洗脱能力越强。当使用硅胶作为薄层色谱以及柱色谱的分离载体用于天然化合物的分析与分离时，不同比例的甲醇 - 水、乙腈 - 水是常用的展开剂或洗脱剂。如果待分离的化合物极性过小，将会导致化合物在硅胶表面亲脂层过强保留，很难将化合物洗脱，所以反相硅胶主要适用于中等极性及大极性化合物的分离。由于需要将普通硅胶进行化学修饰，所以反相硅胶的价格较昂贵，在大量或复杂样品的初分阶段往往很难运用。与正相硅胶相比，反相硅胶的分离效果较好，因此，反相硅胶主要用于少量或较纯样品的精细分离。

在目前天然药物化学成分的分离纯化中，正相硅胶和反相硅胶填料被广泛地应用于薄层色谱、常规

柱色谱以及中压和高压液相色谱等分离方法与技术中。由于分离效果和重现性均较好，以反相硅胶为填料制成的色谱柱越来越广泛地应用于中压制备液相色谱（MPLC）和高压（效）液相色谱（HPLC）。

（三）葡聚糖凝胶

葡聚糖凝胶是一种不带电荷的具有三维空间多孔网状结构的物质，主要通过分子筛的原理来分离化合物，普遍用于蛋白质、多糖等大分子化合物，以及小分子天然产物的分离。由于凝胶孔径的限制，大分子的化合物不能渗入到凝胶颗粒的孔隙内部，在凝胶上的保留较弱；同理，分子量较小的化合物则可以渗入到凝胶颗粒的孔隙内部，在凝胶上的保留较强。混合物中各种成分的分子量大小各异，在洗脱过程中渗入到凝胶颗粒内部的程度也不同，从而实现分离不同分子量化合物的目的。目前天然产物分离纯化中常用的是葡聚糖凝胶（Sephadex G）和羟丙基葡聚糖凝胶（Sephadex LH-20）。

葡聚糖凝胶是由一定平均分子量的葡聚糖和交联剂（一般为环氧氯丙烷）以醚桥的形式互相交联形成的三维空间网状结构，为白色球状颗粒，不溶于水，在酸性条件下能水解，在碱中稳定。凝胶表面的孔隙大小取决于葡聚糖与交联剂的配比及反应条件。交联度越大，网状结构越紧密，孔隙越小，吸水膨胀越小；反之，交联度越小，网状结构越疏松，孔隙越大，吸水膨胀越大。商品型号按凝胶交联度大小分类，以吸水量表示：G 表示葡聚糖凝胶，随后的数字表示每克凝胶吸水量乘以 10 的值；如 G-25 的吸水量为每克 2.5ml。Sephadex G 系列只适用于在水中应用，根据不同规格分离不同分子量的物质。由于绝大多数天然产物在水中的溶解度都较低，导致 Sephadex G 不能广泛地运用于天然产物的分离纯化。

羟丙基葡聚糖凝胶是在交联葡聚糖分子上引入一个基团，以增大其亲脂性，使其可以在有机溶剂系统中使用，扩大了凝胶分离天然产物的范围。目前最常用的 Sephadex LH-20，是在 Sephadex G-25 上引入羟丙基基团，使其不仅可在水中应用，也可在极性有机溶剂或与水的混合溶剂中溶胀后使用。常用的洗脱溶剂系统有氯仿、氯仿 - 甲醇、甲醇、甲醇 - 水等。Sephadex LH-20 除保留有 Sephadex G-25 原有的分子筛特性、可按分子量大小分离物质外，在由极性与非极性溶剂组成的混合溶剂中常常起到反相分配色谱的效果，适用于不同类型有机化合物的分离，越来越广泛地应用于天然药物化学成分的分离纯化。

凝胶靠溶胀过程形成孔隙是分离化合物的关键，而孔隙孔径的大小又与溶剂密切相关，因此，Sephadex LH-20 在使用过程中需要注意以下几点：①在凝胶柱的使用过程中溶剂要保持稳定，凝胶在不同溶剂中的溶胀系数不一样，更换溶剂轻则影响分离效果，重则破坏凝胶结构。如果要更换溶剂，需将凝胶从色谱柱取出、抽滤除去原溶剂，然后在新溶剂中充分溶胀后再重新装柱使用。②控制合适的流速，如流速过快，化合物不能充分地进入凝胶孔隙，影响分离效果；流速过慢不仅会使化合物扩散而影响分离效率，也影响工作效率。③要保证凝胶一直处于溶剂中，如果发生干柱的情况，则需重新溶胀后再使用。④待分离样品的复杂程度也会影响分离效果，所以凝胶一般不用于复杂样品的初分，主要用于经过正相硅胶和反相硅胶后的少量样品的精细分离。

（四）聚酰胺

聚酰胺（Polyamide）是由酰胺聚合而成的一类高分子物质，不溶于水、甲醇、乙醇、乙醚、三氯甲烷及丙酮等常用的有机溶剂，对碱稳定，对酸尤其是无机酸稳定性较差。在含水的有机溶剂中，聚酰胺材料中的羰基可与待分离分子中的酚羟基等活泼氢形成氢键，材料中较为活泼的 N 原子上的 H 也可与待分离分子中的羰基形成氢键，产生所谓的“氢键吸附”效应以达到分离目的。被吸附物质与聚酰胺形成分子间氢键的能力与被吸附物质中含有能形成分子间氢键官能团的数目及位置、官能团形成分子间氢键能力的大小、是否可形成分子内氢键、被吸附物质的芳香性大小及共轭系统的长短、被吸附物质的水溶性大小等有关。被吸附物质的结构与吸附力的关系大致有以下规律：①形成氢键官能团的数目越多(如酚羟基、氨基、硝基、羰基等)，则吸附能力越强。②形成氢键官能团的化学环境与位置对吸附力影响很大，能形成分子内氢键者，吸附力减弱。③分子芳香性越强或共轭越多，则吸附力越强，反之亦然。采用聚酰胺作为分离载体用于天然化合物的分析与分离时，不同比例的水 - 有机溶剂是最常用的溶剂系统，为了增强洗脱能力，酸水、碱水以及竞争氢键的尿素水溶液也可使用。常用溶剂在聚酰胺吸附色谱中的洗脱能力由弱至强，可大致排列成以下顺序：水 < 甲醇及其水溶液 < 乙醇及其水溶液 < 丙酮及其水溶液 < 醋酸等羧酸的水溶液 < 氢氧化钠等碱的水溶液 < 甲酰胺 < 二甲基甲酰胺 < 尿素水溶液。目前，聚酰胺填料主要用于黄酮、酚类、醌类等天然药物化学成分的富集与分离。

如果用含水溶剂系统分离天然产物时，可以通过氢键吸附的原理来解释分离行为。当用非水有机溶剂系统时，化合物很难与聚酰胺形成分子间氢键，但是也可以用聚酰胺色谱分离，此现象无法用“氢键吸附”效应解释。如以非极性溶剂洗脱，黄酮苷元比黄酮苷先洗脱下来的现象可以用聚酰胺的正相吸附色谱性质加以解释。在非水溶剂系统中，聚酰胺相当于类似硅胶的“正相吸附”材料，极性大的化合物与聚酰胺的吸附能力强，从而实现化合物的分离。因黄酮苷元的极性比黄酮苷类的极性小，故黄酮苷元比黄酮苷类容易洗脱。这样，就使聚酰胺色谱中一些用“氢键吸附”效应理论难以解释的现象得到了解释。

聚酰胺在含水溶剂系统中和非水溶剂系统中均可使用，所以具有较广泛的使用范围，特别适用于含有酚羟基、氨基、硝基、酮基等基团的天然药物化学成分的富集与分离。由于聚酰胺对黄酮、蒽醌等酚类化合物具有较好的吸附作用，因此，也可用聚酰胺填料吸附除去目标化合物中的酚类杂质，达到富集非酚类等目标成分的目的。比如，陈梦涵等通过建立基于聚酰胺(PA)和反相硅胶(ODS)的双重固相萃取小柱，实现了高效除去喜树果实提取物中鞣质等多酚类杂质，富集喜树碱类成分的效果[4]。

(五) 大孔吸附树脂

大孔吸附树脂是一类不含交换基团且有大孔结构的高分子吸附树脂，具有良好的大孔网状结构和较大的比表面积，是20世纪60年代发展起来的有机高聚物吸附剂。大孔吸附树脂一般为白色球状颗粒，通常分为极性和非极性两类。因其理化性质稳定，不溶于酸、碱及有机溶剂，其分离原理兼具吸附性(物理吸附、半化学吸附)和分子筛作用，对大多数天然产物均具有较好的富集与分离效果。按大孔吸附树脂的化学结构特点和易吸附分离化学物质的性能，可将其分为非极性大孔吸附树脂、中极性大孔吸附树脂、极性大孔吸附树脂、强极性大孔吸附树脂。大孔吸附树脂的吸附力(分离能力)主要与大孔树脂的材料、被分离物分子极性大小、被吸附物分子相对分子质量、使用的溶剂系统有较大关系。在使用大孔吸附树脂富集分离化合物时，要根据目标成分的性质以及研究目标，作出合理的选择，在天然产物的分离与富集中被广泛应用。以最常用的非极性大孔树脂为例，不同比例的乙醇 - 水为常用的溶剂系统，对常见的天然产物均具有一定的富集分离效果，化合物极性越小，与树脂的保留越强；化合物的分子量越小，与树脂的保留越强；溶剂中乙醇的比例越高，洗脱能力越强。

在目前的天然药物化学成分的分离纯化研究中，大孔吸附树脂主要用于同一类目标化合物的富集分离和粗提物中化学成分的初步分离富集。由于大孔吸附树脂的分离特性以及化合物结构特点，大孔树脂特别适用于皂苷、黄酮苷等苷类成分的富集与分离。为了避免使用正相硅胶而引起的吸附损失，对于量大的粗提物或萃取部位，现在也多采用大孔树脂来替代硅胶进行初步的分离富集。此过程目前多采用非极性大孔吸附树脂，以不同比例的乙醇 - 水作为溶剂系统，将含量较大的部位划分成目标化合物更加富集的洗脱部位，以供后续的精细分离。

除上述常用的分离材料外，在日常应用中也会使用氧化铝、离子交换树脂等材料，但相对局限。如氧化铝利用其吸附作用与呈碱性的性质，主要用于生物碱的分离，但目前也可用硅胶树脂代替；离子交换树脂利用分子中具有的解离基团与被分离成分进行离子交换而逐渐被洗脱实现分离，目前主要用于分离氨基酸、有机酸、酚性成分等。由于天然产物结构以及天然药物中成分的复杂性，需要根据待分离目标化合物的结构特点，来综合选择合适的分离填料。

二、天然药物化学成分分离的常用方法与技术

天然药物化学成分结构复杂，对它的分离纯化是一项系统的工程。一个化合物往往需要用到多种分离方法才能最终得到。目前在天然药物化学成分的分离纯化中用到的方法主要包括基于液液分配的两相溶剂萃取法和基于各种填料的柱色谱法，此外，也有使用薄层层析法和重结晶方法。在这些方法中，溶剂萃取法主要用于提取物的初分和富集，基于各种填料的柱色谱法是效果最好、运用最多的分离方法，广泛运用于化合物分离纯化的各个阶段。随着研究的不断深入，天然药物化学成分已经由过去的液液萃取（分段富集）加常规柱色谱（精细分离）为主的研究模式，逐渐形成以液液萃取（分段富集）加中高压柱色谱（精细分离）为主的研究模式。同时，分离填料也由常规的硅胶和大孔树脂为主，过渡到反相硅胶、葡聚糖凝胶、MCI 等分离效果更好的填料。

（一）两相溶剂萃取法

两相溶剂萃取法是利用混合物中各成分在两种互不相溶的溶剂中分配系数的不同而达到分离的方法。萃取时如果各成分在两相溶剂中分配系数相差越大，则分离效率越高，分离效果就越好。将药材的水提物或提取物的水混悬液作为一相，不同极性的有机溶剂作为第二相，待分离的物质依据分配系数的差异在不同极性的有机溶剂和水层之间分配，从而达到依据极性大小将混合物分段富集的目的。一般先用小极性的正（环）已烷、乙醚或石油醚萃取出亲脂性的小极性成分物质，再用二氯甲烷、氯仿或乙酸乙酯萃取出中等极性的成分，根据目标化合物的特性，也可用这两种中等极性的溶剂分别萃取，最后用极性大的正丁醇萃取出极性大的成分，亲水性更强的多糖、蛋白、鞣质等杂质成分更多地留在水层中。通过上述操作，可以将待分离物质按照极性大小初步初分富集。

由于药材的粗提物往往量较大，萃取是常常采用的初分富集方法，效果也较好。在进行萃取操作时，需要注意以下几点：①萃取溶剂的极性（亲水性）顺序应该是逐渐增强，比如乙酸乙酯可以将石油醚和氯仿能萃取出的成分一起萃取出，则起不到按极性初分富集的作用；②注意乳化现象，乳化现象的发生会严重降低萃取的效率或导致萃取无法进行，通过在大量萃取前作小试，大量萃取时避免剧烈振摇，延长萃取静置时间、搅拌或超声、增加新溶剂或者饱和盐溶液的方法降低乳化程度；③水提取液的浓度适中，过稀则溶剂用量太大，影响操作，过浓则容易乳化；④萃取时，有机溶剂与水溶液应保持一定量的比例，大约控制在 1∶3，第一次萃取时可以适当多一些；⑤一般萃取 3~5 次即可，但亲水性较大的成分不易转入有机溶剂层时，须增加萃取次数，或改变萃取溶剂；⑥根据目标化合物的性质以及提取液中化合物的情况，有时也可不按经典的小极性、中极型和大极性有机溶剂依次萃取的方法，可以选择合适的溶剂一

步萃取出目标化合物，再进行后续的分离。

（二）柱色谱法

色谱法是基于混合物各组分与固定相和流动相之间相互作用不同（吸附、分配、分子筛或综合作用），使各组分通过固定相的速率不同而得以分离的一种方法。色谱行为在柱上进行称为柱色谱法，在薄层上进行称为薄层色谱法，在纸上进行称为纸色谱法。薄层色谱法和纸色谱法主要用于分析鉴定，也可用于半微量制备。柱色谱法是目前天然产物分离纯化中运用最为广泛的方法。

根据所用填料的不同，柱色谱法可分为正相硅胶柱色谱、反相硅胶柱色谱、凝胶柱色谱、聚酰胺柱色谱、大孔树脂柱色谱等。根据分离过程中压力的大小，又可分为常压/低压柱色谱（0~5bar）、中压柱色谱（5~20bar）和高压柱色谱（大于20bar）。实验室常用的开放柱色谱为低压柱色谱，通过重力作用或简单的加压装置提供压力，分离效率较低。中压和高压柱色谱法使用了特殊的增压装置，不仅可以使用粒径更小的填料，也增加了流速，能显著提高分离效果与效率。一般中压以上需由泵提供压力，输液泵与色谱柱是制备液相的必备组件，检测器可根据需要进行配置，一般中压、高压制备液相多配备有紫外检测器，实现样品收集的可视化；此外，还可配备收集器以实现自动化。随着科技的进步，基于中压和高压柱色谱制成的中压和高压制备液相设备越来越普及，在现代天然药物化学分离工作中已十分普遍，显著提高了分离工作的效率。

1. **常压柱色谱**　常压（开放）柱色谱可以通过增加色谱填料的运用来扩大样品分离的量，所以在大量的萃取样品的初分阶段有较多的运用。所选用的填料主要为正相硅胶、大孔吸附树脂、聚酰胺等价格较低的填料。由于葡聚糖凝胶填料不能承受压力，多运用于常压柱色谱。价格较贵的反相硅胶和MCI等也可用于常压柱色谱。由于压力不大及所用填料的粒径较大，故该方法分离效果一般，主要用于初始阶段的初分。常压柱色谱的优点是操作简便，不需要特殊的设备，分离容量大；缺点是分离效率一般，需要人工较多。在运用常压柱色谱时，手动填装色谱柱的质量（均匀性和紧密程度）对分离效果有较大的影响。此外，在收集样品时，可以按照色带收集或者按一定体积收集，也可以在洗脱的同时，使用薄层色谱监测流出样品的情况。

2. **中压液相色谱**　为了提高分离效率，通过特殊的加压装置和柱色谱系统就得到中压液相色谱。由于压力的增加，中压液相色谱比低压液相色谱使用的填料颗粒度更小、分辨率更高，同时可采用更长、具有更大内径的色谱柱，可以一次性分离更多的样品，可以较好地兼顾载样量与分离效率。常见的色谱分离填料（凝胶除外）均可以用于中压柱色谱的分离，通过选择合适规格的色谱柱，可用于分离100mg~100g的样品。目前具有较多成套的中压液相色谱系统可供选择，通过配备紫外检测器，可以实现样品收集的可视化，进一步提高分离的效率。使用中压柱色谱时可选用预装柱或自装柱。在进行中压液相色谱分离时，可用干法上样或湿法上样。干法上样通过在色谱柱前连接一小样品柱，可有效避免色谱柱填料污染。通常中压液相色谱在天然产物分离中多采用硅胶或反相硅胶为主，有时也会用到聚酰胺和MCI。对于大量样品的初步分离，可以用不同比例的洗脱剂梯度洗脱，按照色谱峰或者一定体积收集。对于不太复杂的样品，可先利用分析型HPLC或薄层色谱初步选择适当的溶剂系统，可以提高分离效率。由于中压液相色谱具有广泛的填料选择范围、较宽的载样量范围，操作简便，且可视化的分离收集方法等特点，使其在天然药物化学成分初分阶段的运用越来越广。

3. **高压（效）液相色谱**　相对于中压液相色谱，高压液相色谱柱粒度更细，通常在5~30μm，使流动相流出需采用更高的压力，使分离度得到较大的提高，特别适合微量、痕量样品的分离。根据载样量的大小，可分为分析型、半制备型和制备型高压(效)液相色谱仪。随着高压(效)液相色谱仪器的普及，越来越多的天然产物研究工作采用了制备型和半制备型高压(效)液相色谱分离手段，可用于 1~100mg 混合物样品的分离。在各种分离填料中，反相硅胶对各种极性天然产物均具有较好的分离效果，因此，在所有高压液相色谱分离工作中，约有 95% 使用的是 C-18 反相硅胶。常用溶剂系统则是不同比例的甲醇-水或者乙腈-水，有机溶剂比例越高，洗脱能力越强。先利用分析型 HPLC 选择合适的分离条件，再在制备型 HPLC 上进行放大分离，根据检测器的色谱峰进行收集。制备型高压液相色谱分离大多采用恒定的洗脱剂条件，这样可减少操作中可能出现的问题。然而，对于那些难分离的样品，有时也需在分离过程中采用梯度洗脱方式。制备型高效液相色谱的使用，极大地促进了天然药物化学成分的分离纯化效率。

(三) 结晶法

结晶是因为溶质达到过饱和而以晶体的形式析出的过程。结晶法是分离纯化化合物的一个简便方法，多运用于天然药物化学成分分离纯化的最后阶段。由于 X 射线单晶衍射技术在天然药物有效成分结构解析及立体构型确定中的重要作用，结晶法在天然药物化学成分的研究中也越来越重要。

结晶法适用于目标成分与杂质差别较大，产品中有主成分的体系。一个固体成分达到了一定的纯度，在一定的条件下，就会呈结晶状，这样就可使结晶和母液分开，以达到进一步分离纯化的目的。选择合适的溶剂是结晶的关键，合适的溶剂最好是在温度较低时或常温下对所需要的成分溶解度较小，加热时溶解度较大，而杂质则在温度低或者高的条件下都不溶解或都能溶解。常用的溶剂有甲醇、乙醇、丙酮、氯仿、乙酸乙酯等，一般首先使用乙醇，因为它是一个有脂溶性和水溶性基团的溶剂，比较经济安全，有时结晶也可考虑试用混合溶剂。一般是应用适量的溶剂在加热的情况下，将化合物溶解后，再于常温处放置或放置于冰箱中，让溶剂缓慢挥发。如果在室温中可以析出结晶，就不一定放置于冰箱中，以免伴随结晶析出更多的杂质。结晶过程中，一般是溶液浓度越高，降温越快，析出结晶的速度也就越快。但得到结晶的质量也就差些，结晶的颗粒较小，杂质也可能多些。有时结晶自溶液中析出的速度太快，超过化合物晶核的形成和分子定向排列的速度，往往只能得到无定形粉末。

综上，天然药物化学成分的分离工作需要现代与传统方法相结合，合理利用高效、便捷的现代仪器和传统方法，根据分离目标筛选优化组合。通常在分离的初期，以常压或中压硅胶、聚酰胺、大孔吸附树脂、离子交换树脂柱色谱为主；在精细分离中以中压、高压制备为主，辅以硅胶、葡聚糖凝胶柱色谱；后期制纯时以高压、循环制备液相色谱为主，辅以葡聚糖凝胶柱色谱和重结晶技术(图 2-1)。

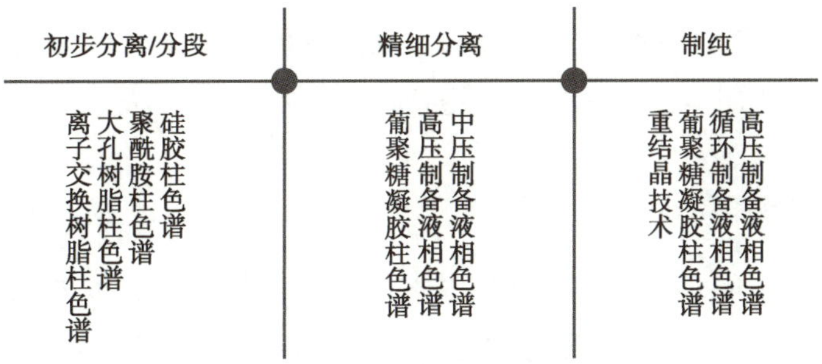

图 2-1　各分离阶段常用的方法

第二节　天然药物化学成分分离的新进展

自明代李梴(1575年)于《医学入门》记载利用发酵法获得没食子酸,传统分离方法长达数世纪伴随着天然药物的发展,对天然药物化学的发展起到了至关重要的作用。通过近半个多世纪的发展,天然药物化学成分的分离纯化研究取得了长足的进步,常见的天然药物中的常规成分都已经被分离鉴定。但是,传统的分离方法存在操作繁琐、研究效率不高,浪费资源、损耗样品,条件筛选复杂、缺乏通用性,难以实现手性分离等不足。随着科学技术的不断进步和医药事业的发展,天然药物化学工作面临的挑战越来越大,从天然药物资源中发现结构新颖、生物活性显著的化学成分的难度越来越大,因此,对天然产物化学成分的分离提出了新要求。

1. **操作简便,高效分离**　传统常压柱色谱方法不仅费时费力,分离效率也很低,一根反相色谱柱往往需要分离纯化一周才能结束。常规的以硅胶为主的填料分离效率很低,往往需要反复多次分离纯化,才有可能制备得到纯品。随着科技的进步,这种传统低效的分离方法已经不能适应高速发展的要求。因此,需要将ODS、凝胶、MCI等更多的低损耗的填料和中压、高压液相色谱,高速逆流色谱等现代仪器,运用到分离纯化工作中,以提高研究效率。

2. **靶向精准分离**　过去天然产物化学成分分离不管是什么,能分离出来就是目标,但新时代分离工作的重心已逐渐从全成分分离向靶向分离转移。所谓靶向分离,即在分离过程中要时时刻刻锁定我们的目标成分,有针对性地进行高效分离。传统的分离由于条件限制,往往只能得到含量较高的成分,但新时代分离工作却要求我们以微量/痕量分离为中心,以期寻找更多新颖的结构类型以供医药领域研究。基于HPLC-DAD、HPLC-MS、HPLC-NMR等分析仪器联用的导向分离方法的建立和运用,可以随时监控分离过程,做到分离过程的靶向性,提高分离效率。

3. **对映体的手性拆分**　天然产物结构复杂,多具手性中心,易出现光学异构体。由于生物合成途径受到相关酶的催化与调控,复杂天然产物多以光学活性的非对映体存在于天然药物中。随着研究的深入,天然产物中的对映异构现象越来越多地被发现。由于物理性质完全相同,常规的硅胶、凝胶、反相硅胶等分离填料无法实现对映异构体的分离,通常以外消旋的形式得到。随着科学技术的进步,天然产物中的手性问题越来越受到重视,对映异构体的手性分离已成为现代天然产物分离纯化的重要一环。

因此,只有不断利用现代新型的分离填料、新的分离方法与技术,靶向于天然药物中的微量(质量分数在0.01%~1%)甚至痕量(质量分数<0.01%)成分,提高我们的研究效率,才能不断地从天然药物资源中发掘新成分,发挥天然药物化学学科的特色,完成天然药物化学学科的使命。

一、分离纯化的新填料与新仪器

1903年,Tswet发表了一篇关于植物色素用吸附色谱法分离的论文,从那时起色谱技术的使用已达百年历史,在有机化合物的分离纯化中具有举足轻重的作用。尤其是20世纪中期出现的高效液相色谱技术,使得高压输液系统、新型固定相以及高灵敏度检测器广泛应用于分析和分离领域,极大地促进了天然药物化学的发展。运用色谱技术分离天然化合物，核心就是分离填料。从最早使用的碳酸钙、硅藻土、普通硅胶，到后续出现的反相键合硅胶、凝胶、大孔树脂等填料，极大地提高了天然产物的分离效率。近些年来，也出现了一些新型的固定相填料，并用于天然产物的分析与分离，提高了分析和分离的效率。

（一）新型固定相填料

1. 硅胶色谱填料

（1）键合硅胶：硅胶和键合硅胶是传统的无机基质色谱柱填料，在 HPLC 分离中硅胶基质柱填料相对占据 80% 以上，见表 2-1。其中十八烷基（C-18）键合硅胶和辛烷基（C-8）键合硅胶是键合硅胶柱填料的代表，这类填料以柱效高、分离性好而居固定相的主导地位。可是，硅胶本身的化学稳定性相对较差，而且随着温度升高会加剧硅胶的溶解及表面改性剂的离去，硅胶改性后其表面残存的酸性硅羟基对碱性化合物具有吸附活性而引起峰形拖尾。因此，对碱性化合物不可逆吸附的缺陷，使其应用范围受到很大限制。近年来研究发现了一系列诸如新型键合相硅胶、新型封端技术的使用，提高了反相硅胶的性能与适用范围，并且逐步运用到天然产物的分析和分离研究中，促进了天然产物的分离。但是在目前的分离纯化中，普通的硅胶和表面键合了十八烷基的反相硅胶仍然是最常用的硅胶材料。表面键合了氨基的硅胶，目前多用于生物碱类成分的分离。为解决越来越多的强极性化合物的分离难题，目前出现了一系列弱酸性、中性和碱性的亲水作用色谱（hydrophilic interaction chromatography，HILIC）来分离具有强极性的碱性、中性和酸性化合物。该类色谱的固定相是以具有良好机械稳定性的高纯度硅胶为基质，采用高纯度的键合试剂，可最大限度实现硅胶表面覆盖，从而确保了固定相的稳定性。

表 2-1　HPLC 中常用的硅胶键合填料及其特点

类别	填料键合基团	特点
反相和离子对色谱	C-18（十八烷基或 ODS）	稳定性好、保留能力强、用途广
	C-8（辛烷基）	与 C-18 类似，保留能力降低
	C-3、C-4	保留能力弱，多用于肽类与蛋白质分离
	C-1［三甲基硅烷（TMS）］	保留能力最弱、最不稳定
	苯基、苯乙基	保留能力适中，选择性有所不同
	CN	保留能力适中，正相与反相均可使用
	NH_2	保留能力弱、不稳定，用于烃类化合物的分离
正相色谱	CN	稳定性好、极性适中、用途广
	OH（二醇基）	极性大于 CN
	NH_2	极性强、稳定性不够理想
尺寸排阻色谱	硅烷化硅	吸附性弱、溶剂兼容性好，适用于有机溶剂
	OH（二醇基）	不够稳定；在凝胶过滤色谱中应用较多
离子交换色谱	阴离子交换剂	稳定性与重现性均不理想
	阳离子交换剂	

(2) 有机无机杂化硅胶:有机无机杂化硅胶是由两种或超过两种的硅烷参与了制备硅胶过程中的聚合反应,硅烷可以是由芳基或烷基单取代的有机功能化硅烷,也可以是被桥联基团修饰过的双功能化的硅胶。在温和条件下采用溶胶、凝胶方法制备的这类材料,同时包含了无机组分、有机组分,也同时具有有机组分和无机组分两个组分的优点,两种材料的完美结合使得该材料在应用过程中表现出更优的机械稳定性、水热稳定性等特殊性能。文献中多次报道该材料的优点,比如有机无机杂化硅胶在碱性介质中化学稳定性良好,以及可以通过化学方法引入内嵌基团对材料进行功能化修饰,这是引起人们更大关注的原因。与传统的无机硅胶基质相比,有机无机杂化硅胶基质作为新型 HPLC 固定相有下列优势:由于有机基团的掺杂,提高了硅胶骨架材料的化学稳定性,拓宽了 pH 应用范围,特别优化了对碱性化合物的分离,从而提高了柱寿命。同时提高了机械稳定性,使得硅胶可以在更高压力下进行色谱分析。另外由于有机基团的引入,打破了材料修饰受有机硅胶的限制。近年来,有机无机复合型填料日益受到人们重视,相关的科研报道也不断涌现,特别在生命科学领域具有广阔的应用前景。此种硅胶填料,目前主要应用于 HPLC 分析。

(3) 核壳型复合纳米硅胶:这种复合纳米材料通过在核粒子表面涂无机物或有机物获得,核粒子既可以是无机物也可以是有机物,如 TiO_2、聚苯乙烯微球(PST)、SiO_2 等。核壳型颗粒由于表面上覆盖有纳米粒子,因此,表面活性中心被适当的涂层所改变,常常表现出不同于模板核的性能,如不同的表面化学组成、较高的稳定性和比表面积、不同的磁性及光学性质等。在色谱领域,核壳型色谱填料,因其具有较好的机械强度、均匀分布的粒径和孔径、较高的比表面积,以及较好的化学稳定性和热稳定性而备受关注。

常见的有机聚合物包覆型色谱填料主要有聚丁二烯、聚 -*N*- 异丙基丙烯酰胺、聚苯乙烯、聚苯乙烯 - 二乙烯苯等类型。有机聚合物包覆硅胶核壳型固定相结合了聚合物基质以及无机基质材料两方面的优势,既体现了聚合物较高的 pH 耐受性的优点,又能体现无机基质材料优良的机械强度、均匀的颗粒大小及形状规整、比表面积大、孔容孔径可控的优点,另外硅胶表面的硅羟基为结合聚合物提供了丰富的活性位点。尹宏瑞[5]等在 2009 年以苯乙烯为单体,以二乙烯基苯为交联剂,通过表面引发聚合作用成功合成苯乙烯 - 二乙烯基苯聚合物包覆硅胶固定相,该固定相表现出良好的反相色谱性能。

核壳型硅胶色谱填料是由内部一个实心核和外部一个多孔壳层构成的新型色谱填料。硅胶材料的壳层包裹了硅胶表面,有利于改善硅胶基质固定相 pH 值适用范围窄、残余硅羟基影响分离等缺点。另外,由于 0.5μm 厚度多孔纳米层的存在,使得核壳结构色谱填料的扩散路径缩短,这样就可以有效降低溶剂的轴向扩散以及大幅度减少峰展宽效应,该特性对于在高流速以及对于分析生物等其他大分子时有其独特的优势。目前核壳硅胶基质色谱填料在色谱领域中的应用已经很多,例如邹亮[6]等采用 Halo C-18 色谱柱建立了一种新的分离红景天苷、酪醇和络赛维这三种红景天中主要成分的 HPLC 方法,并对该方法进行了系统适应性评价,结果表明该方法具有准确度高、分离速度快、灵敏度高等特点。

上述这些新的固定相填料主要运用于高效液相色谱柱,用于天然产物的分析,在不久的将来将会运用于天然产物的制备性分离,将会极大地促进化合物的高效分离。

2. 聚合物反相填料 聚合物反相填料是新开发的大孔、聚合物反相色谱填料,主要包括聚苯乙烯/

二乙烯基苯型和丙烯酸酯型两种类型，适用于多种天然产物的分离与纯化。与传统反相硅胶填料相比，具有四大特点：①优良的化学、物理稳定性，聚合物反相填料 pH 操作范围扩展至 1~14，对常用有机溶剂稳定；②独特的选择性，可替代反相硅胶填料正常使用，一些在反相硅胶填料上保留时间极为接近的结构类似物，在聚合物反相填料上的色谱行为迥异，呈现出独特的选择性和强大的分辨能力；③更高的载样量，聚合物反相填料为多孔高聚物，比表面积大。目前的聚合物反相填料主要有陶氏化学的 AMBERCHROM 系列和三菱化学的 MCI GEL 系列。

以在天然产物分离纯化中运用较为广泛的 MCI GEL 为例，其分离化合物主要是反相和分子筛相结合的原理，但与常用的反相填料 C-18 不一样，两者无法在同一个条件下进行比较。常用的 MCI 树脂有聚苯乙烯 / 二乙烯基苯型和丙烯酸酯型两种聚合物类型的填料。化学结构决定了吸附剂的疏水性，吸附剂的疏水性是根据目标物化学性质来选择吸附剂类型的重要依据。一般而言，聚苯乙烯型聚合物填料适合于分离中等极性的化合物，由于具有苯环结构，所以与其他类型的反相填料相比，具有不同的分离选择性。聚甲基丙烯酸酯亲水性强，适合分离具有一定极性的物质。

MCI 树脂相对于硅胶基质的 C-18 填料具有更强的疏水性，与硅胶基质反相填料具有不同的分离选择性。在目前的天然药物化学成分的分离中，MCI 填料主要用于大量样品粗分组分中目标成分的富集，在一定程度上替代大孔树脂。用 MCI 填料分离物质时，一般使用乙醇或甲醇 - 水作为溶剂系统，有机溶剂的比例越高，洗脱能力越强，因此，上样时应用水或低浓度的醇溶解样品。由于 MCI 树脂的分离能力显著强于大孔吸附树脂，不仅可以用于目标化合物的分段富集，除去鞣质和糖等大极性杂质以及叶绿素和油脂等小极性杂质的效果也非常显著。由于 MCI 凝胶性质稳定，在 pH1~14 的范围均可保持球体结构和性能的稳定，再生比较方便，对样品要求不高，所以其在天然药物化学成分的分离纯化中的运用越来越广泛。对于样品量不大的萃取部位，就可以直接用 MCI 来富集目标化合物(替代硅胶或大孔树脂)，或者硅胶分段后的部位再用 MCI 来富集目标成分。

3. 尺寸排阻填料 尺寸排阻填料是以甲基丙烯酸聚合物为基材的多孔树脂。化学稳定性好，可以使用强酸、碱进行清洗；适用于所有的水溶液及有机溶剂，如十二烷基硫酸钠（SDS）、8M 尿素、6M 盐酸胍、二甲基甲酰胺（DMF）、甲苯、丙酮等。具有十分宽广的分离范围配合高分辨率，能一次性分离分子大小差异大的混合物。同时机械性能良好，聚合物基材使得填料刚性好，高流速下柱床体积稳定，易于工业放大使用。目前尺寸排阻填料主要有 GE 公司的 Superdex 系列和 TOSOH 公司的 Toyopearl HW 系列。在目前的天然药物化学成分分离纯化中，尺寸排阻填料的作用与聚合物反相填料（MCI）类似，用于替代硅胶或大孔树脂对样品量不大的萃取部位或硅胶分段后的部位中目标成分的富集与分离。池军[7]等用 HW-40C 型尺寸排阻填料较好地富集了中药草珊瑚中的乌药烷型倍半萜类成分。

（二）新色谱仪器

除了固定相填料的不断创新，检测分离技术的不断发展，新的色谱技术和色谱仪器也应运而生，并在天然药物化学成分的分离纯化中逐渐运用，提高了天然化合物的分离效率。这些新仪器主要包括循环制备液相色谱和高速逆流色谱。

1. 循环制备液相色谱 循环制备液相色谱是一种近年来快速发展的分离技术，该制备系统通过连续的循环操作方式实现模拟长色谱柱的色谱分离效果，获得了比传统长色谱柱更高的分离效率。根据再循环的方式不同，循环制备液相色谱主要分为交替循环液相色谱和直接循环液相色谱两种。交替循环液相色谱由两根色谱柱和一个切换阀组成，通过阀的切换将分离组分交替循环输入两根相同的色谱柱，以连续的循环操作方式达到预期的分离效果。直接循环液相色谱由一根色谱柱和一个切换阀组成，通过控制阀的切换将溶剂和分离组分循环输入同一色谱柱反复进行分离，以实现化合物的分离纯化[8]。

李国柱[8]等人建立了交替循环液相色谱和直接循环液相色谱相结合的方法，芳香新塔花样品经溶剂提取、柱色谱和中压制备色谱初步分离后得到芳香新塔花的不同馏分（图 2-2）。以馏分Ⅰ和馏分Ⅱ为例，在混合循环模式下分离得到 5 个化合物，分别为乔松素 -7-*O*- 芸香糖苷、白杨素 -7-*O*- 芸香糖苷、金合欢素 -7-*O*- 芸香糖苷、云杉素和原儿茶酸。王小兵[9]等人也运用循环制备液相从中药草豆蔻中分离制备了一系列黄酮与双苯庚烷的聚合物。

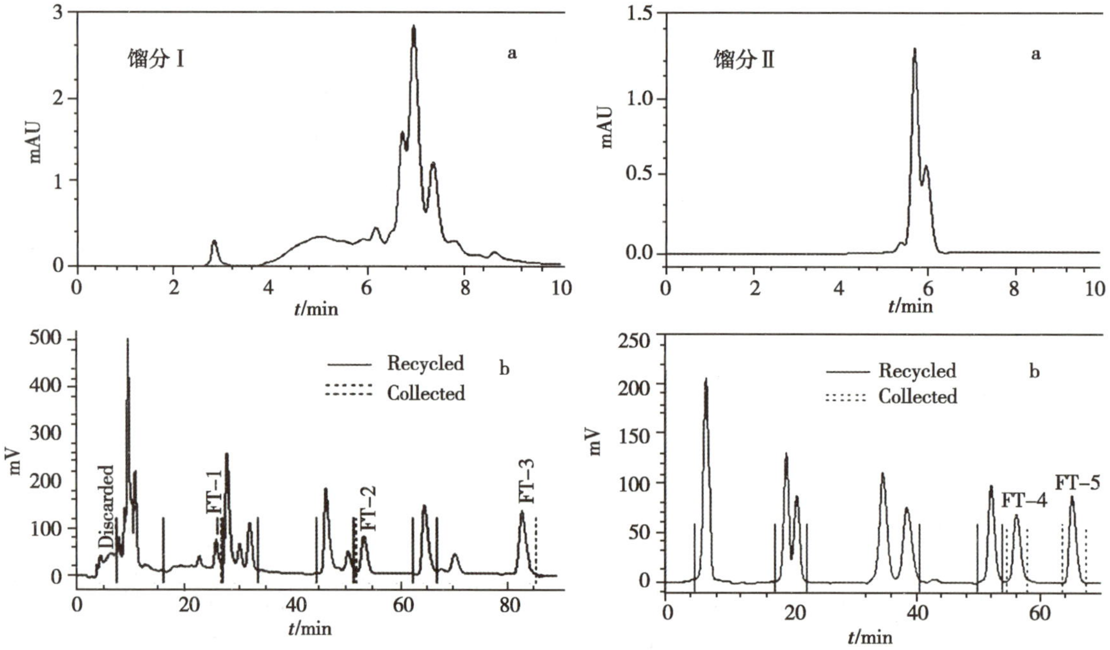

图 2-2　芳香新塔花样品中馏分Ⅰ和Ⅱ的液相色谱图（a）和循环制备色谱图（b）

2. **高速逆流色谱**　高速逆流色谱（HSCCC）是基于样品在两种互不混溶的溶剂中分配系数不同得以分离（图 2-3）。这是一种不用固态支持体的全液态的分配色谱方法。它克服了液相色谱采用固体载体所引起的不可逆吸附消耗、样品变性及色谱峰畸形拖尾等弊病，且具有回收率高、制备量大、操作简便等优点。

循环高速逆流色谱（循环 HSCCC）则是简单地利用一台高速逆流色谱仪通过循环阀将待分离部分多次泵入主机中进行循环分离，提高分离效果的方法。此法简便快速，可多次循环操作。银杏叶中最重要的活性成分是黄酮类化合物和银杏内酯，槲皮素、异鼠李素、山柰酚是银杏黄酮的主要成分，但由于三者的化学结构相似，特别是异鼠李素和山柰酚很难分离，单体不易制备，其进口价格非常昂贵，采用常规 HSCCC，可将槲皮素与异鼠李素、山柰酚分开，但后两者不能分离。苏静等人利用银杏叶的粗提取物，经循环高速逆流色谱循环 3 次，异鼠李素和山柰酚得到很好分离，得到了两者的单体，纯度均在 97% 以上[10]。

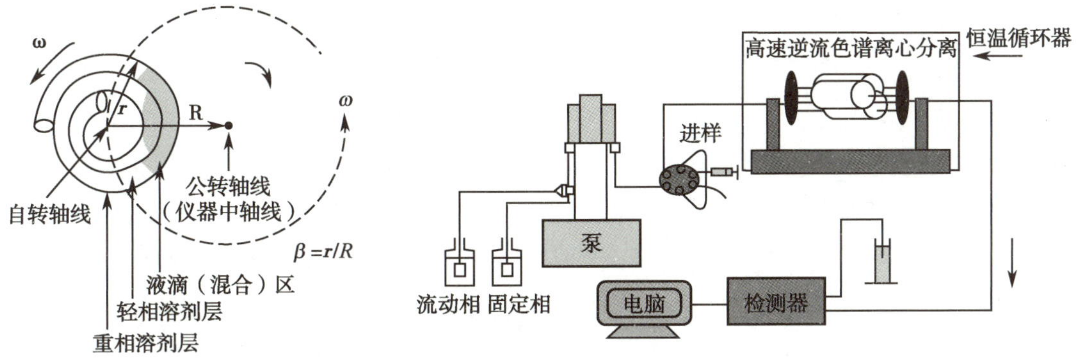

图 2-3 高速逆流色谱仪原理图（ω= 转动度）及分离流程图

二、现代仪器导向的定向分离技术

为了寻找新的化合物，天然植物或动物组织的粗提产品都要经过多步的分离过程，采用不同的分离方法提纯组分，以便进行 NMR 的结构鉴定，而天然产物的粗提液中往往含有大量结构相近、很难分离的化合物，传统的分离方法费时费力。目前，HPLC 技术广泛应用于天然产物分析分离中，通过 HPLC 中常用的极管阵列检测器（DAD），可获得一些被检测化合物的附加结构信息，但非常有限，对解析未知化合物的结构常常无能为力，因此，还需要一些与其相关的结构信息更为丰富的检测技术，如 MS 和 NMR 等。

（一）HPLC-DAD-MS/MS 联用技术

与传统的 HPLC-UV 检测法和 HPLC-ELSD 检测法相比，液质联用体现了色谱和质谱优势的互补，将色谱对复杂样品的高分离能力，与 MS 具有高选择性、高灵敏度以及能够提供相对分子质量与结构信息的优点结合起来，因此，HPLC-MS 技术为天然产物研究提供了一个高效、切实可行的分析方法。LC-MS/MS 综合其他检测模式或利用某一类化合物特定的理化性质，可以对天然产物粗提物中的未知成分进行直接分析。比如 LC-MS/MS 联用色谱，结合 LC-DAD 方法，通过对照组分和标准化合物的保留时间，紫外吸收光谱以及$[M+H]^+$、$[M+Na]^+$、$[M-H]^-$分子离子峰和特征碎片离子等综合信息，可快速鉴定提取物中含有的已知成分。已有很多利用该技术在天然产物研究的报道。

（二）HPLC-NMR 联用技术

NMR 谱能够提供丰富的化合物结构信息，包括立体化学信息（区分结构、构型及光学异构体方面），是确证未知化合物结构最有力的波谱技术之一。在已知分子量、待检测物较纯的条件下，被分析物的结构通常可以通过 NMR 谱直接确定，然而对于复杂的混合物，由于各组分的 NMR 信号相互覆盖，单纯靠 NMR 谱同样无能为力，这就是色谱分离技术与 NMR 波谱仪相结合并且日益普及的原因。

HPLC-NMR 联用色谱在鉴别新组分结构类型，尤其在化合物的快速鉴定、筛选等方面，能有效地补充 HPLC-UV-MS 法检测结构信息的不足，从而能提高效率，避免资源浪费，这些在天然产物的前期研究中具有重要意义。传统的离线分离方法由于缺乏在线监控，容易导致重复，而 HPLC-NMR 可以在分析的早期就对粗提物进行识别判断，去掉不想要的或已知化合物，集中精力在可能出现新结构目标的分离上。在这方面，更为便利的是 LC-MS-SPE-NMR 的联用。在 LC 分离后，5% 的流出液分离至 MS 检测器，95% 的流出液经过 SPE 富集，再用氘代溶剂洗脱，用于 NMR 分析。一次进样分离即可同时获得 MS 和 NMR 两种数据，提高了天然产物的分析效率，成为了天然产物研究的重要技术手段。2015 年，Brkljaca

等[11]使用 HPLC-NMR 和 HPLC-MS 在海洋褐藻的提取物中，找到 4 种未报道的化合物和 8 种已经报道的化合物，其中 5 种化合物具有选择抗菌活性，海洋褐藻中化合物的 HPLC-NMR 导向分离示意图见图 2-4，分离出的结构见图 2-5。

（三）质谱分子网络(MN)技术

直观、准确、可视化的识别待分离样品中的目标分子，是最理想、效率最高的导向分离方法。质谱分子网络就是目前在天然产物研究中逐渐广泛运用的一种基于质谱大数据分析的方法。结构类似的天然化合物，在相同的质谱条件下，会产生相似的质谱碎片离子。计算机根据系统的算法对进入高分辨质谱后形成的二级质谱碎片进行相似度计算，根据计算结果片段相似度的高低，而后依照类似度将质谱碎片图整合为一种可视化的网络图谱，即分子网络(molecular network，MN)(图 2-6)。具有相似母核结构的分子有较高的二级质谱相似度，这些分子就会聚集成簇。分子网络分析的碎片离子在计算机中可以实现可视化，在这个可视化的图谱中，节点即代表母离子，即表示不同天然产物分子的二级质谱图。不同颜色的节点，代表了不同来源的天然产物，节点与节点可以相互联系，也可以用连线表达出来，代表不同天然产物中化合物的二级质谱图谱之间的相互联系，根据连线的粗、细、长、短的差别判断不同化合物的相关性[3]。

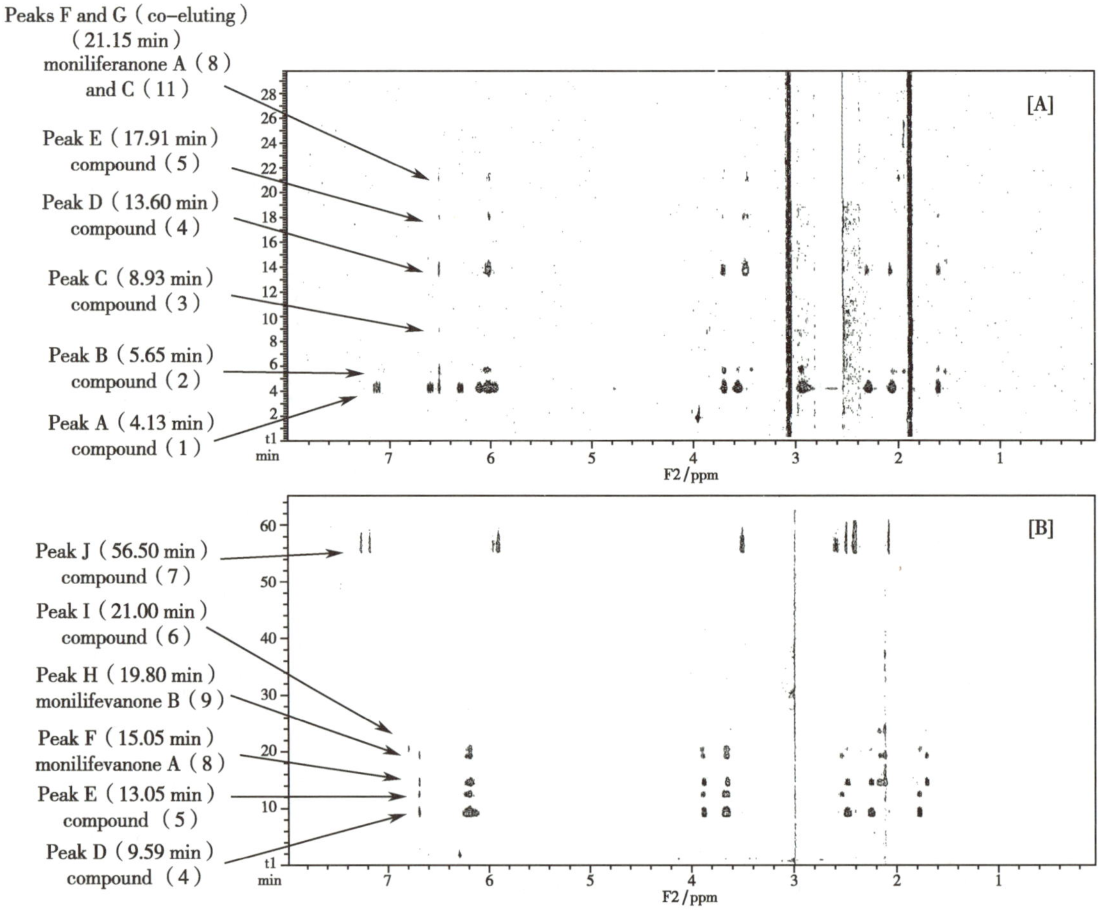

A：二氯甲烷粗提物的在线 HPLC-NMR 2D 等高线图(500MHz，70%CH_3CN-D_2O)；B：二氯甲烷粗提物的在线 HPLC-NMR 2D 等高线图(500MHz，75%CH_3CN-D_2O)。

图 2-4　海洋褐藻中化合物的 HPLC-NMR 导向分离示意图

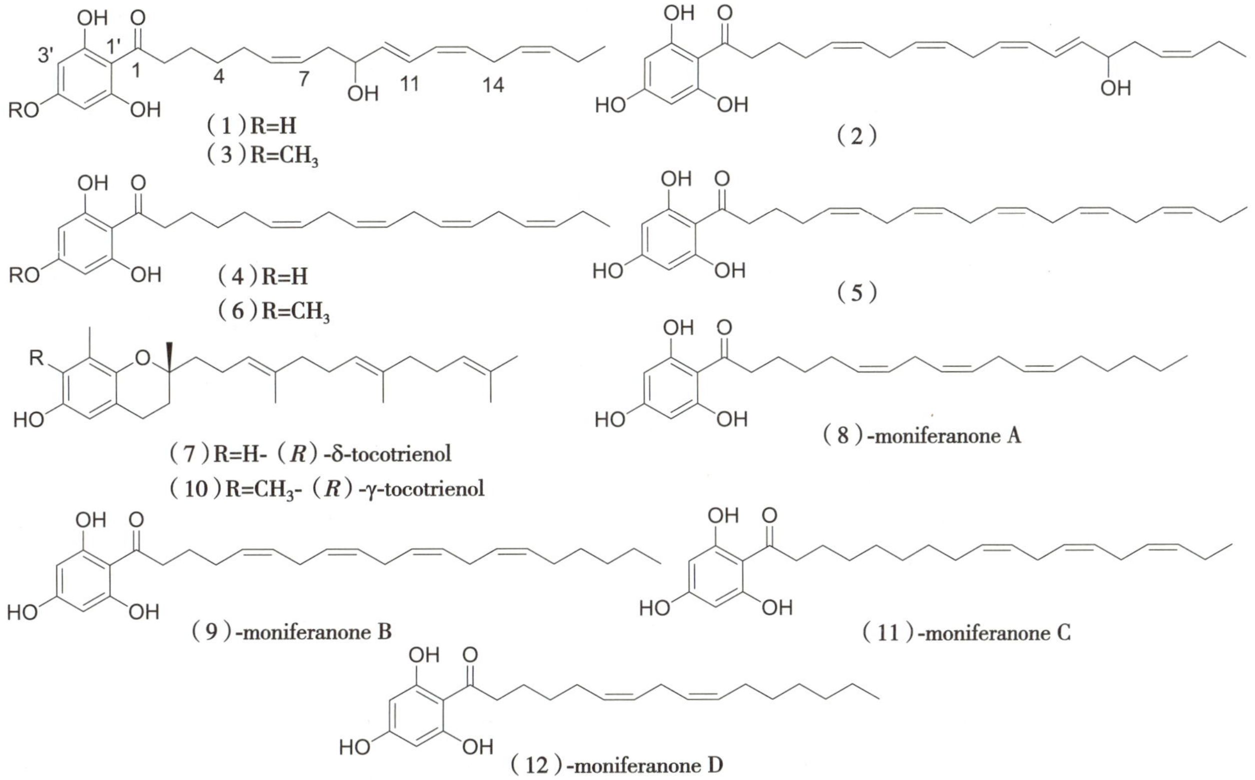

图 2-5　鉴定的 **phloroglucinols** 和 **tocotrienols** 类化合物的结构

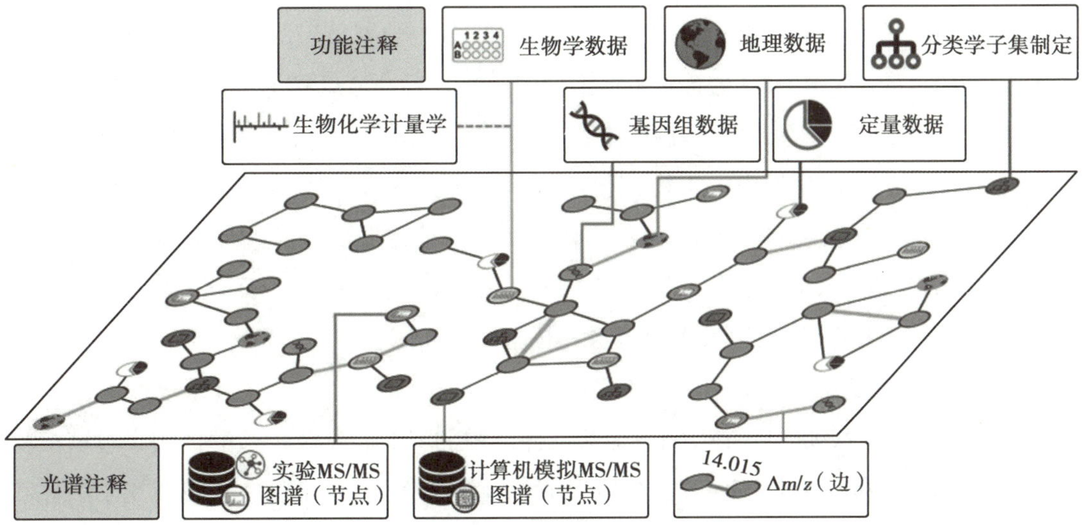

图 2-6　质谱分子网络示意图

MN 是一种可视化计算策略(computational strategy),从分子网络图谱可以清晰明了地看到一个样品中完整二级质谱实验中检测到的全部碎片离子以及这些碎片离子之间的相互关系,对快速而大规模地鉴定新颖化合物具有重要的作用。2014 年,全球天然产物社会分子网络(Global Natural Products Social Molecular Networking,GNPS)数据库(http://gnps.ucsd.edu)正式开放使用,为广大科研团体提供了开放性的知识平台,可以免费共享原始的、处理后的以及鉴定的 MS/MS 质谱数据,能够加速促进未知化合物的指认。MN 既可在线通过 GNPS 平台得到,也可离线通过软件 Cytoscape 得到。建立 MN

一般包括以下几个步骤：①样品的制备；②基于 LC-MS/MS 的二级质谱数据采集；③LC-MS/MS 质谱数据格式的转化；④在 GNPS 或运用 Cytoscape 软件建立分子网络；⑤根据网络关系，识别已知化合物、已知化合物的类似物或者其他未知物。2012 年，Watrous 在微生物的天然产物领域首次将分子网络技术应用其中。迄今为止，分子网络技术已经在不同领域如药物代谢、新型天然产物的分离鉴定、药物研发等方面取得了长足的进展。

目前基于分子网络技术可视化识别目标天然产物主要应用于微生物领域，GNPS 数据库收录的天然产物样品主要来源于微生物和海洋生物样品，为该类天然产物的发现提供了很好的分析平台，但植物来源天然产物收录相对较少，在一定程度上阻碍了 MN 的应用。同时，来源于植物的天然产物样品中的化合物复杂多样，也阻碍了 MN 在经典天然产物分离纯化中的运用。但是，我们可以运用多次富集分离的方法，将一类成分通过富集分离，简化样品中的化合物类型和数量后，再进行 MN 分析，提高 MN 预测的可行性与效率。可以预见，其可视化的特点将显著提高植物来源的天然产物定向发现的准确率和效率，在此方面的运用将越来越广。

三、天然药物化学成分的手性拆分

天然药物化学成分结构复杂，多具手性中心，易出现光学异构体。随着研究的深入，天然产物中的对映异构现象越来越被重视。由于物理性质完全相同，常规的硅胶、反相、凝胶等分离填料无法实现对映异构体的分离，通常以外消旋的形式得到，对映异构体的手性分离已成为现代天然产物分离纯化的重要一环。

对映异构体分离的基本原理是通过引入手性环境使对映异构体间呈现物理性质的差异，从而达到光学异构体拆分的目的。所用的方法通常包括手性固定相和手性流动相等方法。手性固定相又包括环糊精型固定相、大环抗生素型固定相、多糖衍生物类固定相和金属 - 有机骨架材料类固定相等。手性流动相中的添加剂主要包括环糊精类衍生物、酒石酸及酒石酸酯类等。在目前对映异构体天然化合物的分离中，基于手性色谱柱（引入手性固定相）的高效液相色谱是最主要的方法，其次是添加手性选择剂的高速逆流色谱技术（high speed counter current chromatography，HSCCC）。下面就天然产物制备性手性拆分中常用的手性固定相和流动相，以及拆分方法和技术加以介绍。

（一）常用的手性固定相和流动相

1．环糊精 环糊精（cyclodextrin，CD）是芽孢杆菌中的 CD 葡萄糖转移酶作用于直链淀粉生成的一系列环状低聚糖的总称。可与各种有机分子形成包容络合作用，分子整体上具有光学活性和立体识别能力。应用最广泛的是 β- 环糊精（β-CD），其外表面有 7 个伯羟基位于空腔的细口端，14 个仲羟基位于空腔的阔口端。空腔内部只有 H 原子和糖苷 O 原子，空腔端口的羟基使 CD 分子外部只有 O 原子，因此，表现出内侧疏水、外侧亲水的特性，这一特性可使 CD 作为“主体”包合不同的疏水性“客体”化合物。每个葡萄糖单元有 5 个手性 C 原子，这种结构因素能对手性化合物起到识别作用。而两端羟基的衍生化不仅可以改变 CD 的亲水性，而且对 CD 空腔的形状也有很大的影响。这些结构和性质的改变扩大了 CD 的应用范围。由于 β-CD 在水中具有一个完整的氢键网络，而且其略呈锥形的环状结构对称并有刚性，故在水中的溶解度较小，以致限制了其应用范围，而且手性识别主要由环糊精空腔和溶剂疏水部分之间的相互作用引起，因此，只对较大的分子有手性识别能力。近几年人们利用各种化学修饰

的手段合成了多种 β-CD 衍生物，衍生化环糊精固定相是在环糊精的羟基上引入官能团。环糊精连接不同的官能团可增大固定相与溶质分子的疏水作用或 π-π 作用，扩大手性拆分的范围和能力。β-CD 及其衍生物可通过 HPLC、TLC、CE 和 GC 等方法应用于手性分离。

环糊精类除了用作手性固定相，可以作为手性流动相，提供手性环境，用于对映体的拆分，特别是在高速逆流色谱拆分对映体中扮演着很重要的角色。加入到固定相中，后续产物不需要进一步处理即可得到纯度很高的光学纯化合物，也可加入到流动相中，但后续产物需要进一步纯化。目前应用于逆流色谱的环糊精都是取代的 β- 环糊精。取代的 β- 环糊精是一类无定型多组分化学衍生物，由化学基团取代环糊精 C6、C2 或 C3 位羟基的 H 原子而得到。目前应用于手性 HSCCC 的环糊精类型主要有磺化 -β- 环糊精（sulfated-β-cyclodextrin）、羧甲基 -β- 环糊精（carboxymethly-β-cyclodextrin）、羟丙基 -β- 环糊精（hydroxypropyl-β-cyclodextrin）、磺丁基 -β- 环糊精（sulfobutyl-ether-β-cyclodextrin）等。

2. 多糖衍生物类 多糖衍生物类（CSP）主要包括经化学基团衍生后的纤维素以及直链淀粉两大类型，主要作为手性固定相使用。纤维素是由 β-D- 吡喃式葡萄糖以 1,4-β- 糖苷键相连形成的线性聚合物，直链淀粉是 α-D- 吡喃式葡萄糖以 α-1,4- 糖苷键结合而成的链状化合物，两者因具有旋光性均表现出独特的手性分离的能力，其应用范围广泛。但由于天然多糖的手性识别能力不够强，且糖分子中大量羟基的存在导致手性样品与选择剂之间产生了许多非对映选择性作用。这类化合物因为含有较多的羟基或者氨基活性基团，所以很容易衍生化，衍生化的多糖开始慢慢地被用作手性选择剂。

现如今，已经有 200 多种多糖衍生物被合成出来用于制备手性 HPLC 的 CSP，超过 10 种多糖的 CSP 已经商业化，所包含的多糖类型有纤维素、淀粉、甲壳素、壳聚糖、半乳糖胺、热凝多糖、葡聚糖、木聚糖和菊糖。其中纤维素 - 三(4- 甲基苯基氨基甲酸酯)（CMPC）和纤维素 - 三(4- 氯苯基氨基甲酸酯)（CCPC）以其强大的手性识别能力而被广泛应用，并且由这两种聚合物制备的手性柱已经商业化。

3. 金属 - 有机骨架材料 金属 - 有机骨架材料（metal-organic frameworks，MOFs）材料，是由含 N、O 等多齿有机配体（芳香酸或碱）与配位中心如过渡金属离子或簇通过配位键形成的一种立体多孔网状配位聚合物。MOFs 骨架结构具有多孔性、比表面积大、柔韧性较好、热稳定性和化学稳定性、孔道大小可调以及配位方式多样等特点。MOFs 与无机分子筛相似，具有独特的孔道、规则的内部排列及特殊的拓扑结构，但 MOFs 又不完全同于无机分子筛，其孔道是由金属和有机配体共同构成的，对有机配体相关的反应具有更大的选择性。合成 MOFs 材料的金属离子和有机配体的选择范围广，而且配位方式多样，还可以根据所需材料的性能，如孔道的大小和形状等，选择适宜的金属离子以及具有特定的官能团和形状的有机配体，因此，合成 MOFs 的种类非常多。MOFs 材料易于进行表面和孔内修饰，在催化、吸附、气体存储、生物成像和手性拆分等方面有很多的应用，其中利用具手性结构的 MOFs 材料进行手性拆分已成为化学和材料学的研究热点之一。

目前，手性 MOFs 材料主要用于分析级的手性化合物的拆分，已经在高效液相色谱、气相色谱和毛细管电泳色谱上得到了应用。随着科技的进步，手性 MOFs 材料在天然药物化学成分手性拆分方面的运用将大有可为。

（二）基于手性色谱柱和高效液相色谱的对映体拆分

如前所述，高效液相色谱是目前天然产物分离中最常用、最高效的手段。因此，将手性色谱柱和高效液相联用，也是目前对映体拆分最常用和高效的手段。手性色谱柱是由具有光学活性的单体，固定在硅胶或其他聚合物上制成手性固定相，通过引入手性环境使对映异构体间呈现物理特征的差异，从而达到光学异构体拆分的目的。要实现手性识别，手性化合物分子与手性固定相之间至少存在三种相互作用。这种相互作用包括氢键、偶极 - 偶极作用、π-π 作用、静电作用、疏水作用和空间作用。手性分离效果是多种相互作用共同作用的结果。这些相互作用通过影响包埋复合物的形成、特殊位点与分析物的键合等而改变手性分离结果。由于这种作用力较微弱，因此，需要仔细调节、优化流动相和温度以达到最佳分离效果。

目前商品化的手性色谱柱的固定相分为刷（brush）型或 Prikle 型、纤维素（cellulose）型、环糊精（cyclodextrin）型、大环抗生素（macrocyclic antibiotics）型等。常用的市售手性色谱柱通常为纤维素和多糖衍生物类固定相。运用多种商品化的手性色谱柱（表 2-2），可以对多种结构类型的天然产物中的对映异构体进行制备性手性分离，获得众多拆分的天然产物对映异构体。2009—2018 年，包括萜类、混源萜类、生物碱、香豆素、新木脂素等多种结构类型的 200 多对对映体天然产物被中国学者发现并拆分，发表于天然产物研究领域的权威和核心期刊，部分代表性研究实例见表 2-3。但是尚没有一种类似十八烷基键合硅胶（ODS）柱的普遍适用的手性柱。不同化学性质的异构体不得不采用不同类型的手性柱，因此，如何根据化合物的分子结构选择适用的手性色谱柱是非常重要的。

（三）基于手性添加剂和高速逆流色谱的对映体拆分

高速逆流色谱（high speed counter current chromatography，HSCCC）是 19 世纪 70 年代发展起来的基于液 - 液分配原理的新型色谱分离技术。高制备能力、价格低廉的液态固定相和较低的溶剂消耗等独特优

表 2-2 常见的商品化手性色谱柱

固定相	品牌手性柱型号
键合型直链淀粉 - 三（3，5- 二甲基苯基氨基甲酸酯）	CHIRLPAK® IA、Lux i-Amylose-1
涂敷型直链淀粉 - 三（3，5- 二甲基苯基氨基甲酸酯）	CHIRLPAK® AD、CHIRLPAK® AD-H、CHIRLPAK® AD-RH
涂敷型直链淀粉 - 三（*S*-α- 苯乙基氨基甲酸酯）	CHIRLPAK® AS、CHIRLPAK® AS-H、CHIRLPAK® AS-V、CHIRLPAK® AS-RH
涂敷型纤维素 - 三（3，5- 二甲基苯基氨基甲酸酯）	CHIRLPAK® OD、CHIRLPAK® OD-H CHIRLPAK® OD-RH、Lux Cellulose-1
涂敷型纤维素 - 三（4- 甲基苯甲酸酯）	CHIRLCEL® OJ、CHIRLCEL® OJ-H、CHIRLCEL® OJ-RH、Lux Cellulose-3
涂敷型纤维素 - 三乙酸酯	CHIRLCEL® OA
涂敷型纤维素 - 三苯甲酸酯	CHIRLCEL® OB、CHIRLCEL® OB-H
涂敷型纤维素 - 二（3- 氯 -4- 甲苯氨基甲酸酯）	CHIRALCEL OZ、CHIRALCEL OZ-H®、CHIRALCEL OZ-3、CHIRALCEL、OZ-RH、CHIRALCEL OZ-3R、Lux Cellulose-2
涂敷型纤维素 - 四（4- 氯 -3- 甲苯氨基甲酸酯）	CHIRALCEL OX-H®、CHIRALCEL OX-3、CHIRALCEL OX-RH 以及 CHIRALCEL OX-3R、Lux Cellulose-4
涂敷型纤维素 - 三肉桂酸酯	CHIRLCEL® OK
涂敷型微晶纤维素 - 三乙酸酯	CHIRLCEL® CA-1

表 2-3 手性色谱柱拆分手性天然产物实例

色谱柱类型	拆分的化合物	两相溶剂系统	参考文献
Daicel chiralpak IA	(±)-Variecolortins A-C	正己烷 - 异丙醇	[12]
Daicel chiralpak IB	(±)-quassidines I-J	二氯甲烷 - 甲醇	[13]
Daicel chiralpak AD-H	(±)-Melicolones A-B	正己烷 - 异丙醇	[14]
Daicel chiralpak AD-H	(±)-Ganoapplanin	正己烷 - 异丙醇	[15]
Daicel Chiralpak AS-H	(±)-Ganocins A-C	正己烷 - 异丙醇	[16]
Daicel Chiralpak AY-H	(±)-Cryptomeriolide	正己烷 - 乙醇 - 乙酸	[17]
Phenomenex Cellulose-4	(±)-Cajanusflavanols A-C	乙腈 - 水	[18]
Phenomenex Cellulose-2	(+)-dieupachinins A-E	甲醇 - 水	[19]

点使其在天然产物的分离方面运用越来越广泛,特别是在天然产物制备性分离中的应用越来越广泛。近年来,越来越多的科研学者开展了将手性选择剂添加到流动相或者固定相中,将高速逆流色谱用于天然产物对映体的分离研究。高速逆流色谱手性分离天然产物,只是将高效的手性拆分剂,添加到流动相或者固定相中即可,而不需要将手性拆分剂通过化学反应键合到固体介质上,使手性拆分不依赖于价格昂贵并且分离容量小的手性色谱柱,显著提高了对映异构体天然产物的分离效率。此外,只要选择了合适的两相溶剂系统和手性拆分剂,同一根逆流色谱柱可以多次地用于不同种类的手性天然产物的分离。同时,通过加入到固定相或者流动相中的手性拆分剂的量的不同,同一根逆流色谱分离柱,既可以用于手性分析水平检测,也可以用于手性制备水平分离。HSCCC 的分离机理可由经典的 HPLC 分离理论推导而来,其与液 - 液萃取技术的分离机理相似,但由于其比液 - 液萃取效率更高,故而有其独特的分离机理(图 2-7)。对于手性 HSCCC,在加入了手性拆分剂后,其分离机理更复杂,特别是对于一些特殊的分离方式,如双相手性识别、pH- 区带精制逆流洗脱等。但其基本的拆分机理为不同光学异构体与手性拆分剂之间的相互作用力的不同。

孔令义教授课题组在 HSCCC 用于对映异构体天然产物的制备性分离方面开展了系统的研究。2014 年,将诱导的圆二色光谱术与高速逆流色谱联用(ICD-HSCCC),以羟丙基 -β- 环糊精为手性选择剂,建立了快速高效地制备性手性分离天然产物白藜芦醇二聚体 *trans*-δ-viniferin 的逆流色谱条件。与

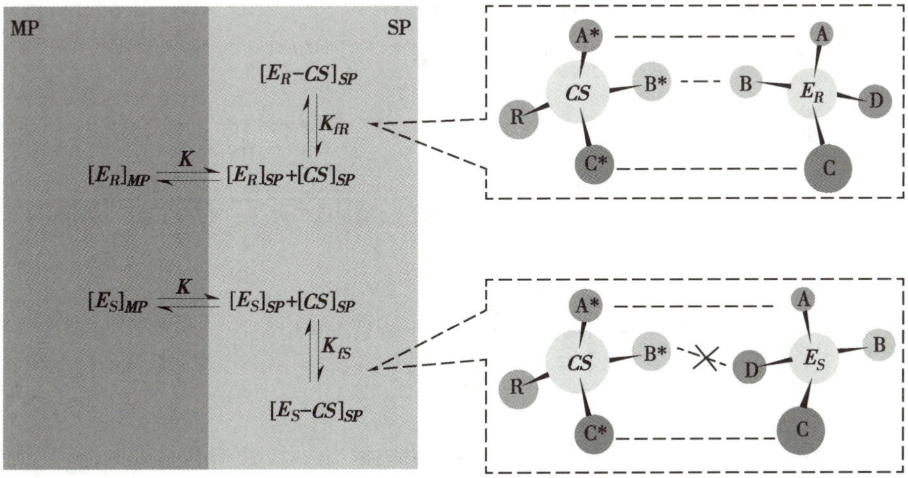

图 2-7 手性 HSCCC 拆分机理图

经典的手性液 - 液萃取实验相比，该方法具有操作简单、效率高、筛选条件准确等优点[20]。2015 年，孔令义教授课题组又将新型手性拆分剂 Cu2（Ⅱ）-β- 环糊精应用到高速逆流色谱，成功分离了 6 种芳香性的 α- 羟基羧酸类天然产物。实验证明，Cu2（Ⅱ）-β- 环糊精中的铜离子与 α- 环己基扁桃酸的羧基负离子形成离子键对手性拆分发挥了关键作用[21]。2016 年，建立了离子液体络合铜离子与羟丙基 -β- 环糊精协同应用于配体交换高速逆流色谱手性分离柚皮素的体系（图 2-8），并从化学动态平衡方面证明了能够实现手性分离的原因是由空间位阻引起的（±）- 柚皮素形成的多元络合物的热稳定性不同[22]。在上述研究基础上，通过对比 Cu2（Ⅱ）-β- 环糊精与羟丙基 -β- 环糊精，发现当铜离子不与 β- 环糊精络合时，单独添加的铜离子同样可以提高手性高速逆流色谱的分离效果，并成功应用于 3 种二氢黄酮类对映异构体的拆分[23]。

添加手性选择剂是高速逆流色谱技术的关键。由于商业化的手性选择剂较少以及手性分离条件摸索较难，该方法在对映体天然产物分离方面的应用没有使用手性色谱柱的高效液相色谱技术普遍。

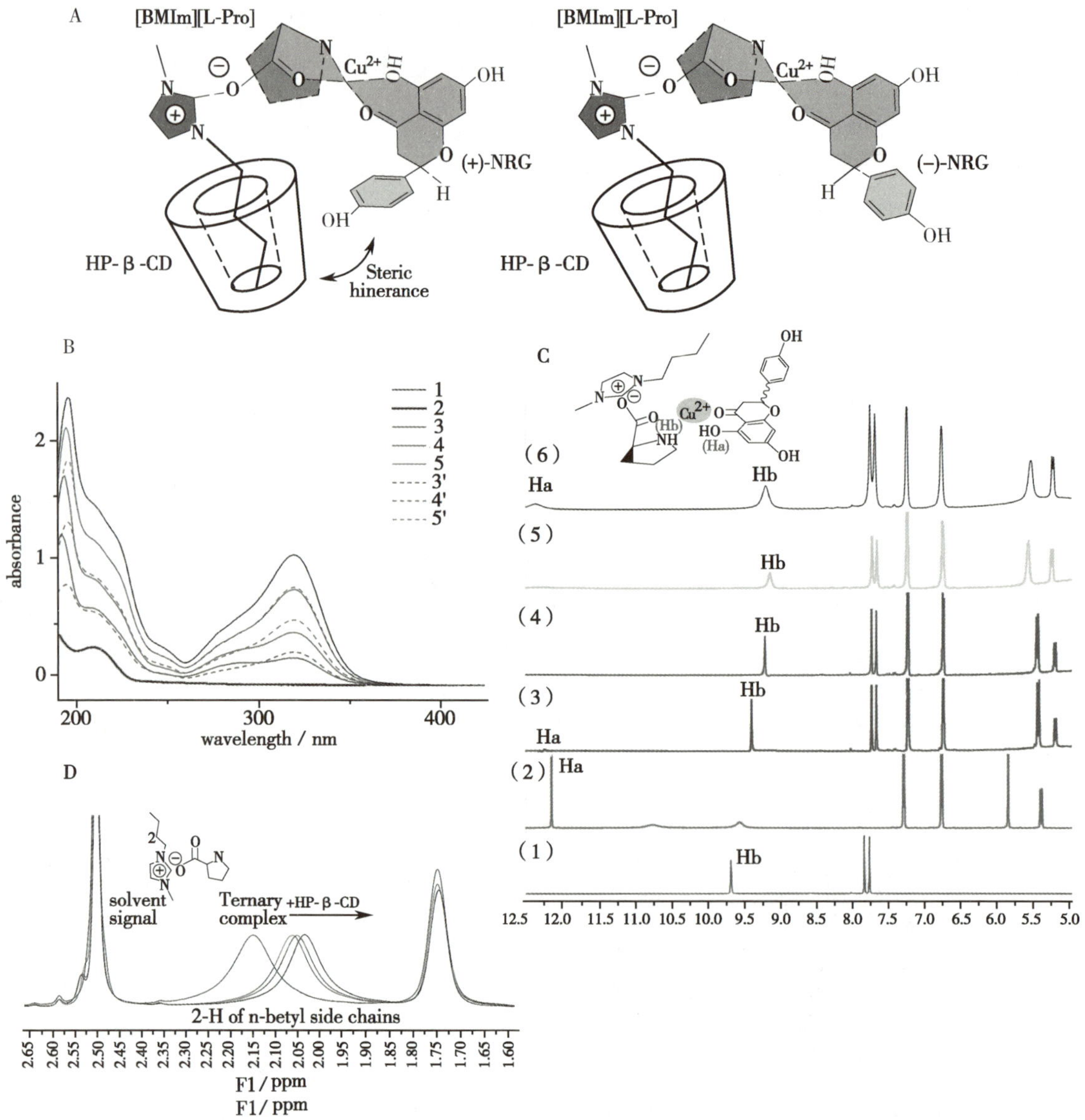

图 2-8　基于 HSCCC 的离子液体络合铜离子与羟丙基 -β- 环糊精协同体系拆分柚皮素[22]

第三节　天然药物化学成分的靶向分离研究实例

伴随分离材料与技术的革新，现代天然产物化学研究的重点也由过去仅能针对较高含量成分进行分离，转变成为重点关注微量 / 痕量成分的获取。要实现这样的目标，不仅需要更加精准地对目标成分进行识别与追踪，也需要运用新的分离填料和仪器设备对目标成分进行快速富集与分离，提高研究效率。要实现高效地靶向分离的目标，在分离过程中可采取以下措施：①采用现代分析仪器技术，如 HPLC-DAD、HPLC-MS、HPLC-NMR、MNs 等来识别和追踪待分离样品中的目标化合物，提高研究的目标性；②尽量使用 ODS、MCI、Sephadex LH-20 等非吸附性分离填料来富集分离目标化合物，避免分离过程中吸附性损失；③借助分析型高效液相色谱和 DAD 检测器联用，通过 HPLC 的保留时间跟踪分离过程的每一步，随时跟踪目标化合物；④应用制备型高效液相色谱和循环制备液相快速纯化制备单体化合物，提高分离效率；⑤对于含量特别少的化合物，可以多使用制备型高效液相色谱仪和循环制备高效液相等先进分离手段，来减少富集次数从而将损失降到最低。

一、割舌树中微量 A 环重排型柠檬苦素的研究

柠檬苦素是一类由甘遂 / 大戟烷型三萜通过降解 4 个边链碳原子而形成的具有 β 取代呋喃环单元的四降三萜衍生物，复杂新颖的结构以及潜在的生物活性使其越来越受到重视。割舌树（*Walsura robusta* Roxb. Hort.）为楝科割舌树属植物，主要具有杀虫、抗菌、抗炎、抗氧化、细胞毒活性，主要含有柠檬苦素类降三萜成分，特征性成分为具有细胞毒活性的洋椿苦素（cedrelone）型柠檬苦素，其结构见图 2-9。安法梁等通过对该植物中微量成分的定向富集与分离，发现了一系列结构新颖、生物活性显著的 A 环重排型柠檬苦素[24-25]。具体的分离策略与方法举例如下。

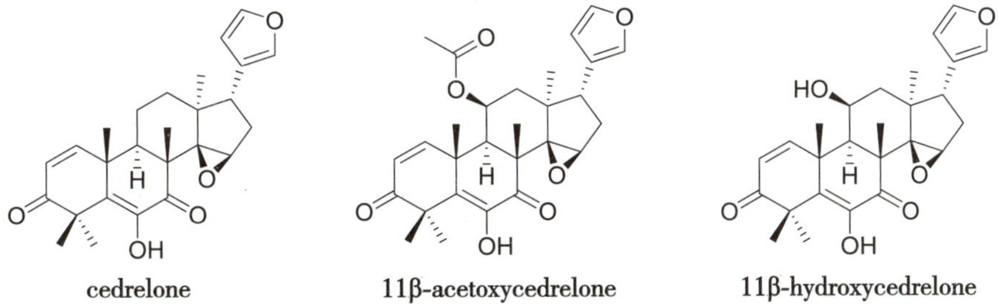

图 2-9　割舌树属特征性 cedrelone 型柠檬苦素结构

安法梁[24-25]等通过对大孔树脂富集的柠檬苦素段经 HPLC 检测发现，该部位除含两个主要色谱峰（均为 cedrelone 型柠檬苦素）外，其余均为微量成分。仔细比较主成分与微量成分的 DAD 吸收光谱发现，微量成分共轭程度明显减少，主成分与微量成分 UV 色谱图见图 2-10，暗示其结构与特征性成分洋椿苦素类成分存在差异。上述 DAD 信息显示，该植物中的微量柠檬苦素成分可能为共轭系统发生了降解的结构新颖的柠檬苦素类型。由于极性较为相似，很难通过常规的分离方法将主要成分除去，富集其中的微量柠檬苦素。随后，研究人员利用中压制备液相的高效率和可视化的特点，高效率地把两个主成分“去除”，合并微量成分的色谱峰进一步进行研究，分离主成分前后样品 HPLC 色谱图见图 2-11。随后在

分析型 HPLC-DAD 的导向下，利用高效制备液相对富集得到的微量成分进行了快速无损的分离纯化，得到了 16 个结构新颖的 A 环重排的柠檬苦素，其结构见图 2-12，这些微量的柠檬苦素显示了显著的与前体物质洋椿苦素不同的抗炎活性。上述基于 HPLC-DAD 分析、MPLC-UV 快速无损失富集、P-HPLC-DAD 快速分离制备的研究策略与方法，为微量天然药物化学成分的快速发现提供了很好的借鉴。

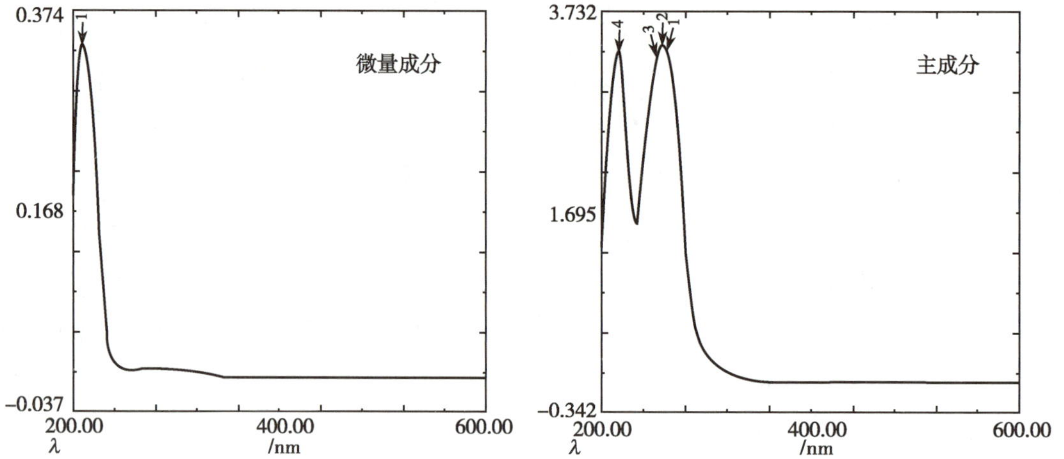

图 2-10　主成分与微量成分 UV 色谱图

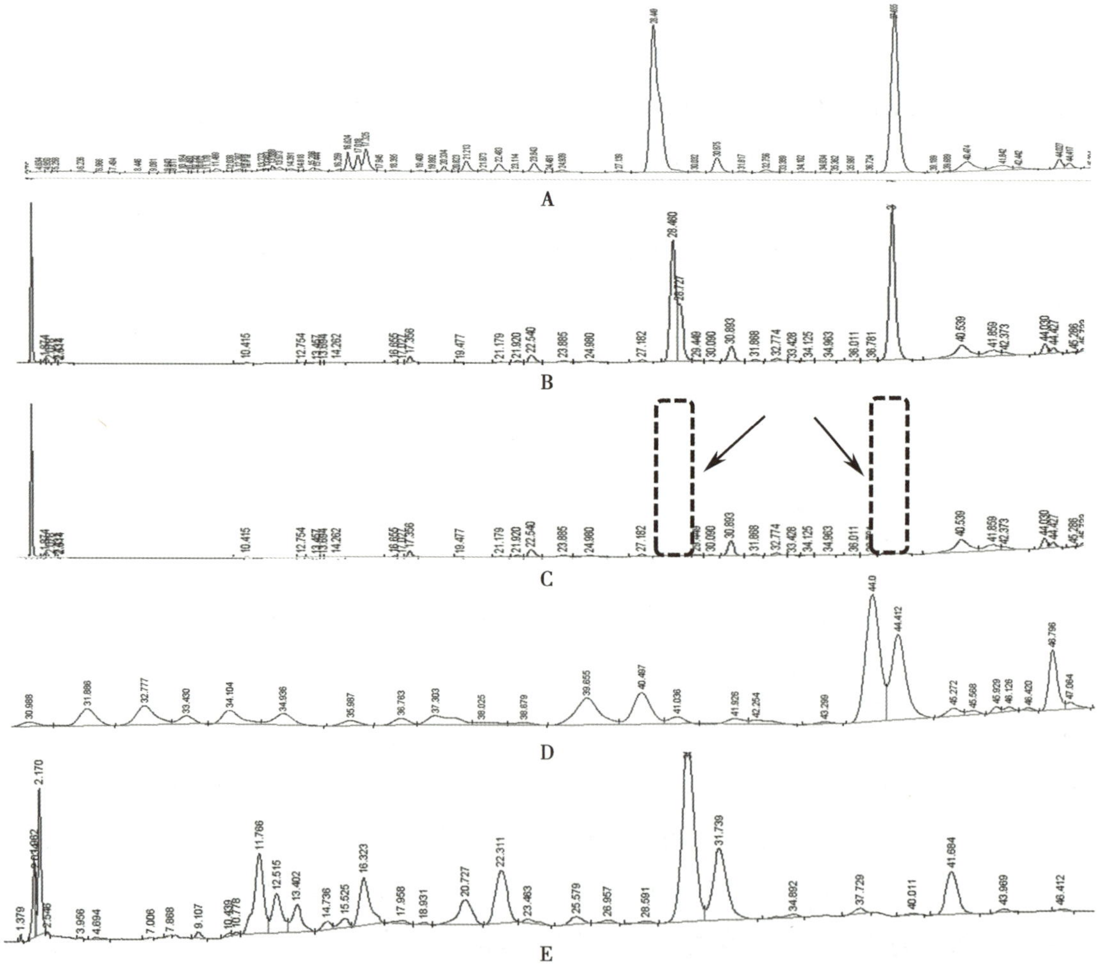

A：提取物；B：大孔树脂富集部位；C：敲除主成分部位；D：C 部位局部放大；E：最终分离部位。

图 2-11　分离主成分前后样品 HPLC 色谱图

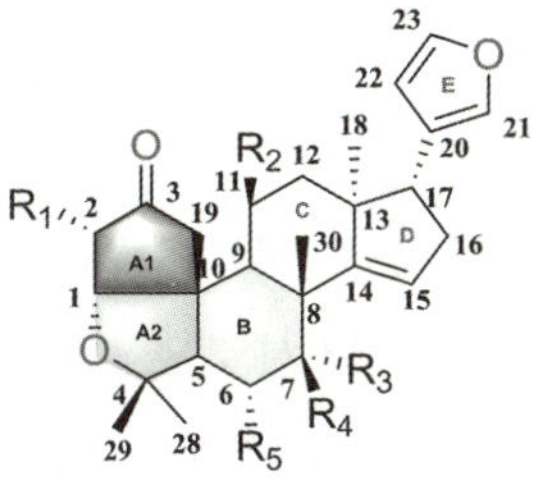

2 R_1=H R_2=OAc R_3=R_4=O R_5=H
3 R_1=H R_2=OH R_3=R_4=O R_5=H
4 R_1=H R_2=OAc R_3=OAc R_4=H R_5=H
5 R_1=H R_2=OH R_3=OH R_4=H R_5=H
6 R_1=H R_2=OH R_3=R_4=O R_5=OH
7 R_1=OH R_2=OAc R_3=OH R_4=H R_5=H

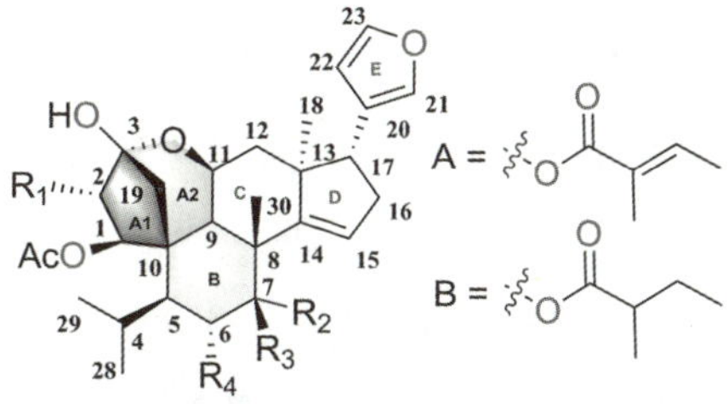

8 R_1=B R_2=OH R_3=H R_4=H
9 R_1=A R_2=OAc R_3=H R_4=H
10 R_1=B R_2=OAc R_3=H R_4=H
11 R_1=A R_2=OH R_3=H R_4=OAc
12 R_1=B R_2=OH R_3=H R_4=OAc
13 R_1=A R_2=OAc R_3=H R_4=OH
14 R_1=OH R_2=OAc R_3=H R_4=OH

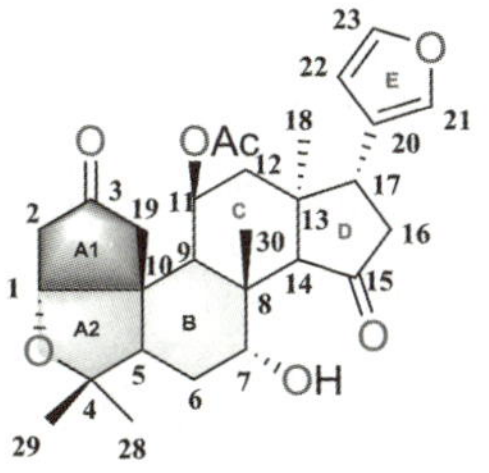

1

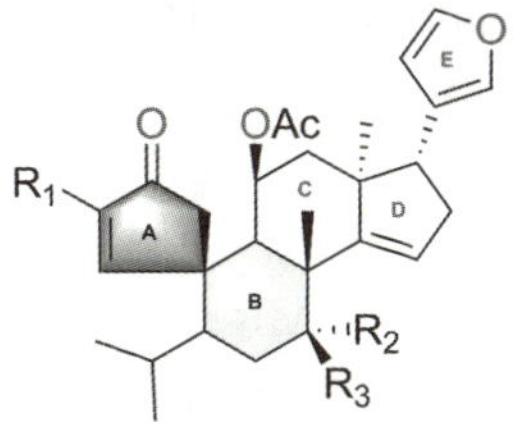

15 R_1=OH R_2=OH R_3=H
16 R_1=A R_2=R_3=O

图 2-12　从割舌树中分离得到的柠檬苦素结构

二、鹿角杜鹃中微量三萜成分的研究

鹿角杜鹃 *Rhododendron latoucheae* Franch. 为杜鹃花科植物，具有止咳化痰化瘀的功效，文献报道三萜类成分具有相似的生物活性。为进一步明确其活性成分，庾石山教授课题组利用 HPLC-MS-SPE-NMR 联用技术从该植物叶中快速识别、追踪和分离得到 15 个新的 28- 降 - 乌苏烷型三萜衍生物，其结构见图 2-13。下面借此案例详细介绍利用多技术联用对微量 / 痕量天然药物成分综合分析与分离策略[26]。

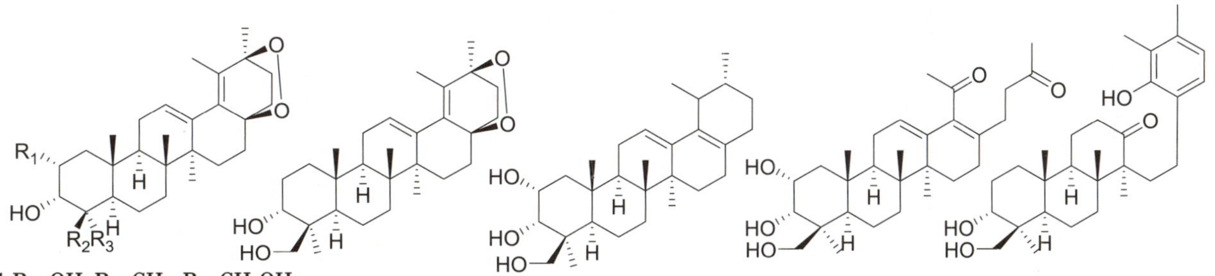

1 R_1=OH, R_2=CH_3, R_3=CH_2OH
2 R_1=H, R_2=CH_2OH, R_3=CH_3

3　4　5　6

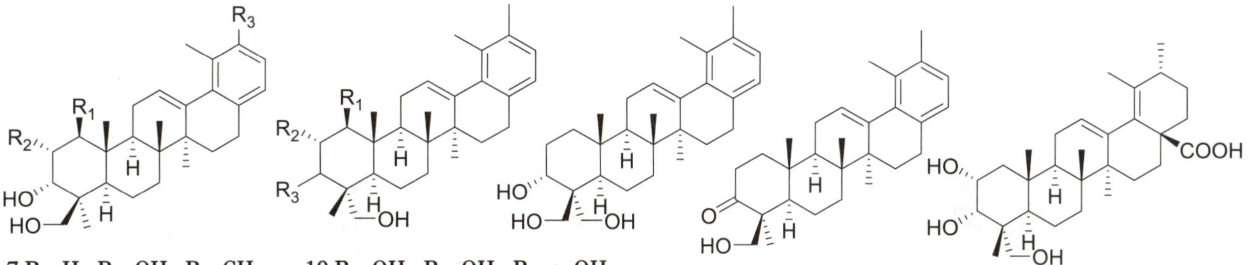

7 R_1=H, R_2=OH, R_3=CH_3
8 R_1=OH, R_2=H, R_3=CH_2OH
9 R_1=H, R_2=OH, R_3=CH_2OH
17 R_1=H, R_2=H, R_3=CH_3

10 R_1=OH, R_2=OH, R_3=α-OH
11 R_1=H, R_2=OH, R_3=α-OH
12 R_1=H, R_2=OH, R_3=β-OH
13 R_1=OH, R_2=H, R_3=α-OH

14　15　16

图 2-13　从鹿角杜鹃中分离得到的化合物

（一）样品前处理

在前面我们介绍了传统分离方法有许多缺陷或劣势，但其优点也不能忽视，往往在提取分离的初期，传统方法还是比较常用。研究人员用 95% 的乙醇从 107kg 的鹿角杜鹃叶中提取得到浸膏 6kg，再用石油醚、二氯甲烷、乙酸乙酯、正丁醇进行萃取。随后，利用 MCI 柱色谱对富含三萜的二氯甲烷萃取部分（500g）进行梯度洗脱[MeOH-H_2O（90 : 10，V/V）、MeOH-H_2O（100 : 0，V/V）]，90% 甲醇洗脱部分（350g）再用硅胶柱色谱石油醚 - 丙酮梯度（50 : 1~1 : 1，V/V）洗脱得 7 个流分（Fr.1~7）。

（二）目标化合物的确定、识别与追踪

各萃取部位经 TLC 初步检测发现二氯甲烷部位具有蓝色斑点，而浓度较高斑点经鉴别均为已知成分，为进一步确定、识别和追踪低浓度成分，利用 HPLC-MS-SPE-NMR 联用技术发现一些分子量在 400~600 的低含量三萜类成分，其 UV、^{1}H-NMR 光谱特征与之前分离得到的高含量已知成分存在不同，通过比较发现：240nm 处的 UV 吸收信号提示含有共轭二烯结构单元，化合物 **1~5** 和 **16** 的 UV 图谱如图 2-14 所示，δ_H 6.5~7.1 的 ^{1}H-NMR 信号说明含有芳香结构单元，化合物 **6-15** 和 **17** 的 ^{1}H NMR 图谱如图 2-15 所示，这些明显的光谱变化说明这些微量成分的结构与之前分离的三萜成分存在差异。

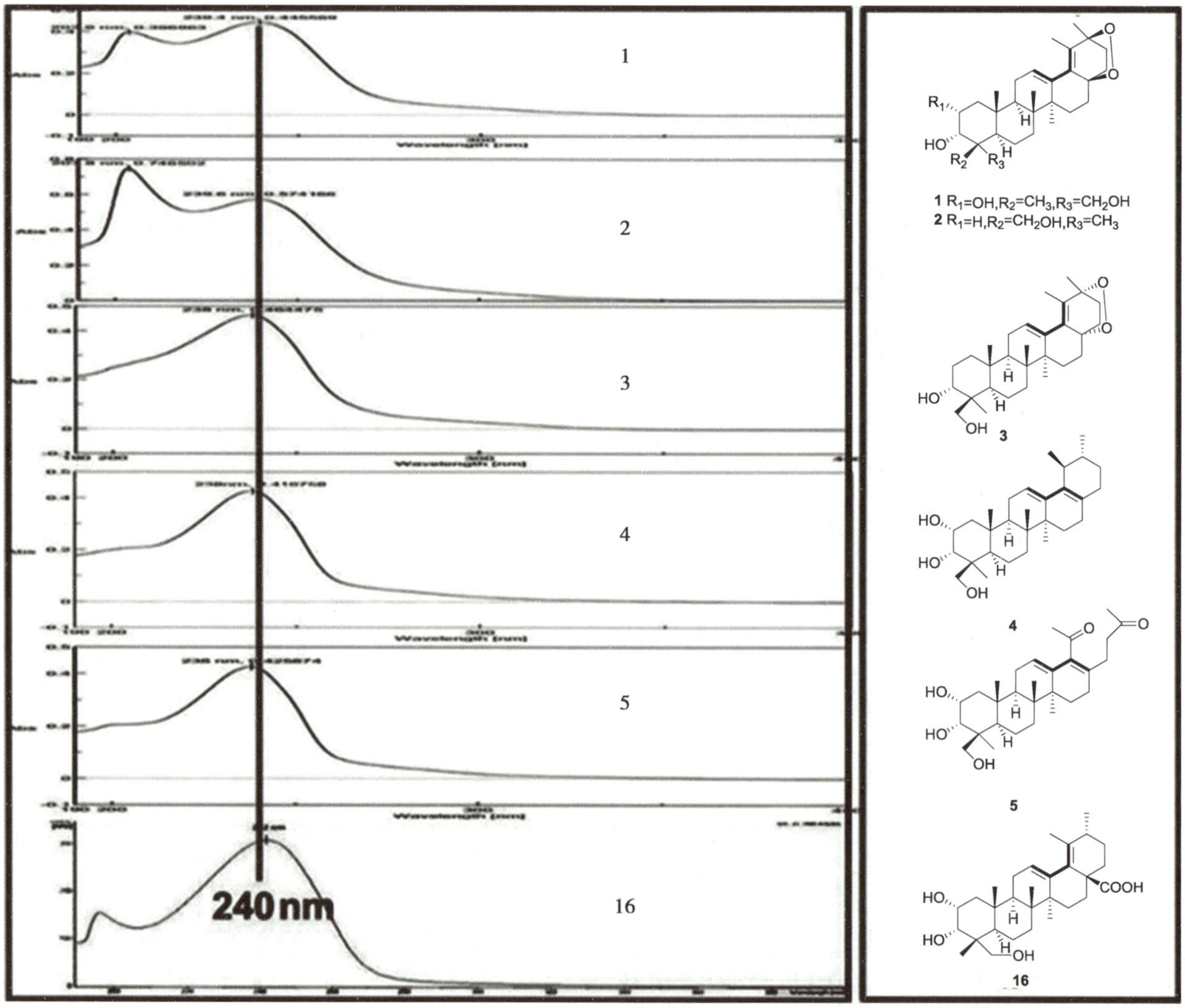

图 2-14　化合物 **1~5** 和 **16** 的 UV 图谱

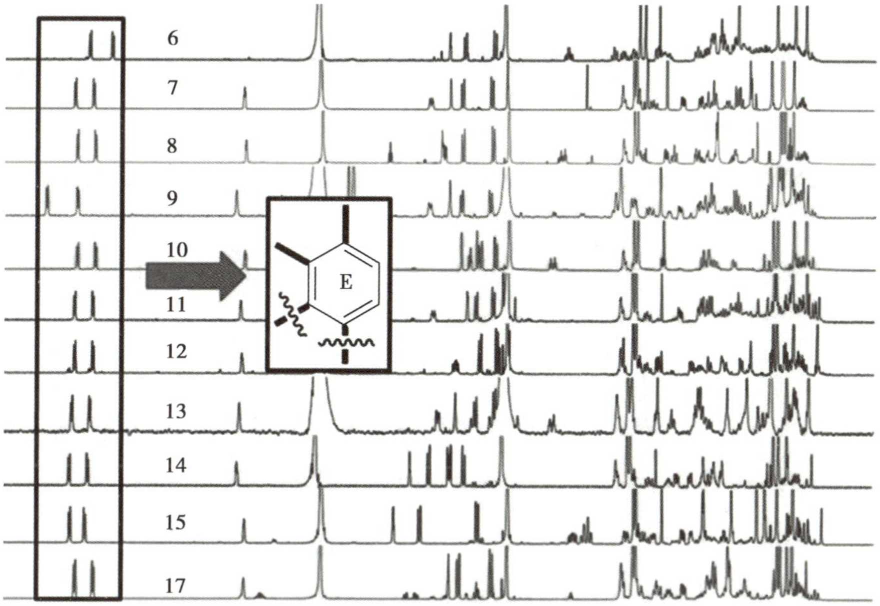

图 2-15　化合物 **6~15** 和 **17** 的 ^{1}H NMR 图谱

（三）目标化合物的快速分离与鉴定

通过快速识别后，逐层锁定目标成分所在部位为 Fr.4，再经凝胶分为 Fr.4-1~Fr.4-4，Fr.4-3 经 MCI 洗脱获得 11 个亚流分 Fr.4-1-3A~Fr.4-1-3K，各流分经反复制备分离得到目标成分。下面列举其中样品 Fr.4-1-3G 的分离过程，该流分经 HPLC-MS-SPE-NMR 分析发现：P1~P4 四个色谱峰分子量超过 400（图 2-16），可初步判断为三萜类成分；P3、P4 在 240nm 处出现最大吸收，推测存在共轭二烯单元；^{1}H NMR 信号（图 2-17）高场出现多个单峰甲基信号，进一步提示为三萜类成分；最终 Fr.4-1-3G（1.5g）经 Sephadex LH-20 凝胶柱色谱获得化合物 1（2.1mg、P3 峰）、化合物 2（2.2mg、P4 峰）。

综上，对于微量 / 痕量天然药物成分的分离，重点在于目标成分的确定与识别，只有利用合理的方法准确无误地确定、识别目标成分，才能有的放矢，真正做到快速分离。如本例中通过 UV、MS、^{1}H NMR 信号快速判断目标成分与已知三萜成分的差异，并逐层锁定所在部位以达到快速分离的目的。其次，在分离过程中要想实现快速分离，必须综合考虑被分离物质与分离设备或材料的特性，并不是使用越高端的设备或材料就一定能获得好的结果，本例最后对 P3、P4 色谱峰进行分离时便采用了日常分离工作中常用的凝胶柱色谱。

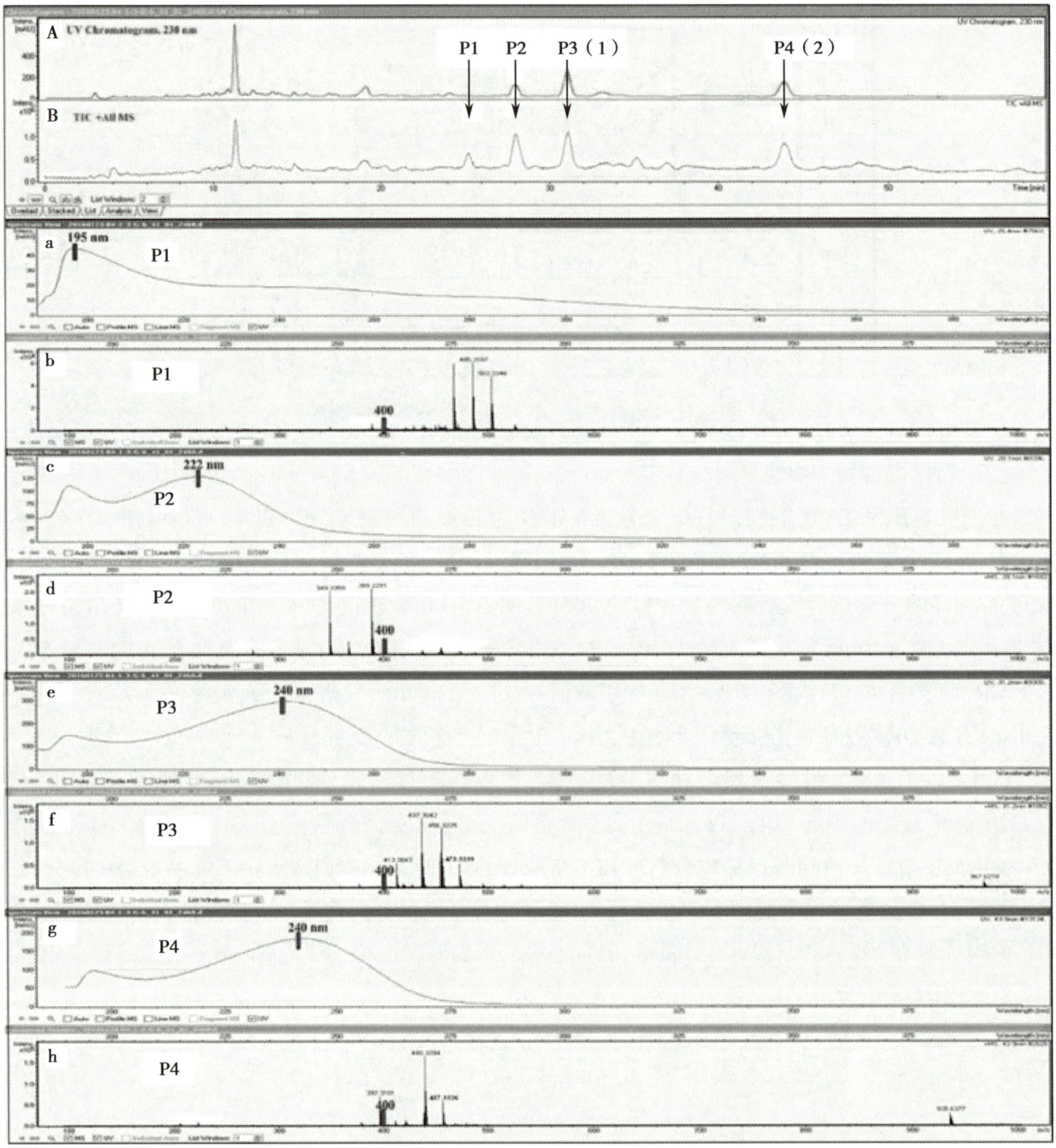

图 2-16　Fr.4-1-3G 部位的 HPLC 色谱图（A）和总离子流图（B）、P1-P4 的 UV 和 MS 色谱图（a~h）

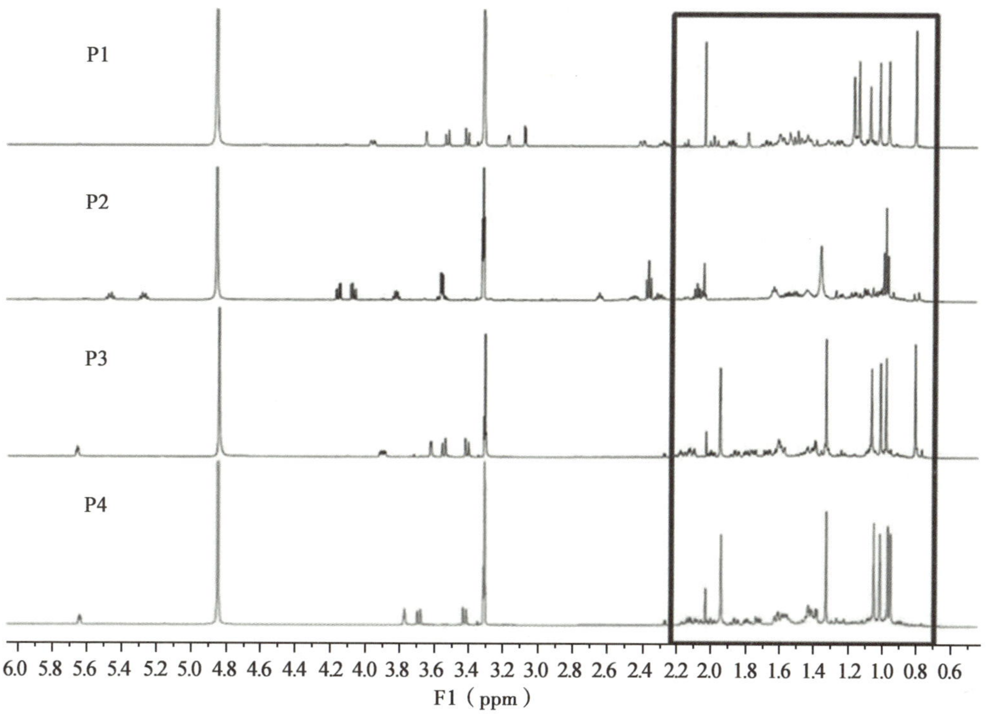

图 2-17 P1~P4(methanol-d_4)的 ^{1}H NMR 图

(孔令义 罗 俊)

参考文献

[1] OTTO STICHER. Natural product isolation [J]. Nat Prod Rep, 2008(25): 517-554.

[2] BUCAR F, WUBEA A, SCHMIDB M. Natural product isolation-how to get from biological material to pure compounds [J]. Nat Prod Rep, 2013(30): 525-545.

[3] FOX RAMOS A, EVANNO L, POUPON E, et al. Natural products targeting strategies involving molecular networking: different manners, one goal [J]. Nat Prod Rep, 2019(36): 960-980.

[4] CHEN MH, LI Y, XU DR, et al. One-step targeted accumulation and detection of camptothecin analogues from fruits of *Camptotheca acuminata* Decne using bilayer solid-phase extraction coupled with ultra-high-performance liquid chromatography-tandem mass spectrometry [J]. J Chromatograp A, 2017(1524): 37-48.

[5] 尹宏瑞，马乔，冯钰锜．表面引发聚合制备苯乙烯 - 二乙烯基苯聚合物包覆硅胶固定相[J]. 分析科学学报，2009，25(1): 17-20.

[6] 邹亮，王战国，胡慧玲，等．HPLC- 小粒径色谱柱法测定红景天提取物中红景天苷、酪醇和络赛维[J]. 中草药，2011，42(7): 1334-1337.

[7] CHI J, WEI SS, GAO HL, et al. Diverse Chemosensitizing 8,9-Secolindenane-Type Sesquiterpenoid Oligomers and Monomers from *Sarcandra glabra* [J]. J Org Chem, 2019(84): 9117-9126.

[8] 李国柱，孟庆艳，罗碧，等．循环制备液相色谱分离芳香新塔华中的化学成分[J]. 色谱，2015，33(1): 84-89.

[9] WANG XB, YANG CS, ZHANG C, et al. Ten new calyxins from *Alpinia katsumadai*: a systematically studies on the stereochemistry of calyxins [J]. Tetrahedron, 2014, 70(45): 8714-8722.

[10] 苏静，谈锋，谢峻，等．循环高速逆流色谱从银杏叶提取物中制备异鼠李素和山柰酚[J]. 西南大学学报，2009，31(10): 96-100.

[11] BRKLJACA R, URBAN S. HPLC-NMR and HPLC-MS investigation of antimicrobial constituents in *Cystophora monilifera* and *Cystophora subfarcinata* [J]. Phytochemistry, 2015(117): 200-208.

[12] ZHONG W, WANG J, WEI X, et al. Variecolortins A-C, three pairs of spirocyclic diketopiperazine enantiomers from the marine-derived fungus *Eurotium* sp. SCSIO F452 [J]. Org Lett, 2018(20): 4593-4596.

[13] JIAO WH, CHEN GD, GAO H, et al. (±)-Quassidines I and J, Two Pairs of Cytotoxic Bis-β-carboline Alkaloid Enantiomers from *Picrasma quassioides* [J]. J Nat Prod, 2015(78): 125-130.

[14] XU J, ZHAO H, WANG X, et al. (±)-Melicolones A and B, rearranged prenylated acetophenone stereoisomers with an unusual 9-oxatricyclo [3.2.1.13, 8]nonane core from the leaves of *Melicope ptelefolia* [J]. Org Lett, 2015(17): 146-149.

[15] LI L, LI H, PENG X, et al. (±)-Ganoapplanin, a pair of polycyclic meroterpenoid enantiomers from *Ganoderma applanatum* [J]. Org Lett, 2016(18): 6078-6081.

[16] PENG X, LIU J, WAN L, et al. Four new polycyclic meroterpenoids from *Ganoderma cochlear* [J]. Org Lett, 2014(16): 5262-5265.

[17] FENG L, MÁNDI A, TANG CP, et al. A Pair of Enantiomeric Bis-seco-abietane Diterpenoids from *Cryptomeria fortunei* [J]. J Nat Prod, 2018(81): 2667-2672.

[18] HE Q, WU Z, HUANG X, et al. Cajanusflavanols A-C, three pairs of flavonostilbene enantiomers from *Cajanus cajan* [J]. Org Lett, 2018(20): 876-879.

[19] WANG W, WANG L, LIU Z, et al. Antiviral benzofurans from *Eupatorium chinense* [J]. Phytochemistry, 2016(122): 238-245.

[20] HAN C, XU JF, WANG XB, et al. Enantioseparation of racemic trans-δ-viniferin using high speed counter-current chromatography based on induced circular dichroism technology [J]. J Chromatograp A, 2014(1324): 164-170.

[21] HAN C, LUO JG, XU JF, et al. Enantioseparation of aromatic α-hydroxycarboxylic acids: The application of a dinuclear Cu_2(Ⅱ)-β-cyclodextrin complex as a chiral selector in high speed counter-current chromatography compared with native β-cyclodextrin [J]. J Chromatograp A, 2015(1375): 82-91.

[22] WANG SS, HAN C, WANG S, et al. Development of a high speed counter-current chromatography system with Cu (Ⅱ)-chiral ionic liquid complexes and hydroxypropyl-β-cyclodextrin as dual chiral selectors for enantioseparation of naringenin [J]. J Chromatograp A, 2016(1471): 155-163.

[23] HAN C, WANG WL, XUE GM, et al. Metal ion-improved complexation countercurrent chromatography for enantioseparation of dihydroflavone enantiomers [J]. J Chromatograp A, 2018, 1532: 1-9.

[24] AN FL, WANG XB, YANG MH, et al. Bioactive A-ring rearranged limonoids from the root barks of *Walsura robusta* [J]. Acta Phar Sin B, 2019(9): 545-556.

[25] AN FL, SUN DM, LI RJ, et al. Walrobsins A and B, Two Anti-inflammatory Limonoids from Root Barks of *Walsura robusta* [J]. Org Lett, 2017, 19(17): 4568-4571.

[26] LIU F, WANG YN, LI Y, et al. Minor nortriterpenoids from the twigs and leaves of *Rhododendron latoucheae* [J]. J Nat Prod, 2018(81): 1721-1733.

第三章　天然药物化学成分的结构测定

结构测定是天然药物化学成分研究中十分重要的环节，与化学成分的分离纯化一起构成了天然药物化学研究的基础。从天然药物中分离纯化得到的单体化合物首要进行的工作就是结构测定，将其结构表征为通用的化学语言与符号。化合物的结构测定是后续生物活性研究、结构改造与修饰、成药性研究以及新药开发的基础。与合成化合物相比，天然化学成分具有结构未知因素多、环系复杂、立体手性中心多、化合物的获得量较少等特点，使其结构确定难度大大增加。随着科学技术的进步，特别是NMR和质谱技术的进步，天然化合物结构测定也变得相对容易。但随着研究的不断深入，在准确和快速地对天然药物化学成分的平面结构和相对构型测定的基础上，对绝对构型的测定也提出了更高的要求。目前，在天然药物化学成分的结构研究中，随着核磁共振和质谱新技术的开发和使用，这两种技术在结构测定中仍然是应用最广泛的。由于天然化合物自身的结构特点，近年来X射线单晶衍射法和基于密度泛函理论（DFT）等分子与电磁波相互作用关系的近似模拟计算，在复杂天然产物的结构鉴定中，尤其在绝对构型的鉴定中，运用越来越广泛。CD激子手性法以及基于核磁共振（NMR）的Mosher法则是绝对构型研究的主流方法。本章在介绍结构测定中常用的核磁共振和质谱技术的基础上，将重点介绍X射线单晶衍射法、基于密度泛函理论（DFT）模拟计算方法、CD激子手性法以及Mosher法在天然药物化学成分结构测定中的运用，以及两个复杂天然产物结构研究的实例。大家可以参考*Natural Product Reports*中系统介绍天然药物化学成分结构鉴定的综述[1-3]，进一步了解和掌握现代天然药物化学成分结构研究中常用的方法与技术，指导大家的天然药物化学研究工作。

第一节　核磁共振光谱和质谱技术

一、核磁共振光谱技术

核磁共振（nuclear magnetic resonance spectroscopy，NMR）技术是对各种有机物和无机物的成分、结构进行定性分析的最强有力的工具之一，在天然药物化学成分的结构鉴定中发挥着至关重要的作用。核磁共振技术的发展历史遵循着“由物理学发现到化学和生物学应用”这一客观规律。1945年，斯坦福大学的F. Bloch研究组观察到了水中的质子NMR信号，哈佛大学的E. M. Purcell研究组观察到了石蜡中的质子 NMR 信号。上述二人也因此获得了 1952 年的诺贝尔物理学奖。1965 年，Cooley 和 Tukey 提出快速傅里叶变换（Fast Fourier Transformation，FFT）的计算方法。1966 年，R. Ernst 教授发展了 FT-NMR 和二维核磁共振（2D NMR）理论和技术，并于 1970 年推出了脉冲傅里叶变换核磁共振波谱仪（PFT-NMR），提高了 NMR 测试的灵敏度，推动了复杂有机化合物的结构鉴定，他也因此于 1991 年获得了诺贝尔化学奖。20 世纪 70 年代以后，NMR 陆续出现许多重大进展，仪器逐步向更高的磁场发展（500MHz 的谱仪现已普遍使用，市售谱仪的最高场强已经达到了 1 000MHz），出现了各种新的脉冲序列和多量子跃迁测定技术，进行了多核（^{13}C、^{19}F、^{31}P、^{15}N 等）的 NMR 研究，发展了氘代技术和固体高分辨 NMR 技术等。此后，NMR 技术在生物学领域中的应用也进入了快速发展时期。20 世纪 80 年代初期，K. Wüthrich 解决了溶液中生物大分子的 NMR 测试问题，使 NMR 技术成为测定生物大分子溶液结构的重要手段，他也因此获得了 2002 年的诺贝尔化学奖。同期，P. C. Lauterbur 和 P. Mansfield 开始将磁共振技术应用于物体成像，并逐步将此技术应用于医学诊断，发展出了磁共振成像技术，他们二人也因此获得了 2003 年的诺贝尔生理学或医学奖。

至今，NMR 技术已广泛应用于有机化合物结构测定、结构生物学中蛋白质的三维结构研究、物质科学的固体成像以及医学疾病诊断等领域。我们将主要对有机化合物结构测定相关的 NMR 基本原理、常用的 NMR 鉴定技术以及一些用于复杂天然产物结构表征的 NMR 新进展等进行介绍。

（一）核磁共振基本原理

1. 原子核的磁性和核磁共振现象 原子核周围的核电荷能够通过“自旋”运动，在核轴方向上产生磁偶极。在量子力学中，通常用自旋量子数 I 来描述原子核的运动状态，其数值与原子核的质子数和中子数有关。自旋量子数 I 等于 0 的核称为非磁性核，它不能作为 NMR 研究的对象。对于 I=1/2 的原子核（^{1}H、^{13}C、^{15}N、^{19}F、^{31}P），其核电荷呈均匀的球形分布，它们的核磁谱图比较容易得到，常用于 NMR 研究。

自旋量子数 I=1/2 的原子核，在外磁场 B_0 的作用下存在两种能级 E_α（低能级）和 E_β（高能级），对应于磁量子数 $m=\pm1/2$。当处于静磁场 B_0 中的原子核（核磁矩 $\mu\neq0$）受到方向与 B_0 垂直的射频交变磁场 B_1 照射时，即会吸收特定频率的电磁波，从低能级跃迁到高能级，此即为核磁共振现象。由此可知，产生核磁共振必须具备磁性原子核（$I\neq0$）、外磁场（B_0）和射频磁场（B_1）三个前提，且满足射频磁场的频率等于自旋核的进动频率时，才能发生共振。对于同种自旋核，共振频率与外磁场强度（B_0）成正比。

2. 弛豫 如上所述，在外磁场（B_0）中自旋量子数 I=1/2 的原子核会出现两种能级状态。在热运动影响下，磁核处于高、低能级的动态平衡中，其分布符合玻尔兹曼分布（boltzmann distribution）规律。由于磁核能级间能量差很少，$\Delta E << KT$，所以分布在高、低两能级上的粒子数接近相等，但在低能级上的总数略大于高能级上的总数。因此，当选用射频磁场（B_1）去照射样品时，在单位时间内从低能级向高能级跃迁的粒子数，将多于从高能级向低能级跃迁的粒子数，在实验中即表现为可测得的 NMR 信号（共振吸收）。但若仅仅只有上述跃迁过程，随着时间的推移，低能级上过量的粒子数将愈来愈少，当处于高、低能级核的数量相等时，将不再吸收能量，NMR 信号也会随之消失（饱和，saturation）。在核磁共振中，人们把高能级上的磁核释放能量跳回低能级，以保持低能级上的粒子数始终多于高能级的非辐射过程，称为“弛豫（relaxation）”。“弛豫”机制的存在使得在给予充分采样间隔时间的前提下，在进行每次采样前的射频脉冲激发时，低能级上的粒子数始终多于高能级，从而保证了核磁共振吸收信号被以持续、累

加的方式接收。上述“弛豫”过程主要包括自旋 - 晶格弛豫(spin-lattice relaxation)及自旋 - 自旋弛豫(spin-spin relaxation)两种。

3. **化学位移**　核磁共振(NMR)是处于静磁场(B_0)中的原子核在另一交变磁场(B_1)的作用下发生的物理现象:在静磁场中,原子核自旋产生的核磁矩发生塞曼分裂(zeeman splitting),在交变磁场作用下,自旋核会吸收特定频率的电磁波,从低能级跃迁到高能级,形成 NMR 信号。根据磁电相生原理,原子核周围的电子会在外加磁场 B_0 的作用下产生附加磁场,使得特定原子核实际感受到的磁场强度发生变化,由 B_0 变为 $B_0(1-\sigma)$,其中 σ 为屏蔽常数。核屏蔽效应与原子核所处的化学环境(化学结构)密切相关,因核所处化学环境改变而引起的共振条件(核的共振频率)变化的现象称为化学位移(chemical shift)。由于化学位移值的大小直接与其所处的化学环境相关,因此,化学位移能够直接反映原子核局部的化学结构信息是有机化合物结构解析最为重要的判据之一[4],氢原子的化学位移分布见图 3-1,碳原子的化学位移分布见图 3-2。

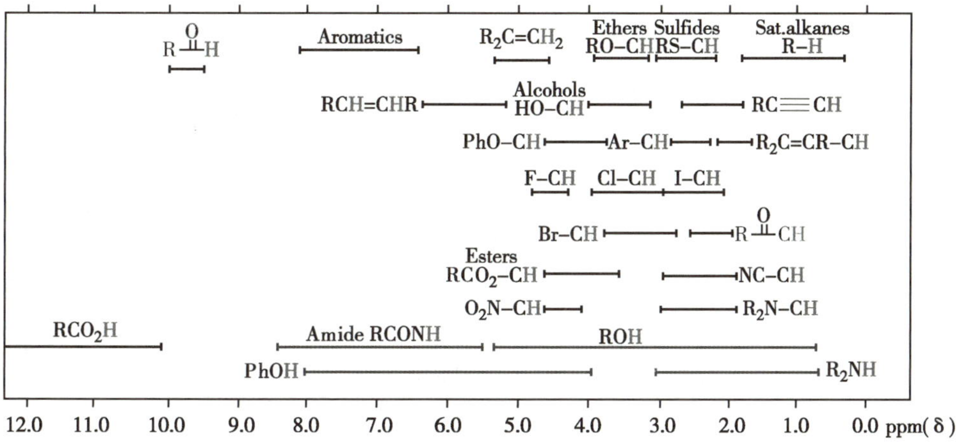

图 3-1　氢原子的化学位移分布

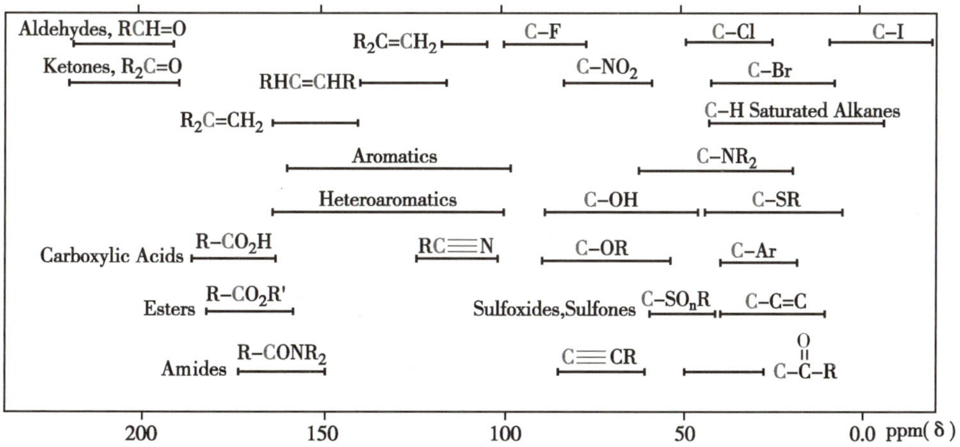

图 3-2　碳原子的化学位移分布

4. **自旋 - 自旋偶合**　在 NMR 实验中,磁不等价的两个或两组磁核会在一定距离内因相互干扰使信号核磁共振谱线发生裂分,这种现象称为自旋偶合,用偶合常数(J)表示,单位为 Hz。虽然 ^{13}C 和 ^{1}H 均为磁性核,但由于 ^{13}C 核的天然丰度很低,碳谱中不会显示出 ^{13}C 核对邻近 ^{13}C 核的偶合作用,而 ^{1}H

对 ^{13}C 核的强偶合作用也常通过宽带去偶技术（broad band decoupling）来简化获得无明显偶合裂分的谱线，即所有碳原子均表现为单峰。因此，后续讨论的自旋偶合现象主要针对氢谱中 ^1H 核对 ^1H 核的自旋偶合作用。偶合常数（J）反映的是两个核之间相互作用的强弱，其数值仅与通过化学键的种类和数目有关，而与仪器的工作频率无关。对于化学位移相差较大的氢核之间的偶合，其一般规律是：一种氢核与几个邻近氢核（n）偶合时，其在 NMR 谱上的信号将出现 $n+1$ 重分裂，裂分间距与所处的化学环境有关，裂分峰的强度比为二项式 $(a+b)^n$ 展开的系数比。偶合常数有正、负之分，其绝对值的大小为裂分峰每个小峰化学位移值之差（$\Delta\delta$）乘以所用核磁共振仪器的兆数。偶合常数不仅能够反映天然产物平面结构的相关信息，对其立体结构的确定也具有重要意义。氢质子之间常见的偶合关系主要有以下几种：①偕偶（J_{gem} 或 ^2J），位于同一碳原子上磁不等同的两个氢核之间的偶合称为偕偶，也叫同碳偶合。饱和烷烃的 ^2J 一般为负值，其绝对值为 10~16Hz。^2J 的变化范围大，与其化学结构密切相关，^2J 随取代基电负性增加而向正方向移动，^2J 绝对值依次减小。②邻偶（J_{vic}，^3J），位于相邻的两个碳原子上的两个氢核之间的偶合称为邻偶。多重键传递偶合的能力比单键强，偶合常数较大，一般规律为：$J_{反烯}>J_{顺烯}\approx J_{炔}>J_{链烷}$。饱和型化合物的 ^3J 与键长、取代基电负性、两面角等因素有关。随着邻位基团的电负性增加，^3J 会随之减小。从立体化学角度来看，^3J 主要依赖于 H_a—C_a 与 C_b—H_b 键之间的两面角。两个键呈顺式（0°）与反式（180°）构型时，偶合常数最大，交叉式（60°与 120°）的 ^3J 值较小，当 Φ=90°时偶合常数最小。烯烃上的 $^3J_{H\text{-}H}$ 由于双键的平面性，其夹角只有 0°（顺）或 180°（反）两种，其偶合常数为：$^3J_{Ha\text{-}Hb}$（顺式）= 6~12Hz 和 $^3J_{Ha\text{-}Hc}$（反式）=12~18Hz。随着取代基（R）电负性的增加，^3J 减小；双键与共轭体系相连，^3J 减小；对于处在环上的烯氢，随着环张力的减小，^3J 增加；芳香族化合物中氢质子的偶合可分为邻（o）、间（m）、对位（p）三种偶合类型，偶合常数均为正值。③远程偶合，在不饱和系统如烯类、炔类、芳香族、杂环及张力环系统中，相隔三个以上化学键时，自旋 - 自旋偶合现象也可以发生，称为远程偶合，用 $J_{远}$ 表示。远程偶合的 J 值一般都很小。饱和烷烃类化合物的 $J_{远}$ 接近于零，一般忽略不计。对于烯族化合物，常见的远程偶合为烯丙位偶合，其偶合常数为 0~3Hz。共轭多烯也会发生类似的烯丙位偶合现象，而相隔多键的非共轭烯质子或烯质子与饱和碳上的氢质子之间的偶合约为 0.3Hz，常可忽略不计，另外，从立体化学角度，化合物结构中若存在处于“W”位置两端的氢质子，可通过四个键产生远程偶合，也是典型的远程偶合。

在具体的 NMR 谱图解析中，几个（组）相互偶合的氢核可以构成一个偶合系统，偶合系统中涉及的氢核常用英文字母表上不同距离的字母来表示，如 A、B、M、X 等。A、M、X 分别代表化学位移彼此差距较大的各个（组）氢核，A、B 可用来代表化学位移差距较小的氢核。同一偶合系统中的不同氢质子会产生自旋干扰作用，其偶合方式可以据此分为低级偶合和高级偶合。若系统中两个（组）相互干扰的氢核化学位移差距（$\Delta\nu$）比偶合常数 J 大得多，即 $\Delta\nu/J>6$ 时，自旋干扰作用较弱，表现为低级偶合。反之，若 $\Delta\nu\approx J$ 或 $\Delta\nu<J$ 时，干扰作用较强，表现为高级偶合。

在实际应用中，自旋偶合关系的分析对天然产物的结构解析具有十分重要的意义，而且很多二维 NMR 的脉冲序列也都是基于自旋偶合原理开发出来的，因此自旋偶合在 NMR 研究中具有十分重要的地位，熟练掌握其原理及使用方法对解析天然产物的结构具有很大的帮助。

（二）核磁共振实验

1. 核磁共振仪器介绍 自核磁共振技术诞生至今，用于化合物结构鉴定的液体核磁共振实验技术已经日趋成熟，目前商品化最高的 NMR 谱仪已经高达 1 000MHz，可以较好地完成微量化合物的谱图测试工作，推动了天然药物化学的发展。一台核磁共振谱仪(图 3-3)主要由如下部分组成：①超导磁体，超导磁体是整个仪器中最基本的部分，即由超导材料组成的线圈浸泡在温度极低的液氦中，使其处于超导状态，对线圈施加电流，使其产生恒定的磁场，超导线圈可负载的电流越大，磁场越强，检测灵敏度越高。②探头，探头是核磁共振仪器的关键部分，核磁样品管从磁体上端放入后，有样品的溶液部分是进入到探头中间的，通过探头上的射频线圈和射频接收线圈发射和接收信号，超低温探头可以使线圈周围的温度从 293K 下降至 25K，NMR 的灵敏度可以随之提升为原来的 3 到 4 倍之多。③前置放大器、机柜及计算机等：核磁共振实验除了必须使样品处于磁场中，还要通过由频率发生器、功率放大器等组成的通道发射和接收自由感应衰减（free induction decay，FID）信号，经滤波、数字化转换后被计算机采集得到，再由计算机进行傅里叶变换得到频率函数，经数模转换器变为模拟量，最终得到可供解析的 NMR 谱图。

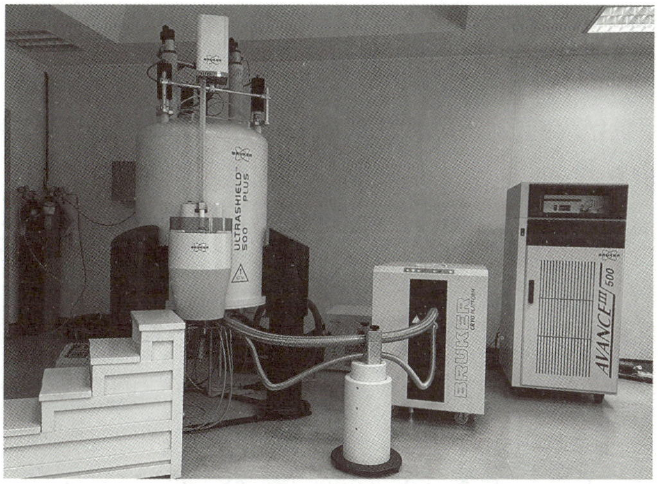

图 3-3　500 兆赫兹液氦低温探头核磁共振谱仪

2. **核磁共振样品的准备**　待测样品的准备对最终获得 NMR 谱图的质量也具有很大的影响，有如下几个方面需要注意：①样品的纯度，以解析单体化合物结构为目的的 NMR 实验，要采用多种方式提高并检验待测样品的纯度。送样时应去除悬浮的固体颗粒、减少溶剂残留，并尽量避免样品中含有 Fe^{3+}、Cu^{2+} 等顺磁性离子。②氘代溶剂，应选择样品溶解度较大的氘代溶剂，并考虑样品在溶剂中的稳定性以及溶剂的残留峰是否会干扰样品峰。进行低温或高温 NMR 实验时，还要考虑溶剂的冰点或沸点以及测试温度下样品的溶解度。配成样品溶液后，应尽量与空气中的水分隔绝。③核磁管，送样时要根据谱仪型号选用玻璃材质好、同心度和弯曲度小、表面光洁、密封性好的核磁管。标准核磁管的直径为 5mm，一般要求样品溶液的高度至少在 3.5cm 以上（约 500μl），送样时也可以选择适用于微量化合物的核磁管（直径为 3mm）和适用于光敏感物质的琥珀色核磁管。

（三）一维核磁共振谱

1. **氢核磁共振谱**　氢核磁共振（^{1}H NMR）信号峰是质子在外加磁场中吸收不同频率电磁波后产生的共振吸收峰。^{1}H NMR 提供的结构信息参数主要包括：①化学位移（δ），能够根据峰位判定质子所处的化学环境；②峰积分面积值，能够反映氢质子的相对数目，用于判断氢质子的种类；③偶合常数（J），反映质子之间的偶合关系。综上，这些 ^{1}H NMR 参数可以用于判断分子中氢质子的类型、连接方式以及数目等结构信息，其解析过程通常包括如下步骤。

(1) 首先检查谱图的基线是否平坦、相位是否校正、基准物质（一般为四甲基硅烷，TMS）和溶剂峰等信号是否正常出峰。依次进行“相位校正”“基线平滑”、选择溶剂峰或 TMS 峰进行“定标”、标识化学位移“标峰”等操作，获得校正好的谱图。

(2) 积分并识别出杂质峰信号：目前的 ^{1}H NMR 处理软件可以通过积分直接获得相对氢核数。应选择峰形较好、所含质子数确定的氢信号（如 CH_3O—、CH_3O—Ar、CH_3CO—等单峰甲基氢信号）进行积分，并按照其信号积分数值去复核其他信号相应的氢核数目。根据常见杂质的出峰位置，结合积分给出的氢质子数目判断并排除杂质峰信号。

(3) 根据峰的化学位移值和积分数，结合常见基团的氢信号的化学位移分布（图 3-1）及影响因素，初步判断它们的归属。

(4) 根据化学位移、峰裂分数目及偶合常数，解析低级偶合系统。

(5) 解析芳香氢核信号及高级偶合系统。

(6) 解析在 δ_H 10~16 低磁场区域处出现的—COOH 及具有分子内氢键缔合的—OH 信号等。

(7) 必要时，可以采用更换溶剂、加入位移试剂或采用去偶试验、NOE 测定等特殊技术，或改用强磁场 NMR 仪测定，以获得更高质量的图谱，方便解析。

(8) 对推测出的结构结合 UV、MS 和 ^{13}C NMR 等数据进行反复推敲加以确定，对信号进行准确归属。

已知化合物的图谱解析相对比较容易，可在初步确定结构后参照标准图谱或文献数据进行结构确定。在未知化合物的结构解析时，^{1}H NMR 也可以为特征结构片段的确定以及立体化学信息提供重要参考。

图 3-4 为从小檗科植物心叶淫羊藿（*Epimedium brevicornum* Maxim.）中分离得到的一个黄色粉末状化合物（5,7,4′- 三羟基 -8,3′- 二异戊烯基黄酮）的氢谱。在 ^{1}H NMR 中，谱图基线平整、积分合适，其中 δ_H 2.50 为 DMSO-d_6 的溶剂峰。在低场区可以观察到三个酚羟基质子信号 δ_H 12.89（1H，s），δ_H 10.63（1H，br s），δ_H 10.35（1H，br s），其中 δ_H 12.89（1H，s）为黄酮 5-OH 的特征信号。δ_H 7.75（1H，d，*J*=2.3Hz），δ_H 7.73（1H，dd，*J*=8.2，2.3Hz），δ_H 6.94（1H，d，*J*=8.2Hz）为黄酮 B 环上的 ABX 系统，则推测 B 环的 3′ 和 4′ 位被取代。δ_H 6.72（1H，s）和 δ_H 6.28（1H，s）的两个单峰芳香氢信号可能分别为黄酮 A 环和 C 环上的孤立氢质子信号。^{1}H NMR 的高场区显示出了两组信号 δ_H 1.70（3H，s），δ_H 1.69（3H，s），δ_H 5.31（1H，t，*J*=7.4Hz），δ_H 3.28（2H，d，*J*=7.4Hz）和 δ_H 1.75（3H，s），δ_H 1.62（3H，s），δ_H 5.22（1H，t，*J*=7.0Hz），δ_H 3.42（2H，d，*J*=7.0Hz），推测为两组异戊烯基信号。根据上述信号，可以推测该化合物可能为具有三个酚羟基和两个异戊烯基侧链的黄酮类化合物。

2. 碳核磁共振谱　碳原子是天然产物分子骨架的重要组成，获取与碳原子相关的 NMR 信息，对确定其结构十分重要。但是，可产生 NMR 信号的 ^{13}C（*I* 值为 1/2）的天然丰度仅为 1.1%，而且 ^{13}C 核的磁旋比 γ 仅为 ^{1}H 核的 1/4，因此，^{13}C 在核磁共振中的灵敏度很低，测试时需要大的样品量和较长的采样时间，这也是 ^{13}C NMR 的发展比 ^{1}H NMR 较为缓慢的主要原因。而如今，随着商品化 NMR 谱仪磁场强度的日益提升以及多种脉冲序列的出现，使得 ^{13}C NMR 在天然产物结构确定中发挥了越来越重要的作用。

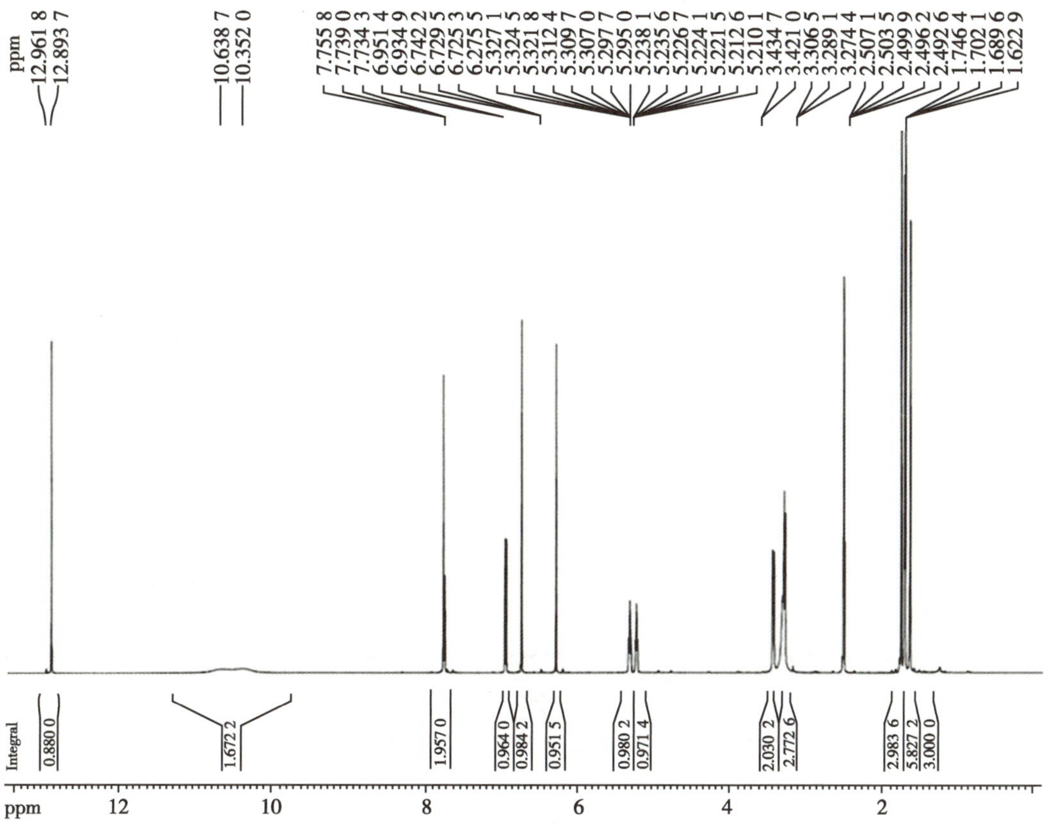

图 3-4　5,7,4′-三羟基-8,3′-二异戊烯基黄酮的 ^{1}H NMR(500MHz,DMSO-d_6)[5]

与 ^{1}H NMR 相比,^{13}C NMR 中最直接可用的信息是化学位移值,碳谱中 ^{13}C 核之间的偶合裂分常通过全去偶技术进行简化(标准的 ^{13}C NMR,如无特殊说明均为全去偶谱),而积分数一般也可以不予考虑。^{13}C NMR 的化学位移范围为 0~250ppm,约是氢谱的 20 倍,能提供分子中各种不同类型(尤其是季碳)及化学环境碳核的化学位移值。在结构解析过程中,可以根据不同类型碳原子可能出现的化学位移值,初步判断它们的归属。对于已知化合物,结合 ^{1}H NMR 及 MS 数据,通过 ^{13}C NMR 可以进一步确定可能的结构片段及其周围化学环境,最终通过文献数据比对,确定化合物的结构。对于未见报道的新结构化合物,可以通过无畸变极化转移增强法(distortionless enhancement by polarization transfer,DEPT)技术确定碳原子的类型,并利用二维 NMR 技术,解析各结构片段可能的连接方式,最终确定其化学结构。

接着前述对该化合物的 ^{1}H NMR 解析过程,在其 ^{13}C NMR(图 3-5)中,低场区 δ_C 182.2 为黄酮母核上 C-4 位的羰基碳信号,δ_C 154-164 为 5 个连氧的芳环碳信号,表明除了黄酮母核上的两个连氧碳外,结构中还具有 3 个羟基取代(与氢谱中观察到的 3 个酚羟基信号相吻合)。此外,低场区剩下的 13 个烯碳信号和高场区存在的 6 个脂肪碳信号也与氢谱中推测的双异戊烯基取代黄酮的结构片段相吻合。综合上述解析内容,该化合物为具有 3 个酚羟基和 2 个异戊烯基取代的黄酮类化合物,其中 C-5 位为酚羟基、B 环为 3′ 和 4′ 位双取代,且 A 环和 C 环都存在一个孤立的芳香氢质子。最终,根据上述信息在 SciFinder 数据库中进行结构相似度检索,并与可能化合物的 NMR 数据比对,确定化合物为 5,7,4′-三羟基-8,3′-二异戊烯基黄酮[5]。

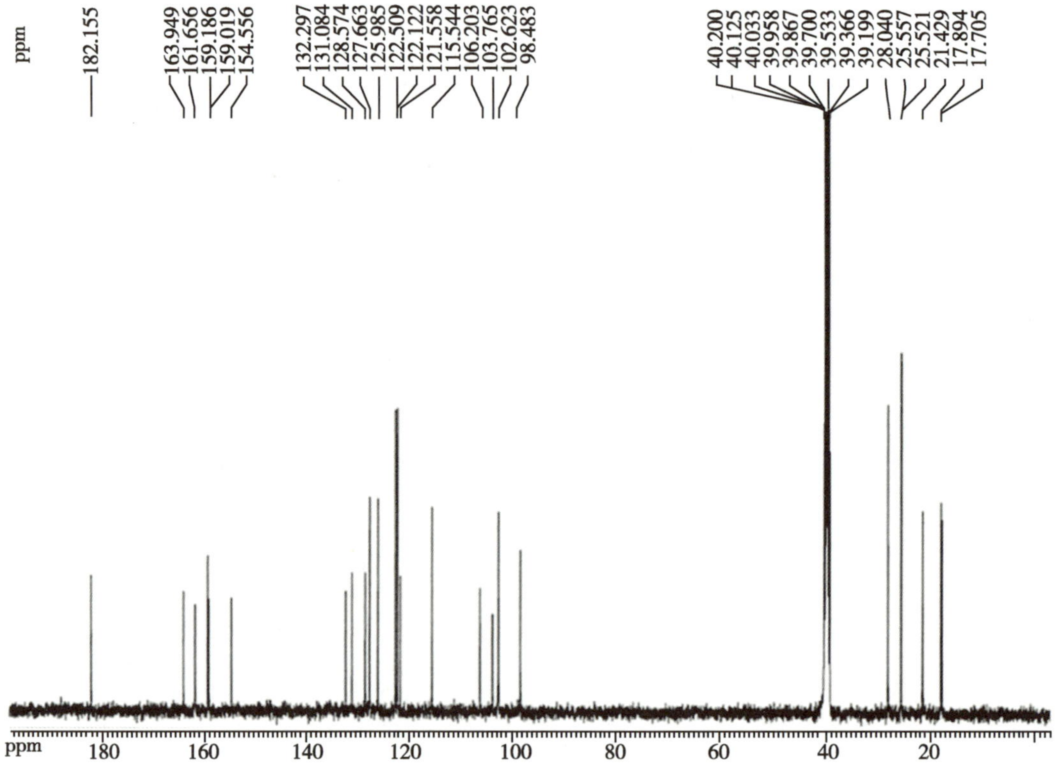

图 3-5 5,7,4′-三羟基-8,3′-二异戊烯基黄酮的 ^{13}C-NMR(125MHz,DMSO-d_6)[5]

常见的全去偶 ^{13}C NMR 虽然谱线简单,能给出所有碳的信号,但也失去了一些重要的结构信息,如碳的类型和偶合情况等。针对一些复杂天然产物,应用无畸变极化转移增强法 DEPT 技术,能够确定结构中各个碳原子的类型,是目前 ^{13}C NMR 测定中的常规研究方法。DEPT 主要通过两种特殊的脉冲序列分别作用于高灵敏度的 ^{1}H 核及低灵敏度的 ^{13}C 核,将灵敏度高的 ^{1}H 核磁化转移至灵敏度低的 ^{13}C 核上,从而显著提高 ^{13}C 核的观测灵敏度。最重要的是,DEPT 技术能够通过对 ^{13}C 信号的调制,使不同类型的信号峰在不同脉冲倾倒角(Θ)的 ^{13}C NMR 谱图中朝上或向下伸出,或者从谱上消失,可以据此确定碳原子的类型。一般通过 135 度(甲基和次甲基的峰向上,亚甲基为倒峰,季碳不出峰)和 90 度(只能看到向上的次甲基峰)的 DEPT 谱图(图 3-6),即可区分出 ^{13}C NMR 中信号峰的类型(伯、仲、叔、季),为信号重叠严重的复杂天然产物分子的结构确定提供了有力的证据。

(四) 二维核磁共振谱

随着核磁共振技术的发展,采用不同脉冲序列,在两个独立的时间域进行两次傅里叶变换得到两个独立的垂直频率坐标系的谱图,称为二维核磁共振谱(2D NMR)。2D NMR 能够清楚准确地反映出复杂分子结构中各种原子之间的连接、偶合及空间位置信息。至今,根据自旋 - 自旋偶合及交叉弛豫作用的原理,已经开发了多种用于化合物结构鉴定的同核及异核 2D NMR 实验。可以通过同核 ^{1}H-^{1}H 相关(^{1}H-^{1}H COSY)和 ^{13}C-^{13}C 相关(2D INADEQUATE)研究分子结构中的氢氢偶合和碳碳偶合关系,再通过异核相关谱(HSQC 和 HMBC)来研究分子结构中碳与氢的互相键合及偶合关系,并进一步通过空间效应谱(ROESY)来研究更为复杂的分子空间立体结构。同时,对于一些结构更为复杂的天然产物,近年来也发展了一些 NMR 新技术,下面我们将分别对不同 NMR 实验的应用范围及解析方法进行举例介绍。

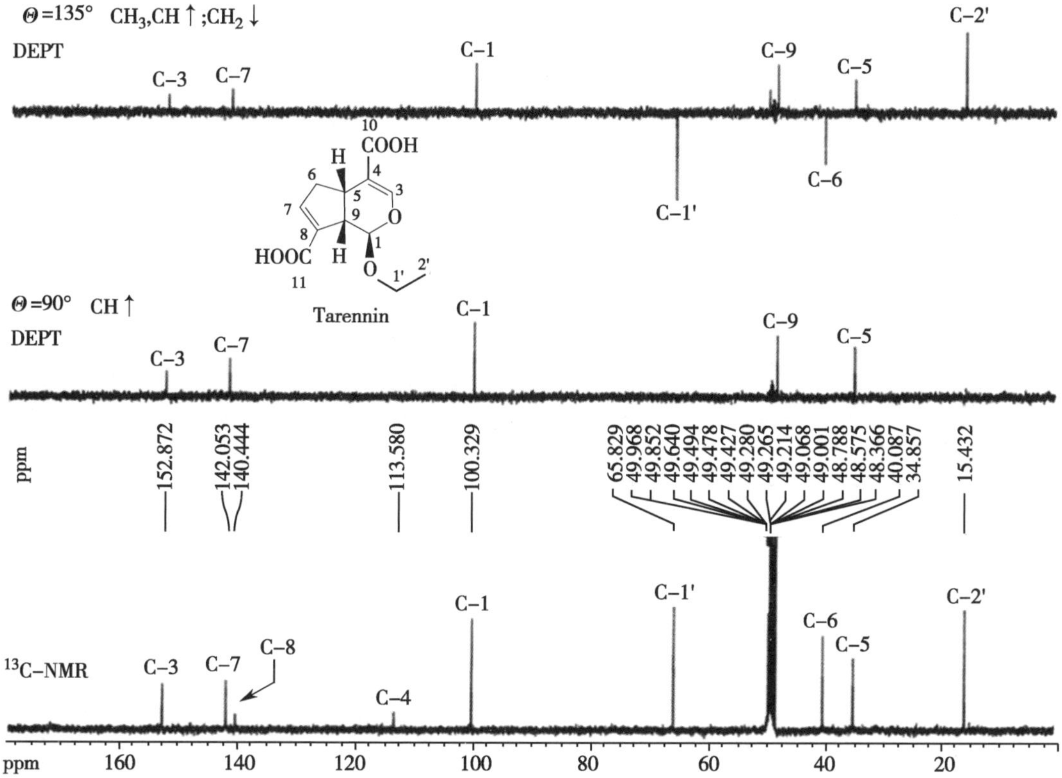

图 3-6　Tarennin 的 ^{13}C NMR 和 DEPT（100MHz，methanol-d_4）[6]

1. **同核化学位移相关谱**　同核化学位移相关谱（2D COSY）是发展最早的二维核磁共振技术，是利用核间的 *J* 偶合作用转移而得到的，至今仍是天然产物结构研究的重要手段之一。目前常见的同核化学位移相关谱主要包括氢 - 氢化学位移相关谱（^{1}H-^{1}H COSY）和碳 - 碳化学位移相关谱（2D INADEQUATE）。

（1）氢 - 氢化学位移相关谱（^{1}H-^{1}H COSY）：^{1}H-^{1}H COSY 是依据结构中同一自旋偶合体系内 ^{1}H-^{1}H 间的偶合而建立起来的相关谱。在 ^{1}H-^{1}H COSY 谱图中，横纵坐标均为 ^{1}H 谱，中间区域存在对角峰和交叉峰，对角峰是横轴和纵轴上的同一质子信号在对角线上出现的信号峰，仅能反映其化学位移。交叉峰是具有相同偶合常数的不同质子之间相互偶合产生的相关峰，在对角线两侧呈对称分布，可以用来说明分子中两个氢原子的偶合关系，从而间接地反映碳骨架的关系。在解析过程中，通过任一交叉峰分别做垂线及水平线与对角峰相交，即可找到发生相互偶合的氢核，从而确定结构中氢的连接关系。

图 3-7 为单萜类化合物 Tarennin 的 ^{1}H-^{1}H COSY[6]，横纵坐标均为 ^{1}H 谱，中间网格区域可见对角峰和呈对称分布的交叉峰。其 H-1 的化学位移受相连两个氧原子的影响处于较低场（δ_H 5.28，1H，d，*J*=3.6Hz），易于指认。由 H-1 为切入点，根据 H-1/H-9、H-9/H-5、H-5/H-6b、H-5/H-6a、H-6a/H-7 等交叉峰即可归属 Tarennin 结构中相互偶合的一组质子信号。通过交叉峰（H-1′a/H-2′ 和 H-1′b/H-2′）可以指认出结构中的乙氧基片段。孤立的 H-3（δ_H 7.40，1H，s）因无与之偶合的质子，在 ^{1}H-^{1}H COSY 谱中没有相关峰信号。

对于一些结构复杂的三萜皂苷等天然产物，由于信号重叠严重，^{1}H-^{1}H COSY 难以对其自旋体系进行准确归属。此时，可以利用全相关谱（TOCSY）作为 ^{1}H-^{1}H COSY 谱的补充和验证，对糖环和苷元自旋系统内的氢质子进行归属。TOCSY 可以得到二、三、四、五键的相关点，从任一谱峰出发，可以找到处于同一自旋体系中的多个相关峰信号，因而能克服一些 ^{1}H-^{1}H COSY 中由于谱峰重叠造成的困难，尤其是对于多糖、皂苷和肽类等具有明显隔离自旋体系的化合物具有很大应用价值。

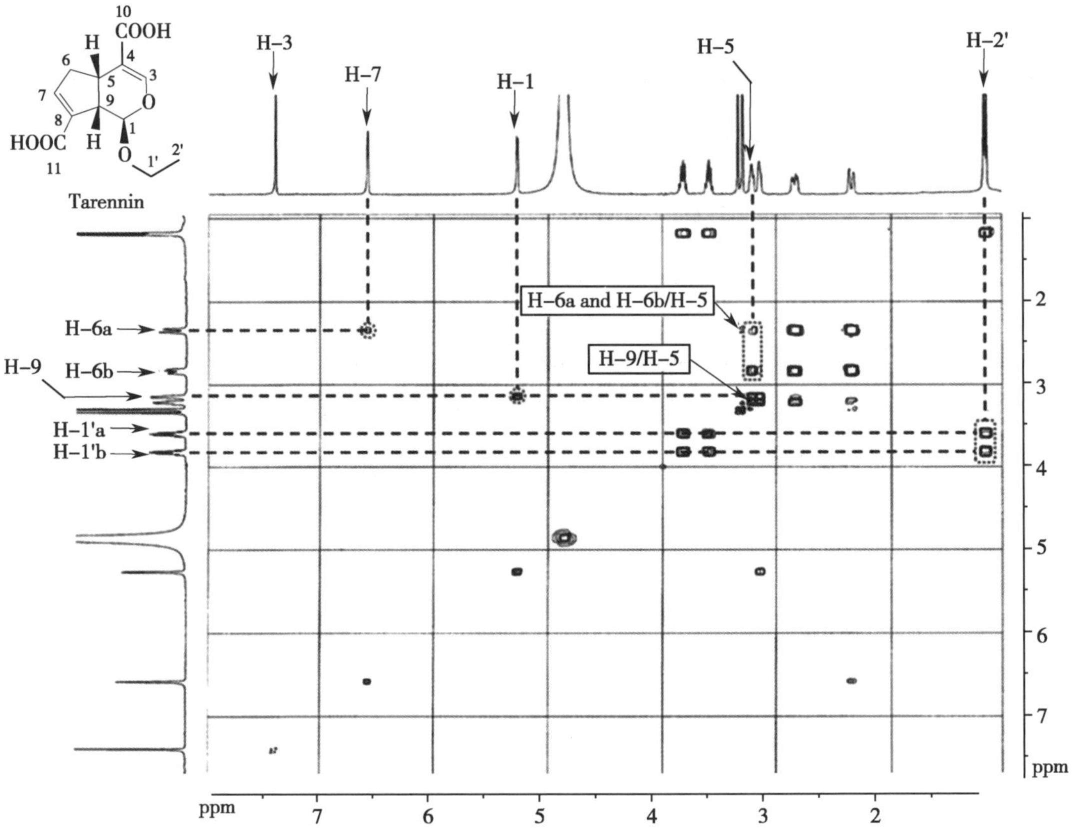

图 3-7　Tarennin 的 ^{1}H-^{1}H COSY（methanol-d_4）[6]

(2) 碳 - 碳化学位移相关谱（2D INADEQUATE）：2D INADEQUATE 是反映直接共价相连 ^{13}C 原子核之间 J 偶合的相关谱，根据其给出的信息可以直接得出天然产物的碳骨架结构。但是，由于天然丰度的 ^{13}C 核仅占比 1%（^{12}C 核的核磁矩为零，不具有核磁共振现象），2D INADEQUATE 实验的灵敏度受到了极大限制。随着高磁场强度谱仪和超低温探头的发展，核磁共振谱仪的检测灵敏度得到了显著提升，使得 2D INADEQUATE 实验的可操作性大为增强。此外，在生物合成研究领域，^{13}C 同位素饲喂实验可以使其产生天然产物结构中 ^{13}C 元素的比例大大提升，从而显著地增加 ^{13}C NMR 的测试灵敏度，再结合 2D INADEQUATE 实验，可以获得一些复杂天然产物骨架的直接相关信息。2D INADEQUATE 技术通常具有两种不同的脉冲序列：其中一种脉冲序列得到的图谱中相互偶合的两个碳原子会作为一对双峰排列在同一水平线上；另一种脉冲序列得到的图谱与 ^{1}H-^{1}H COSY 中的相关峰一样，相互偶合的两个碳原子会各自作为一对双峰出现在对角线两侧对称的位置上。

图 3-8 为倍半萜化合物 Oplopanone 的 2D INADEQUATE [7]，横坐标为碳谱化学位移（δ_C，ppm），纵坐标为碳 - 碳偶合常数（$^{1}J_{CC}$）。为了提高信噪比，在谱宽范围的选择上考虑到大多数信号出现在高场区，只有羰基碳信号出现在低场区，测定时谱宽仅选择高场区范围（δ_C 1~75ppm）。图中在同一水平线上的相关峰相对应的碳信号是 ^{13}C-^{13}C 偶合的碳，即为直接相连接的碳。如 C-10（δ_C 73.6）与 C-1（δ_C 57.1），C-9（δ_C 41.8），C-14（δ_C 19.9）的相关峰说明 C-10 与 C-1、C-9 及 C-14 直接相连。在这个化合物的图谱中，共出现 14 对碳 - 碳相关峰，据此可以直接连接出该化合物的碳骨架结构（乙酰羰基的化学位移不在图谱设定的范围内，可通过其他有关信息确定连接在 δ_C 55.7 的碳上）。

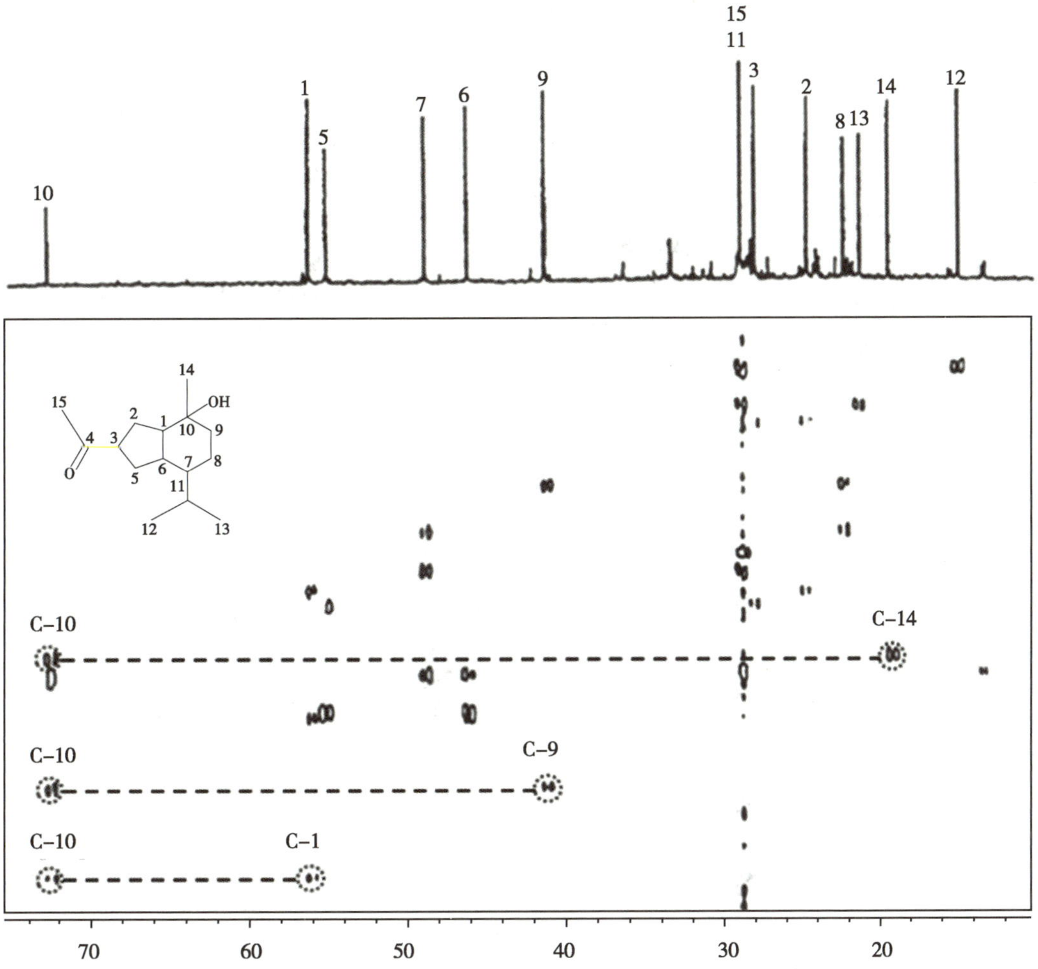

图 3-8　Oplopanone 的 2D INADEQUATE（$CDCl_3$）[7]

2. **异核化学位移相关谱**　目前，常用的异核化学位移相关谱都是采用反转探头，通过检测天然丰度较高的 ^{1}H 核来获得异核相关关系的，相较于传统 ^{13}C-^{1}H 相关的检测方法具有显著提升的灵敏度，已广泛应用于天然产物的结构研究中。其中应用较多的实验技术包括：异核单量子相干谱（heteronuclear single quantum coherence spectroscopy，HSQC）和异核多键相关谱（heteronuclear multiple bond correlation spectroscopy，HMBC）。

（1）异核单量子相干谱（HSQC）：HSQC 为 ^{1}H 检测的异核化学位移相关谱，反映的是结构中直接相连的 ^{1}H 和 ^{13}C 核之间的相关关系（$^{1}J_{CH}$），横坐标（F2）为 ^{1}H，纵坐标（F1）为 ^{13}C。常见的 HSQC 均为 ^{13}C 去偶谱，^{13}C 和直接相连的 ^{1}H 会出现一个交叉峰（无 ^{13}C 去偶时，^{13}C 和 ^{1}H 会出现两个交叉峰，两峰的中间位置为相应 ^{1}H 的化学位移，两峰的距离为 $^{1}J_{CH}$ 的偶合常数）。在 HSQC 的解析过程中，可以从已知的碳信号沿 F2 轴向右作水平线确定与之相连的氢信号，也可以反过来从氢信号沿 F1 轴确定相应的碳信号。事实上，除了能够获得直接相连的碳氢关系，还可以根据 HSQC 推测相应碳原子的类型（伯、仲、叔、季），并与 DEPT 获得的信息相互佐证。

图 3-9 为酰基间苯三酚 - 混源萜类化合物 hyperbeanol O 的 HSQC 局部放大谱[8]，横坐标为氢谱，纵坐标为碳谱，中间网格区域为直接相连的 ^{1}H 和 ^{13}C 出现的交叉峰信号。H-7a/7b 和 H_2-17 因与间苯三酚片段直接相连，其化学位移处于较低场，便于指认。在其 HSQC 中，可以根据 H-7a/C-7、H-7b/C-7 和

H_2-17/C-17 的相关峰信号分别归属其直接相连的碳信号。氢谱中的其他氢信号也可以依次根据其交叉峰信号分别找到与之直接相连的碳信号，如 H-8/C-8、H-12/C-12、H_2-18/C-18 及 Me-16/C-16 等。

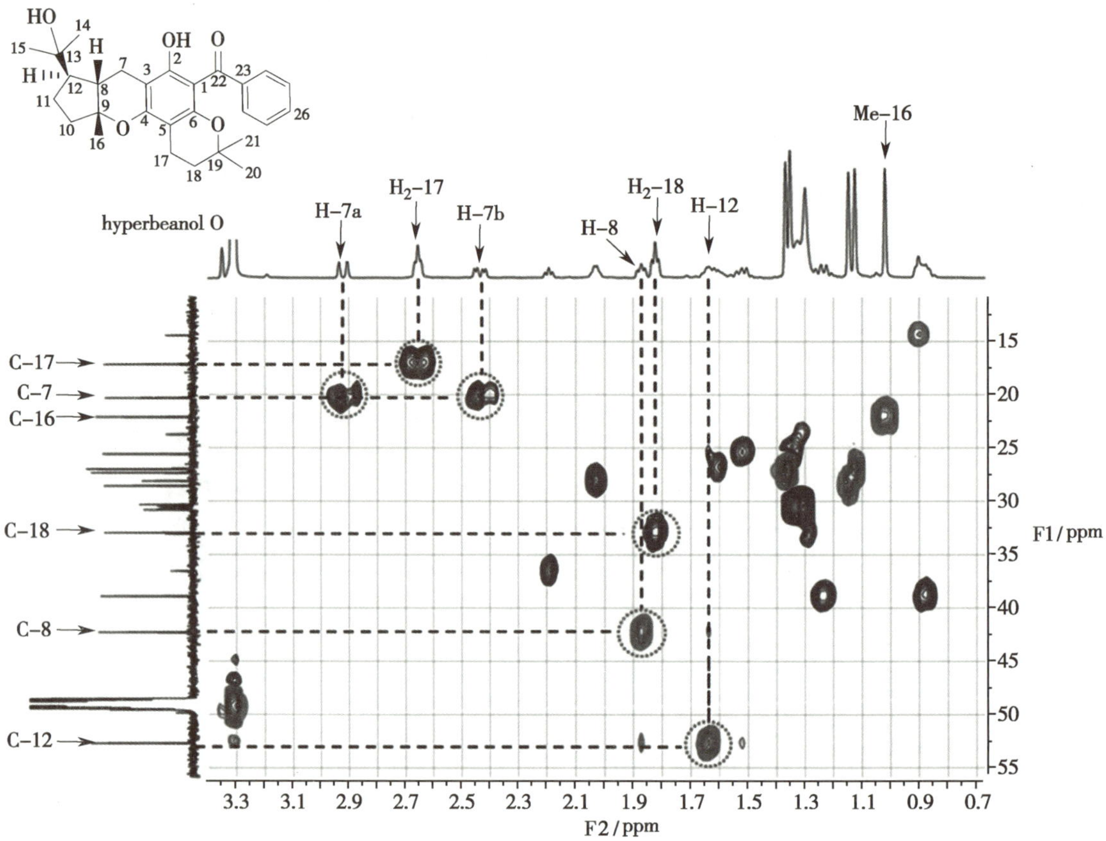

图 3-9 hyperbeanol O 的 HSQC（methanol-d_4）[8]

另外，异核多量子相关谱也是反映结构中直接相连 ^{1}H 和 ^{13}C 核相关关系的一种 2D NMR 实验，就图谱外观而言，HMQC 和 HSQC 也较为相似。但 HMQC 的 F1 维（δ_C）分辨率较差，样品量大的芳香族化合物可以选用 HMQC 来测定。而 HSQC 为相敏谱，分辨率较 HMQC 高，适合测定脂肪族、皂苷等碳骨架更加复杂的天然产物。

（2）异核多键相关谱（HMBC）：HMBC 是一种远程异核化学位移相关谱，是高灵敏度的 ^{1}H 检测的多键远程偶合 ^{1}H-^{13}C 相关谱。HMBC 能够提供 $^2J_{CH}$ 和 $^3J_{CH}$ 相关信息，实际上也间接地提供了碳碳之间的连接信息。另外，HMBC 还提供了因季碳或杂原子的存在而被切断的 ^{1}H 偶合系统之间的相关信息，能够确定结构中各个片段之间的连接关系。HMBC 给出的是通过化学键产生的极为可靠的相关信息，因此，HMBC 已经成为在天然产物的结构研究中应用最为广泛的有效解析手段。与 HSQC 类似，HMBC 的横坐标为 ^{1}H，纵坐标为 ^{13}C，在其解析过程中，可以从已知的碳或氢信号分别沿 F2 和 F1 轴找到相应的氢或碳相关信号（甲基氢的 HMBC 相关峰较强，便于指认，通常可作为起始信号，如图 3-10 所示）。事实上，由于受到碳杂化状态和其他因素的影响，HMBC 中某些两键或三键相关信号也可能会缺失，同时偶尔还能观察到碳氢四键甚至五键的相关信号，这些可变性通常是由于（远程）偶合常数的变化引起的。需要注意的是，在 F1 轴方向，强质子峰（尤其是甲基）的两侧可能会存在以该质子峰为中心的左右对称的同碳一键相关卫星峰信号（图 3-10），解析过程中应注意区分这些假信号。

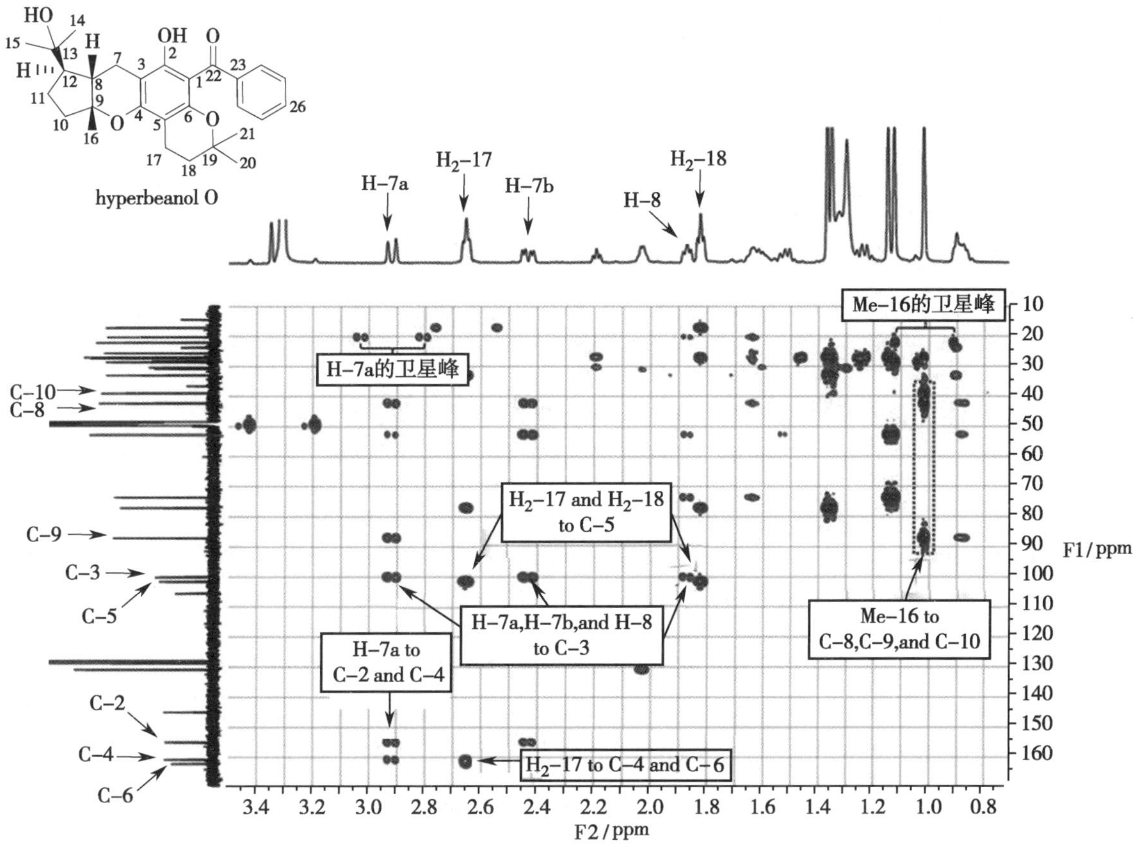

图 3-10　hyperbeanol O 的 HMBC（methanol-d_4）[8]

图 3-10 为 hyperbeanol O 的 HMBC 局部放大谱[8]，同 HSQC 类似，其横坐标为氢谱，纵坐标为碳谱，但中间网格区域的交叉峰为远程偶合（$^2J_{CH}$ 和 $^3J_{CH}$）^{1}H 和 ^{13}C 的相关峰信号。通过 H-7a/7b 到 C-2、C-3 和 C-4，以及 H-8 到 C-3 的相关峰信号，能够确定 H_2-7 和 H-8 所出的单萜片段连接在间苯三酚片段的 3 位，与之类似，通过 H_2-17 与 C-4、C-5 及 C-6，H_2-18 与 C-5 的相关峰信号，确定 H_2-17 和 H_2-18 所在的 C_5 单元是连接在间苯三酚片段 C-5 位的。结构中含有的其他片段也可通过综合分析其 HMBC 及 HSQC 进行解析，从而确定 hyperbeanol O 的平面结构。

3. **二维偶极相关谱**　前述 2D^{1}H-^{1}H COSY、HSQC 和 HMBC 等化学位移相关谱研究的都是化学键周围邻近核间的磁化转移作用，属于相干转移谱，主要用于确定天然产物的平面结构。而天然产物的真正魅力其实是在于其多样的空间立体结构。二维偶极相关谱，又称二维 NOE（nuclear overhauser effect）谱，是由空间上邻近的磁不等价氢核偶极矩之间相互作用，通过交叉弛豫（cross relaxation）传递得到的极化转移相关谱，对研究结构中质子之间的空间关系、确定天然产物的相对构型具有十分重要的意义。常见的二维 NOE 谱是 ROESY（rotating frame overhauser enhancement spectroscopy）和 NOESY（nuclear overhauser effect 2D spectroscopy）。此外，对于信号重叠严重且 NOE 效应较弱的一些天然产物，利用空间邻近核的 NOE 效应，通过一维 NOE 差谱测定技术，也能为特定位置的立体结构提供有价值的信息。

（1）旋转坐标系二维 NOE 相关谱（ROESY）：ROESY 的外观与 ^{1}H-^{1}H COSY 相似，横纵坐标轴均为 ^{1}H，其差别在于交叉峰表示的不是偶合关系，而是空间上邻近质子的 NOE 关系。当两个氢质子在空间的距离小于 4Å 时便可观察到 NOE 现象，且往往空间距离越近，NOE 作用越强。ROESY 谱的优点是能够在一张谱中反映出分子中所有质子间的 NOE 关系，这种方法现已成为研究天然产物立体结构必不可少的工具。

同其他二维谱的解析方法类似，在分析谱图时需要找到一个明确的起始点，假定其为 α 或 β 构型，然后沿横轴或纵轴方向找寻与其存在交叉峰的质子信号，再沿该质子信号陆续找出其他与之具有 NOE 相关的质子信号，初步判断这些具有 NOE 相关的氢质子处于同侧的 α 或 β 位置。需要注意的是，ROESY 谱反映的是空间上邻近质子的 NOE 关系，与其相隔化学键的多少并没有直接关系。但是，当利用相邻位置两个氢质子之间的 ROESY 相关时需要谨慎，即使处于反式位置的氢信号可能也会由于环构象的变化表现出 ROESY 相关（如椅式构象六元环中两个处于反式平伏键的氢质子）。此外，能够自由旋转的边链上的质子信号之间的 ROESY 相关并不能充分反映其立体化学信息，使用时也应当注意。

图 3-11 为 hyperbeanol O 的 ROESY 谱局部放大谱[8]。在前述通过 HMBC 和 HSQC 确定的平面结构基础上，发现该化合物存在 3 个手性中心（C-8、C-9 和 C-12）。假定连在 C-9 位的 Me-16 处于 β 位，通过 Me-16/H-8、Me-16/H-7b 及 H-7b/H-8 的 ROESY 相关峰信号，能够确定 Me-16、H-8 与 H-7b 处于同侧，即为 β 构型。通过 H-12/H-7a 这一关键 ROESY 相关峰信号，确定 H-12 和 H-7a 位于同侧，即为 α 位。此外，在其 ROESY 谱中，可同时观察到 Me-14 及 Me-15 同 H-7a、H-8、H-12 等的相关峰信号。但由于 C-12/C-13 单键的旋转，这些 ROESY 相关峰信号不能作为判断其相对构型的依据。

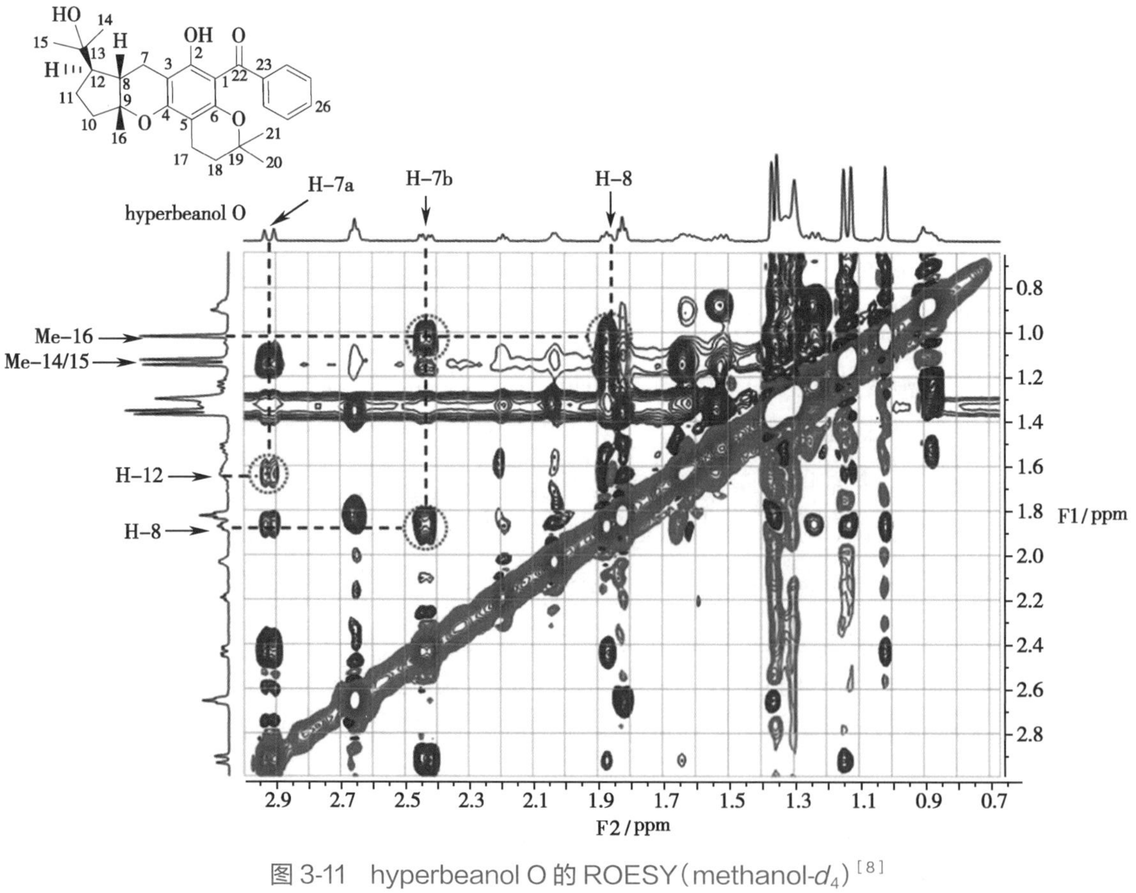

图 3-11　hyperbeanol O 的 ROESY（methanol-d_4）[8]

除此之外，NOESY也是反映空间邻近质子NOE效应的一种2D NMR实验，其图谱外观与ROESY较为相似，横纵轴均为 ^{1}H，交叉峰也都是取决于自旋核之间的交叉弛豫。但NOESY是由纵向交叉弛豫引起的，对中等大小的分子（分子量1 000~5 000）可能出现NOE增益为零的现象，引起一些交叉峰的消失，一般仅用于生物大分子构象的研究。而ROESY是采用一个弱自旋锁场，在旋转坐标系中产生横向交叉弛豫得到的NOE增强谱，有效地克服了NOESY技术的不足，是目前在天然产物结构研究中更为常用的二维NOE谱。

（2）一维NOE差谱：正如前文所述，氢核的Overhauser效应（NOE）不是通过成键电子作用产生的，而是通过由空间邻近氢核的偶极-偶极相互作用引起，其强弱与两核空间距离的6次幂成反比。当以其共振频率照射空间相近两核的其中之一时，另一个核的共振信号会增强，产生NOE效应。反之，若两者距离较远，则无NOE效应。虽然二维NOE谱能够比较直观地反映空间邻近核的NOE效应，但是对于一些信号重叠严重且NOE效应较弱的天然产物并不十分适用。在一维谱中，通过对特定信号的照射实验，直接观察相关信号峰强度的变化，也能够为确定特定位置的立体结构提供有用的信息。

如今在一维谱中研究NOE效应应用较多的是双照射技术，但通常能够观察到的氢信号增益也不超过20%。为了增加检测灵敏度，常采用NOE差谱来研究一维NOE现象。通过计算机将被双照射后所得的自由感应衰减信号减去正常条件下所得到的自由感应衰减信号，即得到一维NOE差谱。在差谱中所有未受影响的信号会简单地被减去而消失，从而只显示信号增强或减弱的部分。

图3-12为化合物P40的 ^{1}H NMR局部放大谱（A）和一维NOE差谱（B~D）[9]。其中，B所示是照射 H^e 所得到的NOE差谱，从中可以看出，H^d 和 H^f 的氢信号出现NOE增强效应，表示它们处于同侧（β位）。与之类似，C和D中能够分别观察到照射 H^b 与 H^a 后，$H^a/H^c/H^g$ 及 H^b/H^g 的NOE增强效应，即判断这些氢均处于α位。

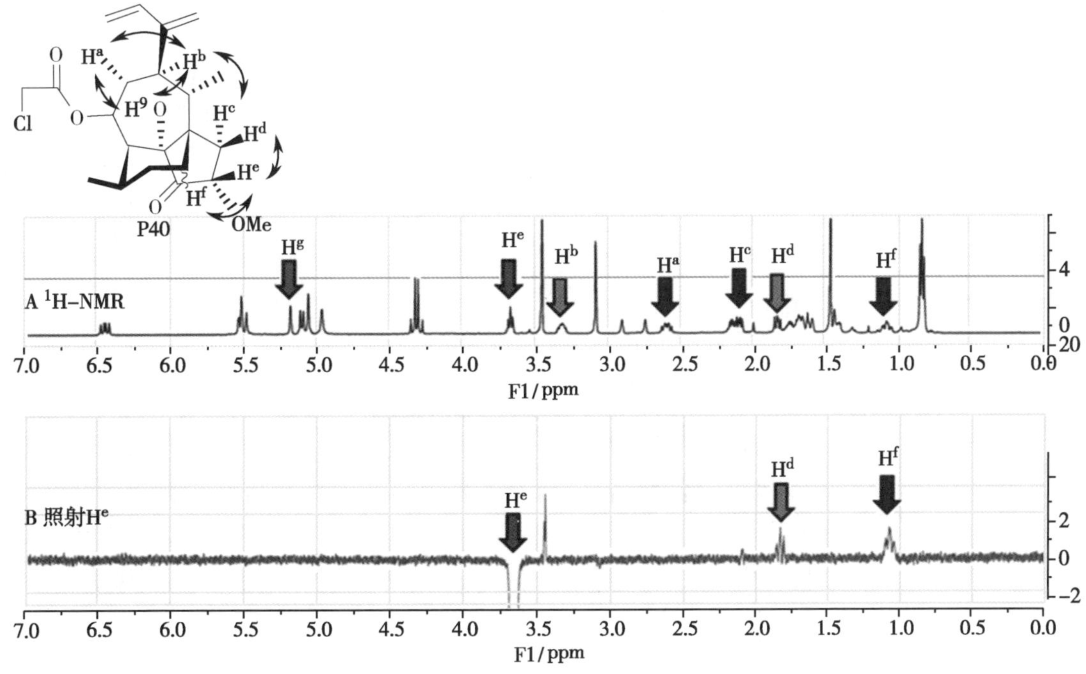

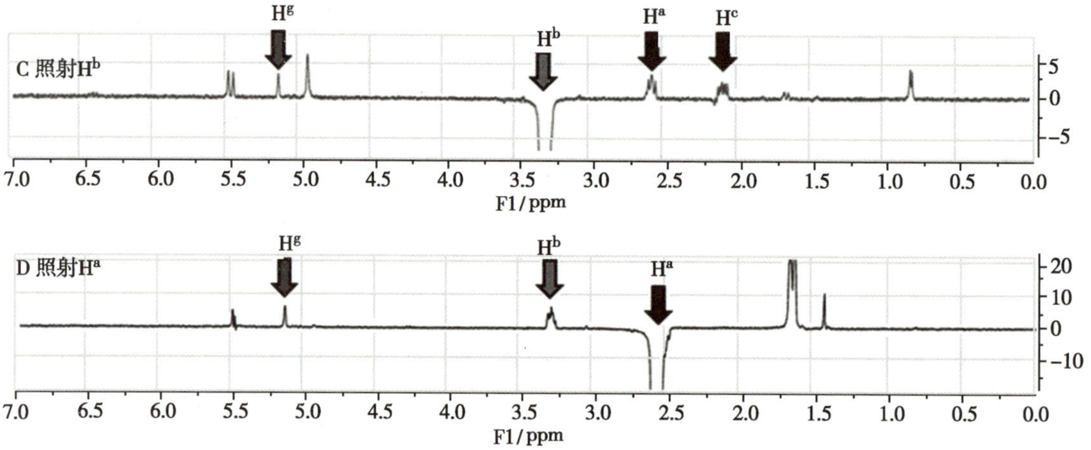

图 3-12　化合物 P40 的 ^{1}H-NMR 及 1D NOE 差谱(500MHz，DMF-d_7)[9]

(五) 核磁共振新技术

1. 异核二键相关谱(heteronuclear 2-bond correlation spectroscopy，H2BC)　H2BC(异核二键相关谱)实验诞生于 2005 年，它利用 $^1J_{CH}$ 和 $^nJ_{HH}$(主要是相隔三键的 $^3J_{HH}$ 偶合)偶合相关建立相隔两键的氢核和碳核连接，可以将其理解为一个 HSQC-COSY 混合多量子相关实验[10,11]。H2BC 实验填补了 HSQC(提供直接共价相连的 ^{1}H-^{13}C 一键相关信息)和 HMBC(主要提供相隔三键的 ^{1}H-^{13}C 相关信息)两个实验的信息盲区。但 H2BC 的不足之处是无法获得季碳的相关信号，所以通常情况下，在具体的化合物结构解析过程中，需要同时采集 H2BC、HSQC 和 HMBC 谱图，综合利用三个谱图提供的近程和中远程 ^{1}H-^{13}C 相关信息明确化合物结构中的氢核和碳核连接方式。H2BC 的解析方法也同 HSQC 和 HMBC 类似，即沿已知碳信号或氢信号从水平和竖直两个方向找交叉峰，其所处的位置即为与之相隔两键的氢原子或碳原子的化学位移值。如图 3-13 所示，沿 C-5′在水平方向上找到了 H-4′和 H-6′与之形成的交叉峰，说明 H-4′和 H-6′处在 C-5′的邻位。

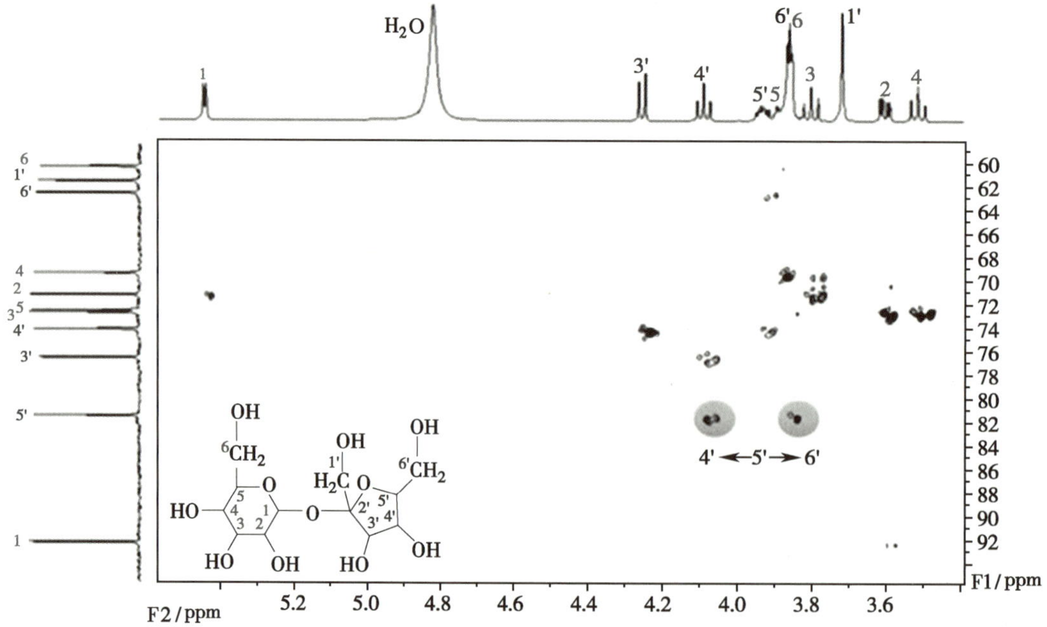

图 3-13　蔗糖的 H2BC(500MHz)[12]

在 2009 年，Sørensen 团队进一步开发了三维 H2BC 实验，即 H2BC-COSY。这一实验整合了 ^{1}H-^{13}C H2BC、^{1}H-^{1}H COSY 和 HMQC 脉冲序列，通过分析这一实验提供的数据可以建立邻位 $^{1}H—^{13}C—^{12}C—^{1}H$ 连接（图 3-14）[13,14]。二维和三维 H2BC 实验主要用于结构复杂天然产物（如甾体、糖类化合物等）的结构鉴定[7,12]。需要指出的是，H2BC 实验同样有技术上的局限性：根据 Karplus 方程（Karplus-Conroy relationship），当两个 C—H 键近于垂直时，电子云交叠最少，$^{3}J_{HH}$ 偶合常数接近于 0，在这种情况下，相关氢核和碳核的 H2BC 相关峰很难被检测到。

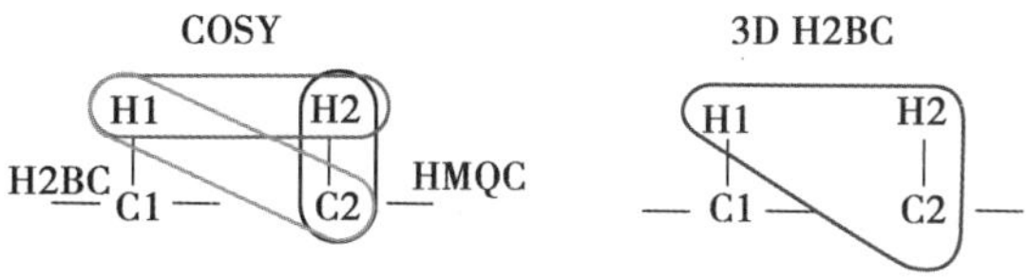

图 3-14　二维和三维 H2BC 实验给出的相关峰信息[13]

2. 混合多量子谱（heteronuclear single quantum coherence-total correaltion spectroscopy，HSQC-TOCSY）　混合多量子谱是近年来发展起来的 NMR 新技术，当选择合适的混合时间完整建立自旋系统内所有质子的相关时，不仅在氢谱方向可得到独立自旋系统内每个碳与该系统内所有氢的相关，而且在碳谱方向可得到独立自旋系统内每个氢与该系统内所有碳的相关，称为 HSQC-TOCSY 实验。对于如皂苷、黄酮苷等具有多个独立偶合系统的复杂天然产物，虽然可以利用 TOCSY 分辨各自旋偶合系统内的氢核，但是其 F1 和 F2 轴均为 ^{1}H 谱，对于一些氢谱信号严重重叠的情况，仍然难以解析其偶合系统。利用 HSQC-TOCSY 技术，可以依靠其 F1 轴（^{13}C）的高分辨率，很好地将糖区部分的 ^{13}C 和 ^{1}H 信号准确归属。因此，HSQC-TOCSY 技术作为解决独立自旋系统的复杂分子结构的有力手段，将会被越来越广泛地使用。

在 HSQC-TOCSY 谱中，同一自旋系统中的氢和碳信号之间均会出现相关峰。如图 3-15 所示，解析 HSQC-TOCSY 谱时，需要从一个已知归属的氢或碳信号（如端基氢，H-1）出发，沿 F1 或 F2 找到与之相关的交叉峰信号（C1-C6），再分别沿相应的碳或氢信号沿 F2 或 F1，完全找出整个自旋系统的氢和碳信号。在该化合物的 HSQC-TOCSY 谱中，两个糖片段的自旋偶合系统各自出现了两套相关信号，分别被标记为红色和蓝色，而如果仅依靠 TOCSY，将难以对重叠严重的 H-5、H-6 和 H-6′ 准确归属。

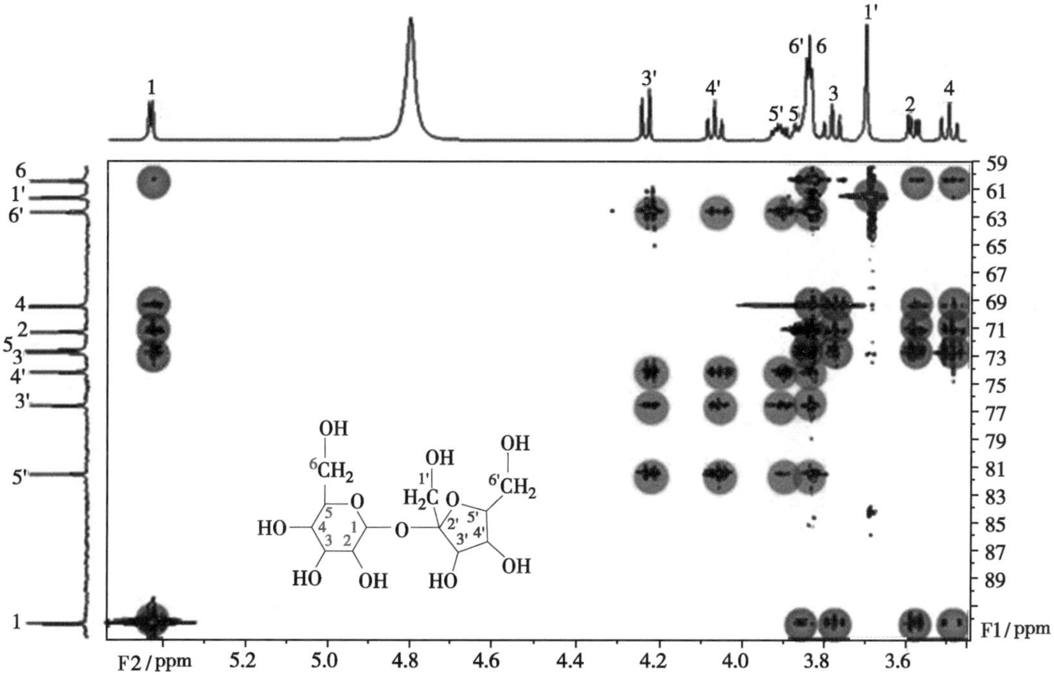

图 3-15　蔗糖的 HSQC-TOCSY（500MHz）[15]

3. 选择性激发 - 恒时演化相关谱(band-selective & constant-time HSQC/HMBC, CT-HSQC/HMBC)　对于大分子量、结构复杂的天然产物来说,由其复杂结构引起的核磁共振信号堆叠现象可以使用高场谱仪改善图谱质量,从而提高这些化合物的结构解析效率。而在缺少高场谱仪的情况下,还可以借助增加采样点数(number of points,NP)来实现提高核磁谱图质量(信号分辨率)的目的。这是因为核磁共振谱图的数字分辨率(digital resolution,DR)与数据采集时使用的谱宽(spectral width,SW)和采样点数相关,采样点数的增加将显著提高核磁共振谱图的数字分辨率,这对改善谱峰重叠将有明显帮助。然而,增加采样点数也将同时使得数据采集时间显著增加,为了在提高谱图分辨率的同时不明显增加采样时间,科研人员开发了选择性激发 - 恒时演化 HSQC/HMBC 相关谱。

顾名思义,选择性激发 - 恒时演化 HSQC/HMBC 相关谱可以只选择性地激发特定频率范围内的磁核,实现对特定频率范围核磁信号的选择性检测,实验中的谱宽(SW)数值因选择性的激发 / 检测而明显小于常规 HSQC/HMBC 实验,在采样点数(NP)不变的前提下,谱图分辨率(DR)也可以获得显著提高。此外,因为实验中使用了恒时演化,同核 J 偶合调制(^{13}C-^{13}C、^{1}H-^{1}H)引起的谱峰信号增宽也受到抑制,谱图的分辨率将会进一步增强[16-17]。在一些结构复杂天然产物的结构解析中,选择性激发 - 恒时演化 HSQC/HMBC 相关实验将会提供很大的帮助。

图 3-16 为葫芦烷型三萜皂苷化合物 mogroside Ⅵ A 的结构[18]。该化合物由于连接的糖单元均为葡萄糖,H 谱和 C 谱信号严重重叠(图 3-17),传统的二维图谱由于分辨度不高,无法对其准确归属。图 3-18 和图 3-19 是 mogroside Ⅵ A 局部放大的传统图谱与谱带选择性恒时演化 HSQC/HMBC 图谱的比较。我们可以发现,在图 3-18 中,传统 HSQC 图谱(a)中严重重叠的三个端基碳信号(~105ppm)在 CT-HSQC 新技术中分辨率大大提高(b),能够对其进行准确归属。而在 HMBC 图谱(图 3-19)中分辨率差(a 图为传统 HMBC 图谱、b 图为演化的 HMBC 图谱),无法推测出糖单元之间的连接方式,而在应用 CT-HMBC 技术后,通过压制 C—H 之间的一键相关信号,其图谱分辨率同样大大提高,结合其他技术确定的各个糖单元的偶合体系,可以解析出 mogroside Ⅵ A 结构中各个糖单元之间的连接方式。

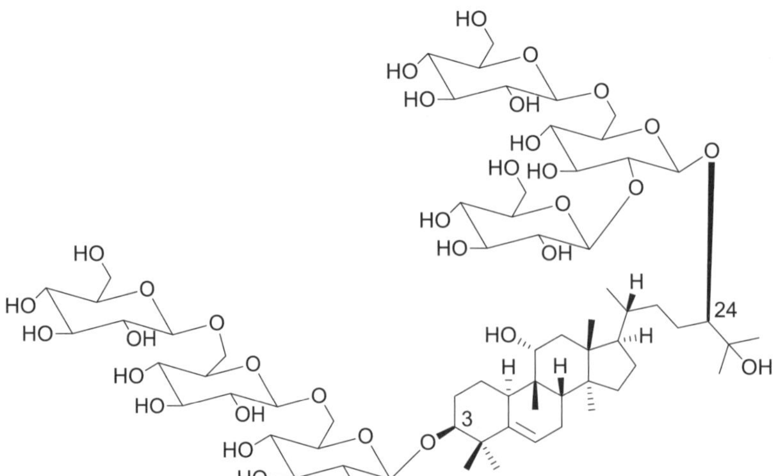

图 3-16　化合物 mogroside Ⅵ A 的结构[18]

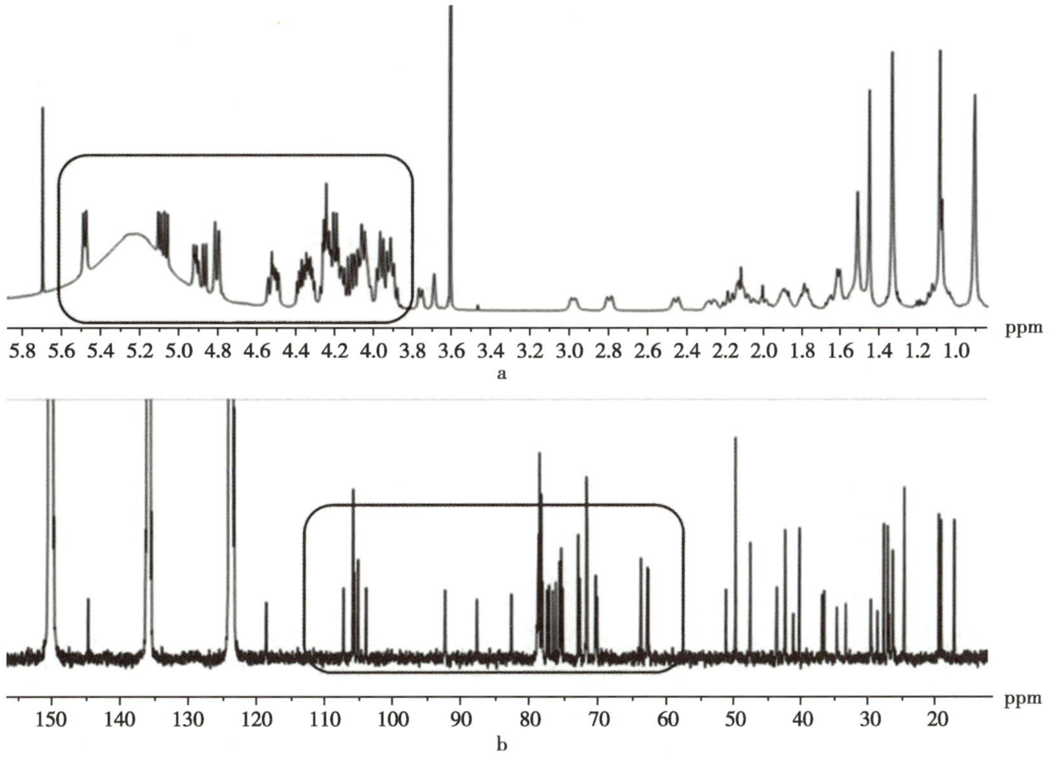

图 3-17　化合物 mogroside Ⅵ A 的氢谱(a)和碳谱(b)[18]

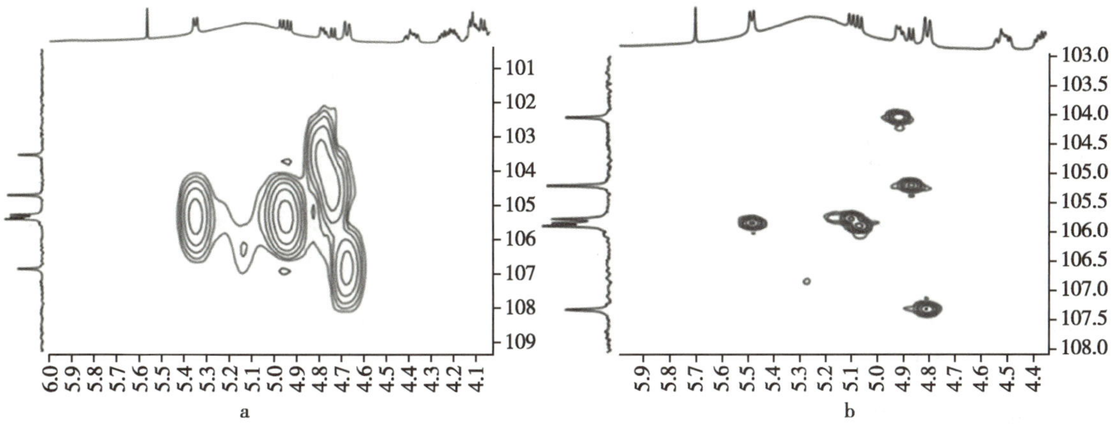

图 3-18　化合物 mogroside Ⅵ A 的局部放大传统 HSQC 图谱(a)与谱带选择性恒时演化 HSQC 图谱(b)的比较[18]

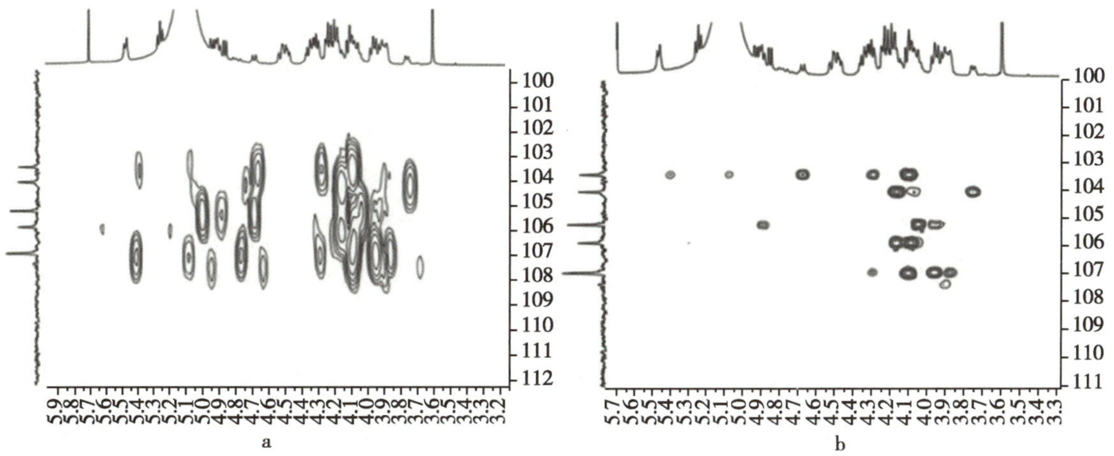

图 3-19　化合物 mogroside Ⅵ A 的局部放大传统 HMBC 图谱(a)与谱带选择性恒时演化 HMBC 图谱(b)的比较[18]

二、质谱技术

质谱分析方法同时具备高特异性和高灵敏度，被认为是一种普适性分析方法。质谱法是通过某种方法使被分析样品分子生成气相离子（带正电荷或负电荷），这些离子可以根据质荷比（*m/z*）从电场或磁场中分离出来，检测质荷比及其丰度，完成分析过程，得到质谱图，从而确定不同离子的质量。通过解析，可获得化合物的分子式，提供其相应的结构信息。质谱分析技术是伴随着现代物理学的发展而逐步发展完善的，如基质辅助激光解吸电离（MALDI）、电喷雾电离（ESI）、大气压化学电离（APCI）等新的离子化方式的出现，离子阱（IT）和飞行时间（TOF）等质量分析器的发展，以及液相色谱 - 质谱联用仪的成熟，使质谱分析技术逐步应用于化学合成、药物及代谢产物、天然产物的结构分析等各种领域。质谱，特别是高分辨质谱，是获得分子量和分子式的重要手段，其次也可以获得结构片段等信息，对天然产物的结构鉴定具有重要的作用。

1. **离子源** 离子源是将进样系统引入的气态样品分子离子化，形成带电离子的装置。分子量的大小不同决定离子化所需的能量不同。一般使用较大能量电离的离子化方法称为硬电离，而使用较小能量电离的离子化方法称为软电离。

（1）电子轰击离子源（electron impact ion source，EI）：电子轰击离子源是样品经高温气化，由阴极发射电子束，在阳极和阴极之间施加直流电位，电子加速进入电离室中，碰撞气体使气体分子电离。电子能量一般为 70eV。通常会产生分子离子峰和碎片峰，可根据这些峰的质荷比推导化合物结构。电子轰击离子源可选择直接进样或通过气相色谱进样。对于很多的天然产物分子来说，EI 适用于检测弱极性小分子。EI 常常会难以得到或判断分子离子峰。但是对于能够得到分子离子峰的物质，EI 因其能够得到由碎片离子提供的结构信息，而仍不失为一种很好的结构分析手段。

（2）化学电离源（chemical ionization source，CI）：化学电离源的结构与电子轰击离子源相同，但是在离子化室中引入反应气体（如甲烷、丙烷、异丁烷、氨气、四甲基硅、二甲氨等）。反应气体在电子轰击下电离。这些离子与反应气产生二次离子，二次离子是反应气体产生的主要离子，这些离子与样品分子发生反应，通常会产生带一个质子的离子。化学电离更容易产生分子离子峰和准分子离子峰，碎片峰较少。在化合物分析中，易于鉴别杂质的存在，不适用于分析难挥发样品。

（3）电喷雾离子源（electrospray ionization source，ESI）：电喷雾离子源是一个金属或玻璃的毛细管。样品溶液从具有雾化气套管的毛细管端流出，在流出的瞬间受到加在毛细管端上几千伏的高电压作用，导致分析物以多电荷离子的形式进入高真空中。电喷雾电离是一种软电离，通常给出的质谱信号为多电荷分子离子峰，可得到相关的分子量信息，使得分析结果更加清晰，但形成的碎片离子却很少，如果要对化合物结构作进一步的鉴定，则需要进行多级质谱实验。电喷雾电离质谱具有两种分析模式，即正离子模式 ESI（+）和负离子模式 ESI（–）。一般而言，含有碱性基团的化合物容易在正离子模式下出峰，如甾类、萜类等结构类型的天然产物；而含有酸性基团的化合物容易在负离子模式下出峰，如酮类、环肽、醌类、内酯、醚等结构类型天然产物。对于强极性分子的检测也是十分有力的。目前，ESI-MS 越来越多地被应用于天然产物领域，包括对单体化合物的分子确定，以及样品粗提物的成分分析。同时，HPLC-ESI-MS 以及多级质谱的应用也越来越广泛，这两种技术的推广为化合物结构确定提供了依据。

（4）大气压化学电离源（atmospheric pressure chemical ionization source，APCI）：大气压化学电离源

为一个金属的喷雾针，喷雾针下游放置一个放电电极，进行高压放电。样品溶液从喷雾针出来，在雾化气的辅助下形成小雾滴，通过石英加热管时（300~600℃）溶剂被汽化。气态的溶剂分子在电晕放电针的作用下产生离子。这些离子与样品分子发生分子-离子反应。大气压化学电离是一种软电离技术，易于得到样品的分子量，适用于检测弱极性的小分子化合物。它的离子化效率接近100%，与液相色谱联用时能够承载更高的流速，可以使用非质子性溶剂作为流动相，更容易与正相色谱联用。

（5）基质辅助激光解吸离子源（matrix-assisted laser desorption ionization source，MALDI）：基质辅助激光解吸电离是将样品分散在基质分子中并形成共结晶薄膜。当用激光照射共结晶时，基质从激光中吸收能量，传递能量给样品，样品解吸附，并发生固态到气态的变化，基质-样品之间发生电荷转移使得样品分子电离。基质辅助激光解吸电离通常会产生单电荷的分子离子峰，碎片离子和多电荷离子较少可以得到化合物的分子量信息。MALDI可用于检测极性大、难挥发、不易气化的化合物和热不稳定性的生物大分子。

2. 质量分析器 质量分析器是能够完成将气态离子按质荷比 *m/z* 大小进行分离的器件，也是将质谱仪进行分类的主要考虑因素之一。被离子化的气相离子能够在一定的电场、磁场或电磁场的复合空间内，根据质荷比大小的不同，完成空间或时间上的分离，因此，质量分析器是实现质谱分析最关键的步骤。质谱仪的质量分析器位于离子源和检测器之间，不同的质量分析器对离子进行分离的原理各不相同。目前在商品仪器中比较常用的质量分析器的主要类型有：四极杆质量分析器、离子阱质量分析器、磁质量分析器、飞行时间质量分析器、傅立叶变换离子回旋共振质量分析器和静电场轨道阱质量分析器等。

（1）四级杆质量分析器（quandrupole mass analyzer）：四极杆质量分析器是目前使用最广泛的质量分析器。是由四根平行的金属圆柱形极杆组成，四根极杆对角相连，构成两组电极，相对的两个电极电压相同，相邻的两个电极上电压的大小相等，极性相反。从离子源入射的加速离子进入四极杆中，受到电场作用后，只有选定质荷比（*m/z*）的离子能够稳定地通过四级杆质量分析器，其他离子全部被过滤掉。改变电场中的电压，质荷比值在一定质量范围内的带电粒子通过分析器，到达检测器被检测。该分析器的优点为体积小，重量轻，操作方便，维护方便，扫描速度快，缺点为分辨率低，对较高质量的离子有质量歧视效应。

（2）离子阱质量分析器（ion trap mass analyzer）：离子阱质量分析器中间是由与四级杆质量分析器相似的四根平行的金属圆柱形极杆组成，金属杆两端用两个端盖电极连接构成。离子阱兼具离子选择和储存的能力。通过调节射频电压（RF）的大小，离子阱就可捕获某一质量范围的离子。待离子累积到一定数目后，升高环电极上的RF电压，离子按质量从低到高依次离开离子阱，进入检测器检测。离子阱在全扫描模式下仍然具有较高灵敏度，而且单个离子阱可以实现多级质谱的功能。该分析器的优点是单一的离子阱可实现质谱多级串联，结构简单，价格较低，性价比高，灵敏度较高。但缺点为动态范围窄，不适合做混合物的定量分析。

（3）磁质量分析器（double focusing mass analyzer，DFS）：磁场质量分析器是出现最早的质量分析器，分为单聚焦质量分析器和双聚焦质量分析器两种。单聚焦分析器的主体是一定半径的扇形真空腔体，在其垂直方向上装有的扇形磁铁，能够产生稳定均匀的磁场。不同质荷比的离子从离子源进入分析器后，离子流在磁场中飞行，在磁场的作用下，其运动轨迹发生偏转，做圆周运动。当加速电压和磁场不变时，依据不同质荷比的离子其运动半径不同，从而获得了分离。

早期的质谱仪只依靠磁场进行质量分离，称为单聚焦质谱仪。单聚焦质谱仪结构简单，操作方便，但分辨率较低。分辨率低的原因主要是由于离子初始能量分散造成的影响。根据原理，质量相同的离子应该聚在一起，但由于离子初始能量不同，经过磁场后偏转半径也不同，这样就使得相邻两种质量的离子很难分离，从而降低了分辨率。为了消除离子能量分散对分辨率的影响，通常在扇形磁场前加一扇形电场，扇形电场是一个能量分析器，不起质量分离作用。只要是质量相同的离子，经过电场和磁场后可以汇聚在一起，其他质量的离子会聚在另一点。改变离子加速电压可以实现质量扫描。这种由电场和磁场共同实现质量分离的分析器，同时具有方向聚焦和能量聚焦作用，称为双聚焦质量分析器。该分析器的优点为分辨率高；但缺点是扫描速度慢、操作校正比较困难，而且仪器造价也比较昂贵。

(4) 飞行时间质量分析器（time-of-flight mass analyzer，TOF）：飞行时间质量分析器（TOF）既不用电场也不用磁场，其基本原理是相同能量的带电粒子由于质量的差异而飞行速度不同。用一个脉冲将离子源中的离子瞬间引出，经加速电压加速，它们具有相同的动能而进入漂移管。离子在漂移管中飞行的时间与离子质荷比的平方根成正比，对于能量相同的离子，质荷比越小，达到检测器所需的时间越短，因此可以把不同质荷比的离子因其飞行速度不同而分离，按顺序依次到达检测器。飞行时间质量分析器漂移管的长度越长，分辨率越高。

如果需要同时完成多种组分混合物的结构分析，单一的质谱仪器很难办到，于是一些联用技术应运而生。四极杆 / 飞行时间（Q-TOF）复合型质谱使用广泛，其优点为灵敏度高、结构简单、便于维护、扫描速度快，适于快速研究。飞行时间质量分析器目前已广泛应用于气相色谱 - 质谱联用仪、液相色谱 - 质谱联用仪和基质辅助激光解吸飞行时间质谱仪中。

(5) 傅里叶变换离子回旋共振质量分析器（fourier transform ion cyclotron resonance mass analyzer，FT-ICR）：傅里叶变换离子回旋共振质谱法也称作傅里叶变换质谱分析，这是一种根据给定磁场中的离子回旋频率来测量离子质荷比的质谱分析方法。FT-ICR 的分析器是一个置于均匀超导磁场中的立方空腔，离子的产生、分子的检测都在分析室中产生。首先，离子源产生的离子束进入离子回旋共振质量分析器中，随后施加一个涵盖了所有离子回旋频率的宽频域射频信号。在此信号的激发下，所有离子同时发生共振，轨道半径逐渐增大，形成螺旋型运动轨迹。一段时间的相互作用以后，所有离子都做相干运动，可产生可被检出的信号。在检测板上形成一个衰减信号镜像电流，被电学仪器放大和记录。得到的镜像电流是包括了所有离子自由感应衰减信息的时域信号，在经过傅里叶转换以后就可以获得一个完整的频率域谱。利用频率与质量的关系，可以方便地得到质谱图。傅里叶变换质谱仪的优点为分辨率极高，远远超过其他质谱仪，并且可完成多级串联质谱的操作，可采用各种电离方式，便于与色谱仪联机，灵敏度高、质量范围宽、速度快、性能可靠；缺点为价格昂贵、维护成本较高。

(6) 静电场轨道阱质量分析器（oribtrap mass analyzer）：静电场轨道阱质量分析器是一种利用静电场进行分析的质量分析器，2005 年才开始正式商业化，近年来发展很快。该质量分析器是由一个纺锤形的中心内电极和左右两个外电极组成，可以同时用作分析器和检测器。仪器工作时，中心电极逐渐加上直流高压，产生特殊几何结构的静电场。离子在进入分析器之前，在一个叫 C-trap 的装置内富集并降能，使所有离子在进入分析器之前具备相同能量，待离子达到一定数量后进入质量分析器，依据质谱原理，当离子能量相同时，质荷比小的离子先进入分析器，质荷比大的离子后进入分析器。离子进入分析器以后围绕中心电极及在两个外部电极之间振荡。不同的离子以不同的频率振荡，质荷比大的离子距离内电极更远，有较大的轨道半径，质荷比小的离子距离内电极更近，有较小的轨道半径，从而得到分离。与傅里叶变换离子回旋共振质谱相似，静电场轨道阱用镜像电流对阱内的离子进行检测，将得到的时域信号通过傅里叶变换转变为频域信号，从而得到待测样品的谱图。由于其超高分辨率、高灵敏度、质量准确度高、动态范围较宽、维护简单、操作方便、运行成本低等优点，已经被越来越多的应用于各个领域。

3. 质谱图及各种离子峰 质谱图是以质荷比（*m/z*）为横坐标、以检测器检测离子信号强度为纵坐标。质荷比为相对原子质量计算的离子质量与它所带的电荷的比值，记为（*m/z*）。离子丰度是检测器检测到离子的信号强度。在质谱图中，基峰是指质谱图中最强的离子峰。样品分子在离子源中可以产生多种离子，检测器可检测出多种离子峰。主要有分子离子峰、准分子离子峰、碎片离子峰、同位素离子峰和亚稳离子峰等。分子离子峰是样品分子在电子撞击下形成一个单电荷离子，可代表样品的分了量。不是所有的物质都能在质谱中形成分子离子峰。有机化合物分子离子峰要符合“氮规则”，分子中有偶数个氮原子，则相对分子质量将是偶数；相反，则是奇数。准分子离子峰为样品分子得到质子或失去质子形成的峰，与分子存在简单的离子关系。如$[M+H]^+$、$[M+Na]^+$、$[M-H]^-$等。通过测定可以计算样品分子量。一般软电离技术更容易产生准分子离子。分子离子或准分子离子产生后可能仍具有较高能量，将会碎裂成碎片离子，碎裂后产生的离子形成的峰为碎片离子峰。碎片离子还可能进一步碎裂成质量更小的碎片离子，可以通过碎片离子峰的信息推断出分子结构。亚稳离子是由离子源到检测器飞行途中裂解产生的离子。若质量为 m_1 的离子在离开离子源受到电场加速后，由于一些原因分裂失去中性碎片而形成质量为 m_2 的离子。即 $m_1 \rightarrow m_2+\Delta m$。这种峰为亚稳离子峰。在观察谱图时，可发现亚稳离子峰峰型较宽（可跨 2~5 个质量单位）、相对强度低、质荷比不为整数等特征。通过获得亚稳离子信息，可以指示离子裂解途径。一些元素天然存在稳定的同位素，这些元素的同位素形成的离子峰，称为同位素离子峰。同位素基本按照在自然界的丰度出现在质谱图中，会出现 M+1、M+2 的峰，在鉴定有机分子时，可以通过分子离子的同位素离子峰相对强度之比，来确实其元素组成。

4. 质谱技术在结构鉴定中的应用

(1) 通过质谱可以检测化合物的分子量：不同质谱仪器根据碎裂原理的不同，对分子量的鉴定有所差别。对于电子轰击源（EI）质谱，分子离子峰所处的质量数即为该化合物的分子量。对于电喷雾（ESI）等软电离离子源质谱仪，更容易产生准分子离子峰。例如在测定寡糖或其他糖类化合物中，容易产生$[M+H]^+$、$[M+Na]^+$、$[M+K]^+$等准分子离子峰。因此，通常可根据准分子离子峰来判断该分子的分子量。理论上可认为除同位素峰外，分子离子峰或准分子离子峰应该是最高质量处的峰，但实际中有时会因为分子离子稳定性差而观察不到，因此，可以通过降低电离能量的方式促使分子离子峰出现，从而得到化合物的分子量。

(2) 通过质谱可以检测化合物的分子式：在低分辨质谱上可通过同位素相对丰度推导化学式。天然化合物一般由 C、H、N、O、P、S 等元素组成，这些元素都含有不同的同位素，在不同质荷比的位置会出现不同的离子峰。这些含不同同位素离子的相对丰度与分子中所含该元素的离子个数以及该元素中同位素存在的天然丰度成正比。元素中同位素存在的自然丰度是确定的，因此，通过同位素丰度的检测，可以确定化合物分子式。

除了用同位素确定分子式之外，还可以通过高分辨测得的精确分子量来确定分子式。各元素的分子量，除了规定C的相对分子量为整数12外，其他原子都不是整数，因此如果得到化合物的精确分子量也可以确定其分子式。随着质谱仪器的不断发展，质谱的分辨率不断提高，测得的化合物的精确分子量能达到小数点后四位甚至更高。通过高分辨质谱仪测得准确分子离子或碎片离子的精确质荷比，利用准确质量数求算出其元素组成，即可确定分子式。在目前的天然药物化学成分的结构鉴定中，运用高分辨质谱来获得化合物的分子式是最常用的方法。

(3) 质谱对天然产物基本骨架的鉴定识别：质谱是纯物质结构鉴定非常有效的工具，在鉴定天然产物的分子结构方面起着重要的作用。通过对质谱图的分子离子、各种碎片离子、亚稳离子相对峰高等信息的分析，并结合各种裂解规律，找出碎片离子产生的途径，从而可以凑出化合物完整的结构式。每一类天然产物，在质谱中除有常规的质谱裂解方式外，通常还具有因特定骨架类型而产生的特征裂解。因此可以通过天然产物各类成分的特征质谱裂解所产生的特征碎片离子来确认该类天然产物的结构类型，然后再由常规的裂解方式来推测其周边可能的取代基团。基于质谱裂解规则的天然产物结构解析可以简单地总结为：①结构 / 骨架类型确定；②可能的周边基团扫描；③其他手段的候选化合物确证。例如，在香豆素类化合物中，香豆素母核经EI-MS可得到一个较强的分子离子峰，随后会失去一个CO成为苯骈呋喃离子的基峰，因此吡喃环失去羰基已成为大多数香豆素的质谱特征。在萜类化合物中，对于单萜或者倍半萜的质谱裂解规律会基于基本骨架或取代基位置的不同而有很大的变化。在五环三萜类化合物中的质谱裂解规律比较明显，当分子中存在内环双键时，一般是逆 - 狄尔斯 - 阿尔德反应裂解，在无环内双键时，一般从C环处断裂为两个碎片；而在四环三萜类化合物则是先从失去侧链开始。

天然产物都是化学成分非常复杂的混合物，其结构解析工作非常困难。随着液相色谱 - 质谱联用技术、高分辨质谱和多级质谱裂解技术的发展，质谱逐渐成为了天然产物成分快速解析的有力手段。

(4) 质谱在立体化学中的应用：在天然产物化学中，对立体化学的研究一直都是研究的热点。近些年来，随着串联质谱、碰撞活化分解等新质谱技术的不断涌现，为立体化学的研究开辟了新途径。有大量的研究工作表明，异构体对质谱学行为存在或多或少的影响，其主要表现为某些分子离子或某些特征碎片离子丰度的不同。

质谱研究立体化学的方法主要有：①分子稳定性，假定两异构体开裂过程的过渡态是一样的，较稳定的异构体需要更高的能量，表现在质谱上就是其分子离子峰丰度较高，反之亦然。②由过渡态引起的分子重排，含有环状结构和杂原子的化合物往往会发生成键或者重排反应，如果立体异构体的分子离子在开裂之前没有异构化成共同的结构，则更容易达到这种环状过渡态的异构体，更容易发生这一特定的重排开裂，那么在质谱中就表现为出现特定碎片离子的丰度较大。③具有协同机理的分子开裂，有机化合物在质谱条件下的某些开裂也有新键形成，但并不一定要经过环状过渡态，这一类具有协同机理的开裂也强烈地受到分子几何性质的影响，同样的质谱通过碎片离子丰度的不同也可鉴别出不同的构象。

质谱研究立体化学的问题主要包括有机化合物手性的检测、差向异构体的区分、赤式和苏式异构体的区分、绝对构象的鉴定、顺反异构体鉴定以及甾体化合物的立体结构分析。例如，单糖差向异构体分子中所含顺式邻二醇(呋喃型或吡喃型)数目各不相同，因此可以利用这一立体选择反应鉴别它们。在质谱中使其发生分子 - 离子反应，产生特征离子，由这些离子的相对丰度不同，即可鉴别出单糖差向异构体，同理也可用于对双糖的鉴别。在常规质谱中并不能区分旋光对映体，然而在手性条件下，对映体将会显示差异。当用1- 戊醇作试剂引入CI源中，可以观察到旋光异构的氨基酸和羟基将产生丰度不同的特征离子，通过丰度的不同可以区分旋光异构体。在某些体系中，经过详尽研究所建立的一般规律已允许用质谱的方法来推断构型。但是在其他情况中，质谱则仅能用于区别特定的立体异构体。

随着一些新的质谱技术的应用，正在不断的发展和应用中。例如由于甾类化合物在生物化学和药物化学上的特殊重要地位，所以这类化合物的质谱学行为被广泛研究，许多研究表明该类化合物的立体化学对其质谱学行为有很大的影响。在质谱方法中，亚稳离子分解所释出的转化能的测量就为鉴别甾体化合物及 A/B 环构象的构型建立了一个简单的衡量标准。由于质谱分析法具有高度的灵敏性，在可供分析的样品量很少（如具生物活性的天然产品）而难以用其他手段如核磁共振法测量时，质谱就几乎成了唯一的分析手段。因此实现用质谱学来解决立体化学问题是有很重要的现实意义的，但是要充分实现质谱在这方面的应用潜力，显然还需做大量的研究工作。

(5) 质谱在大分子结构表征中的作用：随着质谱仪器的发展使得质量精度和分辨率有了显著的提高，从而提高对生物大分子的表征，如多肽、多糖等大分子，质谱技术分析生物大分子时，质谱的优越性在于它有着高灵敏度、响应时间快、所需的样品量少，这对生物大分子的发现和确证有着非常重要的意义。

多肽是多个氨基酸以肽键连接在一起而形成的，组成多肽的氨基酸单元称为氨基酸残基。质谱分析主要解决的问题是测定多肽的分子量、多肽中氨基酸排列的顺序等。抗菌肽（antimicrobial peptide）具有较强的抗菌性能，在不同的细菌间具有较高的特异性，对哺乳动物细胞的细胞毒性较弱，是开发抗菌药物的良好候选药物。Cathelicidin-PY 是由云南地区特有的青蛙皮肤分泌物得到的一种新型抗菌肽[19]，该抗菌肽具有很强的广谱抗菌活性。该抗菌肽使用 MALDI-TOF-MS 测定分子量，MALDI-TOF MS 具有高灵敏度、高耐盐性等特点，可快速检测出样品分子量。其得到的图谱相对简单，可得到分子离子峰，通常在正离子检测模式下表现为$[M+H]^+$或$[M+Na]^+$峰，在负离子检测模式下表现为$[M-H]^-$峰。采用 Edman 降解法对纯化的抗菌肽进行氨基酸序列分析。其氨基酸序列为 RKCNFLCKLKEKLRTVITSHIDKVLRPQG，由 29 个氨基酸残基组成，理论分子量为 3 423.2Da。采用 MALDI-TOF-MS 实测分子量为 3 423.4Da，与理论分子量吻合较好。

糖类是组成生命体最重要的物质之一，多糖类分子的一级结构较为复杂，不仅需要鉴定糖链序列和单糖种类，还需要确定其手性、连接方式和异头碳型等立体结构。对多糖类分子的结构进行深入的研究，质谱具有其他方法不可替代的优势。灵芝多糖是一种从灵芝孢子粉或灵芝中提取的物质，灵芝多糖具有降血糖、降血脂、抗肿瘤、促进血流循环等作用。MALDI 产生的离子主要是单电荷的分子离子，因此简单的质谱可以用于中性多糖的分析。采用 MALDI-TOF-MS 测定灵芝多糖的分子量分布[20]。计算单电荷分子离子的质量分别为 162.14n+22.990Da 和 162.14n+22.990Da+18.015Da（还原端残基质量），其中 n 为葡萄糖单位数。可从质谱图中观察到相邻峰质量差异为 162.1，符合重复单元的 β-(1 → 3) 葡聚糖的相对分子质量。灵芝多糖由分子量在 689.2~2 634.2Da 的葡萄糖聚合物混合物组成，质谱法测定灵芝中聚合度（DP）=4~16 的葡聚糖。对灵芝多糖进行甲基化处理，可观察到相邻两峰之前质量相差 204.1，可根据串联质谱获得灵芝多糖的单糖组成信息。虽然还原末端离子（C 离子）通常更丰富，但当用 MS/MS 分析探测时，B 离子的信息量更大。吡喃糖不饱和态（B 离子）加上金属离子螯合作用，通过经典的逆 - 狄尔斯 - 阿尔德反应 - 裂解产生交叉环断裂，从而降低了环断裂的能量屏障。以研究甲基化后的灵芝六糖 MS/MS 产生的 B_5 离子为例，碎片离子产生在 *m/z* 1 058.8~871.3 分别为 940.7 ($^{0,3}A_5$)、928.7

($^{1,3}A_5/^{2,4}A_5$)、912.3 ($^{0,4}A_5$)、898.7 ($^{1,5}X_5$)、883.1 ($^{2,3}A_5$)，发现 *m/z* 为 912.3 ($^{0,4}A_5$) 和 898.7 ($^{4,5}A_5$)，表明灵芝六糖中存在 1 → 6 连接的糖苷键，*m/z* 为 883.1 ($^{2,3}A_5$) 表明存在 1 → 3 连接的糖苷键。证实甲基化的灵芝六糖存在 1 → 3 和 1 → 6 连接的糖苷键。对多种 B 离子进行 MS/MS 分析，得到了相似的碎片离子模式，可以用来比较各种葡聚糖的不同。

第二节　结构测定的其他方法与技术

随着核磁共振技术和质谱技术的进步，用上述两种方法来确定天然药物化学平面结构和相对构型已相对成熟。但由于化合物结构复杂，特别是季碳的增多，NMR 技术的运用受到了限制，需要其他方法来鉴定化合物的分子结构。天然化合物的立体结构是指构成其分子的原子在空间的三维排布特征，决定着天然化合物的特定理化性质和功能。天然药物化学成分绝对构型的测定是目前天然药物化学研究的重点与难点。近年来，X 射线单晶衍射和基于密度泛函理论（DFT）等的分子与电磁波相互作用关系的近似模拟计算在复杂天然产物结构包括绝对构型的鉴定中的运用越来越广泛。CD 激子手性法以及基于核磁共振（NMR）的 Mosher 法则是绝对构型研究的主流方法。本节重点介绍天然药物化学成分结构研究过程中常用的绝对构型测定方法以及复杂结构研究中常用的 X 射线单晶衍射法和基于密度泛函理论（DFT）的模拟计算法，以供大家在学习和研究过程中参考。

一、Mosher 法

相对构型确定的手性化合物，可以是一对对映异构体（无光学活性）或者以其中一种绝对构型（光学活性）形式存在。对映异构体在非手性条件下的 NMR 信号是完全相同的，即应用 NMR 谱图无法直接将其区分，也不能确定其绝对构型。但是如果将一对对映异构体通过化学反应引入额外的手性中心衍生化成非对映体，其 NMR 信号便有所区别。进一步在手性试剂中引入具有磁各向异性的官能团，使其对被测化合物的某些氢质子产生屏蔽作用，并且这个屏蔽作用会因为手性试剂中的手性碳的绝对构型不同而表现出具有一定规律性的差别。因而，通过测定不同的手性试剂与底物分子反应产物的 ^{1}H NMR 数据，得到其化学位移的差值并与分子模型比较，便可以确定底物分子手性中心的绝对构型。

1973 年，科学家 Mosher 首次报道了用手性衍生化试剂将一对仲醇对映异构体样品转化成为相应的非对映异构体，然后成功地用 NMR 法判断了仲醇样品的绝对构型，因而现在把上述原理测定绝对构型的方法称为 Mosher 法[21]。Mosher 法经过不断的发展和改良，已成为测定有机化合物绝对构型的最常用的方法之一。

（一）经典的 Mosher 法

1. ^{1}H NMR　Mosher 法　该方法是将手性仲醇分别与（*R*）和（*S*）-α- 甲氧基三氟甲基苯基乙酸（α-methoxy-trifluoromethylphenyl-acetic acid，亦称 Mosher 酸，缩写为 MTPA，反应形成酯，利用苯基的正屏蔽效应对（*R*）-MTPA 酯和（*S*）-MTPA 酯 ^{1}H NMR 的差异影响得到 $\Delta\delta$（$\Delta\delta=\delta_S-\delta_R$），再与 Mosher 酯的构型关系模示图（图 3-20）进行比较，根据 $\Delta\delta$ 的符号来判断仲醇手性碳的绝对构型。目前使用的手性试剂有很多种，但应用最为广泛的仍是 Mosher 等提出的手性衍生试剂 MTPA。仲醇 Mosher 酯上

的 α-H、MTPA 上的羰基与 α- 三氟甲基共处同一平面上，处于重叠式排列的优势构象。(*R*) -MTPA 酯中的 R_1 基团上的氢处于较低场，(*S*) -MTPA 酯中的 R_1 基团上的氢则受 MTPA 的苯环屏蔽作用而处于较高场，所以 $\Delta\delta_{S\text{-}R}$ 为负值；而由于苯环的去屏蔽效应，(*R*) -MTPA 酯中的 R_2 基团上的氢处于较高场，(*S*) -MTPA 酯中的 R_2 基团上的氢处于较低场，所以 $\Delta\delta_{S\text{-}R}$ 为正值。Mosher 规定，将 Δδ 为负值的 R_1 基团放在 Mosher 模示图的 MTPA 平面的左侧，将 Δδ 为正值的 R_2 基团放在 Mosher 模示图的 MTPA 平面的右侧，最终判断样品仲醇手性碳的绝对构型。

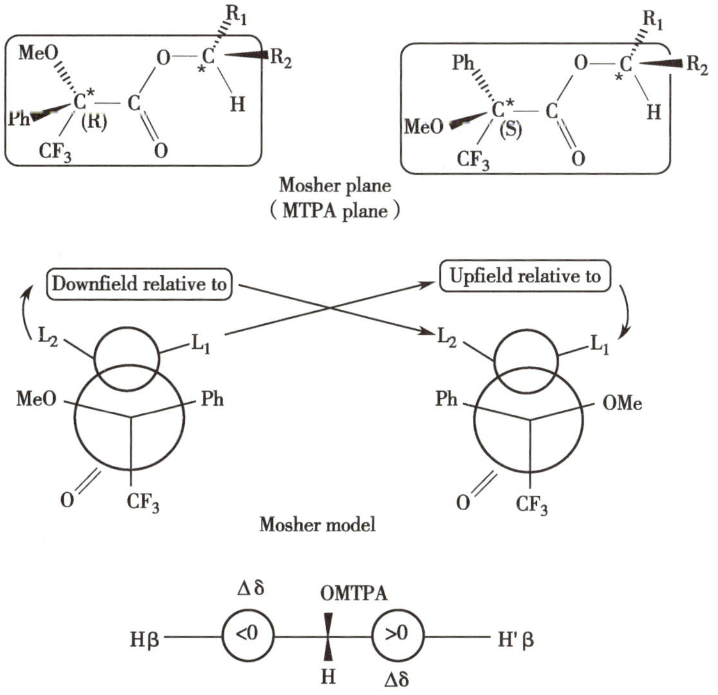

图 3-20 Mosher 酯的构型关系模示图

经典 Mosher 法的具体操作流程归纳如下：①将手性试剂 (*R*) -MTPA 和 (*S*) -MTPA 分别与待测仲醇样品反应成 Mosher 酯；②分别测定 (*R*) -Mosher 酯和 (*S*) -Mosher 酯的 ^{1}H NMR，并归属各质子信号；③计算各个质子的 $\Delta\delta=\delta_S-\delta_R$ 值；④将 Δδ 值为负的质子所连的基团放在 Mosher 构型模示图中 MTPA 平面的左侧，将 Δδ 值为正的质子所连的基团放在 Mosher 构型模示图中 MTPA 平面的右侧；⑤确定该仲醇的构型。

Thomas R. Hoye 等应用经典的 Mosher 法测定了多手性化合物 bullatacin 的 C-4 位的绝对构型（图 3-21）。将化合物 bullatacin 分别与 (*R*) -MTPA-Cl 和 (*S*) -MTPA-Cl 反应，得到 (*S*) -MTPA 酯和 (*R*) -MTPA 酯。测定反应产物 (*S*) - 型酯和 (*R*) - 型酯的 ^{1}H-NMR 谱，将反应产物的氢谱数据进行归属。然后计算两个反应产物的化学位移值的差值（$\Delta\delta=\delta_S-\delta_R$），如图 3-21 所示。根据 Mosher 规定，将 Δδ 为负值（−0.05）C-3 基团放在 Mosher 模示图的 MTPA 平面的左侧，将 Δδ 为正值（+0.03）的 C-5 基团放在 Mosher 模示图的 MTPA 平面的右侧，最终确定新化合物

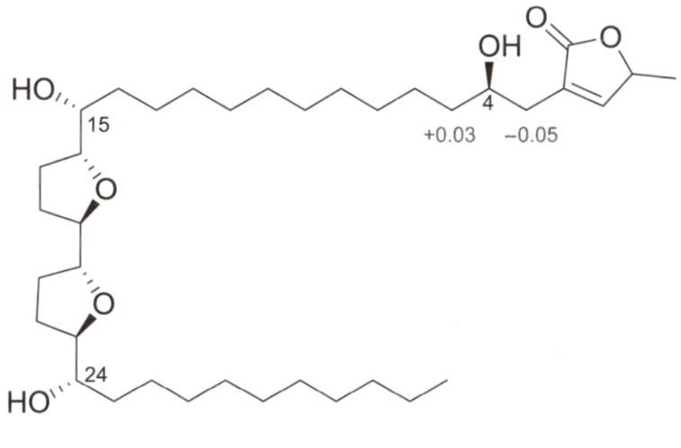

图 3-21 bullatacin MTPA 酯的 Δδ 差值

bullatacin 的 C-4 位绝对构型为 *R*。

2．改良的Mosher法　MTPA 中的苯环对非 β- 位的远程质子同样存在去屏蔽作用，而且对与 β-H 或 β′-H 处于同一侧的更远的质子，其屏蔽作用与 β-H 或 β′-H 相同。如果将（*R*）-MTPA 酯和（*S*）-MTPA 酯中的各个质子的 $\Delta\delta$ 计算出来，发现正的 $\Delta\delta$ 值和负的 $\Delta\delta$ 值在化合物的 Mosher 模示图（图 3-22）中两侧整齐排列，我们称这种确定化合物绝对构型的方法为改良的 Mosher 法。由于苯环的去屏蔽作用，在（*R*）-MTPA 酯中 H_A、H_B、H_C…的 NMR 信号比（*S*）-MTPA 酯中相应的信号出现在较高场，所以 $\Delta\delta_{S\text{-}R}$ 为正值；而 H_X、H_y、H_Z…刚好相反，$\Delta\delta_{S\text{-}R}$ 为负值。将 $\Delta\delta$ 为正值的质子所在的基团放在 MTPA 平面的右侧，将 $\Delta\delta$ 为负值的质子所在的基团放在 MTPA 平面的左侧，最后根据 Mosher 模式图即可判断出该仲醇的绝对构型。改良的 Mosher 法得到的结果比经典的 Mosher 法（仅运用 β-H 的符号来判断手性碳的绝对构型）所得到的结果更加可靠。然而，值得注意的是，当得到的正 $\Delta\delta$ 值和负 $\Delta\delta$ 值不规则地分布在分子中时，改良的 Mosher 法不适用此类情况。

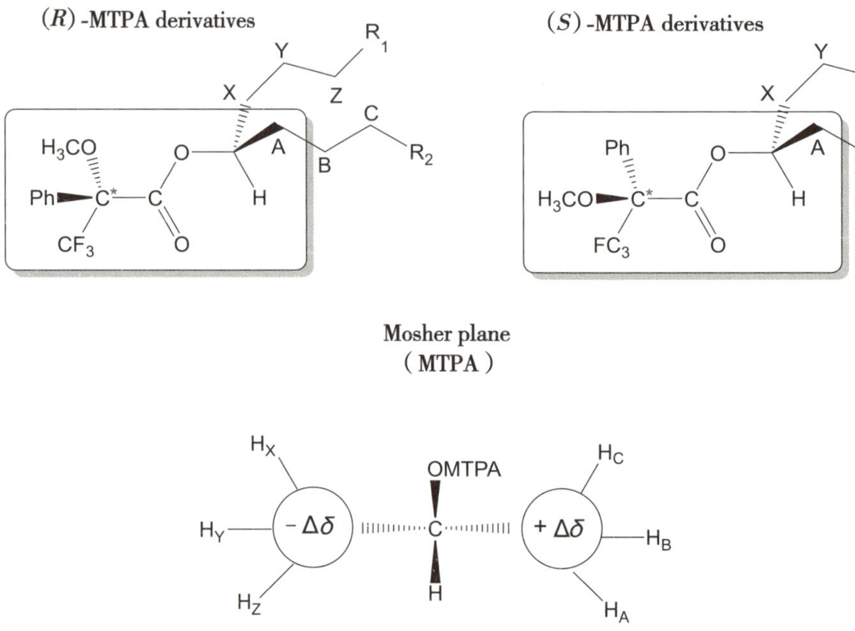

图 3-22　改良的 Mosher 法模示图

Involucratusins A-H 是从土田七（*Stahlianthus involucratus*）中分离得到的杜松烷倍半萜二聚体结构[22]。其中，involucratusins C 的 C-3 位含有一个仲醇结构，其绝对构型是通过改良的 ^{1}H NMR Mosher 法确定的（图 3-23）。化合物 involucratusins C 与（*S*）-MTPA 和（*R*）-MTPA 反应，给出相应构型的酯，测定它们的 ^{1}H-NMR，计算两个反应产物的化学位移值的差值，如图 3-23 所示。根据 Mosher 法规定，$\Delta\delta$ 为正值的质子所在的基团放在 MTPA 平面的右侧，$\Delta\delta$ 为负值的质子放在 MTPA 平面的左侧。最终确定化合物 involucratusins C 的 C-7 位的绝对构型是 *R* 构型。

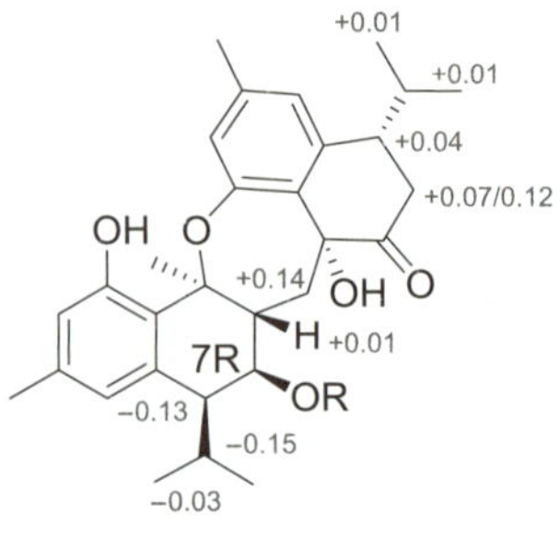

图 3-23　involucratusins C 的结构及 Mosher 酯的 $\Delta\delta$ 差值

3．9-ATMA 和 NMA 试剂的 Mosher 法　在以 MTPA 为手性试剂测定仲醇绝对构型的 Mosher 法中，MTPA 分子中苯环的屏蔽作用相对较弱，其 $\Delta\delta$ 值有时因信号的化学位移差值小而难以得到准确的判断（长链或空间位阻较大的化合物尤为明显），因此限制了它的应用。但是，科学工作者们也在不断地研究改进 Mosher 法，一些新的手性试剂被开发应用，例如 9-anthranylmethoxyacetic acid（9-ATMA）和 1- 或 2-naphthyl-methoxyacetic acid（1-NMA 或 2-NMA）。由 9-ATMA 引起的高场位移值一般为 MTPA 的 6~10 倍，由 2-NMA 引起的高场位移值一般为 MTPA 的 3 倍，其产生的屏蔽效应要远远强于 MTPA，尤其适用于长链化合物中仲醇的绝对构型的测定。由于 9-ATMA、2-NMA、1-NMA 的屏蔽效应强，实际上待测醇样品只需要与（*R*）- 或（*S*）- 中的一种衍生试剂反应，再与原来待测醇样品中的质子化学位移进行比较，即可确定待测仲醇样品的绝对构型，由此还可节省手性试剂以及减小待测样品的消耗量。另外值得注意的是，尽管 9-ATMA、2-NMA、1-NMA 分子（图 3-24）中含有 α-H，但在具体应用中并未发现 α-H 发生外消旋化的情况。

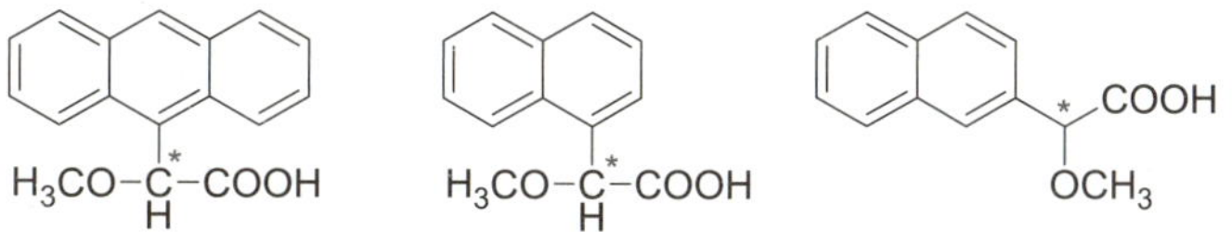

9-ATMA　**1-NMA**　**2-NMA**

图 3-24　9-ATMA、2-NMA、1-NMA 试剂的结构

Kusumi 等人在测定长链仲醇化合物 4a 的绝对构型时发现，因其 MTPA 酯中的亚甲基信号重叠严重，即使应用 HOHAHA 及 ^{1}H-^{1}H COSY 也难以准确进行质子信号的归属。因此，他们采用 2-NMA 手性试剂进行绝对构型的测定。计算两个反应产物的化学位移值的差值 $\Delta\delta$（$\Delta\delta=\delta_S-\delta_R$），如图 3-25 所示。其 2-NMA 酯中的质子信号得到区分，结合普通的 COSY 谱即可对质子信号作出准确归属，并由此确定 C-10 的绝对构型为 *S*。

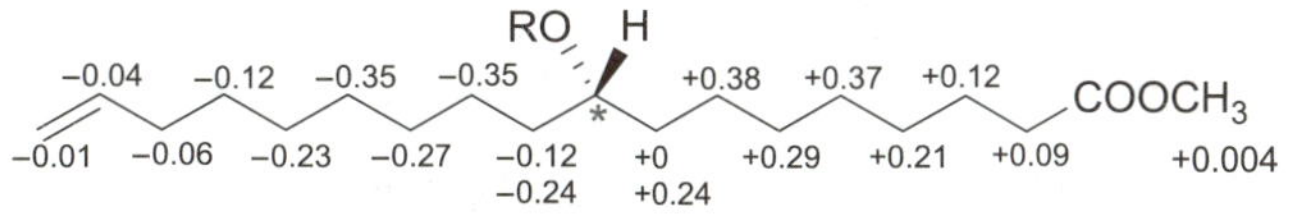

sample　R=H
derivative R=2NMA

图 3-25　化合物 4a 的 2-NMA 衍生物 $\Delta\delta$ 差值

4. 其他手性试剂的Mosher法　尽管MTPA在仲醇的绝对构型的测定中得到了广泛的应用，但有时 MTPA 酯存在构象不稳定性，从而容易引起质子信号的相互干扰。因此，研究者们又开发了更多的手性试剂应用于手性仲醇绝对构型的测定，例如 MPA、FFDNA、FDPEA、FFDNB、PGDA、PCME、$MN_{(1)}A$、$MA_{(9)}A$、MPP、$MN_{(1)}P$ 等（图 3-26）。以上所介绍的各种方法的原理基本是一致的，即采用不同的手性试剂与仲醇生成衍生物根据芳香环的屏蔽效应，再由 ^{1}H-NMR 谱中化学位移的差值和模型图来推测仲醇的绝对构型。在此基础上，科学研究者们还发现了各种新的扩展应用，例如伯醇 β- 位手性中心绝对构型、羧酸 β- 位手性中心绝对构型、伯胺 α- 位手性中心绝对构型和醛 β- 位手性中心绝对构型。每种方法都有各自的优势和限制，选择方法前应综合考虑待测化合物的理化性质。

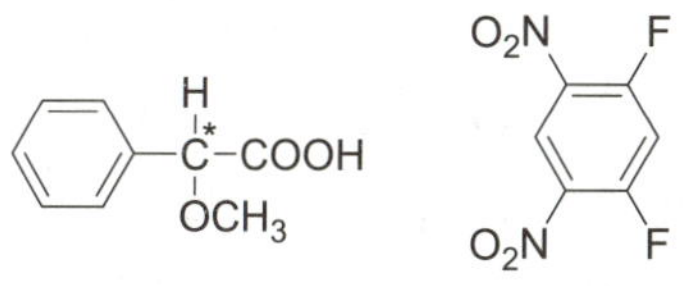

MPA　**FFDNA**

图 3-26　手性试剂 MPA 和 FFDNA 的结构

余邦伟[23]等从厚藤(*Ipomoea pescaprae*)中分离得到的一个树脂糖苷类化合物 **1**,其分子是由糖链和脂肪链构成,其中在脂肪链的 C-11 位存在一个连氧的叔碳原子结构,为确定其绝对构型,首先将其水解得到脂肪酸链,进一步将羧酸甲基化,然后分别与(*S*)-MPA 或(*R*)-MPA 反应分别得到相应的酯(图 3-27),^{1}H NMR 分析结果表明 C-11 的绝对构型为 *S*。

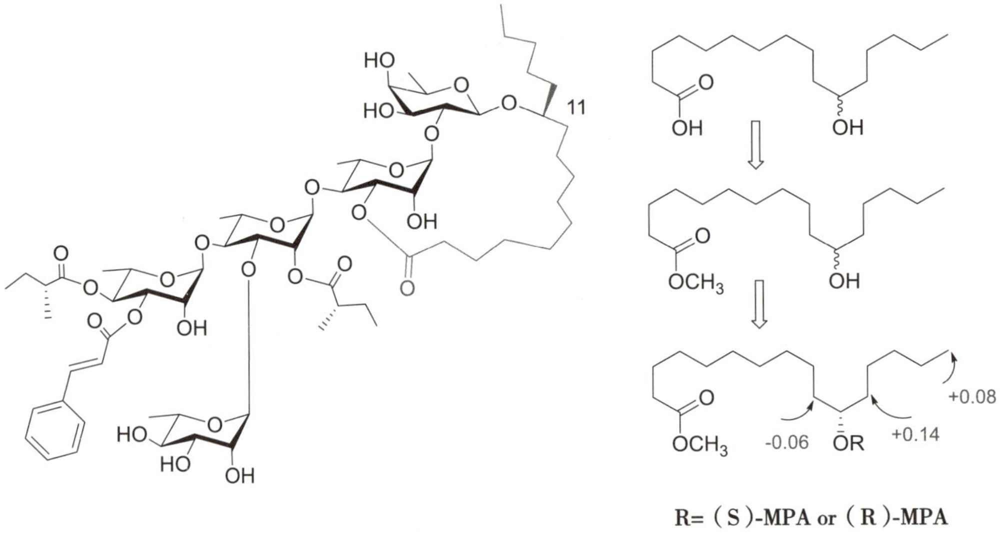

图 3-27　化合物 **1** 的 MPA 酯

二、CD 激子手性法

CD 激子手性法(CD exciton chirality method)是一种非经验确定有机化合物绝对构型的方法。当分子中具有两个(或多个)π–π* 强吸收的发色团,都处于相互有关的环境中(如图 3-28 所示的结构),经光照激发后,两个发色团的激发态[又称激子(exciton)]之间相互作用,称为激子偶合(exciton coupling)。此时激发态分裂成两个能级[两个能级的能量之差称为 Davydov 裂分(davydov split)],而形成两个符号相反的 Cotton 效应。CD 谱线表现为在发射团 UV 的最大吸收波长(λ_{max})处分裂为符号相反的两个吸收,即裂分的圆二色谱。处于波长较长的吸收称为第一 Cotton 效应,波长较短处的吸收为第二 Cotton 效应。如果两个发色团的电子跃迁偶极矩矢量构成顺时针螺旋(即右旋),为正激子手性,其第一 Cotton 效应为正,第二 Cotton 效应为负;反之,当两个偶极矩矢量构成逆时针螺旋(即左旋)时,为负激子手性,其第一 Cotton 效应为负,第二 Cotton 效应为正(图 3-28)。如果确定了发色团中跃迁偶极矩的方向及跃迁的偏光性,根据这两个 Cotton 效应的符号便可以确定这两个发色团在空间的绝对构型,这种判断构型的方法称为 CD 激子手性法。

(一) 天然产物中常见的发色团

可用于 CD 激子手性法的发色团必须具有较强的吸收,以便相距较远的发色团之间产生强的激子偶合,具有较高的对称性;同时,引入的发色团要有合适的最大波长,以免与分子中原有的发色团发生重叠。天然产物中常见的发色团主要包括对位有取代的苯甲酸酯和酰胺基团(表 3-1),当对位引入供电基团或吸电基团时,其 UV 吸收波长向长波长位移,位移程度为—N$(CH_3)_2$>—NH_2>—OCH_3>—Br>—Cl>—CH_3>—H(供电子基团);NO_2>CN>H(吸电子基团)。稠苯、共轭二烯、α,β- 不饱和酮、酯、内酯等化合物的 UV 光谱数据如表 3-2 所示。

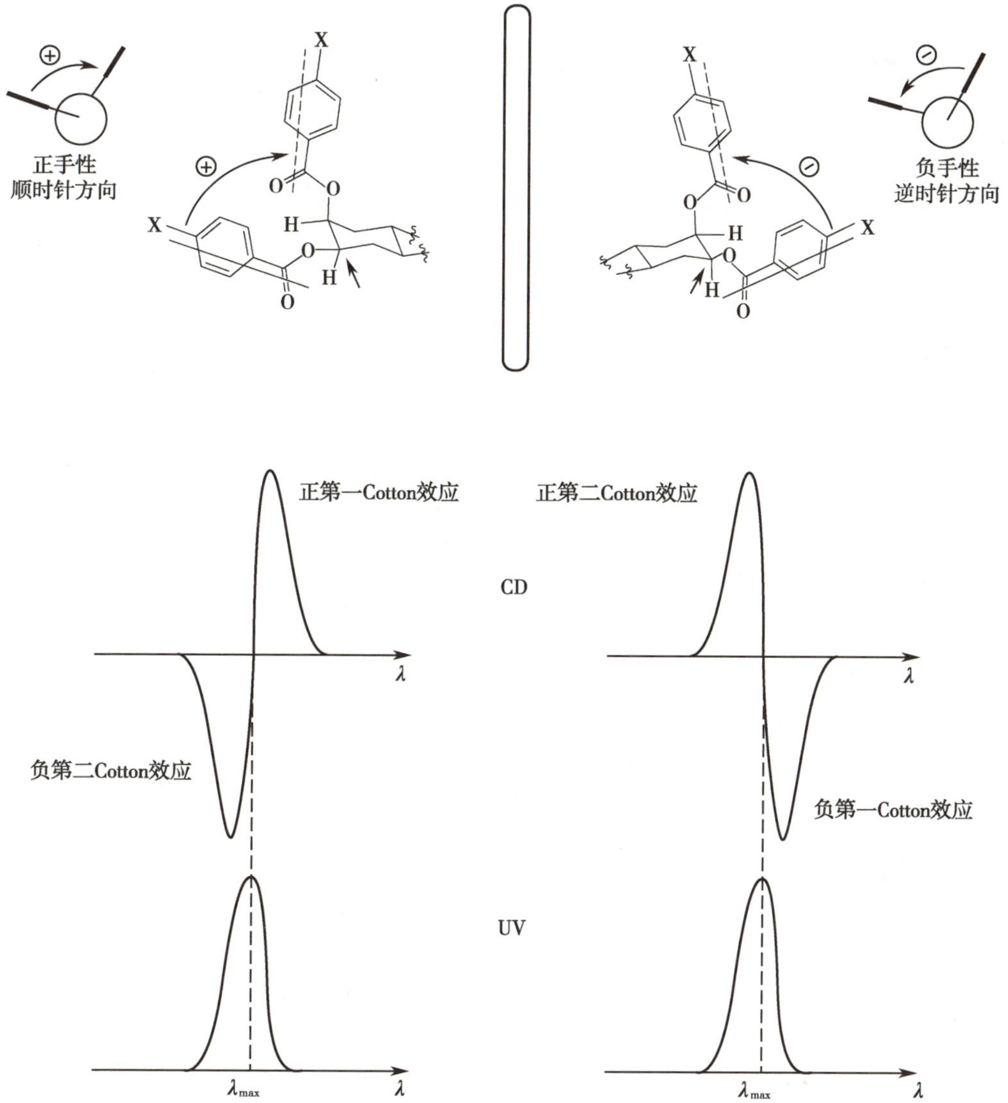

图 3-28　苯甲酰环己烷二醇酯的螺旋方向及 UV 和 CD 谱

表 3-1　对位有取代的苯甲酸与胆固醇形成的酯和苯甲酰胺的 UV 数据

发色团		溶剂	发色团		溶剂
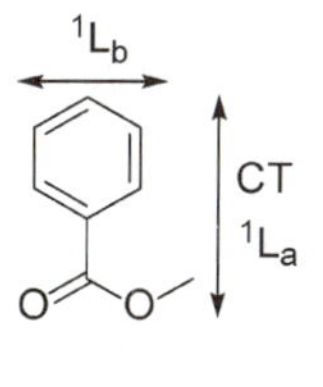	273nm， ε 900； 229.5nm， ε 15 300	EtOH	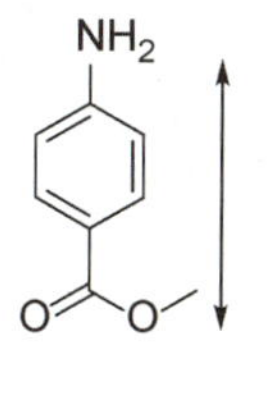	283.8nm， ε 21 900	MeOH∶dioxane （9∶1）
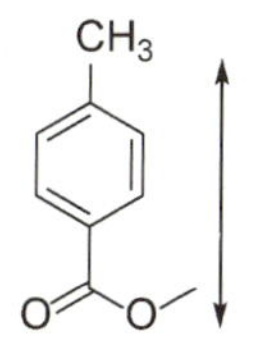	280.6nm， ε 600； 238.4nm， ε 17 600	EtOH	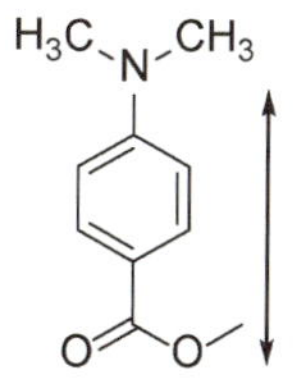	311.0nm， ε 30 400； 229.0nm， ε 7 200	EtOH

续表

发色团		溶剂	发色团		溶剂
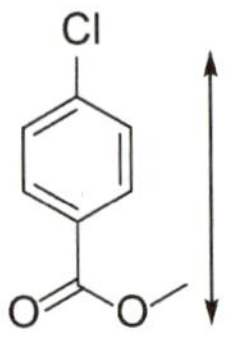	282.5nm, ε 600; 240.0nm, ε 21 400	EtOH	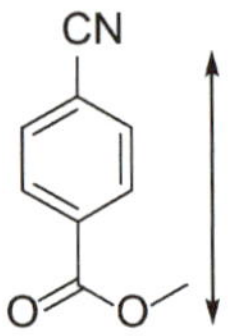	283.4nm, ε 1 700; 240.0nm, ε 24 600	EtOH
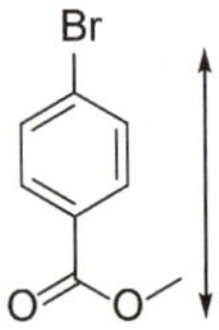	283.0nm, ε 500; 244.5nm, ε 19 500	EtOH: dioxane (280 : 1)	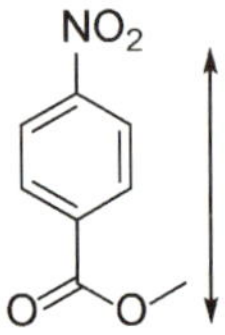	260.5nm, ε 15 100	EtOH: dioxane (24 : 1)
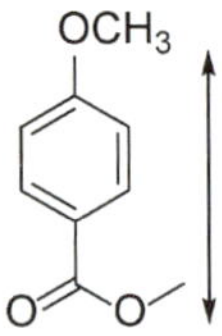	257.0nm, ε 20 400	EtOH	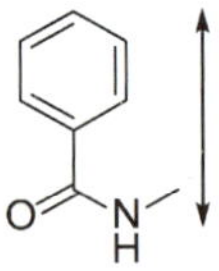	224.6nm, ε 11 200	EtOH

注：表中箭头表示 $\pi \rightarrow \pi^*$ 跃迁偶极矩方向。

表 3-2　稠苯、共轭二烯、α，β- 不饱和酮、酯、内酯等化合物的 UV 数据

类型	发色团		溶剂
稠苯	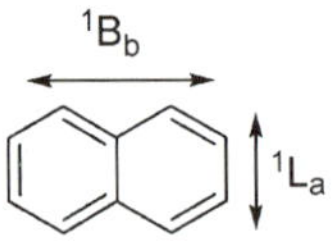	312.0nm, ε 200 275.5nm, ε 5 800 220nm, ε 107 300	EtOH
	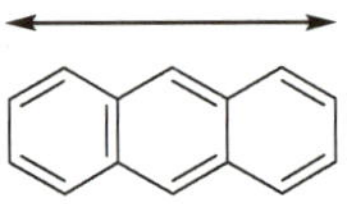	356.5nm, ε 7 600 251.9nm, ε 204 000	EtOH
	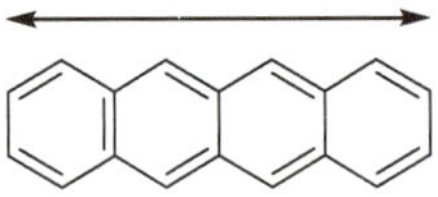	471.0nm, ε 10 000 274.0nm, ε 316 000	EtOH
共轭二稀	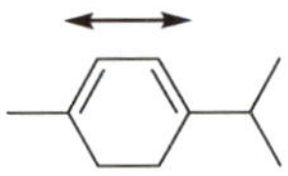	265nm, ε 6 400	isooctane
	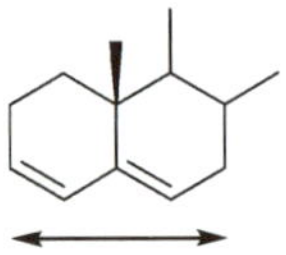	234nm, ε 20 000	EtOH
α，β- 不饱和酮	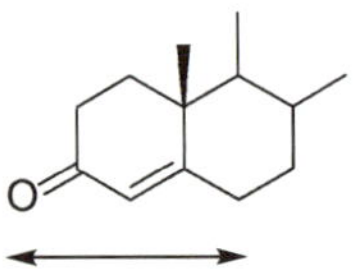	241nm, ε 16 600	EtOH

续表

类型	发色团		溶剂
酯	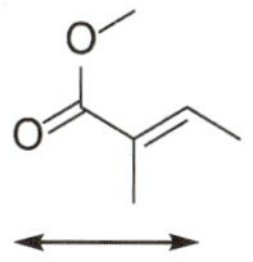	215nm; ε 11 200	EtOH
	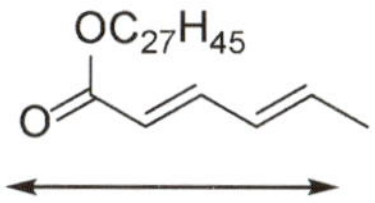	259nm, ε 24 700	EtOH
内酯	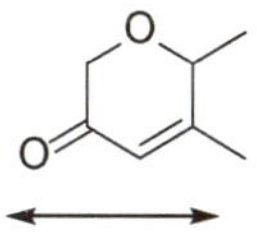	217nm, ε 15 100	EtOH
苯炔	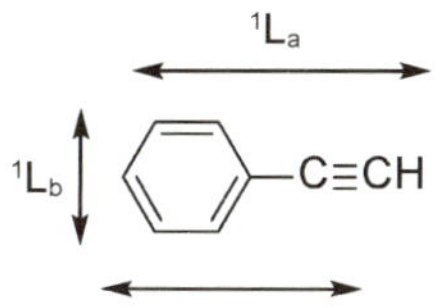	269.0nm, ε 350 234.2nm, ε 15 000	EtOH
苯甲腈	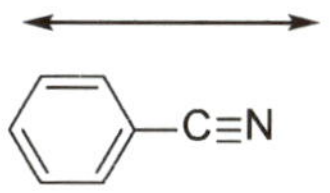	284.0nm, ε 1 900 227.6nm, ε 14 200	EtOH

（二）CD 激子手性法的裂分 Cotton 曲线的特点

1. 分裂型 Cotton 效应曲线的符号、振幅与发色团之间的距离和角度有关，但 Cotton 效应曲线的吸收波长与发色团之间的距离、角度无关，固定在某一特定波长范围内。例如对二甲氨基苯甲酸酯的第一 Cotton 效应出现在 319~321nm，第二 Cotton 效应出现在 291~295nm；而对氯苯甲酸酯的第一 Cotton 效应出现在 246~248nm，第二 Cotton 效应出现在 228~231nm。即 Cotton 效应的波长取决于发色团的性质。

2. 从第一 Cotton 效应过渡到第二 Cotton 效应时与零线（基线）有一交点，交点的波长位置与发色团 UV 的最大吸收位置接近。例如对二甲氨基苯甲酸酯的分裂型 Cotton 效应曲线与零线交点在 305~308nm，而其 UV 的最大吸收在 310nm 附近。

3. Cotton 效应的强度取决于两个发色团之间的距离和发色团的对位上助色团的性质。当发色团一定时，两个发色团之间的距离愈远，分裂的 Cotton 效应的振幅就愈小。根据理论计算，振幅与两个发色团之间距离的平方成反比。

4. 邻二苯甲酸酯发色系列的分裂型 Cotton 效应的符号与强度是发色团间的二面角的函数。二面角在 0°~180°时分裂型 Cotton 效应的符号不变；当二面角为 70°时，Cotton 效应的强度最大。

5. 当两个发色团不同时，激子 Cotton 效应的符号与两个发色团相同时的激子 Cotton 效应的符号相一致。但强度随两个发色团的 UV 最大吸收波长的差值增大而减弱。裂分的 CD 谱线在其最大吸收波长相差 80nm 时仍可保持其相反的符号。

（三）CD 激子手性法在绝对构型测定中的应用

CD 激子手性法适用于各种有机化合物绝对构型的测定。下面列举了几类化合物利用激子手性确定立体构型的例子。

1. 1,2- 二醇　在天然产物 ponasterone A 的邻二醇羟基上引入香豆素类荧光发色团(图 3-29)，其 CD 谱在 390nm、430nm 呈现两个符号相反、强度很大的 Cotton 效应，此裂分峰位距离分子中的原发色团 *α*,β- 不饱和酮结构的吸收峰较远(Cotton 效应，n–π* λ_{max}327nm；Δ*ε* +1.8，π–π* λ_{max} 248nm，Δ*ε* –3.9)。根据 ponasterone A 的 CD 给出的第一 Cotton 效应为负、第二 Cotton 效应为正，据此可以决定 2，3 位羟基的绝对构型。

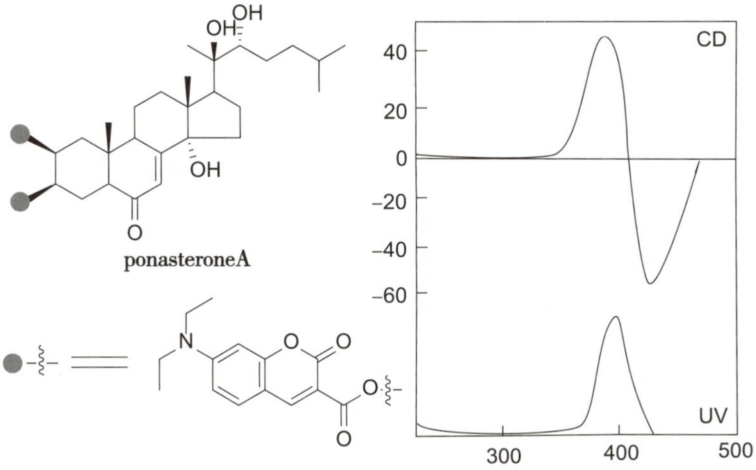

图 3-29　ponasterone A 的双荧光发色团衍生物在乙腈中的 UV 和 CD 谱

2. **共轭烯酮**　共轭烯酮、烯酯及苯甲酸酯的紫外最大吸收见表 3-2。当它们同时存在于一个分子中时，烯酮的 π–π* 跃迁相互作用而产生裂分 CD，它的符号取决于烯酮附近碳原子的手性。如化合物 sarglaperoxide A 是从草珊瑚(*Sarcandra glabra*)中分离得到的一个乌药烷倍半萜与单萜的聚合物[24]，在其 CD 图谱中 241nm(Δ*ε* +3.44)处显示具有正的第一 Cotton 效应，在 218nm(Δ*ε* –5.32)处显示负的第二 Cotton 效应(图 3-30)，它们是由 α,β 不饱和酮与 α,β 不饱和丁内酯发射团产生的裂分 CD。据此可以决定 C-5′ 的绝对构型。

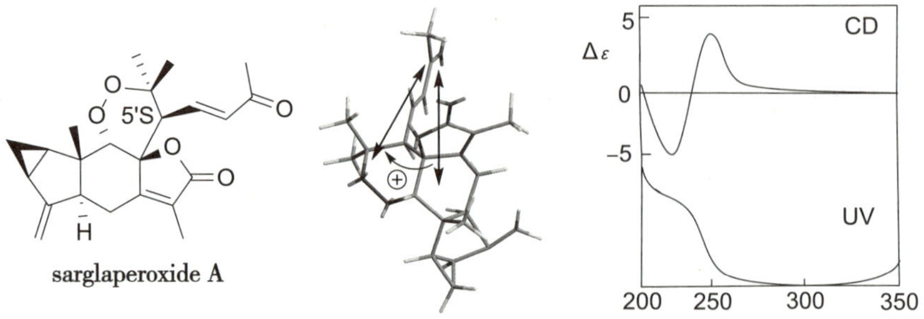

图 3-30　sarglaperoxide A 的 UV 和 CD 谱图

3. **丙烯醇**　处于环上的丙烯醇可根据其环上的苯甲酸酯的 CD 来决定。烯丙醇苯甲酸酯中苯环电子转移带的 π–π* 跃迁(λ_{max}230nm)和 C═C 生色团的 π–π* 跃迁(λ_{max} 195nm)其极化度系沿生色团的长轴方向，因此用两个长轴的螺旋规则即可确定绝对构型（图 3-31）。胆甾 -4- 烯 -3β- 醇苯甲酸酯（a）与胆甾 -4- 烯 -3α- 醇苯甲酸酯（b）在圆二色谱中呈现单 Cotton 效应（图 3-31）。这是由于苯甲酸酯的 $\pi-\pi^*$ 跃迁在 230nm 处呈现明显的 Cotton 效应，而双键 $\pi-\pi^*$ 跃迁产生的第二 Cotton 效应在 200nm 以下，易受到其他基团跃迁产生的干扰而导致无法观察到。

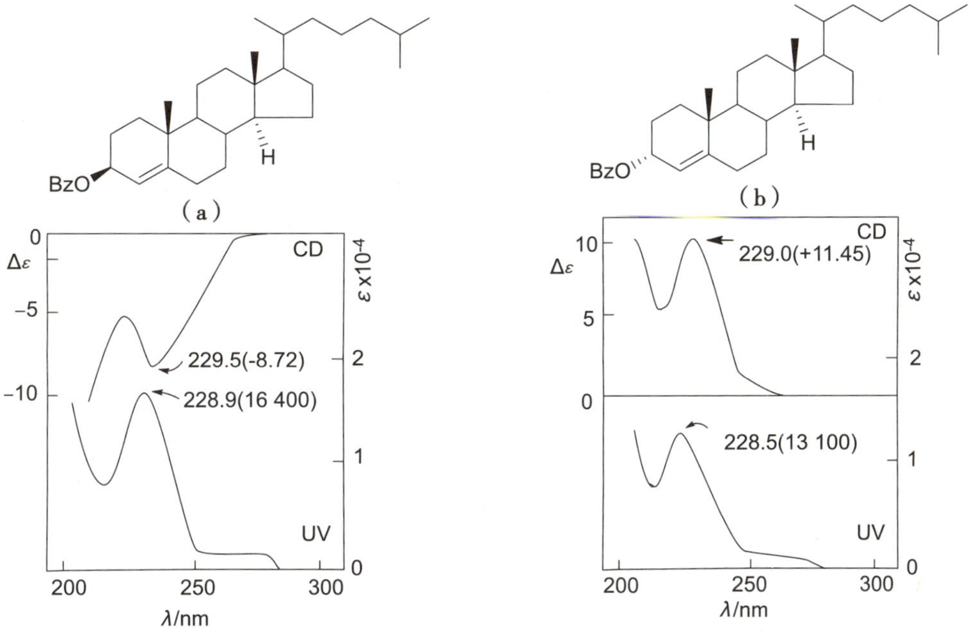

图 3-31 胆甾 -4- 烯 -3β- 醇苯甲酸酯（a）与胆甾 -4 烯 -3α- 醇苯甲酸酯（b）的 UV 和 CD 图谱

三、X 射线单晶衍射技术

1895 年，德国物理学家伦琴（Röntgen）在进行阴极管实验中发现了一种新的具有穿透能力的未知射线，将其命名为 X 射线，并因此获得了 1901 年首届诺贝尔物理学奖。1913 年，英国物理学家布拉格父子（W. H. Bragg and W. L. Bragg）成功地将 X 射线衍射方位、晶体间距和 X 射线波长三者有机地联系起来，建立了 X 射线衍射最基本的公式——布拉格方程，并成功地研制出世界上第一台 X 射线衍射仪。布拉格父子利用布拉格方程成功计算获得了 NaCl 和 KCl 分子的三维结构，使人们真实地“看到”了微观世界原子的存在状态及分子排列规律，为近代晶体学科的发展奠定了基础，并开创了人类利用 X 射线衍射技术揭示微观世界的新纪元。自 20 世纪 60 年代，直接法的出现，并伴随计算机技术飞速发展，使 X 射线单晶衍射结构分析步入智能化阶段，由以前只能由专业人员操作步入普通科研人员之中。目前，X 射线单晶衍射结构分析的理论与方法，尤其是小分子技术已经相当成熟，广泛地运用于天然产物的结构测定。由于天然产物结构复杂，比如一些从海洋天然产物中分离得到的化合物其分子比较大，而且大部分都是柔性基团，含有大量的手性中心，这时核磁共振技术就显得有些难度，反而，只要有一颗单晶，那么 X 射线单晶衍射分析就可以解决这个难题。X 射线单晶衍射技术在天然化合物结构研究中，主要用于确定来源较少的天然产物、疑难结构、新骨架化合物结构以及它们的绝对构型等。

（一）X 射线单晶衍射基本原理

X 射线单晶衍射之所以能够用来测定化合物的结构，是因为 X 射线的衍射方向和强度与晶体的结构存在一定的关系，只要通过相应的方法把它们的关系提取出来，就会产生化合物的结构信息，这也就是晶体测定中的结构解析。

晶体是物质的一种聚集态形式，与非晶体不同的是，晶体内部的原子和分子排列具有严格的规律性。由于原子空间排列的规律性，可以把晶体中的若干原子抽象为一个点，这个点称为结构基元，所以晶体可以看成空间点阵加结构基元。如果整块固体为一个空间点阵贯穿，我们称之为单晶体，简称单晶。单晶都属于三维点阵，晶体的空间点阵可以用三个互相不平行的单位向量形成的六面体单位表示，该六面体称为点阵单位。而根据晶体结构周期性所划分的六面体单位叫做晶胞，其三个单位向量 *a*，*b* 和 *c*，以及他们之间的夹角 α，β 和 γ 被称为晶胞参数。

X 射线是一种波长为 0.01~100Å（0.001~10nm）的电磁波，而常见化合物的键长介于 1~3Å 之间。晶体中的原子组成的点阵在三维空间有序排列，类同于光线与光栅的作用，晶体能够对波长与晶格间距相当的射线产生衍射效应。其衍射方向和强度取决于晶体内部结构及其周期性。

X 射线衍射实验包括 X 射线单晶衍射技术和 X 射线粉末衍射技术，可以用于测定结构和一些成分的分析实验。X 射线单晶衍射分析的对象是固体中的晶体样品，不同类型仪器对晶体大小的要求不同。根据经验，对于使用固定靶的传统四圆衍射仪，晶体合适尺寸范围为：纯有机物为 0.3~0.8mm，金属配合物及金属有机化合物为 0.1~0.6mm，无机化合物为 0.1~0.3mm；如果使用旋转靶的四圆衍射仪或固定靶的面探衍射仪，则纯有机物为 0.1~0.5mm，金属配合物及金属有机化合物为 0.1~0.3mm，无机化合物为 0.05~0.2mm。

当 X 射线照射到晶体上时，由于两者波长相当，晶体将产生衍射现象，而晶体内部原子的有序排列，在其周围产生规律性的三维衍射图案，利用这些信息，结合晶体学的基本方程，通过傅里叶变换计算，可以准确地得到分子的三维立体结构。X 射线单晶衍射可以说是一种定量的分析方法。X 射线单晶衍射分析的实际操作过程从培养单晶开始，到晶体的挑选与安装，然后利用衍射仪测定衍射数据，通过分析得到晶胞的基本参数、晶系和空间群，通过测定衍射强度数据，得到系列强度数据，再通过数据还原与校正，完成数据采集与处理过程。然后，通过各种结构解析方法，如直接法和 Patterson 法等进行傅立叶合成，得到结构模型的部分或全部原子坐标，再通过对结构模型的精修得到所有原子的坐标和位移参数等信息，也就是化合物的三维结构，最后对分子的几何数据和结构进行解释与表达。

而 X 射线粉末衍射分析可以用于单一物质的定性物相分析、晶态与非晶态物质鉴别、两种物质的异同性鉴别、相同化合物的不同晶型的鉴别等。

（二）X 射线单晶衍射技术在结构研究中的应用

1. 微量化合物结构测定 随着科学技术不断地发展，各种各样的分析分离技术也得到了充分的发展，从中草药中分离微量化合物已经成为可能。X 射线单晶衍射结构分析只需要一颗晶体（大约 0.2mg）即可完成全部的结构测定工作，而其他用来鉴定化合物的手段却需要 1~2mg 样品，所以，X 射线单晶衍射结构分析在中草药中微量化合物结构测定中具有重要的用途。

如 breueloxin B 是从海洋天然产物甲藻中分离得到的微量天然产物[25]。为了研究其结构，对该微量化合物采用 X 射线单晶衍射进行结构分析。

实验条件：以乙腈为溶剂进行重结晶，获得了具有一定强度的针状晶体。采用 Cu 靶（λ=1.541 78Å）为衍射源进行数据收集，用直接法进行结构解析和精修，获得了 breueloxin B 的空间结构，breueloxin B

属于单斜晶系，$P\ 2_1$ 点群，晶胞参数为：a=12.510(3)Å，b=14.262(2)Å，c=13.746(2)Å，β=106.21(1)°，残差因子为 R=0.062，图 3-32 为 breueloxin B 的分子结构及晶体结构。

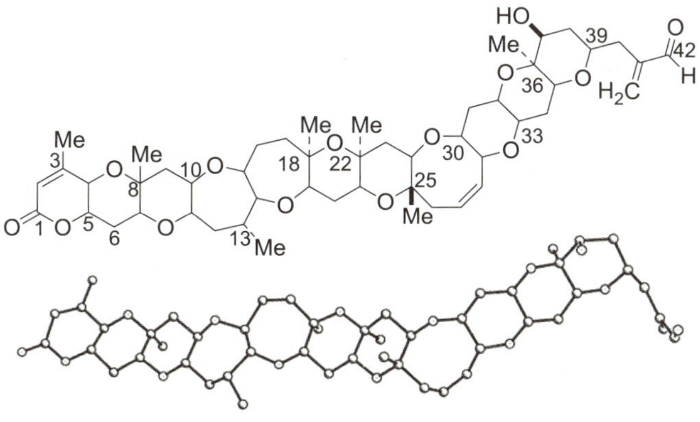

图 3-32 breueloxin B 的分子结构及晶体结构

2. **中草药中新骨架化合物结构测定** 现在采用核磁及其他手段确定化合物的结构时，往往要参考一些已知结构的信息，但是，自然界仍然存在一些人类尚未认知的新骨架化合物，没有可以借鉴的信息，此时核磁和其他鉴定手段就显得无力。而 X 射线单晶衍射最突出的优点就是即使不知道待测化合物的结构，也可以不通过其他辅助手段，完全独立的完成化合物结构分析，X 射线单晶衍射是中草药中新骨架化合物结构测定最有效、最便捷的方法。

如从红花五味子(*Schisandra rubriflora*)中分离得到了一系列新奇的降三萜化合物[26]，这些化合物都是新骨架化合物，在对他们的结构解析时采用了 X 射线单晶衍射方法。其中，对化合物红花五味子二内酯(rubrifloradilactone C)的结构鉴定时，采用了各种核磁共振技术，包括 ^{1}H NMR、^{13}C NMR、HSQC、H-H COSY、HMBC 和 ROESY 等也未能得到化合物的全部结构信息。最后通过对该化合物进行了简单的衍生化后，生成乙酰化产物，成功地得到了化合物的单晶，通过 X 射线单晶衍射确定了该化合物的结构[27]。

实验条件：以甲醇为溶剂进行重结晶，获得了无色无规则晶体。选取大小为 0.3mm × 0.3mm × 0.2mm 的晶体用于衍射实验，用 Mo 靶 (λ=0.710 73Å) 为衍射源进行数据收集，用直接法进行结构解析和精修，获得了 rubrifloradilactone C 的空间结构。rubrifloradilactone C 属于正交晶系，$P\ 2_12_12_1$ 点群，晶胞参数为：a=12.760(3)Å，b=14.510(3)Å，c=16.907(3)Å，残差因子为 R=0.058，图 3-33 为乙酰化的 rubrifloradilactone C 的分子结构及晶体结构。

又如 sumadains A 和 sumadains B 为从草豆蔻(*Alpinia katsumadai Hayata*)中分离得到的一对结构特异的查耳酮与倍半萜缩合的化合物[28]。Sumadains A 与 B 的结构没有文献报道过，在进行结构解析时，测试了 1D NMR 和 2D NMR 核磁共振谱，也不能完全确定该化合物的结构，最后获得了晶体，通过单晶衍射测定了该化合物的结构(图 3-34)。

实验条件：sumadain A 以甲醇 / 氯仿为溶剂进行重结晶，获得了橙色片状晶体。选取大小为 0.47mm × 0.46mm × 0.35mm 的晶体用于衍射实验，于 Bruker Smart-1000 CCD 衍射仪，以 Mo 靶 (λ=0.710 73Å) 为衍射源进行数据收集，用直接法进行结构解析和精修，获得了 sumadain A 的空间结构。Sumadain A 属于单斜晶系，$P\ 2_1$ 点群，晶胞参数为 a=14.117 7(14)Å，b=12.001 4(12)Å，c=15.630(2)Å，β=111.327(2)°，残差因子为 R=0.069 8(CCDC-684851)。

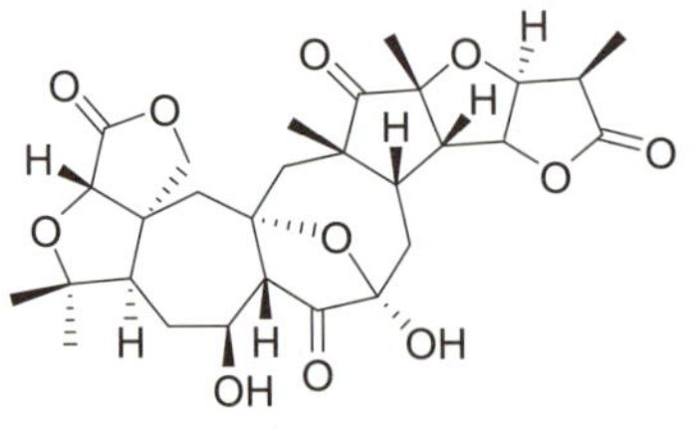

rubrifloradilactone C

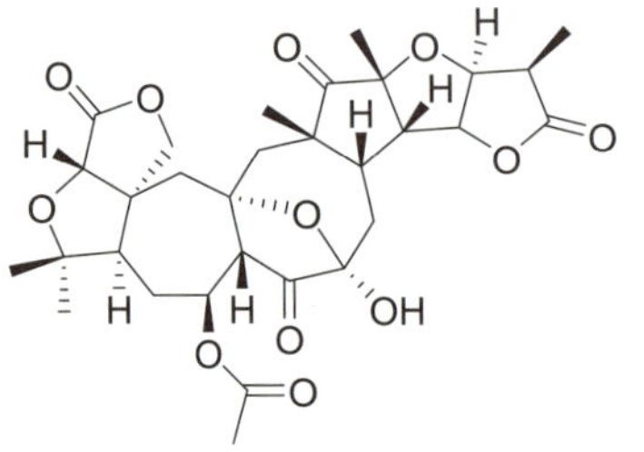

acetate derivative of rubrifloradilactone C

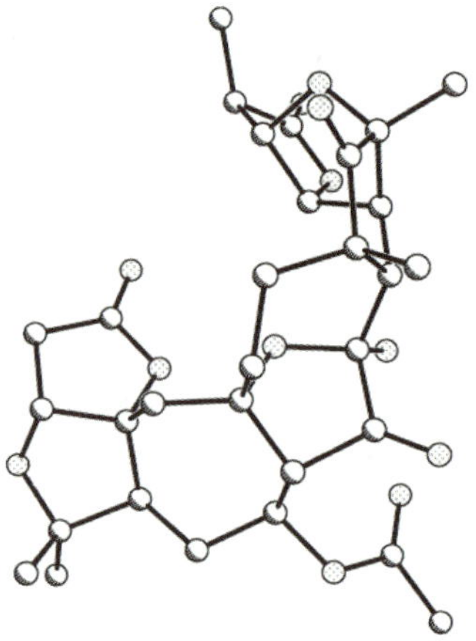

图 3-33 rubrifloradilactone C 及其衍生物结构

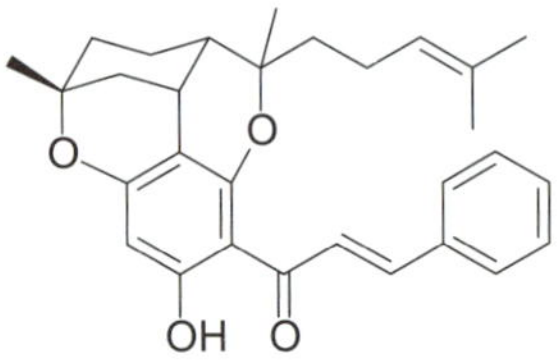

sumadains A

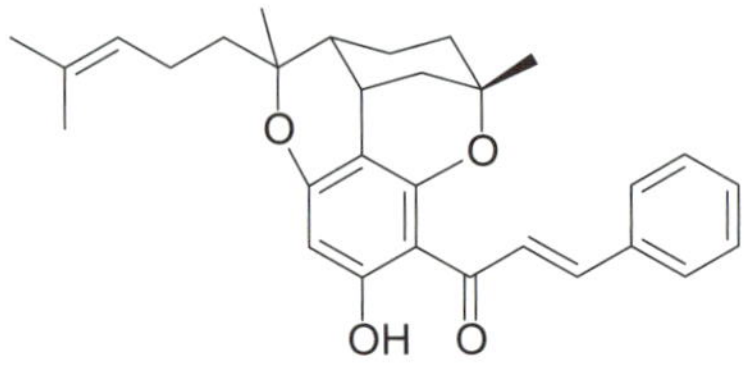

sumadains B

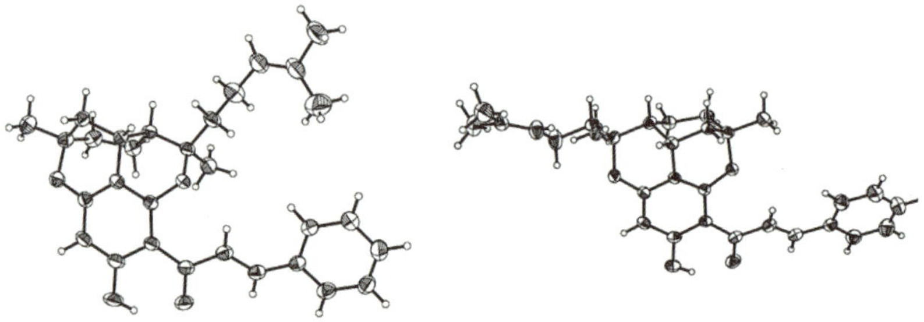

图 3-34 sumadains A 和 B 的结构式及晶体结构

Sumadain B 以甲醇 / 氯仿为溶剂进行重结晶，获得了橙色片状晶体。选取大小为 0.41mm × 0.30mm × 0.18mm 的晶体用于衍射实验，于 Bruker Smart-1000 CCD 衍射仪，以 Mo 靶（λ=0.710 73Å）为衍射源进行数据收集，用直接法进行结构解析和精修，获得了 sumadain B 的空间结构。Sumadain B 属于单斜晶系，$P\ 2_1$ 点群，晶胞参数为 a=8.981 4（10）Å，b=11.445 4（18）Å，c=11.977（2）Å，β=95.307（2）°，残差因子为 R=0.046 4（CCDC-684852）。

3. 确定疑难结构 X 射线单晶衍射技术具有独立性和可靠性的特点，所以可以用来确定一些疑难结构，比如一些化合物中的未知原子、一些同分异构体结构的确定、不同分子构象的确定以及勘误已经确定的错误结构等等。

Aspernigrin A 是从海绵的黑曲霉菌培养物中分离得到的化合物，其结构最初被定为 5- 乙酰基 -4- 苄基嘧啶 -2（1H）- 酮[29]，如图 3-35 所示。其后，通过 X 射线单晶衍射测定了该化合物的结构[30]，确定 aspernigrin A 的正确结构为 5- 乙酰基 -2- 苄基嘧啶 -4（1H）- 酮（图 3-35）。其实这两个结构差别只在 1 位氮原子和 3 位取代基团的位置，NMR 不是很容易确定，而用单晶衍射则很容易确定其取代位置。

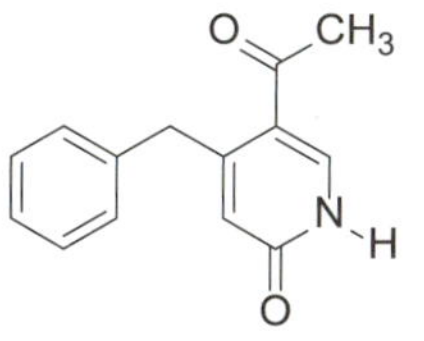

5-乙酰基-2-苄基嘧啶-4(1H)-酮

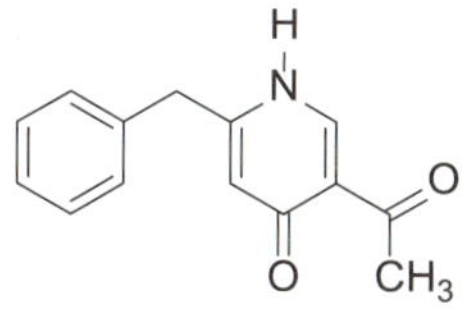

aspernigrin A

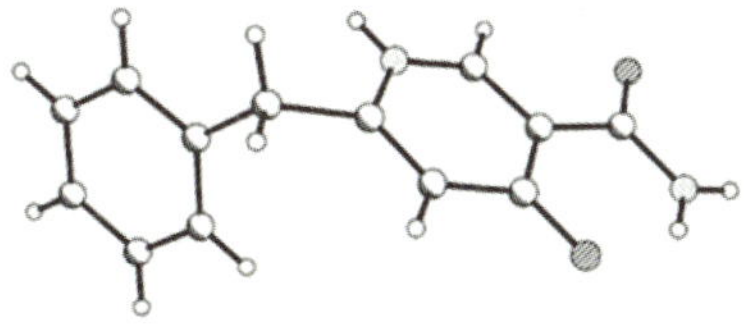

图 3-35　aspernigrin A 的结构及晶体结构

4. 确定化合物的绝对构型　化合物的绝对构型的确定是天然产物结构鉴定中非常重要的一个内容，常用的方法有 Mosher 方法、CD 激子手性法、圆二色谱法，但是这些方法或多或少都有一定的局限性。X 射线单晶衍射技术在确定化合物绝对构型时具有无与伦比的优越性。X 射线单晶衍射技术之所以能够确定化合物绝对构型，是由于反常散射现象的存在。一般而言，采用 Mo 靶作为衍射源，只有分子中含有重原子（P 以后的元素）才能确定该分子的绝对构型；如果采用 Cu 靶作为衍射源，可以引起的反常散射要强于 Mo 靶，所以只要含有氧原子即可确定该化合物的绝对构型。

反常散射确定分子绝对构型的方法是：选取由反常散射引起强度变化明显的 20 多对衍射对 $(H,-H)$，对已测定的晶体结构计算（$|F_H|-|F_{-H}|$）的符号，并与实验衍射强度值 (I_H-I_{-H}) 的符号相比，若符号相同，表示所测定的分子构型正确；否则应为与其相反的构型。由于重原子产生的反常散射效应比较大，所以在测定手性化合物时一般都通过衍生化，引入重原子，比如常用溴原子，来测定化合物的绝对构型，不过在引入重原子时，一定要清楚所引入基团对原来化合物构型所引起的变化。除此之外，X 射线单晶衍射在确定化合物的结构时，只要知道其中一个手性中心的绝对构型，就可以确定所有手性中心的绝对构型。这一点和其他表征手段不同，像核磁在确定化合物的结构时是一个一个确定，所以有可能部分手性中心确定的没有问题，而部分又是错误的，X 射线单晶衍射确定化合物的结构是整体考虑到，要么其绝对构型完全正确，要么所有手性中心的构型都是相反的。所以，在确定分子的绝对构型时可以以已知绝对结构的化合物为参考手性中心确定待测化合物的绝对构型，最常见的是采用酒石酸为已知手性参考分子，培养酒石酸与待测分子形成的复合物晶体，通过 X 射线单晶衍射测定复合物结构，然后通过已知酒石酸的绝对构型确定目标化合物的绝对构型。在天然产物中通过 X 射线单晶衍射确定化合绝对构型的方法常用的有以下两种。

(1) 用反常散射法确定化合物的绝对构型：rohitukine 为从印度植物 *Dysoxylum binectaniferum* 中分离得到的色原酮类生物碱[31]，具有显著的生物活性。该化合物具有两个手性中心（3′ 和 4′），通过常规波谱方法确定了其相对构型后，在其 3′- 羟基引入对溴苯甲酰基，测定了这个衍生物的晶体结构，利用重原子散射得到了该化合物的绝对构型为 (3′*S*,4′*R*)[32]（图 3-36）。

Ibhayinol 为从南非海兔中分离得到的三环倍半萜化合物，该化合物具有 7 个手性中心，最初通过各种核磁手段和分子模拟确定其相对构型如图 3-37 所示[33]。由于其自身含有重原子 Br，所以其后采用重原子的反常散射确定了该化合物的绝对构型为 1*S*,3*S*,4*S*,6*R*,7*S*,10*R*,11*S*[34]。从晶体衍射得到的结论和前面通过核磁确定的相对结构可以发现，通过核磁确定的结构中有 5 个手性中心（1,6,7,10,11）是错误的，2 个手性中心(3,4)是正确的。这也恰好反映了单晶衍射是整体考虑，要么所有的原子构型正确，要么就完全相反。

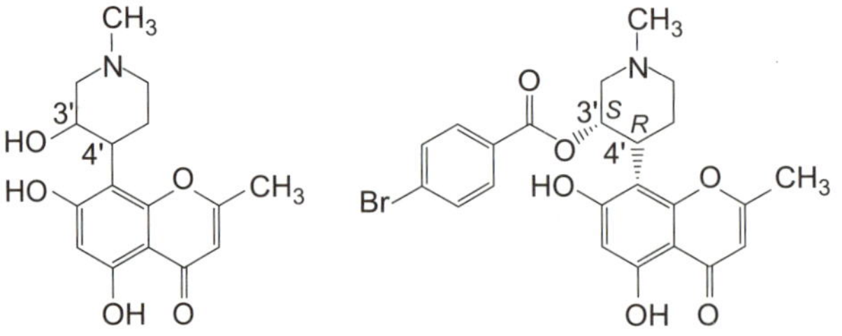

图 3-36　rohitukine 的结构式及其衍生物的结构式

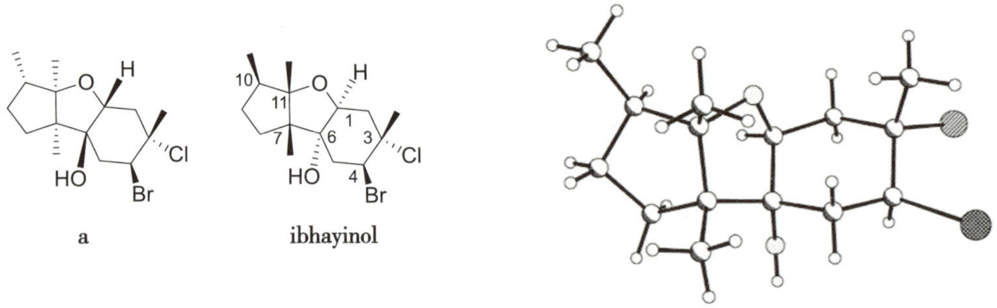

图 3-37　ibhayinol 分子结构及晶体结构

(2) 引入已知绝对构型的手性因素确定化合物绝对构型：引入已知绝对构型的手性因素确定化合物绝对构型方法，常用一些经典的手性因素，比如酒石酸。Yoshida 等为了确定 **1** 的绝对构型，对其进行了处理，形成了 **1** 和酒石酸的复合物，测定了其晶体结构。在确定其绝对构型时，以已知的酒石酸的绝对构型为参考，通过这个已知手性参考因素的绝对构型最终确定了化合物 **1** 的绝对构型（图 3-38）[35]。

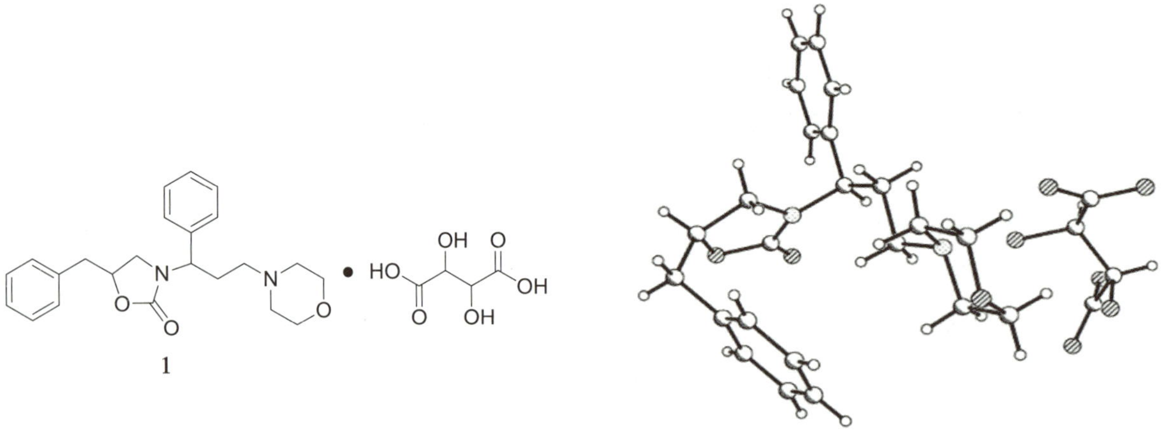

图 3-38　化合物 **1** 与酒石酸复合物的分子结构及晶体结构

四、量子化学计算法

对于绝大多数的有机化合物，通过前述的核磁共振、质谱、CD 激子手性法、Mosher 法、X 射线单晶衍射法等的综合运用可以对其结构进行准确的表征。但是对于一些特殊的分子结构，如季碳很多、NMR 信号不完整、分子柔性较强无法得到晶体、CD 谱规律不明显等，上述方法无法准确解决其结构问题。如果遇到这些问题，我们还可以选择通过计算的方法，来进一步佐证我们的推测，获得分子的结构信息。

实验中，我们得到一张确切的谱图，但是不知道这张谱图对应的是哪一个结构，理论计算时，不论是 ECD 和 VCD，还是 ROA 和 NMR 等，可以很明确地知道所输入的结构模型的绝对构型，并且与计算谱图一一对应。而将理论计算与实验测定结果沟通起来的就是谱图。理论计算 ECD、VCD、ROA 和 NMR 等的基本过程包括如下过程：分子模型的建立、构象搜索与优化、理论计算、谱图处理与构型的确定。首先，要建立待测定化合物的结构，这一步很重要，直接决定计算的成败。建立模型的方法有两种方法：①第一种方法通过晶体结构建立分子模型。有些化合物虽然现在研究发现是手性分子，但其晶体为外消旋化合物，其晶体结构可以用来建模。晶体结构可以从剑桥晶体数据库（The Cambridge Crystallographic Data Centre，CCDC，https://www.ccdc.cam.ac.uk/）获得。值得指出的是，若有晶体结构的模型，可以省去构象搜索和结构优化这一工作量最大的部分，直接进行计算；②第二种方法就是结合各种波谱技术得到的结果建立模型，比如通过 NMR、UV、IR 和 MS 等方法。模型建立好了就要进行构象的搜索和结构优化，每个构象可以产生不同的谱图，甚至是相反的谱图，实验中的谱图是众多构象的一个玻尔兹曼加权的结果，一般以低能构象的贡献为主。构象分析可以采用 Gaussian、HyperChem、CONFLEX、MOE 等程序进行搜索，对搜索得到的低能量的优势构象采用量化软件，如 Gaussian、Gamess、Q-Chem 和 ORCA 等进行结构优化。因为构象分布遵循玻尔兹曼分布规律，能量越低的构象其分布的概率大，分布概率小的构象对结果的贡献可以忽略不计。为了节省资源和提高效率，将最低能量在 3.0kcal/mol 之内的构象输出进行下一步的不同构象的理论计算，这一部分是最耗时和最难做的一个步骤，直接影响后续的最终理论计算结果。然后，进行每个构象的理论计算。现在使用最为广泛的是时间依赖密度泛函理论方法（TDDFT，time-dependent density functional theory）。最后，将计算得到的每个理论的结果，进行校正，通过玻尔兹曼加权产生归一化的计算谱图，通过比对计算结果和实验谱图得出化合物的结构。

众所周知，分子存在着众多的构象异构体，各种构象异构体并不是平均分布的，处于热平衡状态下的分子符合玻尔兹曼分布规律（maxwell-boltzmann distribution），总是以其最稳定的构象为主要的存在形式，这些最稳定的构象我们称为优势构象。手性分子的谱图，电子圆二色谱（ECD），还是 ROA 和 NMR 等是化合物在工作温度下所有构象共同作用的结果。所以，对化合物的构象搜索是进行理论计算的重中之重，构象搜索结果会直接影响最终的计算结果。下面以几个实例分别说明理论计算在天然药物化学成分结构研究中的应用。

1. 理论计算 NMR 在结构鉴定中的应用 在复杂结构的解析中，我们可能会遇到这样的情况：用 NMR 等波谱方法去解析一个化合物时，可能会同时给出多种可能的候选结构，无法获得准确的结论。由于化合物的特性，又无法培养单晶来获得晶体结构。在这种情况下，采用电子结构理论特别是密度泛函理论（density functional theory，DFT），一种用电子密度来研究多电子体系电子结构的从头计算量子力学（quantum mechanics，QM）方法，来预测这些候选结构的化学位移或偶合常数则非常有效。通常，其中一个结构的理论预测值与实验值的匹配远远好于其他结构，从而使结构指认的可信度大为提高。大量有关量子化学计算 ^{1}H 和 ^{13}C NMR 化学位移 和 ^{1}H-^{1}H SSCC（自旋 - 自旋偶合常数）的文献在过去几十年被不断报道。随着线性回归分析、CP3 和 DP4 统计分析和最新理论预测方法的出现，DFT 计算、NMR 化学位移和偶合常数的可行性已被全面建立，在天然产物结构鉴定中的运用越来越广泛。

由于 DFT 方法的高效性和易用性，DFT 计算在现代量子化学的应用方面非常流行，其中就包括

NMR 光谱性质的计算。从近 10 年 DFT 在理论预测 ^{1}H NMR 化学位移和 ^{13}C NMR 化学位移的发展来看，适当的选择泛函、基组和采用的溶剂模拟等的组合（在几何优化、计算频率和计算屏蔽常数的不同计算步骤）能够改善 DFT 理论计算 ^{1}H NMR 化学位移和 ^{13}C NMR 化学位移的 accuracy/cost 比。其次，给出较好结果的是 B3LYP 方法。具体的计算方法与细节，大家可以参考相关的综述文章[36,37]。

下面以草豆蔻中二聚体的结构研究为例，说明计算法在结构鉴定中的运用[38]。草豆蔻为一常用中药，其具有代表性的化合物为黄酮、萜类及两者聚合形成的杂聚体。Yang 等从草豆蔻中分离到了一种卡瓦内酯衍生物（katsumadain）的二聚体 katsumadain C（图 3-39），在进行结构解析时，根据 UV、IR、MS 和 NMR 推断该化合物是 katsumadain 的二聚体，分析发现会产生两种二聚体，即通过头在同侧和异侧的二聚体（图 3-40），这两种二聚体的 UV、IR 和 NMR 差别很小，很难通过实验谱图进行推断。

于是通过理论计算两种不同结构化合物的 ^{13}C NMR 谱图，并将计算值与实验值进行相关性分析，发现头尾相连方式的相关性系数要大一些，提示头尾相连更合理，最后，通过结合文献总结的质谱规律，确定了该化合物为头尾相连的方式。最终，此结果也被科研人员合成得到，证实了结构推测的可靠性。

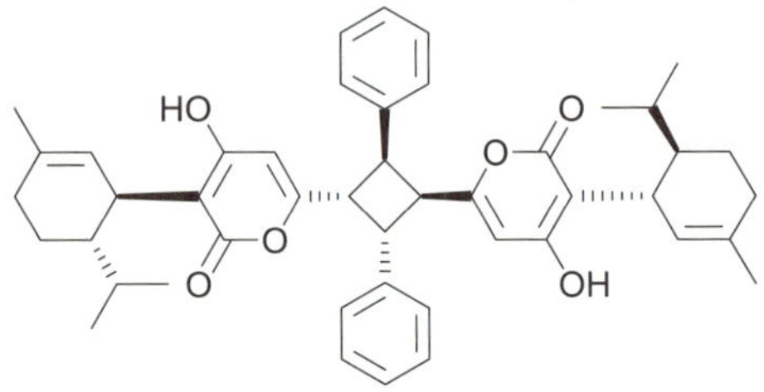

katsumadain C

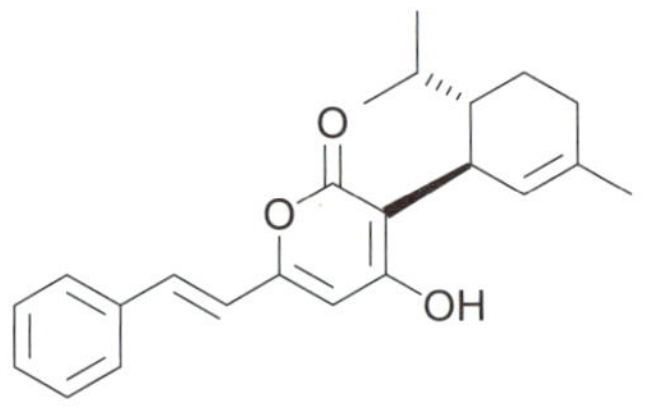

katsumadain

图 3-39　katsumadain C 和 katsumadain 的结构

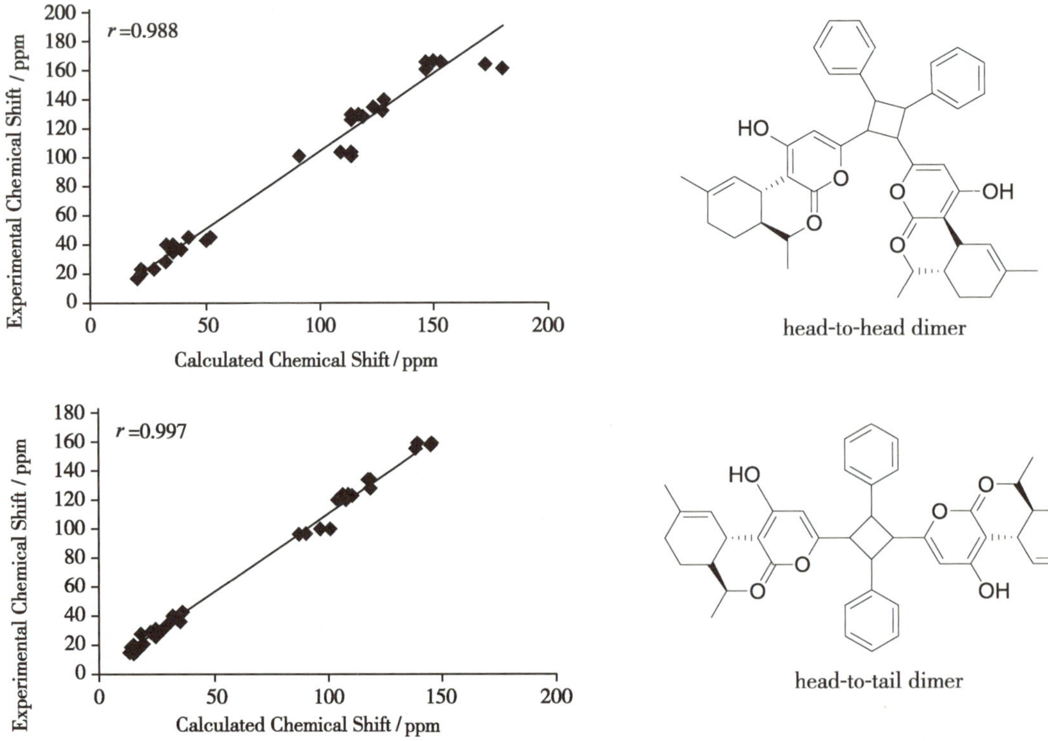

图 3-40　katsumadain C 的理论计算和实验 ^{13}C NMR 的相关性

2. 理论计算ECD　CD是利用手性化合物对组成平面偏振光的左旋和右旋圆偏振光的吸收系数不同,测定吸收系数之差 $\Delta\varepsilon$ 随波长的变化。测定手性化合物紫外吸收的CD为电子圆二色谱(electronic CD,ECD),测定手性化合物红外吸收的 CD 为振动圆二色谱(vibrational CD,VCD)。由于 ECD 测试仪器发展相对较早,"八区律""激子手性法"等方法的发现和发展,以及样品用量较少,易回收,因而 ECD 被广泛应用于天然产物绝对构型的确定中。随着量子化学的发展,量子化学 ECD 计算开始应用于天然产物绝对构型研究中。该方法利用量子化学方法对手性化合物的两种对映异构体进行 ECD 计算,对比实验值与两种可能的对映异构体 ECD 图谱的相似性从而确定手性化合物的绝对构型。ECD 计算方法逐渐成为天然产物绝对构型确定中强有力的工具。ECD 测试要求手性化合物具有紫外吸收,且手性源在发色团附近能产生 Cotton 效应。只要化合物在 ECD 测试中显示出 Cotton 效应均可通过 ECD 计算方法确定化合物的绝对构型。相比有机合成、X 射线单晶衍射、Mosher 等方法,该法相对简便、样品损失少,唯一所需消耗的是计算时间。同时通过 ECD 计算还可分析引起化合物 ECD 变化的原因和规律,有助于研究化合物绝对构型与 ECD 之间的关系,使一个化合物的 ECD 推广应用于确定具有结构相似的其他手性化合物绝对构型中。

分析 ECD 计算的整个过程,构象分析、图谱计算和图谱拟合等步骤中,准确的构象分析是影响整个 ECD 计算结果准确度的关键。只要准确获得化合物的低能构象,ECD 计算结果一般都能与实验值具有比较高的相似度。对于量子化学计算方法,普遍认为计算时考虑色散效应对提高计算精度是必要的。在 Gaussian 03 与最新的 Gaussian 09 D.01 中有多种方法可以考虑色散效应。Gaussian 09 D.01 还提供了包含色散效应的杂化密度泛函 APFD 方法。当然,目前 ECD 计算不能完美地解决所有天然产物绝对构型问题,仍存在一定的局限。例如:①有些光学纯化合物在 ECD 测试中无 Cotton 效应或 Cotton 效应强度不高,ECD 计算方法无法解决这类化合物绝对构型的确定,要使用其他方法,如 VCD 方法;②ECD 测试需要在溶液中进行,而目前量子化学对于溶剂处理方法仍存在缺陷,导致通过量子化学方法获得的低能构象不一定是真实溶液态下的低能构象,影响 ECD 计算的可信度;③对于结构中存在过多柔性结构且结构复杂的天然产物,由于其在常温下低能构象数量巨大,计算时间很长,往往会超出一般配置的计算能力和计算资源。

需要指出的是在对对映异构体进行 ECD 计算时,对映异构体的 ECD 理论中应该是完全对称的,彼此呈镜像关系,所以一对对映异构体只需要计算其中任何一个构型即可。而实际中,有时计算的对映体的两个 ECD 也不是呈现很好的镜像关系,这与计算时输入的结构构象、计算方法和软件等有关;有时实验的 ECD 不呈现完全的镜像关系,这与现实中光学单体的纯度、测量溶剂、仪器和温度有关。另外,理论计算与实验的结果不可能完全一致。因为,理论计算是理想状态,而实验测定中,单体化合物的纯度、仪器状况、环境温度等均对实验结果有影响,一般只要理论与实验 ECD 的趋势相同即可。

3. 理论计算能垒　轴手性化合物双香豆素 1a 和 1b 为胡晓君[39]等通过生物转化香豆素得到的化合物(图 3-41)。确定其结构时,发现这类二聚体由于连接的单键位阻,限制了单键的旋转,所以产生了手性轴。通过理论计算 ECD 确定了其绝对构型,并计算了 C—C 键在 M- 型转化为 P- 型时所需要的能垒(图 3-42),发现途径一和途径二分别需要 27.84kcal/mol 和 39.32kcal/mol,而这样大的能垒一般认为是不可能进行转化的,证明 M- 型和 P- 型异构体在自然界可以稳定存在。

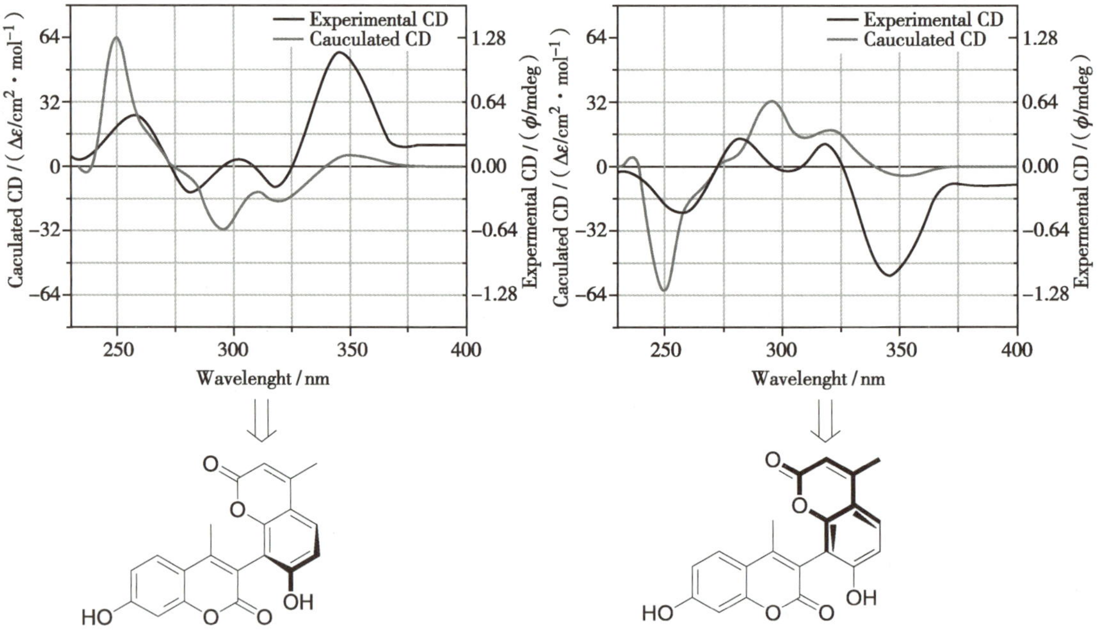

1a　　　　　　1b

图 3-41　轴手性化合物 **1a** 和 **1b** 的实验和计算 ECD

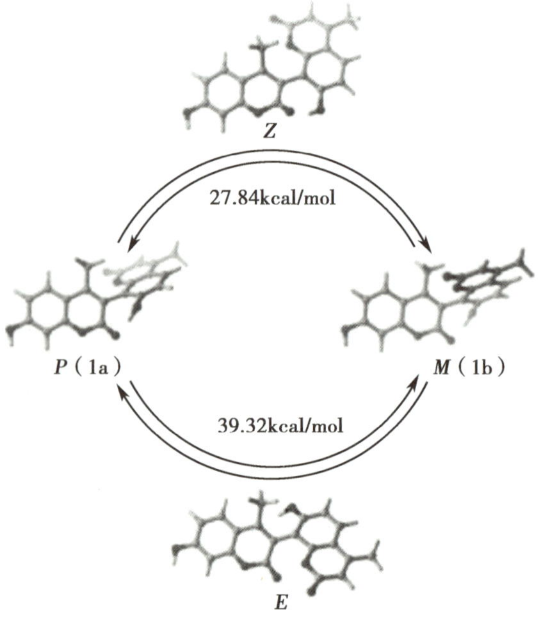

图 3-42　轴手性化合物 **1a** 和 **1b** 的能垒

在进行化合物的光学性质等的理论计算时，为了避免得到错误的结论，需要注意以下问题：①一般而言，结构中的手性中心越少，计算结果越准确；②化合物的刚性越强，计算结果越可靠；③化合物的初始模型构建和构象分析非常重要。总体而言，要综合利用各种化合物绝对构型确定的方法，相互印证，才能得到可靠性比较高的结果。

天然产物的结构解析是一个非常复杂的过程，随着科技的进步，修正结构的实例也越来越多[40]。总之，由于天然产物结构的复杂性，以及现代研究对结构鉴定的高要求，需要综合运用各种方法与技术，比如NMR、MS、单晶衍射技术、理论计算等，来相互印证结构解析的结论，使我们的结论更加准确和可靠。

第三节　结构测定实例

一、萜类化合物 sarglaperoxide A 的结构测定[24]

Sarglaperoxide A（结构如图 3-43 所示）分离自传统中药草珊瑚的果实，为无色柱状结晶，紫外吸收在 228nm。其分子式由高分辨电喷雾质谱确定为 $C_{23}H_{28}O_5$（m/z=402.227 4［M+NH$_4$］$^+$，计算为

$C_{23}H_{32}NO_5$, 402.227 5)。ESI-MS 还显示了丢失 32Da 的主要碎片离子，提示分子中可能有过氧键。其 ^{1}H NMR（图 3-44）和 HSQC 仅显示了一个特征的高场亚甲基信号：δ_H 0.82（H-2α，ddd，J=8.6，8.6，5.5Hz），0.71（H-2β，m），提示该化合物含有乌药烷型倍半萜单元。^{1}H NMR 和 HSQC 还显示了一个 E 型双键上的氢信号：δ_H 6.04（H-3′，d，J=16.0Hz），6.35（H-4′，dd，J=16.0，10.3Hz），及一个末端双键的氢信号：δ_H 4.76（H-15，br. s），5.07（H-15，d，J=1.5Hz）。另外，在氢谱上可观察到总共 5 个甲基信号。该化合物的 ^{13}C NMR（图 3-45）显示了 23 个碳信号，与高分辨质谱结果一致。其包括一个共轭酮羰基（δ_C 197.4），一个共轭酯羰基（δ_C 173.0），三对碳碳双键（δ_C 162.0，151.0，139.7，136.0，124.9 和 107.2），以及三个连氧碳（δ_C 88.8，88.3 和 81.6）。其中，连氧碳信号相比正常的连氧碳明显偏低场移动，也提示分子中可能存在过氧键。该化合物的 HMBC（图 3-46）上显示了 CH_3-1′ 与 C-3′ 和 C-4′ 相关，H-3′ 与 C-5′ 相关，H-4′ 与 C-2′ 相关，以及 CH_3-7′ 和 CH_3-8′ 与 C-5′ 相关，表明分子中存在一个 8 个 C 的结构片段。剩余的 15 个碳很容易推导出来自于一个乌药烷型倍半萜单元。而这两个单元之间的连接可通过关键 HMBC 相关推导，即 H-4′ 与 C-8 相关，H-5′ 与 C-7 相关，说明 C-5′ 与 C-8 相连。另外，根据该化合物分子式以及 C-6′（δ_C 81.6）和 C-9（δ_C 88.3）的化学位移，最终推断在 C-6′ 和 C-9 之间存在一个过氧桥。

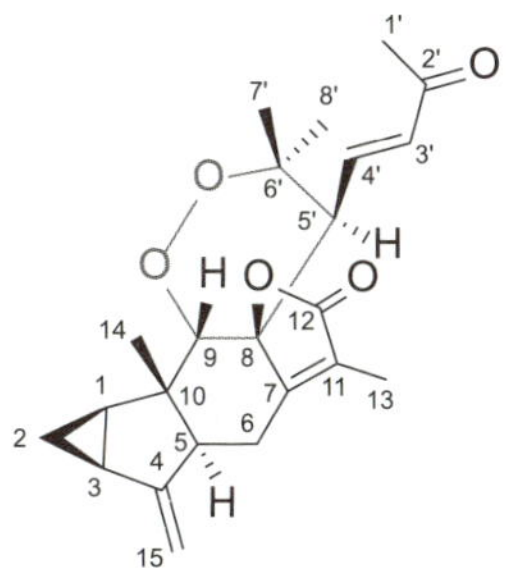

图 3-43　sarglaperoxide A 的结构

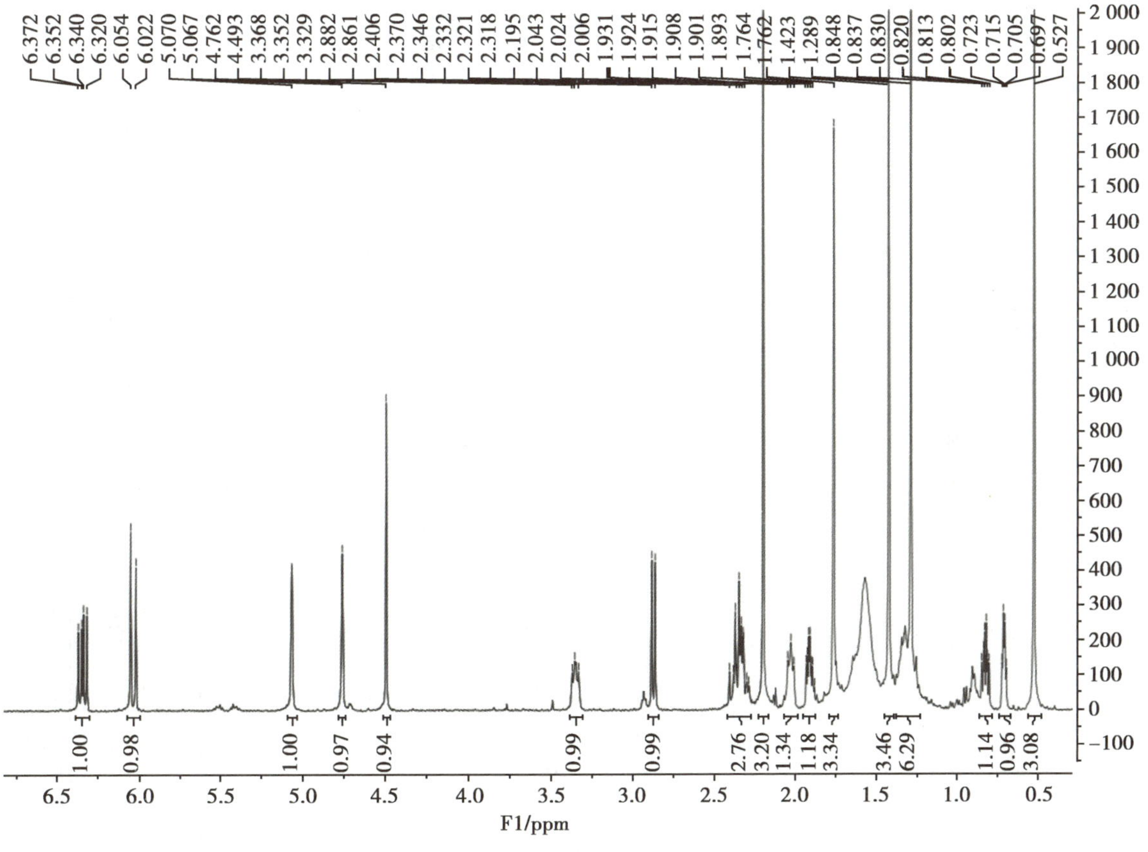

图 3-44　化合物 sarglaperoxide A 的 ^{1}H NMR（$CDCl_3$，600MHz）

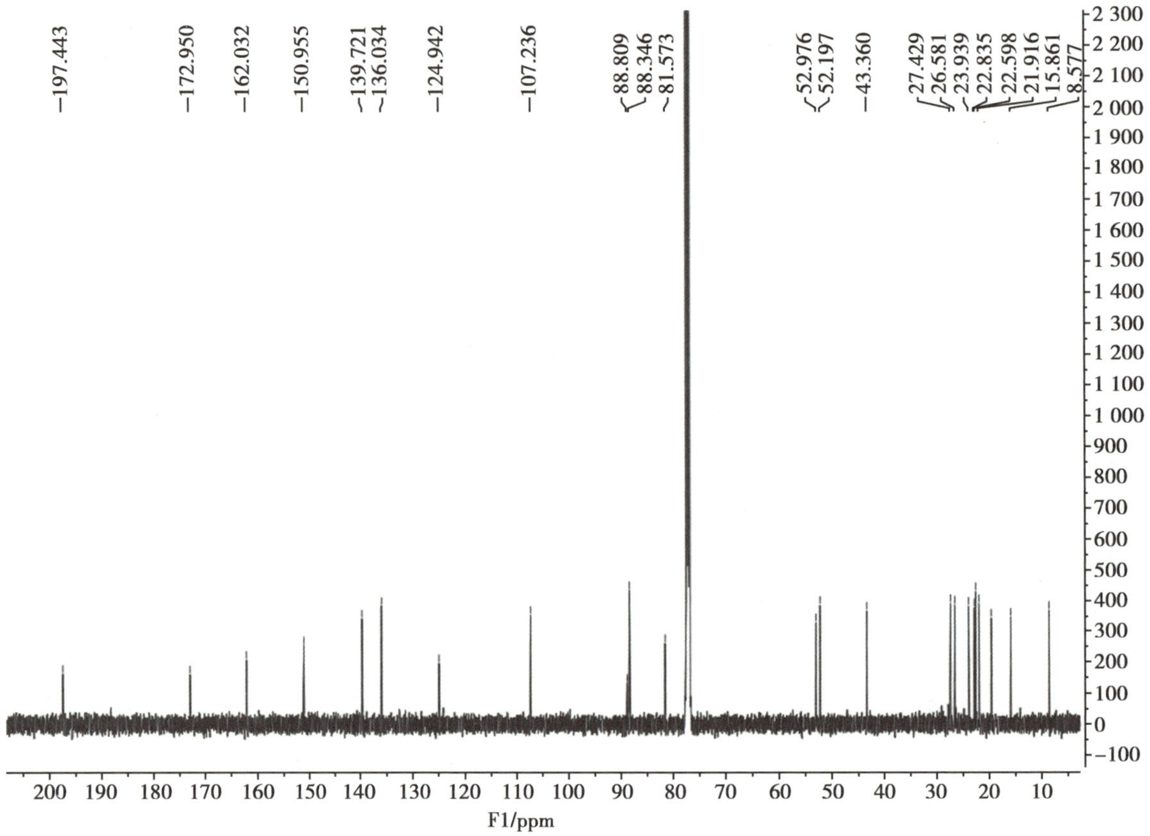

图 3-45　化合物 sarglaperoxide A 的 ^{13}C NMR（$CDCl_3$，150MHz）

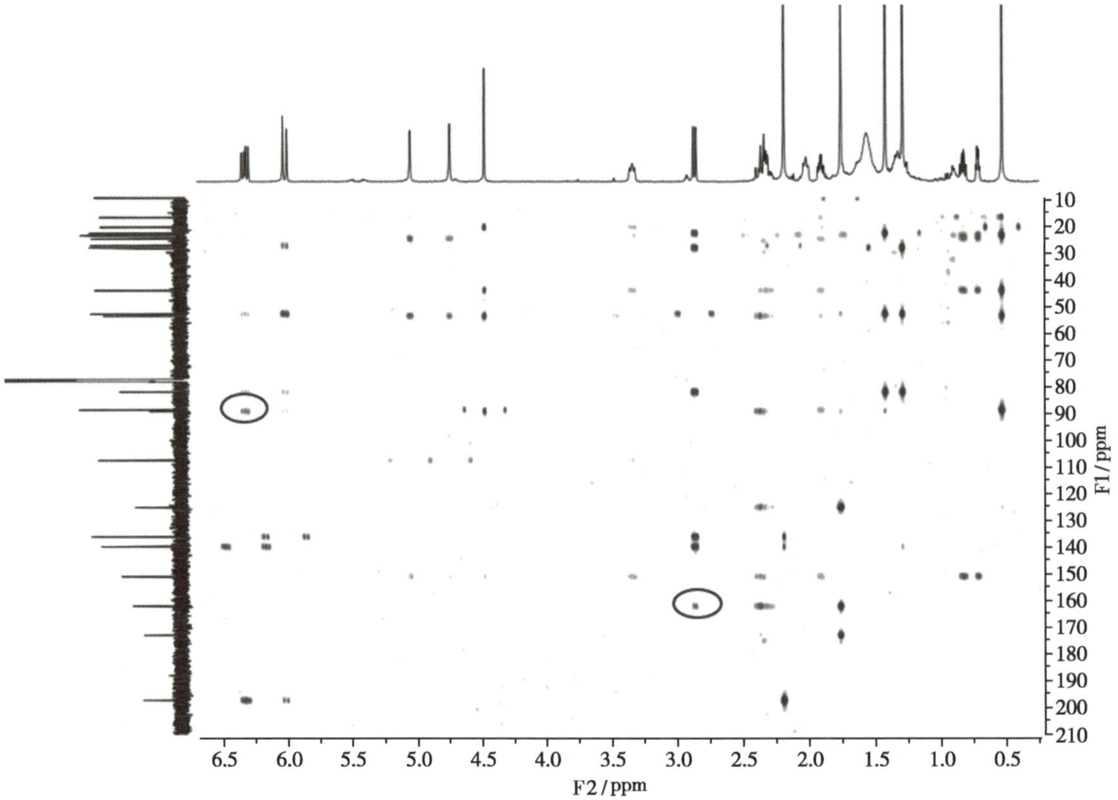

图 3-46　化合物 sarglaperoxide A 的 HMBC

该化合物的相对构型通过 ROESY（图 3-47）确定。H-2β 与 CH_3-14，H-9 与 CH_3-14 相关，说明它们是同一朝向，暂定为 β；H-1 和 H-3 分别与 H-2α 相关，并且在 H-5 与 CH_3-14（或 H-9）之间没有相关信号，说明 H-1、H-2α、H-3 和 H-5 为 α 朝向。由此可见，该化合物中的乌药烷片段与此前的化合物中构型一致。而 H-5 和 CH_3-8′ 分别与 H-5′ 相关，表明 H-5′ 和 CH_3-8′ 也都是 α 朝向。双键$\Delta^{3'(4')}$的构型定为 *E* 型，是通过 ROESY 谱上 H-3′ 与 H-5′ 相关以及 H-4′ 与 CH_3-1′ 相关推导而来。Sarglaperoxide A 的 ^{1}H NMR 和 ^{13}C NMR 数据详见表 3-3。

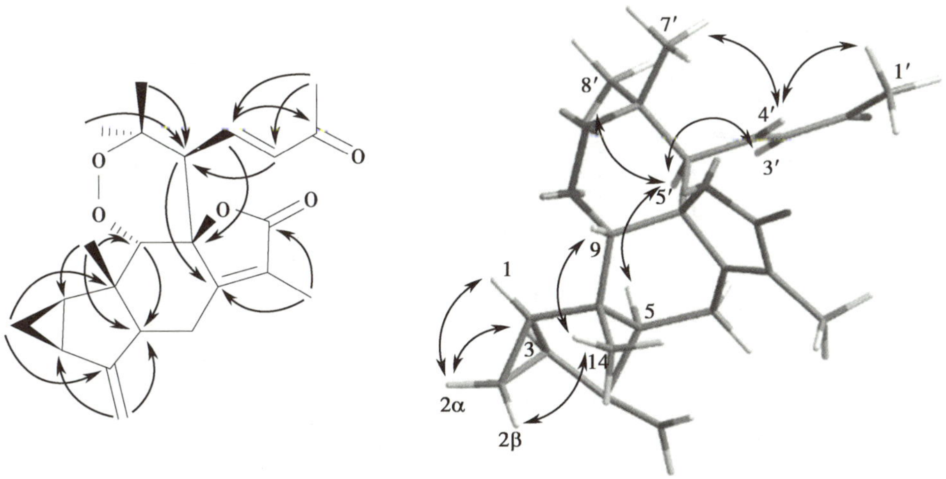

图 3-47　化合物 sarglaperoxide A 的关键 HMBC 相关（H → C）和 ROESY 相关（H ↔ H）

表 3-3　sarglaperoxide A 的 ^{1}H NMR（600MHz）和 ^{13}C NMR（150MHz）数据（$CDCl_3$，*J* in Hz）

编号	片段 A		编号	片段 B	
	δ_H（*J* in Hz）	δ_C		δ_H（*J* in Hz）	δ_C
1	1.91，ddd（7.9，7.9，3.9）	22.6	1′	2.20，s	26.6
2α	0.82，ddd（8.6，8.6，5.5）	15.9	2′		197.4
2β	0.71，m		3′	6.04，d（16.0）	136.0
3	2.02，m	23.9	4′	6.35，dd（16.0，10.3）	139.7
4		151.0	5′	2.87，d（10.3）	52.2
5	3.35，dd（11.5，7.9）	53.0	6′		81.6
6α	2.35，m	22.8	7′	1.29，s	21.9
6β			8′	1.42，s	27.4
7		162.0			
8		88.8			
9	4.49，s	88.3			
10		43.4			
11		124.9			
12		173.0			
13	1.76，d（1.0）	8.6			
14	0.53，s	19.6			
15	5.07，d（1.5）	107.2			
	4.76，br. s				

从结构上可以看出，sarglaperoxide A 的母核上包含两个相邻的发色团，α，β- 不饱和酮（C-2′-C-3′-C-4′）和 α，β- 不饱和 γ- 内酯（C-7′-C-11′-C-12′），且这两个发色团的最大吸收波长很接近，理论上可以产生比较标准的 CD 激子手性。CD 结果显示，在 241nm（Δε +3.44）显示正的第一 Cotton 效应，在 218nm（Δε −5.32）显示负的第二 Cotton 效应，两个 Cotton 效应对称性很高。也就是说该母核具有正的激子手性，对应两个发色团呈右手螺旋，由此确定了 sarglaperoxide A 的绝对构型。此外，我们从其甲醇溶液中获得了单晶，于是通过 XRD（Cu 靶）实验获得了该化合物的单晶结构（图 3-48），该实验进一步证确了 sarglaperoxide A 的平面结构和绝对构型[Flack 参数为 −0.01（6）]。

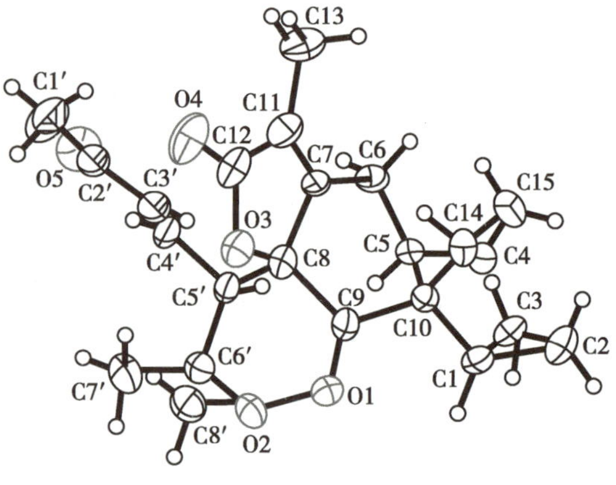

图 3-48　化合物 sarglaperoxide A 的晶体结构

通过上述的质谱、核磁、CD 激子手性法和 X 射线单晶衍射方法的综合运用，最终确定了 sarglaperoxide A 的平面结构、相对构型和绝对构型。

二、多环多异戊烯基间苯三酚化合物 hypermongone A 的结构测定[41]

Hypermongone A（图 3-49）分离自中药金丝桃的花，为无色油状物，在甲醇 / 水溶液中培养得到无色棱晶。HR-ESI-MS 给出该化合物的分子式为 $C_{32}H_{48}O_5$（实验值 *m/z* 535.339 5 [M+Na]$^+$，计算值 535.339 4），有 9 个不饱和度。IR（KBr，v_{max}）光谱显示出羟基（3 437cm^{-1}）、羰基（1 726cm^{-1}）和双键（1 655cm^{-1} 和 1 619cm^{-1}）的特征吸收。^{1}H NMR（图 3-50）中有 2 个异戊烯基的烯氢信号（δ_H 4.92，1H，t，*J*=6.5Hz；5.00，1H，t，*J*=6.7Hz），8 个甲基信号（δ_H 1.11–1.66，s），和一组 2- 甲基 - 丁酰基信号（δ_H 1.17，3H，d，*J*=6.5Hz；0.88，3H，t，*J*=7.5Hz；2.16，1H，m；1.69，1H，m；1.36，1H，m）。其 ^{13}C NMR（图 3-51）中可以观察到特征性烯醇化的 β- 丙二酮片段（δ_C 191.1，120.0 和 172.0），同时化合物的特征紫外吸收也能证实上述片段的存在[λ_{max}（log ε）203nm（1.87）和 279nm（2.40）]。除此之外，还可以观察到两个非共轭的酮羰基碳信号（δ_C 208.5 和 206.5）和两对双键碳信号（δ_C 133.6，132.3，124.5，122.4）。上述紫外以及核磁数据表明该化合物可能是具有双环[3.3.1]壬烷 -2，4，9- 三酮母核的假贯叶金丝桃素的类似物（adhyperforin）。

通过比较分子式以及碳谱数据，发现该化合物比假贯叶金丝桃素少了 4 个碳信号，其中包括一组异戊烯基的双键碳信号，由此可以推测其与 papuaforin D 结构相似，在母核上具有一个特征的甲基取代。

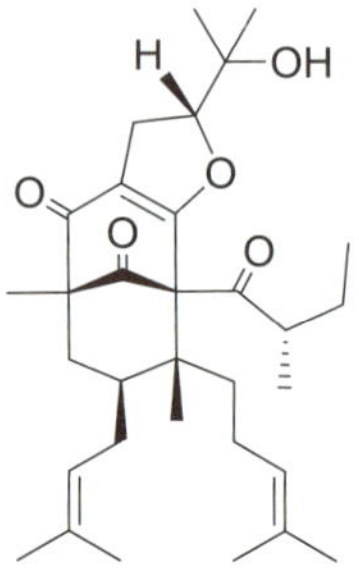

图 3-49　hypermongone A 的结构

在化合物的 HSQC 和 HMBC（图 3-52 和图 3-53）中，可以观察到一个孤立的甲基 Me-15（δ_H 1.22）与 C-4（δ_C 191.1）、C-5（δ_C 60.1）、C-6（δ_C 41.8）以及 C-9（δ_C 206.5）的相关信号，由此证实了上述推测。通过比较一维核磁数据可以发现，该化合物与 papuaforin D 的最大区别在于后者结构中 2，2- 二甲基 -2*H*- 吡喃环（表 3-4）。在该化合物的 HMBC 中，H_2-10 与 C-2、C-3、C-4、C-11 和 C-12；H-1 与 C-2、C-3 和 C-12；Me-13 与 C-11、C-12 和 C-14；以及 Me-15、H_2-6 与 C-4 的相关信号（图 3-53），表明化合物 hypermongone A 中存在一个二氢呋喃环片段，而不是刚刚提到的 papuaforin D 中的

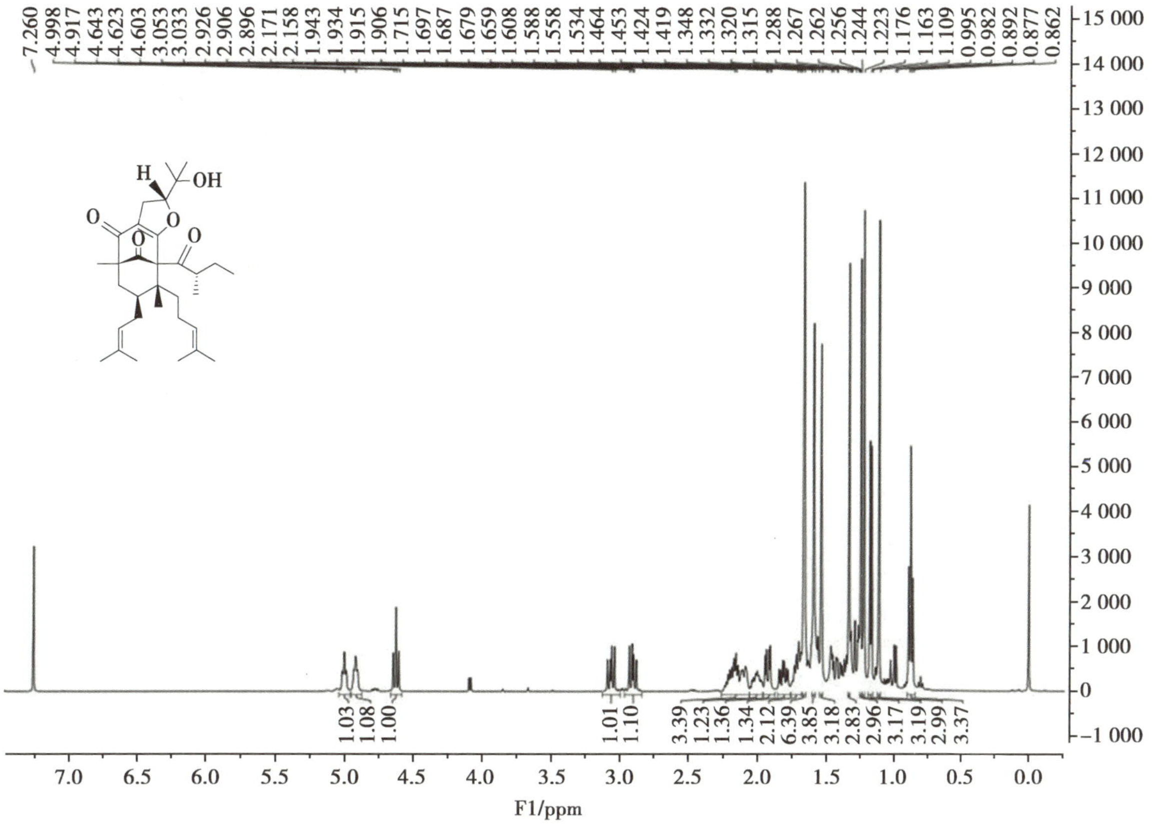

图 3-50　化合物 hypermongone A 的 ^{1}H NMR（$CDCl_3$，600MHz）

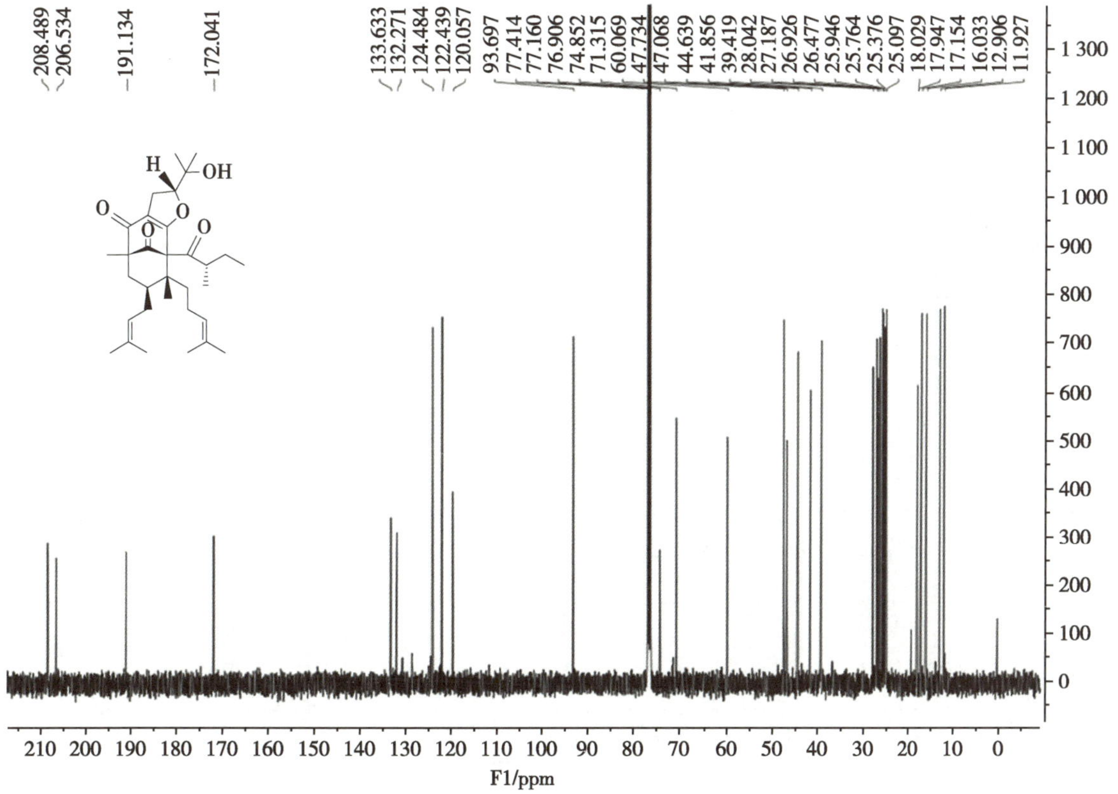

图 3-51　化合物 hypermongone A 的 ^{13}C NMR（$CDCl_3$，150MHz）

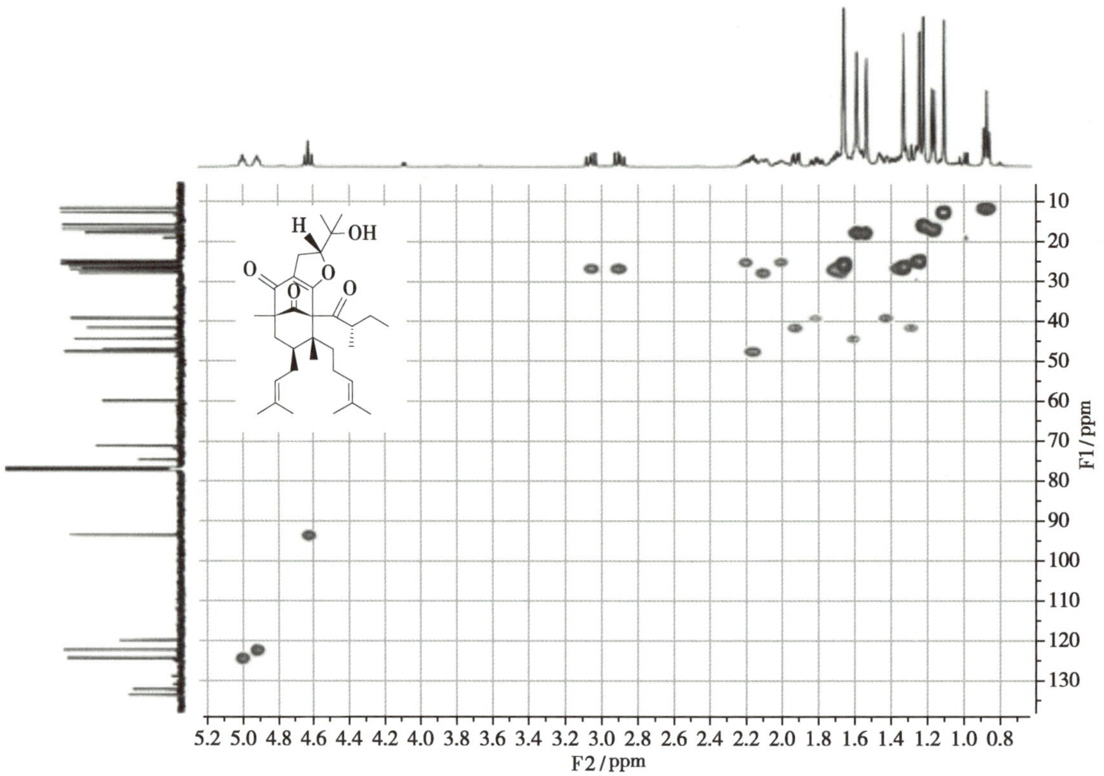

图 3-52　化合物 hypermongone A 的 HSQC

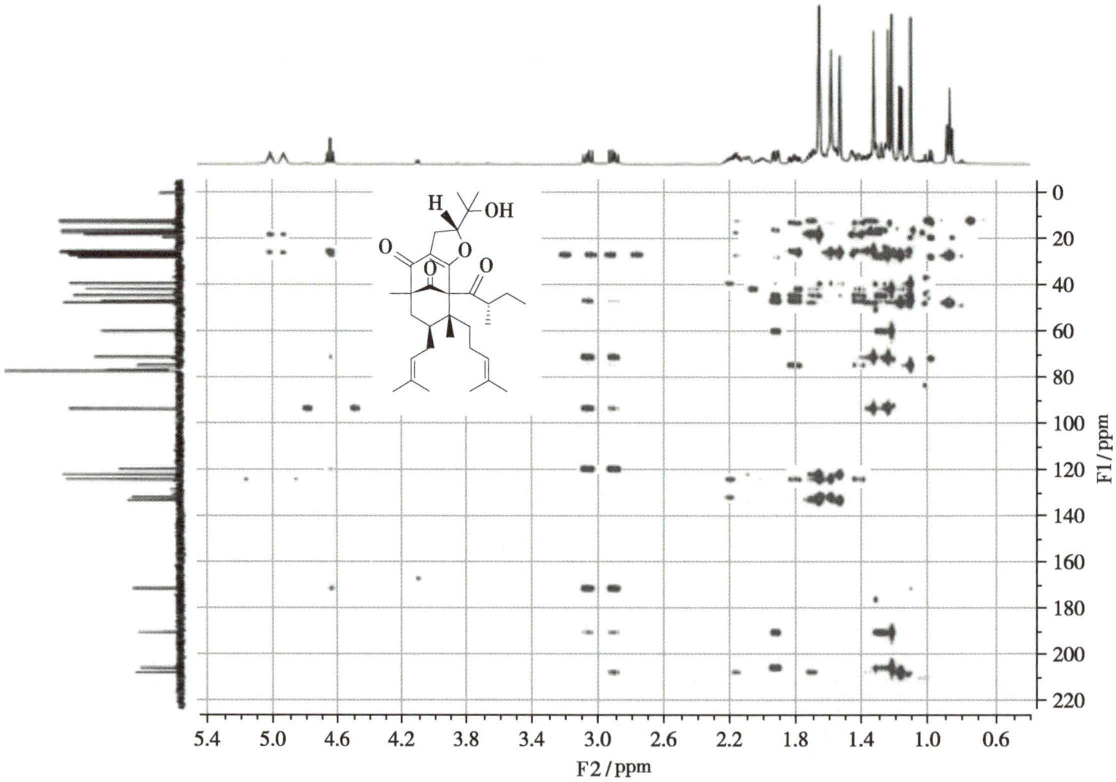

图 3-53　化合物 hypermongone A 的 HMBC

2,2-二甲基-2*H*-吡喃环。在 PPAPs 类化合物的结构中，C-3 位的异戊烯基与 C-2 位的烯醇发生环合的时候，可能出现两种环合方式，即形成类似呋喃环或类似的吡喃环结构。综上所述，该化合物的平面结构得以确定，是一个罕见的具有特征 C-5 位甲基取代以及二氢呋喃环的[3.3.1]母核经典 PPAPs 类化合物（图 3-54）。

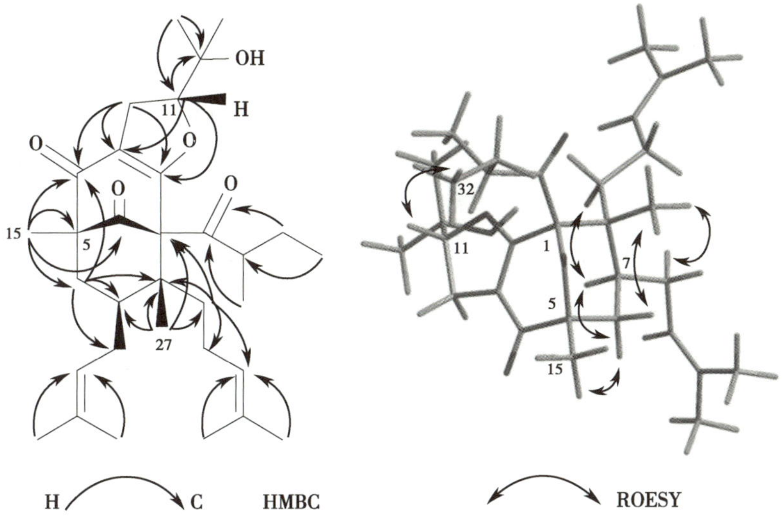

图 3-54 化合物 hypermongone A 的关键 HMBC 和 ROESY 相关

化合物 hypermongone A 的相对构型是通过一维核磁数据以及 ROESY 确定的。借鉴 Grossman R. B. 等总结的确定[3.3.1]母核 PPAPs 骨架上 C-7 位异戊烯基取代基相对构型的方法，我们将其确定为外型 PPAPs，即 C-7 位异戊烯基的构型为 β 型（H-6β 和 H-7 的偶合常数为 13.9Hz、C-6 上的两个氢之间的差值为 0.63ppm、C-7 的碳谱化学位移为 44.6ppm）。同时，在该化合物的 ROESY 谱中（图 3-55），Me-27 与 H-16、Me-27 与 H-6β 以及 H-6α 与 H-7 的相关信号也进一步证实了上述确定的 C-7 位的相对构型（图 3-55）。Me-15 与 H-6α 以及 H-7 与 H-21 的 ROESY 相关信号表明，hypermongone A 在 C-1，C-5 和 C-8 的相对构型与 papuaforin D 的相同。进而，二氢呋喃环上 H-11 的 β 朝向是通过 H-11 与 Me-32 的关键 ROESY 相关信号确定的（图 3-55）。Hypermongone A 的 ^{1}H NMR 和 ^{13}C NMR 数据详见表 3-4。

表 3-4 hypermongone A 的 ^{1}H NMR（600MHz）和 ^{13}C NMR（150MHz）数据（$CDCl_3$，*J* in Hz）

No.	δ_C	δ_H，mult（*J*，Hz）	No.	δ_C	δ_H，mult（*J*，Hz）
1	74.8		8	47.1	
2	172.0		9	206.5	
3	120.0		10a		3.06，dd（14.9，10.1）
4	191.1		10b	26.9	2.90，dd（14.9，10.1）
5	60.1		11	93.7	4.62，t（10.1）
6		1.92，dd（13.9，4.4）	12	71.3	
6	41.8	1.29，t（13.9）	13	25.1	1.24，s
7	44.6	1.61，m	14	26.5	1.33，s

续表

No.	δ_C	δ_H,mult(J,Hz)	No.	δ_C	δ_H,mult(J,Hz)
15	16.0	1.22,s	23	124.5	5.00,t(6.7)
16a	28.0	2.11,m	24	132.3	
16b		1.70,m	25	17.9	1.59,s
17	122.4	4.92,t(6.5)	26	25.8	1.66,s
18	133.6		27	12.9	1.11,s
19	18.0	1.53,s	28	208.5	
20	25.9	1.66,s	29	47.7	2.16,m
21a	39.4	1.81,m	30	17.2	1.17,d(6.5)
21b		1.42,m	31a	27.2	1.69,m
22a	25.4	2.20,m	31b		1.36,m
22b		2.00,m	32	11.9	0.88,t(7.5)

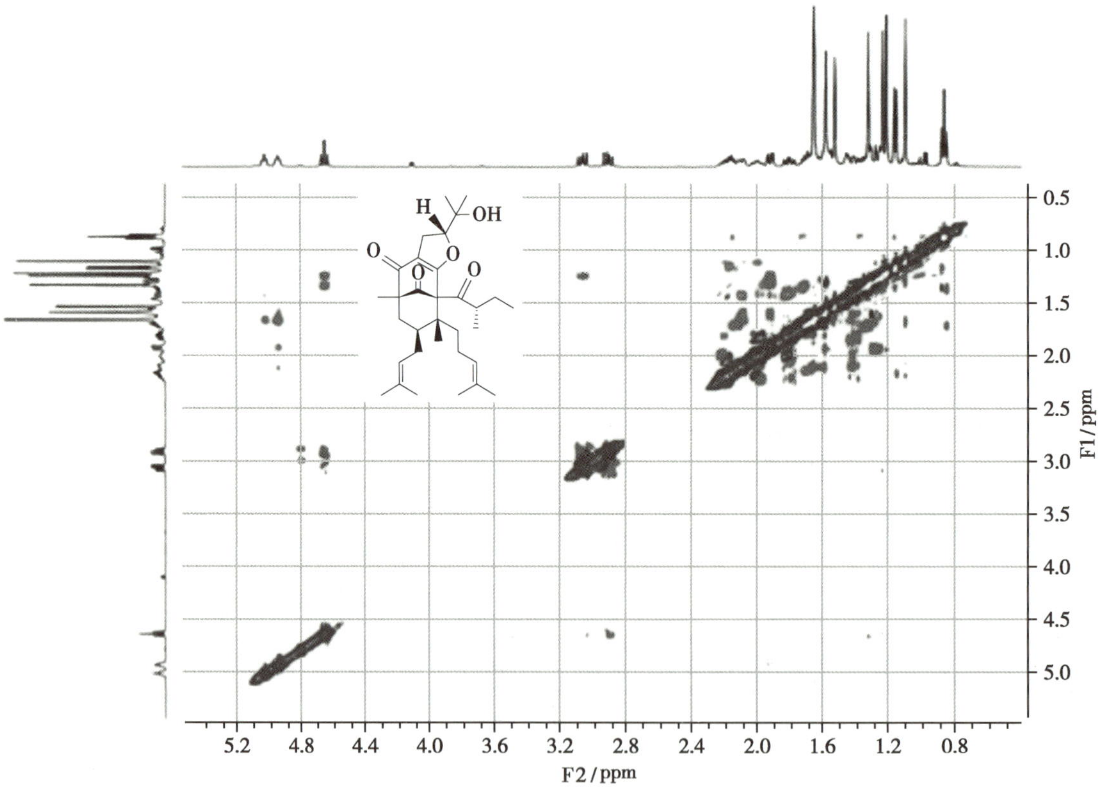

图 3-55 化合物 hypermongone A 的 ROESY

关于化合物 hypermongone A 中多个手性中心绝对构型的确定,通过如下方法确定(见图 3-56):①先用 CD 激子手性法确定该化合物中双环[3.3.1]壬烷母核的绝对构型;②用 X 射线单晶衍射技术进一步确定化合物母核以及侧链上的绝对构型,同时验证总结的 CD 激子手性规律以及前文中确定的该化合物的平面结构以及相对构型。具体如下,由于母核上非共轭的羰基[C-9,277nm($\Delta\varepsilon$ +2.53,n–π^* 跃迁)]和烯醇化的 β- 丙二酮[307nm($\Delta\varepsilon$ –1.70,n–π^* 跃迁)]这两个激子的相互作用,CD 谱中出现了一个负的激子手性，提示上述两个激子在空间上的排列为逆时针顺序，由此确定该化合物中双环[3.3.1]壬烷母核的绝对构型（图 3-56）。进而通过铜靶 X 射线单晶衍射技术得到了化合物 hypermongone A 的单晶结构（图 3-57）[Flack 常数为 0.08(19)]，验证了母核以及取代基上各手性碳原子的绝对构型（1*S*，5*R*，7*S*，8*R*，11*R* 和 29*S*）。

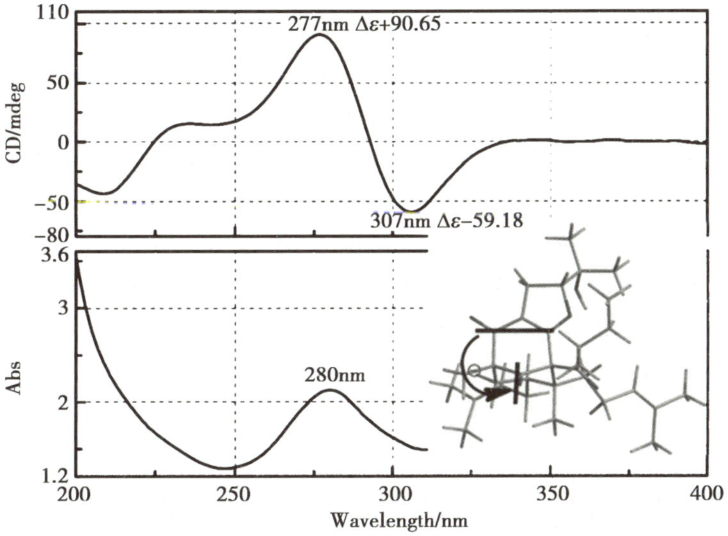

图 3-56　化合物 hypermongone A 的 CD 和 UV 谱，黑线表示两个激子

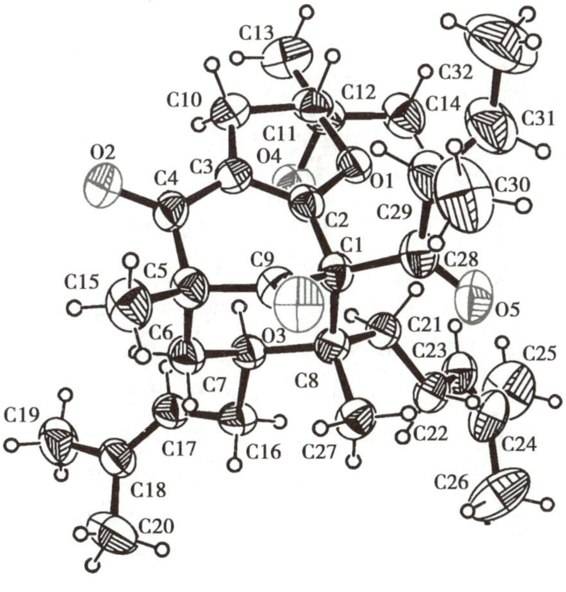

图 3-57　化合物 hypermongone A 的单晶结构

（孔令义　叶　阳　王小兵　薛贵明　徐文军）

参考文献

[1] GRAUSO L, TETA R, ESPOSITO G, et al. Computational prediction of chiroptical properties in structure elucidation of natural products [J]. Nat Prod Rep, 2019(36): 1005-1030.

[2] MANDI A, KURTAN T. Applications of OR/ECD/VCD to the structure elucidation of natural products [J]. Nat Prod Rep, 2019 (36): 889-918.

[3] TANTILLO DJ. Walking in the woods with quantum chemistry-applications of quantum chemical calculations in natural products research [J]. Nat Prod Rep, 2013 (30): 1079-1086.

[4] 郭洪利，王敏杰，张树军，等 . 心叶淫羊藿化学成分研究[J]. 中国药学杂志，2006 (14): 1060-1062.

[5] YANG XW, MA YL, HE HP, et al. Iridoid Constituents of Tarenna attenuate [J]. J Nat Prod, 2006 (69): 971-974.

[6] 彭国平，楼凤昌 . 碳碳相关谱测定 oplopanone 的结构[J]. 天然产物研究与开发，2001 (6): 9-11.

[7] LI YR, XU WJ, WEI SS, et al. Hyperbeanols F-Q, diverse monoterpenoid polyprenylated acylphloroglucinols from the flowers of *Hypericum beanii* [J]. Phytochemistry, 2019 (159): 56-64.

[8] LLABANI E, HICKLIN RW, LEE HY, et al. Diverse compounds from pleuromutilin lead to a thioredoxin inhibitor and inducer of ferroptosis [J]. Nat Chem, 2019 (11): 521-532.

[9] NYBERG NT, DUUS JO, SORENSEN OW. Editing of H2BC NMR spectra [J]. Magn Reson Chem, 2005 (43): 971-974.

[10] NYBERG NT, DUUS JO, SORENSEN OW. Heteronuclear two-bond correlation: Suppressing heteronuclear three-bond or higher NMR correlations while enhancing two-bond correlations even for vanishing (2) J (CH) [J]. J Am Chem Soc, 2005 (127): 6154-6155.

[11] MEIER S, BENIE AJ, DUUS JO, et al. 3D H2BC: A novel experiment for small-molecule and biomolecular NMR at natural isotopic abundance [J]. J Magn Reson, 2009 (200): 340-343.

[12] MEIER S, PETERSEN BO, DUUS JO, et al. Recent progress in heteronuclear long-range NMR of complex carbohydrates: 3D H2BC and clean HMBC [J]. Carbohyd Res, 2009 (344): 2274-2278.

[13] FURIHATA K, SETO H. Constant time HMBC (CT-HMBC), a new HMBC technique useful for improving separation of cross peaks [J]. Tetrahedron Lett, 1998 (39): 7337-7340.

[14] SANTORO J, KING GC. A Constant-Time 2d Overbodenhausen experiment for inverse correlation of isotopically enriched species [J]. J Magn Reson, 1992 (97): 202-207.

[15] NIU B, KE CQ, LI BH, et al. Cucurbitane glucosides from the crude extract of Siraitia grosvenorii with moderate effects on PGC-1α promoter activity [J]. J Nat Prod, 2017 (80): 1428-1435.

[16] WEI L, YANG J, HE X, et al. Structure and function of a potent lipopolysaccharide-binding antimicrobial and anti-inflammatory peptide [J]. J Med Chem, 2013, 56 (9): 3546-3556.

[17] HUNG WT, WANG SH, CHEN CH, et al. Structure determination of β-glucans from Ganoderma lucidum with matrix-assisted laser desorption/ionization (MALDI) mass spectrometry [J]. Molecules, 2008, 13 (8): 1538-1550.

[18] DALE JA, MOSHER HS. Nuclear magnetic resonance enantiomer regents. Configurational correlations via nuclear magnetic resonance chemical shifts of diastereomeric mandelate, O-methylmandelate, and .alpha.-methoxy-.alpha.-trifluoromethylphenylacetate (MTPA) esters [J]. J Amer Chem Soc, 1973, 95 (2): 512-519.

[19] LI QM, LUO JG, WANG RZ, et al. Involucratusins A-H: Unusual Cadinane Dimers from Stahlianthus involucratus with Multidrug Resistance Reversal Activity [J]. Sci Rep, 2016, 6 (1): 29744-29754.

[20] YU BW, LUO JG, WANG JS, et al. Pentasaccharide Resin Glycosides from Ipomoea pes-caprae [J]. J Nat Prod, 2011 (74): 620-628.

[21] WANG P, LI RJ, LIU RH, et al. Sarglaperoxides A and B, Sesquiterpene-Normonoterpene Conjugates with a Peroxide Bridge from the Seeds of *Sarcandra glabra* [J]. Org Lett, 2016 (18): 832-835.

[22] LIN YY, RISK M, RAY SM, et al. Isolation and structure of brevetoxin B from the "red tide" dinoflagellate Ptychodiscus brevis (Gymnodinium breve) [J]. J Am Chem Soc, 1981, 103 (22): 6773-6775.

[23] XIAO WL, LI RT, HUANG SX, et al. Triterpenoids from the Schisandraceae family [J]. Nat Prod Rep, 2008 (25): 871-891.

[24] XIAO WL, LEI C, REN J, et al. Structure Elucidation and Theoretical Investigation of Key Steps in the Biogenetic Pathway of Schisanartane Nortriterpenoids by Using DFT Methods [J]. Chem Eur J, 2008(14): 11584-11592.

[25] HUA SZ, WANG XB, LUO JG, et al. A pair of unique sesquiterpene–chalcone conjugates isolated from the seeds of Alpinia katsumadai [J]. Tetrahedron Lett, 2008(49): 5658-5661.

[26] HIORT J, MAKSIMENKA K, REICHERT M, et al. New Natural Products from the Sponge-Derived Fungus Aspergillus niger [J]. J Nat Prod, 2004(67): 1532-1543.

[27] YE YH, ZHU HL, SONG YC, et al. Structural Revision of Aspernigrin A, Reisolated from Cladosporium herbarum IFB-E002 [J]. J Nat Prod, 2005(68): 1106-1108.

[28] NAIK RG, KATTIGE SL, BHAT SV, et al. An antiinflammatory cum immunomodulatory piperidinylbenzopyranone from dysoxylum binectariferum: isolation, structure and total synthesis [J]. Tetrahedron, 1988, 44(7): 2081-2086.

[29] YANG DH, CAI SQ, ZHAO YY, et al. Determination of the Absolute Configuration of Rohitukine [J]. Chin Chem Lett, 2003, 14(7): 720-723.

[30] MCPHAIL KL, DAVIES-COLEMAN MT, COPLEY RCB, et al. New Halogenated Sesquiterpenes from South African Specimens of the Circumtropical Sea Hare Aplysia dactylomela [J]. J Nat Prod, 1999, 62(12): 1618-1623.

[31] COPLEY RCB, DAVIES-COLEMAN MT, EDMONDS DR, et al. Absolute Stereochemistry of Ibhayinol from a South African Sea Hare [J]. J Nat Prod, 2002, 65(4): 580-582.

[32] YOSHIDA S, YAMAMOTO M, AOKL Y, et al. Therapeutic Agent for Treating Dysuria (NC-1800): Absolute Configuration of the Enantiomers [J]. Chirality, 1999(11): 256-260.

[33] BURNS DC, MAZZOLAB EP, REYNOLDS WF. The role of computer-assisted structure elucidation (CASE) programs in the structure elucidation of complex natural products [J]. Nat Prod Rep, 2019(36): 919-933.

[34] LODEWYK MW, SIEBERT MR, TANTILLO DJ. Computational prediction of ^{1}H and ^{13}C chemical shifts: a useful tool for natural product, mechanistic, and synthetic organic chemistry [J]. Chem Rev, 2012, 112(3): 1839-1862.

[35] YANG CS, WANG XB, WANG JS, et al. A 2+2 Cycloaddition Dimer and a Diels-Alder Adduct from Alpinia katsumadai [J]. Org Lett, 2011(13): 3380-3383.

[36] HU XJ, WANG XB, KONG LY. alpha-Glucosidase Inhibitors via Green Pathway: Biotransformation for Bicoumarins Catalyzed by Momordica charantia Peroxidase [J]. J Agr Food Chem, 2013(61): 1501-1508.

[37] CHHETRI BK, LAVOIE S, SWEENEY-JONES AM, et al. Recent trends in the structural revision of natural products [J]. Nat Prod Rep, 2018, (35): 514-531.

[38] XU WJ, ZHU MD, WANG XB, et al. Hypermongones A-J, Rare Methylated Polycyclic Polyprenylated Acylphloroglucinols from the Flowers of *Hypericum monogynum* [J]. J Nat Prod, 2015(78): 1093-1100.

第四章　天然药物化学成分的结构修饰和合成

第一节　天然药物化学成分的分子特点及其结构修饰的意义

天然产物是自然界的生物历经千百万年的进化过程保留下来的二次代谢产物，结构类型丰富多样。目前在已发现的天然产物中约 40% 的基本骨架类型在有机合成化合物库中是从来没有的，再加上天然产物具有生物活性多样性的特点，使得这些新颖骨架的天然结构为药物研究开发提供了新思路。许多临床药物都直接来源于天然产物，或是以天然产物为基础研究开发的，比如作为药物半合成的前体、药物化学合成的模板以及为药物设计提供活性前体结构骨架、结构片段等。在多数情况下，天然产物表现出一定的生物活性，具有一定的药用价值。但由于部分天然产物活性强度、安全性、溶解性等方面的不足，不宜直接作为新药候选分子，需要对其进行结构修饰以获得更具成药性的分子，这是目前国内外新药创制的主要途径之一。

一、天然药物化学成分的分子特点

1. 结构的多样性和复杂性　天然产物的结构具有多样性，许多结构非化学家所能想象。例如青蒿素（artemisinin）的过氧键、内酯和环状缩酮共同镶嵌在稠合的三环体系中，既保存了氧化能力，也维持了分子的化学稳定性；紫杉醇（taxol）具有 6-8-6-4 四环稠合的骨架和基团的定向安排，确保了抑制微管蛋白的活性；C-1027 是含有环状烯二炔（endiynes）结构的抗癌抗生素，在微生物体内稳定存在，当遇到环境中的亲核性试剂，烯二炔重排成苯 1,4- 双自由基，可与亲核中心例如 DNA 发生强效的共价结合。

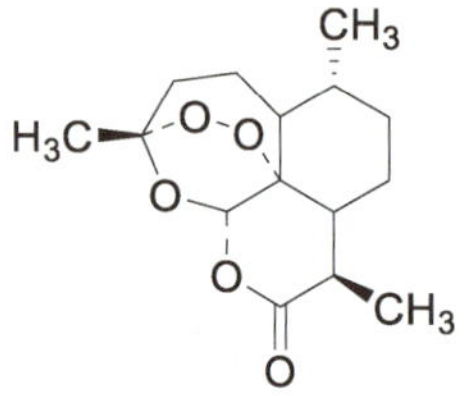

青蒿素　artemisinin

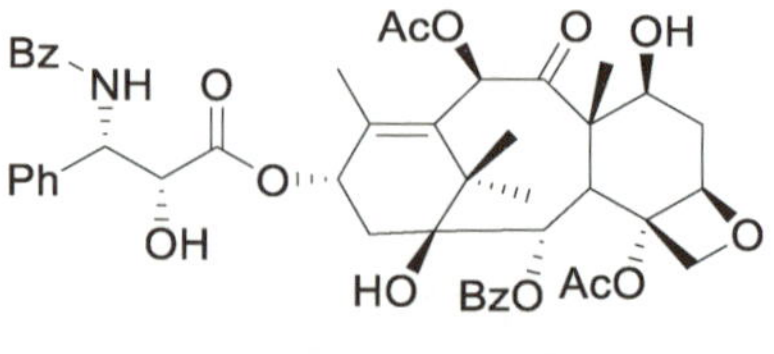

紫杉醇　taxol

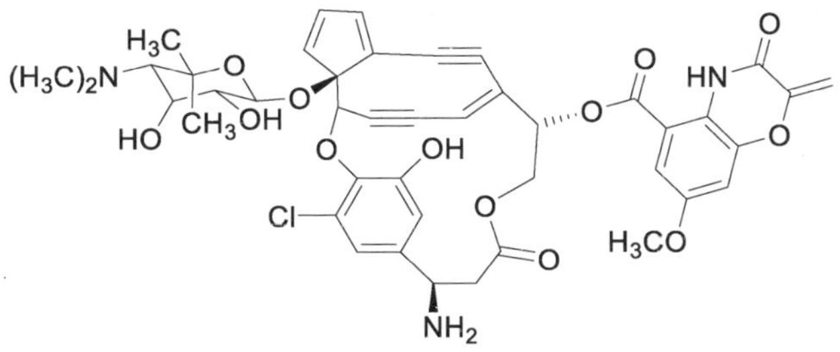

C-1027

复杂的结构保障了活性的特异性，但也增加了化学合成的难度。有些天然产物结构中有“多余”的原子，并不参与同靶标的结合，对物化性质、生物药剂学和药代性质构成不利的影响。结构改造中宜去除那些冗余的原子和片段，提高化合物的配体效率（ligand efficiency）。所谓配体效率是指药物或配体中每个非氢原子对于同受体靶标结合能的贡献，结合能越高，活性越强，高配体效率的化合物意味着分子中含较少“多余”的原子，因而配体效率是分子性质的一种度量。

2. 含较多的 sp^3 杂化的碳原子，含较少氮元素和卤素　天然产物的结构中多含有 sp^3 杂化的碳原子，四面体碳原子连接成链状或环状化合物，成为柔性较强的分子，例如免疫调节剂他克莫司（tacrolimus）和抗肿瘤药埃博霉素 B（epothilone B）都是大环内酯类药物，免疫调节剂冬虫夏草中有效成分 ISP-1 为柔性开链化合物。但也有例外，如喜树碱为芳香共轭的稠合环，sp^2 杂化的碳居多。

大多数天然产物由 C、H 和 O 组成，较少含 N，即使有氮原子，数量也少，可能是植物和微生物固氮能力差的缘故（豆科植物除外）。这一特征，为结构修饰和变换提供了多种选择。氮原子亲核性强于氧和碳，可成三价或五价，可因碱性而成盐，也可为中性的酰胺，可成环、芳香化，可稠合，可为端基，也可为连接基。天然产物几乎不含卤素，但海洋生物常含有溴原子。

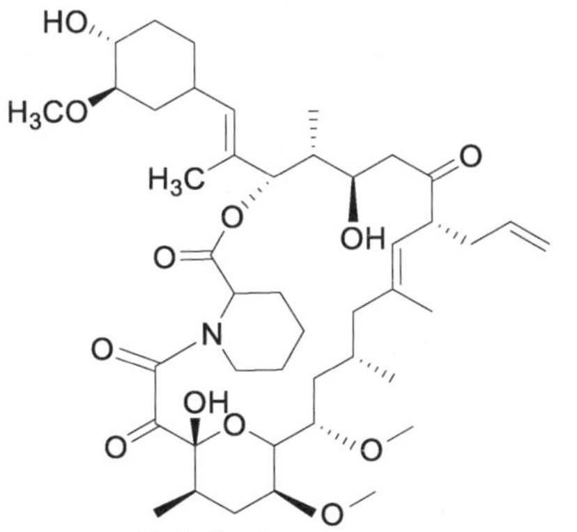

他克莫司　tacrolimus

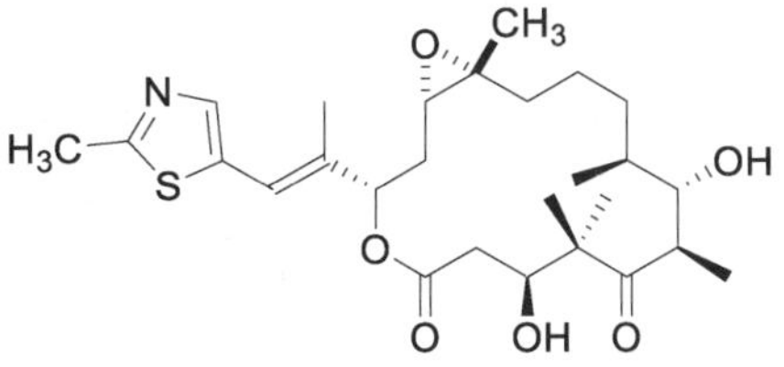

埃博霉素B　epothilone B

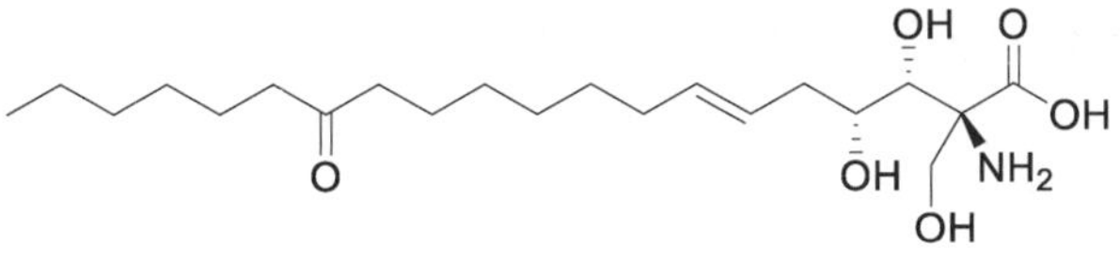

ISP-1

3. 多具有手性和立体因素　天然产物是由一系列酶催化反应生成的，酶反应的立体专属性决定了产物的立体特征，如手性中心和手性轴、顺反异构等。例如吗啡（morphine）只含有 21 个非氢原子，稠合成 5 个环，含有 5 个手性中心。洛伐他汀（lovastatin）含有 28 个非氢原子，有 8 个手性中心和两个共轭反式双键。由于许多化合物的活性和毒性均与手性密切相关，因此，在保障活性和药代性质的前提下，尽可能消除多余的手性因素，以有利于化学合成。

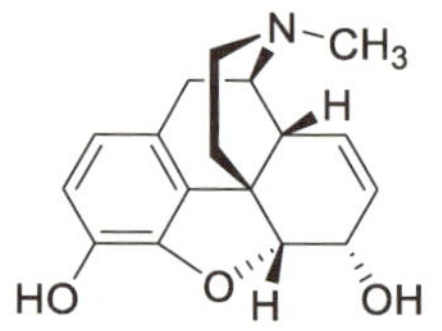

吗啡 morphine

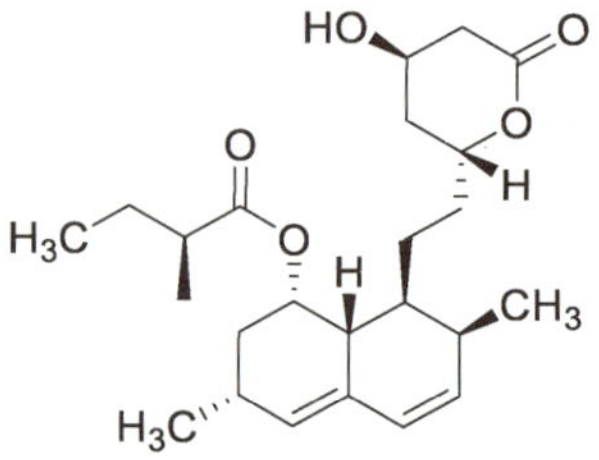

洛伐他汀 lovastatin

4．**成药性差** 药理活性和成药性是新药创制的两大要素，药理活性自不待言，成药性是由分子的物理化学性质、生物化学性质、药代动力学性质和安全性所支撑。天然产物作为动物、植物、微生物和海洋生物的次级代谢产物，具有维持生理、自身防御和种群繁衍的功能，许多药物来自天然产物。然而，天然产物是生物界为自身生存与种群繁衍而产生，并非生来为人类治病服务的，大多数天然产物未必能完全满足成药性要求，难以开发成新药所要达到的活性强度和选择性的标准，需要进行结构修饰和优化。许多药物在水中溶解度低，难以制备成水溶性的制剂。一般可以通过结构修饰，制成水溶性的盐类，增大其溶解度；不能成盐的药物可以用更复杂的方法设计前药改善溶解性。例如，紫杉醇本身溶解性仅有 0.03mg/ml，在它的 2′ 位引入不同分子量的聚乙二醇片段后得到的化合物水溶性均有了上万倍的提升[1]。

二、天然药物化学成分的结构修饰、合成的意义

新药研发包括苗头化合物的发现、先导化合物的结构优化、候选药物的临床评价等一系列药物研究开发过程。在药物发现过程中，经常遇到先导化合物类药性差、药物代谢动力学特性不佳、毒副作用大等问题。为了提高先导化合物的成药性，加速新药研发的进程，对先导化合物进行结构优化已经成为目前新药研发的关键环节。通过对这些先导化合物的结构修饰，能够显著地提高先导化合物的成药性，为开发具有我国自主知识产权的Ⅰ类新药奠定坚实的理论基础。先导化合物结构修饰的意义主要有以下几个方面：①提高药理活性；②降低药物毒副作用；③通过化学修饰改善水溶性；④改变代谢途径提高代谢稳定性；⑤改善药物的吸收，提高生物利用度。通过对这些先导化合物的结构修饰，能够显著地提高先导化合物的成药性，为开发Ⅰ类新药提供理论指导和实践经验。

（一）提高药理活性

天然活性产物具有结构新颖、药理活性多样的特点，是新药创制的重要来源。临床上有约 50% 的药物直接或间接来源于天然产物，但大多数天然产物存在活性弱、特异性低、类药性差等缺点，因此需要根据其不足，有针对性地进行结构优化。以活性天然产物为先导化合物，通过结构优化，得到活性更强、成药性更好的化合物。

1．**具有多种活性的天然产物优化** 从木兰科植物树皮中分离的生物碱 himbacine 有多种生物活性，对毒蕈碱受体 M_2 有拮抗作用（IC_{50}=4.5nmol/L），具有抑制血小板聚集的作用。为了研制抗阿尔茨海默病药物，提高对 M_2 受体的选择性，在结构改造中还原双键后（**4-1**）提高了活性，进而变哌啶环为吡咯烷（**4-2**），碳原子数不变，借二甲基消除了一个手性碳，不仅提高了选择性，而且也易于制备。

为了优化其抗血小板活性，用吡啶置换哌啶环（**4-3**），对凝血酶受体的拮抗作用达到 IC_{50}=85nmol/L，加入吸电子取代的苯环得到化合物 **4-4**，再次提高了活性，进而碳环上引入侧链，得到 PAR_1 受体拮抗剂，口服有抗血小板聚集作用的候选药物 vorapaxar 见图 4-1，目前处于Ⅲ期临床研究，用于治疗急性冠脉综合征和外周动脉疾患。

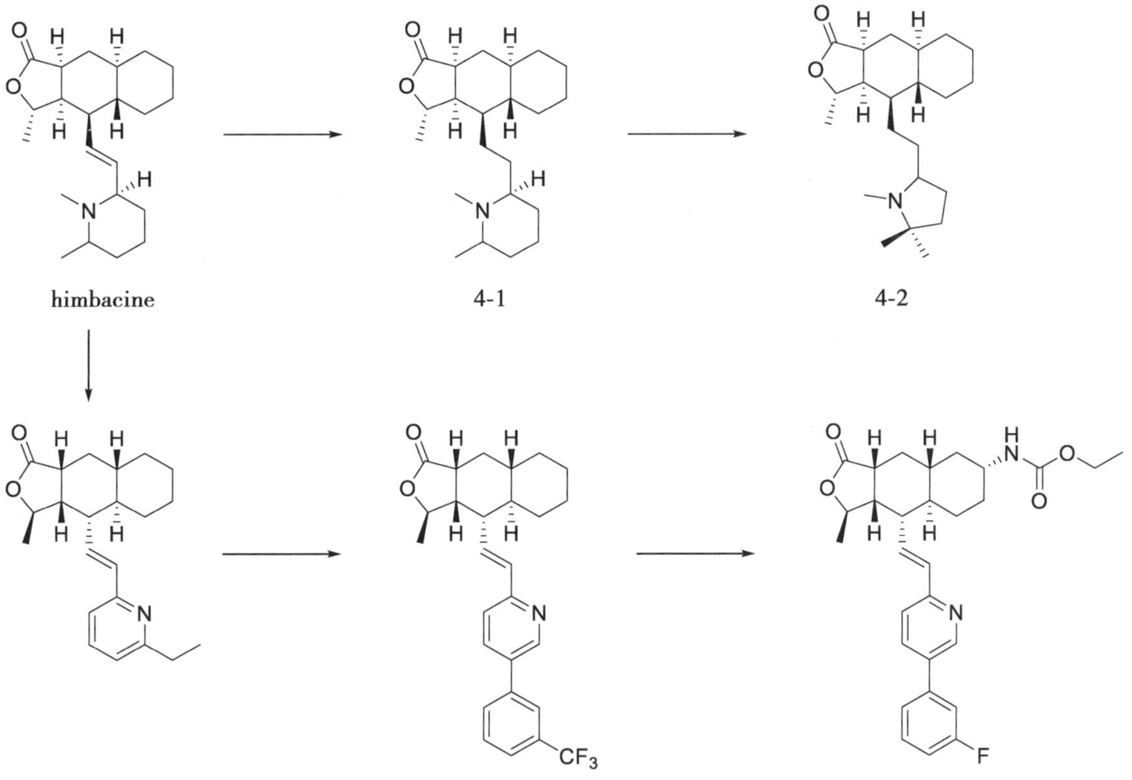

图 4-1　himbacine 的结构修饰

2. 增加原子数量，提高活性强度　当天然化合物分子尺寸较小时，可通过加入功能基或结构片段，以提高与靶标分子的结合能力与活性。Olomoucine 是从 *Raphanus salivus* 中分离得到的嘌呤类化合物，可抑制周期素依赖的激酶（CDK），它占据 ATP 结合位点，抑制酪氨酸的磷酸化，阻止细胞周期过程。然而活性较弱，IC_{50} 只到微摩尔水平。由于分子较小，可通过加入原子或基团以提高与激酶的结合力，经系统变换 2 位和 9 位的结构，优化得到活性更强的化合物 roscovitine，对 CDK 的 IC_{50}=450nmol/L，现处于Ⅱ期临床研究，进而合成了集中库，发现其中 purvalanol A 的活性强于 roscovitine，对 CDK_1 和 CDK_2 的 IC_{50} 分别为 35nmol/L 和 30nmol/L。

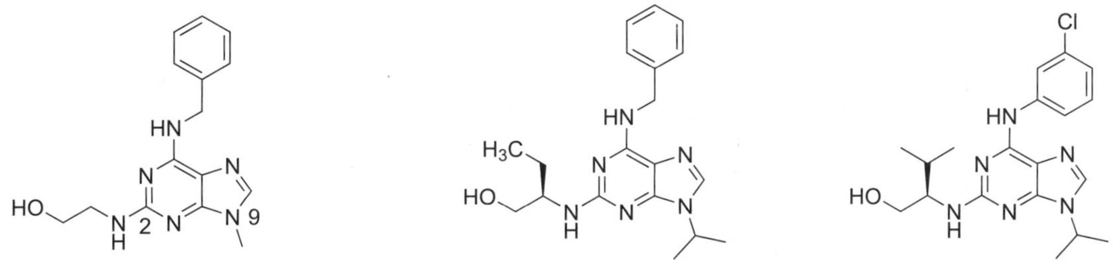

olomoucine　　roscovitine　　purvalanol A

3. 连接两个天然产物的药效团以提高活性　如果两个天然化合物作用于同一靶标，但结合的位点不同，可通过分子剪裁和药效团连接，成为新的结构骨架和化合物，提高药效。热休克蛋白 90（Hsp90）作为分子伴侣，参与调控细胞中多种信号蛋白的构象、成熟化和功能的稳定化。这些信号蛋白发生突变或过度表达，可促进肿瘤细胞的增殖及存活，因而是肿瘤治疗的一个靶标。格尔德霉素（geldanamycin）和根赤壳霉素（radicicol）对 Hsp90 都有抑制作用，IC_{50} 分别为 1.2μmol/L 和 19nmol/L，虽然格尔德霉素的活性弱于根赤壳霉素，但对癌细胞的增殖有抑制作用，而根赤壳霉素对癌细胞没有抑制活性。解析这两个抗生素与 Hsp90 的晶体结构，提示两者与活性部位的结合位点不同。用生物合成的方法制备 geldanamycin 的类似物，结果显示苯醌还原成氢醌可提高活性，因而剪裁 geldanamycin 的上半部的氢醌片段，截取 radicicol 的下半部分，并以不同的连接基团连接成环状结构，其中化合物 **4-5** 和 **4-6** 对 Hsp90 和癌细胞的增殖有高抑制活性。

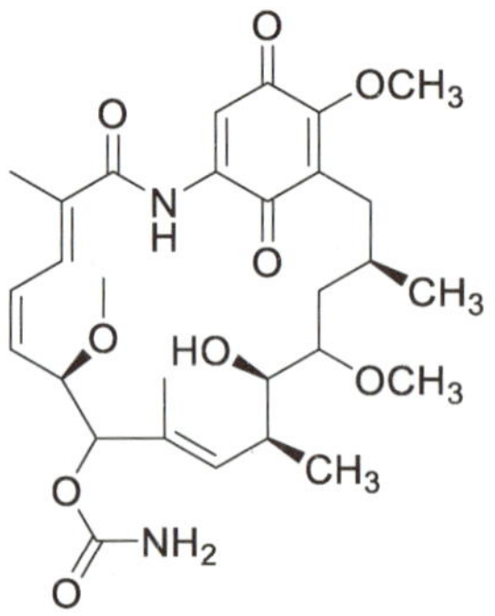

格尔德霉素　geldanamycin

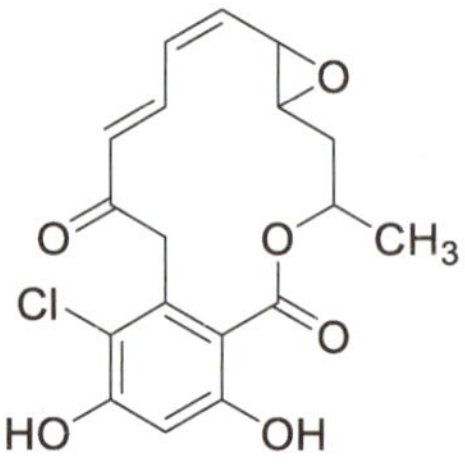

根赤壳霉素　radicicol

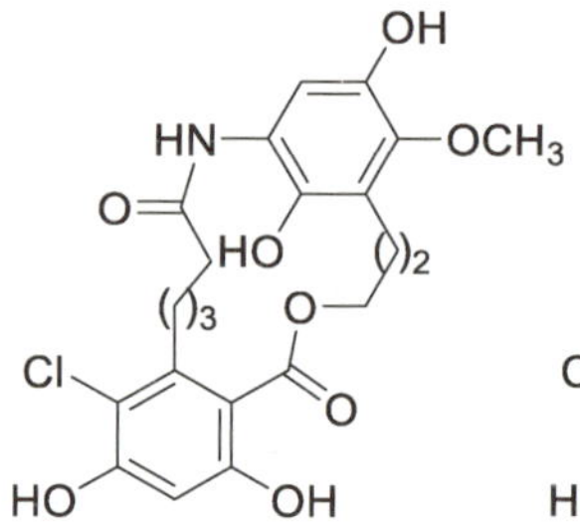

4-5

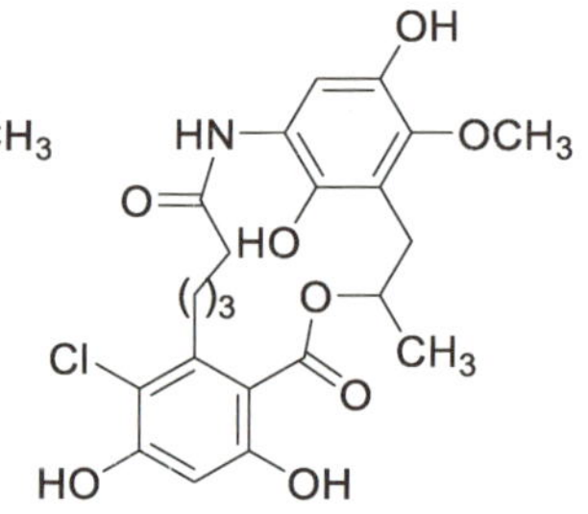

4-6

（二）降低潜在毒性

药物毒性是中断药物研发的重要因素之一，同时也是上市药物受到黑框警告甚至被召回的常见原因。随着对新药安全性要求的日益增高，安全性研究在整个药物研发过程中所占的比重也日益加大。优化药物分子中的警惕结构以及通过结构改造避免警惕结构产生毒性代谢物，是药物早期研发中降低药物毒性风险的重要手段。熟悉常见警惕结构，了解基本改造策略，对于药物的安全性评价研究和先导化合物结构优化具有重要意义。

鬼臼毒素（podophyllotoxin）及其衍生物抗肿瘤作用显著，但存在毒性大、疗效低的问题，限制了它的临床应用。国内外合成大量具抗肿瘤活性的鬼臼毒素衍生物。目前主要集中在 4-*O*-4′- 去甲基表鬼臼毒素结构修饰，其中具有代表性并已成为临床用药的是 4′- 去甲基鬼臼毒素 -4- 葡萄糖衍生物：依托泊苷（etoposide）和替尼泊苷（teniposide）。结合鬼臼毒素及其衍生物药理活性和应用、结构改造和构效关系、生药分布、生物合成以及利用生物技术生产鬼臼毒素类木脂素的研究，正成为当前研究的热点。

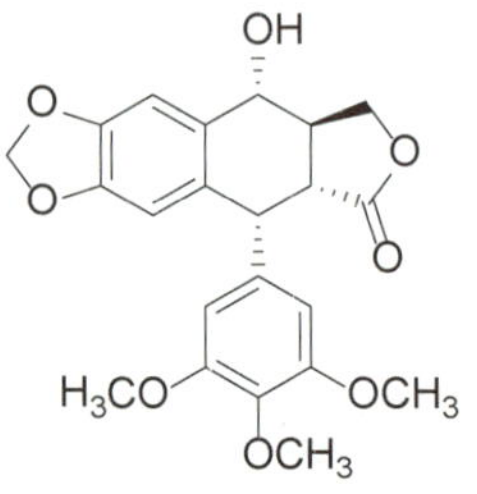

鬼臼毒素　podophyllotoxin

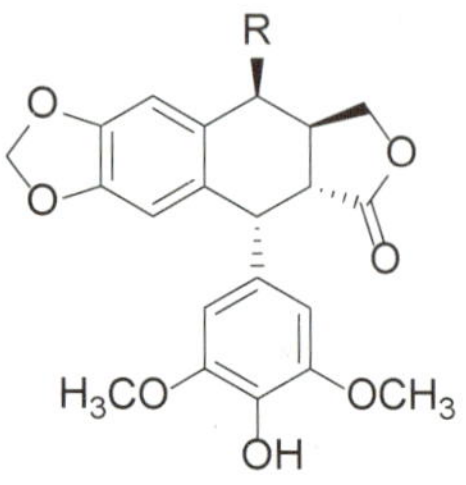

	R
4-*O*-4′-去甲基表鬼臼毒素	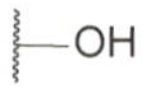
依托泊苷　etoposide	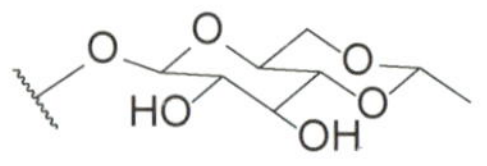
替尼泊苷　teniposide	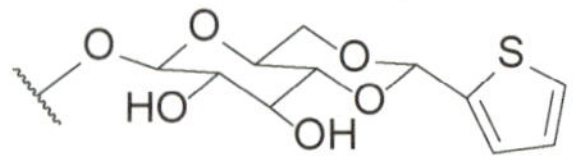

（三）改善溶解性

在先导化合物结构优化过程中，化合物的溶解性起着至关重要的作用。良好的溶解性可以提升化合物的类药性质，提高药物在人体内的吸收、分布、代谢、排泄（ADME）等药代动力学特性。因此，重视化合物溶解性的结构改造，将使我们在先导化合物结构优化过程中事半功倍。

药物具有合适的脂水分配系数，才能充分吸收，达到较大的生物利用度。如含羧基或羟基的药物，极性较大、脂溶性差、不易透过生物膜、吸收差，可制成酯或酰胺衍生物，以增大脂溶性、改善吸收。

许多药物在水中溶解度低，难以制备成水溶性的制剂。一般可以通过结构修饰，制成水溶性的盐类，增大其溶解度；不能成盐的药物可以用更复杂的方法设计前药改善溶解性。

1. 提高水溶性 为了改善天然产物的水溶性，可引入助溶性基团，连接的位置应避开药效团结合的位置和不允许增加原子或基团的空间。例如喜树碱（camptothecine）为拓扑异构酶Ⅰ抑制剂，刚性较强的五环稠合结构使其溶解性很差。构效关系研究表明，内酯 E 环是重要的药效团，开环则活性丧失，羟基的构型也很重要，但 A 环和 B 环可允许结构修饰。为了改善物化和药代性质，结构变换有两种策略：一是合成含有氨基的喜树碱类似物，与酸成盐，增加溶解度，可静脉注射使用。例如托泊替康（topotecan），以盐酸盐形式于 1996 年上市，治疗直结肠癌和脑瘤等。依沙替康（exatecan）为甲磺酸盐，治疗乳腺癌和脑瘤，现处于Ⅲ期临床阶段。另一种改造途径是制成水溶性前药，如伊立替康（irinotecan，1994 年上市）在体内酯酶水解作用下，生成活性化合物 7- 乙基 -10- 羟基喜树碱。化合物 **4-7** 是将二肽连接在 20 位羟基成酯经分子内亲核取代游离出活性化合物 **4-8**。

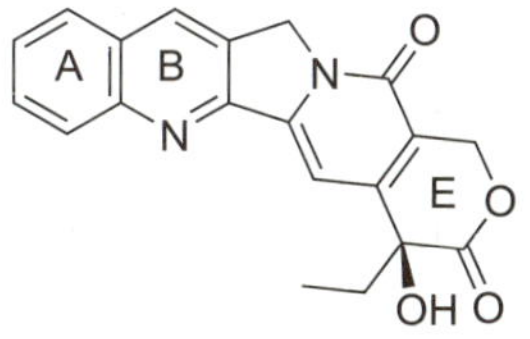

喜树碱 camptothecin

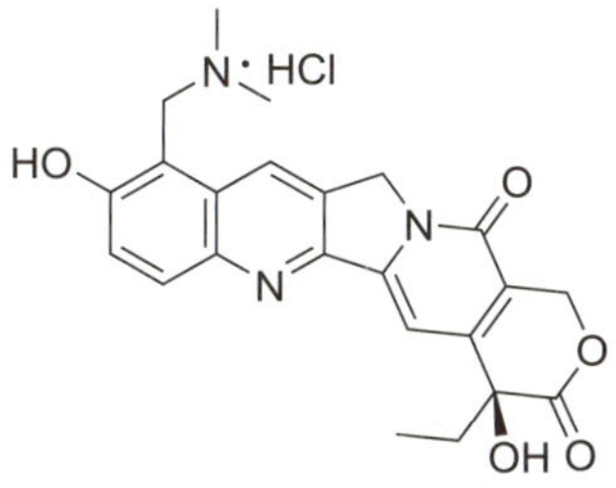

托泊替康 topotecan

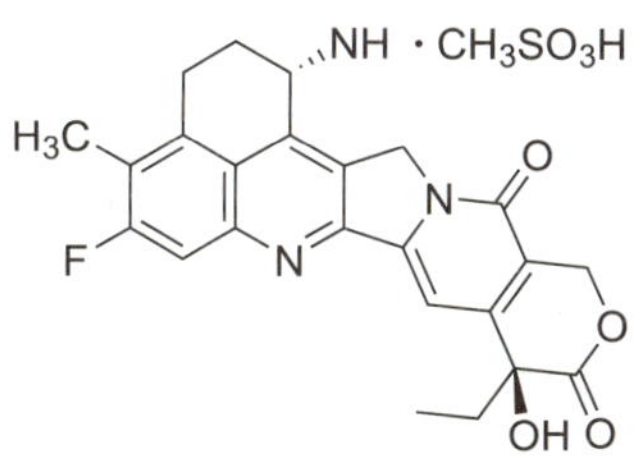

依沙替康 exatecan

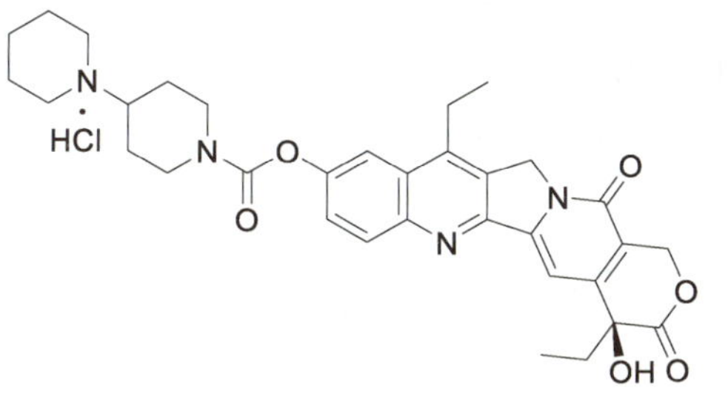

伊立替康 irinotecan

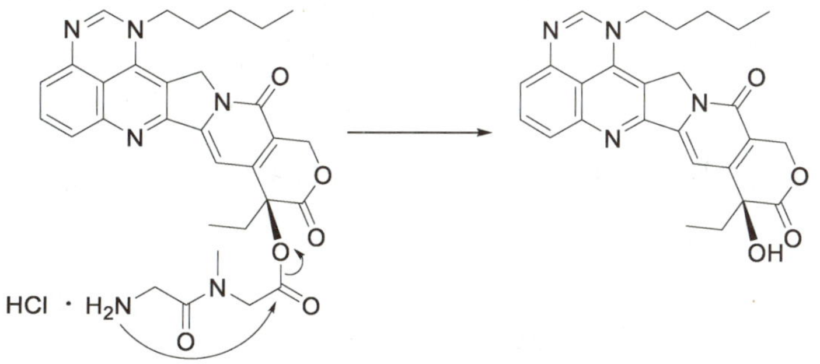

4-7　　4-8

念珠藻素（cryptophycin）是蓝绿藻的次级代谢产物，具有抗真菌和抑制微管蛋白聚合的活性。该化合物的体外活性很高，IC_{50}=0.004nmol/L，但体内没有抗肿瘤活性，是因为溶解性很低，难以吸收的缘故。

将羟甲基用哌嗪环替换，并以 HCl 将环氧乙烷开环，得到化合物 **4-9**，其盐酸盐水溶性提高，虽然体外活性略有降低（IC_{50}=0.021nmol/L），但体内显示抗肿瘤活性。

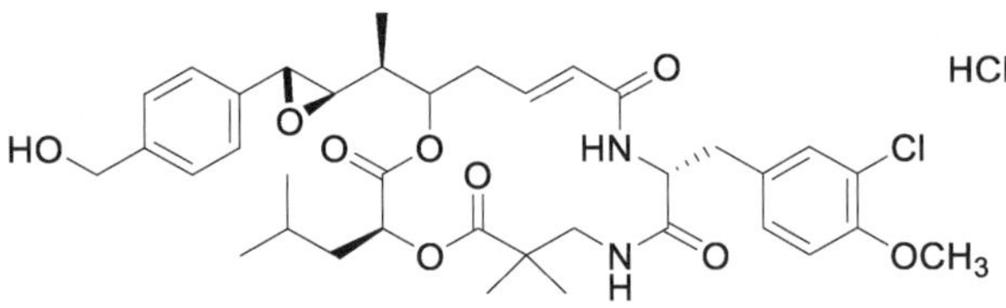

念珠藻素　cryptophycin

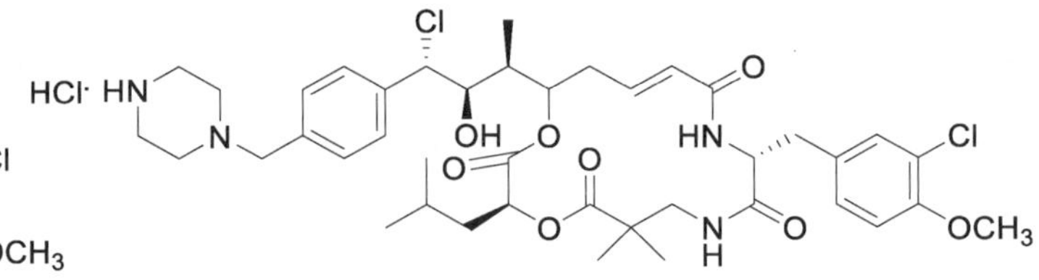

4-9

2. 提高脂溶性　以穿越血脑屏障治疗中枢神经系统疾病的药物需要从体循环中穿越血脑屏障进入中枢，血脑屏障作为天然屏障有"先天"排斥外源物质进入中枢的能力，曾有人估计，在研的众多中枢神经系统（central nervous system，CNS）药物中只有 2% 化合物可以穿越血脑屏障。对于经被动扩散进入中枢的化合物，亲脂性是非常必要的，一般分布系数 log *D* 范围以 1~3 为宜，极性分子不利于穿越血脑屏障。石杉碱甲（huperzine A）为胆碱酯酶抑制剂，用于提高老年性痴呆的认知能力，结构中含有脂肪族伯胺，在体内环境中被质子化，带有电荷的石杉碱甲不利于穿越血脑屏障，因而减少了向脑内分布的生物利用度。用芳香醛与氨基缩合成席夫碱，降低了氮的碱性，得到了米莫派唑（mimopezil），提高了穿越血脑屏障的水平，进入中枢后水解出原药石杉碱甲，米莫派唑现处于Ⅱ期临床研究。

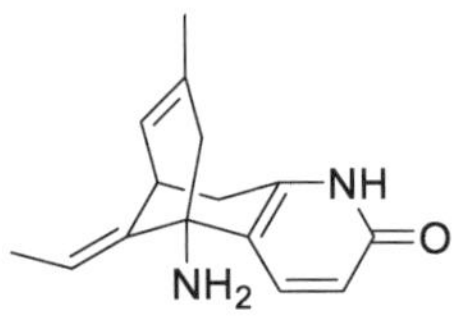

石杉碱甲　huperzine A

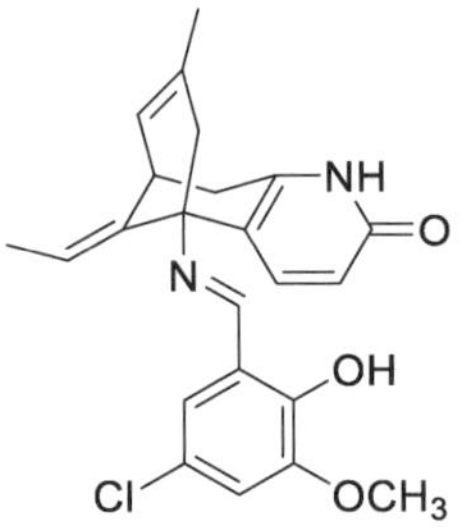

米莫派唑　mimopezil

薰草菌素 A（lavendustin A）是微生物代谢产物，对表皮生长因子受体激酶具有抑制活性，分子中含有水杨酸和对苯二酚片段，由于极性过强（较大的极性表面积）不能穿越细胞膜，体外抑制酶活性虽然很高，但在细胞水平上（对 A431 细胞）未显示抑制活性，即使去除一个苯酚片段（**4-10**）仍没有细胞抑制活性，进而将对苯二酚基甲醚化和羧基酯化，得到化合物 **4-11**，由于增加了脂溶性，可进入细胞内，因而呈现细胞活性，IC_{50}=47nmol/L，化合物 **4-11** 已进入临床研究。

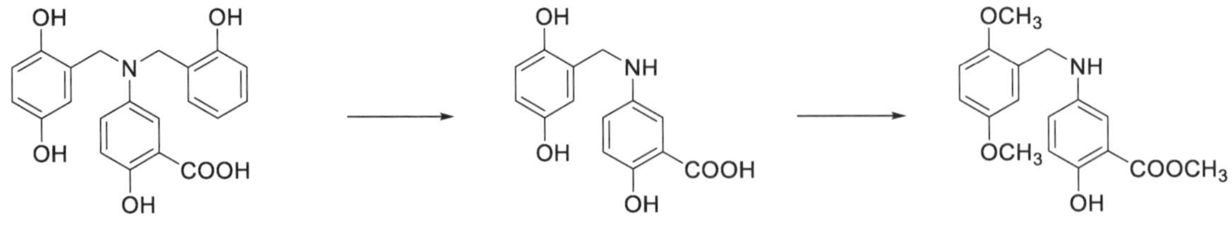

薰草菌素A　lavendustin A　　4-10　　4-11

（四）改善药物的代谢稳定性和吸收性能，提高生物利用度

药物从体内消除主要有两种方式，即代谢和排泄。代谢是大部分药物从体内消除的主要方式。药物代谢反应分为两相代谢：Ⅰ相（phase Ⅰ）代谢是对化合物分子结构的代谢反应，包括氧化反应、水解反应和还原反应；Ⅱ相（phase Ⅱ）代谢是化合物或其代谢物与极性基团进行结合反应，包括谷胱甘肽结合反应、磺酸化反应和葡萄糖醛酸化反应等类型见图 4-2。化合物通过Ⅰ相代谢和Ⅱ相代谢，将脂溶性的化合物转化为极性更强、水溶性更好的化合物，通过胆汁和尿排出体外。

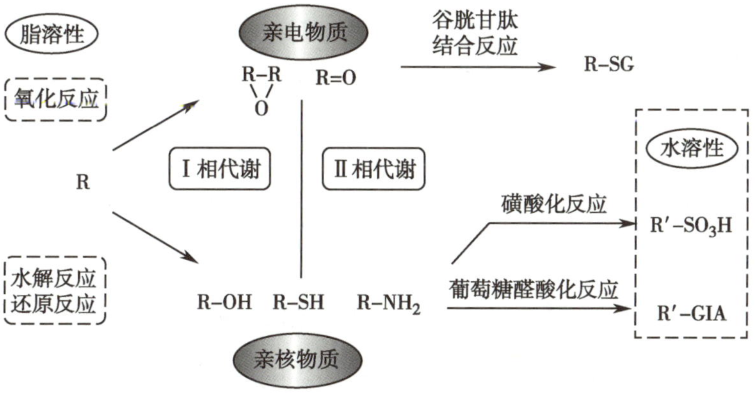

图 4-2　药物代谢示意图

通过预测先导化合物的代谢位点，改变其代谢途径进而优化药代动力学特性，已经成为目前先导化合物结构优化的重要研究方向。Ⅰ相代谢反应包括两个重要特点：①化合物与代谢酶的结合；②化合物分子中特定结构的反应活性。通过改变与代谢酶活性位点结合的活性片段以及规避易与Ⅰ相代谢酶发生活化反应的结构片段，能够有效地降低化合物的Ⅰ相代谢活性，增强其代谢稳定性，主要包括以下方法：引入氟原子、氯原子以及其他基团封闭代谢位点、降低脂溶性、改变环的大小、成环修饰、骨架跃迁、生物电子等排和前药修饰。除此之外，通过引入吸电子基团和空间位阻、生物电子等排、前药修饰等结构优化策略，也能有效地降低化合物与极性基团进行结合反应，从而阻断Ⅱ相代谢，提高先导化合物的代谢稳定。

1．**封闭代谢位点**　根据药代动力学的研究结果，封闭药物代谢位点可以延缓药物的消除速率。如在苯环引入氟原子取代基，可以封闭苯环羟基化的代谢位点、阻断羟基代谢产物的生成、改变化合物的代谢途径，延长药物在体内的作用时间。通过在苯环的对位引入氟、氯、氰基等基团封闭此代谢位点，改变该类化合物的主要代谢途径，能够有效地提高先导化合物的代谢稳定性，见图 4-3。

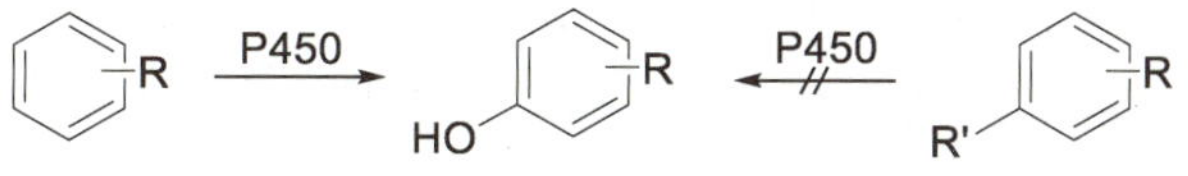

（R′=F，Cl，CN）

图 4-3　苯环上引入取代基可提高代谢稳定性

（1）引入氟原子封闭代谢位点：由于 C—F 键的键能（487kJ/mol）比 C—H 键的键能（420kJ/mol）高，因此，氟原子是最常用的封闭基团。在药物设计中，通常在小分子化合物中引入氟原子取代，对易氧化代谢的位点进行封闭，选择性地阻止氧化代谢的发生，进而提高化合物的代谢稳定性，延长药物在体

内的作用时间。丁螺环酮(buspirone)是5-HT1A受体激动剂(EC_{50}=0.025μmol/L),具有抗焦虑作用。CYP3A4是其主要代谢酶,该化合物的主要代谢途径为嘧啶环5位的芳香羟基化以及哌嗪环右侧亚甲基的*N*-脱去烷基化。因此,该化合物在体外与CYP3A4酶孵化的半衰期较短($t_{1/2}$=4.6min),通过在嘧啶环的5位引入氟原子,在占据其代谢位点的同时降低了嘧啶环的电子云密度,使化合物体外与CYP3A4酶孵化的半衰期提高了10倍。

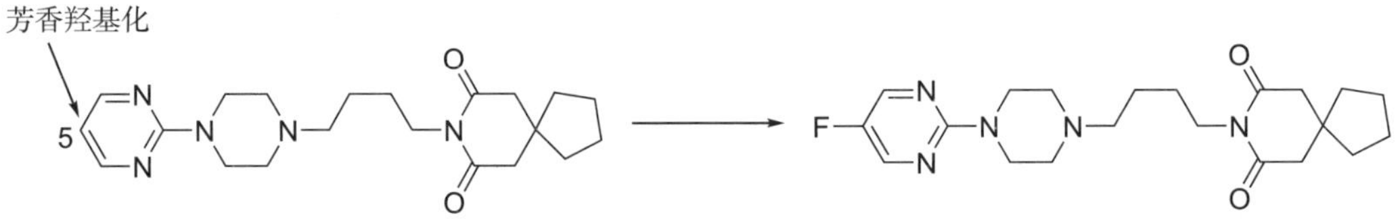

丁螺环酮 buspirone

- EC_{50}=0.025 μmol/L
- $t_{1/2}$= 4.6min

- EC_{50}=0.063 μmol/L
- $t_{1/2}$= 52.3min

(2)引入氯原子封闭代谢位点:除了在易代谢位点引入氟原子之外,研究人员还引入氯原子取代,提高代谢稳定性。甲苯磺丁脲(tolbutamide)是目前广泛使用的磺酰脲类抗糖尿病药物,但是该化合物半衰期短,只有5.9小时,每天需要服用3次,降低了糖尿病患者服药的依从性。将甲苯磺丁脲的甲基替换为氯原子,得到氯磺丙脲(chlorpropamide),降低了该化合物的清除率,其半衰期延长到33小时,每天仅需给药1次,大大改善了糖尿病患者服药的依从性。

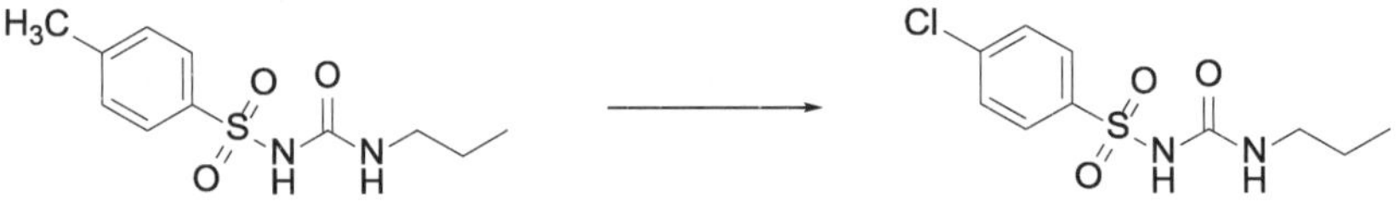

甲苯磺丁脲 tolbutamide

- 清除率=0.22ml/(min·kg)
- $t_{1/2}$=5.9h
- 每天给药3次

氯磺丙脲 chlorpropamide

- 清除率=0.030ml/(min·kg)
- $t_{1/2}$=33h
- 每天给药1次

(3)引入其他基团封闭代谢位点:除了引入氟原子和氯原子,还可以引入其他基团封闭代谢位点,提高化合物的代谢稳定性。化合物**4-12**具有较强的CCR5(HIV-1入侵机体细胞的主要辅助受体之一)拮抗活性(K_i=66nmol/L),但是该化合物的苄基易发生氧化代谢,因此,该化合物在大鼠体内暴露量(AUC)较低,仅为0.04h/(μg·ml)。为了有效地提高化合物**4-12**的代谢稳定性,在亚甲基位点引入次甲基结构**4-13**,其CCR5拮抗活性提高了8倍(K_i=8nmol/L),体内暴露量增加了近15倍;当引入肟类结构片段时**4-14**,其CCR5拮抗活性(K_i=11nmol/L)提高的同时,体内暴露量提高50倍,达至2.1h/(μg·ml)。

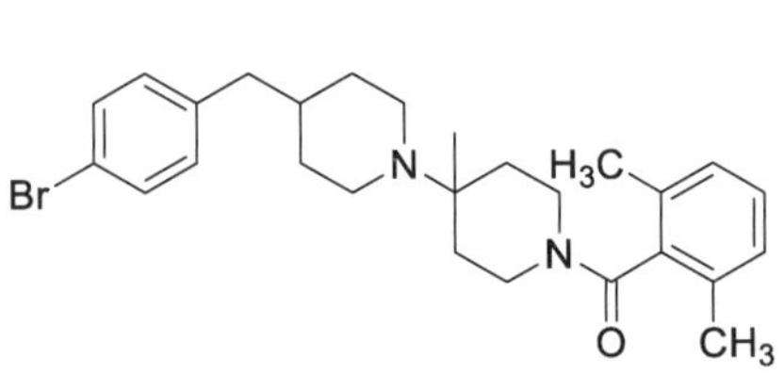

4-12

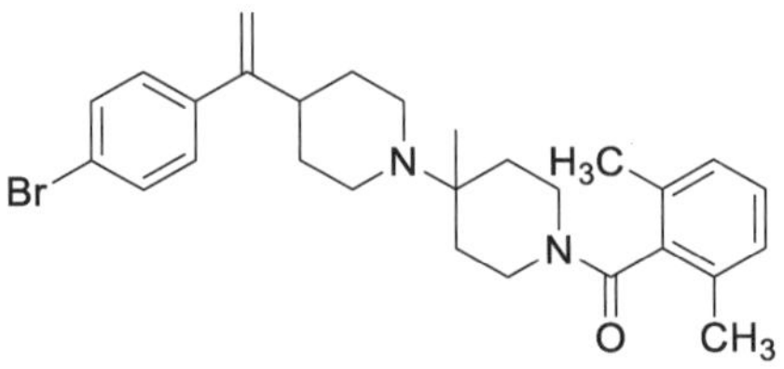

4-13

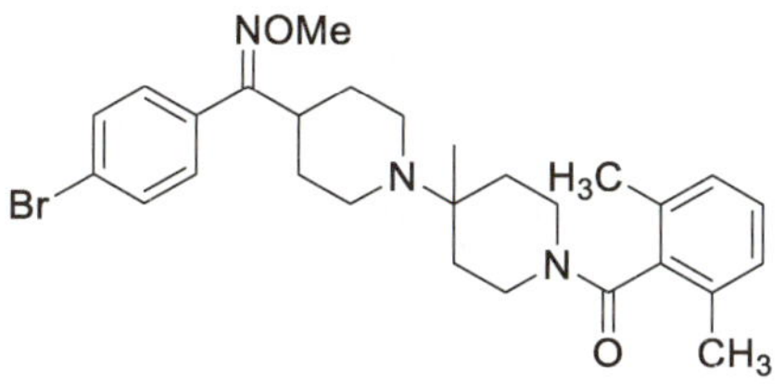

4-14

2. 降低脂溶性　体内的大多数代谢酶都具有与亲脂性基团相结合的活性口袋，通过降低化合物的亲脂性能减弱化合物与代谢酶的结合活性，延缓化合物的体内代谢，改善代谢稳定性。化合物 **4-15** 具有较强的醛固酮合成酶抑制活性，但是该化合物中的异丁基结构片段在体内代谢酶的作用下会迅速代谢失活，其人肝微粒体中的半衰期仅为 6 分钟。对异丁基进行结构改造，降低化合物 **4-15** 的脂溶性，引入氧杂环丁基得到 **4-16**，其脂溶性降低了一个 log 单位，代谢稳定性提高 10 倍；将氧杂环丁基替换为极性更强的叔羟基结构片段 **4-17**，脂溶性进一步降低，代谢稳定性提高，其人肝微粒体中的半衰期大于 300 分钟，见表 4-1。

表 4-1　降低脂溶性以便提高代谢稳定性

化合物	结构式	hCYP11B2 IC_{50} /（nmol/L）	人肝微粒体 $t_{1/2}$ /min	clog $D_{7.4}$
4-15	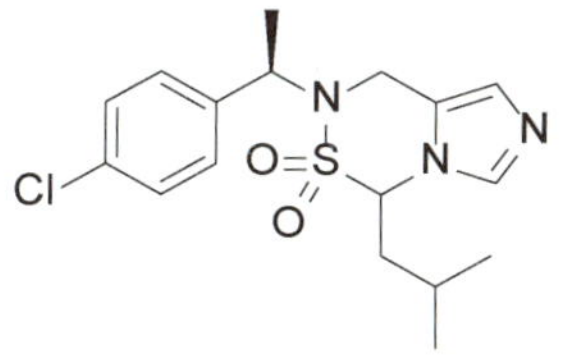	9.4	6	3.28
4-16	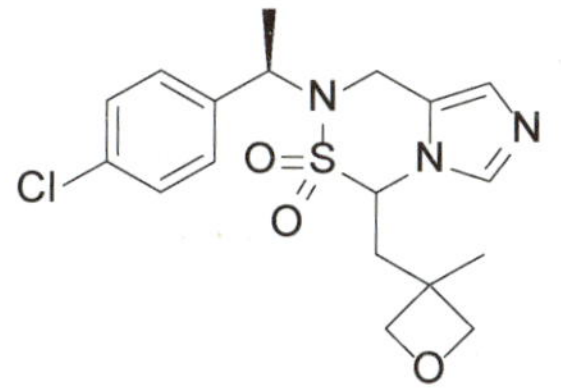	7.8	76	2.06
4-17	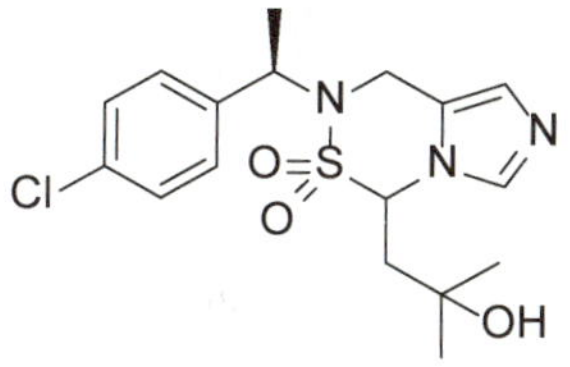	11.4	>300	1.69

3. **骨架修饰**　骨架修饰也是改变代谢途径提高代谢稳定性的重要化学结构改造方法之一。骨架修饰包括改变环的大小、成环修饰以及骨架跃迁，通过骨架修饰可以改变化合物的母核，调节化合物的理化性质，进而提高代谢稳定性。采用代谢稳定的环系结构替代不稳定的结构片段，进而改变整个化合物的代谢途径，提高代谢稳定性。

(1) 改变环的大小：5-HT_{2C} 激动剂 **4-18** 具有较强的激动活性（EC_{50}=14nmol/L），但是该化合物在人肝微粒体中的清除率较高[36μl/(min·kg)]。通过改变中间连接片段吡咯环对该类化合物进行结构修饰，将吡咯环分别替换为六元的哌啶环 **4-19** 和四元的氮杂环丁烷 **4-20**，在保持了 5-HT_{2C} 激动活性的同时，有效地提高了该类化合物的人肝微粒体稳定性。

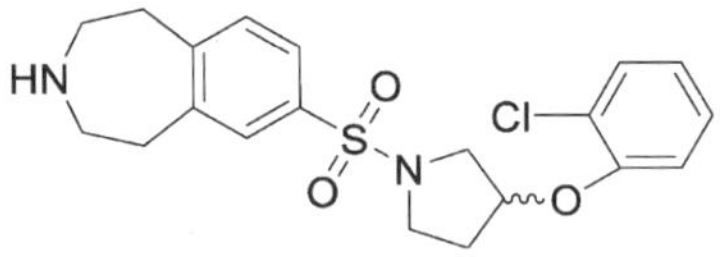

4-18

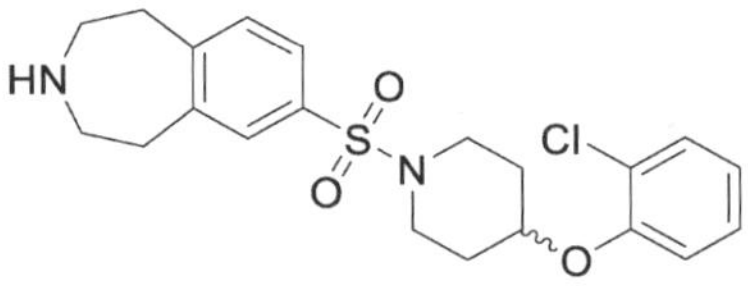

4-19

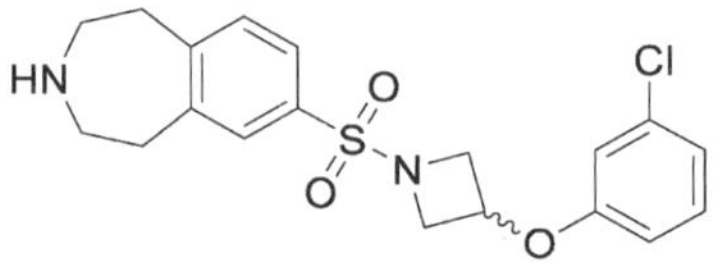

4-20

(2) 成环修饰：辉瑞公司研发的 NK_2 受体拮抗剂 **4-21** 具有较高的生物活性，但是该化合物在人肝微粒体中的半衰期很短，为了增强该化合物的代谢稳定性，将易代谢的苯甲酰胺基团替换为六元环酮结构(**4-22**)，在保持了 NK_2 受体拮抗活性的同时提高了代谢稳定性。

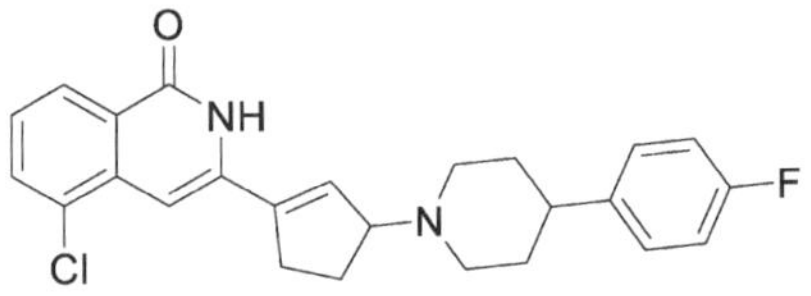

4-21

- IC_{50}=8.7nmol/L
- 中枢与血中浓度比（B/P）=4.1
- 清除率=22ml/（min · kg）

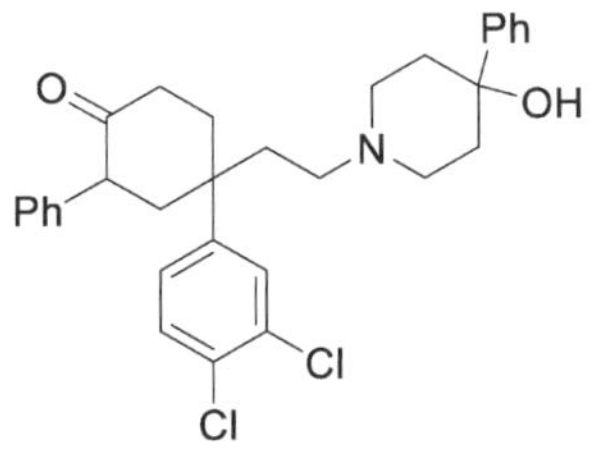

4-22

- IC_{50}=9.3nmol/L
- $t_{1/2}$=30min

(3) 骨架跃迁：缓激肽 B_1 受体(bradykinin B_1 receptor)拮抗剂可降低炎症介质引起的疼痛，因而是治疗慢性炎症和镇痛药物的潜在靶标。Wood 等发现化合物 **4-23** 对缓激肽 B_1 受体具有强效抑制活性（K_i=11.8nmol/L），但该化合物在体内的代谢清除率较高，达到 35ml/(min·kg)。采用骨架跃迁的结构修饰策略，将二氨基吡啶环替换为氨基酰胺结构(**4-24**)，对缓激肽 B_1 受体的活性大大降低，但是有效地延长了化合物的半衰期，提高了生物利用度，改善了药代动力学特性。将二甲基取代替换为环己基取代(**4-25**)，活性略有提高；当采用环丙基取代模拟吡啶碳的 sp^2 杂化态之后(**4-26**)，对缓激肽 B_1 受体的活性大大提高，对其进一步结构改造，得到高活性的化合物(**4-27**)，同时改善了该类化合物的代谢稳定性见表 4-2。

表 4-2　缓激肽 B_1 受体拮抗剂结构改造得到的化合物

化合物	结构式	K_i/(nmol/L)	F/%	$t_{1/2}$/h	CL/[ml/(min·kg)]
4-23	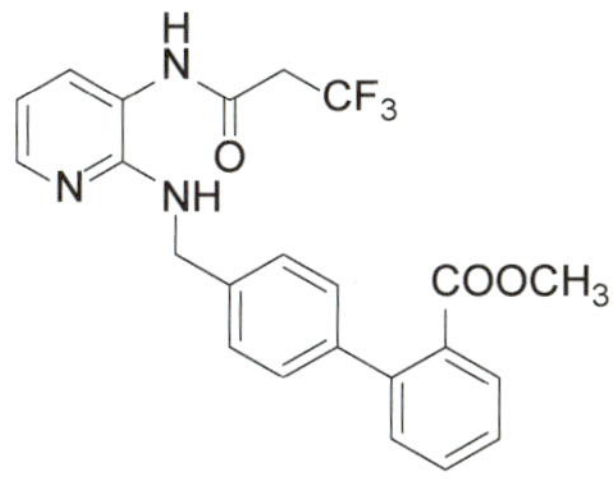	11.8	9	0.15	35
4-24	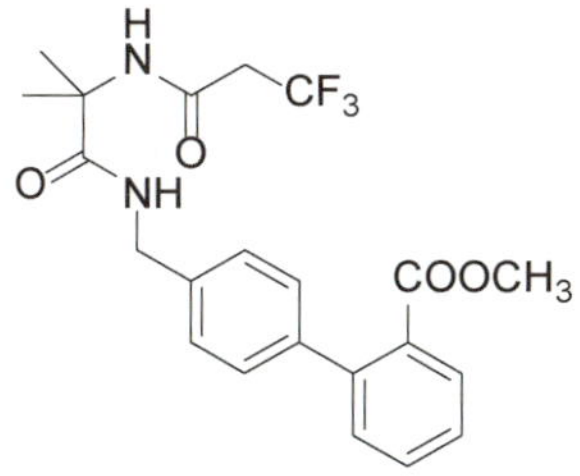	450	35	6.6	4.2
4-25	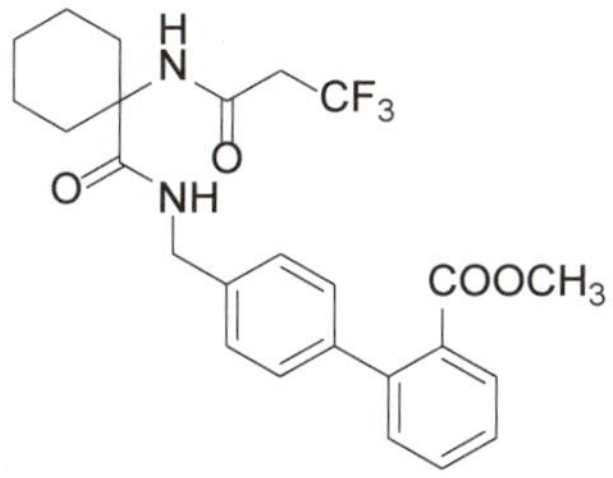	752	25	12	2.6
4-26	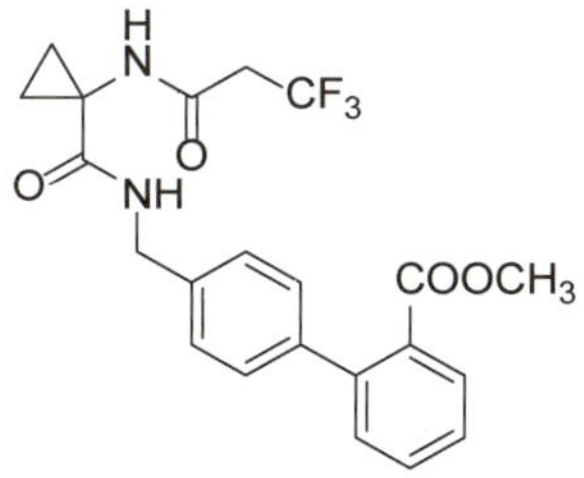	63	26	9.5	9.3
4-27	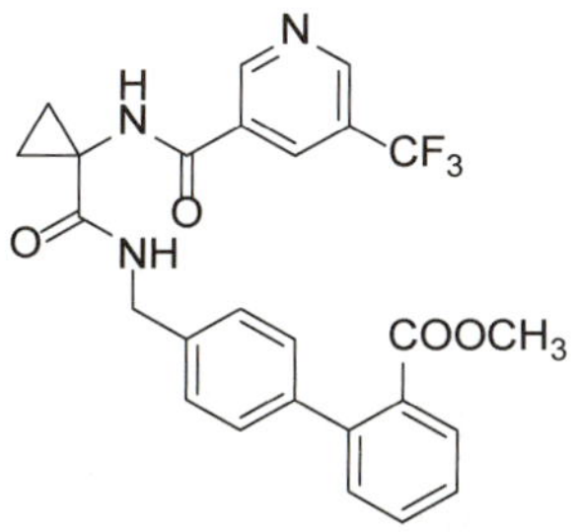	1.8	33	1.8	9

(4) 生物电子等排：许多化合物含有易代谢基团，采用生物电子等排原理，用稳定的生物电子等排体替换易代谢基团，能够改变代谢途径，提高代谢稳定性。阿斯利康公司研发的受体拮抗剂美托洛

尔(metoprolol)在体内发生首过效应,甲氧基在体内 CYP2D6 酶的催化作用下发生氧化脱甲基反应,半衰期较短($t_{1/2}$=3.5~6 小时),生物利用度较低。赛诺菲公司采用环丙基甲基取代甲基得到倍他洛尔(betaxolol),环丙基甲基的位阻效应提高了化合物的代谢稳定性和生物利用度,延长了半衰期。

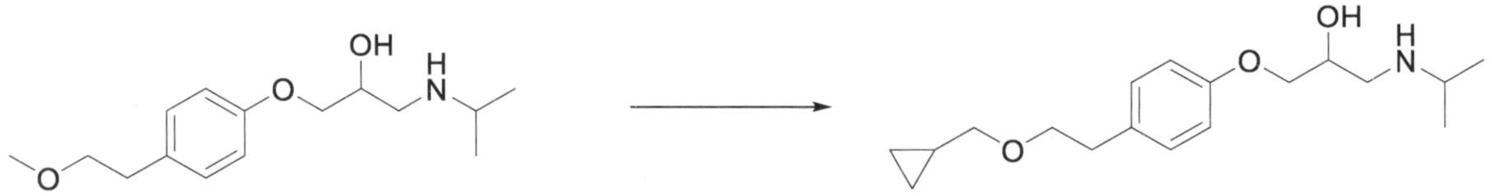

美托洛尔 metoprolol　　　　倍他洛尔 betaxolol

- 体内首过代谢清除=50%
- 微粒体 V_{max}=0.46nmol/(L·min)
- $t_{1/2}$=3.5~6h
- 每天给药2次

- 体内首过代谢清除=15%
- 微粒体 V_{max}=0.07nmol/(L·min)
- $t_{1/2}$=16~22h
- 每天给药1次

(5) 前药修饰:万乃洛韦(valaciclovir)生物利用度为 67%,比阿昔洛韦(acyclovir)高 3~5 倍,现已成功取代阿昔洛韦成为治疗带状疱疹和生殖疱疹的一线药物;抗生素氨苄西林(ampicillin)口服生物利用度为 40%,将其极性羧基酯化后得到前药匹氨西林(pivampicillin),亲脂性增加,口服生物利用度达到 95%;又如抗高血压药物依那普利(enalapril)为血管紧张素转换酶抑制剂(ACEI),口服后在体内水解成依那普利拉(enalaprilat),依那普利拉的胃肠道吸收少于 10%,而依那普利的口服吸收达 60%。

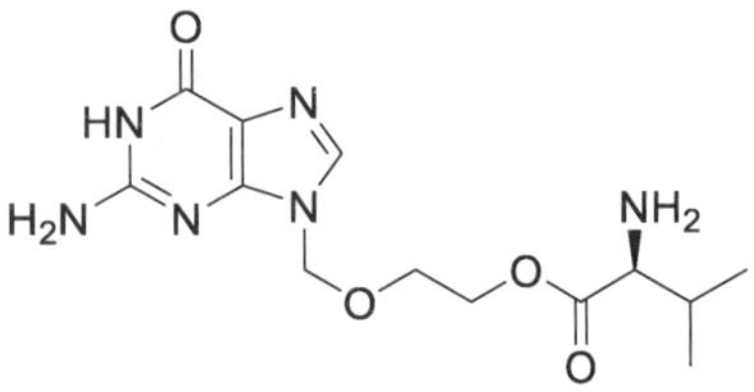

万乃洛韦 valaciclovir

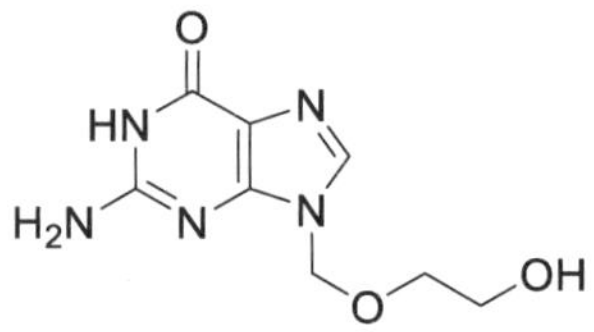

阿昔洛韦 acyclovir

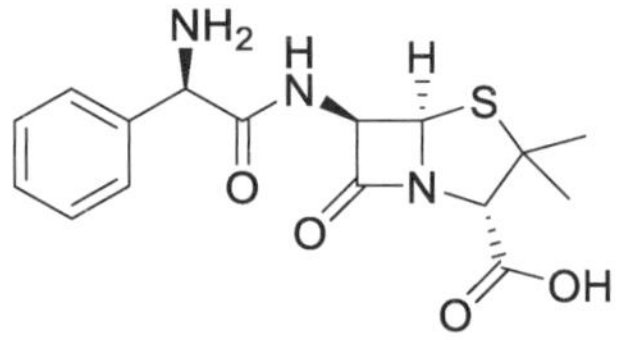

氨苄西林 ampicillin

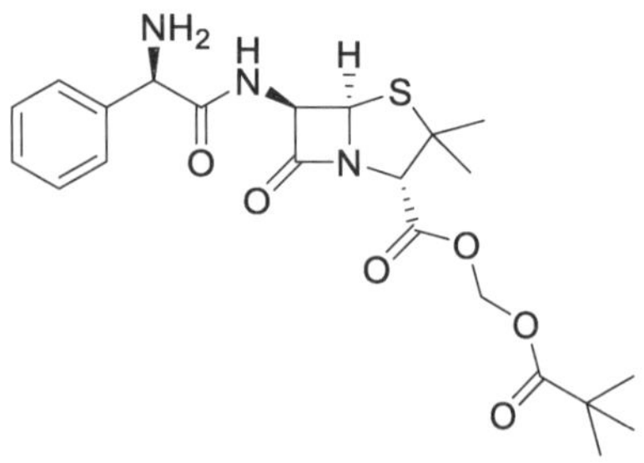

匹氨西林 pivampicillin

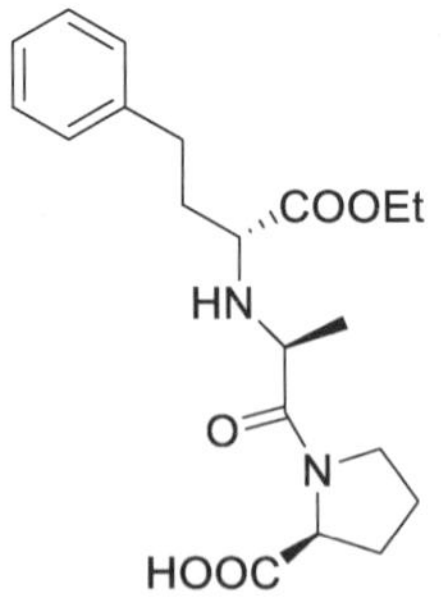

依那普利 enalapril

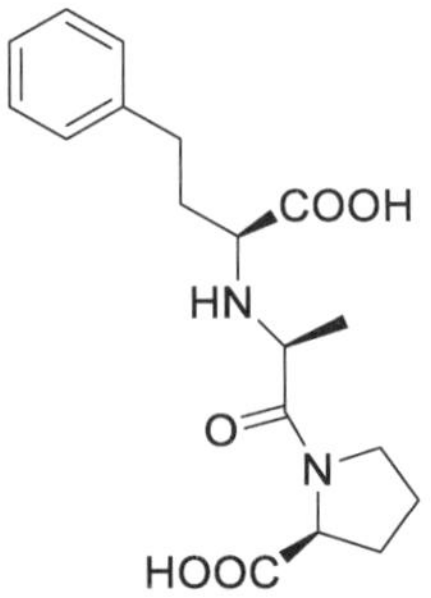

依那普利拉 enalaprilat

改善药物的吸收性能是提高药物生物利用度的关键,而药物的吸收性能与其脂溶性和水溶性有密切的关系。当两者的比例适当时,才有利于吸收。如噻吗洛尔(timolol)为 β 受体拮抗剂,临床上用于治疗青光眼和降低眼压。由于极性强(pK_a=9.2)和脂溶性差(log P=-0.04),难于透过角膜,将其结构中的羟基丁酸酯化后,得到丁酰噻吗洛尔,其脂溶性增高(log P=2.08),制成的滴眼剂透过角膜的能力增加 4~6 倍,进入眼球后,经酶水解再生成噻吗洛尔而发挥作用。

第二节　天然药物化学成分结构修饰、合成的策略及方法

一、结构修饰、合成的策略

（一）根据天然产物的分子大小和复杂程度，采取不同的化学处置方式

分子尺寸大或结构复杂的天然产物，往往只有一部分原子与靶标结合，那些不必要的“多余”原子应予以去除，以增加配体效率，因为“多余”的原子对物理化学和药代动力学性质往往是不利的。常用的改造方法是剖裂操作，线形分子可依顺序简化，稠合型分子可按东西南北中作区域性剪切，例如紫杉醇能够变换和不能变换的位置见图 4-4。在复杂天然产物的改造中，有时中间体和简化物具有活性，因其具备了与受体结合的药效团特征。

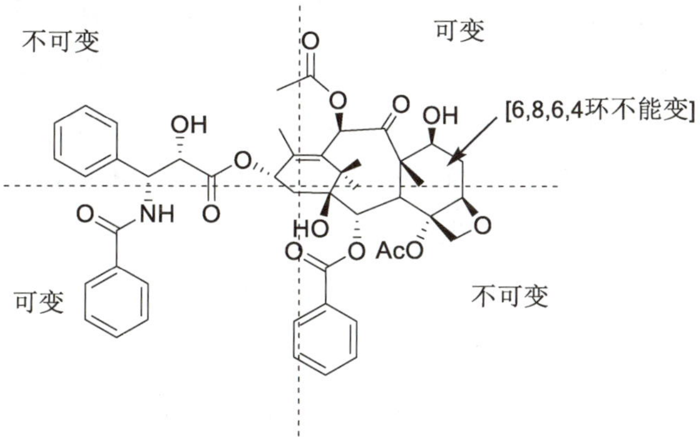

图 4-4　紫杉醇的结构

尺寸适中的天然产物可作类似物的合成，例如用电子等排、环 - 链变换、优势结构、骨架跃迁的方式，赋予化合物新的结构和性质。

尺寸小的天然产物可加入原子、基团或片段，以增加与靶标的结合力，提高活性强度，或改善物理化学和药代动力学性质，例如：①在特定位置加入氢键的供体或受体以提高化合物与受体的静电引力；②加入特定功能的原子或基团，增加代谢稳定性；③加入增溶基团以提高溶解性，调整脂 - 水间的分配性有利于或避免穿越血脑屏障等。

（二）分析构效关系，设计新结构类型的分子

靶标结构未知的情况下，可用经典的药物化学方法变换结构，研究构效关系，从中可确定出药效团。提高设计效率，以较少化合物数量产出更多的生物学信息。根据药效团的特征和分布，可用优势骨架或骨架跃迁[2]的方法，优化天然产物的性质，获得新结构类型分子。

（三）消除不必要的手性中心

通过构效关系的研究，可以保留那些与靶标结合的所必须的原子构型与分子构象，去除不必要的手性因素。例如吗啡的 5 个手性中心都不是与阿片受体结合所必需的手性因素，例如美沙酮（methadone）和哌替啶（pethidine）虽含一个手性碳，但对映体之间的活性没有区别，芬太尼（fentanyl）是没有手性的对称性分子。

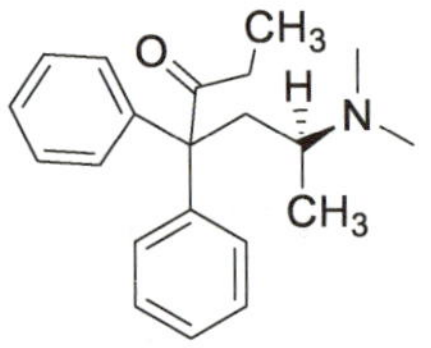

美沙酮 methadone

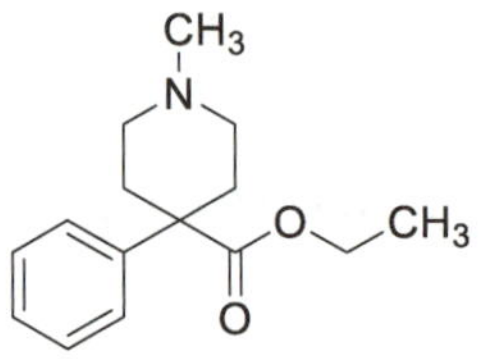

哌替啶 pethidine

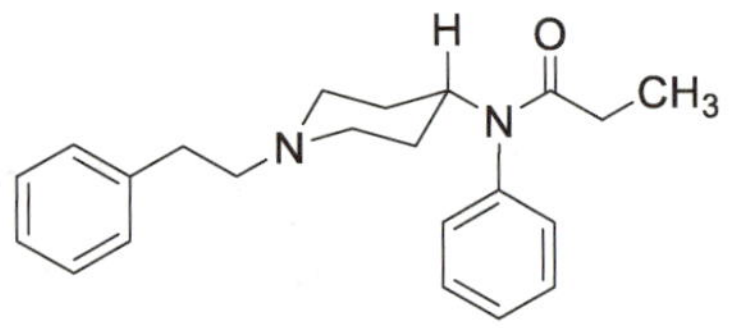

芬太尼 fentanyl

多数受体靶标对药物的分子识别与结合是立体选择性的，表现在光学异构的一对对映体的药代、药效和毒副作用的差异，因此，《中华人民共和国药品管理法》规定研究的手性药物应分别解析对映体的生物学行为，择优开发，这显然增加了新药创制工作量和成本，因此，减少和避免手性因素是新药创制的一个原则。天然产物常常含有手性碳原子，在结构改造中宜去除不必要的手性因素。

从冬虫夏草（*Cordyceps*）的真菌中发现的天然产物 ISP-1 具有免疫调节作用，体内外活性是环孢素的 10 倍。然而 ISP-1 的毒性比环孢素大 100 倍，而且溶解度差。ISP-1 的结构类似于鞘氨醇（sphingosine），后来证明是鞘氨醇 -1- 磷酸的受体调节剂。

ISP-1 的结构中含有 3 个手性中心、1 个反式双键，且含有氨基和羧基，可形成内盐，不利于吸收。当以 ISP-1 为先导物进行结构改造时，目标是简化结构、减少或去除手性中心、提高活性和改善药动学。经过一系列的变换和优化，最终研发出芬戈莫德（fingolimod），为对称性分子，去除了酮基、反式双键和手性碳，分子中没有手性和立体异构因素，而且将苯环插入长链中节省一些饱和碳，便于合成和分子构象的固定。该药物于 2010 年上市，治疗多发性硬化病。芬戈莫德是前药，口服吸收后在肝脏被鞘氨醇激酶 2 磷酸化而起效。因而又设计新一轮的化合物磷酸芬戈莫德。

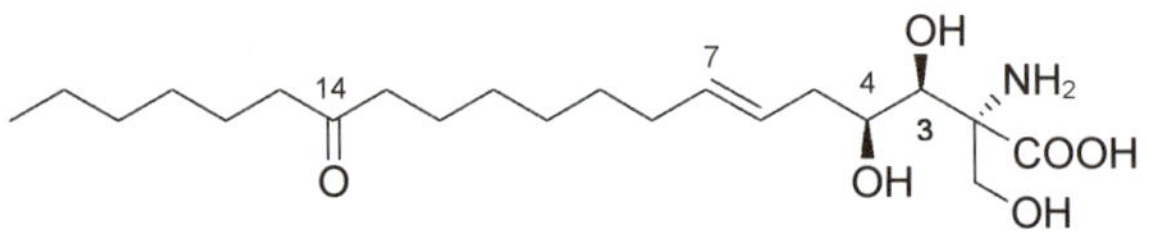

ISP-1

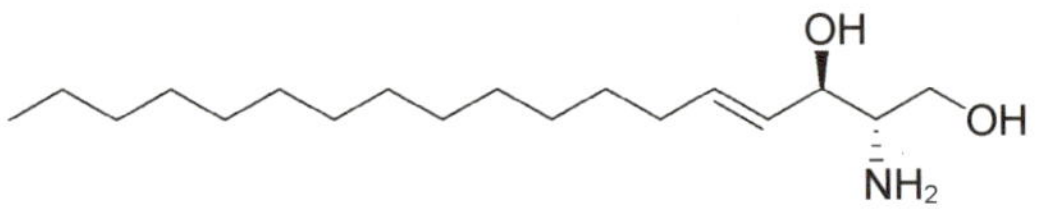

鞘氨醇 sphingosine

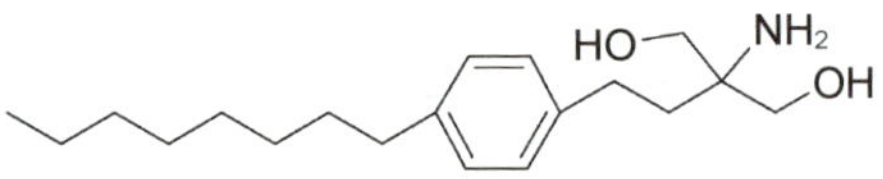

芬戈莫德 fingolimod

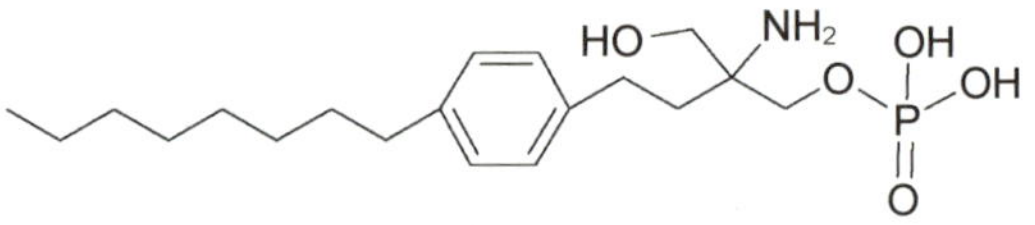

磷酸芬戈莫德

（四）合成实现工业化生产，保护环境与资源

采用化学结构修饰或生物合成的方法制备天然产物、类似物或简化物，应能够实现规模化生产，保护资源、物种和环境。天然产物的有效成分含量低、难于富集，体系复杂，大分子和小分子、生命和非生命物质共存，特别是存在结构相近的异构体，导致分离纯化难度大，提取纯化工艺繁琐且费时。紫杉醇是继阿霉素、顺铂之后，人类与各种癌症相抗争，所获得的疗效较为显著的药物。1971 年美国首次从红豆杉中提取分离紫杉醇，其树皮、根皮中紫杉醇含量最高，平均提取收率大约为万分之一，这种生产紫杉醇的方法成本高、经济效益低。为实现紫杉醇的大量供应，人们曾探索通过组织和细胞培养、大面积种植红豆杉、结构修饰等方法制取紫杉醇。目前紫杉醇及其类似物的制备工艺主要采用化学半合成法。

由于红豆杉的枝叶中含有较丰富的紫杉醇前体化合物 10- 去乙酰巴卡亭Ⅲ和巴卡亭Ⅲ(约千分之一),这两种化合物具备了紫杉醇的母核结构与多个手性中心,百时施贵宝公司(Bristol-Myers Squibb)的研发人员与 Holton 教授合作于 1992 年成功研发了以 10- 去乙酰巴卡亭Ⅲ为原料合成紫杉醇的半合成路线。此外,通过不同方法对紫杉醇的侧链进行修饰,可以获得活性或成药性更优于紫杉醇的类似物。

(五) 改善物化性质

改善物化性质可根据天然产物的不同结构作不同的处置。复杂和尺寸较大的分子可以去除原子或片段,简化结构使分子变小,从而提高化合物的配体效率。

木脂素五味子丙素(schisandrin C)具有保肝和降低转氨酶作用,其结构修饰路线见图 4-5,将亚甲二氧基和甲氧基位置调换,打开八元环,合成的中间体联苯双酯的活性强于五味子丙素,后发展成新药,已临床应用多年。联苯双酯(bifendate)是对称性分子(mp 180℃),通常对称性固体分子的晶格能较高,导致溶解度差。将其中一个羧酸酯基还原成羟甲基,即双环醇(bicyclol),降低了分子对称性(mp 137℃),提高了溶解性,改善了药代性质。双环醇也是上市的降低转氨酶药物。

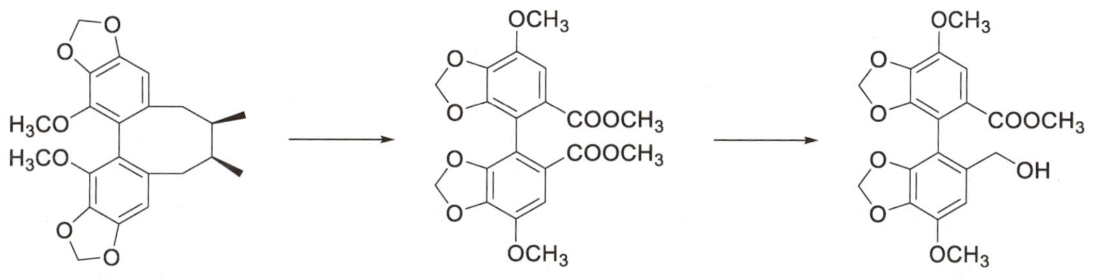

图 4-5　五味子丙素的结构修饰路线

Trabectedin 又称 ecteinascidin 743,是从加勒比海被囊生物 *Ecteinascidia turbinata* 中分离的双四氢异喹啉稠合的生物碱,具有很强的细胞毒活性,现处于Ⅲ期临床研究,治疗乳腺癌和非小细胞肺癌。其简化物 phthalascidin 是将 trabectedin 中跨环连接的第三个异喹啉环剪切掉,换以邻苯二甲酰亚胺,该简化物对多种人体肿瘤细胞的抑制活性 IC_{50} 达 0.1~1nmol/L,强于紫杉醇、喜树碱等 1~3 个数量级,不仅容易合成,而且提高了化学稳定性。

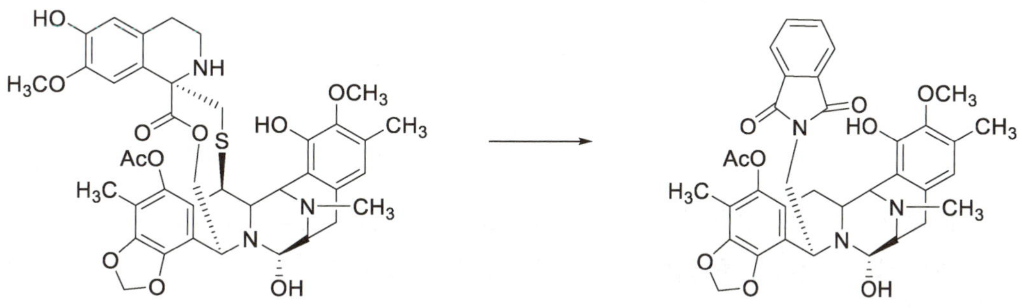

星孢菌素(staurosporine)是从霉菌分离的吲哚并咔唑化合物,是由 8 个环稠合、含有 4 个手性中心的蛋白激酶 C(PKC)抑制剂。礼来公司以星孢菌素为先导物进行结构改造,将吡咯烷酮氧化成马

来酰亚胺，剖开中央的苯环和四氢吡喃环，简化成只有一个手性碳的化合物，该化合物称作鲁伯斯塔(ruboxistaurin)对 PKCβ1 和 β2 抑制的 IC_{50} 分别为 4.7、5.9nmol/L，以甲磺酸盐进行Ⅲ期临床研究，用于治疗糖尿病性周围神经炎。进一步结构修饰得到因扎妥雷(enzastaurin)，成为没有手性的开环化合物，因扎妥雷盐酸盐目前处于临床研究阶段，用于治疗脑胶质瘤和非霍奇金淋巴瘤。

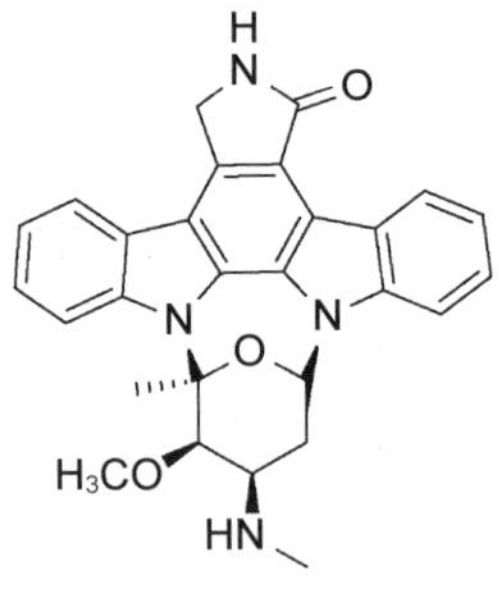

星孢菌素　staurosporine

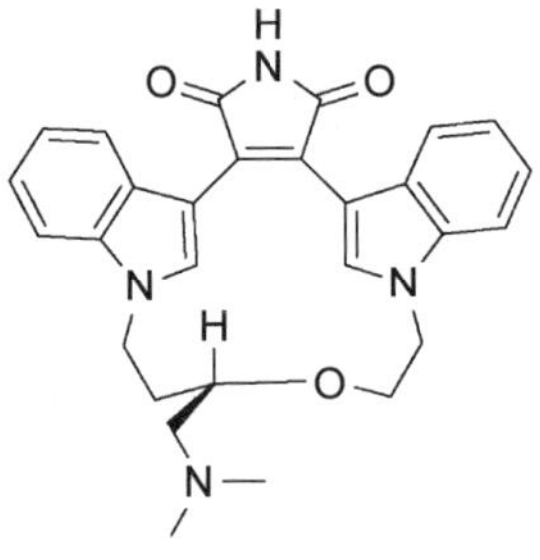

鲁伯斯塔　ruboxistaurin

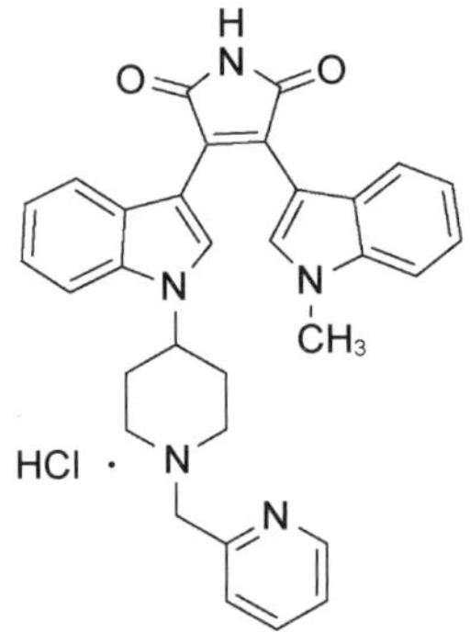

因扎妥雷　enzastaurin

曲古抑菌素 A(trichostatin A)是真菌的代谢产物，为组蛋白去乙酰化酶(HDAC)抑制剂，结构中的羟肟酸片段是重要的特征药效团，可以与酶的辅助因子金属离子发生螯合作用。分子中含有的两个反式共轭双键和一个手性中心可能不是必要的结构因素，因此，以曲古抑菌素 A 为先导物简化这些复杂的立体因素，消除双键和手性中心，保留羟肟酸，得到的伏立诺他(vorinostat)，仍具有抑制 HDAC 的活性，已于 2006 年批准上市，用于治疗皮肤 T 细胞淋巴瘤。同时研发的恩替诺特(entinostat)，是用邻苯二胺的酰胺作为羟肟酸的生物电子等排体，保持与金属的螯合作用，现处于临床研究阶段。

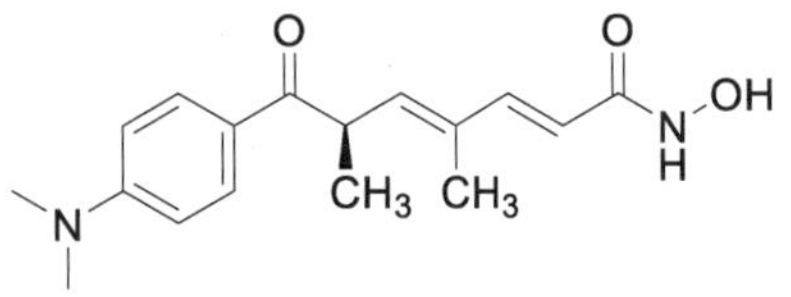

曲古抑菌素A　trichostatin A

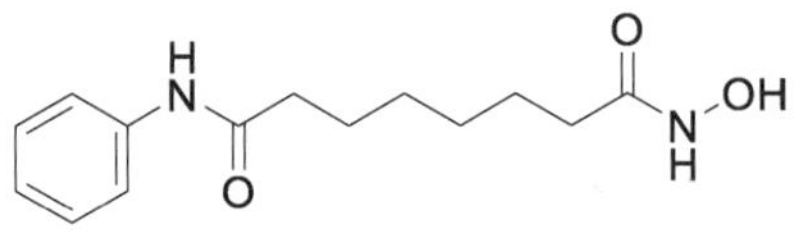

伏立诺他　vorinostat

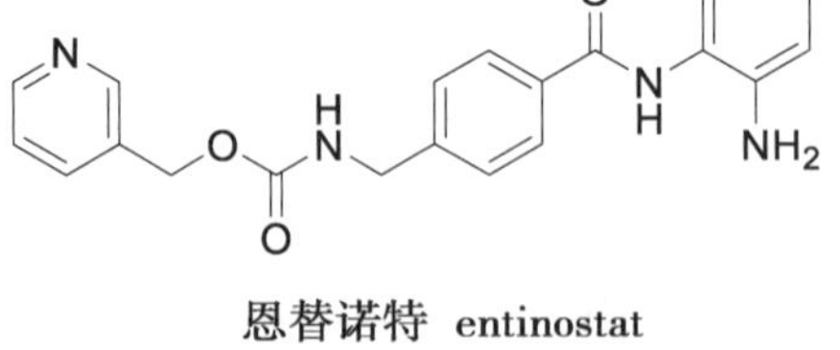

恩替诺特　entinostat

从海洋生物海绵中分离的软海绵素 B(halichondrin B)具有广谱抗肿瘤活性，通过诱导细胞周期停止在 G2/M 期，抑制微管聚合，使纺锤体损伤，对多种人癌细胞有抑制活性，IC_{50} 在 0.1~1nmol/L，其活性强于紫杉醇，并有较宽的治疗窗口。Halichondrin B 分子中含有 32 个手性中心，酯基的存在使其在血浆中容易水解开环，因而半衰期很短。将螺环缩酮等 8 个环用四氢呋喃环代替，酯基的氧原子用等排体亚甲基替换(酯基变成亚甲基酮)，经简化分子结构得到艾日布林(eribulin)，抗肿瘤活性基本未变，提高了代谢稳定性，延长了半衰期，甲磺酸艾日布林于 2010 年经美国食品药品监管局批准在美国上市。

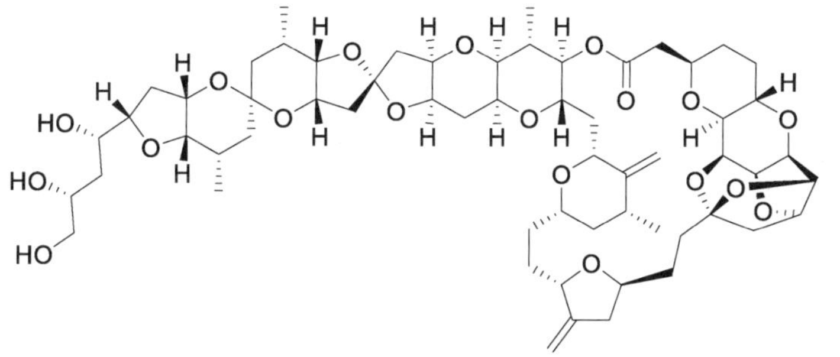

软海绵素 B halicondrin B

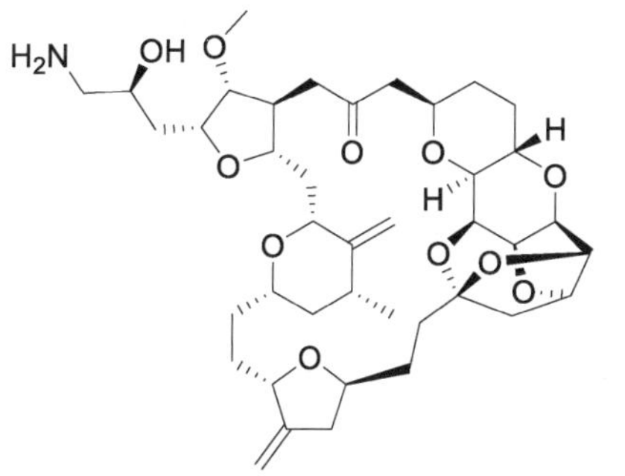

艾日布林 eribulin

（六）提高化学稳定性

Combretostatin A4 是微管蛋白聚合的抑制剂，作用机制与秋水仙碱相同。两个苯环呈顺式构型是必要的药效团特征，也与秋水仙碱的分子形状相似。然而 combretostatin A4 在化学上是不稳定的，容易异构化成热力学稳定的反式化合物（**4-28**），失去活性。将顺式双键“固定”在杂环中，保持两个苯环的顺式，增加化合物的稳定性。例如 **4-29** 由二噁唑环连接两个苯环，化合物 **4-30** 用咪唑环连接，它们保持了抑制微管蛋白的活性，提高了化学稳定性。

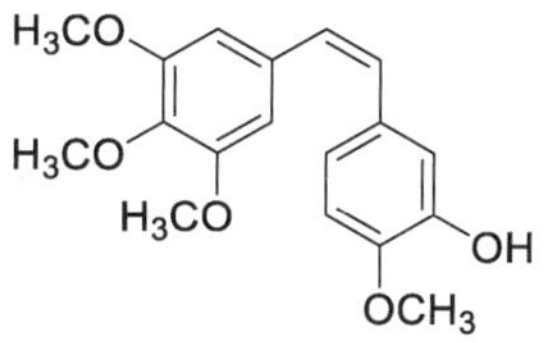

combretostatin A4

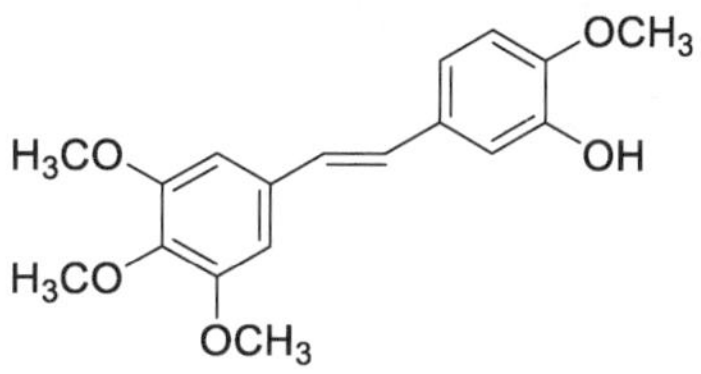

4-28

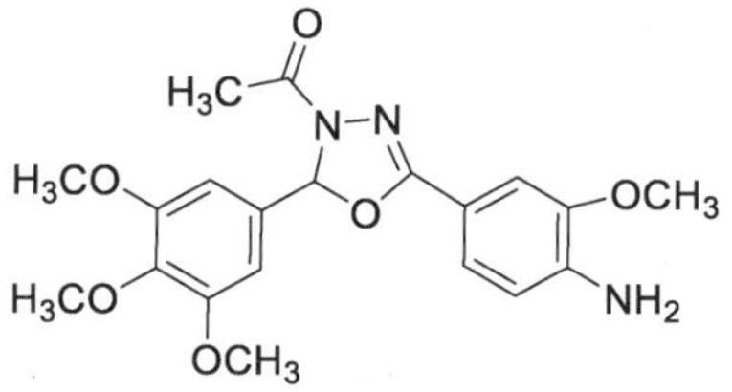

4-29

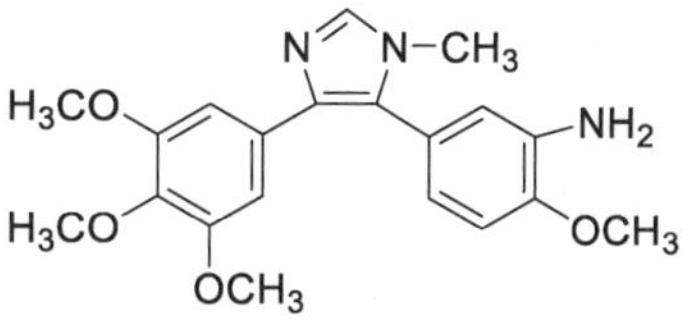

4-30

全反式维 A 酸（all-*trans*-retinoic acid）诱导上皮细胞分化，临床上治疗急性早幼粒细胞白血病和痤疮，其作用机制是激活维 A 酸 RAR 受体。全反式维 A 酸的共轭多烯结构导致化学稳定性低，在室温下容易聚合成高分子而失效。根据构效关系研究，维甲类化合物的药效团是由一端为立体取代的疏水片段，另一端为极性基团（羧基），中间由一定长度的共轭链连接。若化合物能够满足这些特征，就具有维 A 酸样的作用。例如他米巴罗汀（tamibarotene）是四甲基取代的四氢萘胺与对苯二甲酸缩合形成的酰胺，酰胺片段的 p-π 共轭将分子连接成共轭体系，一端的立体疏水性和另一端的羧基符合了与 RAR 受体结合的要求，为强效激动剂，化学性质稳定。他米巴罗汀已于 2005 上市，用于治疗白血病。9- 顺式维 A 酸（9-*cis*-retinoic acid）是全反式维 A 酸的异构体，为 RXR 激动剂，临床上用于治疗皮肤病和卡波西肉瘤，化学稳定性也比较低。贝沙罗汀（bexarotene）也是按照同样的思路设计的，提高了化学稳定性，于 2000 年上市，临床上治疗牛皮癣和皮肤病。

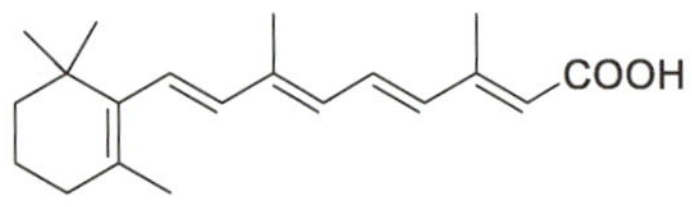

全反式维A酸 all-*trans*-retinoic acid

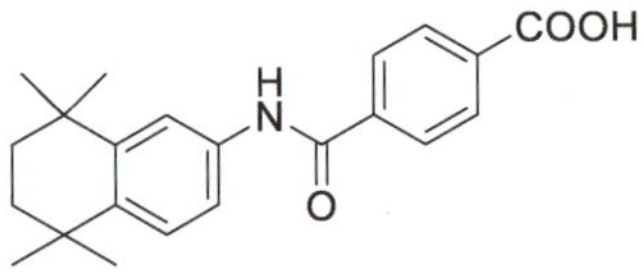

他米巴罗汀 tamibarotene

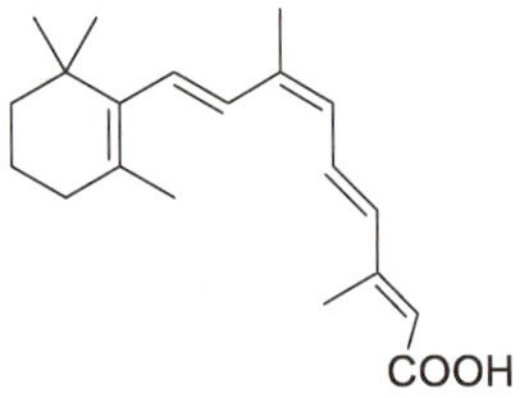

9-顺式维A酸 9-*cis*-retinoic acid

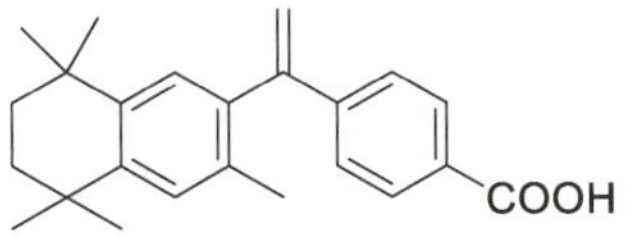

贝沙罗汀 bexarotene

（七）利用药物副作用开发新的医药用途

红霉素（erythromycin）口服应用会刺激胃肠道蠕动，引起恶心、呕吐和腹泻等副作用，其原因是对胃动素（motilin）受体的激动作用所致。根源是红霉素在胃酸的作用下，形成含有两个呋喃环的大环内酯，见图 4-6，后者失去抗菌活性，但具有促进胃肠道运动的作用。利用这个结构与活性的特征，改造红霉素结构以去除原来的抗菌作用，增强促胃蠕动活性，例如伊屈西那（idremcinal）是由红霉素改构而得的 IL-8 受体抑制剂和胃动素受体激动剂，米特西那（mitemcinal）和 EM-523 也具有类似的结构，它们均无抗菌作用，作为胃动力药处于临床研究阶段。

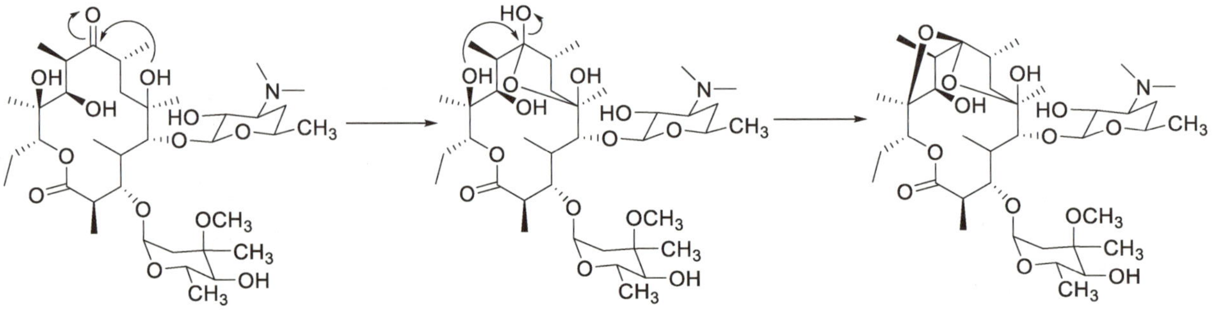

图 4-6 红霉素形成刺激胃肠道蠕动化合物的过程

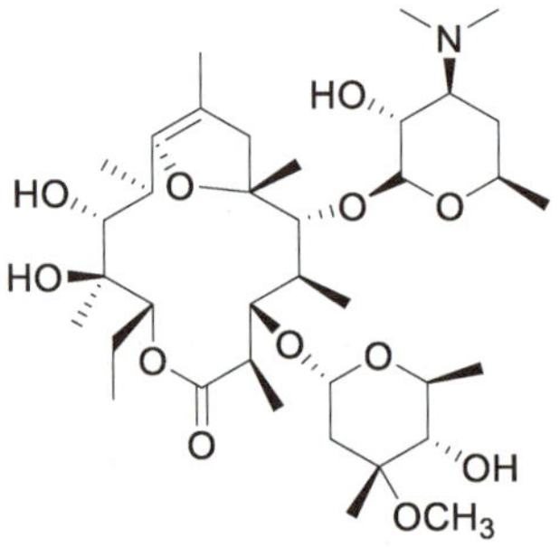

伊屈西那 idremcinal

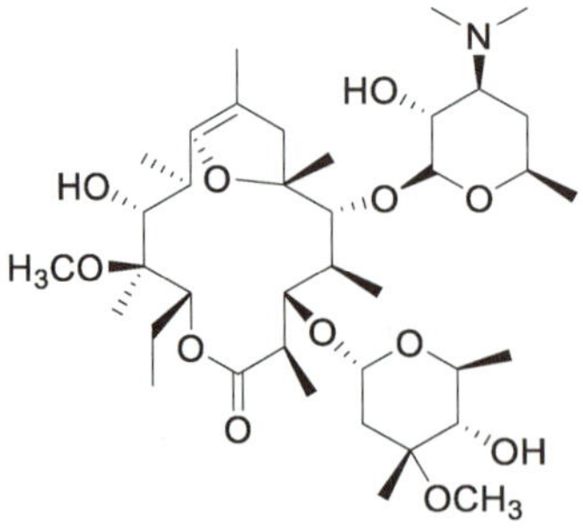

米特西那 mitemcinal

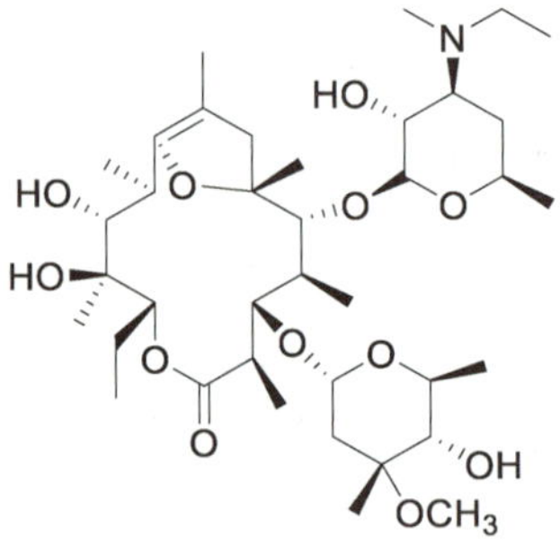

EM-523

（八）克服资源和季节生长的限制

鱼腥草不仅可以食用，民间也用于抗感染。江西九江地区将新鲜鱼腥草捣碎，局部应用可有效地治疗阴道糜烂，然而冬季因缺乏原料而不能治疗。1970 年，郭宗儒、梁晓天、邵国贤和强则银等在江西永修卫生部五七干校制药厂将鱼腥草与水汽蒸馏，分析出挥发油中的主要成分是3-氧代-正十二醛，由于是液体难以保存和计量，遂合成其亚硫酸氢钠加成物，经动物实验安全和有效后，临床证实确有抗感染作用，解决了因季节生长的限制。这就是鱼腥草素钠（sodium houttuyfonate）的研制过程，鱼腥草素钠的合成路线见图4-7。

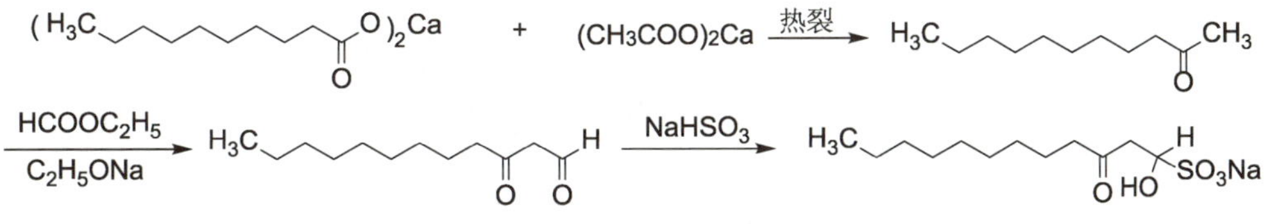

图4-7　鱼腥草素钠的合成路线

二、结构修饰、合成的方法

（一）化学法

化学法是通过对先导化合物中活泼反应位点的修饰，得到一系列的衍生化合物，经过活性测试及构效关系研究与讨论，确定结构中的药效团，然后对药效团以外的部位进行优化，提高化合物活性和生物利用度，降低毒副作用。临床上应用的许多药物都是通过对活性天然产物进行结构修饰而获得的。在这些研究中，一般只对取代基或侧链进行衍生化，如氧化、还原、酰化、烷基化等。但有些化合物只保留药效团，对骨架结构进行较大的改动，如D-筒箭毒碱作为先导化合物，合成十烃双胺；由古柯碱为先导化合物合成普鲁卡因等。紫杉醇13位侧链改造成含叔丁基的类似物docetaxel，水溶性增加，活性也强于紫杉醇，目前该化合物已用于临床。Combretastatin A4是从风车子属植物*Combretum caffrum*的树干中分离得到的，具有很强的抗白血病活性，研究人员对其结构进行修饰得到一系列活性衍生物。其中combretastain A4磷酸酯作为水溶性前药用于治疗肝癌。

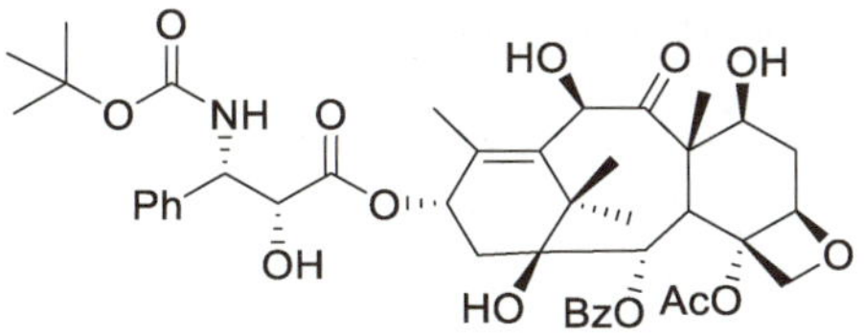

docetaxel

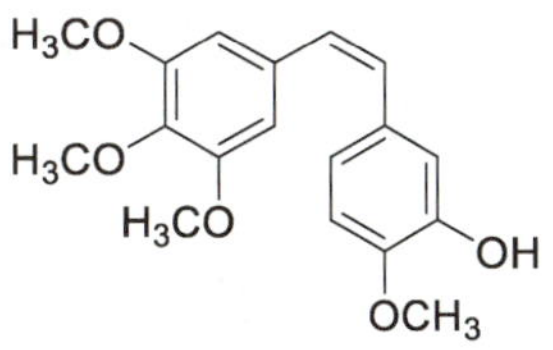

combretastatin A4

目前，化学结构修饰法主要包括组合化学法（combinatorial chemistry）、点击化学法（click chemistry）以及生物电子等排（bioisosterism）。

1. **组合化学法**　组合化学法是一种将化学合成、计算机辅助分子与合成设计、机器人结成一体的技术，可以在短时间内将不同结构的基础模块以共价键系统地、反复地进行连接，从而产生大批相关的化合物（亦称化合物库），然后进行化合物性能筛选，寻找具有目标性能（或活性）化合物的结构。这样就免除了化合物单独合成及结构性能测定的过程，大大简化了发现具有目标性能化合物的过程[3]。

组合化学的最大优势就是能在短时间内合成大量的化合物。如果以2组化合物作起始物，其中一

组含 m 种不同的化合物，另一组含 n 种不同的化合物，当这 2 组化合物同时进行交叉（组合）平行反应，仅一步反应生成 $m \times n$ 种化合物[4]，见图 4-8：

$$
\begin{array}{ll}
A_1\ B_1 & A_1B_1 + A_2B_1 + A_3B_1 \cdots A_mB_1 \\
A_2\ B_2 & A_1B_2 + A_2B_2 + A_3B_2 \cdots A_mB_2 \\
A_3\ B_3 \longrightarrow & A_1B_3 + A_2B_3 + A_3B_3 \cdots A_mB_3 \\
\cdots & \cdots \qquad \cdots \\
A_m\ B_n & A_1B_n + A_2B_n + A_3B_n \cdots A_mB_n
\end{array}
$$

图 4-8　组合化学示意图

一般的组合合成要满足以下几个基本要求：①构建模块中的反应物能按顺序成键；②构建模块必须是多样性且是可得到的，这样才可能获得一系列供研究的化合物库；③模块中反应物进行的反应速率要接近；④产物的结构和性质有较高的多样性，以供研究，从中找出最佳结构；⑤反应条件能调整，操作过程能实现自动化；⑥合成产物的相对分子质量不宜过大，以≤850 为好，应至少含有 1 个芳环、1 个可解离的基团，并具有符合需要的极性；⑦所用的试剂应不含干扰合成反应的组分或杂质，只具有 1 个合成反应的基团，以保证合成反应的单一性，必须指出，每一步合成步骤中不良反应的出现将导致灾难性的后果，因为众多品种产物（包括过渡性和最终的）的纯化是根本不现实的；⑧组合合成的产物品种可达数百种之多，故需有防止彼此混淆的识别措施，这些措施应不影响组合合成的整个过程。

组合化学的一般分类为：

（1）固相组合化学：早期的组合化学主要是在固相多肽合成基础上发展起来的固相组合化学。固相合成技术就是将反应物连接到带有活性基团的高聚物骨架（载体）上，然后通过有机溶剂除去过量的试剂、杂质，并且不影响载体上的目标化合物，最后采用合适的化学和物理方法将目标化合物解离。它可用过量试剂使反应完全，过滤就能分离纯化产物，产物易于提纯则更适于多步反应，操作简单有利于自动化，因此也得以快速发展（图 4-9）。但也存在生产成本高，使用受限制等缺点。

（2）液相组合化学：液相组合化学虽没有固相组合化学成熟，但由于它有别于固相组合化学的技术优势，且合成步骤较少的小分子化合物的结构修饰更适宜于在液相中进行，如图 4-10。液相组合化学混合物库，具有提高结构修饰速度、没有树脂负载量的影响、成本低、反应过程中能进行产物跟踪分析等优点。因此，液相组合化学更适合于步骤少、结构多样性小分子化合物库的结构修饰。

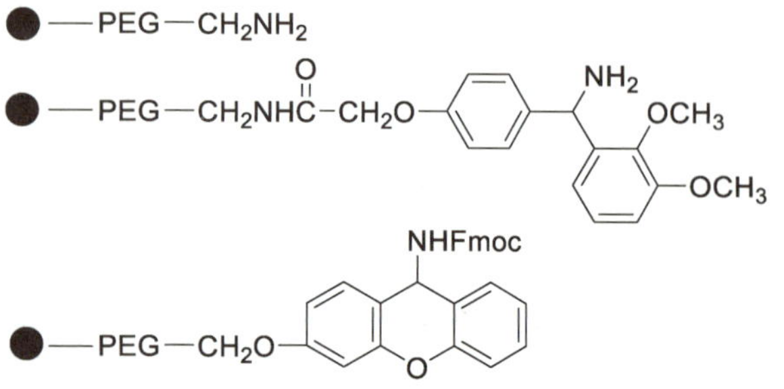

图 4-9　固相组合化学示意图

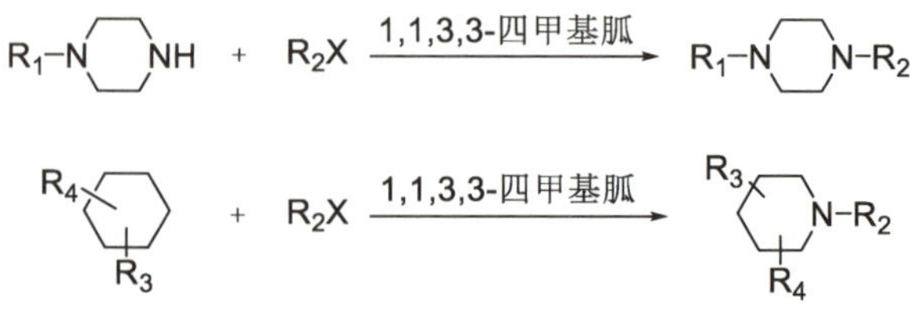

图 4-10　液相组合化学示意图

（3）动态组合化学：动态组合化学是组合化学的一个新兴分支，在药物先导化合物的发现中有广阔的应用前景。在动态组合化学库中，利用靶标分子的诱导结合作用，通过可逆共价反应，能够选择性地筛选出与靶标分子存在强相互作用的优势化合物（图 4-11）。

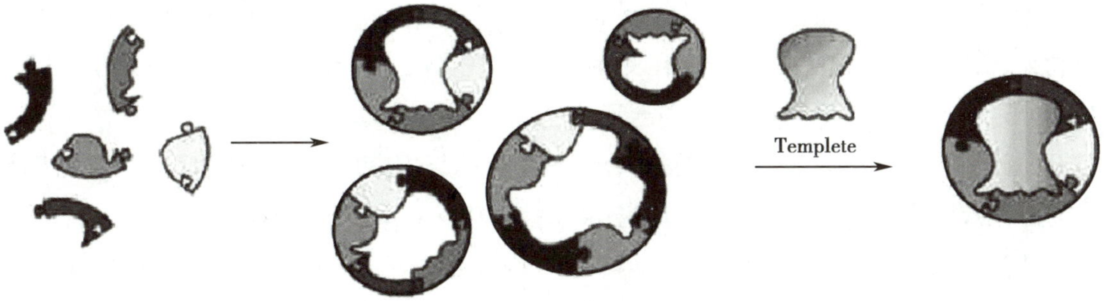

图 4-11　动态组合化学库识别过程

(4) 微波组合化学：微波组合化学是将组合化学技术和微波辐射技术结合起来，实现药物合成的自动化。其最突出的优点是缩短了组合化学合成的反应时间，极大地增加合成的高通量输出（图 4-12）。

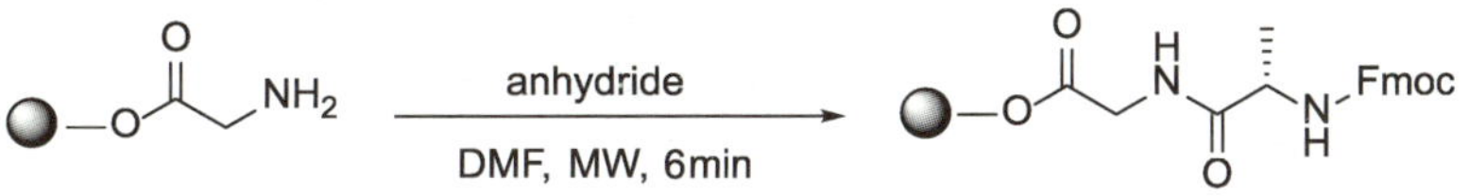

图 4-12　微波组合化学示意图

(5) 催化组合化学：在采用计算机辅助分子设计、先进的仪器分析手段和高速筛选技术的基础上，设计出组合催化剂库与高效的评价体系，可以重新评价现有的催化剂体系或用于研究开发具有应用前景的新型催化体系。

2. **点击化学法**　20 世纪末，随着人们对新药需求的增加，同时伴随着高通量筛选方法的出现，大量新型分子的合成成为化学合成的迫切任务，建立分子库、发展分子多样性成了重要的课题。点击化学，是由诺贝尔化学奖获得者美国化学家 Sharpless 在 2001 年引入的一个合成概念[5]，是继组合化学之后提出的又一种快速合成大量新化合物的方法。主要是通过小单元的拼接，来完成各种分子的合成。它强调以碳—杂原子键（C—X—C）合成为基础的组合化学新方法，并借助这些反应（点击反应）来简单高效地获得新的多样化的分子，见图 4-13。点击化学的概念对药物开发、化学合成和分子生物学等诸多领

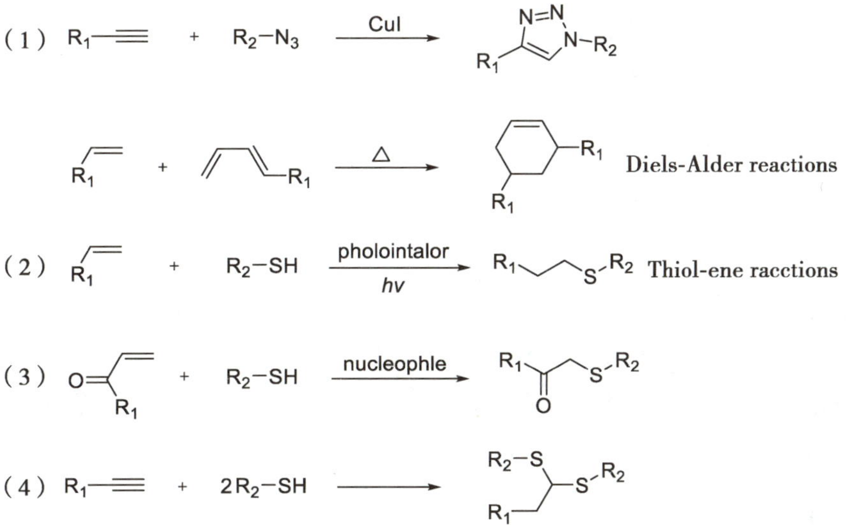

图 4-13　“Click”反应主要类型

域有很大的贡献。一个理想的点击反应具有的特征包括产率很高、反应的立体选择性强、温和的反应条件、副产物无害、原料易得、不使用溶剂或在良性溶剂中进行、反应需要高的热力学驱动力、合成反应快速、产物易分离、产物对氧气和水不敏感、符合原子经济等。

目前报道的“Click”反应主要有 4 种类型，见图 4-13：①不饱和化合物的环加成反应，特别是 1,3-偶极环加成反应，此外也包含 Diels-Alder 反应；②亲核开环反应，主要是具有环张力杂环化合物的亲电开环反应，比如环氧化物、氮杂环丙烷、环硫离子及吖丙啶鎓盐等；③非 Aldol 反应类型的羰基化学，可以用于生成脲类、硫脲类、芳香杂环、肟醚、腙及酰胺类衍生物等；④不饱和碳 - 碳键的加成反应，比如环氧化反应、双羟基化反应、氮杂环丙烷化、亚磺酰基卤素的加成反应，还有亲核试剂的 Michael 加成反应。

(1) Huisgen 1,3- 偶极环加成反应：1,3- 偶极环加成反应是一个发生在 1,3- 偶极和一个双极性分子之间并形成五元环的化学反应。最早的 1,3- 偶极环加成反应在 19 世纪末及 20 世纪初就有描述。20 世纪 60 年代，Rolf Huisgen 对其反应机制研究及合成应用进行了很细致的研究。他主要研究有机叠氮化合物与炔之间的反应，故称 Huisgen 1,3- 偶极环加成反应（图 4-14）。

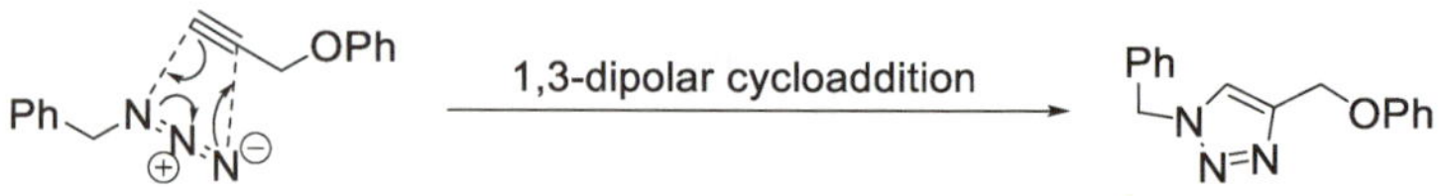

图 4-14　Huisgen 1,3- 偶极环加成反应

此反应的应用意义在于反应本身不产生副产物，并生成了 1,2,3- 三唑五元环，产物具有立体选择性和区域选择性，并在必要的情况下得到开环衍生物。由于生物体内不存在叠氮和炔化物，因此，这个反应能在细胞内不对生物体内其他组分产生干扰的情况下有化学选择性地进行。由于该反应如此通用快速，并没有留下别的痕迹，就像点击键盘一样，故被 Sharpless 冠名“点击化学法”。

(2) 点击化学在酶抑制剂的先导结构发现中的运用：点击化学已经运用到很多酶抑制剂的合成中，包括对蛋白酪氨酸磷酸酶、蛋白激酶、转移酶、糖原磷酸化酶、丝氨酸水解酶、半胱氨酸和丝氨酸蛋白酶、金属蛋白酶、天冬氨酸蛋白酶、氧化还原酶及糖苷酶等。有报道通过点击化学手段，运用高通量固相合成技术，合成了含 325 个蛋白酪氨酸磷酸酶的抑制剂，发现化合物 F1S-6C-W11 和 H1-6C-W11 具有纳摩尔级的抑制蛋白酪氨酸磷酸酶的活性[4]。

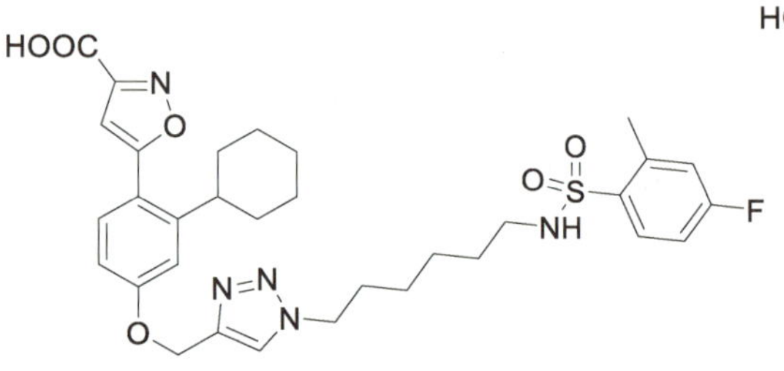

F1S-6C-W11
（K_i=150nmol/L）

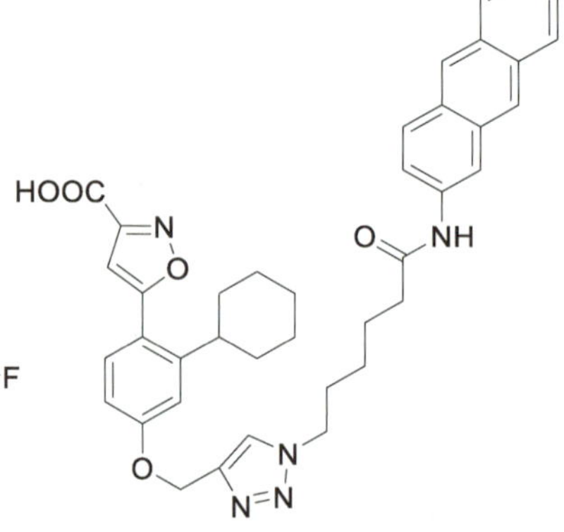

H1-6C-W11
（K_i=170nmol/L）

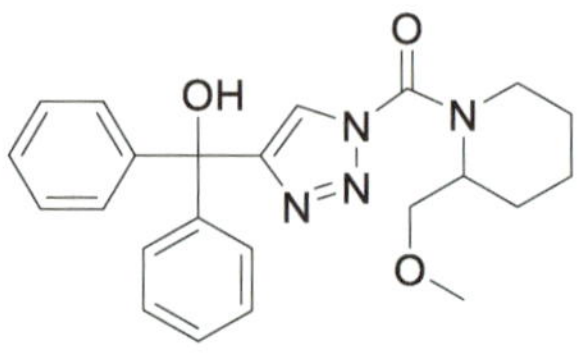

4-31

Adibekian 等[6]运用点击化学的技术发现了优化的先导结构，得到了含 1,2,3- 三唑的脲类衍生物（**4-31**），靶标为丝氨酸水解酶。该类化合物在体内和体外均表现出良好的活性，小鼠体内的用量少于 1mg/kg，而体外活性达到纳摩尔级，是一个极具进一步开发价值的候选药物。

(3) 通过原位点击化学发现先导结构：从事药物创制的医药化学家所用的传统的方法是集成地合成化合物然后进行测定。如果幸运选对了最佳生物靶标，这个方法是一条优化捷径。实际上，靶标作为理想的模板应该能产生最完美的靶中（hit）。一个创新性思路就是利用点击化学的原位方法来实施该过程。就是在含靶向酶的缓冲体系中甚至细胞内用组分 A 和组分 B 分别与靶标结合，然后通过点击化学再把组分 A 和组分 B 结合起来，即所谓原位法（in situ）[7]。成功的例子是 Miyata 小组用 2 种炔与 15 种烷基叠氮化物加入到含有组氨酸脱乙酰酶抑制剂（HDAC）中，并运用荧光法直接跟踪产物的结合情况（图 4-15）。有趣的是，该过程能在 96 孔板中实施，并得到反式比顺式三唑活性好的结果，这表明该方法具有很好的实用性[8]。

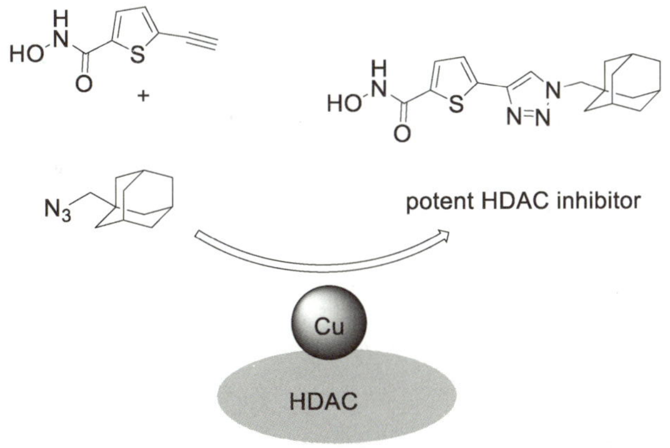

图 4-15　应用原位点击化学 HDAC 抑制剂示例图

另一个例子就是运用原位点击化学手段研究蛋白与蛋白相互作用的调节剂（modulator）。通过动态的靶标导向合成及原位点击化学，合成了化合物 SZ4TA2 的类似物，并详细研究了该类化合物对 Bcl-XL 与 BH3 两个酶的相互作用的影响，发现 SZ4TA2 具有纳摩尔级的作用效果（图 4-16）[9]。

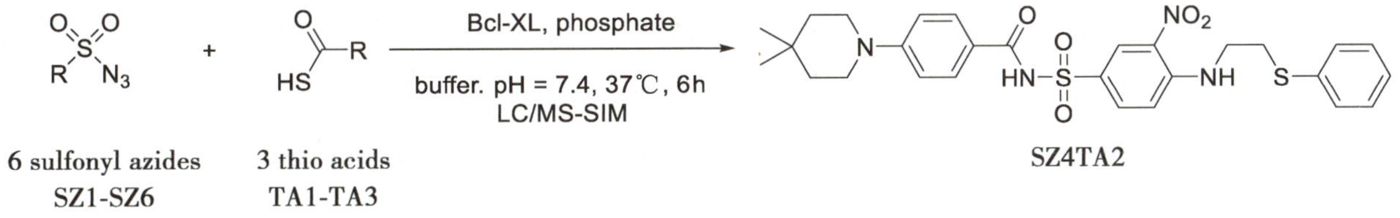

图 4-16　运用原位点击化学手段研究蛋白与蛋白相互作用的调节剂示例图

尽管 1,3- 偶极环加成反应对环境友好，但纵观整个合成过程还不具有理想的环境相容性。因此，如何使整个有机合成过程变为绿色工艺，是当前药物开发亟待解决的一个问题。点击化学还具有产物结构相对单调的缺点，目前应用最多和最成功的只有 1,2,3- 三唑环反应。因此，通过开发含有其他环的点击化学反应来得到结构多样性的化合物是今后应该关注的方向。

3. 生物电子等排　生物电子等排原理是将化合物结构中的某些原子或基团，用其外层电子总数相等（同价）或在体积、形状、构象、电子分布、脂水分配系数 p*K*a，化学反应性和氢键形成能力等重要参数上存在相似性的原子或基团进行替换，所产生的新化合物的一种方法[10]。

生物电子等排体分为经典的生物电子等排体与非经典的生物电子等排体两大类。经典的生物电子等排体包括：一价原子和基团（如—OH、CH_3—、X—）、二价原子与基团（如—CH_2—、—O—、—S—、NH_2—）、三价原子与基团（如 ═N—、═CH—）、四价原子与基团（如 ═C═、═Si═）。非经典的生物电子等排体包括：环与非环结构、可交换的基团（如磺酰胺基和羧基）、基团反转（如—COOR、—OCOR）。

(1) 经典的生物电子等排体的药物设计

1) 一价生物电子等排体：抗雌激素药物他莫昔芬（tamoxifen）苯环被甲基取代后得到化合物 **4-32**，进一步将—CH_3 换成—OH 和—Cl 得到化合物 **4-33** 和 **4-34**。研究表明，化合物 **4-32**、**4-33** 和 **4-34** 对乳腺中的雌激素受体有选择性作用。

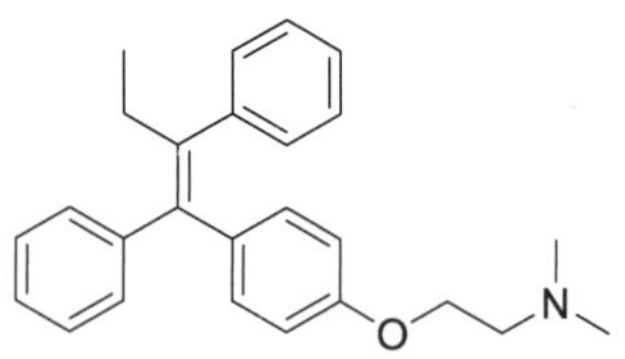

他莫昔芬 tamoxifen

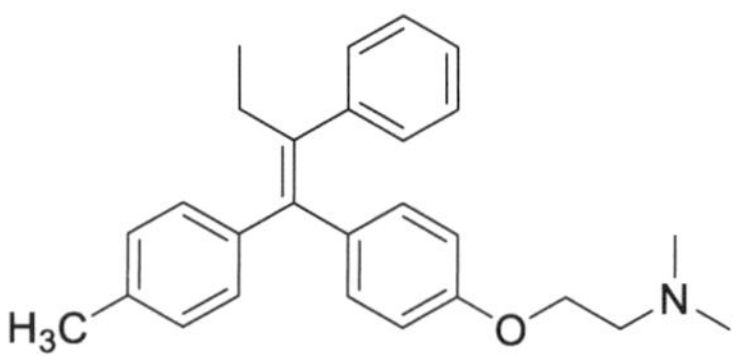

4-32

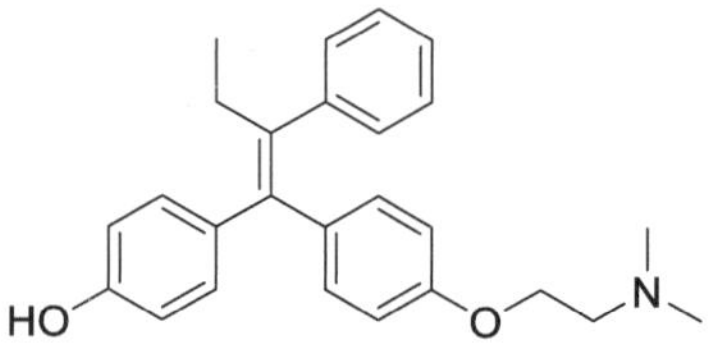

4-33

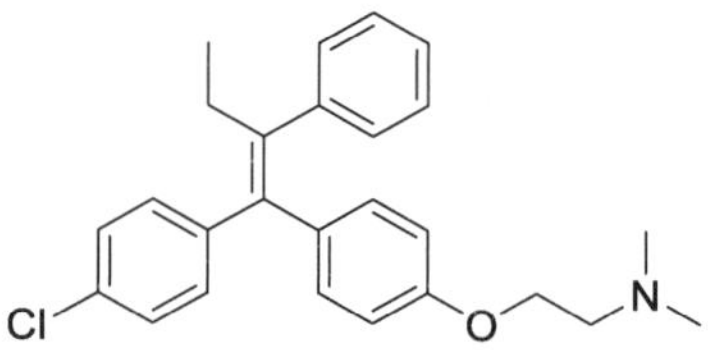

4-34

2) 二价生物电子等排体：局麻药普鲁卡因（procaine）酯基中的—O—被其电子等排体—S—和—NH—取代，得到了硫卡因（thiocaine）和普鲁卡因胺（procainamide）。其中，硫卡因的局麻作用比普鲁卡因大 2 倍，而普鲁卡因胺的局麻作用仅为普鲁卡因的 1%，目前主要用于治疗心律不齐。

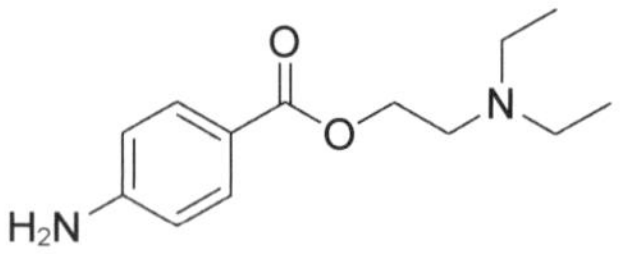

普鲁卡因 procaine

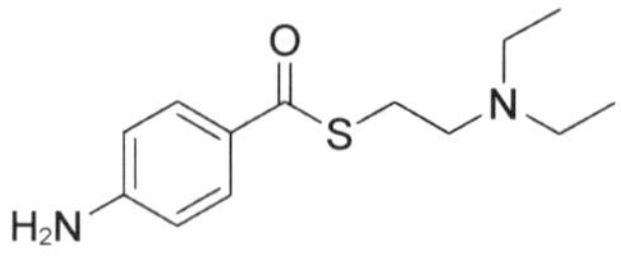

硫卡因 thiocaine

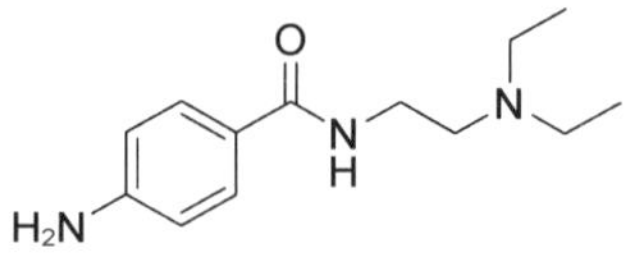

普鲁卡因胺 procainamide

3) 三价生物电子等排体：毛果芸香碱(pilocarpine）是胆碱神经 M 受体激动剂。由于它是内酯结构，易水解、不稳定。将环上的—CH═ 改换成电子等排体—N═，变成氨基甲酸内酯结构。氨基甲酸酯比甲酸酯更为稳定，改变后药物的稳定性增强。

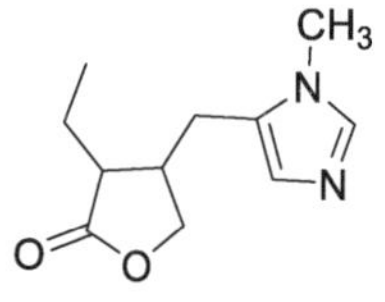

毛果芸香碱 pilocarpine

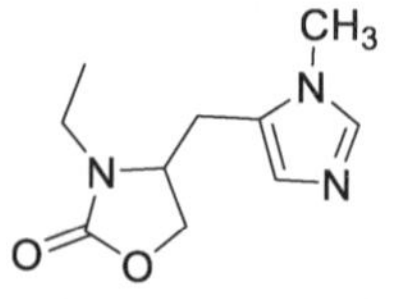

毛果芸香碱电子等排体

4）四价生物电子等排体：甲丙氨酯（meprobamate）具有镇静、催眠、抗惊厥和中枢性肌松作用，广泛用作镇静催眠药，将 C 用其电子等排体 Si 替换，形成的化合物药理活性大小与甲丙氨酯相似。

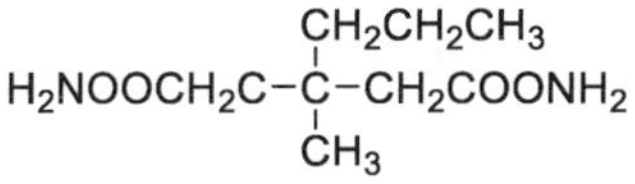

甲丙氨酯 meprobamate

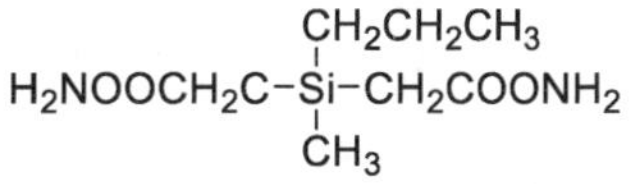

甲丙氨酯电子等排体

(2) 非经典的生物电子等排体的药物设计

1）环与非环结构及构象限制：己烯雌酚和雌二醇是环与非环生物电子等排体的一个典型例子。己烯雌酚的双键对于酚羟基和乙烯基在受体部位正确的空间分布取向是极其重要的，其反式异构体的活性是顺式异构体的 4 倍。己烷雌酚与其他雌二醇的非环类似物，因为没有双键结构，而碳 - 碳单键可自由旋转为与雌激素立体结构相似的构象。但也正是由于碳 - 碳单键可以自由旋转，形成的构象不如己烯雌酚的立体结构固定，所以活性弱。

2）可交换的基团：抗菌药磺胺类药物的发现可以说是可交换基团作为电子等排原理运用到药物设计的里程碑。研究表明，对氨基苯磺酰胺与对氨基苯甲酸不仅在电子分布和构型方面相似，在 p*K*a、log *P* 等理化性质方面也很相似。所以，—SO_2NH_2 和—COOH 可以说是具有真正意义上的生物电子等排体。

3）基团反转：基团反转是常见的一种非经典电子等排类型，是同一功能基团间进行的电子等排。—COR 与 ROC—都是酯，在原来的羧酸和醇的结构差别不大的情况下，这两种酯的空间效应和电性效应亦较近似，所以这种酯基反转常可作为电子等排体应用。镇痛药哌替啶（pethidine）是哌啶羧酸的酯，而安那度尔（alphaprodine）是哌啶醇的酯，两者具有相似的溶解度、药理作用。但安那度尔的镇痛作用是哌替啶的 16 倍。

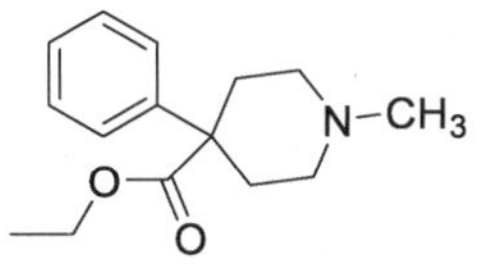

哌替啶 pethidine

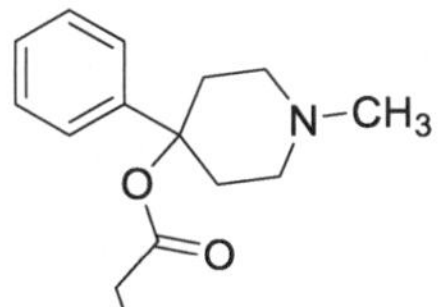

哌替啶反转物

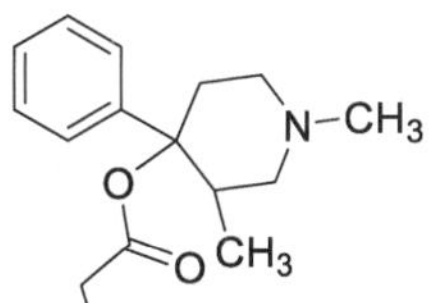

安那度尔 alphaprodine

（二）**生物转化法**

天然药物化学成分是一个复杂庞大的系统，活性成分一般包括几大类：配糖体类（皂苷）、黄酮类、苯丙素类、生物碱类、醌类、鞣质、酯类等。这些成分多数含量低、口服利用度低、体内转化能力弱、起效慢，有些成分还具有毒性，是阻碍天然药物广泛应用的主要障碍。所以“增效减毒”是天然药物目前亟待解决的难题。微生物转化技术是利用微生物产生的一系列酶作用于药物化学成分，通过酶的催化作用影响天然药物的成分含量，借此提高药效、去除杂质、增加稳定性、降低毒性或产生新的成分。此项技术利用微生物强大的酶系统分解转化物质的能力生产中草药活性成分，为中药现代化的发展开辟了新思路[11]。

生物转化是以细菌、霉菌等微生物及其产生的酶对外源化合物进行结构修饰而获得有价值产物的生理生化反应，其本质是酶促催化反应。微生物来源广泛、种类繁多、其自身一般都具有一套特殊的酶系、易培养、周期短，具有极为广阔的利用空间，微生物转化具备生物量积累快、转化时间短、酶的表达性高、手性及立体选择性强、反应条件温和、成本低、反应过程绿色环保等特点，且较易应用于工业化生产，其常见反应类型有氧化还原反应、水解反应、糖基化反应、缩合反应、胺化反应、酰基化反应、脱水反应等，其中羟基化反应最常见。天然产物中甾体和萜类化合物生物转化方面的报道最多，有一系列的综述总结出了一些转化反应的规律[12]。Murray 成功地利用生物黑根霉(*Rhizopous arrhizus*)对孕甾酮进行11- 羟基化，此反应在甾体药物的生产中发挥了重要的作用。甾体皮质激素类药物 6α- 甲基氢化泼尼松(6α-methyl prednisolone)，其抗炎作用强、副作用小，是激素品种中的主导产品之一，生物转化在其制备过程中发挥了重要作用，其制备流程见图 4-17。

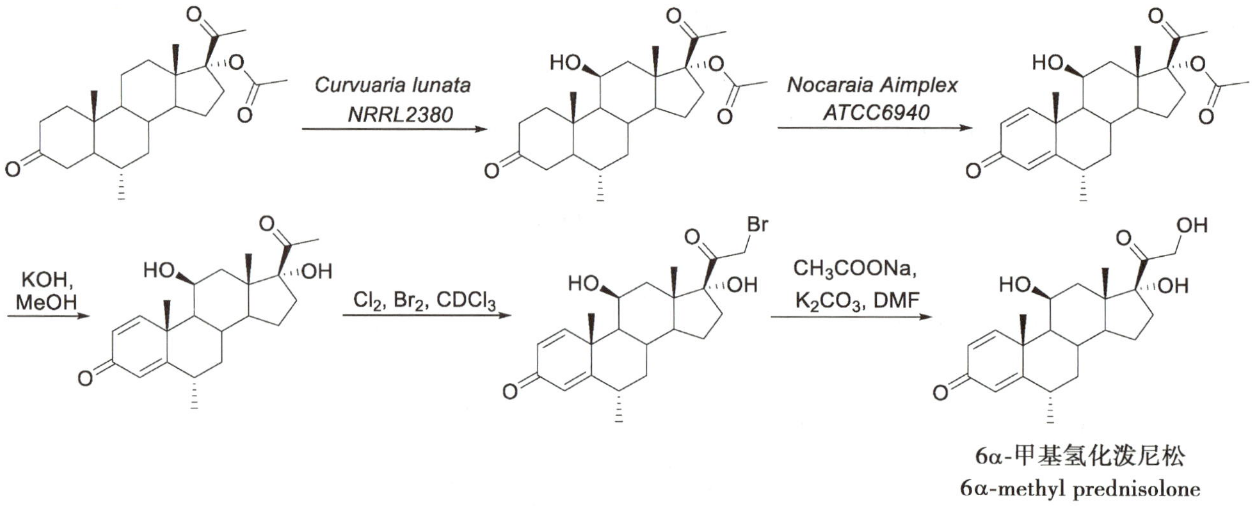

图 4-17 6α- 甲基氢化泼尼松合成路线

生物转化技术为天然药物原料药人工资源的开发提供了有效途径，单纯依靠从天然资源中分离得到天然药物很难满足市场需要。就天然资源来说，常含有一些与目标天然药物相比资源较丰富但活性较低的结构类似物。因此，我们可以选择合适的微生物或分离酶，把结构类似的生源化合物转化为需要的天然活性化合物，把活性较低的化合物通过结构修饰转化为能满足市场需要的稀有或至今在天然资源中未曾发现的天然药物。生物转化方法在天然药物开发中应用比较广泛，技术也日益成熟，其主要应用在两方面：一是结构修饰，通过对先导化合物进行结构修饰来寻求新的活性化合物；二是定向合成，通过转化底物来定向合成所需药物。利用生物转化方法对天然药物进行结构修饰来获得更高活性的新化合物，以满足防治疾病的需要是近年来研究的热点，也是获得结构新颖、独特、低成本、低毒性和高活性药物的重要途径。

此外，酶法也是生物转化的另一种重要方式，具有一些化学法无可比拟的优点。例如：反应条件比较温和，无须保护和脱保护，化学、立体和区域选择性高，并且能够完成一些化学手段难以进行的反应，同时，酶法也不存在像微生物法产物分离比较困难的问题。近年来，分子生物学的迅速发展使新酶的获得比较容易，酶的原有性能也显著改进，昂贵的辅助因子可以在线再生，合成途径趋于多样化，从而使得天然产物的大规模酶法结构修饰成为可能。

基于酶的生物转化典型的特征是在温和的条件下进行高特异的反应，常用于水解和异构化反应。随着基因组学和蛋白质组学研究的深入，酶的数量将会大量增加。酶作为催化剂优点很多：①许多复杂的分子都可以作为底物；②选择性高；③产率高；④环境友好。但酶作为催化剂有以下缺点：①产物抑制效应；②催化剂需常更换；③自然界不会轻易提供我们所需的酶。在有机合成中常用的酶与酶促反应见表 4-3。

表 4-3　有机合成中常用的酶与酶促反应

酶	酶促反应
酰胺酶（蛋白酶、酰基转移酶）	酰胺水解、形成
过氧化物酶	氧化、环氧化、卤化
缩醛酶、转酮醇酶	醇醛缩合反应（C—C 键）
磷酸化酶、磷酸酶	磷酸盐的形成和水解
硫转移酶	硫酸酯的形成
转氨酶	氨基酸合成（C—N 键）
异构酶、裂合酶、水合酶	异构化、加成、消去、置换

1. 生物转化法　为进行结构修饰的主要反应类型，天然活性成分进行结构修饰中涉及到的主要基团有糖苷基、酰基、羟基等。微生物或细胞中的酶系是相当丰富的，由于酶的特异性，羟基化酶可使底物某一位点引入羟基；糖基化酶则可发生糖化反应生成相应糖苷；环化酶则可发生环化反应等，进而对底物进行结构修饰，使结构改变。甚至，某些微生物或细胞组织中存在一组酶系，能发生多类反应，Dai 等利用整体细胞酶催化紫杉烷类化合物，获得一系列的相关衍生物，其发生的结构修饰反应呈现多样性，包含有羟基化作用、环氧化作用、糖基化作用以及烷基化、水解、氧化和酰基化作用等。

2. 羟基化反应　通过立体选择性和立体专一性在某一分子的各个部分引入羟基是对天然药物进行生物转化的一类重要反应。羟基化酶普遍存在于微生物与植物细胞中，能选择性地在底物分子中的某一位置引入羟基使底物发生转化。Edyta 等利用 UV 突变菌株 *Aspergillus niger* MB 和野生型菌株 *Penicillium chermesinum* 113 对黄酮进行发酵培养，经羟基化作用分别在 C-6 位与 C-4′ 位引入羟基而获得两种新羟基化合物，制备过程见图 4-18。

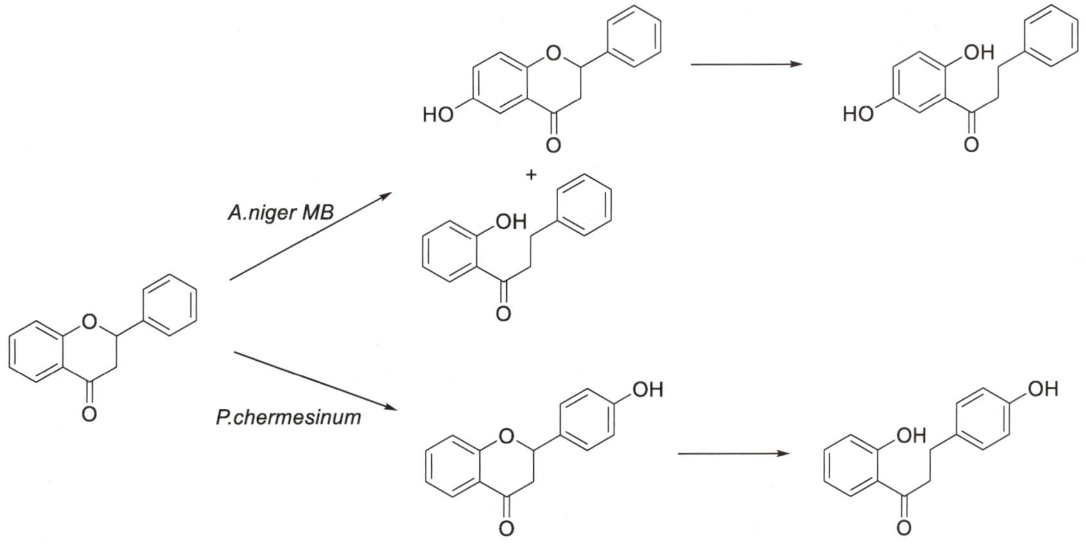

图 4-18　发酵法制备羟基化黄酮

Xin 等[13]以 24 株菌株对脱水穿心莲内酯进行生物转化(图 4-19),从中筛选出刺孢小克银汉霉 *Cunninghamella echinulata* AS 3.3400 菌株对脱水穿心莲内酯 **4-35** 的 C-9 位表现出较高的局部选择性羟基化作用,并对新生成的衍生物进行抗人肝癌细胞 Bel-7402 和人颈癌细胞 Hela 活性测定,其中新化合物 9β- 羟基脱水穿心莲内酯 **4-36** 相对脱水穿心莲内酯的细胞毒性较高,相应的 IC_{50} 依次为 12.5μmol/L、4.3μmol/L 和 80μmol/L、65.5μmol/L(见表 4-4)。这些生成的羟基化合物也可作半合成中间体用于生产更多具生物活性的先导化合物。

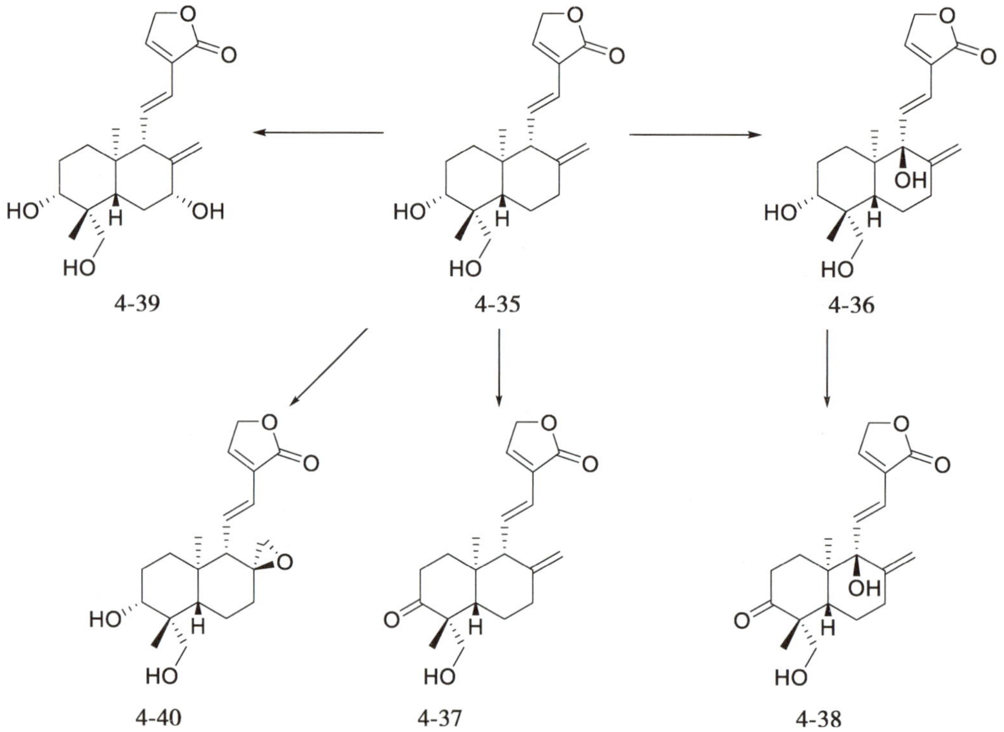

图 4-19　脱水穿心莲内酯进行生物转化

表 4-4　脱水穿心莲内酯及系列衍生物对人肝癌细胞系的细胞毒性 IC_{50}/μmol/L

	4-35	4-36	4-37	4-38	4-39	4-40
Bel-7402	80	12.5	>100	39	33.2	>100
Hela	65.5	4.3	>100	71.3	15.6	42.3

在药物代谢利用中,细胞色素单加氧酶的羟基化作用具有重要作用。细胞色素 P450 氧化酶广泛存在于动植物及细菌、真菌等细胞内,其主要是由末端起氧化作用的 P450 氧化酶和起电子载体与传递作用的 P450 还原酶组成,细胞色素 P450 氧化酶主要参与羟基与环氧化反应,是近年来研究的焦点之一[14-15]。

3. 糖基化反应　在天然药物利用中,一般要通过酶自身调节机制作用,使化合物由非结合态转化为结合态。糖基化就是其中主要的转化方式,经糖基化修饰后其生物活性会发生改变,结合态的稳定性强且细胞毒性降低。

外源性化合物中易发生糖基化的官能团有—NH_2、—COOH、—OCH_3、—$COOCH_3$ 等。外源性化合物经糖基化修饰后,某些生物活性会发生较大改变,如水不溶性化合物可转变为水溶性化合物,使得其生物利用率相应提高。Asakawa 等[16]在综述生物转化甾类、芳香族化合物时选用高等植物细胞如桉树属、长春花属或商陆属等细胞进行培养易发生糖基化反应。植物细胞中含有丰富的糖基转移酶，悬浮培养细胞则是最常见的糖基化反应器[17-20]。Shimoda 等[21]利用桉树细胞（*Eucalyptus perriniana* cells）培养转化柑桔苷和柑桔素，经糖基化修饰生成多种糖苷衍生物见表 4-5。

表 4-5　糖基化衍生物

反应物	植物	产物
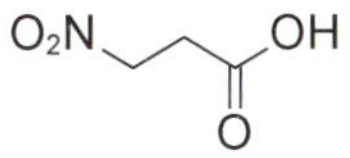	*Coronila varia*	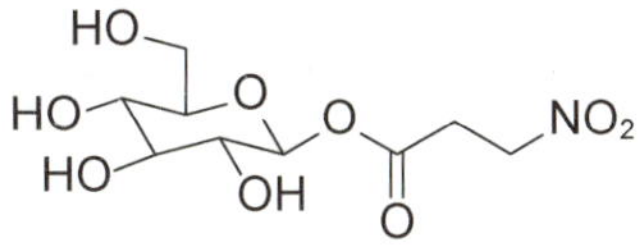 Y：43%
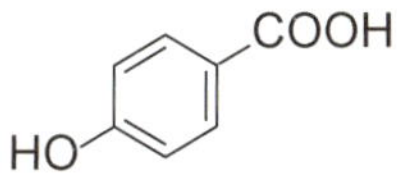	*Mallotus japonicus*	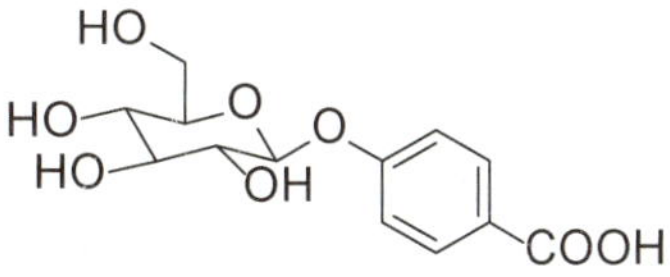 Y：25%
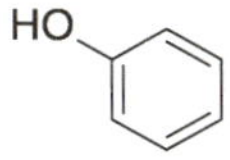	*Gardenia jasminoides*	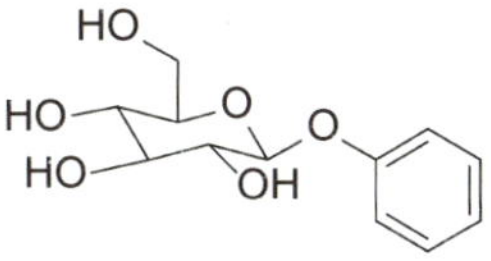 Y：76%
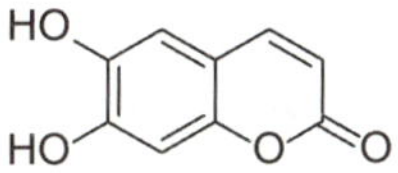	*Gardenia jasminoides*	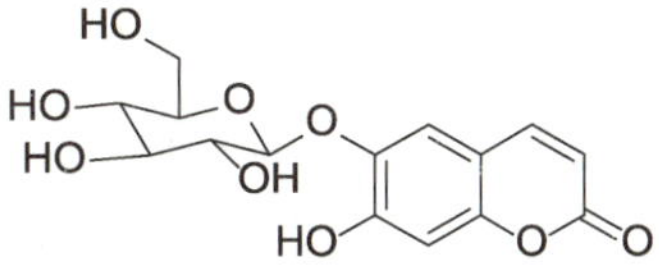
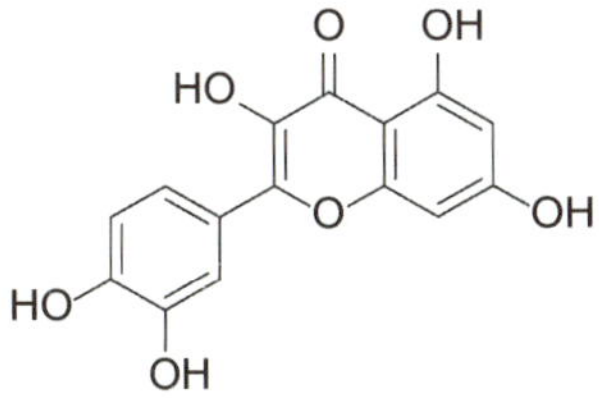	*Cannabis sativa*	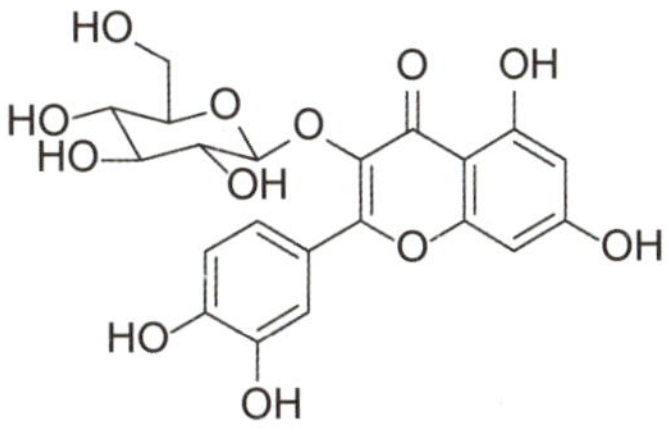
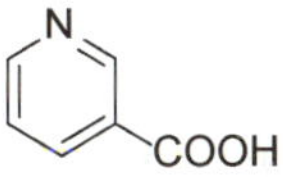	*Petroselinum hortense*	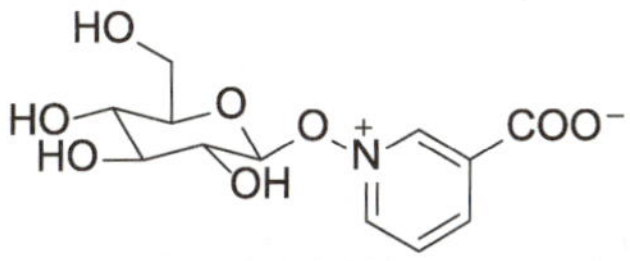 Y：37%

4. 水解反应　生物转化中发生水解作用常见的酶类有糖苷水解酶与脂肪酶等。冯冰等[22]利用新月弯孢霉对重楼皂苷Ⅴ和重楼皂苷Ⅵ进行生物转化分别能将其 C-3 位糖链末端水解转化为单糖基皂苷。

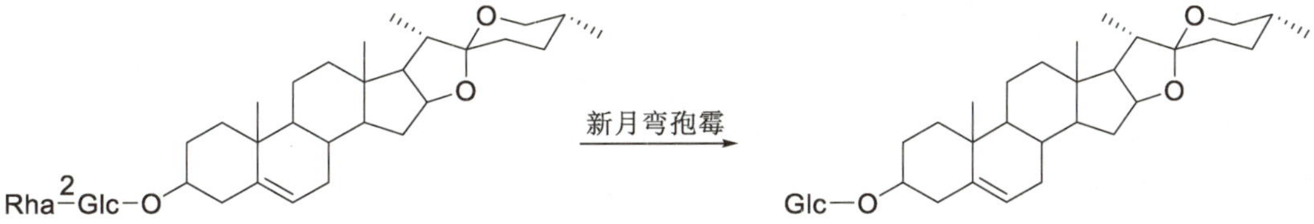

重楼皂苷Ⅴ

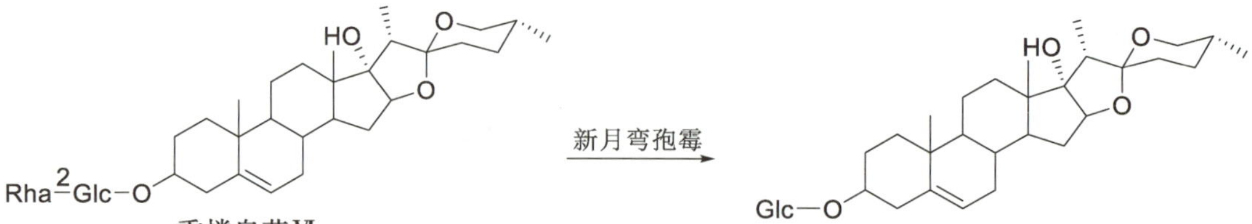

重楼皂苷Ⅵ

此外，生物转化中的水解反应一般是在水解酶类的催化作用下完成的反应，因此，对映选择性水解非常适用于外消旋体的光学拆分，脂肪酶的应用则最为常见。如常用抗炎药普萘生存在 *R*-/*S*- 两种构型异构体，而只有 *S*- 构型才能作为药物供人类使用。Sahin 等[23]在非水相介质中利用脂肪酶进行光学纯普萘生的合成研究。Salgin 等[24]通过在超临界 CO_2 状态下采用皱褶念珠菌脂肪酶对外消旋普萘生甲酯（racemic naproxen methyl ester）进行对映选择性水解研究（图 4-20）。

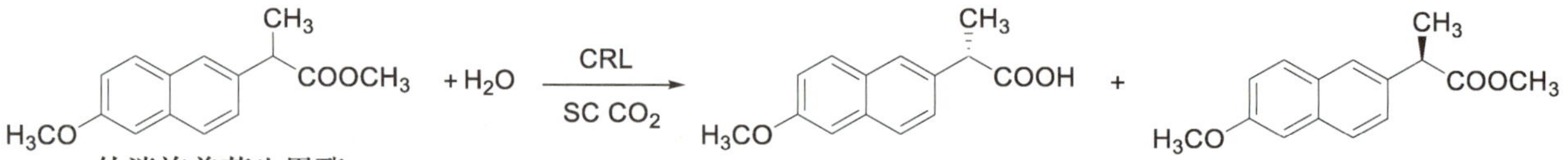

外消旋普萘生甲酯
racemic naproxen methyl ester　　*S*-naproxen　　*R*-naproxen methyl ester

图 4-20　外消旋普萘生甲酯对应选择性生物水解

5. 环氧化反应　环氧化作用在对萜类化合物进行结构修饰中比较普及，如烯丙醇基的不对称环氧化。通过环氧化作用可以进一步提高药物活性。Yang 等[25]利用 *Mucor genevensis* 将 sinenxan A［2α，5α，10β，14β-tetraacetoxy-taxa-4（20），11-diene］转化为 2α，5α，10β，14β-tetraacetoxy-4β，20-epoxy-taxa-11（12）-ene（图 4-21）。采用肿瘤细胞 A549 进行紫杉醇多药耐药性实验，发现新生成的环氧化合物抗耐药性是维拉帕克的两倍。经环氧化作用生成的环氧化物也常是手性化合物的中间体，在手性药物的合成中起到了良好的桥接作用。

6. 甲基化 / 去甲基化反应　*Streptomyces griseus* 可使单酚羟基化合物生成邻二酚羟基，然后邻二酚羟基再甲基化。对它而言，甲基化只发生在含有邻二酚羟基的化合物中。Hnsny 等[26]通过 *S. griseus* 对 fisetin 和（+）-catechin 进行转化，结果得到了两个甲基化的新化合物：3，7-dihydroxy-3′，4′-dimethoxyflavone（4-51）（图 4-22）和 3′，4′-*O*-dimethl-（+）-catechin（4-52）（图 4-23）。同时，他们从 *S. griseus* 中分离鉴定了依赖 *S*- 腺苷蛋氨酸的邻二酚 *O*- 甲基转移酶（COMT），这种酶是首次在细菌中发现，且该酶的甲基化作用只发生在含有邻二酚基团的底物中。

7. 生物技术干预下的生物转化　细胞的生物转化能力可在生物技术干预下进一步优化，可以把编码催化特定生物转化反应的关键酶基因导入到易操纵的真菌和细菌中。

Chun 等[27]对来自 *Pseudomonas pseudoalcaligenes* KF707 的 *bphA*1 和来自 *Burkholderia cepacia* LB400 的 *bphA*1 通过改组技术获得了杂合子 *bphA*1（2072），*bphA*1（2072）*A2A3A4* 基因可编码联苯双加氧酶，但底物范围扩大了，可在革兰氏阳性菌 *Streptomyces lividans* 中表达。用携带该基因的 *S. Iividans* 分别对黄酮、二氢黄酮、6- 羟基黄酮以及 6- 羟基二氢黄酮进行转化，得到了其相应的羟基化合物。黄酮、二氢黄酮可双羟基化，而 6- 羟基黄酮以及 6- 羟基二氢黄酮单羟基化。Shindo 等[28]把通过改组技术获得的 *bphA*1（2072）A2A3A4 基因在 *E. coli* 中表达，除了对黄酮、二氢黄酮以及其 6 位羟基衍生物转化外，其也对 7- 羟基异黄酮和查耳酮进行了转化，得到了相应的羟基化合物。同时表达编码二氢醇脱氢酶的 *bphB* 时，则 7- 羟基异黄酮双羟基化，这样增强了它的抗氧化的活性（见表 4-6）。

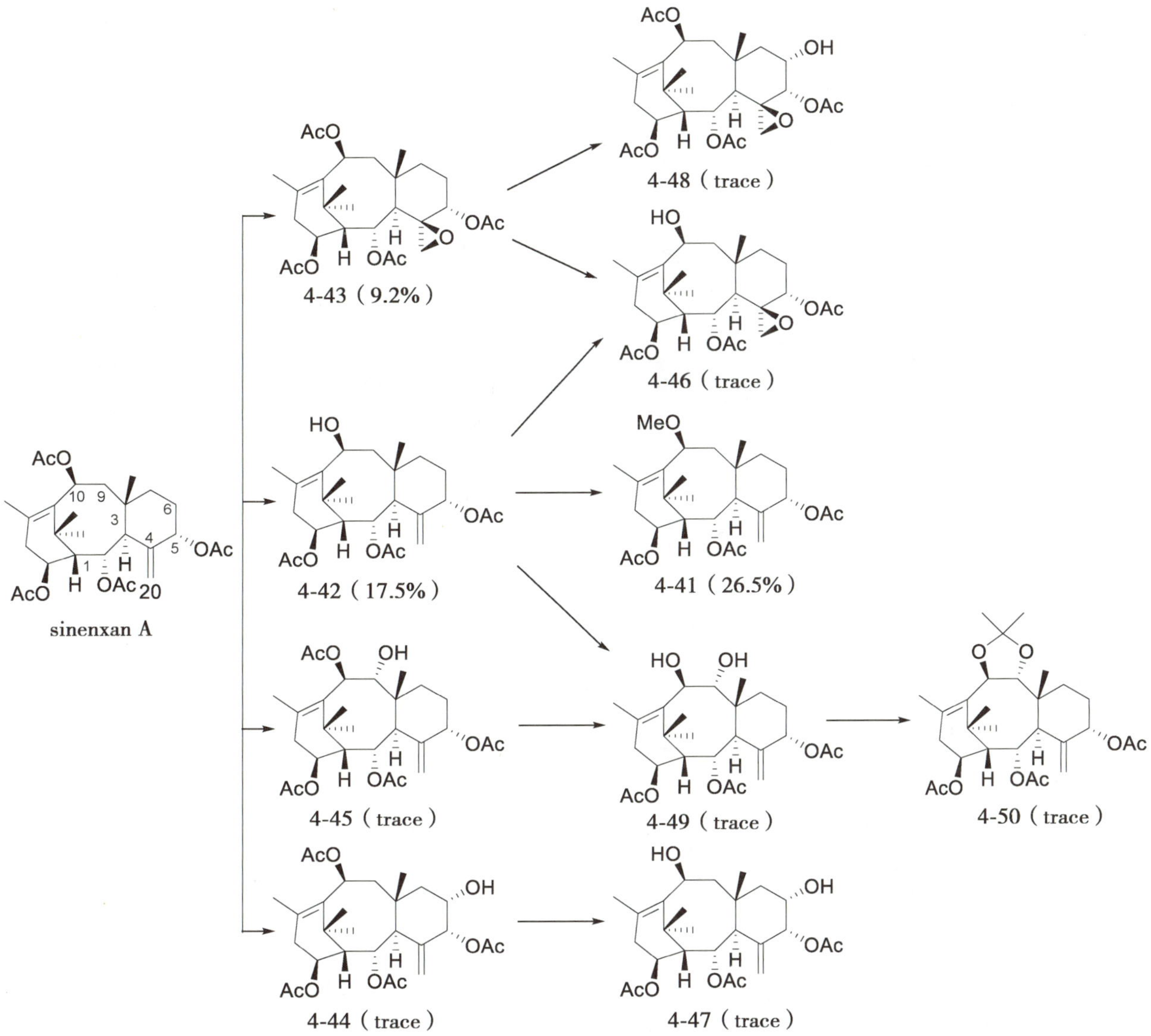

图 4-21　sinenxan A 的代谢产物结构及可能的生合成途径

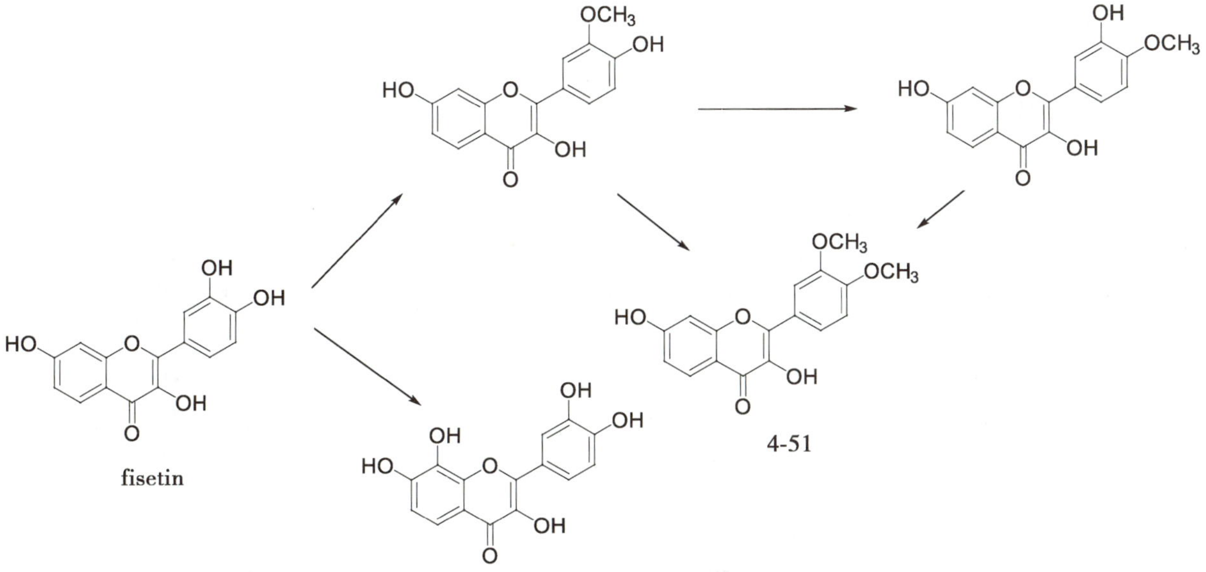

图 4-22　生物转化制备甲基化黄酮 **4-51**

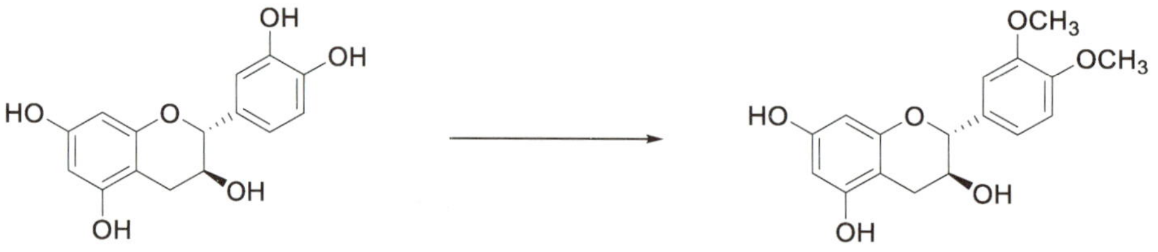

(+)-catechin　　　　4-52

图 4-23　生物转化制备甲基化黄酮 **4-52**

表 4-6　黄酮类化合物在生物技术干预下的生物转化

反应物	产物（modified *bphA*）	产物（modified *bphA*+*bphB*）
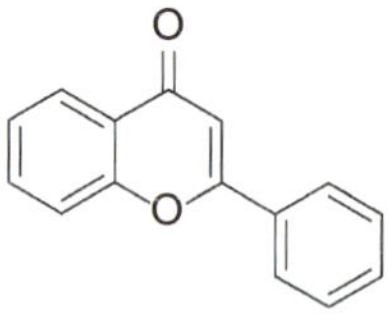 flavone	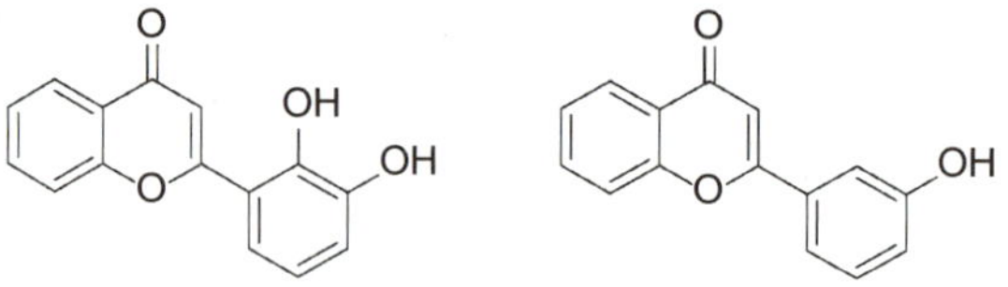	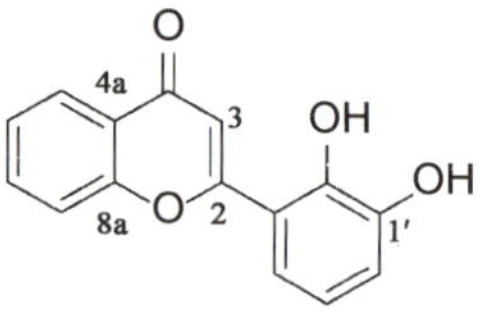 3（30%）
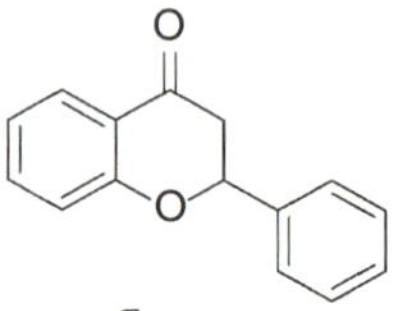 flavanone	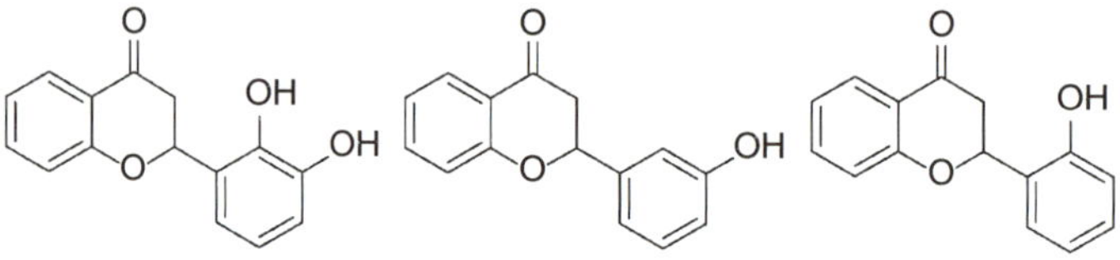	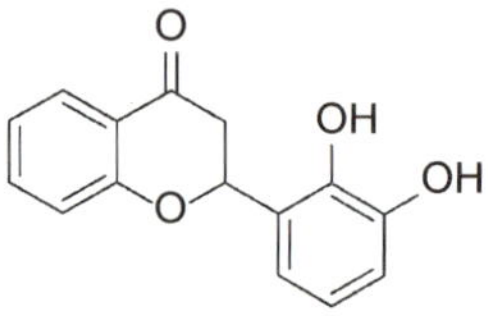 4（65%）
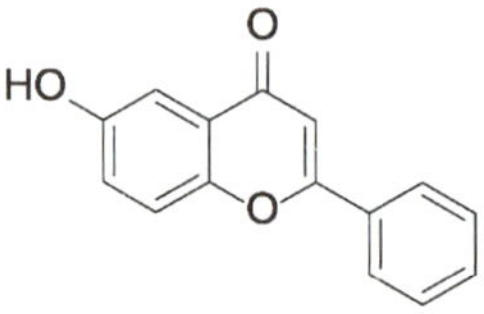 6-hydroxyflavone	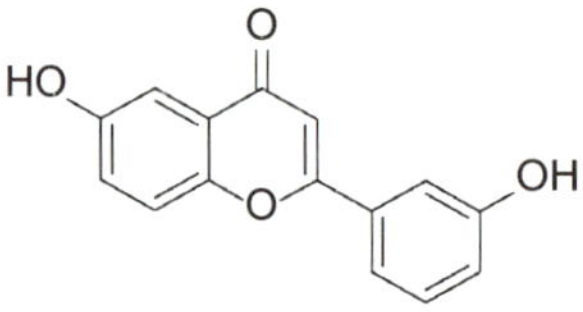	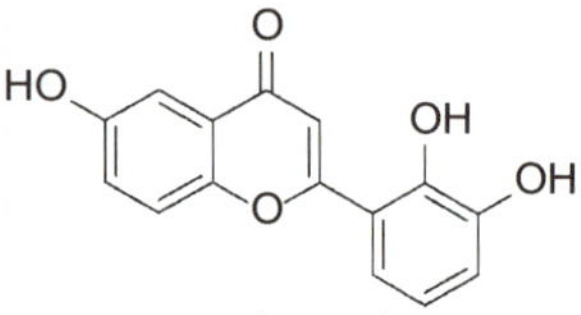 5（32%）
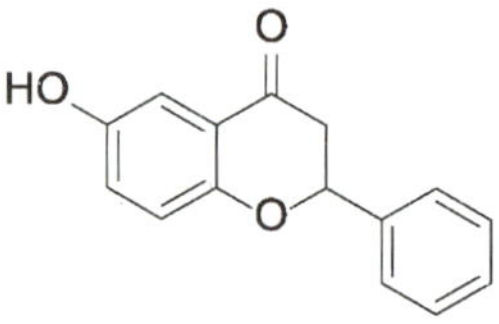 6-hydroxyflavanone	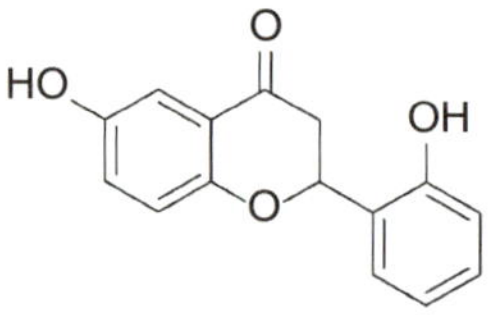	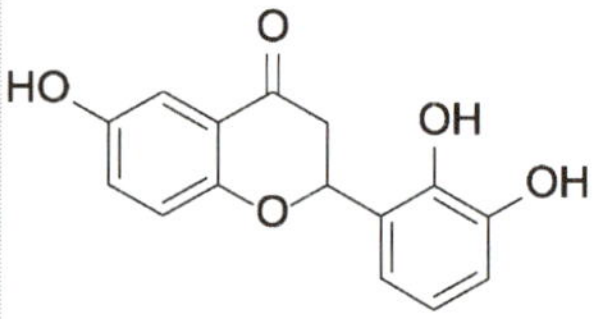 6（24%）
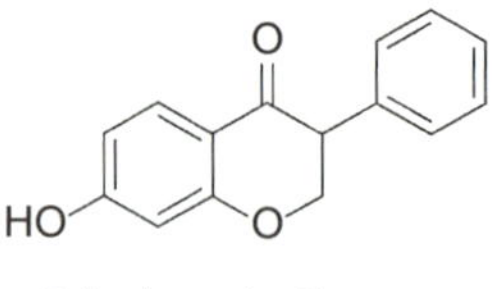 7-hydroxyisoflavone	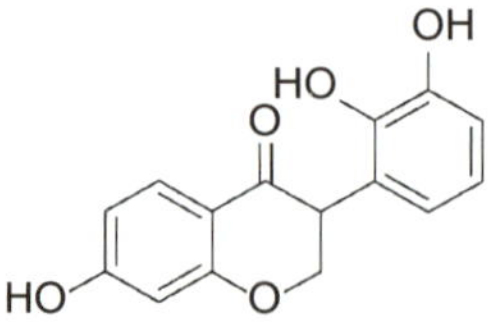 1（47%）	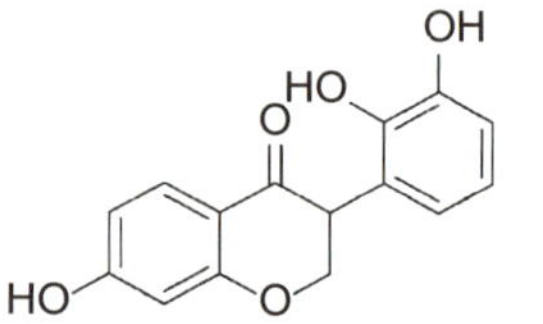 7（56%）
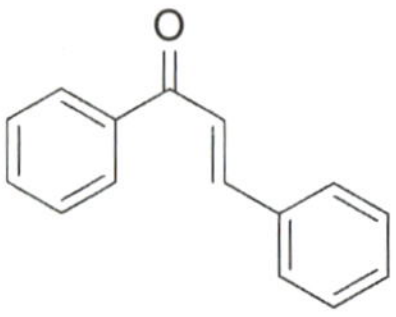（*trans*-）chalcone	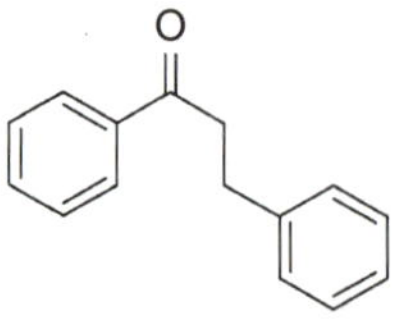 2（25%）	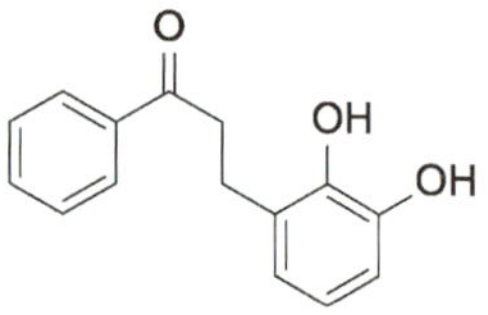 8（59%）

注：括号中的百分比值表示每个纯化产物的收率。

微生物的种类繁多，不同种类的微生物生物特性不同，转化效果和产物也不相同。因此，优良菌种的选育是天然药物微生物转化的关键条件。然而，由于天然药物化学成分复杂、菌种数量多、种类繁杂，在转化的最初设计中，菌种选育往往是最耗时、耗力的工作。其次，菌种的代谢产物复杂，转化之后的成分鉴定和除杂工作程序繁琐，增加了工业化的成本，这也是影响其工业化生产的障碍之一。另外，菌种的代谢酶属于生物产品，对热敏感、易失活和变性、催化能力有限，这也影响了其工业大规模应用。所以，菌种选育一般要遵循几个经验：①单一菌种，单一菌种的反应条件易控制、代谢产物相对稳定、利于后期的成分分析和除杂；②真菌，次生代谢产物多、酶种类多、易于培养、成本较低，目前的研究多倾向于选择有益真菌或植物内生真菌来完成天然药物的生物转化。利用基因工程手段构建和筛选菌株，优化条件、提高转化酶产量、增强催化活性，是目前较普遍的方法。

（三）计算机辅助药物设计

计算机辅助药物设计（computer-aided drug design，CADD）是在计算机技术、分子药理学和分子生物学等多学科交叉发展的基础上形成的药物研发新技术，它的快速发展，极大地减少了新药创新的盲目性和偶然性。利用计算化学基本原理，通过模拟药物与受体生物大分子的相互作用或通过分析药物结构与活性内在关系，合理设计新型结果先导化合物（图 4-24）。从 20 世纪 60 年代的构效关系方法提出以后，经过多年的探索和努力，尤其是 20 世纪 90 年代以后，随着生物信息学、化学生物学、分子生物学和计算机技术等学科的兴起和技术发展，它日益成为现代药物研发不可缺少的强大支持。

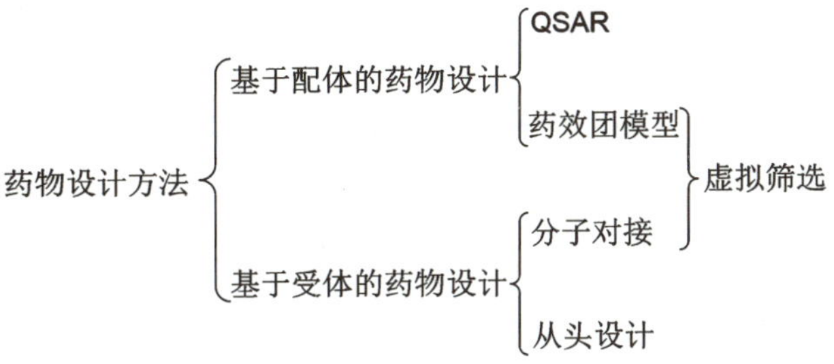

图 4-24　计算机辅助药物设计分类

计算机辅助药物设计就是利用计算机的快速计算功能、全方位的逻辑判断功能、一目了然的图形显示功能，将量子化学、分子力学、药物化学、生命科学、计算机图形学和信息科学等学科交叉融合，从药物分子的作用机制入手进行药物设计。受体是生物体的细胞膜上或细胞内的特异性大分子，药物小分子称为配体（ligand）。在产生药理作用时，配体首先要分布到受体部位，并与受体结合（binding）。受体与配体结合部位（binding site）是计算机辅助药物设计的重点研究问题，一般只涉及受体中的几个氨基酸残基。计算机辅助药物设计就是利用计算机技术研究发现能够与靶酶或受体结合的新的配体，因此，也称为计算机辅助配体设计（computer-aided ligand design）。

计算机辅助药物设计的一般原理是，首先通过 X 射线单晶衍射等技术获得受体大分子结合部位的结构，并且采用分子模拟软件分析结合部位的结构性质，如静电场、疏水场、氢键作用位点分布等信息。然后再运用数据库搜寻或者全新药物分子设计技术，识别得到分子形状和理化性质与受体作用位点相匹配的分子，合成并测试这些分子的生物活性，经过几轮循环，即可以发现新的先导化合物（图 4-25）。因此，计算机辅助药物设计大致包括活性位点分析法、数据库搜寻、全新药物设计。除此之外，就是采用计算机的理论方法，例如建立相关属性网络或者对大数据量的处理等方法的应用。

通过本章之前的一些例子，可以了解天然产物结构修饰先合成了一系列化合物或类似物，再进行生物活性测试，弄清结构和活性关系，找出活性优于先导化合物的衍生物或类似物，进一步进行包括多个指标活性和毒性等的综合比较，从中挑出候选化合物作为新药开发，这个过程可能成功开发出一个新

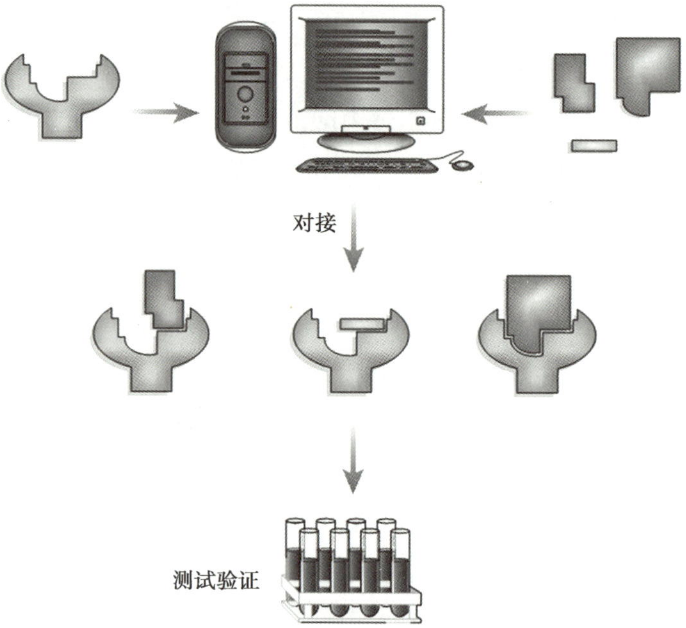

图 4-25 计算机辅助药物设计示意图

药，但也可能因存在某些不足而以失败告终，又得考虑新的修饰路线，因此这样的研究工作量很大，而且带有一定的盲目性。随着分子生物学的发展和人类基因研究的深入，一些药物靶标、酶、受体的三维结构被逐步研究清楚，这为合理性药物开发提供的数据几乎可达天文数字。而高性能计算机的发展，就有可能对这些数据有效地进行存储、分类、检索和计算，使先导化合物的结构数据与作用靶标、酶、受体等之间的相互作用关系通过数学模式表示出来，再进一步设计改造先导化合物的结构，使其更好地作用于靶标的作用位点上，以期获得更好的活性。现在已经有许多非常成功的药物设计、结构修饰的程序和软件包，如 DOCK、sybyl 等。这种计算机药物辅助设计的方法为天然产物结构修饰提供了一个有力的工具，将为新药筛选提高命中率、缩短开发周期、降低成本。

银杏内酯是治疗心脑血管系统疾病的天然药物。我国研究人员运用量子化学、分子力学计算方法，计算了一系列银杏内酯类化合物的分子结构和电子结构，并计算了溶剂对银杏内酯类似物分子结构和电子结构的影响。由计算结果从分子和电子水平上探究了银杏内酯类化合物在体内的作用机制。在上述理论计算的基础上，运用比较分子力场分析方法，对银杏内酯类化合物进行了三维定量构效关系分析，得到了银杏内酯作用受体三维结构的假想模型（其膜蛋白血小板受体三维结构尚未被测定），设计了新的银杏内酯类似物。经合成和药理活性测试，筛选出活性比银杏内酯更好的类似物[29]。

因此，通过以上实例可以说明在充分认识计算机在当今药物开发中的重要作用的同时，我们丝毫不能忽视实验的重要性，只有实践才是检验真理的最终标准。计算机辅助药物设计可以缩短新药开发周期，为新药的设计、先导化合物的结构修饰提供参考，减少盲目性。但计算机辅助药物设计本身也是一个不断发展的过程，尚存在不少问题，如对人体内多种层次的复杂问题，即使经过计算得到的有苗头的化合物，也必须经过生化、药理实验的检测，以及随后的一系列的步骤，才能成为一个真正的药物，药物设计的程序也会越来越完善。

第三节　天然药物化学成分结构修饰、合成的实例

一、抗疟药物

青蒿素（artemisinin）是从中药黄花蒿（*Artemisia annua* L.）中分离得到的带过氧基团的新型倍半萜内酯化合物，区别于以往含氮杂环骨架的抗疟药，具有良好的抗疟活性，尤其对多药耐药寄生虫具有良好的抗疟活性，在疟疾化疗史上是继氯喹之后又一重大突破[30]。此外，经大量的药理、毒理及临床试验证明青蒿素对氯喹敏感株、抗性株的恶性疟和间日疟均有很好的效果，开辟了抗疟药物的新领域。虽然青蒿素是高效、低毒、速效的抗疟新药，但仍存在两大不足：其一，它在水和油中几乎不溶解，难于制成合适的制剂；其二，口服吸收差且复燃率高。为克服此不足，因此对其进行了结构修饰研究。

刘静明等人[31]对青蒿素进行还原反应研究，发现可以通过催化氢化来还原过氧基，生成一种二羟基的中间体，然后转化为稳定的产物 **4-53** 氢化青蒿素（hydroartemisinin）。氢化青蒿素无抗疟活性，说明过氧基是化合物的药效团[32-33]，其合成路线见图 4-26。

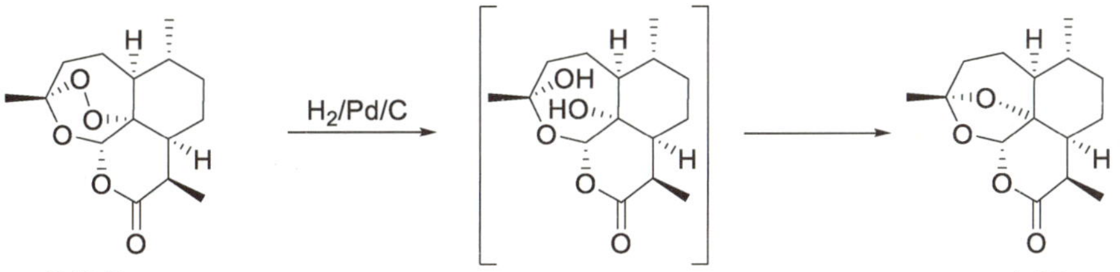

图 4-26　青蒿素的催化氢化合成路线图

当青蒿素在甲醇中经硼氢化钠或硼氢化钾还原得双氢青蒿素（dihydroartemisinin），保留了过氧基团，它的抗疟效果比青蒿素强一倍，但是李英等人[33]合成了一些结构简单的过氧化物经活性筛选后，均无抗疟活性，这说明青蒿素的抗疟作用并不是单靠过氧基团而发挥作用，是与整个分子结构有关。故以双氢青蒿素为起始原料，半合成了一系列青蒿素衍生物，见图 4-27，共计 300 多个衍生物，其中 20 多个衍生物的抗疟效果比青蒿素强 5~10 倍。经化学、药效、毒理、药代、临床试验结果综合比较，蒿甲醚和青蒿琥酯钠（sodium artesunate）发展成抗疟新药，前者克服了青蒿素在临床试验中存在的复发率高、溶解性差、疗效不够理想等缺点，同时其抗疟活性比青蒿素提高了 6 倍，临床复发率由 48% 降至 7%，且油溶性好，便于制成油针剂用于抢救凶险型疟疾患者[30]。后者水溶性好，可制成粉针剂，28 天的复燃率为 50%，但当提高剂量延长疗程时，其复燃率可降至 10% 以下。

蒿甲醚合成路线较简单，双氢青蒿素在催化剂存在的条件下与醇类化合物生成醚类衍生物，且常产生一对差向异构体。在酸性条件催化下，以 β 型产物为主，在碱性条件下，产物大多数为 α 型，二者均有抗疟作用[33]；双氢青蒿素在吡啶催化下与醋酸酐或酰氯作用即生成酯类衍生物，在吡啶催化下与氯甲酸酯反应即得碳酸酯类衍生物。

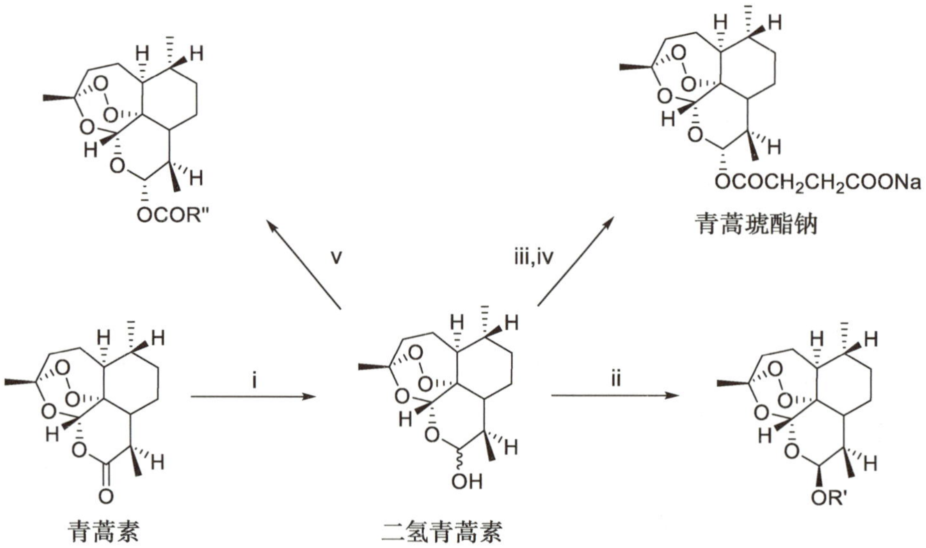

Reagents and conditions:（ⅰ）$NaBH_4$, MeOH;（ⅱ）$BF_3 \cdot OEt_2$, anhydrous alcohol;（ⅲ）Succinic anhydride, DCM, DMAP;（ⅳ）5%$NaHCO_3$;（ⅴ）pyridine, acyl chloride.

图 4-27　青蒿素的衍生物

抗鼠疟试验：蒿甲醚最低疟原虫转阴总量为 5.4mg/kg；青蒿素的 SD_{90} 为 6.2mg/kg，最低疟原虫转阴总量为 75mg/kg。抗猴疟试验：蒿甲醚油剂转阴总量为 3mg/kg，无复燃总量为 12mg/kg；青蒿素油剂[含有超过《中华人民共和国药典》(2020 年版) 允许的助溶剂]转阴总量为 30mg/kg，无复燃总量为 60mg/kg。进一步进行毒理学等临床前药理研究(包括急性毒性，长期毒性，局部用药毒性，动物体内吸收、分布、排泄，药代动力学) 和三致试验，实验表明蒿甲醚无明显毒副作用，无致突变、致癌、致畸作用。临床验证共对 1 088 例疟疾患者进行分析，其中恶性疟 829 例，间日疟 259 例，在恶性疟中有凶险型脑型病 44 例，疗效为 100%。另外，我国援外人员在泰国、柬埔寨、巴西的疟区以及多哥、坦桑尼亚等非洲疟疾高发区感染了非洲疟区虫株后，经蒿甲醚治疗后，效果亦令人满意。临床上使用蒿甲醚治疗的患者，其肝、肾功能和心电图均未发现明显毒副反应，妊娠期妇女应用后对其本人及后代亦无影响。由此证明蒿甲醚是高效(剂量小)、速效(控制症状快、退热时间快、血中疟原虫消失时间快)、低毒(未出现明显毒副反应)、复发率低的抗疟新药[30,34,35]。

1990 年世界卫生组织出版的文件(Essential Medicine List)向世界各疟区国家推广应用抗疟新药蒿甲醚。该药已获准在缅甸、泰国、巴西、扎伊尔、马达加斯加、多哥、加蓬、加纳、科特底瓦等 10 多个国家注册销售。

二、抗肿瘤药物

紫杉醇(taxol)是近年来发现的疗效显著的抗肿瘤药物之一，于 1992 年获美国食品药品管理局批准上市，用于治疗卵巢癌、乳腺癌、小细胞肺癌及头颈癌。紫杉醇的发现，开启了寻找和发现微管抑制剂类抗肿瘤药物的新纪元。随后，世界各大实验室及药企均开展这一课题研究，投入了大量的人力和财力，并取得了丰硕的成果。1998 年，一种半合成的紫杉烷类抗肿瘤药物多西他赛(docetaxel)经美国食品药品管理局批准在美国上市，成为第二代微管蛋白聚合抑制剂，相较于紫杉醇，其抗肿瘤活性提高，水溶性增强。继多西他赛之后，卡巴他赛(cabazitaxel)于 2010 年，经美国食品药品管理局批准在美国上市，其对前列腺癌的治疗效果均优于前两代。

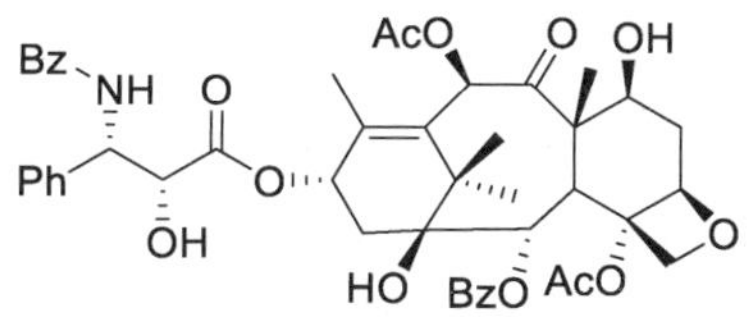

紫杉醇 taxol

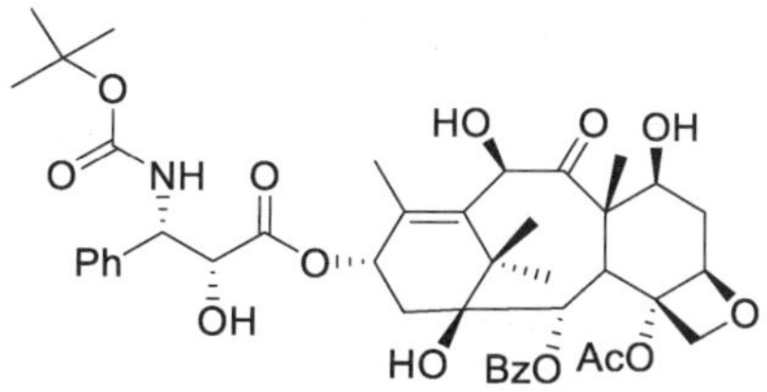

多西他赛 docetaxel

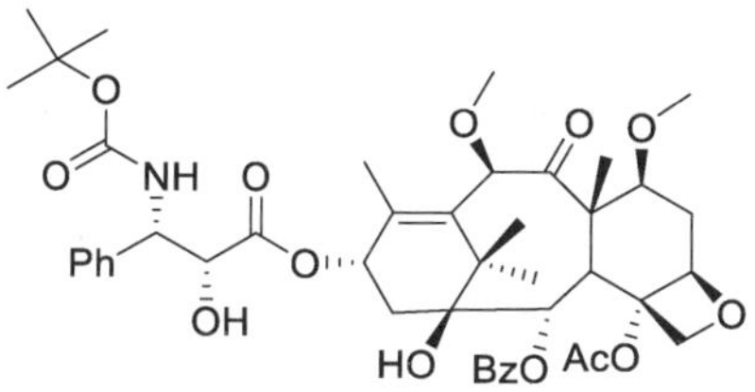

卡巴他赛 cabazitaxel

紫杉醇不同于其他引起微管解聚的抗肿瘤药物，如长春花碱和秋水仙素，其独特的抗肿瘤作用机理表现在可以稳定微管，并促进其聚合与组装。微管是细胞骨架系统的 3 个组成部分之一，在细胞分裂中起着重要作用，是阻断细胞分裂类抗肿瘤药物作用的靶标。正常条件下微管的动力学具有不稳定性，因此细胞分裂高度可控、进展有序[36]。紫杉醇主要通过促进极为稳定的微管聚集，并阻止微管正常性的生理解聚，从而避免了癌细胞的快速分裂，使其停止在 G_2 期和 M 期，直至死亡，并抑制组织再生。紫杉醇作为当今抗癌药物研究的最热点，吸引了世界许多国家花费大量人力、财力竞相开发。一方面是由于其化学结构新颖，分子中含有多个不同位置和立体取向的含氧取代基，母核含九个手性中心，侧链含两个手性中心，同时其分子骨架呈"笼状"结构，使得经常会出现重排反应和邻位基团参与反应，为研究选择性反应提供了很好的机会，这引起了有机化学家们的极大兴趣。另一方面因其自然资源极为有限，在目前公认含量最高的短叶红豆杉树皮中也仅有 0.06%~0.07%，无法满足人们对于紫杉醇的需求。目前临床上使用的紫杉醇主要依赖于从植物中提取，或由植物中含量较高的 10- 去乙酰白卡亭Ⅲ(10-deacetyl baccatin Ⅲ，10-DAB Ⅲ)半合成转化而成。同时紫杉醇由于水溶性差、存在对某些癌症无效、易产生多药耐受性等缺点。因此，用化学方法对紫杉醇各部位官能团或其骨架进行改造、修饰，并将改造后的类似物进行构效关系研究，以寻求和紫杉醇治疗效果相当或更佳的新一代紫杉醇类抗肿瘤药物，这具有重要意义。

法国 Potier 等通过半合成得到的紫杉醚(taxotere)[37]，其是 3′-*N* 上修饰改造最成功的代表，其活性甚至高于紫杉醇，通过 X 射线单晶衍射及计算机分子模型计算等方法均表明 3′-*N*- 酰基与 2- 苯甲酰基均很靠近，这表明了与紫杉醇结构相似的类似物，其活性与紫衫醇的活性相似。

紫杉醚是植物中含量较高的 10- 去乙酰白卡亭Ⅲ(10-deacetyl baccatin Ⅲ)的衍生物，将适当保护的 10- 去乙酰基巴卡亭Ⅲ与全合成的具有活性的侧链连接，然后脱保护生成紫杉醚，合成路线见图 4-28[38]。

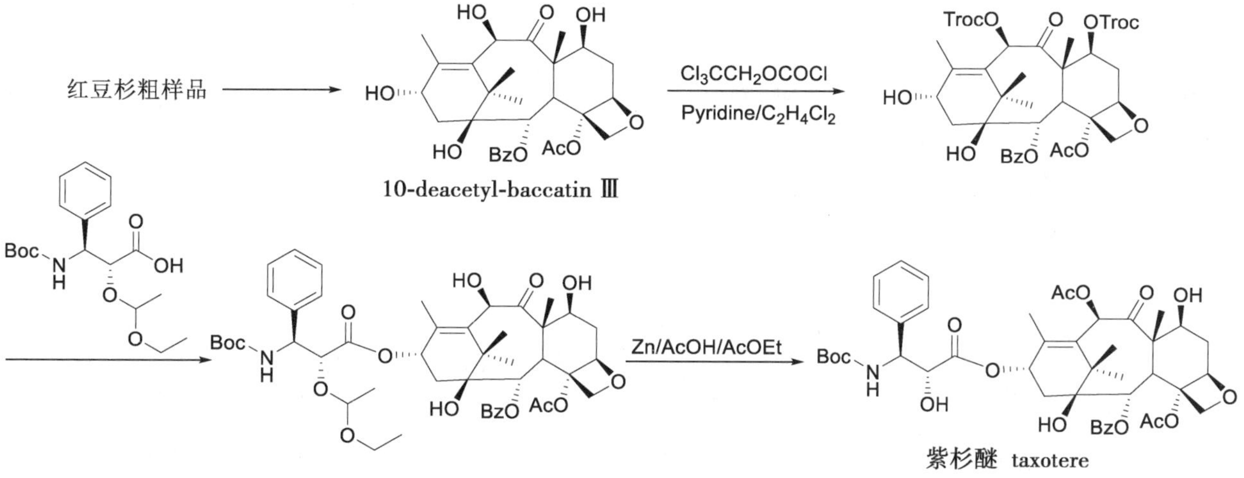

图 4-28　紫杉醚的合成路线

1. 3′-氮原子上的修饰　迄今为止，紫杉醚是将紫杉醇结构改造后唯一被批准生产上市的新药。此外，天然存在的三尖杉宁碱（cephalomannine）(**4-53**)、含水溶性基团的类似物(**4-54**)以及 *N*-酰基上的苯基换成对氯苯基(**4-55**)、芳杂环(**4-56**)、(**4-57**)等亦具有与紫杉醇相当的抗肿瘤活性[39]。Zheng Qan Y. 等将三尖杉宁碱侧链上的双键环氧化后得到 **4-58**，其抗肿瘤活性比紫杉醇略高[39]。

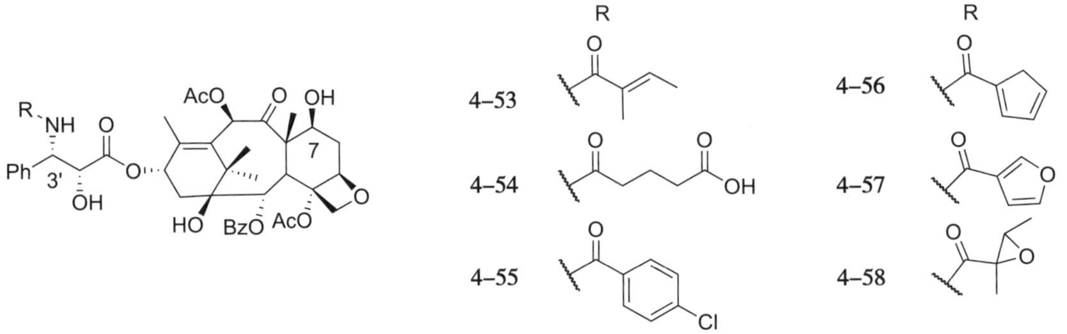

2. 3′-苯基的修饰　去掉 3′-苯基(**4-59**)或者甲基取代 3′-苯基所得衍生物 **4-60** 的抗肿瘤活性远远低于紫杉醇，当 3′-苯基被对氯苯基、杂环芳基取代，如化合物 **4-61~4-64**，其活性基本与紫杉醇相当[39]，由此说明 3′-苯基的存在是很重要的。

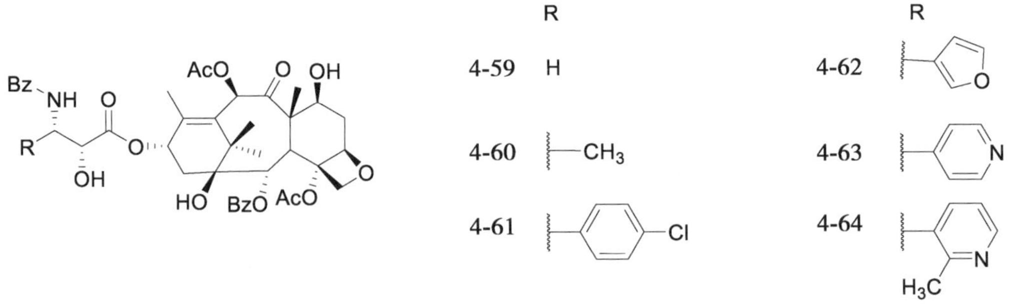

3. 7-羟基的修饰　Mellado[40]等人的研究表明，C-7 羟基发生酰化反应后得到的酰化产物(**4-65**)的活性低于紫杉醇。Xian Liang[41]等人对 C-7 羟基进行了一系列的改造，生成了化合物 **4-66~4-73**，并评定了这些化合物的活性，发现其抑制肿瘤细胞的活性均低于紫杉醇。

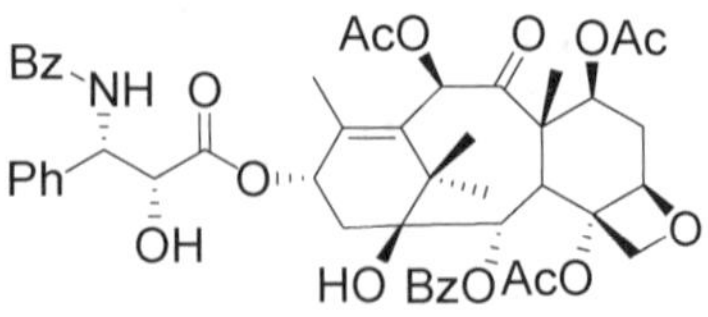
4-65

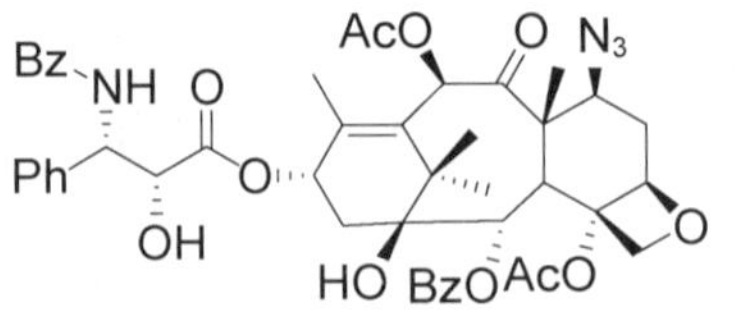
4-66

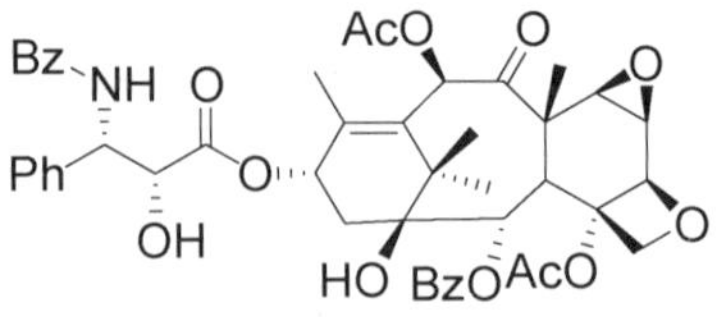
4-67

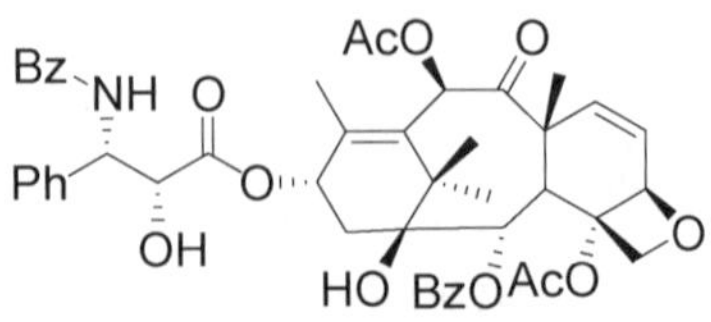
4-68

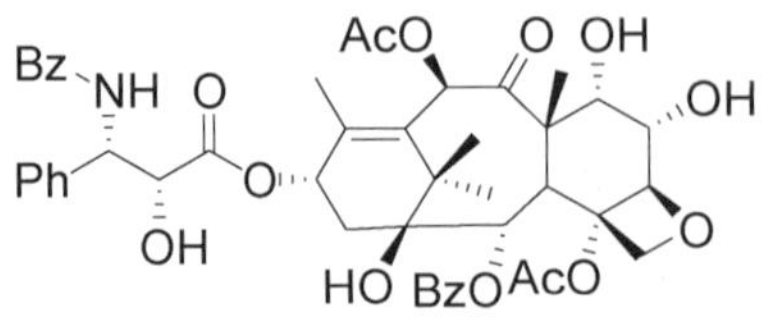
4-69

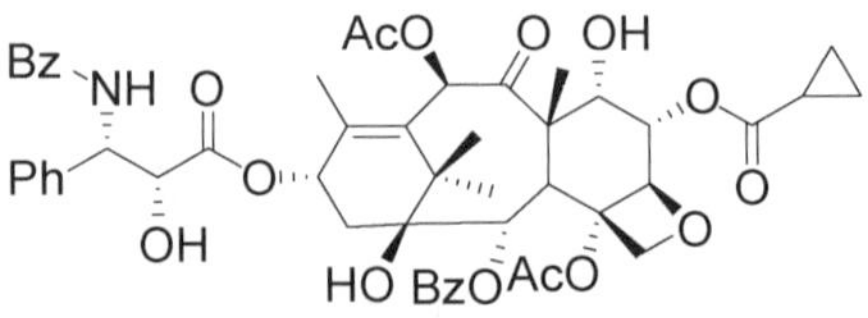
4-70

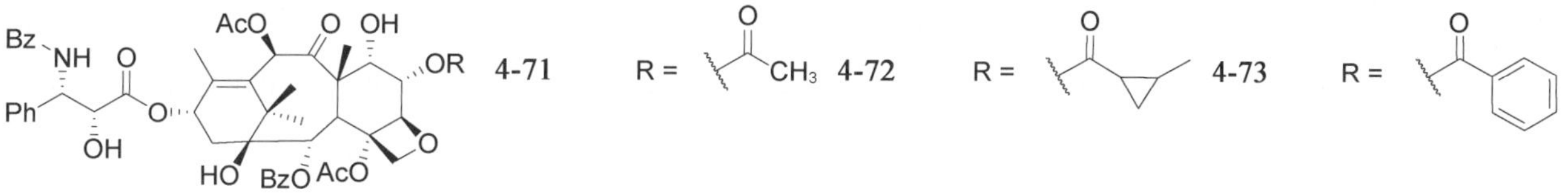

美登素类

抗体药物偶联物（antibody drug conjugates，ADC）一种新型的靶向抗肿瘤药物，它利用抗体将连接的药物靶向输送至肿瘤细胞部位，增加细胞毒药物杀伤肿瘤细胞的靶向性并降低其对正常组织的毒副作用。近年来，随着 adcetris 和 kadcyla 两个 ADC 药物的相继上市，抗体药物偶联物的研究也逐渐成为靶向抗肿瘤治疗领域的一个研究热点[42]，现在已有 100 余种 ADC 药物在进行临床前研究。

ADC 的设计类似于前药，ADC 药物在循环系统中应保持稳定，而在内化进入靶细胞后则应转变为活性形式发挥药理作用。ADC 在结构上主要包括 3 个重要组成部分：①抗体，抗体的性质对抗体与靶细胞表面抗原的结合、抗体内化等 ADC 进入靶细胞的关键环节起决定性作用，应选择具有肿瘤细胞特异性高表达的表面抗原作为抗体靶标，此外还要保证抗体具有较高的亲和力。②细胞毒药物，细胞毒药物是 ADC 最后发挥活性的核心部分，因此必须具有极高的活性，此外由于弹头药物需要同抗体进行偶联，还必须具有一定的化学可修饰性和一定的水溶性，以确保药物可被抗体携带进入细胞并发挥其效能。③适合的 linker，采用稳定特异的 linker 将抗体和细胞毒分子通过共价键进行连接，这对于 ADC 的设计至关重要。ADC 药物的 linker 需要具备两个基本特性：首先连接臂需要具有循环系统稳定性，在 ADC 到达靶细胞之前在循环系统中不能发生裂解释放出细胞毒分子避免产生毒性作用；其次，在进入靶细胞之后，连接臂需要进行快速有效地断裂，释放细胞毒分子发挥药理活性[43]。

ADC 类药物结合的抗体靶标，其大致可分为两类：①恶性血液病相关抗原，如白细胞分化抗原 CD 分子，目前临床在研的美登素类抗恶性血液病的 ADC 药物 SAR-3419（CD19）、BT-062（CD138）、IMGN-529（CD37）的靶标均属此类；②恶性实体瘤相关抗原，如表皮生长因子受体、血管内皮生长因子受体等，如今已上市的用于治疗 HER_2 阳性乳腺癌的 kadcyla，其靶标则为人表皮生长因子受体 -2（HER_2）[44-47]。

美登素（maytansine）作为 ADC 中使用较为广泛的一类细胞毒分子，最早是从非洲一种灌木（*Maytenus ovatus*）的树皮醇提物中分离得到的[48]，是第一个具有抗肿瘤活性的安莎大环内酯类抗生素。美登素与长春花碱的作用位点相同，即通过与微管蛋白结合后抑制其聚集从而引起细胞周期阻滞并诱发肿瘤细胞凋亡，它对于鼻咽癌肿瘤细胞 KB 细胞（EC_{50}=8pmol/L）、鼠类淋巴细胞性白血病 P-388 细胞（EC_{50}=0.6pmol/L）和鼠白血病 L1210 细胞（EC_{50}=2pmol/L）均具有很强的杀伤活性[49-50]。在近些年的研究中，药物化学工作者们陆续合成了一系列含有二硫键或者巯基取代的美登素衍生物，这些美登素的衍生物可通过共价键同单克隆抗体进行连接，形成抗体药物偶联物[51]。在这些衍生物中，DM1 和 DM4 是目前临床实际应用中最常用的 2 个美登素类 ADC 效应分子（结构如图 4-29）。

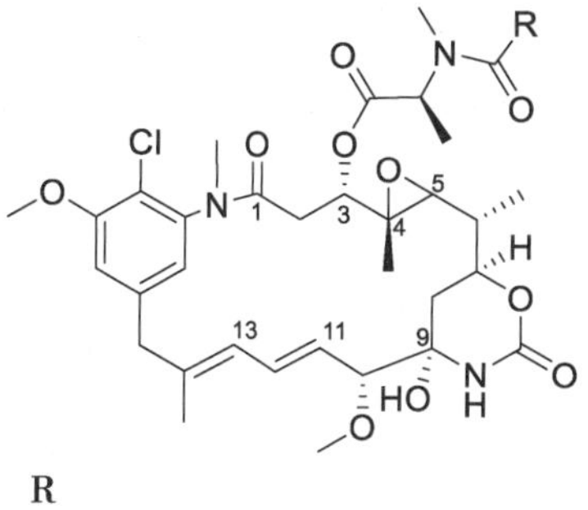

R	
CH_3	maytansine
CH_2CH_2SH	DM1
$CH_2C(CH_3)_2SH$	DM4

图 4-29　美登素及衍生物结构式

目前，美登素类 ADC 的 linker 选择抗体偶联位点主要是赖氨酸残基中的氨基。可裂解 linker：如 SPP、SPDP、SPDB、SMPP，美登素类 ADC 所采用的可裂解 linker 通常包含一段在肿瘤组织内可选择性地被还原而裂解的二硫键，二硫键的还原依赖于肿瘤组织浓度远高于循环系统的谷胱甘肽（glutathione，GSH）；不可裂解 linker：如 SMCC 等，包含不可裂解 linker 的美登素类 ADC，由于其 linker 不能发生断裂而不能释放美登素本身，而是其抗体部分在靶细胞内被降解为初级代谢物而起效[52]（表 4-7）。

表 4-7 美登素类 ADC 常用 linker

linker 类型	linker 简称	linker 化学结构
可裂解型	SPP	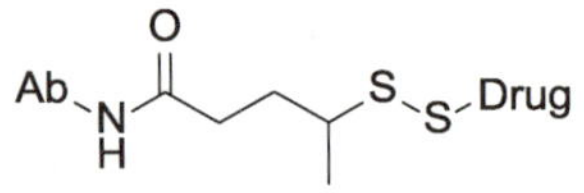
	SPDP	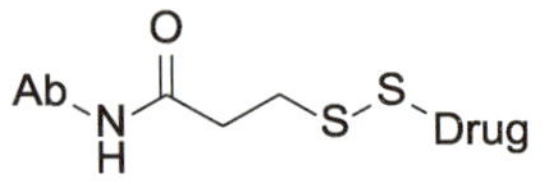
	SMPP	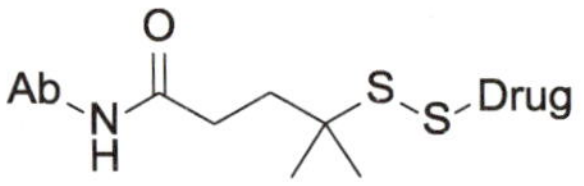
非裂解型	MC	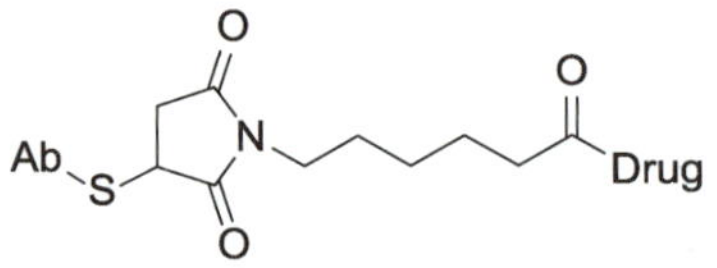
	SMCC	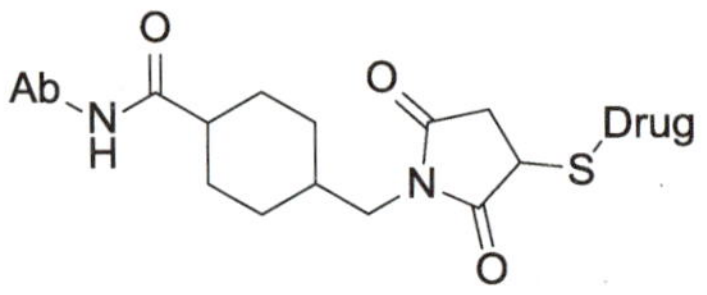
	MPA	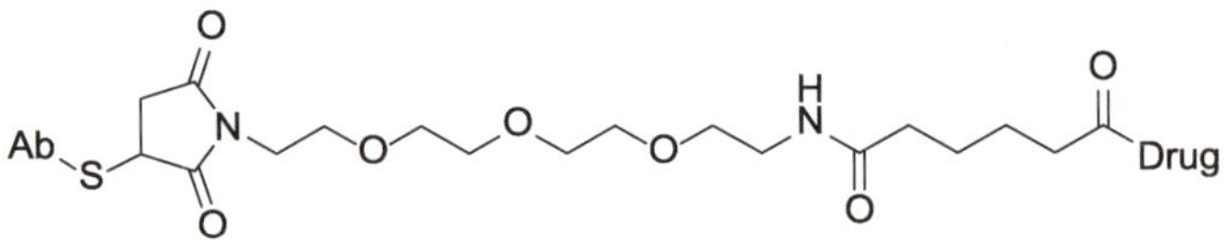
	MPEO	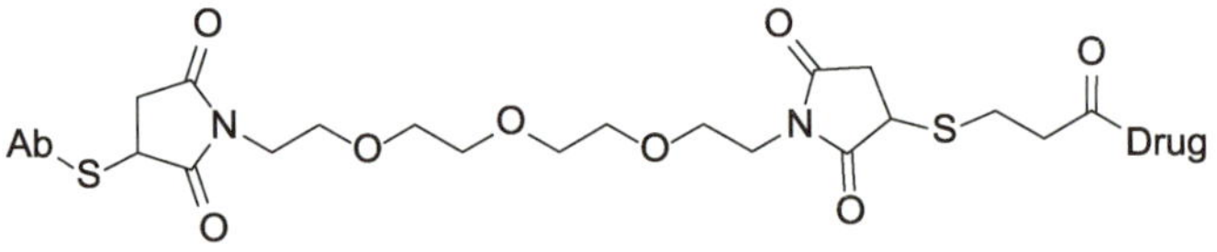

艾日布林

1986 年，日本科学家 Hirata 和 Uemura 从海绵 *Halichondria okadai* 中分离出了一种只包含 C、H、O 原子的聚醚大环内酯类化合物。他们把这种结构极其复杂的天然产物命名为软海绵素 B（halichondrin B）[53]。

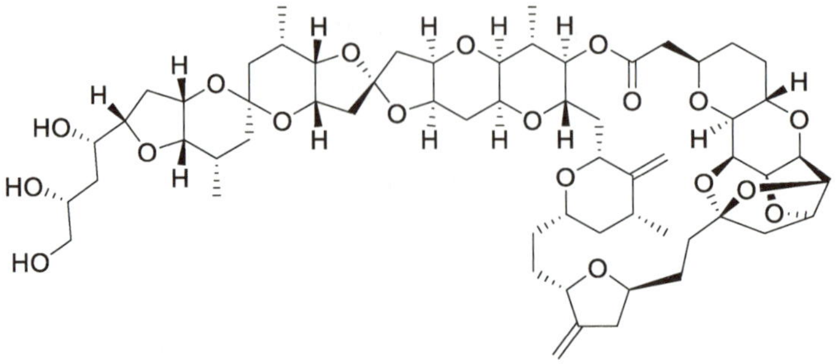

软海绵素 B halichondrin B

美国国家癌症研究所基于60个癌细胞系对软海绵素B的活性进行了系统评价，发现软海绵素B具有极强的体外抗肿瘤活性。同时研究人员也发现软海绵素B的抗细胞增殖作用机制与抗微管蛋白类药物类似，软海绵素B同样能够抑制微管蛋白的解聚作用，但结合位点和作用机制却和其他抑制剂有明显差异[54]。然而，软海绵素B的分子结构非常复杂，包含32个手性中心，具有超过40亿个异构体。如此多的手性中心对合成路线设计、合成过程中的手性控制以及反应之后的纯化过程带来了非常大的困难。1992年，美国哈佛大学Yoshito Kishi小组首次报道了软海绵素B的全合成[55-56]。之后，一些实验室也对软海绵素B的全合成策略进行了进一步优化。

日本卫材制药公司(Eisai)与Kishi合作研究软海绵素B的构效关系。研究发现，软海绵素的B大环内酯片段相比聚醚片段更有可能成为其抗癌活性的载体，这提示了简化软海绵素B的结构可能不会明显影响其抗肿瘤活性。在研究软海绵素B的中间体时，研究人员发现，一种大环中间体的活性非常好。通过一系列的结构改进，艾日布林(eribulin)最终脱颖而出，其合成步骤相对简单，且立体中心仅仅只有19个[57-58]。

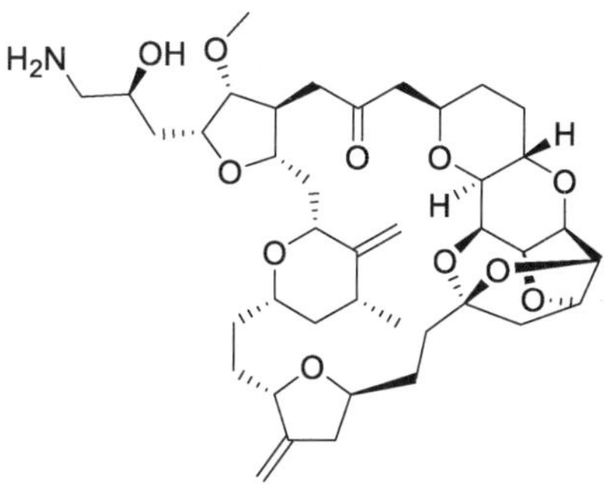

艾日布林　eribulin

2010年11月15日，美国食品药品管理局批准艾日布林用于治疗已经接受过至少2种转移性疾病化疗方案的转移性乳腺癌患者(化疗方案应包括蒽环类或紫杉醇类药物)。治疗转移性乳腺癌的化疗药物一般可以分为几种类型：微管抑制剂(紫杉烷类、长春碱类以及埃博霉素类)、蒽环类药物、吉西他滨、氟尿嘧啶等抗代谢药物。对于转移性乳腺癌患者来说，尽管这些化疗药物在开始的时候能够产生一定的治疗效果，但患者通常会对化疗药物产生耐药。因此，艾日布林这种新的、非紫杉烷类的微管抑制剂的出现将会为这部分患者的治疗提供新的可能。

艾日布林是迄今用纯化学合成的方法研制并生产的结构最复杂的药物，分子中含有19个手性碳原子，是由简单的工业原料经62步反应合成的。艾日布林与甲磺酸形成盐，定名为甲磺酸艾日布林(eribulin methylayte)，在pH 3~7环境下可任意溶于水，对野生小鼠的口服生物利用度为7%，平均分布容积为43~114L/m^2，半衰期$t_{1/2}$为40小时。经Ⅲ期临床试验研究，可有效地治疗转移性乳腺癌，于2010年美国食品药品管理局批准在美国上市[59]，其全合成路线如图4-30。

三、抗阿尔茨海默病药物

阿尔茨海默病(Alzheimer's disease，AD)是发生于老年人口中的一类智能缺损症，临床上主要表现为伴有行为障碍及情绪无常的进行性认知功能减退，直至生活不能自理，这给患者及家庭和社会带来严重的负担。随着世界老龄人口的迅速增加，阿尔茨海默病患者的日益增多，AD已成为继心血管、肿瘤疾病后威胁老年人生命的第三大疾病。

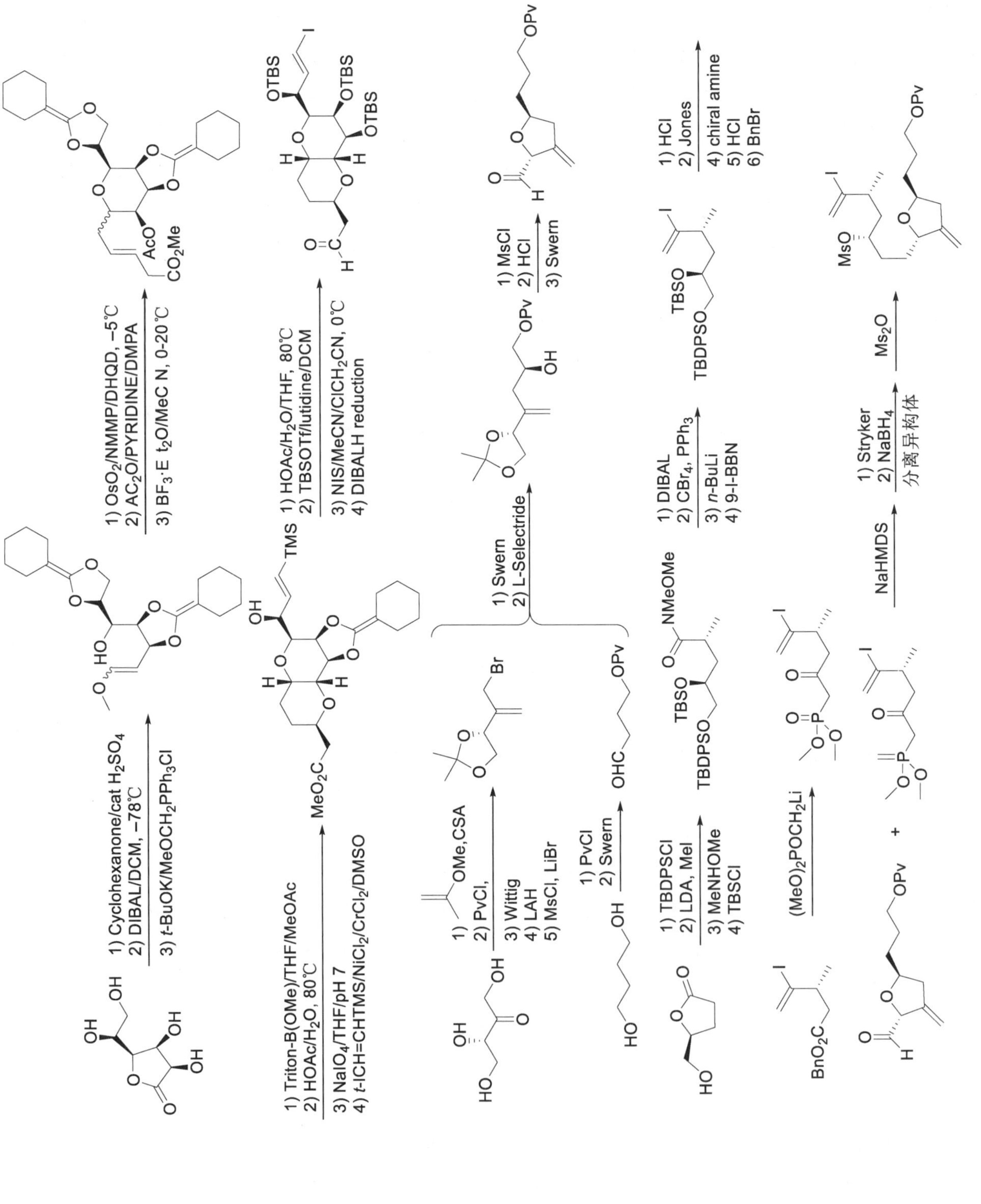
1) Cyclohexanone/cat H_2SO_4
2) DIBAL/DCM, −78℃
3) t-BuOK/$MeOCH_2PPh_3Cl$
1) OsO_2/NMMP/DHQD, −5℃
2) AC_2O/PYRIDINE/DMPA
3) BF_3·E t_2O/MeC N, 0-20℃
AcO
CO_2Me
1) Triton-B(OMe)/THF/MeOAc
2) HOAc/H_2O, 80℃
3) $NaIO_4$/THF/pH 7
4) t-ICH=CHTMS/$NiCl_2$/$CrCl_2$/DMSO
MeO_2C
TMS
1) HOAc/H_2O/THF, 80℃
2) TBSOTf/lutidine/DCM
3) NIS/MeCN/$ClCH_2CN$, 0℃
4) DIBALH reduction
OTBS
1) OMe,CSA
2) PvCl,
3) Wittig
4) LAH
5) MsCl, LiBr
Br
1) PvCl
2) Swern
OHC
OPv
1) Swern
2) L-Selectride
1) MsCl
2) HCl
3) Swern
1) TBDPSCl
2) LDA, MeI
3) MeNHOMe
4) TBSCl
TBDPSO
TBSO
NMeOMe
1) DIBAL
2) CBr_4, PPh_3
3) n-BuLi
4) 9-I-BBN
1) HCl
2) Jones
4) chiral amine
5) HCl
6) BnBr
BnO_2C
$(MeO)_2POCH_2Li$
NaHMDS
1) Stryker
2) $NaBH_4$
分离异构体
Ms_2O
MsO

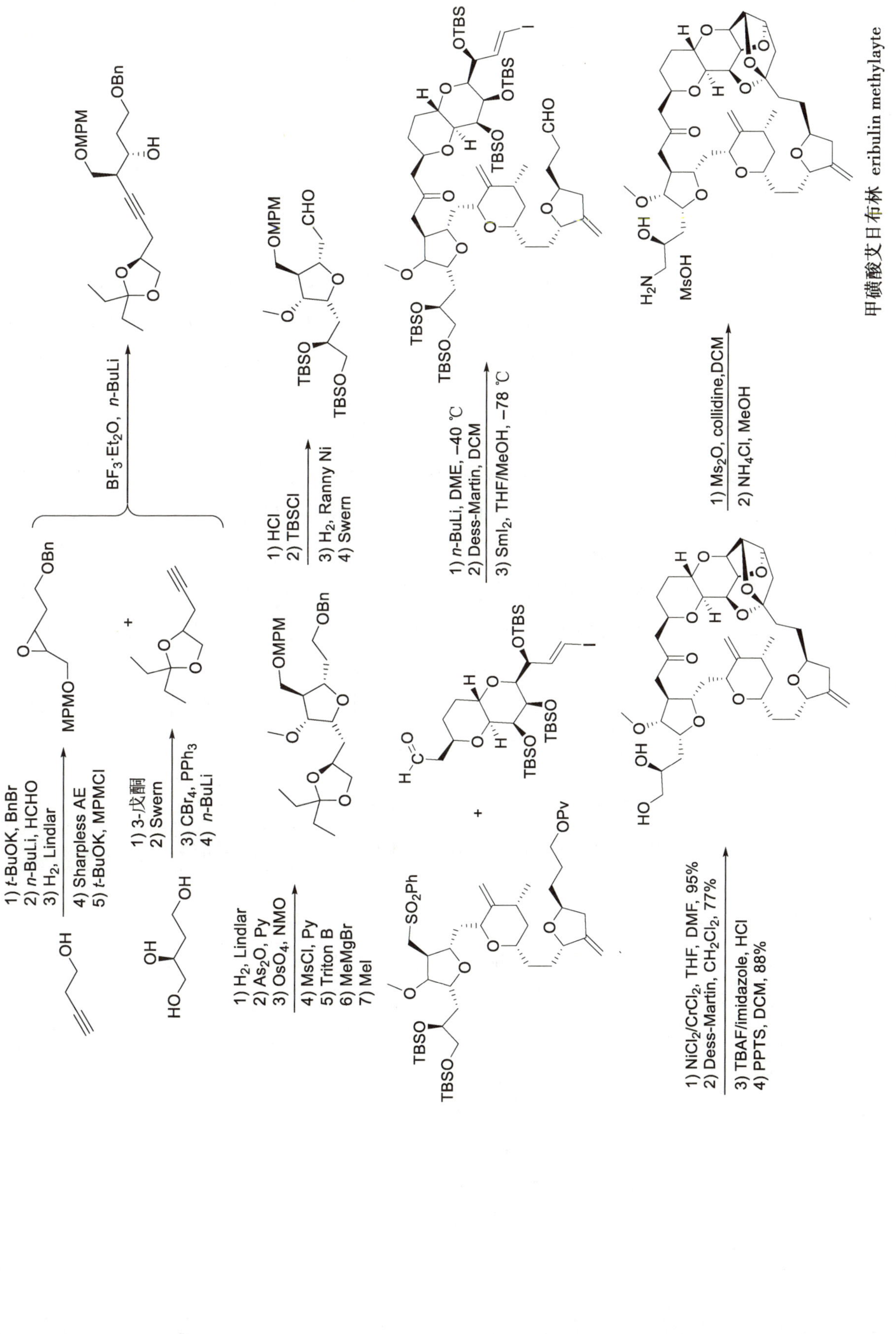

图 4-30　甲磺酸艾日布林合成路线

目前，应用胆碱酯酶抑制剂治疗阿尔茨海默病已取得较大进展。1993 年第一个治疗阿尔茨海默病的乙酰胆碱酯酶（AChE）抑制剂——他克林（tacrine）在美国上市，1999 年其销售额达 5 亿美元。但该药存在严重的肝脏毒副作用，其发生率占临床服药者 29% 以上。多奈哌齐（donepezil）是美国辉瑞公司和日本卫材公司共同研制开发的新一代 AChE 抑制剂，并于 1997 年在美、英等国上市，其疗效与毒性明显优于他克林[35,60]。

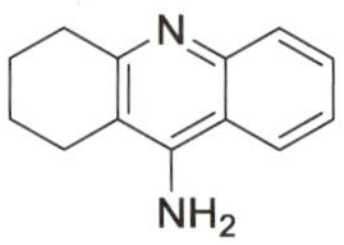

他克林　tacrine

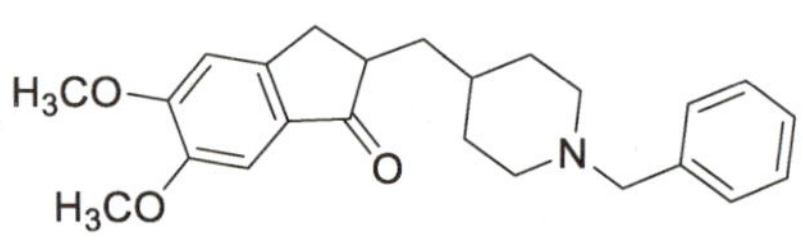

多奈派齐　donepezil

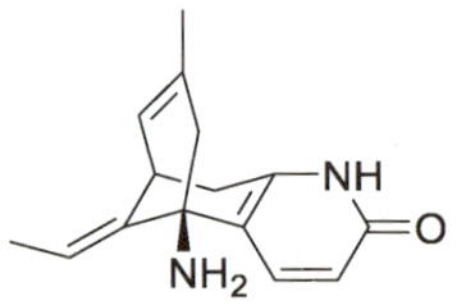

石杉碱甲　huperzine A

石杉碱甲（huperzine A）是我国科学家从中草药蛇足石杉（俗称“千层塔”）[*Huperzia serrata*（Thunb.）Trev.]中分离得到的新生物碱，经药理试验表面它对 AChE 具有高选择性抑制作用。对脑内 AChE 的抑制和提高乙酰胆碱（ACh）水平的作用时间可持续 6 小时，其提高脑内 ACh 水平的方式主要通过抑制 AChE，进入脑内后在后脑皮层及海马区有较高浓度分布。研究发现这种机制能够改善脑功能和老年大、小鼠或各种实验损伤产生的学习、记忆障碍[61-62]。1995 年，石杉碱甲开始应用于脑血管硬化、血管性或早老性痴呆、记忆障碍，结果发现石杉碱甲对这些疾病均有改善作用[34]。石杉碱甲是新型的高选择性胆碱酯酶抑制剂，已经成为治疗 AD 的候选药物。由于其独特的药理特性和确切的疗效，而引起人们的广泛重视。

利用我国石杉碱甲的资源优势，我国科学家从中草药蛇足石杉中分离得到石杉碱甲，并对它的结构进行了化学修饰，希望从诸多的石杉碱甲衍生物中寻找出比现有石杉碱甲治疗效果更佳且毒性较低的化合物。对于石杉碱甲的构效关系研究发现，由于石杉碱甲的刚性构象，化学修饰主要集中在吡啶酮环和胺上，分析结果表明，两对双键的还原和吡啶酮环上的取代基的加成将导致其活性丧失[63-64]。该研究说明了石杉碱甲结构对 AChE 的抑制活性至关重要（见表 4-8）。

表 4-8　石杉碱甲及其衍生物的抗胆碱酯酶活性

化合物	乙酰胆碱酯酶 IC_{50} /（nmol/L）	丁酰胆碱酯酶 IC_{50} /（nmol/L）
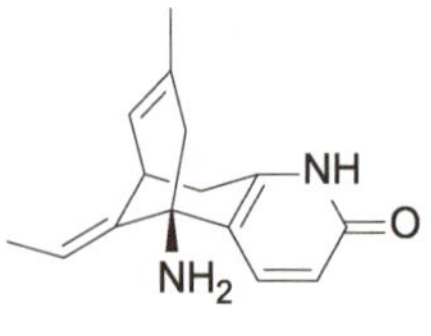	0.063	63.1
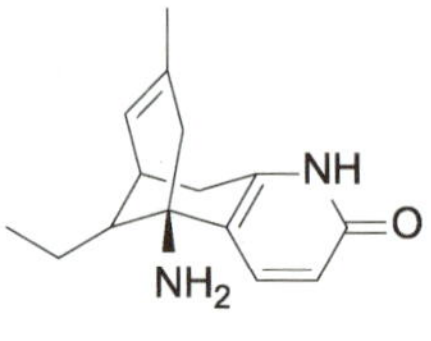	0.2	15.8

续表

化合物	乙酰胆碱酯酶 IC_{50} /（nmol/L）	丁酰胆碱酯酶 IC_{50} /（nmol/L）
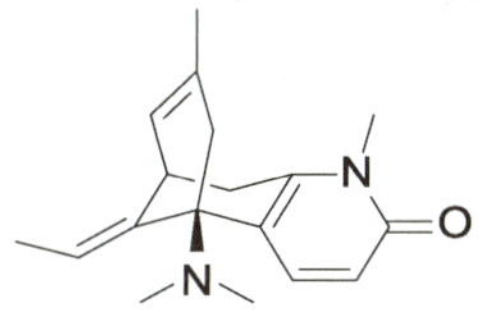	316	11 000
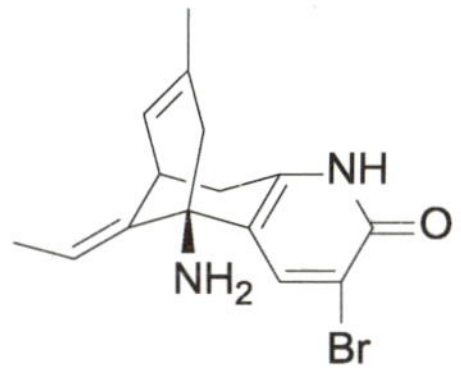	7.94	166
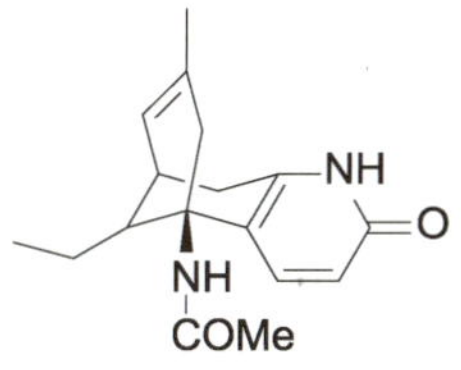	3 160	11 000
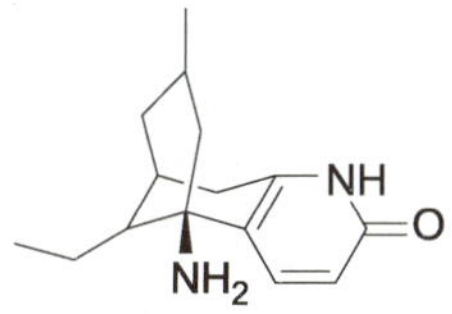	3.16	50.1
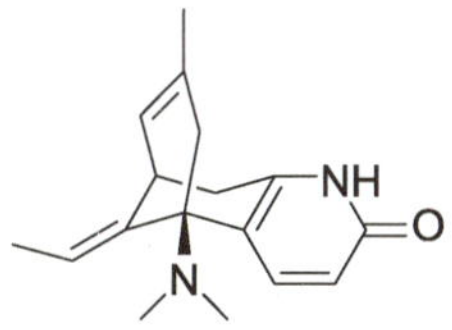	158	1 100
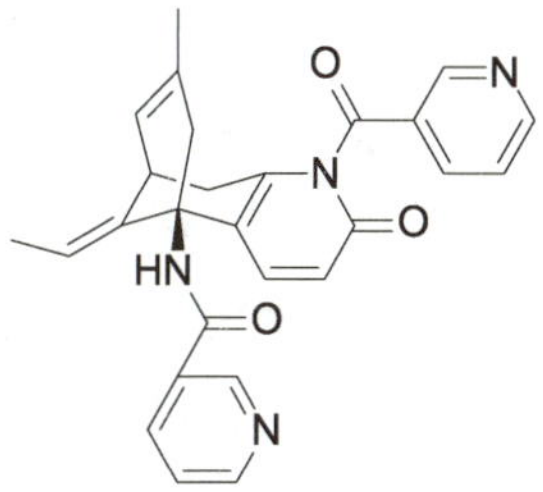	>10.96	>275
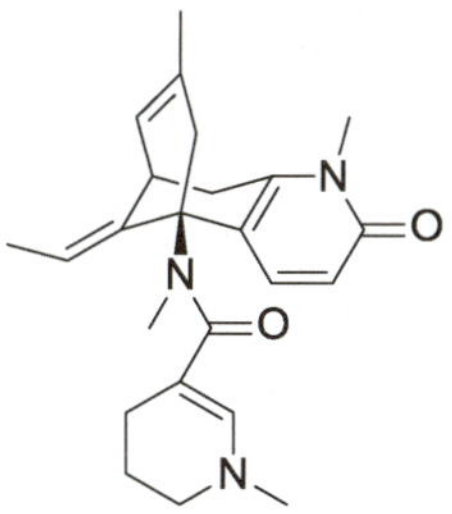	3.63	>331

基于这些研究，朱大元等人[65]设计了一系列石杉碱甲衍生物，考虑到生物活性、化学稳定性和毒性等方面的因素，选择 ZT-1 作为候选药物，命名为希普林（schiperine）。在结构上，希普林是石杉碱甲和 5-Cl- 异香草醛（5-Cl-isovanillin）的缩合产物，其合成路线见图 4-31。与石杉碱甲相比，希普林具有更长的持续时间，更低的毒性和更好的生物利用度。目前，希普林已进入临床试验。

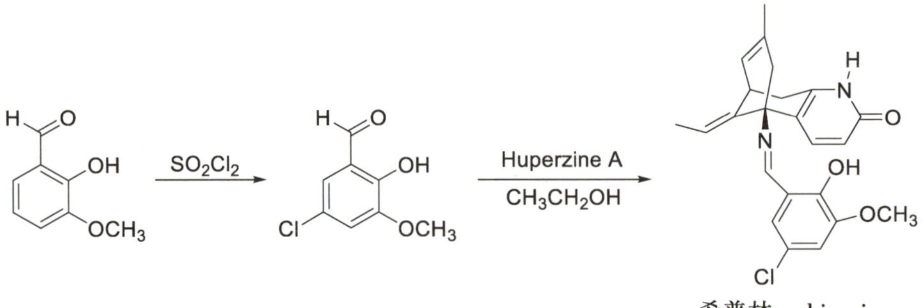

图 4-31 希普林的合成路线

四、降血糖药物

糖尿病是一种因胰岛素分泌、作用缺陷或两者共同导致的以高血糖为主要特征的代谢性疾病。高血糖的危害是潜在的，长期的高血糖状态会引起体内碳水化合物、脂肪、蛋白质紊乱，导致神经系统、心血管系统、肾脏等多系统的损害，造成相应器官功能减退，甚至衰竭。WHO（World Health Organization）统计截至 2020 年全球已有将近 4.22 亿人患有糖尿病，其中 90% 为非胰岛素依赖的Ⅱ型糖尿病[66]。

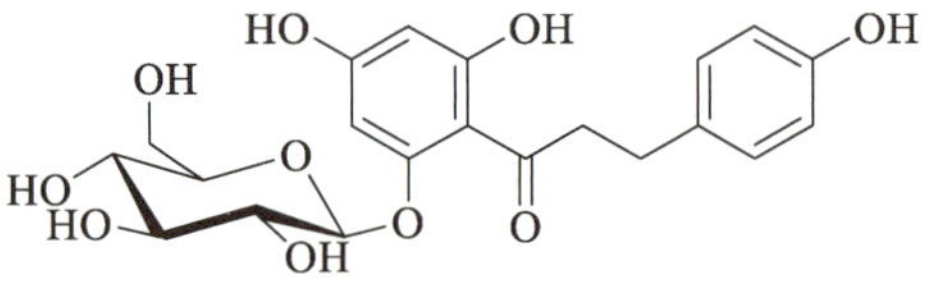

不同于 1 型糖尿病，2 型糖尿病是一种由胰岛素耐受或多种原因引起胰岛 B 细胞损伤而导致胰岛素分泌相对不足的慢性代谢性疾病。对 2 型糖尿病治疗的传统药物主要有一线首选药盐酸二甲双胍以及磺脲类药物、PPAR-γ 抑制剂、DPP-4 抑制剂、GLP-1 激动剂、胰岛素等。但由于各种原因，他们的表现总不能尽如人意。如盐酸二甲双胍易产生胃肠道副作用，影响维生素 B_{12} 吸收，有 10% 的患者不能耐受任何剂量的二甲双胍；α- 糖苷酶抑制剂的服用次数过多，服药方式不方便；胰岛素需注射，容易引起低血糖、增重、过敏等不良反应。基于这些种种因素，人们不断探索治疗糖尿病的新靶点、新机制。钠葡萄糖协同转运蛋白 2（SGLT2）因可调控近曲小管对葡萄糖的重吸收而成为近年来研究降血糖药物的新方向。SGLT2 抑制剂的优势在于通过下调肾糖阈，加强葡萄糖的排泄发挥降血糖作用，其不刺激胰岛素的产生从而避免了低血糖的风险，见图 4-32。同时，SGLT2 能够降低糖尿病患者体重，改善肝脏及外周组织对胰岛素的敏感性，对胰岛素抵抗有一定的治疗作用[67-68]。

由法国化学家于 1835 年在苹果树树皮中分离得到的根皮苷（phlorizin，IC_{50}=35.6nmol/L，SGLT2/

SGLT1=10)是人们发现的第一个 SGLT 竞争性抑制剂。但根皮苷对 SGLT2 的选择性很差,使之甚至不能成为候选药物。追求更高的 SGLT2/SGLT1 比值的原因是,一方面在肾脏中 90% 的葡萄糖由 SGLT2 负责转运,增强对 SGLT2 的选择性可更有效地阻断近曲小管对葡萄糖的重吸收;另一方面,虽然 SGLT1 负责肾脏中 10% 的葡萄糖转运,但抑制 SGLT1 却可能引起胃肠道不良反应甚至致命的腹泻。同时,因为根皮苷为查耳酮氧苷,在体内易被 β- 糖苷酶水解而失活。于是在生物活性驱动下,有机化学家们为提高根皮苷对 SGLT2 的选择性,加强体内代谢的稳定性开始尝试对根皮苷进行结构修饰。

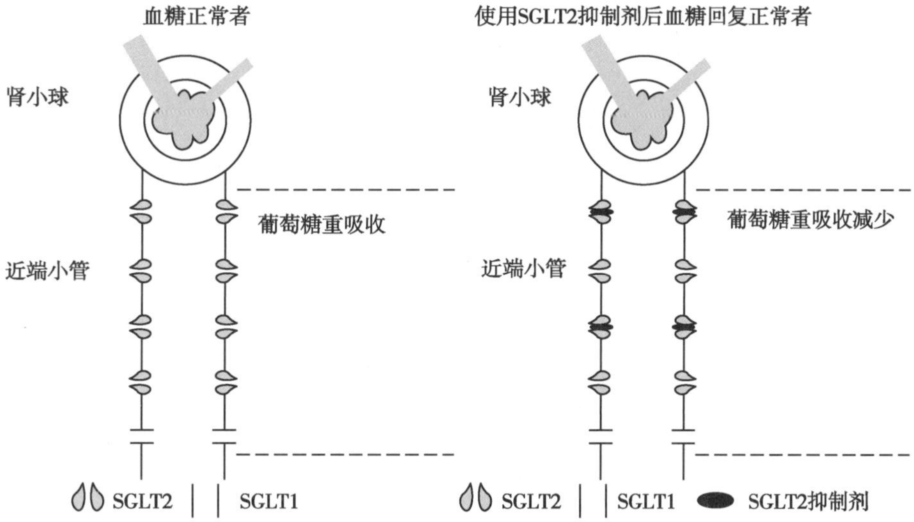

图 4-32　SGLT2 抑制剂的作用机制

起初,人们对根皮苷修饰的主要思路是通过对苷元进行改造来增强 SGLT2 的选择性,使糖基成酯来增强体内代谢稳定性。其中具有代表性的主要有 T-1095A(IC_{50}=6.6nmol/L,SGLT2/SGLT1=30)、舍格列净 A(sergliflozin-A,IC_{50}=9.2nmol/L,SGLT2/SGLT1>900)、瑞格列净(remogliflozin,IC_{50}=14nmol/L,SGLT2/SGLT1=79)并通过在糖基 6 位成酯来增强它们在体内代谢的稳定性,并将其命名为 T-1095、依碳酸舍格列净(sergliflozin etabonate)、依碳酸瑞格列净(remogliflozin etabonate)。此外,这一时期也涌现出一些其他的 SGLT2 抑制剂,如 AVE2268。在此之后,人们又合成了 N 苷类、S 苷类根皮苷衍生物,但不得不承认的是不论是 O 苷类 SGLT2 抑制剂还是 N 苷、S 苷类 SGLT2 抑制剂都没有最终进入临床。从某种程度上看,这可能是由于与 C 苷类 SGLT2 抑制剂相比,它们没有任何优势可言。但可以确定的是,上述的化合物都是以根皮苷为先导化合物在生物活性的驱动下,为提高成药性与活性开展的结构修饰产物。大量结构修饰工作的"夭折"使 SGLT2 抑制剂的研究似乎进入了瓶颈,但故事并没有到此结束,因为那样我们就将错过 SGLT2 抑制剂发展史上里程碑式,同时也是最为重要的明星药物—达格列净(dapagliflozin,IC_{50}=1.1nmol/L,SGLT2/SGLT1=1 263)(见表 4-9)。

2008 年对于 SGLT2 抑制剂的发展是极为重要的一年。这一年,药物化学家在尝试合成 O 苷类 SGLT2 抑制剂 **4-74** 时,意外地得到了副产物 **4-75**(IC_{50}=1 300nmol/L),虽然 **4-75** 只具有中等 SGLT2 抑制活性,但它具有新颖的 C 苷结构及其他 SGLT2 抑制剂无法比拟的代谢稳定性,这些优势足以为人们提供开发 SGLT2 抑制剂的新方向。最终,通过对 **4-75** 构效关系(SAR)的研究与结构改造,SGLT2 抑制剂家族的超级明星达格列净登上了历史的舞台,见图 4-33。

表 4-9　早期根皮苷衍生物

母核	R	药物名称
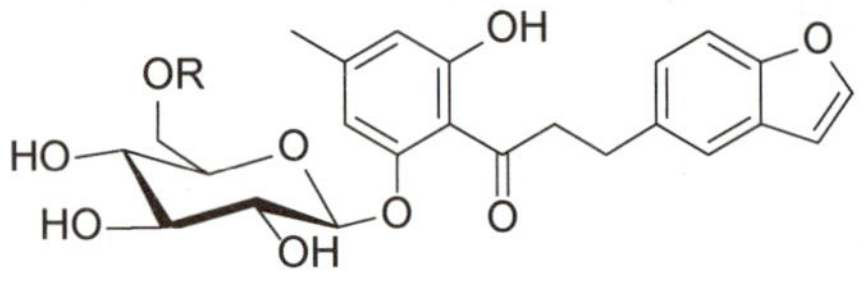	—H	T-1095A
	—$COOCH_3$	T-1095
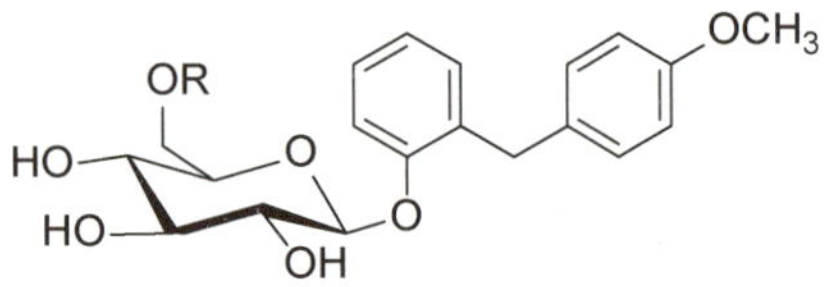	—H	舍格列净 A sergliflozin-A
	—$COOC_2H_5$	依碳酸舍格列净 sergliflozin
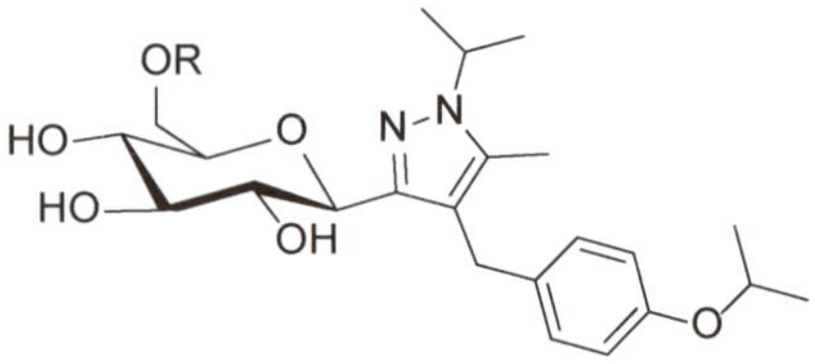	—H	瑞格列净 remogliflozin
	—$COOC_2H_5$	依碳酸瑞格列净 remogliflozin etabonate
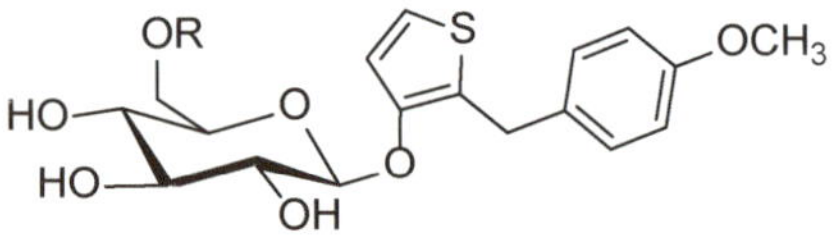	—H	AVE2268

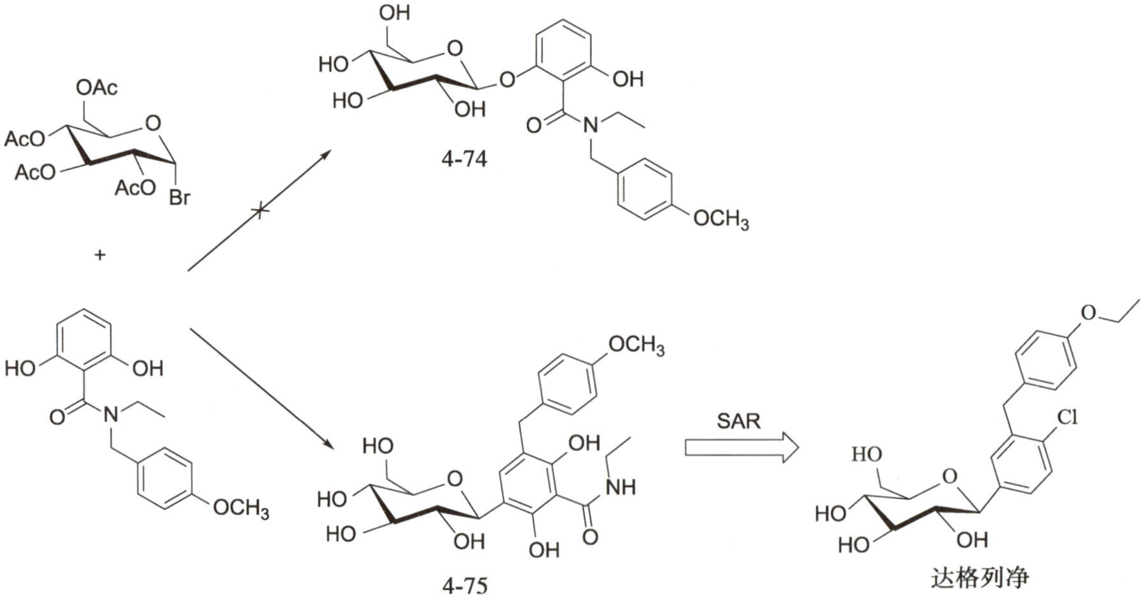

图 4-33　达格列净的发现

在达格列净出现后，药学家们对 SGLT2 抑制剂应具有的药效团有了更深入的理解，为保证具有高 SGLT2/SGLT1 选择性，只能以达格列净为母核进行微小的结构修饰。另外，为保证 SGLT2 活性，只能引入 O、S、F、Cl，目前没有具有其他 N、P、Br、I 原子的 SGLT2 抑制剂成功进入临床的案例。

回首望去，从 1835 年发现根皮苷（phlorizin）到 2008 年达格列净的出现，历经近 200 年。药物学家们通过缩短根皮苷两芳环之间的间隔，将羟基替换或移除以增加亲脂性合成了舍格列净。再通过将 O 苷替换为 C 苷，改变两个芳环的连接位置，进一步增加亲脂基团，最终发明了达格列净，使活性较根皮苷增强了 30 多倍，对 SGLT2 的选择性增强了 120 多倍，见图 4-34。

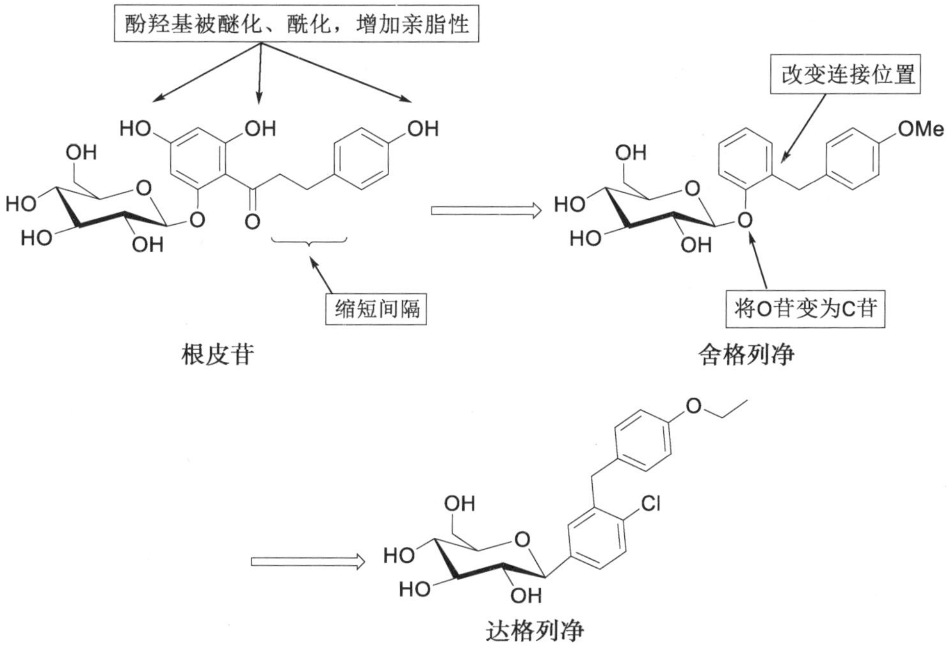

图 4-34　SGLT2 抑制剂的演变

可以说达格列净的发明是人类智慧的结晶[69]。由于达格列净出色的药效、高度的 SGLT2 专一性，对其进行全合成将具有重要的药学价值与商业价值，达格列净的全合成见图 4-35。

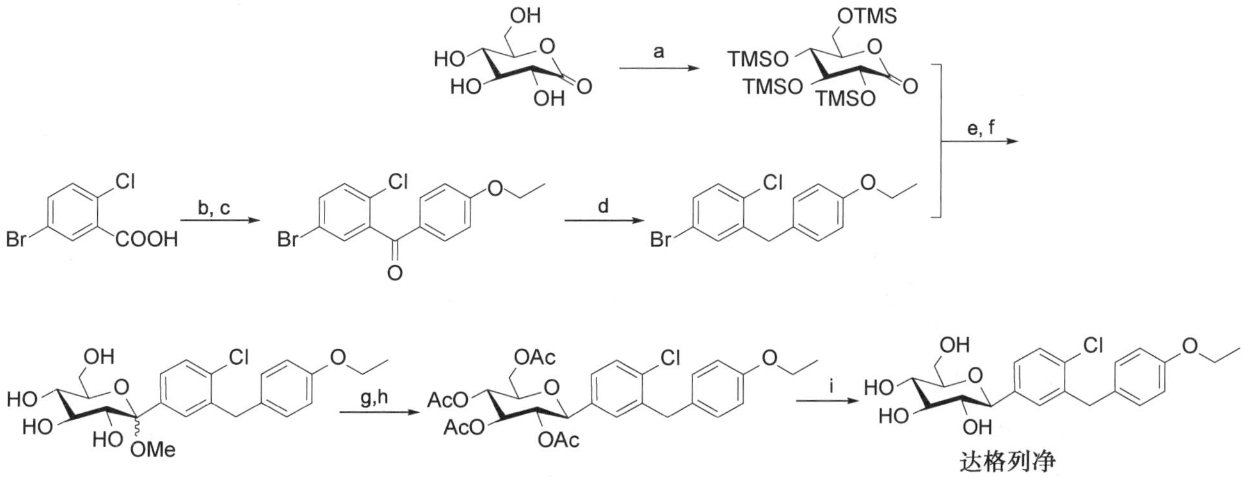

(a) TMSCl, NMM, THF, 35℃; (b) $(COCl)_2$, DCM, DMF; (c) phenetole, $AlCl_3$, 0℃; (d) Et_3SiH, $BF_3 \cdot OEt_2$, $ClCH_2CH_2Cl$, CH_3CN; (e) n-BuLi, THF, PhCH, −78℃; (f) MeOH, CH_3SO_3H; (g) Ac_2O, pyr, DCM, DMAP; (h) Et_3SiH, $BF_3 \cdot OEt_2$, DCM, CH_3CN, −10℃; (i) $LiOH \cdot H_2O$, THF, H_2O, MeOH。

图 4-35　达格列净的全合成

反应使用了 TMS 对糖上羟基进行保护,随后用烃基锂亲核进攻羰基,酸性条件下利用甲醇对反应进行淬灭,随后四乙酰化的达格列净前体可形成稳定的晶体,从而分离,整个过程利用“一锅法”一次性完成。C 苷位置的立体选择性是由于大基团处于 *e* 键优势构象产生的。另外有文献报道了对该路线的优化,使脱去端基甲氧基的产率上升到 74% 以上[70-71]。

从达格列净的发明至今已有 10 个年头了,在这期间涌现出了各种各样的 SGLT2 抑制剂如:卡格列净(canagliflozin,IC_{50}=2.2nmol/L,SGLT2/SGLT1=414)、依帕列净(empagliflozin,IC_{50}=3.1nmol/L,SGLT2/SGLT1=2 677)、托格列净(tofogliflozin,IC_{50}=2.9nmol/L,SGLT2/SGLT1=2 912)、埃格列净(ertugliflozin,IC_{50}=0.877nmol/L,SGLT2/SGLT1=2 235)。从它们的活性及 SGLT2 的选择性可以看出,达格列净的母核对 SGLT2 抑制剂的抑制活性至关重要。除此之外,现阶段对达格列净的结构修饰并没有对 SGLT2 抑制剂的活性产生明显的提高。因此,现阶段对达格列净的结构修饰不是以提高生物活性为目的,而是为突破专利保护而进行的化学结构改造。

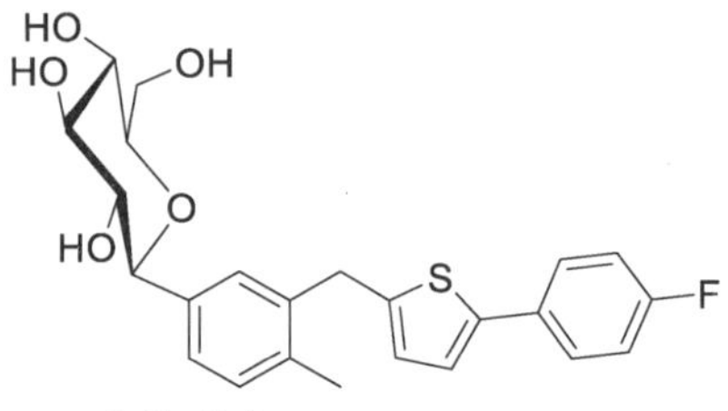

卡格列净　canagliflozin

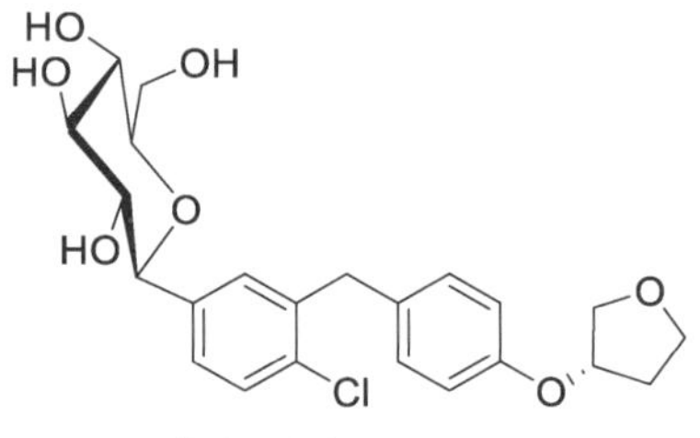

依帕列净　empagliflozin

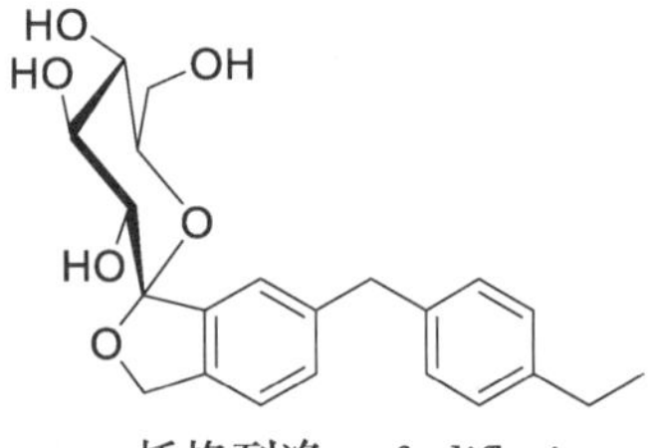

托格列净　tofogliflozin

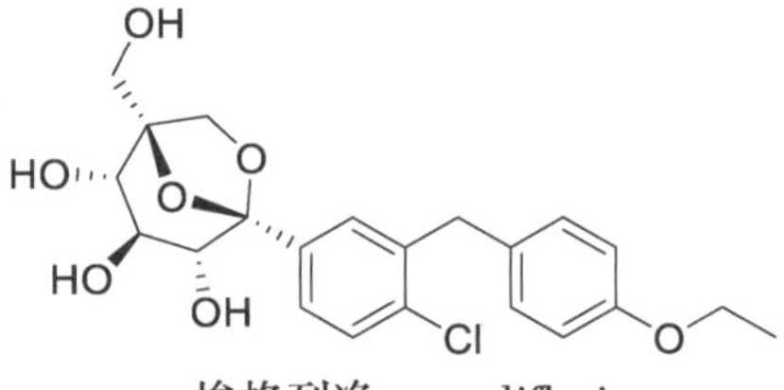

埃格列净　ertugliflozin

近期,利用计算机辅助药物设计也发现了一些不具有糖苷结构的活性较好的 SGLT2 抑制剂,但这些化合物由于成药性或其他方面的原因,没有被继续开发。未来,面对重重的专利保护,若想要继续开发 SGLT2 抑制剂则难度巨大,通过全新药物设计寻找能与靶标结合的新骨架可能是日后开发 SGLT2 抑制剂的必经之路[68]。

五、降血脂药物

高脂血症是一种常见的疾病,主要指由脂代谢失常导致的血清中总胆固醇、甘油三酯和低密度脂蛋白水平过高或高密度脂蛋白水平过低。高脂血症早期没有明显的临床症状,它对身体的损害是隐匿性、渐行性、全身性的。因为高血脂可加速动脉粥样硬化,一旦动脉堵塞,就会引起心脑血管、肾脏、肝脏等方面的疾病。据世界卫生组织统计,截至 2016 年,每年估计有 1 790 万人死于这种慢性疾病,占全球总死亡人数的 31% 左右,平均每 3 个死者中,就有 1 个是由心血管疾病引起的[72]。

胆固醇是引起人体血脂升高的罪魁祸首,羟甲基戊二酰辅酶 A(HMG-CoA)还原酶作为其内源性合成途径的核心限速酶,在胆固醇的合成中扮演了重要的角色。他汀类药物泛指 HMG-CoA 还原酶抑制剂,能够调节低密度脂蛋白(LDL-C)胆固醇水平。由于他汀类药物安全有效、不良反应少,在临床上,他汀类药物广泛应用于高脂血症的治疗。对他汀类药物的研究是从 1976 年从桔青霉菌中分离得到的美伐他汀(mevastatin)起始的。在发现美伐他汀的同时,也确证了它是 HMG-CoA 的有效竞争性抑制剂,它对酶的亲和力为底物的 10 000 倍。几年后又从红曲霉菌(*Monascus purpureus*)和土曲霉菌(*Aspergillus terreus*)中分离得到了洛伐他汀(lovastatin),其作用为美伐他汀的 2 倍。美伐他汀和洛伐他汀因为是天然产物而被认为是第一代他汀类药物,但美伐他汀由于在狗的实验中引起肠形态学的改变未能在临床上使用,而洛伐他汀在 1987 年被默克公司开发成药物,成为第一个上市的他汀类药物[73]。

洛伐他汀与美伐他汀的不同之处仅在双环 6′- 甲基,他们的羟基内酯结构与还原酶的四面体结构十分相似,故可与 HMG-CoA 还原酶紧密结合,见图 4-36,该理论在 1985 年得到进一步证实。从图 4-36 中我们可以发现洛伐他汀与美伐他汀并非药物的活性形式,其真正的药效团为一个与 HMG-CoA 还原酶结构类似的 3,5- 二羟基戊酸结构,因此对他汀类药物的结构修饰应在保留 3,5- 二羟基戊酸结构的前提下进行。以上述结论为基础将他汀类药物的基本骨架总结如下,见图 4-37:①A 部分为与 HMG-CoA 还原酶结构类似的 3,5- 二羟基戊酸结构,是他汀类药物的药效基团;②B 部分为疏水性环状结构,决定药物与还原酶的结合;③环上的取代基决定药物溶解性和药动力学特性;④C 部分为上述二者之间的连接部分,如乙基、乙烯基、乙炔基等[74]。

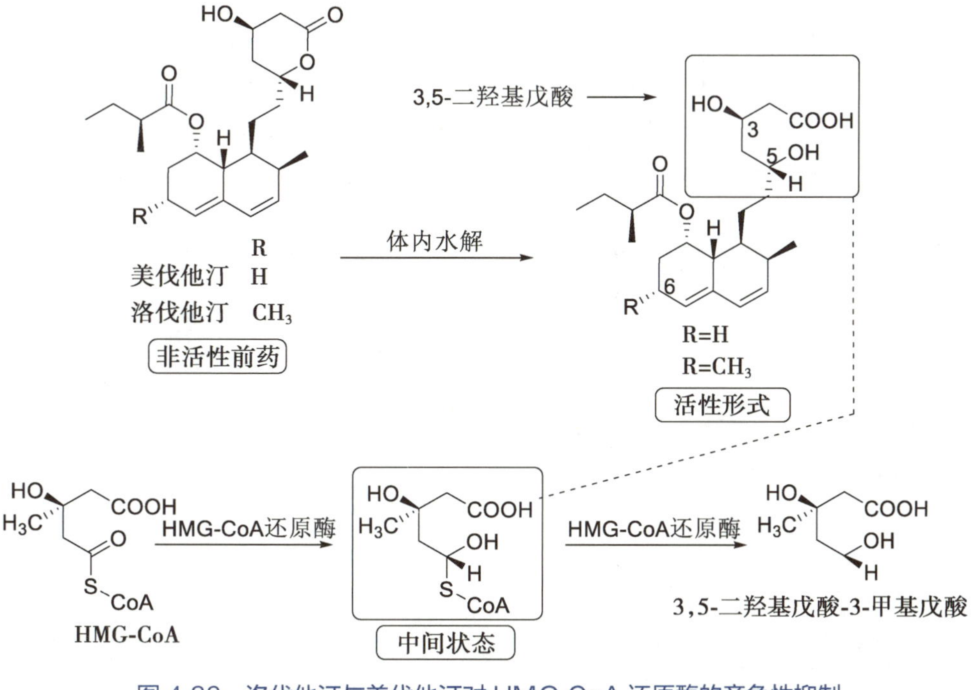

图 4-36　洛伐他汀与美伐他汀对 HMG-CoA 还原酶的竞争性抑制

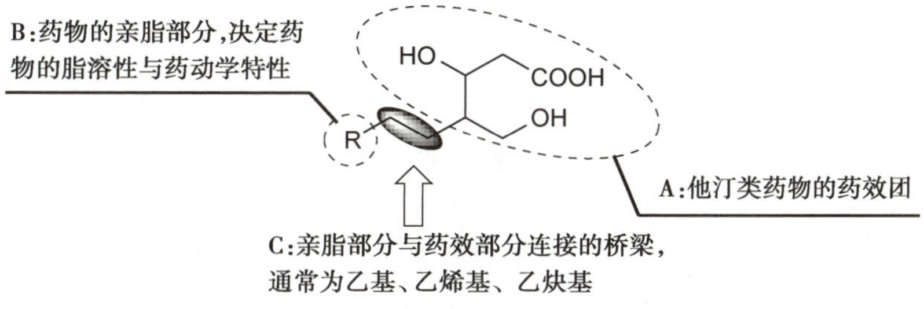

图 4-37　他汀类药物的基本骨架

尽管洛伐他汀顺利进入市场，但自从其进入市场以来便一直备受争议。一方面，由于其以肝脏中的 HMG-CoA 还原酶为靶标，产生肝毒性；另一方面由于甲羟戊酸的合成受到抑制，使肌细胞的复制减少而产生肌毒性。在高剂量时，洛伐他汀动物实验中出现白内障、中枢神经系统的囊状病变等症状。为了减少他汀类药物的毒副作用，增强其抗高血脂活性，人们一边继续从自然界分离活性良好的他汀类天然次级代谢产物，一边开始尝试对洛伐他汀及其类似物美伐他汀进行结构修饰与半合成，并由此诞生了第二代他汀类药物——辛伐他汀（simvastatin）、普伐他汀（pravastatin）。辛伐他汀是通过在洛伐他汀酯基的 α 位引入甲基而得到的。普伐他汀是美伐他汀的开环代谢物，适用于原发性及继发性高胆固醇血症。其结构修饰的策略来源于对洛伐他汀与美伐他汀体内代谢过程的研究。临床上用其钠盐，以降低其酸性，增加溶解性，减少对机体的刺激。通过以洛伐他汀为先导化合物进行结构修饰得到的辛伐他汀在药动学参数上与洛伐他汀相似，但活性约为其 2 倍，且较洛伐他汀与普伐他汀而言更适合口服，其口服吸收率可达 80%~85%，而普伐他汀的降血脂能力与洛伐他汀相似，却具有更低的副作用，在改善血小板功能、抑制某些凝血因素、抑制炎症和促进胶原组织生成等方面较为突出[75]。

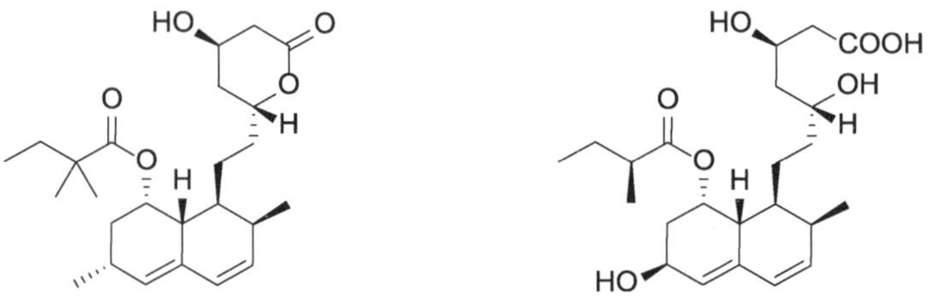

辛伐他汀 simvastatin　　普伐他汀 pravastatin

由洛伐他汀前体得到辛伐他汀只需在酯基的 α 位引入甲基，合成路线较为简单，见图 4-38：

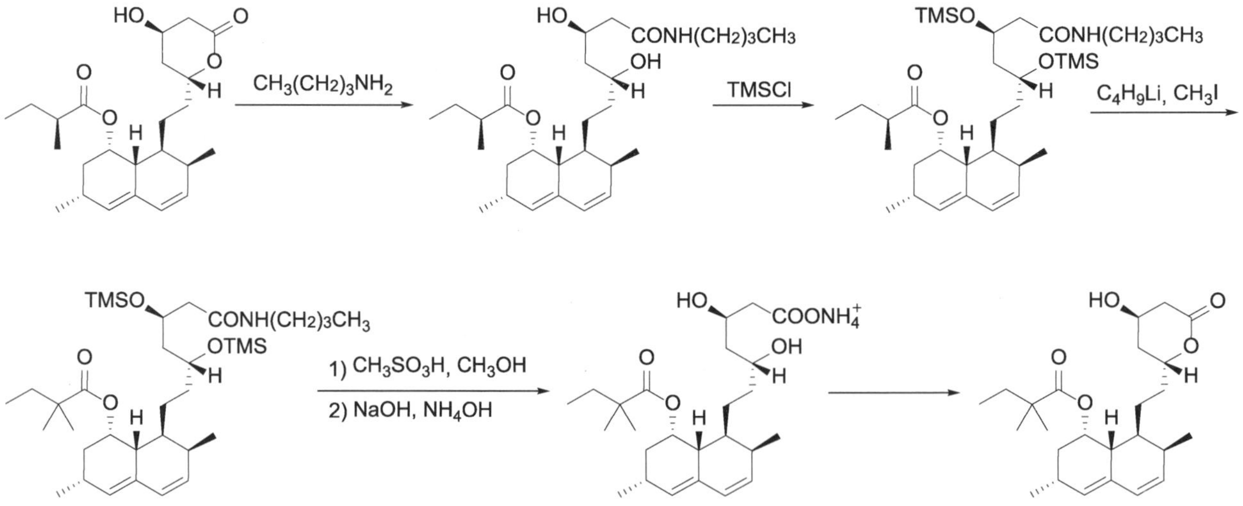

辛伐他汀 simvastatin

图 4-38　辛伐他汀的半合成

因为 α 甲基的引入常需碱催化，因此需要对羟基与内酯开环后的羧基进行保护，反应选用正丁胺保护羧基，使用二甲基氯硅烷保护羟基，利用烃基锂与碘甲烷引入甲基，随后水解脱保护并重新酯化生成目标产物辛伐他汀[76]。

在第二代他汀类药物被人们发明后，随着人们对更加高效低毒的他汀类药物的探索，对有机合成反应理解的不断深入及有机合成技术的不断提高，第三代全合成他汀类药物随之横空出世，其代表有氟伐他汀（fluvastatin）、西立伐他汀（cerivastain）以及他汀家族的明星药物阿托伐他汀钙（atorvastatin calcium）。虽然全合成的第三代他汀类药物接踵而至，人们探索高效低毒的他汀类药物的步伐却未因此而停歇。近年来，具备所有他汀类药物的优点，兼顾安全与高效的“超级他汀”瑞舒伐他汀钙（rosuvastatin calcium）、匹伐他汀钙（pitavastatin calcium）开始进入市场，成为他汀大家族的新生力量[77-78]。

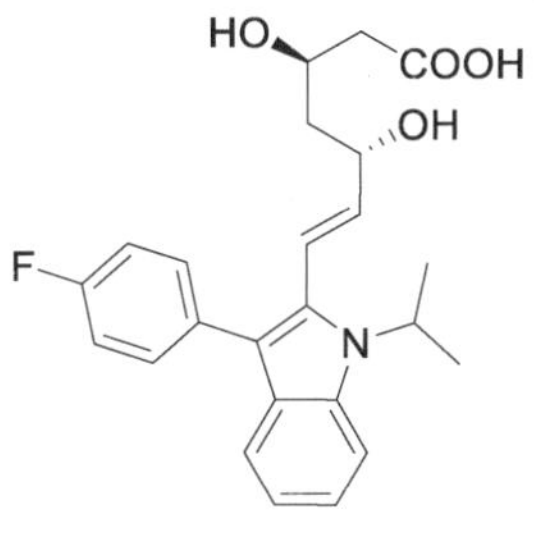

氟伐他汀 fluvastatin

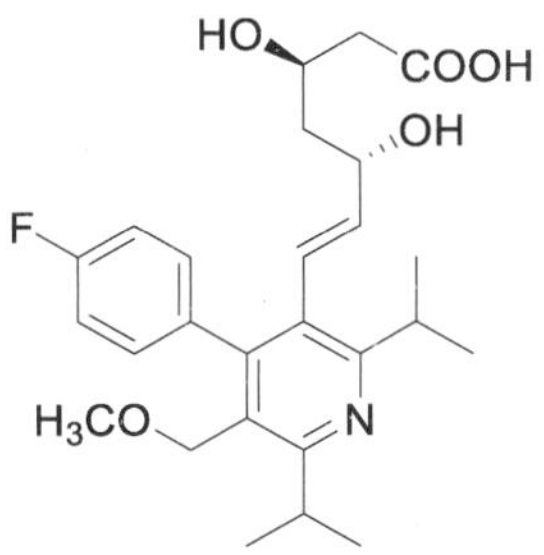

西立伐他汀 cerivastain

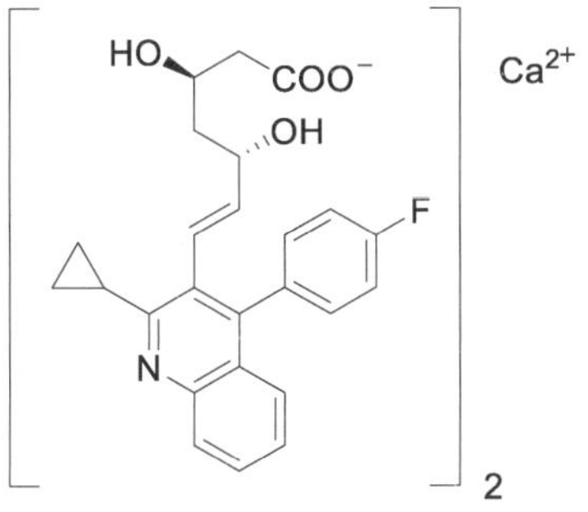

匹伐他汀钙 pitavastatin calcium

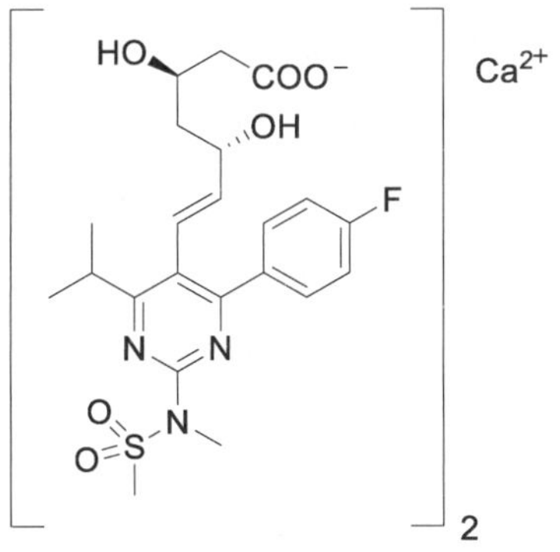

瑞舒伐他汀钙 rosuvastatin calcium

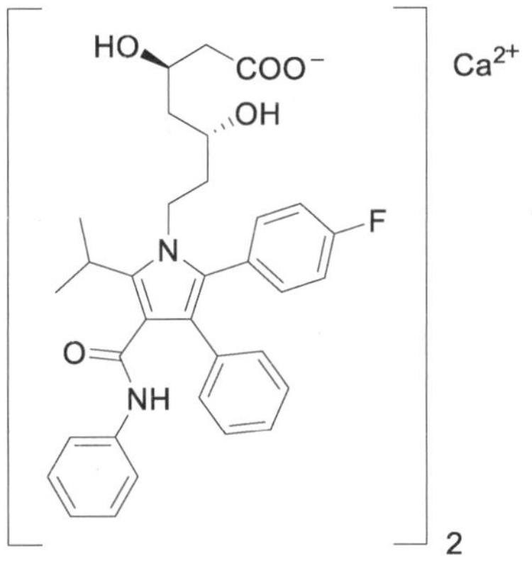

阿托伐他汀钙 atorvastatin calcium

六、其他药物

（一）抗肝炎药物

随着病毒性肝炎发病率的逐年增高，肝炎已经成为严重危害人民健康的常见病之一。据统计，目前全世界有 3.5 亿的慢性 HBV 感染者，其中我国的感染者约有 1.2 亿，国内慢性丙型肝炎的感染率也有约 3.2%。因此，临床上迫切需要安全、有效的抗肝炎药物。

临床上五味子常用于治疗肝炎，相关药理研究表明其具有降血清转氨酶作用[79]。从其乙醇提取液中分离得到多个具有药理活性的木脂素类化合物，其中五味子丙素（schisandrin C）对四氯化碳引起的小鼠肝损伤有明显的保护作用[80]，但是天然五味子丙素的含量不足 0.08%[81]，仅采用植物提取的方法获得大量的木脂素是非常困难的，因此，许多研究人员对五味子丙素类似物进行了合成。

在其合成过程中，中间体联苯双酯（bifendate）表现出很高的生物活性，能降低血清谷丙转氨酶（GPT）和谷草转氨酶（GOT）水平，增强肝脏的解毒功能，也有抗肝细胞坏死的作用，对化疗药物如甲氨蝶呤等引起的中毒性肝炎有明显的治疗作用，且毒性极低，无致畸效应[82]。

联苯双酯包括 α- 联苯双酯（α-bifendate）、β- 联苯双酯（β-bifendate）和 γ- 联苯双酯（γ-bifendate）。药理实验表明，α- 联苯双酯能够控制胆红素、α- 蛋白质的增加，减轻肝损伤，增强肝脏解毒功能，抑制脂质过氧化的发生[83]。β- 联苯双酯的联苯结构与天然产物五味子丙素的联苯结构一致，两个位阻大的甲氧基均处于苯基轴的邻位，其药理活性可能更高，这可能与空间结构有关。同时 β- 联苯双酯是合成五味子丙素及对人免疫病毒有较高抵抗活性的五味子丁酯的关键中间体。γ- 联苯双酯能减轻由四氯化碳、D- 氨基半乳糖等化学物质引起的肝损伤，且可增强肝脏的解毒功能。此外，α- 联苯双酯已被证实是一类生物活性较高的保肝药物。

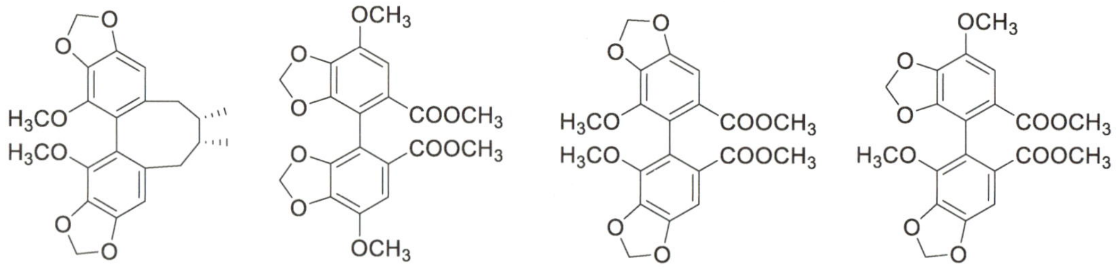

五味子丙素　　α-联苯双酯　　β-联苯双酯　　γ-联苯双酯

为研发疗效更好的治疗肝炎的药物，国内许多科研工作者在联苯双酯的基础上进行了结构改造和修饰，试图得到活性更好、结构新颖的类似物，并在后续研究中有希望开发出具有自主知识产权的新药物。

1985 年开始，在总结研究五味子和联苯双酯经验的基础上，中国医学科学院药物研究所有关科研人员齐心协作，通过大量合成、筛选、药理、毒理、药物代谢动力学、制剂、质量控制等科学试验研制出双环醇（bicyclol），并以百赛诺为商品名成功上市，成为新一代保肝药物。双环醇的合成路线，见图 4-39[84]：

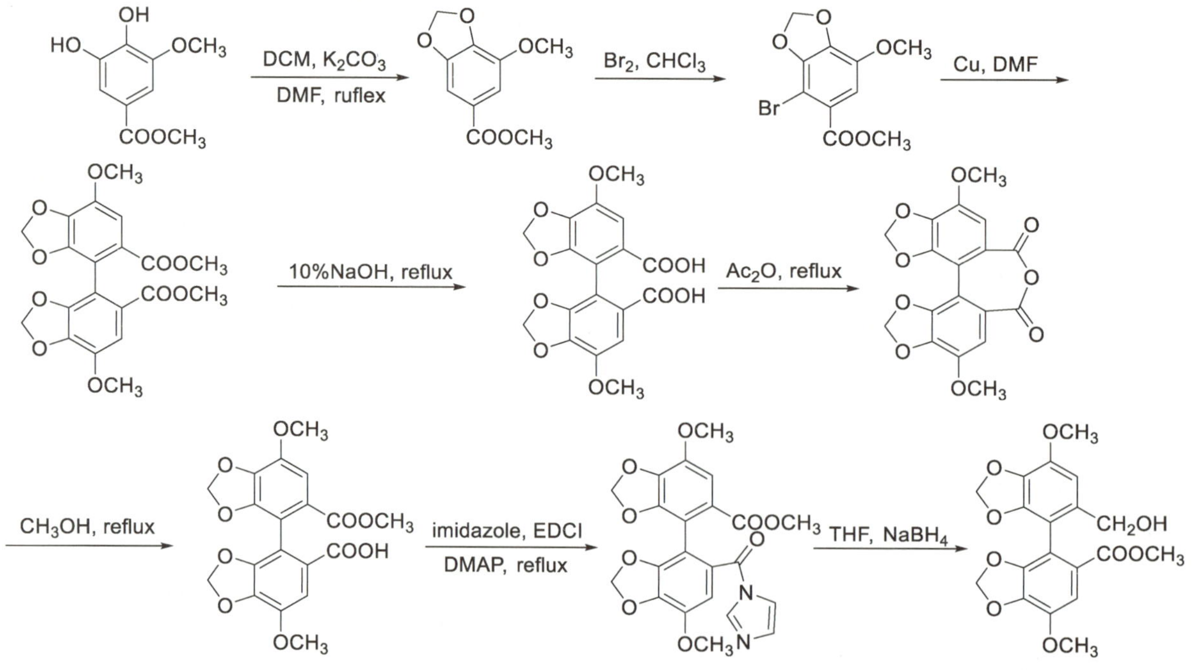

图 4-39　双环醇的合成路线

研究发现，双环醇具有显著的保肝作用和较强的抗肝炎病毒活性，且毒性小、安全性好。临床前药理实验证明，双环醇对多种化学性、免疫性的肝损伤有明显的保护作用，可显著降低血清转氨酶，减轻肝脏病理损害。更重要的是，双环醇还可阻滞 DHBV-DNA（乙肝病毒脱氧核糖核酸）的复制。经过临床观察证明，双环醇安全有效、口服方便、无体内蓄积、不良反应少、反跳率低、效果与干扰素相近，优于联苯双酯。

最近几年，不少新反应、新试剂被应用于联苯双酯及双环醇的合成中，发展了多种新颖的合成路线和方法，这都给木脂素类化合物的合成带来了新的活力。

（二）免疫抑制药物

20 世纪 80 年代末，日本科学家藤田从冬虫夏草发酵培养液中分离得到一种小分子的亲脂氨基酸 ISP-1，它有较强的免疫抑制活性，与现有抗多发性硬化症药物环孢素（CsA）相比，其体外活性是 CsA 的 5~10 倍，体内活性也是其 10~100 倍[85]。由于 ISP-1 的毒性比 CsA 大，且溶解度较低[86]，手性中心较多，结构相对复杂，所以成药性较差，要想将其成为药物用于临床还需进一步的结构优化。

根据相关实验，藤田总结了初步的构效关系，4-OH 为活性非必需基团，3-OH 的构型与活性无关，6，7 位双键还原后对抑制 T 细胞增殖的活性影响不大，表明 7 位双键是非必需基团。

为了研究 14 位羰基的必要性，藤田等设计了化合物 **4-76** 和 **4-77**。通过比较化合物 ISP-1、化合物 **4-76**、化合物 **4-77** 的活性数据发现，将羰基还原为羟基后活性略有下降，而将羰基转变为亚甲基后活性略有提升，表明羰基为活性非必需基团，将其还原为亚甲基后不仅可简化其结构并能提高活性。

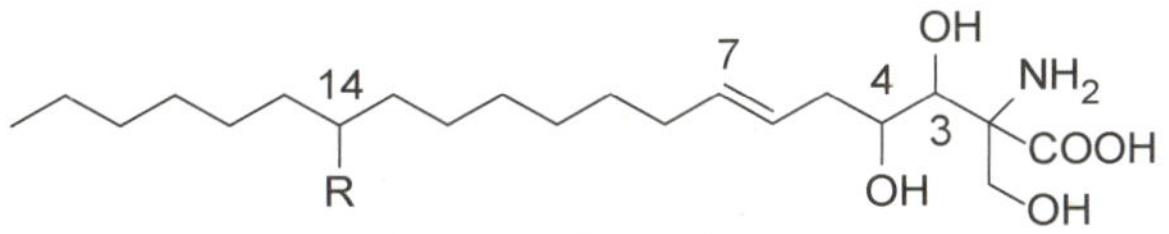

4-76 R=H
4-77 R=OH

由于 ISP-1 的 2 位是一个手性碳，导致其合成难度大，且不利于进一步的结构改造。因此，藤田等尝试研究手性碳的构型对活性的影响。基于以上的构效关系，并且模拟鞘氨醇的末端结构，同时考察不同长度的 2- 烷基侧链对活性的影响，设计合成了无手性中心的化合物 2- 烷基 -2- 烷氨基 -1，3- 丙二醇，结果表明 2 位手性碳与活性无关，并且可以确定脂肪链长度为 14 个碳原子时，其活性较好，且毒性较小。

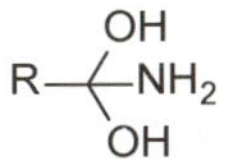

R= { $-C_8H_{17}$, $-C_{10}H_{21}$, $-C_{12}H_{25}$, $-C_{13}H_{27}$, $-C_{14}H_{29}$
$-C_{15}H_{31}$, $-C_{16}H_{33}$, $-C_{18}H_{37}$, $-C_{20}H_{41}$, $-C_{22}H_{45}$

较长的烷基链因柔性过强存在许多构象，不利于提高活性构象的概率，所以在链中加入构象限制因素，可有利于药效、药代、安全性和物理化学性质，增加成药性。因此，藤田小组使用苯环代替一部分饱和碳链，结果证实引入苯环可以限制构象，提高化合物的活性，同时也证实芳香环与亲水部分之间间隔两个碳原子的距离时活性最佳。

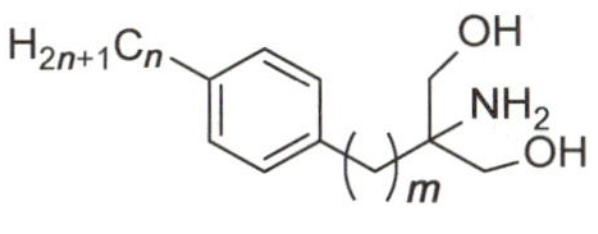

m=0，*n*=10；*m*=4，*n*=6
m=1，*n*=9；*m*=6，*n*=4
m=2，*n*=8；*m*=8，*n*=2
m=3，*n*=7；*m*=10，*n*=0

在研究苯环脂肪侧链长度与活性关系时，发现在保证苯环与亲水部分间隔两个碳原子的前提下，化合物活性对苯环上的脂肪链取代基长度不敏感，故藤田小组决定在苯环上连接正辛基的基础上，继续探讨苯环上脂肪侧链取代位置与免疫抑制活性的关系，分析实验数据发现脂肪链位于苯环对位时活性最高，而位于邻位、间位时活性丧失。

最终藤田等以 ISP-1 作为先导化合物，从结构简化角度入手，通过进一步的结构优化如引入芳环亲脂部分、消除手性中心、增加溶解度等，获得了成药性更佳的候选化合物芬戈莫德（fingolimod），并于2010 年被美国食品药品管理局批准上市。

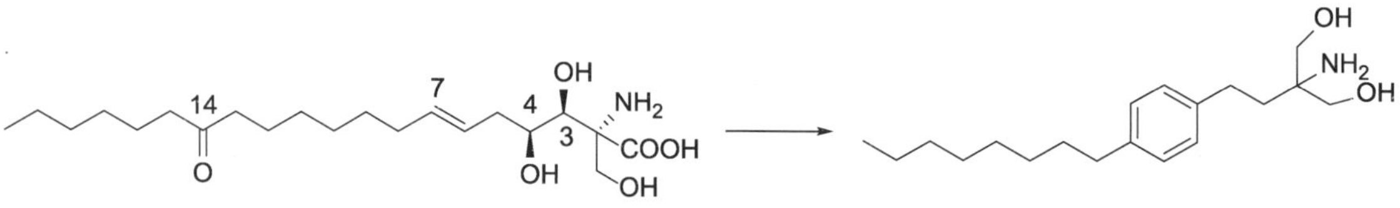

ISP-1 芬戈莫德

（三）抗 HIV 药物

白桦脂酸（betulinic acid）是一种五环三萜类化合物，具有多种生物活性且毒性低、安全指数大，具有广阔的应用前景。白桦脂酸广泛存在多种植物中，其中在白桦树皮中含量为 0.025%~2%[87]。

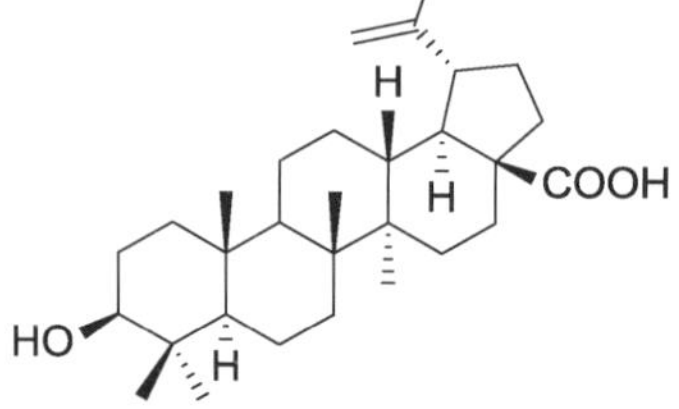

白桦脂酸 betulinic acid

1994 年，研究人员发现白桦树皮提取物中白桦脂酸和 20- 羰基白桦脂酸具有阻碍 HIV 病毒生长的作用[88]。随着研究的不断深入，白桦脂酸及其衍生物被发现具有多种生物药理活性，如抗 HIV、抗癌、抗炎症等，由于其良好的抗 HIV 活性受到国内外的广泛关注。

尽管白桦脂酸有较高的生物活性，但是溶解度较差，在水中的溶解度小于 1mg/L，在大多数有机溶剂中溶解性也不理想（除四氢呋喃和吡啶），log *P* 值也过高，造成其在生物体内利用度不高[89]。因此，对白桦脂酸进行结构修饰，使其性质能达到候选药物标准显得尤为重要。

多年来，研究者们以白桦脂酸为先导化合物，合成了大量结构新颖的三萜类衍生物，其生理活性也有很大提高。Yoshiki Kashiwada 等[90]首先在白桦脂酸和二氢白桦脂酸的 C-3 位羟基上引入酰基。活性筛选表明，白桦脂酸 C-3 位酰化衍生物 **4-78~4-85** 具有更高的抗 HIV 活性，特别是化合物 PA-457（**4-82**）的活性（$EC_{50}<3.5\times10^{-4}\mu mol/L$）比白桦脂酸提高了 4 000 倍。PA-457 作为一种新型 HIV 抑制剂，对核苷和非核苷类逆转录酶抑制剂以及蛋白酶抑制剂的耐药病毒株都具有良好的抑制活性。此外，PA-457 易成盐，其成盐后具有良好的口服生物利用度，在体内可经葡萄糖苷酸化代谢，并已在严重联合免疫缺陷（SCID）鼠模型实验中表现出较好的体内抗 HIV-1 活性。白桦脂酸 C-3 位酰化衍生物的构效

关系研究显示，C-3 位的取代侧链长度适当、末端的羧基以及 C-3′ 上的双甲基取代均有利于增强化合物的抗 HIV 活性。此外，研究证明，白桦脂酸 C-3 位酰化衍生物作为 HIV 成熟抑制剂，其侧链上 3′- 取代基的 S 构型对于其活性至关重要。目前，PA-457 已完成临床实验，以贝韦立马（bevirimat）为商品名上市。

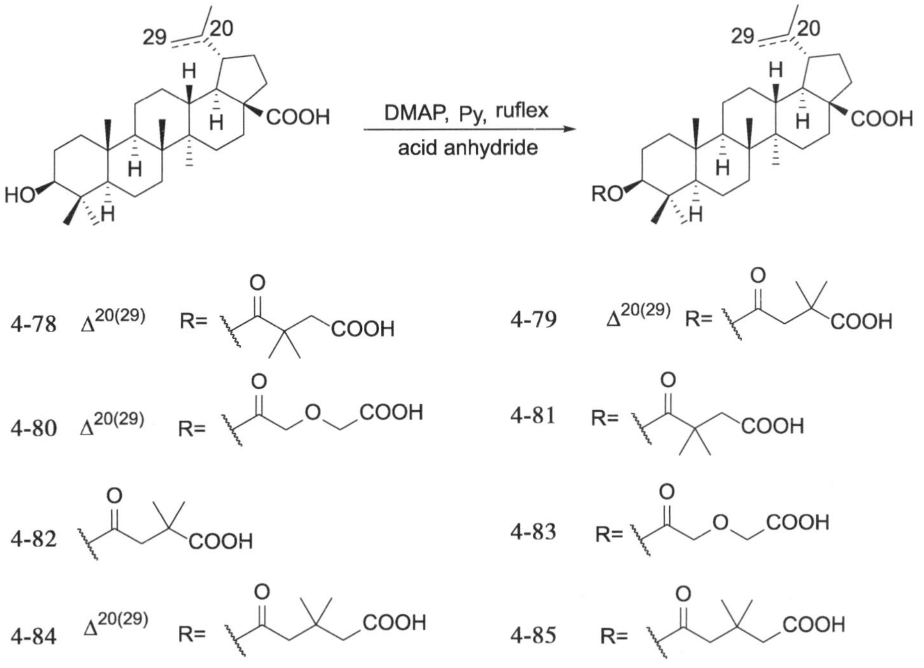

此外，对 C-28 位酰胺侧链进行了结构修饰与改造，设计合成了一系列侧链长度不同、侧链上取代基多样的衍生物 **4-86~4-102**，以寻求具有良好抗 HIV-2 活性的化合物。活性测试表明，化合物 **4-86~4-88** 无抗 HIV-2 活性，这一结果表明 C-28 位侧链中的末端游离羧基是抗 HIV-2 活性的必需基团；化合物 **4-89** 和 **4-94** 也无抗 HIV-2 活性，而化合物 **4-90~4-93** 的抗 HIV-2 活性普遍高于其抗 HIV-1 活性，其中化合物 **4-91**（IC_{50}=0.17μmol/L）和 **4-92**（IC_{50}=0.15μmol/L）活性最好，提示 C-28 侧链的长度对化合物的抗 HIV-2 活性有重要影响，侧链碳原子数 *n* 为 4 或 5 时活性最佳。

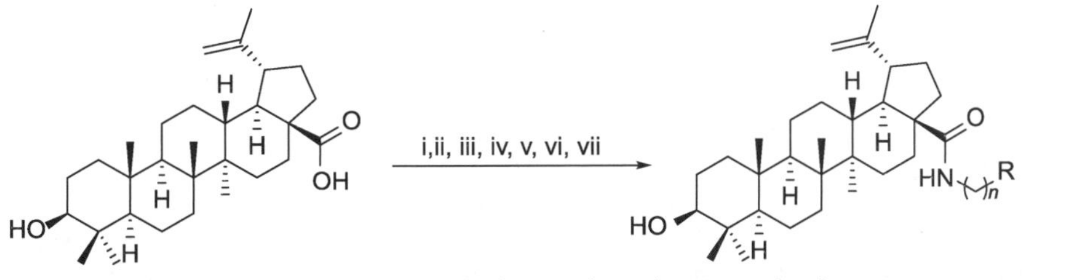

reagents and conditions：（i）oxalyl chloride；（ii）$NH_2(CH_2)nNH_2$；（iii）acetic anhydride，Py；（iv）NaOH，THF，MeOH；（v）$CH_2(COOH)_2$，EDC，Et_3N；（vi）$NH_2(CH_2)nCOOBn$，Et_3N；（vii）R-ester，EDC，Et_3N。

	n	R		*n*	R		*n*	R		*n*	R
4-86	5	NHCOMe	4-90	3	COOH	4-94	7	COOH	4-98	6	CO-Gly
4-87	6	NHCOMe	4-91	4	COOH	4-95	3	CO-Gly	4-99	7	CO-Gly
4-88	8	NHCOMe	4-92	5	COOH	4-96	4	CO-Gly	4-100	5	CO-Ala
4-89	6	$NHCOCH_2COOH$	4-93	6	COOH	4-97	5	CO-Gly	4-101	5	CO-Tyr
									4-102	5	CO-Pro

对白桦脂酸的结构改造获得了抗 HIV 活性较好的衍生物，但遗憾的是许多高活性衍生物在药代动力学中的数据考察中表现不佳，这也是那些高活性的衍生物的临床试验被中止的重要原因之一。因此，应该通过结构修饰，改善其药动学特性，增加其成药性，继续寻找和发现高活性白桦脂酸衍生物。随着对白桦脂酸全面和深入地研究，必将会不断开发出具良好药动学特性的高活性白桦脂酸衍生物，并应用于临床，有力推动新型抗 HIV 药物的研发。

（宋少江）

参考文献

[1] 郭宗儒 . 天然产物的结构改造[J]. 药学学报，2012，47(2)：144-157.

[2] GUO ZR. Strategy of molecular drug design：pharmacophore and scaffold hopping [J]. Chin J Med Chem，2008，18(2)：147-157.

[3] 马宇辉，赵静波，赵继全，等 . 组合化学与多肽合成[J]. 河北工业大学学报，2004，33(1)：55-60.

[4] 焦家俊 . 组合化学及其应用[J]. 江苏化工，2003，31(6)：8-11.

[5] TAN LP，WU H，YANG PY，et al. High-throughput discovery of mycobacterium tuberculosis protein tyrosine phosphatase B(Mptpb) inhibitors using click chemistry [J]. Org Lett，2009，11(22)：5102-5105.

[6] ADIBEKIAN A，MARTIN BR，WANG C，et al. Click-generated triazole ureas as ultrapotent in vivo-active eerine hydrolase Inhibitors [J]. Nat Chem Biol，2011，7(7)：469-478.

[7] SHARPLESS KB，MANETSCH R. In situ click chemistry：A powerful means for lead discovery [J]. Expert Opin Drug Discov，2006，1(6)：525-538.

[8] SUZUKI T，OTA Y，KASUYA Y，et al. An unexpected example of protein-templated click Chemistry [J]. Angew Chem Int Ed Engl，2010，49(38)：6817-6820.

[9] KULKARNI SS，HU XD，DOI K，et al. Screening of protein-protein interaction modulators via sulfo-click kinetic target-guided synthesis [J]. ACS Chem Biol，2011，6(7)：724-732.

[10] 胡艾希 . 生物电子等排原理在药物分子设计中的应用[J]. 湖南化工，1990(4)：7-10.

[11] 贺赐安，余旭亚，孟庆雄，等 . 生物转化对天然药物进行结构修饰的研究进展[J]. 天然产物研究与开发，2012，24(6)：843-847.

[12] 谢春锋，娄红祥 . 天然产物的生物转化[J]. 天然产物研究与开发，2005，17(5)：658-664.

[13] XIN XL，SU DH，WANG XJ，et al. Microbial transformation of dehydroandrographolide by Cunninghamella echinulate [J]. J Mol Catal B-Enzym，2009(59)：201-205.

[14] BERNHARDT R. Cytochromes P450 as versatile biocatalysts [J]. J Biotechnol，2006，124(1)：128-145.

[15] FUNHOFF EG，SALZMANN J，BAUER U，et al. Hydroxylation and epoxidation reactions catalyzed by CYP153 enzymes [J]. Enzyme Microb Tech，2007，40(4)：806-812.

[16] ASAKAWA Y，NOMA Y. 3.21-Biotransformation of Di-and Triterpenoids，Steroids，and Miscellaneous Synthetic Substrates [J]. Comprehensive Natural Products Ⅱ，Elsevier Science，Amsterdam：Lewis Mander Hung-Wen Liu，2010(3)：893-965.

[17] ISHIHARA K，HAMADA H，HIRATA T，et al. Biotransformation using plant cultured cells [J]. J Mol Catal B-Enzym，2003，23(2-6)：145-170.

[18] LI W，KOIKE K，ASADA Y，et al. Biotransformation of paeonol by Panax ginseng root and cell cultures [J]. J Mol Catal B-Enzym，2005，35(4-6)：117-121.

[19] SHIMODA K，KWON S，UTSUKI A，et al. Glycosylation of capsaicin and 8-nordihydrocapsaicin by cultured cells of

Catharanthus roseus [J]. Phytochemistry, 2007, 68(10): 1391-1396.

[20] SHIMODA K, HAMADA H. Glycosylation of hesperetin by plant cell cultures [J]. Phytochemistry, 2008, 69(5): 1135-1140.

[21] SHIMODA K, KUBOTA N, TANIUCHI K, et al. Biotransformation of naringin and naringenin by cultured *Eucalyptus perriniana* cells [J]. Phytochemistry, 2010, 71(2-3): 201-205.

[22] FENG B, MA BP, KANG LP, et al. Biotransformation of polyphyllins by curvularia lunata fermentation [J]. China Tradit Herb Drugs, 2005, 36(7): 978-982.

[23] SAHIN O, ERDEMIR S, UYANIK A, et al. Enantioselective hydrolysis of (R/S)-Naproxen methyl ester with sol-gel encapculated lipase in presence of calix[n]arene derivatives [J]. Appl Catal A-Gen, 2009, 369(1-2): 36-41.

[24] SALGIN U, SALGIN S, Taka S. The enantioselective hydrolysis of racemic naproxen methyl ester in supercritical CO_2 using *Candida rugosa* lipase [J]. J Supercrit Fluid, 2007, 43(2): 310-316.

[25] YANG L, Qu RJ, Dai JG, et al. Specific methylation and epoxidation of sinenxan A by *Mucor genevensis* and the multi-drug resistant tumor reversal activities of the metabolites [J]. J Mol Catal B-Enzym, 2007, 46(1-4): 8-13.

[26] HOSNY M, DHAR K, ROSAZZA JNP. Hydroxylations and methylations of quercetin, fisetin, and catechin by *Streptomyces griseus* [J]. J Nat Prod, 2001, 64(4): 462-465.

[27] CHUN HK, OHNISHI Y, SHINDO K, et al. Biotransformation of flavone and flavanone by *Streptomyces lividans* cells carrying shuffled biphenyl dioxygenase genes [J]. J Mol Catal B-Enzym, 2003, 21(3): 113-121.

[28] SHINDO K, KAGIYAMA Y, NAKAMURA R, et al. Enzymatic synthesis of novel antioxidant flavonoids by *Escherichia coli* cells expressing modified metabolic genes involved in biphenyl catabolism [J]. J Mol Catal B-Enzym, 2003, 23(1): 9-16.

[29] 嵇汝运，戎锁宝，陈凯先．计算机辅助药物设计研究[J]. 中国药学杂志，1997，32(11)：674-677.

[30] China Cooperative Research Group on Qinghaosu and its derivatives as antimalarials. Clinical studies on the treatment of malaria with qinghaosu and its derivatives [J]. J Trad Chin Med, 1982, 1: 45-50.

[31] LIU JM, NI MY, FAN YF, et al. Structure and reactions of arteannuin [J]. Acta Pharm Sin, 1979, 37(2): 129-141.

[32] LI Y, YU PL; CHEN YX, et al. Synthesis of some derivatives of artemisinin [J]. Kexue Tongbao, 1979, 24(14): 667-669.

[33] LI Y, YU PL, CHEN YX, et al. Studies on analogs of artemisinin I. The synthesis of ethers, carboxylic esters and carbonates of dihydroartemisinin [J]. Acta Pharm. Sin, 1981, 16(6): 429-439.

[34] 朱大元，黄宝山，陈仲良，等．青蒿素生物代谢转化物的分离鉴定——I. 人体代谢转化物的分离和鉴定[J]. 药学学报，1980，15(8)：509-512.

[35] 陈季武，朱大元．天然黄酮类化合物清除羟自由基的构效关系[J]. 中国药理学报，2002，23(7)：671-672.

[36] 王薪懿，倪蓉．紫杉醇靶向微管的抗肿瘤机制研究进展[J]. 国际药学研究杂志，2012，39(1)：56-60.

[37] MANGATAL L, ADELINE M T, GUENARD D, et al. ChemInform Abstract: Application of the vicinal oxyamination reaction with asymmetric induction to the hemisynthesis of taxol and analogues [J]. Tetrahedron, 1989, 45(13): 4177-4190.

[38] Fabre JL, Tonelli DL, Spiridonidis CH. Docetaxel. Antineoplastic, microtubule stabilizer [J]. Drug Future, 1995, 20(5): 464-471.

[39] 邓成华，梅兴国，余广鳌．紫杉醇的结构修饰及构效关系[J]. 天然产物研究与开发，1999，11(2)：72-81.

[40] MELLADO W, MAGRI NF, KINGSTON DG, et al. Preparation and biological activity of taxol acetates. [J]. Biochem Biophys Res Commun, 1984, 124(2): 329-336.

[41] ROTH GP, MARSHALL DR, CHEN SH. Reaction of paclitaxel and 10-desacetyl baccatin Ⅲ with diethylamino sulfurtrifluoride [J]. Tetrahedron Lett. 1995, 36(10): 1609-1612.

[42] PEREZ HL, CARDARELLI PM, DESHPANDE S, et al. Antibody–drug conjugates: current status and future directions [J]. Drug Discov Today, 2014, 19(7): 869-881.

[43] SIEVERS EL, SENTER PD. Antibody-drug conjugates in cancer therapy [J]. Annu Rev Med, 2013, 64 (3): 15-29.

[44] SCHRAMA D, REISFELD RA, BECKER JC, et al. Antibody targeted drugs as cancer therapeutics [J]. Nat Rev Drug Discov, 2006, 5 (2): 147-159.

[45] WILLIAM WN, HEYMACH JV, KIM ES, et al. Molecular targets for cancer chemoprevention [J]. Nat Rev Drug Discov, 2009, 8 (3): 213-225.

[46] SCOTT AM, WOLCHOK JD, OLD LJ, et al. Antibody therapy of cancer [J]. Nat Rev Cancer, 2012, 12 (4): 278-287.

[47] REICHERT JM, DHIMOLEA E. The future of antibodies as cancer drugs [J]. Drug Discov Today, 2012, 17 (17): 954-963.

[48] KUPCHAN SM, KOMODA Y, COURT WA, et al. Tumor inhibitors LXXIII. Maytansine, a novel antileukemic ansa macrolide from Maytenus ovatus [J]. J Am Chem Soc, 1972, 94 (4): 1354-1356.

[49] WOLPERTDEFILIPPES MK, ADAMSON RH, CYSYK RL, et al. Initial studies on the cytotoxic action of maytansine, a novel ansa macrolide [J]. Biochem Pharmacol, 1975, 24 (6): 751-754.

[50] KUPCHAN SM, SNEDEN AT, BRANFMAN AR, et al. Tumor inhibitors. 124. Structural requirements for antileukemic activity among the naturally occurring and semisynthetic maytansinoids [J]. J Med Chem, 1978, 21 (1): 31-37.

[51] WIDDISON WC, WILHELM SD, CAVANAGH EE, et al. Semisynthetic maytansine analogues for the targeted treatment of cancer [J] J Med Chem, 2006, 49 (14): 4392-4408.

[52] KELLOGG B, GARRETT LM, KOVTUN Y, et al. Disulfide-Linked Antibody–Maytansinoid Conjugates: Optimization of in vivo activity by varying the steric hindrance at carbon atoms adjacent to the disulfide linkage [J]. Bioconjugate Chem, 2011, 22 (4): 717-727.

[53] TURK T, AVGUŠTIN JA, BATISTA U, et al. Biological Activities of Ethanolic Extracts from Deep-Sea Antarctic Marine Sponges [J]. Mar Drugs, 2013, 11 (4): 1126-1139.

[54] BAI RL, PAULL KD, HERALD CL, et al. Halichondrin B and homohalichondrin B, marine natural products binding in the vinca domain of tubulin. Discovery of tubulin-based mechanism of action by analysis of differential cytotoxicity data [J]. J Biol Chem, 1991, 266 (24): 15882-15889.

[55] AICHER TD, BUSZEK KR, FANG FG, et al. Total synthesis of halichondrin B and norhalichondrin B [J]. J Am Chem Soc, 1992, 114 (8): 3162-3164.

[56] AICHER TD, BUSZEK KR, FANG FG, et al. Total synthesis of halichondrin B and norhalichondrin B [J]. J Am Chem Soc, 1994, 121 (13): 3162-3164.

[57] YOSHITO K, FANG F, FORSYTH CJ, et al. Halichondrins and related compounds [J]. 1995, 25 : 1-65.

[58] TOWLE MJ, SALVATO KA, BUDROW J, et al. In vitro and in vivo anticancer activities of synthetic macrocyclic ketone analogues of halichondrin B [J]. Cancer Res, 2001, 61 (3): 1013-1021.

[59] 郭宗儒. 化学合成的复杂天然改构药物艾日布林[J]. 药学学报, 2015, 50 (9): 1197-1202.

[60] 刘嘉森, 俞超美, 周有作, 等. 石杉碱甲和石杉碱乙的化学研究[J]. 化学学报, 1986, 44 (10): 63-68.

[61] TANG XC. Huperzine A (shuangyiping): a promising drug for Alzheimer's disease [J]. Acta Pharmacol Sin, 1996, 17(6): 481-484.

[62] 程源深, 吕传真, 应智林等. 石杉碱甲治疗重症肌无力症 128 例[J]. 新药与临床, 1986 (4): 197-199.

[63] KOZIKOWSKI AP, PRAKASH KRC, SAXENA A, et al. Synthesis and biological activity of an optically pure 10-spirocyclopropyl analog of huperzine A [J]. Chem Commum, 1998 (12): 1287-1288.

[64] CAMPIANI G, KOZIKOWSKI AP, WANG S. et al. Synthesis and anticholinesterase activity of huperzine A analogues containing phenol and catechol replacements for the pyridone ring [J]. Bioorg Med Chem Lett, 1998, 8 (11): 1413-1418.

[65] LIANG X, FANG WS. Medical Chemistry of Bioactive Natural Products [M]. New York: Wiley, 2006.

[66] Insulin and associated devices: access for everybody. WHO stakeholder workshop, 21 and 23-25 September 2020. World Health Organization, 2020.

[67] 缪洪芸,李斌,任伟．治疗 2 型糖尿病新药:钠 - 葡萄糖协同转运蛋白 2 抑制剂[J]. 重庆医学,2016,45(15):2139-2142.

[68] WASHBURN WN. Development of the renal glucose reabsorption inhibitors:a new mechanism for the pharmacotherapy of diabetes mellitus type 2 [J]. J Med Chem,2009,52(7):1785-1794.

[69] ZHAO G,LIU W,LIU Y,et al. Design of SGLT2 inhibitors for the treatment of type 2 diabetes:A History Driven by Biology to Chemistry [J]. Med Chem,2015,11(4):317-328.

[70] WEINBERG ZG,MUCK RE,WEIMER PJ. The survival of silage inoculant lactic acid bacteria in rumen fluid [J]. J Appl Microbiol,2010,94(6):1066-1071.

[71] LEMAIRE S,SCHILS D. Development of Efficient Routes to Access C-Glycosides as SGLT-2 Inhibitors for the Treatment of Type 2 Diabetes [M]. Synthesis of Heterocycles in Contemporary Medicinal Chemistry,Springer,2015:29-50.

[72] Cardiovascular diseases(CVDs). World Health Organization,https://www.who.int/news-room/fact-sheets/detail/cardiovascular-diseases-(cvds).

[73] TOBERT JA. Lovastatin and beyond:the history of the HMG-CoA reductase inhibitors [J]. Nat Rev Drug Discov,2003,2(7):517-526.

[74] 尤启东,彭司勋．药物化学[M]. 2 版．北京:化学工业出版社,2008.

[75] 董亚琳,董卫华．他汀类药物的研究进展[J]. 中国新药杂志,2003,12(3):175-178.

[76] 任素梅,徐杰,孙明昆．辛伐他汀的半合成[J]. 中国药物化学杂志,2003,13(1):38-39.

[77] 国大亮,张广雪,孙海英．超级他汀家族新成员 - 匹伐他汀(Pitavastatin calcium)[J]. 齐鲁药事,2004,23(1):61-62.

[78] 王吉云．Rosuvastatin- 目前最强的他汀类降脂药[J]. 中国医药导刊,2001,3(6):451-451.

[79] 刘耕陶,王桂芬,魏怀玲,等．联苯双酯、二苯乙烯、五仁醇及灵芝对小鼠实验性肝损伤保护作用的比较[J]. 药学学报,1979,14(10):598-604.

[80] 王柏苓,王安民．关于五味子几种成份对四氯化碳引起肝脏损伤的防护作用的病理组织学实验观察[J]. 哈尔滨医科大学学报,1978(2):5-12.

[81] 谢晶曦,周瑾,张纯贞,等．防治肝炎药物的研究—五味子丙素及其结构异构体的全合成[J]. 中国科学,1983(9):823-832.

[82] 刘跃金,于春影,包立娇．联苯双酯中间体的合成[J]. 沈阳化工大学学报,2013,27(2):123-125.

[83] 林炳旺,殷树梅．联苯双酯的合成及应用[J]. 化工中间体,2008(7):20-23.

[84] 陈荣业．有机合成工艺优化[M]. 北京:化学工业出版社,2006.

[85] FUJITA T,YONETA M,HIROSE R,et al. Simple compounds,2-alkyl-2-amino-1,3-propanediols have potent immunosuppressive activity [J]. Bioorg Med Chem Lett,1995,5(8):847-852.

[86] FUJITA T,HIROSE R,YONETA M,et al. Potent immunosuppressants,2-alkyl-2-aminopropane-1,3-diols [J]. J Med Chem,1996,39(22):4451-4459.

[87] 刘婧,章海锋,何国庆,等．白桦脂醇、白桦脂酸的研究进展及其前景[J]. 食品工业科技,2009,30(10):360-366.

[88] FUJIOKA T,KASHIWADA Y,KILKUSKIE RE,et al. Anti-AIDS agents,11. Betulinic acid and platanic acid as anti-HIV principles from Syzigium claviflorum,and the anti-HIV activity of structurally related triterpenoids [J]. J Nat Prod,1994,57(2):243-247.

[89] DAN C,GUOLING ZHAO A,YAN W. Solubilities of Betulin in Fourteen Organic Solvents at Different Temperatures [J]. J Chem Eng Data,2007,52(4):1366-1368.

[90] KASHIWADA Y,HASHIMOTO F,Cosentino LM,et al. Betulinic Acid and Dihydrobetulinic Acid Derivatives as Potent Anti-HIV Agents[J]. J Med Chem,1996,39(5):1016-1017.

第五章　天然产物的生物合成

生物合成(biosynthesis)是指生物体内简单分子经过多步酶催化后转变为更复杂分子的过程。天然产物的生物合成过程中,简单的初级代谢产物通过系列酶催化反应转换成复杂的次级代谢产物。因此,天然产物的生物合成是个复杂过程,不但包括多个步骤,涉及多个酶促反应,而且需要对整个代谢网络进行协调。天然产物的生物合成研究很大程度上是对生物合成酶及其催化机制、调控机制的认识和利用,即从分子遗传学和生物化学水平阐明天然产物在自然界的形成规律并加以利用。生物合成途径的解析和生物合成机制的阐明为合成生物学技术在天然产物领域的应用奠定基础。

天然产物生物合成过程通常是在酶的催化下,以各种基本的构造单元(又称合成砌块,building block)为底物,经系列反应生成结构复杂的天然产物。常见的构造单元主要包括:①一碳单元(C_1 单元),主要来自 L- 甲硫氨酸(L-methionine)的 *S*- 甲基或二氧亚甲基;②二碳单元(C_2 单元),主要来自乙酰辅酶 A(acetyl CoA),是链烃或芳香环的重要组成部分;③异戊烯基单元(C_5 单元),是由甲羟戊酸(mevalonate)和磷酸脱氧木糖(deoxyxylulose phosphate)衍生而来,是构建萜类和甾体化合物的主要构造单元;④苯丙素单元(C_6C_3 单元),通常由 L- 苯丙氨酸或 L- 酪氨酸脱去氨基而成,是木质素、木脂素等类化合物的构造单元。其中 C_3 支链可发生裂解,从而形成 C_6C_2 和 C_6C_1 构造单元;⑤C_6C_3N 单元,由 L- 苯丙氨酸或 L- 酪氨酸脱羧而成,是生物碱类化合物的重要构造单元之一;⑥吲哚 C_2N 单元,由 L- 色氨酸脱羧而成,是吲哚生物碱的重要构造单元;⑦C_4N 单元,由 L- 鸟氨酸经脱羧和脱去 α- 氨基氮而成,通常出现在杂环吡咯烷中;⑧C_5N 单元,由 L- 赖氨酸经脱羧和脱去 α- 氨基氮而成,通常出现在哌啶环中。

上述多种构造单元(如 C_2 单元、C_5 单元、氨基酸单元等)可以在保守性较强的特定酶(往往是复合酶)作用下形成天然产物的基本骨架结构,然后经过各种不同的后修饰反应形成结构复杂、多样的天然产物。另一些构造单元(如 C_6C_3 单元及含氮的构造单元)也可以直接经多种氧化、还原、脱羧、脱水、水解等酶促或非酶促反应形成天然产物的最终结构。

对于微生物来源的天然产物而言,其生物合成基因往往成簇存在。随着基因组测序技术的发展,微生物来源的天然产物的生物合成基因簇相对易于识别和定位。在鉴定生物合成基因簇的基础上,通过基因敲除、基因的异源表达、体内外生物化学反应等手段可以阐明基因簇中生物合成基因的功能,解析天然产物的生物合成机制。而对于植物来源的天然产物,因其生物合成基因往往不成簇出现,并且植物基因组通常庞大,难以直接定位。因此,植物来源天然产物的生物合成研究进展相对缓慢。同位素标记、植物组织细胞培养、生化反应以及多组学分析等手段常被用来研究植物来源天然产物的生物合成途径。一些生物信息学工具，如 antiSMASH 已被广泛用于预测和注释微生物及植物来源次级代谢产物的生物合成基因(簇)。

本章是在现有的天然产物生物合成书籍基础上[1-3]，结合本领域的最新研究进展，针对天然药用成分生物合成中常见的生物合成酶及其功能和催化机制进行归纳总结。本章分别介绍构建天然产物骨架结构的酶(第一节)，以及对骨架结构进行氧化还原、糖基化、异戊烯基化、甲基化、酰化等各种后修饰的酶(第二节)，体现天然产物生物合成过程中每种生物合成酶的功能、催化机制及反应类型等；同时介绍基于对生物合成基因的认识来发现新颖结构活性天然产物的策略(第三节)；本章最后介绍了若干具有代表性的药用天然产物的生物合成研究实例(第四节)。

第一节 天然产物骨架结构形成中的生物合成酶

生物体内有一些特定的生物合成酶，能够以初级代谢产物氨基酸、葡萄糖、乙酸等作为底物，催化合成如聚酮、聚肽、萜、甾体等类型天然化合物的核心结构(基本骨架)。这些负责天然产物骨架结构形成的生物合成酶主要包括聚酮合酶、非核糖体肽合成酶、萜环化酶以及部分杂合酶等。它们各自具有相对保守的蛋白序列。其中聚酮合酶具有明显的模块化特征，其催化 C_2 单元通过克莱森(Claisen)缩合反应形成多聚 -β- 酮链的骨架结构。天然产物中脂肪酸、蒽醌、黄酮、大环内酯类抗生素等的骨架结构均由聚酮合酶催化合成。非核糖体肽合成酶主要催化氨基酸之间的缩合形成酰胺键，如青霉素、头孢菌素等核心骨架结构就是由非核糖体肽合成酶催化合成的。萜环化酶负责催化各式 $(C_5)_n$ 单元的环化形成各种类型的萜类化合物。还有一些杂合的酶，例如聚酮合酶和非核糖体肽合成酶之间经不同形式的杂合形成复合酶，催化形成兼具聚酮、聚肽片段的骨架结构。

还有许多天然产物的生物合成中并不是由某一类保守性较强的特定酶来催化合成其核心骨架，而是通过一系列不同的生物催化酶等将初级代谢的一些结构单元逐渐组合在一起。例如生物碱类天然产物的生物合成过程中往往通过脱羧、曼尼希缩合、皮克特 - 斯宾格勒偶联等系列反应来构建生物碱的不同骨架结构。而木脂素、香豆素的生物合成过程中往往需要苯丙氨酸解氨酶、羟化酶以及辅酶 A 连接酶等多种酶的作用下来构建该类化合物基本的 C_6-C_3 单木质醇构造单元。本节主要介绍的是保守型较强的催化合成天然产物核心骨架结构的生物合成酶。

一、聚酮合酶

从生物合成角度，聚酮类(polyketides，PKs)天然产物是由聚酮合酶(polyketide synthase，PKS)催化乙酸(C_2)单元发生克莱森(claisen)缩合反应，经多聚 -β- 酮链中间体生物合成产生的结构多样、用途广泛的一类化合物。该类天然产物结构多样，如脂肪酸类(fatty acids)、大环内酯类(macrolactones)、聚醚类(polyethers)、多烯类(polyenes)和芳香聚酮类(aromatics)等均来自聚酮途径。代表性的例子如大环内酯类抗生素红霉素 A(erythromycin A)、治疗皮肤真菌感染的灰黄霉素(griseofulvin)以及不饱和脂肪酸二十二碳六烯酸(decosahexaenoic acid，DHA)等(见图 5-1)。

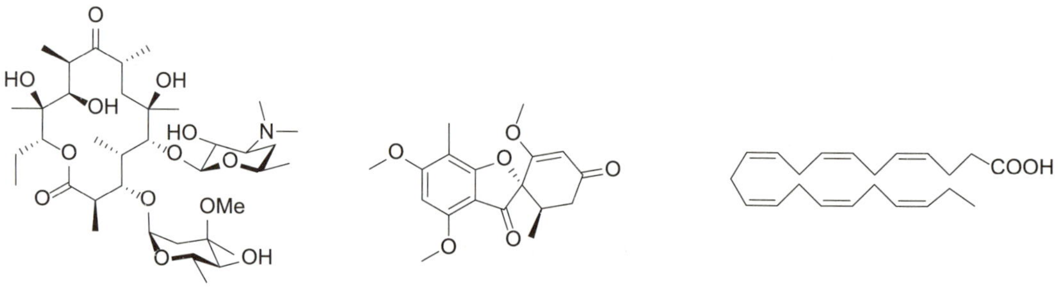

红霉素A（erythromycin A）　　灰黄霉素（griseofulvin）　　二十二碳六烯酸（decosahexaenoic acid, DHA）

图 5-1　代表性的聚酮天然产物

多聚 -β- 酮链的形成是由连续的克莱森缩合反应产生的，该反应的逆过程是脂肪酸代谢过程中 β- 氧化反应。两分子乙酰辅酶 A（acetyl-CoA，i）经过一次克莱森缩合反应生成产物乙酰乙酰辅酶 A（acetoacetyl-CoA，ii），每缩合一次，聚酮链上载一个 C_2 单元，碳链骨架得到延伸。当缩合产物继续与乙酰辅酶 A 进行克莱森缩合，即可得到适宜长度的多聚 -β- 酮酯（iii）（见图 5-2）。聚酮合酶进行碳链骨架组装时，并非直接以乙酰辅酶 A 进行碳链的延伸，而通常以丙二酸单酰辅酶 A（malonyl-CoA，iv）作为延伸单元进行装配。乙酰辅酶 A 在 ATP、CO_2（碳酸盐形式）和辅酶生物素的作用下羧基化生成丙二酸单酰辅酶 A，并且不断地参与克莱森缩合，以 C_2 单位进行延伸，最终得到聚酮骨架产物（v）[4]。这些聚酮合酶的产物还可在酶的作用下进行氧化还原、甲基化、卤化、糖基化和异戊烯基化等后修饰反应形成结构复杂多样的聚酮类天然产物。

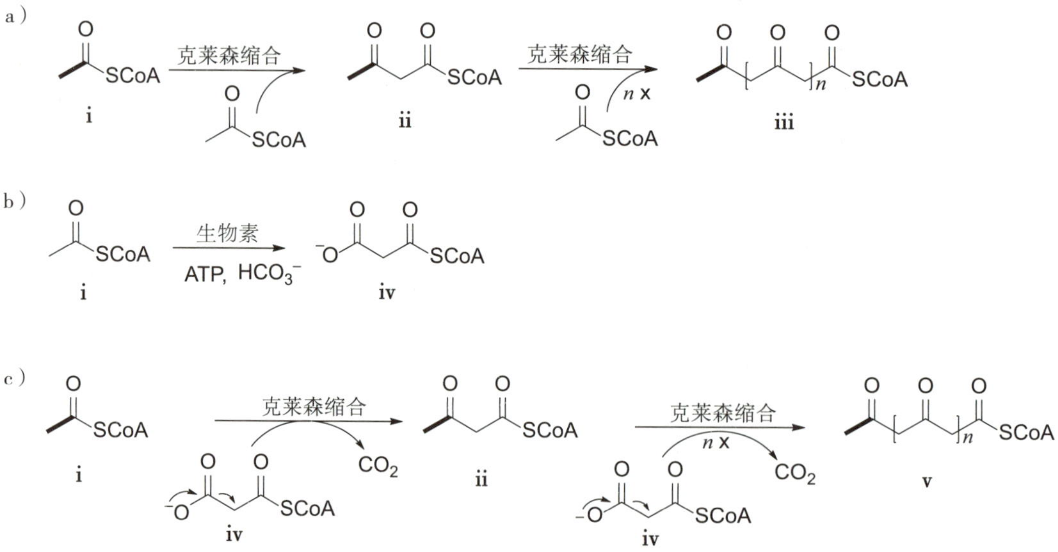

图 5-2　多聚 - β - 酮链的克莱森缩合反应

a）乙酰辅酶 A 的缩合反应；b）乙酰辅酶 A 的羧酸化；c）丙二酸单酰辅酶 A 的组装。

（一）聚酮合酶及其分类

聚酮类天然产物的结构多样性在一定程度上源自负责其合成的聚酮合酶的多样性。根据构成聚酮合酶的结构域特征和催化特点，将其分为三种类型：多酶复合的Ⅰ型 PKS、离散型的Ⅱ型 PKS 和独立型的Ⅲ型 PKS。不同类型的 PKS 催化合成的聚酮产物差别较大。Ⅰ型聚酮合酶产物主要类型有线性聚酮（多烯类和脂肪酸类)、聚醚类、大环内酯类以及部分芳环类;Ⅱ型聚酮合酶产物主要类型为芳环聚酮类,如蒽环类和角环类;Ⅲ型聚酮合酶的产物主要类型包括黄酮等酚酸类化合物(见图 5-3)。

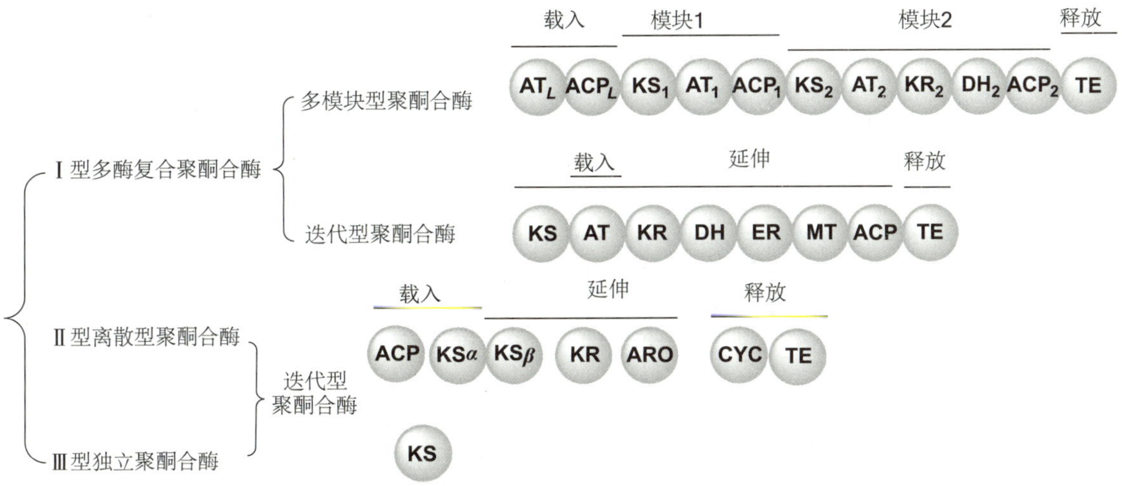

图 5-3 聚酮合酶的分类及代表性模块

1. Ⅰ型聚酮合酶 Ⅰ型聚酮合酶是由多结构域组成的多肽聚合物。根据这些结构域中氨基酸保守序列和催化功能,将其分为酮基合酶(ketosynthase,KS)、酰基转移酶(acyltransferase,AT)、脱水酶(dehydratase,DH)、烯酰还原酶(enoyl reductase,ER)、酮基还原酶(ketoreductase,KR)和酰基载体蛋白(acyl-carrier protein,ACP)等结构域。部分聚酮合酶还包含甲基转移酶(methyltransferase,MT)结构域,负责 1,3 二酮片段的 2 位甲基化。根据聚酮合酶中各模块是否以串联线性形式参与生物合成,进一步将其划分为多模块型聚酮合酶(modular PKS,modPKS)和迭代型聚酮合酶(iterative PKS,iPKS)[5]。

(1) Ⅰ型多模块型聚酮合酶:组成Ⅰ型多模块型聚酮合酶的每条肽链上都有负责各自酶催化所需的结构域,一般每条肽链上至少有酮基合酶、酰基转移酶和酰基载体蛋白这三个必须的结构域。除游离的 AT 结构域(*trans*-AT domain)外,这些肽链顺序串联,组合成聚酮合酶复合体。一般每条肽链只参与一次反应,负责一次碳链骨架的延伸。由于它的这种反应方式,通常可以根据其肽链的顺序及其中的结构域初步预测聚酮产物的基本骨架。该类型的聚酮合酶主要存在于细菌和放线菌中,催化合成的产物类型主要有大环内酯类、多烯类和聚醚类,如两性霉素 B(amphotericin B)、莫能霉素 A(monensin A)和阿维菌素 A1a(avermectin A1a)等(见图 5-4)[4]。

聚酮生物合成途径中,乙酰辅酶 A 是最常见的起始单元,而丙二酸单酰辅酶 A 则通常作为延伸单元。聚酮合酶的酮基合酶结构域含有半胱氨酸残基,乙酰辅酶 A 中的酰基基团在转酰酶(transacylase)催化下与半胱氨酸上的巯基结合。乙酰辅酶 A 羧基化能生成丙二酸辅酶 A,丙二酸辅酶 A 再与酰基载体蛋白结合生成丙二酸单酰 -*S*-ACP 复合物。丙二酸单酰 -*S*-ACP 在酶的催化下进行脱羧作用,不可逆地产生 CO_2 和乙酰辅酶 A 的亲核体,作为 C_2 单元与乙酰硫酯化物经克莱森缩合反应生成乙酰乙酰 -ACP,再在酮基还原酶(KR)作用下,消耗 NADPH,立体选择性地还原生成相应的 β-OH- 酰基 -*S*-ACP。之后在脱水酶(DH)作用下消除一分子水,形成与硫酯羰基共轭的双键,即生成 α,β- 不饱和酰基 -ACP。由于富电子的双键能在烯酰还原酶(ER)作用下被还原,生成饱和酰基 -*S*-ACP。这个过程中将 β-C═O 还原成了 β-CH_2 基团,碳链延伸 CH_2—CH_2 单元。酰基 -*S*-ACP 重新进入反应体系,与丙二酸

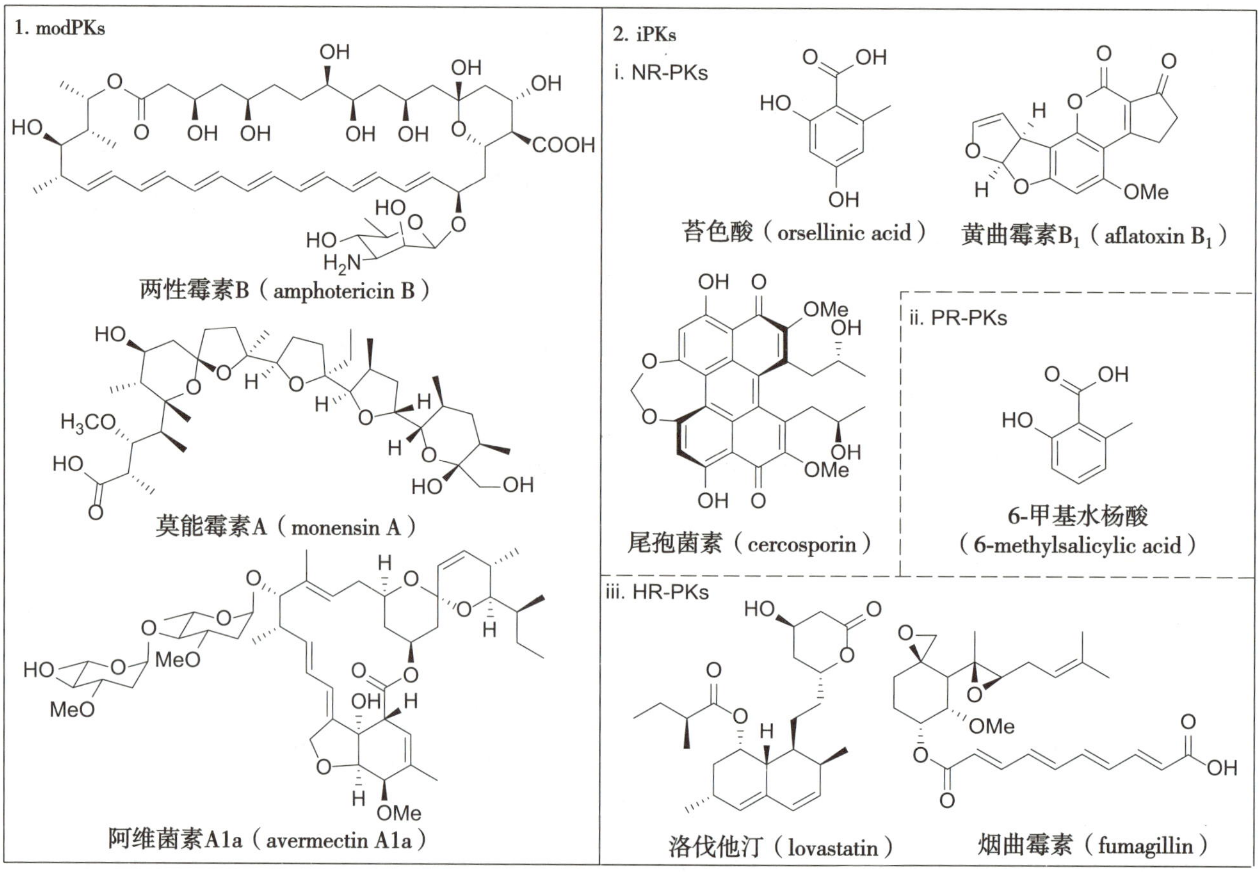

1. modPKs：多模块型聚酮；2. iPKs：迭代型聚酮（i. 非还原型聚酮类；ii. 部分还原型聚酮；iii. 高度还原型聚酮）。

图 5-4　Ⅰ型聚酮合酶催化生成的代表性天然产物

单酰 -*S*-ACP 再进行缩合反应，将碳链延伸直到适宜长度。之后由硫酯酶上活性位点丝氨酸侧链进攻酰基长链，酰基 -*S*-ACP 复合物转变为酰基 -*O*-Ser- 酶中间体，再水解释放出游离的聚酮产物（见图 5-5）。ACP 结构域上的特有的丝氨酸侧链能够与磷酸泛酰巯基乙胺基结合，即模块中的酰基载体蛋白由 *apo*-ACP 脱辅基形式转变为能参与脂肪酸和聚酮合成的 *holo*-ACP 全酶活性形式。磷酸泛酰巯基乙胺基的长臂能使延伸过程中的酰基碳链与模块中各结构域的活性中心结合，完成相应催化反应。

以链霉菌（*Streptomyces erythreus*）中分离得到的抗生素红霉素为例，负责其大环内酯骨架合成的聚酮合酶为 6- 脱氧红霉素 B 合酶（6-deoxyerythronolide B synthase，DEBS），产物为 6- 脱氧红霉素内酯 B（6-deoxyerythronolide B，6-dEB）。负责编码该聚酮合酶的基因有三个，分别为 *eryA*-Ⅰ、*eryA*-Ⅱ和 *eryA*-Ⅲ，对应酶的三个亚基 DEBS-1、DEBS-2 和 DEBS-3，每个亚基上分别有两个模块。该聚酮合酶的六个模块线性排列，每个模块负责一次碳链骨架的延伸。其中，载入区（loading domain）中的 AT_L 结构域识别起始单元乙酰辅酶 A。而延伸区不同模块上 AT 结构域的功能位点的氨基酸序列有特异性，故可以识别不同的延伸单元：丙二酸单酰辅酶 A 或烷基丙二酸单酰辅酶 A。在模块 1 中，乙酰辅酶 A 与延伸单元甲基丙二酸单酰辅酶 A 进行克莱森缩合后，酮基还原酶对乙酰辅酶 A 来源的酮基进行立体选择性还原，生成 β- 羟基 - 酰基酶复合物，并作为起始单元参与下一个模块的催化反应。如此顺序反应，经过 6 个模块线性化组装后，酰基 -*S*-ACP 复合物在硫酯酶的催化下，转移至其结构域的活性位点上，形成酰基 -*O*- 酶复合物，再从硫酯酶上释放出来生成聚酮合酶产物脱氧红霉内酯（见图 5-6）。

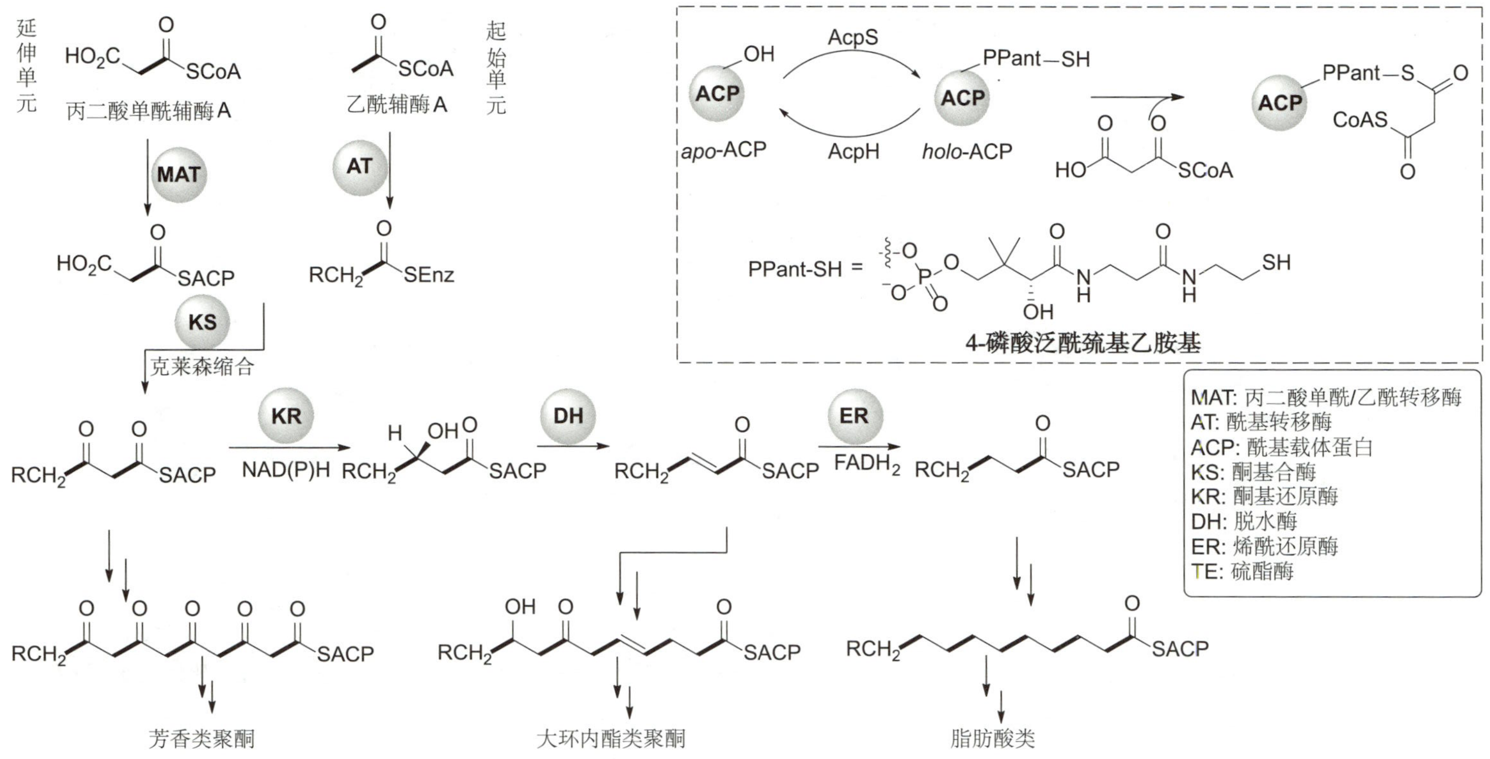

图 5-5 常见芳香类、大环内酯类聚酮化合物和脂肪酸类化合物的生物合成途径

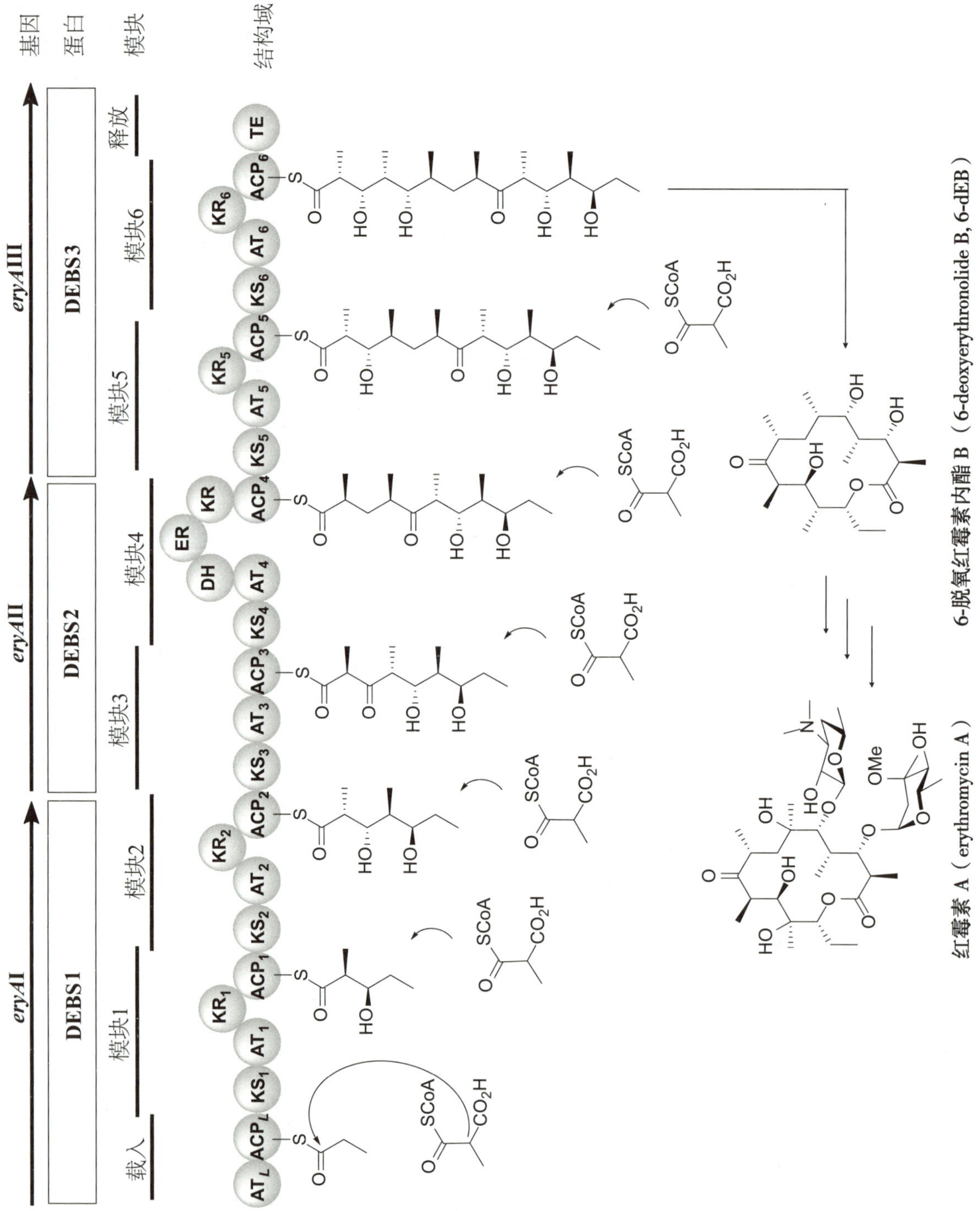

图 5-6　6-脱氧红霉素聚酮合酶催化机制

(2) Ⅰ型迭代型聚酮合酶：Ⅰ型迭代型聚酮合酶只含有一个模块，模块中的结构域是循环利用，且各结构域的循环次数和顺序不易预测，故难以根据Ⅰ型迭代型聚酮合酶的结构域来预测聚酮产物的骨架结构。这类合酶主要存在于真菌中。根据模块中还原性结构域(KR、DH 和 ER)的种类可以进一步划分：①非还原型聚酮合酶（non-reduced polyketide synthase，NR-PKS)，模块中不含酮基还原酶、脱水酶和烯酰还原酶。除了常规的酮基合酶、酰基转移酶、酰基载体蛋白和硫酯酶（TE）外，通常还含有起始单元酰基载体蛋白转移酶（starter unit ACP transacylase，SAT）和产物模板结构域（product template，PT）[6]。如苔色酸（orsellinic acid)、黄曲霉素 B_1（aflatoxin B_1）和尾孢菌素（cercosporin）的生物合成均涉及该类型的聚酮合酶。②部分还原型聚酮合酶（partially-reduced polyketide synthase，PR-PKS)，模块中通常不含烯酰还原酶。如 6- 甲基水杨酸(6-methylsalicylic acid)是由该类型的聚酮合酶所合成。③高度还原型聚酮合酶（highly-reduced polyketide synthase，HR-PKS)，模块中包含所有的还原性结构域。例如，洛伐他汀（lovastatin）和烟曲霉素（fumagillin）即由高度还原型聚酮合酶所合成(见图 5-7)。

2. **Ⅱ型聚酮合酶** Ⅱ型聚酮合酶是一个多酶复合体，由单功能离散型蛋白组合而成，也称为迭代型或芳香型聚酮合酶，目前仅在原核微生物中被发现。Ⅱ型聚酮合酶包含的蛋白主要有酮基合酶、酮基还原酶、酰基载体蛋白、芳香化酶（aromatase，ARO）、环化酶（cyclase，CYC）及硫酯酶。其中酮基合酶结构域由两个亚基构成，KS_α 和 KS_β。KS_α 中的半胱氨酸是聚酮化合物装配的活性位点，而 KS_β 在控制碳链长度方面起着重要作用，亦称为链长因子（chain length factor，CLF)，通过可重复使用的结构域多次催化聚酮结构的生成[7]。Ⅱ型聚酮合酶在起始单元和延伸单元的选择方面不及Ⅰ型聚酮合酶变化多样，它的结构多样性主要来源于聚酮合成后的修饰，主要产物结构类型为蒽醌类化合物。如放线紫红素（actinorhodin）和四环素（tetracycline)。此外，也有其他结构类型的产物，如肠道菌素（enterocin)、wailupemycin D 以及多烯类化合物 ishigamide 等(见图 5-8)。

以天蓝色链霉菌(*S. coelicolor*)中发现的放线紫红素为例，介绍Ⅱ型聚酮合酶组装机制。放线紫红素聚酮合酶中，酰基载体蛋白与丙二酸单酰辅酶 A 结合，该复合物经脱羧生成乙酰 -*S*-ACP 复合物，作为起始单元被 KS_α 识别，在 KS_β-CLF 链长因子的作用下进行碳链的延伸，生成 β- 酮基酰基 -*S*-ACP。该延伸过程没有还原反应参与，经过 7 次 KS_β-CLF 延伸作用，可以得到八酮基中间体。八酮基中间体首先在酮基还原酶的作用下，将 C-9 位羰基还原为羟基，再在芳香化酶的作用下进行 C-7/C-12 位的环化，再经环化酶作用进行 C-5/C-14 位环化，并通过水解释放，得到聚酮产物。之后经后修饰酶修饰，并聚合成二聚体，得到终产物放线紫红素（见图 5-9）[8]。

3. **Ⅲ型聚酮合酶** Ⅲ型聚酮合酶是可重复使用的同源双亚基蛋白，只有一个结构域，即酮基合酶。它主要存在于植物中，细菌和真菌中也有少数报道。目前发现的Ⅲ型聚酮合酶种类较多，主要有查耳酮合酶（chalcone synthase)、二苯乙烯合酶（stilbene synthase)、苯亚甲基丙酮合酶（benzalacetone synthase)、吖啶酮合酶（acridone synthase）和喹啉酮合酶（quinolinone synthase）等。并且陆续从植物中发现其他类型的Ⅲ型聚酮合酶。Ⅲ型聚酮合酶与前两类聚酮合酶截然不同，既不依赖于作为酰基载体的酰基载体蛋白及 4′- 磷酸泛酰巯基乙胺，也不像前两类聚酮合酶是通过酰基载体蛋白活化酰基辅酶 A 的底物，而是直接作用于酰基辅酶 A 活化的简单羧酸。Ⅲ型聚酮合酶的酮基合酶上有一个保守的催化活性中心（Cys-His-Asn 活性中心)，活性腔的体积和形状决定了起始单元的选择性、链长和折叠环化方式。通过活性位点半胱氨酸 Cys 上载起始单元，进行链延伸时，先断裂硫酯酶上的碳硫键，延伸单元（ii）再与起

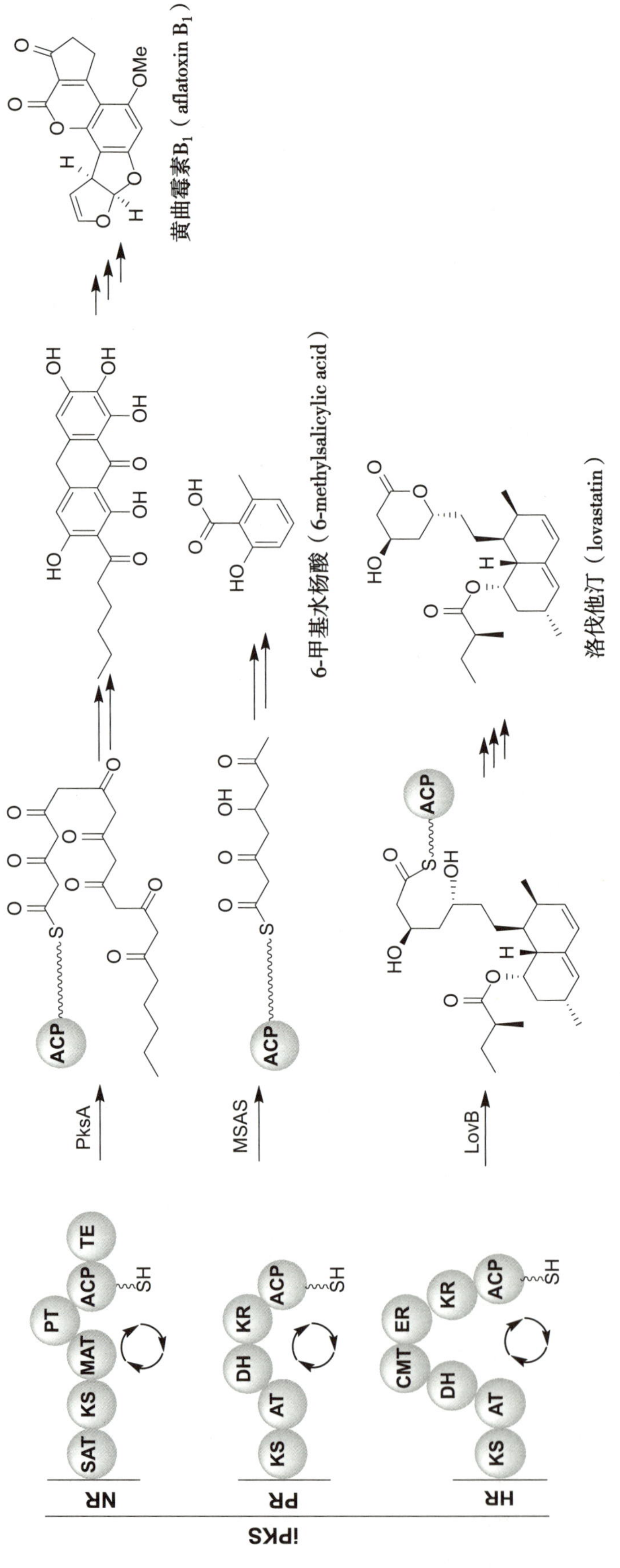

图 5-7　I 型迭代聚酮合酶催化机制（非还原型、部分还原型和高度还原型）

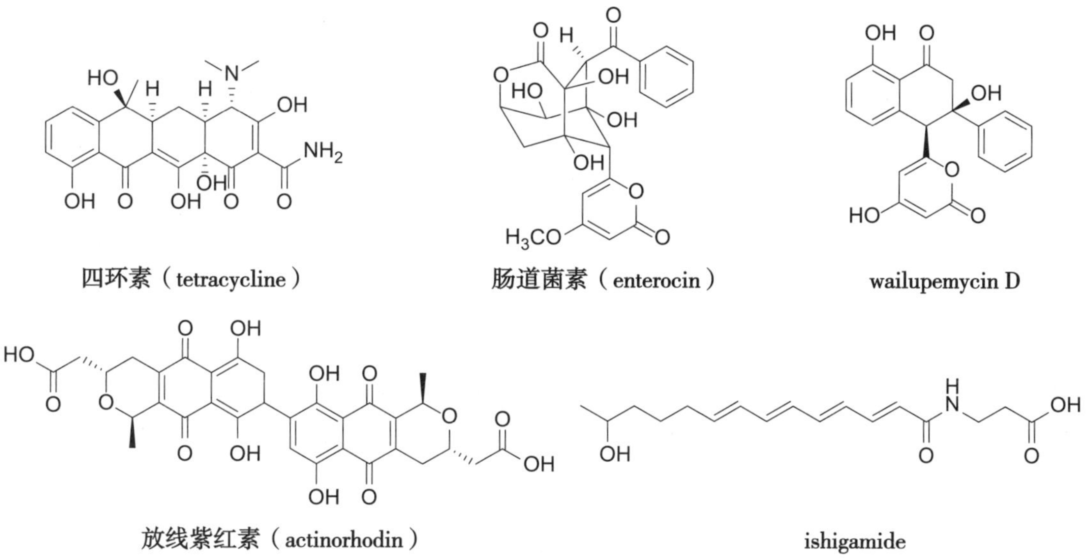

图 5-8　Ⅱ型聚酮合酶催化产生的部分天然产物

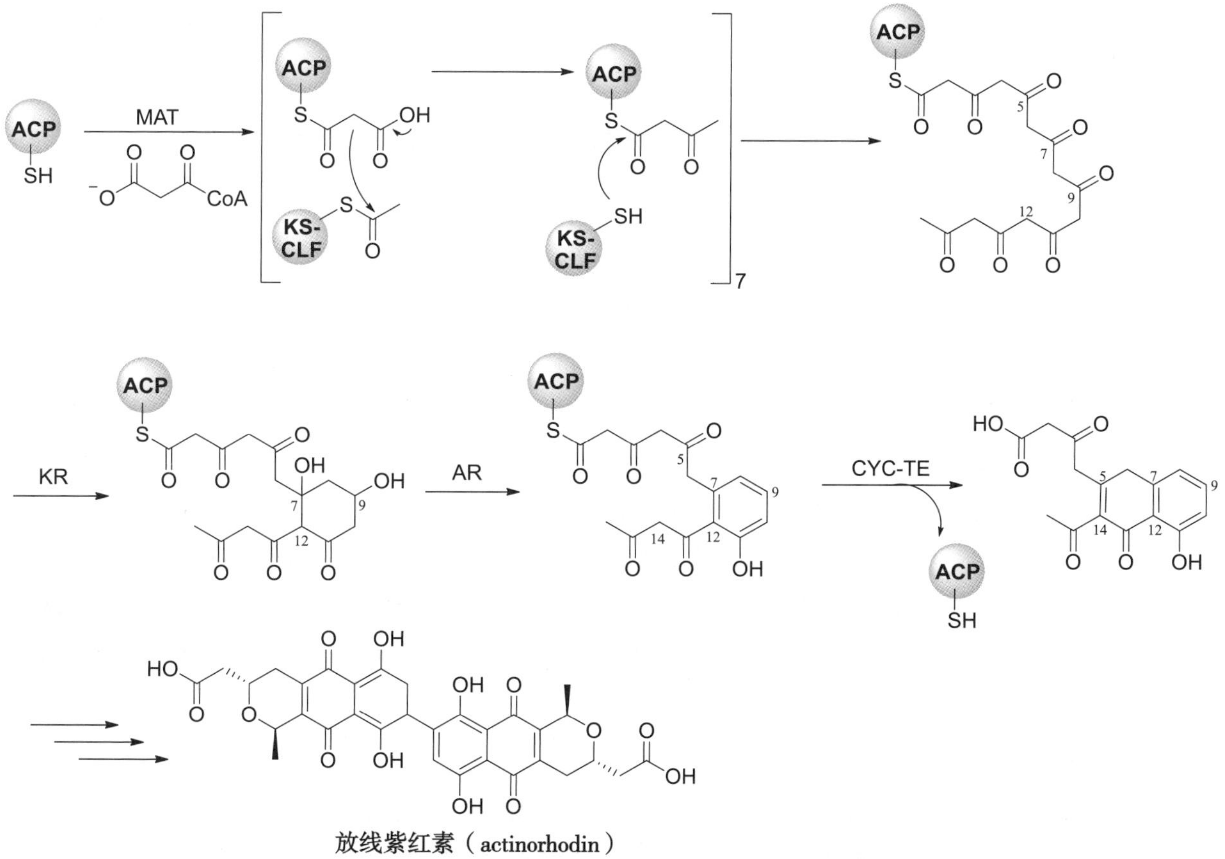

图 5-9　放线紫红素生物合成中聚酮合酶的催化过程

始单元(i)进行克莱森缩合，生成辅酶 A 中间体(iii)(见图 5-10)[9]。如喹啉酮(quinolinone)、苯基芬酮(phenylphenalenone)、柚皮素查耳酮(naringenin chalcone)和大麻素(cannabinoids)的生物合成均源自Ⅲ型聚酮合酶(见图 5-11)。

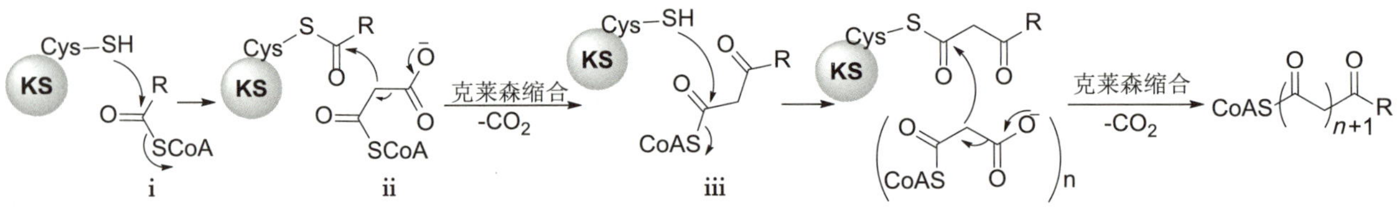

图 5-10　Ⅲ型聚酮合酶催化机制

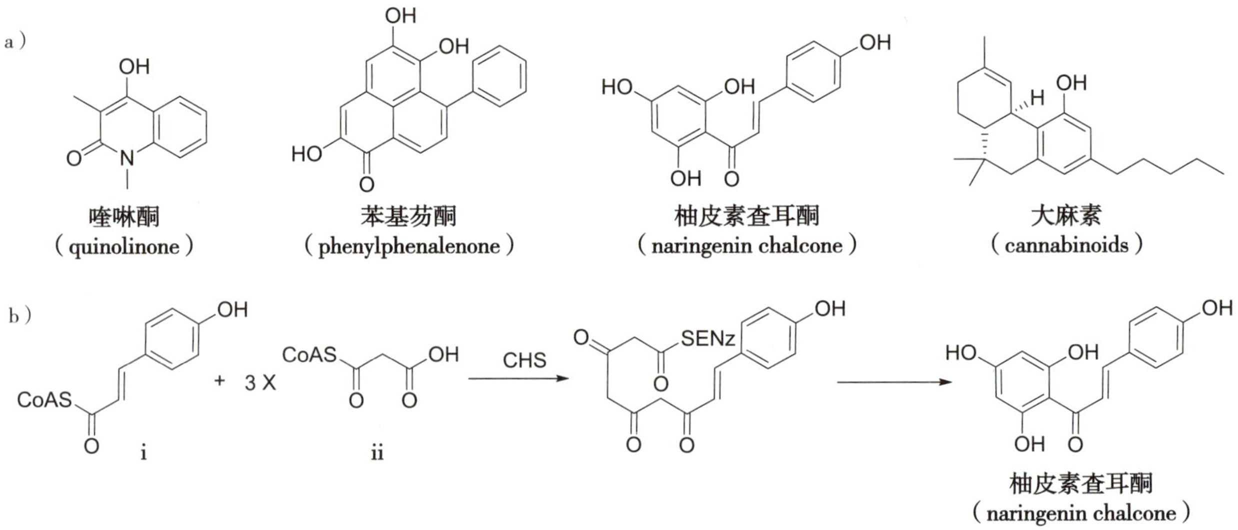

a）Ⅲ型聚酮产物；b）柚皮素查耳酮的生物合成。

图 5-11　Ⅲ型聚酮合酶催化生成的代表性天然产物及合成途径

（二）脂肪酸的生物合成

脂肪酸的生物合成是由脂肪酸合酶（fatty acid synthase）参与完成的酶催化反应，是所有有机体中的基础代谢过程。脂肪酸的生物合成过程与Ⅰ型聚酮合酶类似，都是利用乙酰辅酶 A 为起始单元，丙二酰辅酶 A 为延伸单元。通常，七次延伸循环能生成 C_{16} 棕榈酰基，八次循环产生 C_{18} 硬脂酰长链。碳链长度由硫酯酶特异性决定。区别在于，各结构域进行化学反应时，中间体不需要释放，接着碳链转移并与半胱氨酸巯基结合，反应继续进行[10]。

经过酮基合酶、酮基还原酶、脱水酶和烯酰还原酶的一系列催化，乙酰辅酶 A 和丙二酸单酰辅酶 A 能组装合成饱和脂肪酸，常成固态，它们主要以甘油酯形式存在。长链脂肪醇是饱和脂肪酸还原产物，主要存在于天然蜡中。当脂肪酸合酶中缺少脱水酶或烯酰还原酶时，则合成不饱和脂肪酸，常成液态。多不饱和脂肪酸分子中的双键常以非共轭单位重复，且几乎为顺式构型，这种形状能够阻止分子相互聚集，对保持细胞膜和油的流动性具有重要意义。

（三）聚酮类化合物的释放机制

在聚酮合酶催化生成适宜长度聚酮链后，要经过水解步骤才能释放产生游离的聚酮链，通常这一步反应由硫酯酶所催化。目前，聚酮化合物的水解方式主要有：硫酯酶催化的释放、还原结构域催化的释放、离散型酶催化的释放以及其他释放机制[11]。

1. **硫酯酶催化的释放**　硫酯酶大小一般在 28kDa，属于 α/β- 水解酶超家族，其保守的催化中心通常为 Ser-His-Asp。作为Ⅰ型聚酮合酶组装线下游末端的结构域和Ⅱ型聚酮合酶中独立的结构域，当线性聚酮链达到适宜长度时，硫酯酶中的活性位点丝氨酸上的羟基能够亲核取代酰基 -*S*-ACP 复合物生成

酰基 -*O*-TE 复合物，再由亲核基团经分子内或分子间进攻酰基 -*O*- 硫酯酶复合物水解释放出聚酮产物。根据酰基链从硫酯酶复合物上释放下来的方式，还可以分为以下几类：

（1）硫酯酶催化的水解释放：当外界的 H_2O 亲核进攻酰基 -*O*- 硫酯酶复合物的羰基时，水解释放的聚酮产物通常为线性羧酸（见图 5-12）。这种释放机制又称为分子间释放。如脂肪酸生物合成中聚酮链的释放属于这种方式。

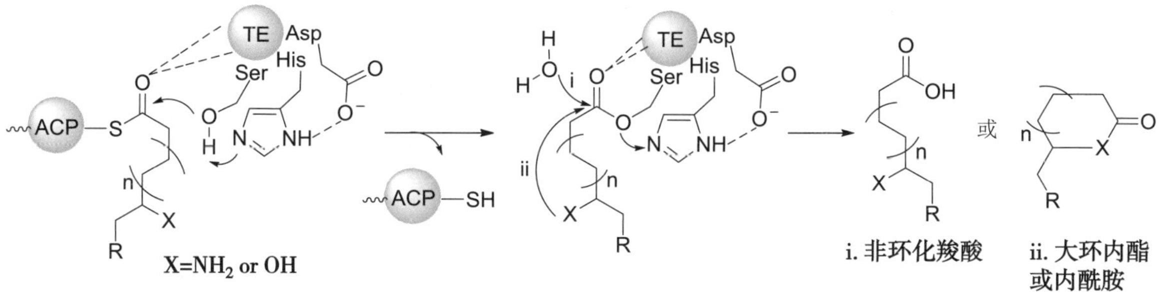

图 5-12　硫酯酶催化聚酮链释放的常规机制

（2）硫酯酶催化的环化释放：还有很多硫酯酶释放聚酮产物的方式是通过聚酮链内部环化的形式进行。链中的羟基、氨基或巯基作为亲核基团进攻酰基 -*O*- 硫酯酶复合物，以环化的内酯环或内酰胺形式释放聚酮。例如制霉菌素（nystatin）和埃博霉素（epothilone）的生物合成。

（3）Ⅱ型硫酯酶的水解释放：Ⅱ型硫酯酶是聚酮生物合成中一类离散型的蛋白，通常对非正确上载的单元进行水解，以达到矫正的作用。在众多Ⅱ型硫酯酶中发现少数具有普通硫酯酶的功能，即对聚酮产物进行水解，而非修复矫正。其释放机制与普通硫酯酶水解释放一样，如莫能霉素（monensin）、南昌霉素（nanchangmycin）和尼日利亚菌素（nigericin）等聚醚类化合物的生物合成。共表达某些聚酮合酶和Ⅱ型硫酯酶时，能够产生前体多烯化合物（见图 5-13），如新制癌菌素（neocarzinostatin）和卡奇霉素（calicheamicin）中聚酮链的释放。

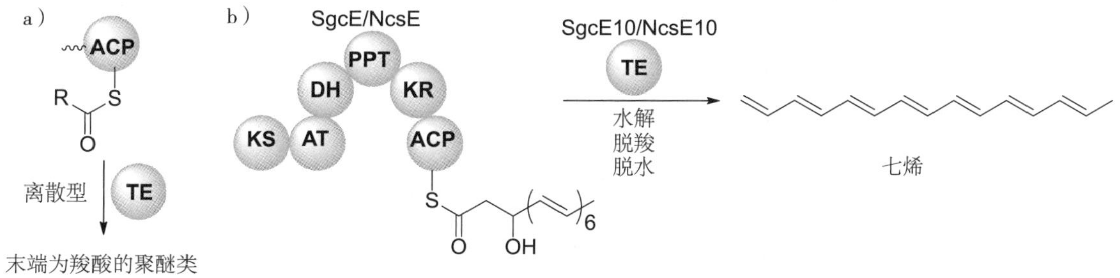

a）水解生成羧酸聚醚类产物；b）水解、脱羧和脱水生成多烯类产物。

图 5-13　Ⅱ型硫酯酶的水解释放机制

（4）硫酯酶 / 克莱森样环化酶的环化释放：还有一类硫酯酶能够介导 C—C 键的形成来释放聚酮产物。该类硫酯酶仍然有丝氨酸和组氨酸保守活性位点，但没有天冬氨酸，故其命名为硫酯酶 / 克莱森样环化酶（TE/Claisen-like cyclase，TE/CLC）。硫酯酶 / 克莱森样环化酶利用碳负离子进攻酰基 -*S*-ACP 中的羰基，以成环形式释放聚酮产物，如芳香类化合物杂色曲霉素（sterigmatocystin）和黄曲霉素（aflatoxin）（见图 5-14）的前体聚酮产物降散盘衣酸（norsolorinic acid）的释放。

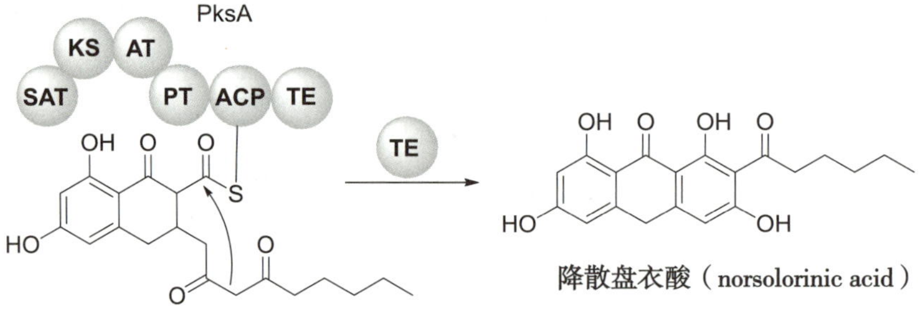

降散盘衣酸（norsolorinic acid）

图 5-14　黄曲霉素合成前体降散盘衣酸的释放机制

2. **还原酶结构域介导的释放**　近年来研究发现还原酶（reductase）结构域也能介导聚酮产物的释放。这些还原酶与短链脱氢酶 / 还原酶（short-chain dehydrogenase/reductase，SDR）超家族在序列上有相似性，催化酰基 -*S*-ACP 进行 NAD（P）H 依赖的还原释放。例如，将真菌 *Acremonium strictum* 中编码 xenovulene 合成的聚酮合酶基因在米曲霉（*Aspergillus oryzae*）中进行异源表达，产生 3-methylorcinaldehyde。该聚酮合酶释放的产物是醛而非羧酸，表明聚酮合酶中的还原酶结构域催化了酰基硫酯酶从酰基载体蛋白上还原性地释放出来（见图 5-15）。

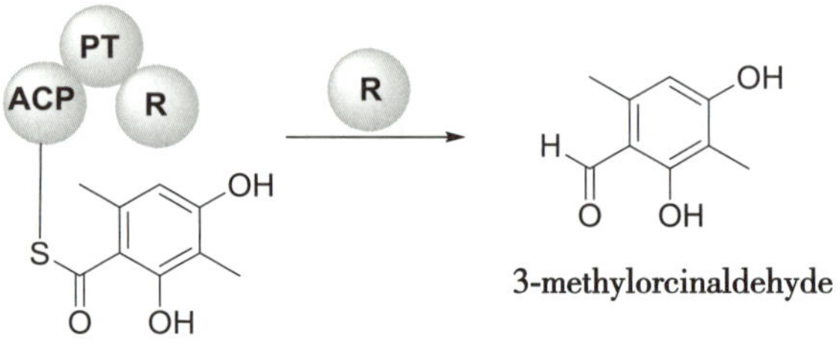

图 5-15　还原酶介导的聚酮链释放

3. **离散型酶催化的释放**　除了Ⅱ型硫酯酶，还有一些其他离散型酶能够催化聚酮链的释放。如 5′- 磷酸吡哆醛依赖的链释放、酰基转移酶催化的链释放和内酰胺酶催化的链释放。这类释放方式报道较少。

（1）5′- 磷酸吡哆醛依赖的链释放：伏马毒素 B_1（fumonisin B_1）的生物合成过程中，聚酮链的释放机制就是 5′- 磷酸吡哆醛依赖的释放方式。伏马毒素聚酮合酶中不包含任何已知的链释放结构域。研究发现 5′- 磷酸吡哆醛依赖的一个离散型酶能够催化 C—C 键的形成，使聚酮链末端得以释放（见图 5-16）。由于该反应过程使用的是碳亲核体，与 TE/CLC 的催化机制不同。

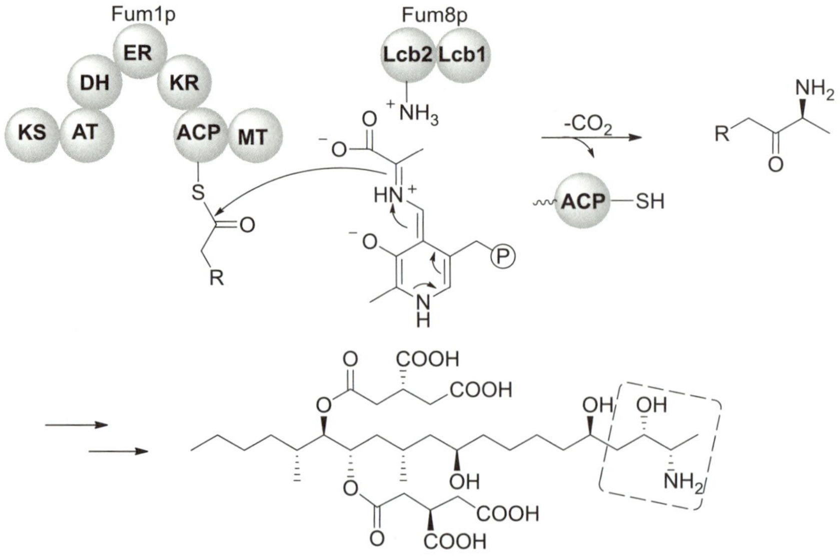

伏马毒素B_1（fumonisin B_1）

图 5-16　伏马毒素聚酮链的释放

(2) 酰基转移酶催化的链释放：酰基转移酶也报道参与某些聚酮链的释放，如利福霉素（rifamycin）和洛伐他汀（lovastatin）。在洛伐他汀（lovastatin）生物合成中，与 LovF 蛋白结合的甲基丁酸的释放是由一个离散的酰基转移酶 LovD 催化（见图 5-17）[12]。

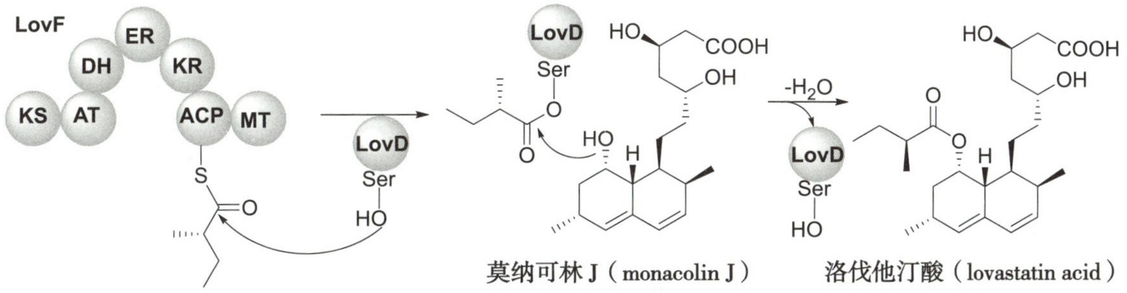

图 5-17　酰基转移酶催化的甲基丁酸的释放

(3) 内酰胺酶催化的链释放：研究表明 atrochrysone 生物合成过程中需要一个缺少硫酯酶的聚酮合酶。当单独异源表达该聚酮合酶时并不能得到游离的产物，当加入第二个蛋白羧基酰基载体蛋白硫酯酶(ACTE)时，能得到产物 atrochrysone carboxylic acid(见图 5-18)。这个 ACTE 属于 β- 内酰胺酶超家族，且游离于聚酮合酶之外。

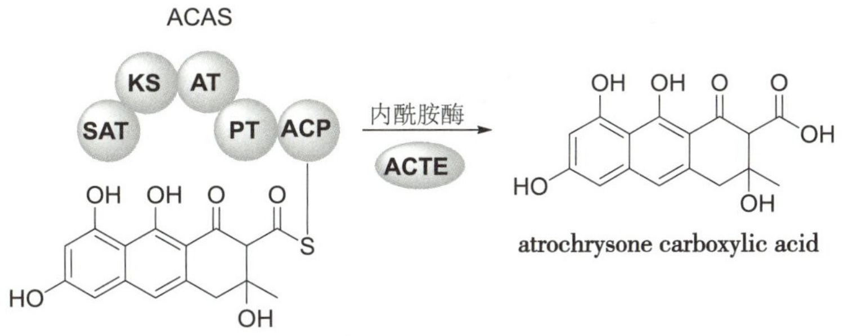

图 5-18　β- 内酰胺酶催化聚酮链释放

4. **其他释放机制**　除了上述经实验证实的聚酮释放方式以外，还有一些作用机制尚不清楚的释放方式。如一些聚酮合酶中没有硫酯酶，也没有发现其他能起释放作用的酶；还有一些聚酮的释放可能是分多步进行。

（四）聚酮合酶的底物多样性

聚酮合酶通常以乙酰辅酶 A 为起始单元，丙二酸单酰辅酶 A 为延伸单元，进行碳链骨架的组装。不同类型的聚酮合酶，对碳链骨架的组装和修饰程度不一样，产生的聚酮结构类型差别也比较大。此外，研究发现，除了常规参与聚酮合成的乙酰辅酶 A 和丙二酸单酰辅酶 A 外，聚酮合酶还能够利用其他的酰基辅酶 A 单元进行组装，这大大丰富了聚酮类天然产物的结构多样性[13-14]。

1. 聚酮合酶底物利用的多样性

(1) 聚酮合酶起始单元的多样性：聚酮合酶能催化多种小分子羧酸进行缩合反应，而对小分子的选择性识别主要是由聚酮合酶模块中的酰基转移酶决定。在Ⅰ型多模块型聚酮合酶中，主要由上载区的酰基转移酶进行起始单元的选择，而Ⅰ型迭代型聚酮合酶的酰基转移酶既负责识别起始单元还负责识别延伸单元。

目前细菌中报道了较多非常规底物作为聚酮合酶的起始单元。例如链霉菌属(*Streptomyces*)产生的柔红霉素(daunorubicin)的生物合成是以丙酰辅酶A(propionyl-CoA,i)为起始底物;抗生素四环素的生物合成是利用丙二酸单酰辅酶A(ii)为起始单元,他克莫司(tacrolimus/FK-506)和雷帕霉素(rapamycin)生物合成的起始单元则为环己基甲酰辅酶A(cyclohexylformyl-CoA,iii)。埃博霉素D(epothilone D)的生物合成起始单元很特别,为5-甲基噻唑-2-甲酰辅酶A(iv),可能源自乙酸单元和半胱氨酸。阿维菌素(avermectins)聚酮链生物合成的起始单位为2-甲基丁酰辅酶A(v)。黄曲霉素B_1(aflatoxin B_1)的生物合成是以己酰辅酶A(hexanyl-CoA,vi)为起始单位,与7个丙二酸单酰辅酶A缩合生成多聚-β-酮链。植物大麻产生的大麻酚(cannabinol)的生物合成也是以己酰辅酶A作为起始单位。植物中的Ⅲ型聚酮合酶往往利用非常规起始单元进行聚酮的合成。如黄酮类化合物的生物合成是以桂皮酰辅酶A(cinnamoyl-CoA,vii)为起始单元。芪类化合物白藜芦醇(resveratrol)和黄酮类化合物柚皮素(naringenin)的聚酮合酶能利用4-羟基桂皮酰辅酶A(4-hydroxycinnamoyl-CoA)作为起始单元。邻氨基苯甲酰辅酶A(*o*-aminobenzoyl-CoA,viii)能作为Ⅲ型聚酮合酶的起始单元参与喹啉生物碱(quinoline alkaloid)和吖啶生物碱(acridine alkaloid)的前体的生物合成。此外,脂肪酰辅酶A也能作为起始单元进行缩合反应。例如以棕榈酰辅酶A(palmitoleoyl-CoA,ix)为起始单元与三个丙二酸单酰辅酶A缩合,再经一些后修饰反应生成漆酚(urushiol)(见图5-19)。

(2)聚酮合酶延伸单元的多样性:在聚酮合酶进行碳链延伸的时候,Ⅰ型多模块型聚酮合酶延伸区域的AT结构域能够对延伸的底物进行识别,而Ⅰ型迭代型聚酮合酶则重复使用一个AT结构域,常以丙二酸单酰辅酶A进行骨架的延伸。

通常作为替代的延伸单元有甲基丙二酸单酰辅酶A,如红霉素A(见图5-6)和两性霉素B的生物合成。甲基丙二酸单酰辅酶A能够在延伸过程中一次能增加3个碳原子,并且引入一个手性中心。这种引入方式多出现在细菌天然产物生物合成中,而真菌天然产物生物合成中甲基的引入主要是由*S*-腺苷甲硫氨酸在碳链骨架上参与甲基化反应。此外,羟基丙二酰辅酶A和氨基丙二酰辅酶A单元也能被识别作为延伸单元进行碳链延伸。螺旋霉素Ⅰ(spiramycin Ⅰ)的生物合成是以丙二酸单酰辅酶A(i)、甲基丙二酸单酰辅酶A(ii)和乙基丙二酸单酰辅酶A(iii)为延伸单元(见图5-20)。他克莫司(tacrolimus/FK-506)的生物合成中聚酮合酶可以丙烯基为延伸单元。

2. 聚酮合酶的基因操作 聚酮类天然产物中某些基团的生成是由聚酮合酶中的特定结构域催化得来。因此,可以通过对聚酮合酶中的结构域进行改造从而得到结构多样的化合物。例如对不同来源的类似结构域进行置换、关键活性位点的点突变以及增加或删减某些结构域等。目前比较成熟的改造手段通常是对酰基转移酶结构域进行改造(见图5-21)[15]。

以免疫抑制剂雷帕霉素(rapamycin)为例说明聚酮合酶的改造。雷帕霉素生物合成中的聚酮合酶是以(4*R*,5*R*)-4,5-二羟基-环己基-1-烯酸(DHCHC,iii)为起始单元。负责该起始单元合成的关键基因*rapK*通过将分支酸(i)转化为前体(4*R*,5*R*)-4,5-二羟基环己基-2,6-二烯酸(DCDC,ii)。敲除后修饰基因*rapIJKLMNOQ*后,如不加入前体底物则没有产物生成;如加入环己基烯酸(CHCA,iv)作为底物培养5天后能生成化合物**5-1**(15~16mg/L);加入外源性的(1*R*,3*R*,4*R*)-3,4-二羟基-环己基-1-羧酸(*ps*DHCHC,v)为前体后则能生成化合物**5-1a**(20mg/L)。异源表达基因*rapIJLNOQ*时,加入外源性前体

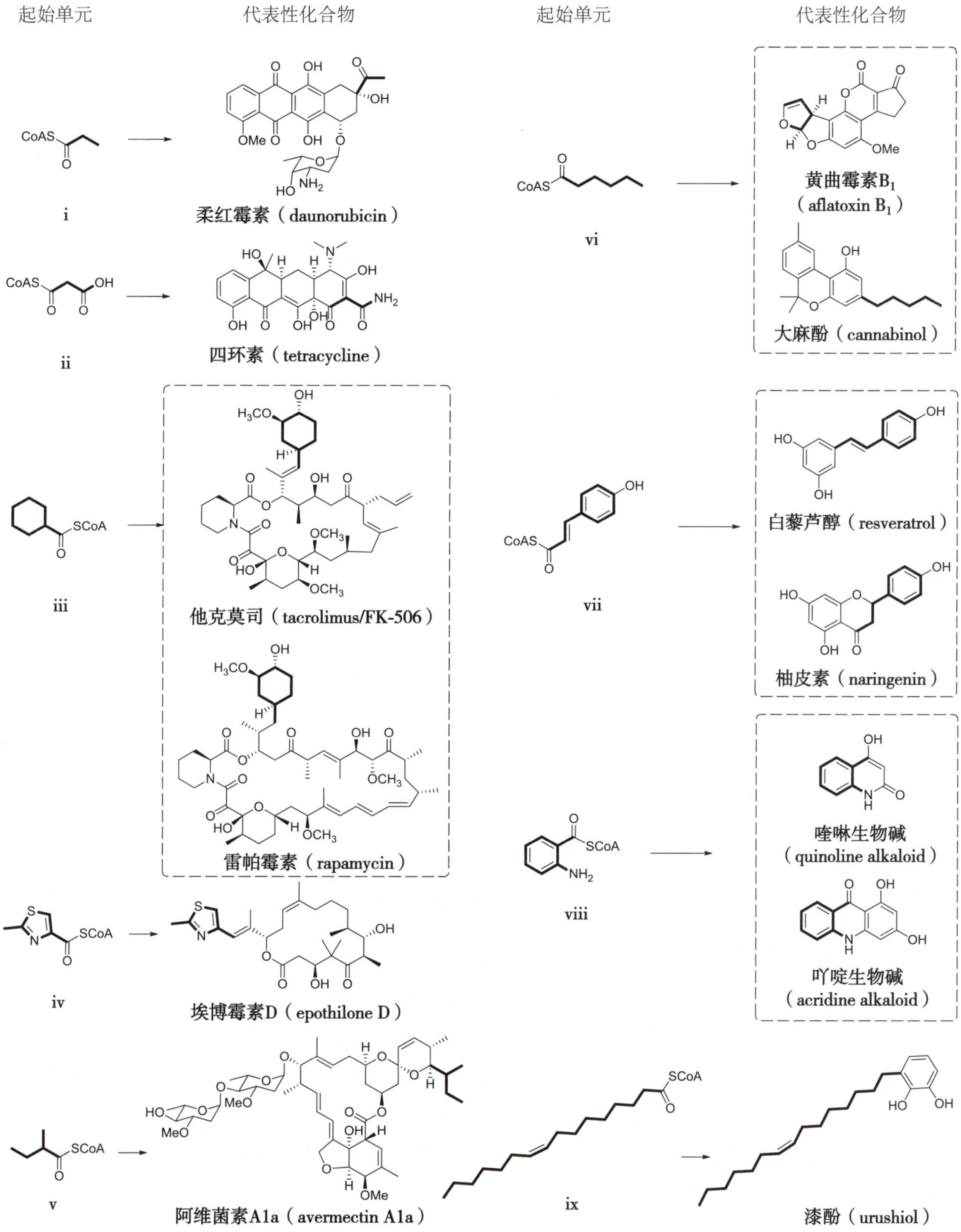

图 5-19　聚酮合酶识别的非常规起始单元及代表性化合物

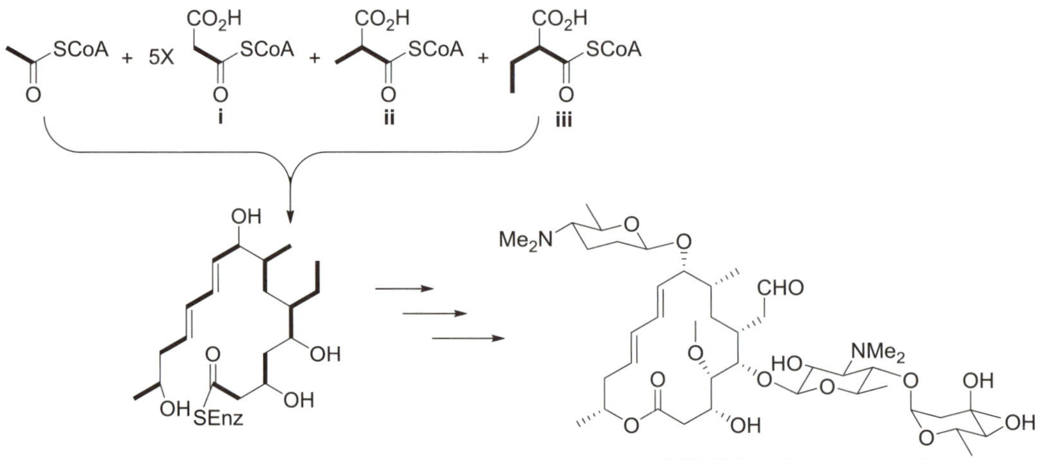

螺旋霉素Ⅰ（spiramycinⅠ）

图 5-20　非常规延伸单元参与螺旋霉素生物合成

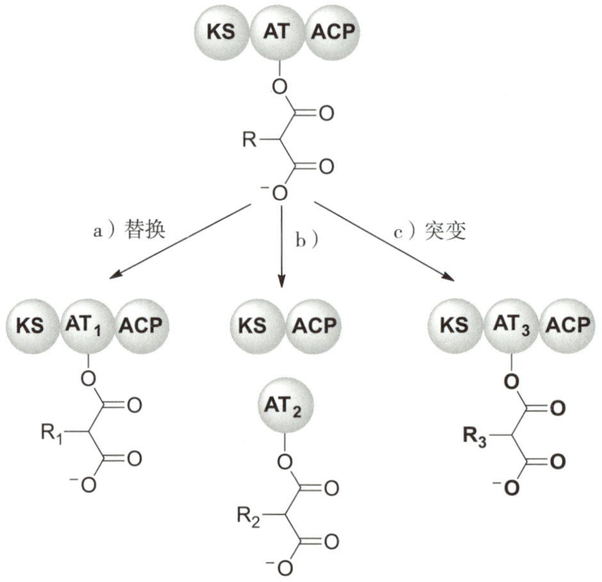

a）替换酰基转移酶（AT）结构域生成杂合聚酮合酶；b）反式-酰基转移酶回补聚酮合酶；c）突变酰基转移酶改造聚酮合酶。

图 5-21　聚酮合酶中酰基转移酶的改造

CHCA 得到产物 16-*O*- 去甲基 -17- 去甲基 -39- 去甲氧基雷帕霉素 **5-1b**(3.7~4.0mg/L)和 16-*O*- 去甲基 -17- 去甲基 -27,39- 二去甲氧基雷帕霉素 **5-1c**；加入 *ps*DHCHC 能成产物 16-*O*- 去甲基 -17- 去甲基雷帕霉素 **5-1d**(3~7mg/L)(见图 5-22)。这表明对该化合物的生物工程改造中 AT 结构域具有很好的底物耐受性[16]。

通常非常规起始单元需要被辅酶 A 连接酶活化才能被选择性不强的酰基转移酶识别。而酮基合酶的活性位点和活性腔的大小则决定了底物是否能顺利进行克莱森缩合，继而被其他酶催化。在基因改造的同时，为了使非天然底物能被宿主利用，有时需要对宿主利用的前体进行生物合成阻断，即加入前体抑制剂或敲除特别的前体合成基因。

此外，通过替换结构域也可以获得有活性的杂合酶。该技术的关键点在于替换的结构域的边界区域需要与原始结构域具有很高的同源性，这样可以最大限度地保护相邻结构域相互作用位点的序列。如红霉素聚酮合酶中的 *ery*AT1 被 *rap*AT2 替换，产生的杂合聚酮合酶与原来的酶行使相似的功能。

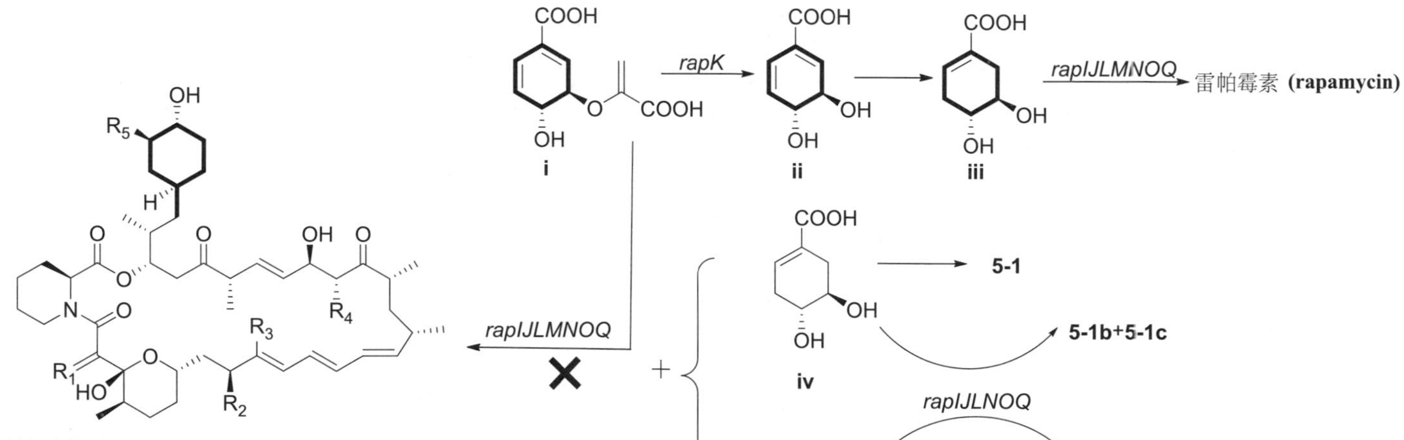

雷帕霉素（rapamycin）: R_1=O; R_2=OMe; R_3=Me; R_4=OMe; R_5=OMe

5-1: R_1=H, H; R_2=OH; R_3=Me; R_4=H; R_5=OH

5-1a: R_1=H, H; R_2=OH; R_3=H; R_4=H; R_5=H

5-1b: R_1=O; R_2=OH; R_3=H; R_4=OMe; R_5=H

5-1c: R_1=O; R_2=OH; R_3=H; R_4=H; R_5=H

5-1d: R_1=O; R_2=OH; R_3=H; R_4=OMe; R_5=OMe

图 5-22 雷帕霉素的结构改造

二、非核糖体肽合成酶

生物体可以合成种类繁多、结构复杂的多肽类分子，它们往往表现出抗菌、抗肿瘤或免疫抑制等多种生物活性，例如青霉素、万古霉素、环孢素等。通常，多肽 / 蛋白质是通过中心法则经过 mRNA 翻译经由核糖体合成。非核糖体多肽（non-ribosomal peptide，NRP）则不通过核糖体合成，而是由特异的非核糖体多肽合成酶（non-ribosomal peptide synthase，NRPS）合成。核糖体多肽与非核糖体多肽的生物合成策略的共同点是通过环合、杂环化等方式，将构型松散的线性多肽链修饰为结构紧凑的分子，以提高多肽的蛋白酶稳定性和对生物靶点（蛋白质、核酸和脂质）的亲和力[17]。

（一）多肽合成的核糖体途径与非核糖体途径

通常情况下，肽和蛋白质通过核糖体（ribosome）进行合成。该路线的合成依赖于信使 RNA（mRNA）作为模板和转运 RNA（tRNA）作为氨基酸转运工。氨基酸的种类和延伸长度由模板 mRNA 所决定。这一条翻译遗传密码的生物合成路线首先是由氨酰 -tRNA 合酶筛选所识别的氨基酸，并与另一底物 ATP 催化形成氨基酰 -AMP。随后与 tRNA 反应将氨酰基转移到 tRNA 3′ 末端腺嘌呤残基的羟基上，形成氧酯键形式的氨基酰 tRNA。核糖体由数十种蛋白质和 rRNA 组成，分为大小两个亚基，原核生物中核糖体的沉降系数为 70S（50S 大亚基和 30S 小亚基），真核生物的核糖体沉降系数为 80S（60S 大亚基和 40S 小亚基）。核糖体小亚基首先与 mRNA 结合，随后大亚基与小亚基结合形成复合体，起始氨基酸甲硫氨酰 tRNA 进入 P 位，第二个氨基酰 tRNA 进入 A 位，核糖体在转肽酶的催化下与 P 位的氨基酸进行缩合形成肽键。核糖体沿 mRNA 由 5′ 端向 3′ 端移动一个密码子，使新合成的肽链由 A 位进入 P 位，也就是说多肽由 N 端向 C 端的翻译依赖于核糖体在 mRNA 上由 5′ 端向 3′ 端的扫描移动。如此反复循环，使 mRNA 上的核苷酸顺序转变为氨基酸的排列顺序，直至遇到终止密码子，核糖体在终止因子的协助下将肽链水解下来。

通过核糖体途径合成的天然产物前体肽长 20~110 个氨基酸残基，由信号肽、前导肽、核心肽和识别序列组成。通常信号肽负责多肽的细胞转运和定位，前导肽负责后修饰酶的识别，一般位于多肽的 N 端，很少的情况下会位于多肽的 C 端（如 bottromycins 的前体肽）[18]。识别序列与蛋白酶切割和肽链环化相关，经过修饰的核心肽成为天然产物多肽的骨架（见图 5-23）。

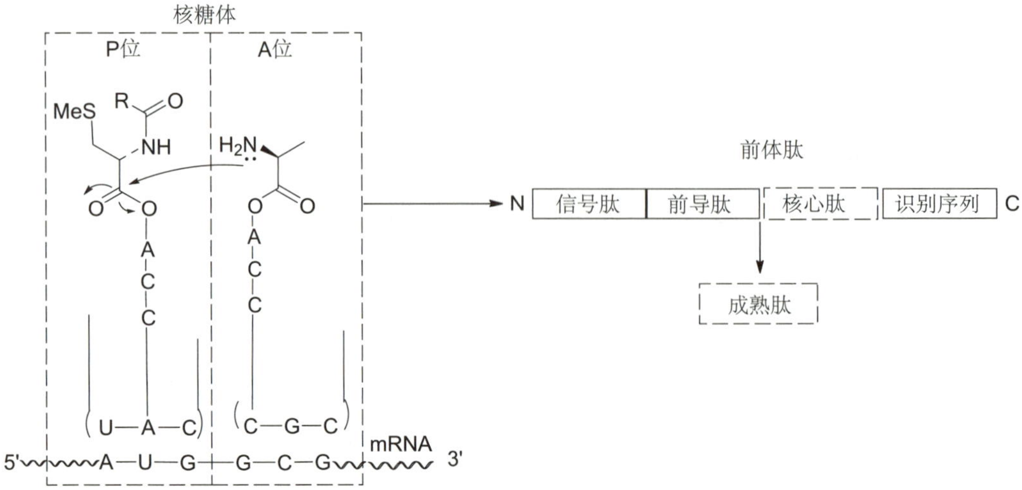

图 5-23　核糖体多肽的翻译及加工成熟过程

核糖体途径通常使用天然的 20 种氨基酸作为底物，生成多肽天然产物。另有许多天然肽类的合成是通过另一条酶控制的反应路线所实现，整个合成过程的大多数步骤在非核糖体肽合成酶（NRPS）上进行。其中由 NRPS 的模块线性序列决定插入氨基酸的种类和延伸长度，而不需要 mRNA 或其他 RNA 作为模板（见图 5-24）。

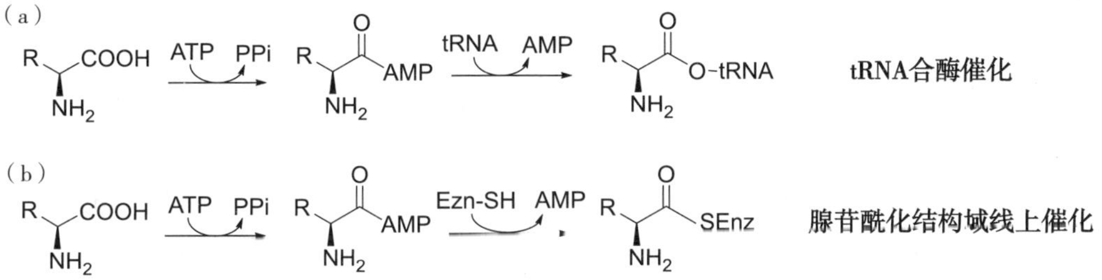

图 5-24　核糖体（a）及非核糖体（b）途径中氨基酸的活化方式

（二）非核糖体肽合成酶的主要结构域与装配线

许多微生物来源的多肽通过 NRPS 合成，尤其是那些含有 DNA 不能编码的特殊氨基酸的多肽、不能进行翻译后修饰的多肽以及常见的含有环状结构的多肽。

通常非核糖体多肽合成路径最多可以合成含有 21 个氨基酸残基的多肽，并且典型的 NRPS 装配线由多个模块构成（见图 5-25），主要有起始模块、延伸模块和终止模块。这些模块可以在一个蛋白上（如青霉素、头孢霉素等），也可能处于不同的蛋白上（如万古霉素）。模块的种类、数量和空间排列顺序决定了最终产物的结构。一个典型的起始模块由腺苷酰化结构域（adenylation domain，A）和肽基载体蛋白结构域（peptidyl carrier protein，PCP 或称为 thiolation domain，T）构成；延伸模块由缩合结构域（condensation，C）、腺苷酰化结构域和肽基载体蛋白结构域构成；终止模块较为多样，可以是硫酯酶结构域（thioesterase domain，TE domain）、末端 C 结构域（C terminal domain，C_T domain）和还原结构域（reductive

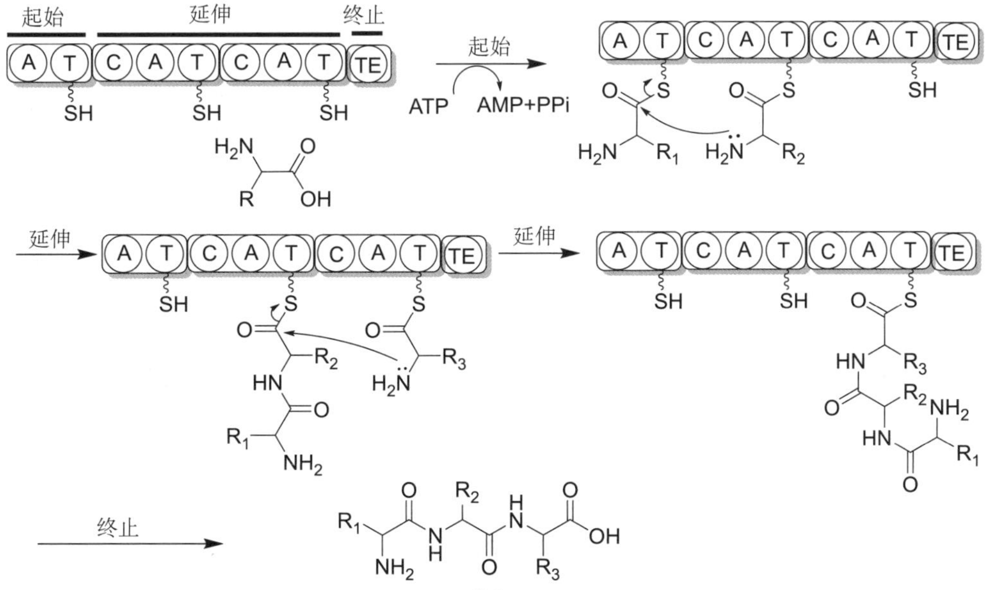

5-2

图 5-25　非核糖体肽合成酶合成多肽的主要路径

domain，R domain）等。通常，氨基酸首先被腺苷酰化结构域活化形成氨基酰 -AMP，然后通过硫酯键与肽基载体蛋白结构域（T 结构域）相连，随后氨基酸在缩合结构域的催化下形成酰胺键。肽链由 N 端向 C 端组装线方向的合成由 NRPS 的模块线性序列决定，缩合过程中伴随着肽链由 NRPS 上游模块向下游模块的转移，最后在终止模块的协助下从 NRPS 上释放多肽 **5-2**（见图 5-25）。

腺苷酰化结构域（A）负责特异性地从底物池中筛选最适氨基酸，并利用 ATP 对其活化产生氨基酰 -AMP。与核糖体途径相比，NRPS 的腺苷酰化结构域除了能够激活 20 种天然氨基酸外，还可以识别和利用超过 300 种稀有氨基酸（α- 羟酸、犬尿氨酸等）。随后，氨基酸被进一步转移到肽基载体蛋白结构域（T）的泛酰巯基乙胺上产生氨基酰硫酯，氨基酸之间的缩合以硫酯而非氧酯的形式进行。

与 PKS 相似，由生物体合成的 NRPS 前体蛋白为脱辅基酶蛋白，肽基载体蛋白结构域并不含有磷酸泛酰巯基乙胺臂，需要在磷酸泛酰巯基乙胺基转移酶（phosphopantetheinyl transferase，PPTase）催化下将辅酶 A 上的 4′- 磷酸泛酰巯基乙胺转移到肽载体结构域保守的丝氨酸残基侧链羟基上，使载体蛋白由无活性的脱辅基（*apo-*）形式转变为活性全蛋白（*holo-*）形式（见图 5-26）。肽基载体蛋白结构域磷酸泛酰巯基乙胺臂可使酶上的不同活性位点参与肽链的装配过程，并通过巯基传递延长肽链[19]。

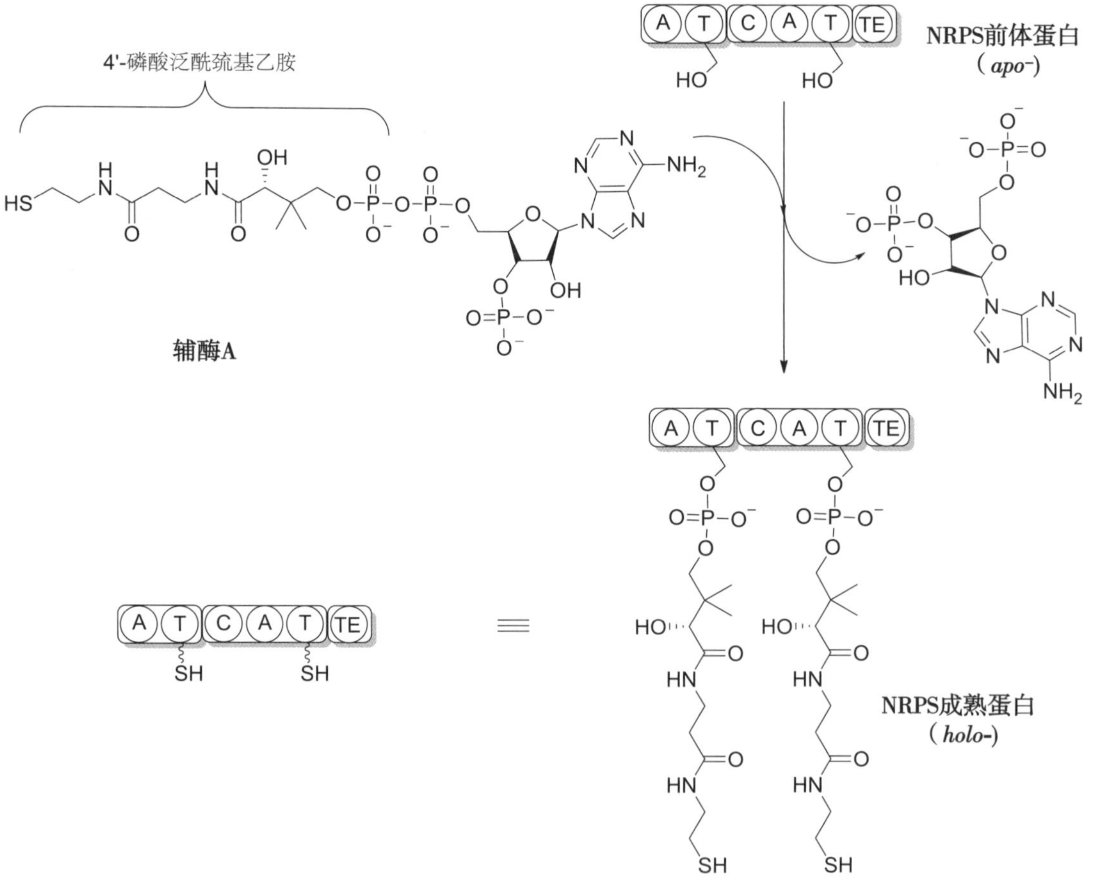

图 5-26　非核糖体肽合成酶的加工成熟过程

缩合结构域位于延伸模块的 N 端，大小约 50kDa，具有核心基序 HHxxxDGxS，负责催化氨酰基硫酯的氨基对临近的肽酰基进行亲核进攻，形成酰胺键，并产生延长了一个氨基酸残基的新肽酰基硫酯复合物。NRPS 的底物特异性除了由腺苷酰化结构域的 10 个氨基酸活性残基（10AA code）控制外，缩合结构域也具有氨基酸底物的选择性[20]。

（三）核糖体与非核糖体多肽的修饰

核糖体多肽由 mRNA 翻译得到的前体多肽需要在翻译后的阶段进行修饰，主要通过一系列蛋白酶切割、蛋白转运、分泌、环化、杂环化等方式获得成熟的多肽。以稻曲菌素类化合物为例，如图 5-27 所示的稻曲菌素 B（又称黑粉菌素，ustiloxin B）的前体核心肽有 16 个拷贝的 YAIG 序列，由 *ustA* 编码翻译的前体多肽被内源性蛋白酶 Kex2 识别并切割产生 YAIG 四肽中间体；随后被三个氧化酶（UstYa、UstYb 和 UstQ）和甲基转移酶（UstM）催化产生稻曲菌素 F（ustiloxin F）。P450 氧化酶 UstC 将 L- 半胱氨酸连接至稻曲菌素 F 的邻苯二酚环上，产生碳硫键中间体 *S*- 脱氧稻曲菌素 H（*S*-deoxyustiloxin H）。随后该中间体被两个黄素依赖的单加氧酶 UstF1 和 UstF2 将 *S*- 脱氧稻曲菌素 H 的半胱氨酸残基的硫和氮分别氧化为亚硫酰基和肟基中间体。最终在磷酸吡哆醛依赖的脱羧酶 UstD 催化下将肟基与天冬氨酸连接产生最终产物稻曲菌素 B（ustiloxin B）[21]。

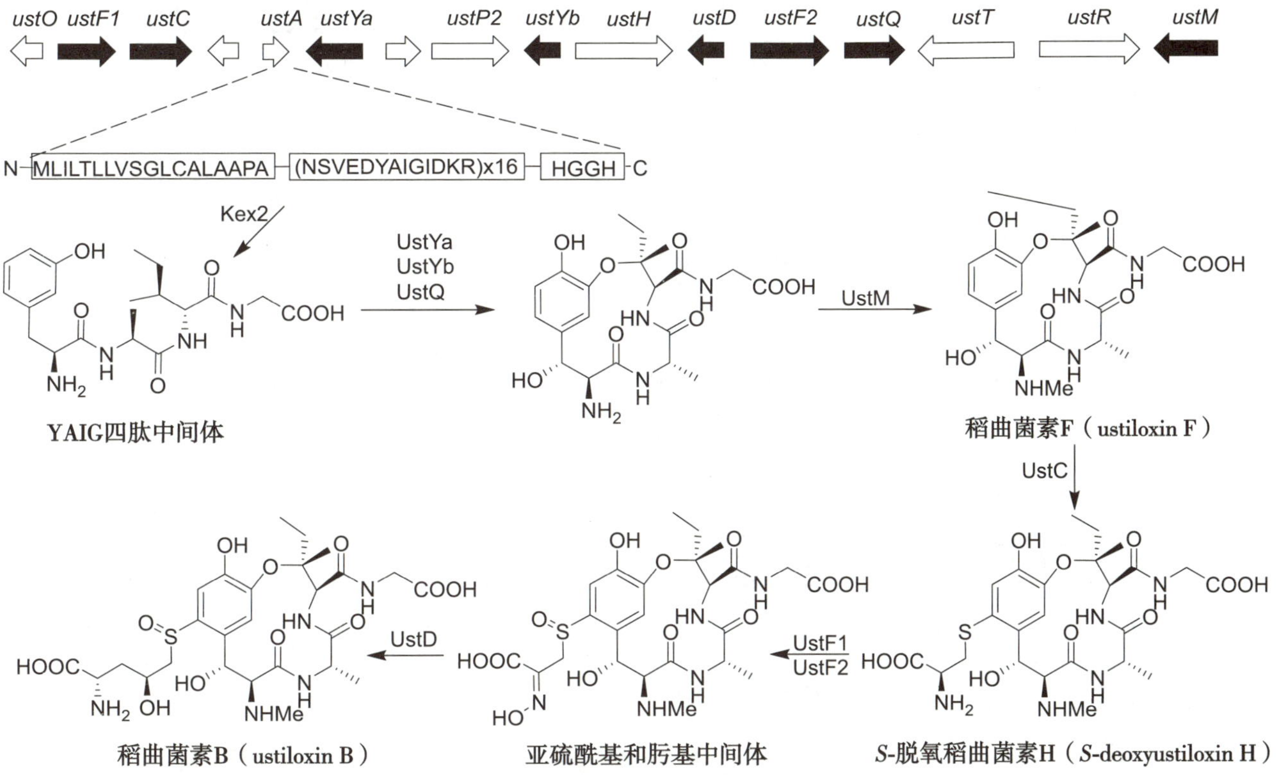

图 5-27　核糖体途径合成稻曲菌素 B（ustiloxin B）的后修饰过程

而 NRPS 的组装线可在三个阶段进行修饰，即前修饰、组装线上修饰和后修饰。NRPS 的组装线前修饰酶通常独立于 NRPS 存在，主要负责由天然氨基酸合成非天然氨基酸或酮酸等，并作为 NRPS 的底物[22]。

通常 NRPS 组装线上的修饰酶以 NRPS 的结构域形式存在。一部分修饰系统也可作为独立的酶存在，但底物必须以硫酯的形式进行反应，也就是发生在肽链从 NRPS 上释放之前[23]。除了 A、T 和 C 结构域外，NRPS 上还负责把 L- 氨基酸转化为 D- 氨基酸的差向异构结构域（epimerization，E domain）。NRPS 中 E 结构域的存在往往预示着化合物结构中的相应氨基酸为非天然构型。这个信息可辅助用于判断非核糖体肽类化合物中氨基酸的立体构型。氨基酸的差向异构化可通过氨基酸烯醇互变异构来实现。氨基酸的差向异构化可以发生于氨基酸缩合之前也可以发生于肽键形成之后[24]。NRPS 中还可能具有甲基化结构域（methylation domain，MT domain），利用 *S*- 腺苷甲硫氨酸（SAM）催化氨基的甲基化。此外还有环化结构域（Cy）和氧化酶（Ox）等比较少见的结构域，它们通常与半胱氨酸和丝氨酸 / 苏氨酸残基形成噻唑啉和噁唑啉五元杂环相关（见图 5-28）。环化结构域大小约 50kDa，是缩合结构域的变体。保守基序是 DxxxxDxxS，它首先催化肽键的缩合，随后催化半胱氨酸和丝氨酸 / 苏氨酸侧链环合、脱水形成噻唑啉（**5-3**）和噁唑啉（**5-4**）的碳氮双键。通常噻唑啉还可进一步被 FMN 依赖的氧化还原酶结构域（Ox）氧化为噻唑，或被独立的 NADPH 氧化酶线上还原为四氢噻唑（**5-5**）[25]。

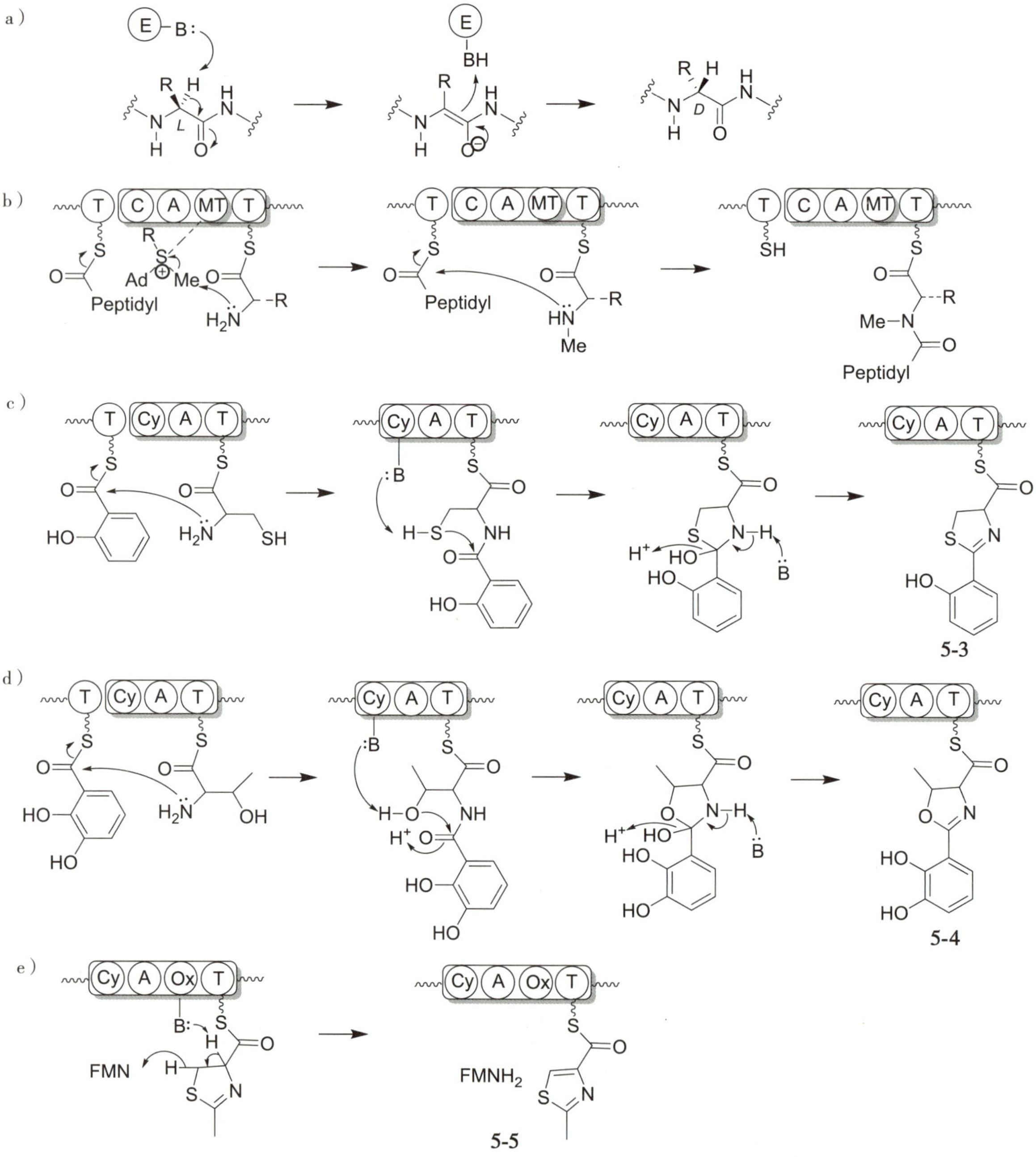

a）变构结构域催化 *L*- 氨基酸转化为 *D*- 氨基酸；b）甲基化结构域催化 *N*- 甲基化；c）环化结构域催化噻唑啉硫酯的形成；d）环化结构域催化噁唑啉硫酯的形成；e）氧化酶结构域催化噁唑啉脱氢形成噁唑。

图 5-28 非核糖体肽合成酶的修饰结构域

非核糖体多肽的后修饰发生于 NRPS 的链释放阶段后，为独立于 NRPS 的酶类。如各种氧化还原酶、乙酰转移酶、糖基转移酶、甲基转移酶等（见第五章第二节），使得最终产物展现出丰富多样的结构和生物活性。

（四）非核糖体多肽链的释放机制

当肽链的延伸到达 NRPS 组装线的最下游模块，由终止结构域负责肽链的终结和释放。NRPS 的最后一个模块通常具有一个 35kDa 左右的硫酯酶结构域（C-A-T-TE）。肽链由肽酰基载体蛋白结构域的硫酯键（如 **5-6**）转移至硫酯酶的亲核丝氨酸侧链残基（-OH）上，并产生氧酯的中间产物 **5-7**（图 5-29）。硫酯酶属于丝氨酸水解酶家族，利用亲核的丝氨酸残基催化乙酰 / 肽酰底物转移至其共底物上，随后以水为辅底物，产生游离酸形式的多肽（如青霉素中间体 ACV 三肽 **5-8**）。

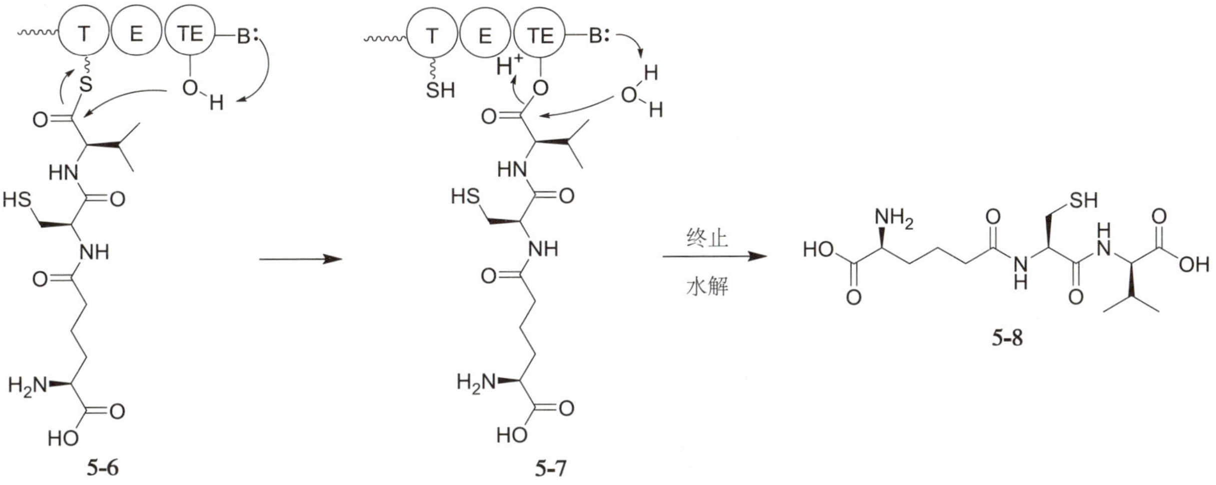

图 5-29 青霉素合成途径中 ACV 三肽的释放过程

非核糖体多肽的第二种释放形式是产生环化产物，也是 NRPS 的主要释放形式。肽链分子内的亲核反应（源自氨基或羟基），使环的形成可通过肽键把一条直链多肽两个末端的氨基酸连接起来（如短杆菌素）。更常见的是通过酯键或酰胺键把支链氨基酸连接起来产生大环内酯类或内酰胺类多肽（如杆菌肽和达托霉素）。在原核生物中，仍然由硫酯酶催化非核糖体多肽的环合反应，而在真核生物中，硫酯酶可催化多肽链的水解，而环合反应可由缩合结构域同源蛋白 C_T 结构域进行催化。如喹唑啉类生物碱 fumiquinazoline F 的合成过程中，C_T 结构域可能通过两条途径催化邻氨基苯甲酸 - 色氨酸 - 丙氨酸三肽硫酯 **5-9** 的环化，进而产生二酮哌嗪中间产物 **5-10** 或 **5-11**，随后可能通过自发脱水反应或被 C_T 结构域二次催化产生 fumiquinazoline F（图 5-30）[26]。

非核糖体多肽的第三种释放形式是通过还原结构域来实现。如鞘丝藻毒素（lyngbyatoxin）、nostocyclopeptide 等生物合成中 NRPS 的终止模块不是硫酯酶，而是依赖于 NAD(P)H 的还原结构域（reductive domain, R）。还原结构域属于短链脱氢酶 / 还原酶超家族（SDR superfamily），每一个循环的反应需消耗一分子的 NAD(P)H[27]。在 nostocyclopeptide A2 的生物合成过程中，还原结构域催化一次循环的还原反应将共价结合的肽基硫酯键中间体 **5-12** 还原为硫代半缩醛，随后转变为醛基非共价结合产物 **5-13**，进一步自发脱水生成 nostocyclopeptide A2（图 5-31a）。在鞘丝藻毒素的生物合成过程中，还原结构域将肽基硫酯键中间体 **5-14** 还原为醛基中间体产物 **5-15**，随后在酶的活性位点将 **5-15** 二次还原，产生羟基化产物 **5-16**（图 5-31b）。这种四电子还原模式也发生于氨基醇类多肽哌珀霉素（peptaibol）和丙甲甘肽（alamethicin）等的生物合成中。

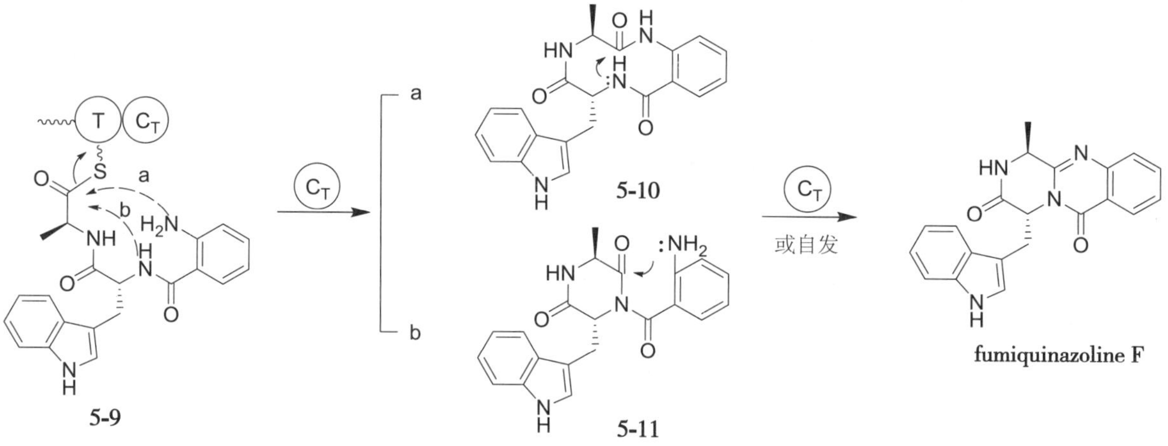

图 5-30　C_T 结构域催化环化反应产生 fumiquinazoline F

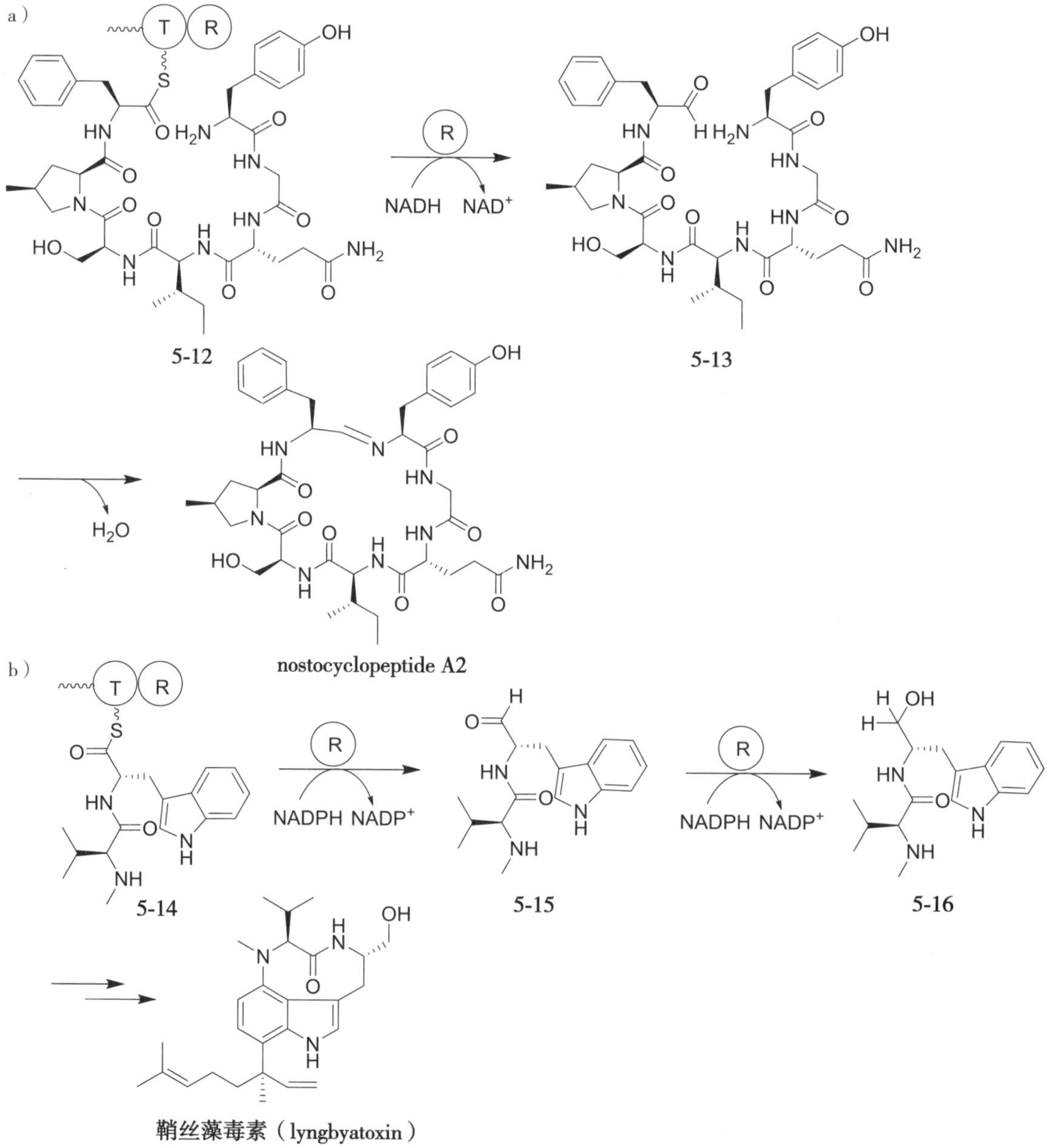

图 5-31　还原结构域催化的多肽链还原释放模式

NRPS链释放的第四种模式是通过失活的还原结构域(R^*)催化。以α-环匹阿尼酸(α-cyclopiazonic acid)的生物合成为例，其R^*结构域催化*N*-乙酰乙酰色氨酸硫酯中间体**5-17**的分子内迪克曼(dieckmann)缩合反应，并生成具有特特拉姆酸结构的中间产物**5-18**(图5-32)。R^*结构域缺少SDR超家族典型的Ser-Tyr-Lys催化三联体，并且催化过程不依赖于NAD(P)H[28]。类似地，在卵孢白僵菌素(tenellin)、aspyridone和伊快霉素(equisetin)的生物合成过程中也存在迪克曼环化释放模式。

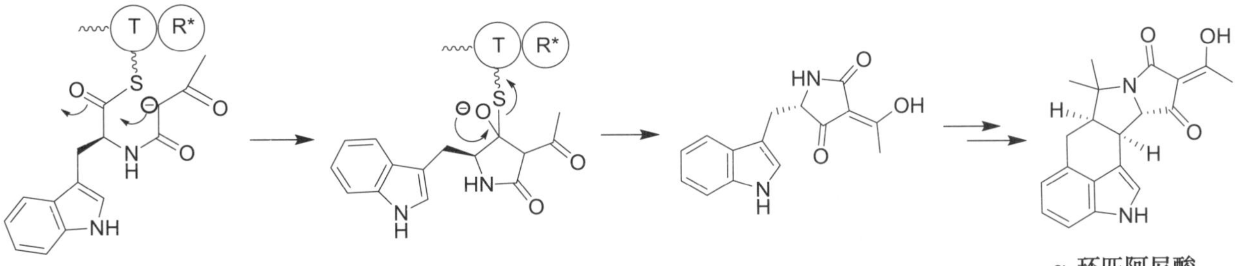

图5-32　失活的还原结构域催化的多肽链迪克曼环化释放模式

总之，小分子多肽通常通过核糖体途径或非核糖体途径进行合成。核糖体途径修饰酶(如蛋白酶)对多肽链的翻译后修饰，去除前体分子的多余序列。非核糖体多肽装配线最大的优点是可利用数百种非天然氨基酸、羟基酸、酮酸等作为底物，并产生一些特有的化学基团。丝氨酸、苏氨酸和半胱氨酸侧链的环合和杂环化使多肽产生相对稳定的结构，表现出对蛋白酶的抗性而使成熟的多肽产物具有更长的半衰期和更高的生物靶点亲和力。同时，后修饰酶系统通过乙酰化、糖基化和氧化还原等方式对核糖体和非核糖体多肽进行进一步地加工。

三、萜环化酶[29]

萜烯(terpenes)，又称萜类化合物(terpenoids)或异戊二烯类化合物(isoprenoids)，是天然产物中化学结构变化最多的一类化合物。萜类化合物是由C_5异戊二烯单元通过“头对尾”的方式连接形成的线性、非手性的C_{5n}异戊二烯焦磷酸(n=1,2,3……等)，经过酶催化环化产生一系列典型的多环稠合及多立体中心的化合物，如C_5单元二甲基烯丙基焦磷酸酯(dimethylallyl diphosphate，DMAPP)与C_5单元异戊烯基焦磷酸酯(dimethylallyl diphosphate，IPP)“头对尾”相连，生成C_{10}单元香叶基焦磷酸酯(geranyl diphosphate，GPP)；GPP与另一分子IPP缩合形成C_{15}单元法尼基焦磷酸酯(又称焦磷酸金合欢酯，farnesyl pyrophosphate，FPP)；FPP与另一分子IPP缩合形成C_{20}单元香叶基香叶基焦磷酸酯(geranylgeranyl diphosphate，GGPP)；GGPP再与一分子IPP缩合形成C_{25}单元香叶基法尼基焦磷酸酯(geranylfarnesyl diphosphate，GFPP)(图5-33)。除了“头对尾”连接方式，萜类化合物中也存在“尾对尾”的连接方式。如两分子FPP“尾对尾”相连形成角鲨烯(squalene，C_{30})，两分子GGPP“尾对尾”相连形成八氢番茄红素(phytoene，C_{40})。根据其C_5单元的多少，萜类化合物可分为半萜(hemiterpenes，C_5)、单萜(monoterpenes，C_{10})、倍半萜(sesquiterpenes，C_{15})、二萜(diterpenes，C_{20})、二倍半萜(sesterterpenes，C_{25})、三萜(triterpenes，C_{30})以及四萜(tetraterpenes，C_{40})。催化形成上述萜类骨架的酶称为萜类合酶(terpenoid synthases)；因其主要催化环化反应，又称为萜环化酶(terpenoid cyclases)。萜类化合物的环化反应是自然界中最复杂的反应之一，除了异戊烯基本身链长的多样性，环化反应的复杂性引起骨架多样外，还有一系列的后修饰酶共同参与萜类化合物的生物合成，如糖基转移酶、各种氧化还原酶等。

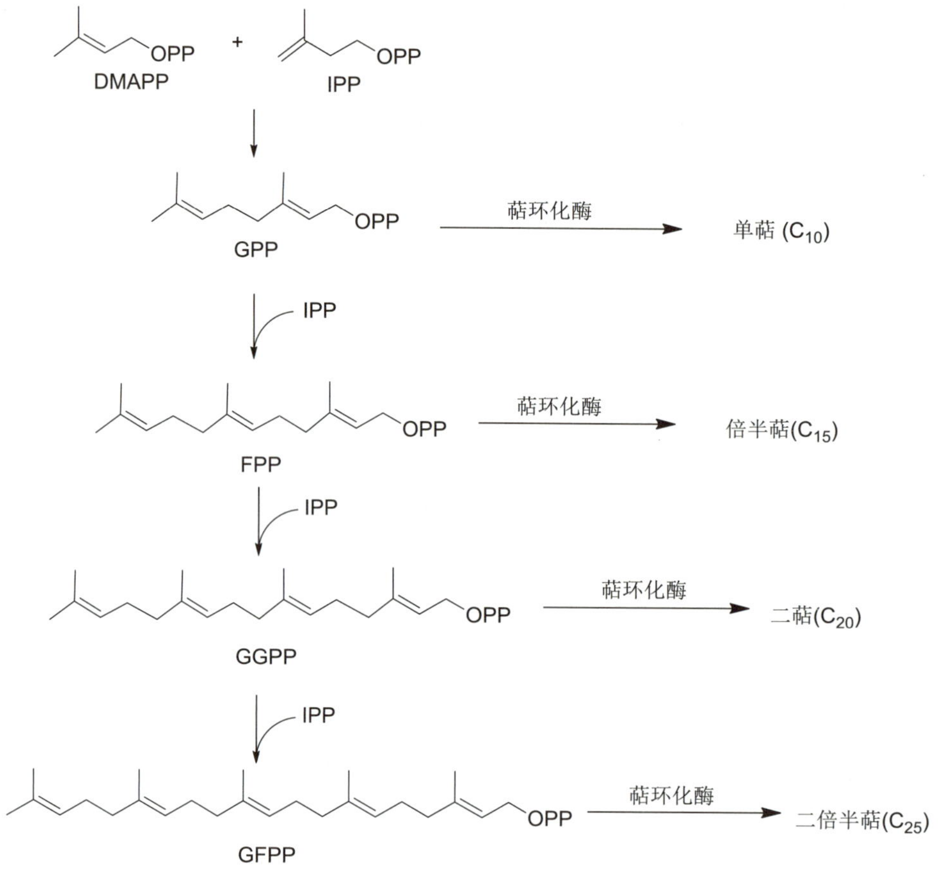

图 5-33 萜骨架单元的形成

大多数萜环化酶催化的反应标志是多个碳正离子中间体的级联反应。碳正离子中间体反应活性很高，可通过烷基化使萜环化酶失活。通常萜类合酶包含一个特征的非极性活性腔，能够有效地操控碳正离子中间体。然而也不排除萜类合酶活性位点处偶有极性基团或溶剂分子，例如，来自鼠尾草（*Salvia officinalis*）的冰片基焦磷酸合酶（又称龙脑焦磷酸合酶 bornyl diphosphate synthase）。虽然一些潜在的亲核试剂可以快速淬灭碳正离子中间体，但只要它们不固定在反应位点上即不发生反应。若某些萜环化酶产生羟基化产物，表明其碳正离子中间体是由水分子淬灭。

根据碳正离子最初形成的机制，萜环化酶分为两类：Ⅰ型萜环化酶（class Ⅰ terpenoid cyclase）和Ⅱ型萜环化酶（class Ⅱ terpenoid cyclase）。Ⅰ型萜环化酶利用三核金属簇引发底物异戊二烯焦磷酸离子化，产生烯丙基碳正离子和无机磷酸盐。Ⅱ型萜环化酶依赖于广义酸（如天冬氨酸侧链）使异戊二烯焦磷酸末端碳碳双键质子化，产生叔碳正离子。

Ⅰ型萜环化酶的活性位点在 α- 螺旋中间，称为 α 折叠。Ⅱ型萜环化酶的活性位点位于两个 α- 螺旋亚基（命名为 β 和 γ）的接口。来自短叶紫杉（Pacific yew）的一个二萜环化酶，紫杉烯合酶（taxadiene synthase）的晶体结构首次揭示了Ⅰ型萜环化酶存在 αβγ 亚基的融合（α 结构域具有催化活性，βγ 无活性）。而表 - 马兜铃合酶（*epi*-aristolochene synthase）是 αβ 亚基。综上，Ⅰ型萜环化酶可有 α、αβ、αβγ

三种形式。Ⅱ型萜环化酶柯巴基焦磷酸合酶（*ent*-copalyl diphosphate synthase）也有 αβγ 结构域，在 βγ 接口处有功能活性位点，而 α 亚基无功能。因此，Ⅱ型萜环化酶有 αβ、αβγ 两种形式。如来自于大冷杉（Grand fir）的松香二烯合酶（abietadiene synthase）是首次发现的具有双功能的 αβγ 亚基萜合成酶，带有Ⅰ型和Ⅱ型萜环化酶的催化活性位点，可催化串联的二萜样环化反应。

（一）Ⅰ型萜环化酶

Ⅰ型萜环化酶是金属依赖的，以异戊烯基焦磷酸酯为底物催化形成含有单环或多环、多立体中心的萜类化合物。Ⅰ型萜环化酶含有 α、αβ、αβγ 结构体系，且通常含有两个金属结合保守序列。第一个保守序列是典型的富天冬氨酸（D）的 DDXXD，第二个保守序列大多数是（**N**，**D**）D（L，I，V）X（**S**，**T**）XXXE（粗体字是金属结合配体）。因此，第二个金属结合保守序列为 NSE 或 DTE。Ⅰ型萜环化酶主要以 GPP、FPP、GGPP 为底物，催化焦磷酸基团离子化产生碳正离子中间体。

1. 单萜环化酶（monoterpene cyclases）　单萜生物合成中的串联环化反应是以 GPP 为底物，经 C-1/C-6 位连接形成典型的 α- 松油基（α-terpinyl）碳正离子。受酶活性位点三维轮廓的支配而发生构象变化，从而形成一系列的结构和立体化学各异的碳骨架（图 5-34）。在 GPP 环化过程中水分子可起重要作用，在某些单萜环化过程中碳正离子中间体加一分子溶剂淬灭，形成相应的醇。这时需要严格控制水分子，避免中间体在环化过程中过早淬灭。

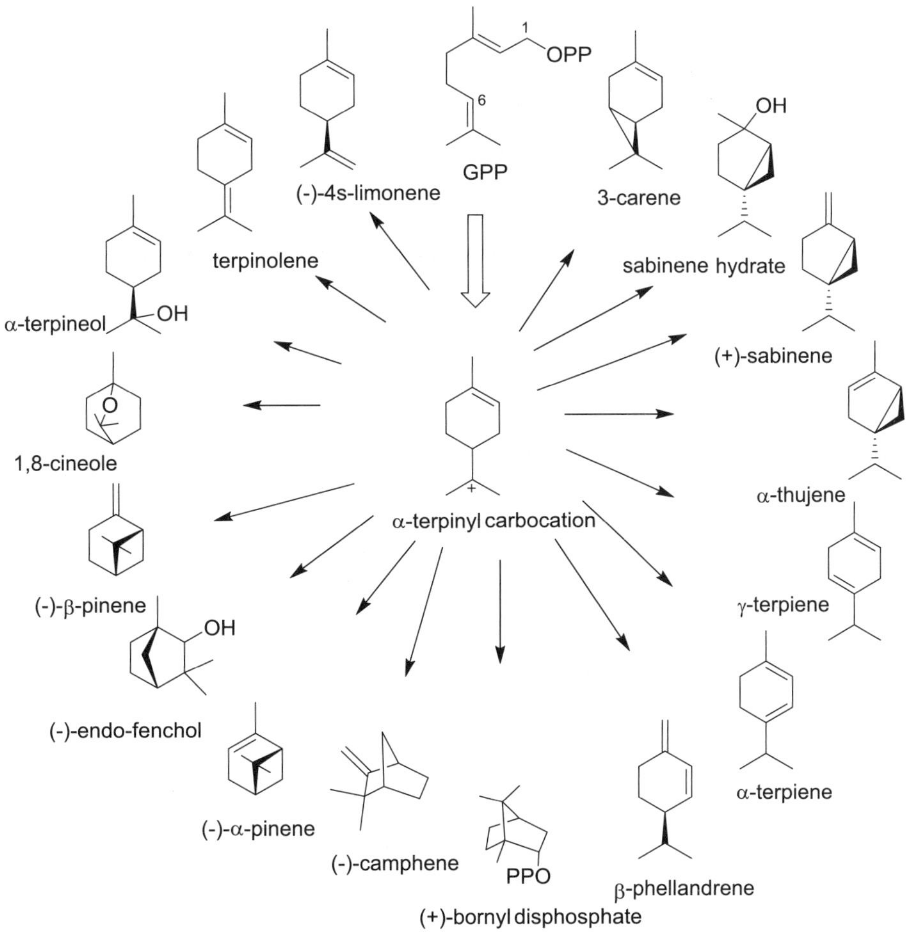

图 5-34　GPP 环化成 α- 松油基碳正离子及多样性的单萜骨架

单萜环化酶的代表性例子如下。

(1)(+)- 冰片基焦磷酸合酶[(+)-bornyl diphosphate synthase]:该酶是从鼠尾草(*Salvia officinalis*)中分离得到,该酶在 GPP 环化串联反应中催化底物焦磷酸基团经两次解离后再结合,催化过程见图 5-35,金属离子诱导 GPP 离子化产生反式烯丙基碳正离子中间体,焦磷酸基团重新结合在 C-3 产生里哪基焦磷酸(linalyl diphosphate),之后 C-2/C-3 单键发生旋转,由反式构象转为顺式构象,此时焦磷酸基团再次解离,形成顺式烯丙基正离子中间体;之后 C-1/C-6 成键形成 α- 松油基(α-terpinyl)碳正离子;接着 C-7 位阳离子进攻 C-3 位双键形成 2- 冰片基正离子(2-bornyl cation),最终该阳离子被焦磷酸淬灭,产生(+)- 冰片基焦磷酸(图 5-35)。

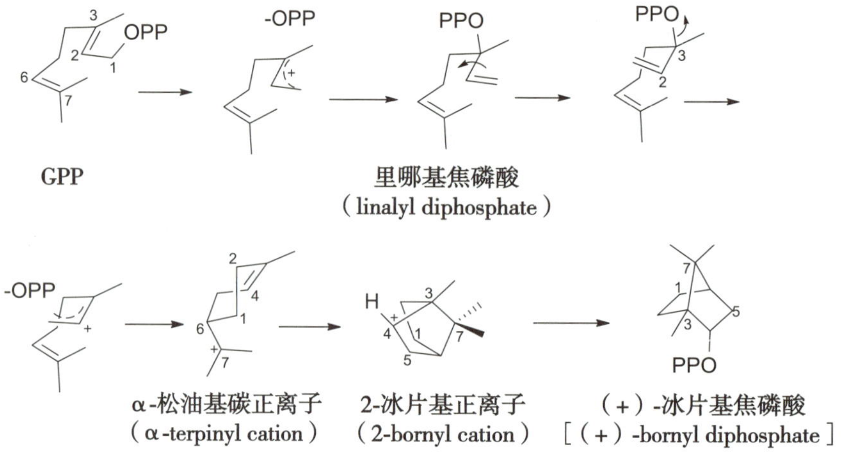

图 5-35 (+)- 冰片基焦磷酸生物合成

(2)(±)- 柠檬烯合酶((±)-limonene synthase)如图 5-36 所示,来自 *Mentha spicata* 的(–)- 柠檬烯合酶和来自 *Navel orange* 的(+)- 柠檬烯合酶是一对产生对映异构体的萜环化酶。(–)- 柠檬烯合酶可催化产生 94% 的(–)- 柠檬烯、大约 4% 的蒎烯和 2% 的月桂烯。(–)- 柠檬烯合酶需要底物 GPP 左手结合构象,产生(*S*)-limonene,而(+)- 柠檬烯合酶需要右手结合构象,生成(*R*)-limonene。尽管催化底物的构象不同,两者在活性位点氨基酸残基的排列高度保守,可控制各自 GPP 环化过程的立体特异性。

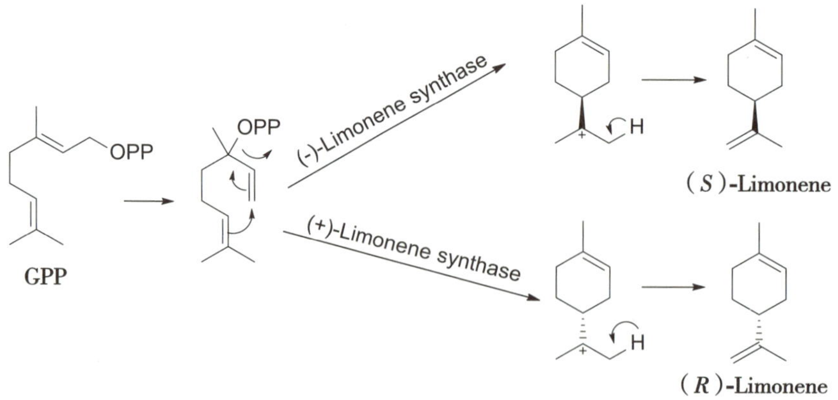

图 5-36 (±)- 柠檬烯的生物合成

2. 倍半萜环化酶(sesquiterpene cyclases) 倍半萜环化酶是以 FPP 为底物可催化不同位置间的环化形成倍半萜。与单萜生物合成中 GPP 形成 α- 松油基(α-terpinyl)碳正离子中间体不同,FPP

的环化方式取决于最初的烯丙基正离子与哪一个碳碳双键反应。环化中可通过连接 C-1/C-6、C-1/C-7、C-1/C-10 或 C-1/C-11 形成碳正离子中间体，再进一步经环化反应、氢转移、甲基转移等形成碳骨架多样化的倍半萜化合物（图 5-37）。

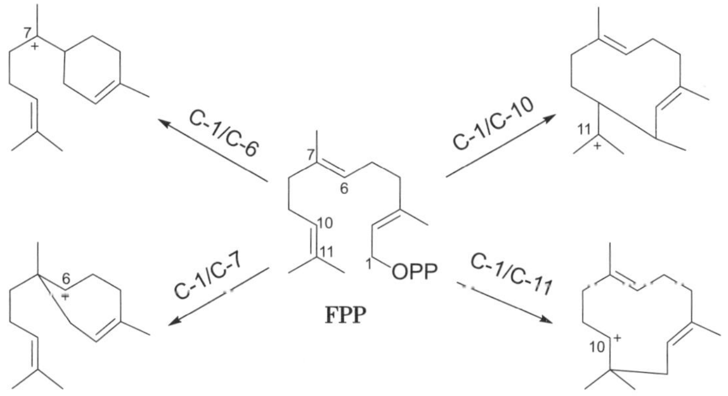

图 5-37 倍半萜生物合成中的多种环化方式

倍半萜环化酶一般是 α 或 αβ 亚基，保守位点 DDXXD 和 DTE/NSE 与 Mg^{2+}、焦磷酸酯形成的活性腔轮廓与产物结构相似，使得形成的产物中间体只能采取某种特定构象，来保证形成结构特异性的产物。以下是几个代表性的倍半萜环化酶。

（1）α- 红没药醇合酶（α-bisabolol synthase）：α- 红没药醇（α-bisabolol）是由 FPP 在 α- 红没药醇合酶作用下形成。与 α- 松油基碳正离子形成过程相同，该环化反应要经历离子化 - 结合 - 再离子化的过程，之后在 C-1/C-6 位连接形成六元环。最后没药烷碳正离子（bisabolyl cation）被一分子水淬灭，产生 α- 红没药醇（α-bisabolol）（图 5-38）。

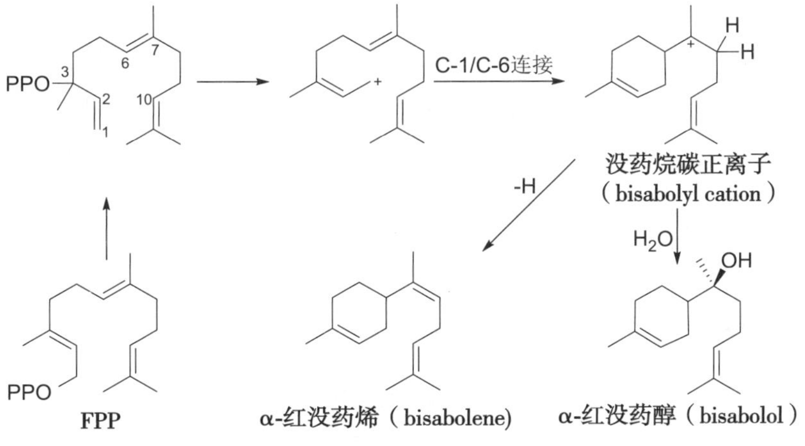

图 5-38 α- 红没药醇 /α- 红没药烯的生物合成

（2）α- 红没药烯合酶（α-bisabolene synthase）：α- 红没药烯合酶也是以 FPP 为底物催化合成 α- 红没药烯（α-bisabolene）。它也可以 GPP 为底物，催化合成（+）- 柠檬烯。α- 红没药烯合酶催化的反应与红没药醇的产生过程类似，差别在于形成的没药烷碳正离子经去质子化形成双键（图 5-38）。

（3）紫穗槐二烯合酶（amorpha-4，11-diene synthase，ADS）[30]：紫穗槐二烯合酶是以 FPP 为底物，催化合成抗疟疾药物青蒿素（artemisinin）生物合成中的关键中间体紫穗槐 -4，11- 二烯（amorpha-4，

11-diene)。反应历程为 FPP 异构化为 NPP，再脱去焦磷酸基团从而离子化；之后 C-1/C-6 位环化生成没药烷碳正离子(bisabolyl cation)，接着经过 1，3- 氢迁移生成 C-1 正离子，C-1/C-10 成环形成艾莫烷型骨架，最后 C-12 或者 C-13 去质子化形成紫穗槐 -1，4- 二烯(图 5-39)。

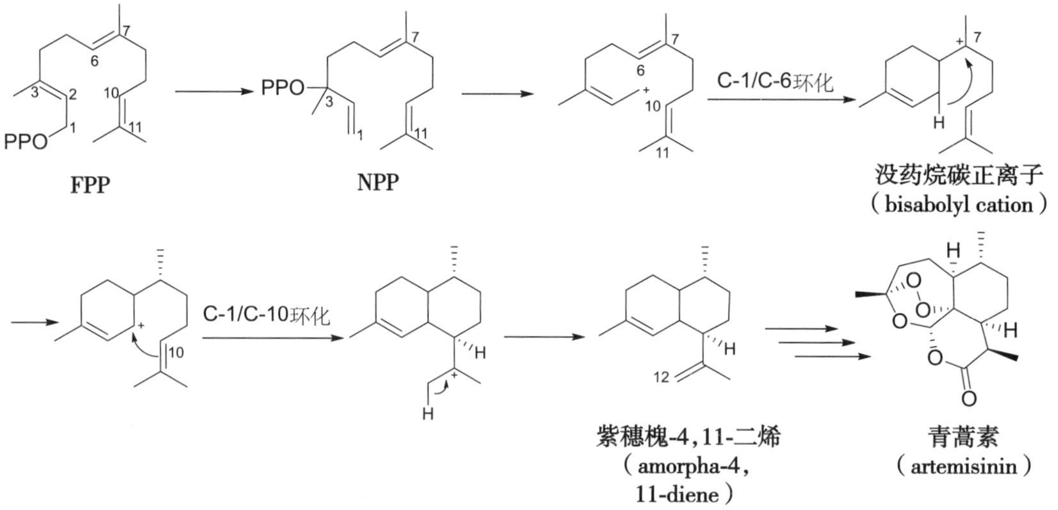

图 5-39　紫穗槐二烯的生物合成

3. 二萜环化酶(diterpene cyclases)　Ⅰ型二萜环化酶是以 GGPP 为底物，通过脱去焦磷酸基因，形成碳正离子中间体；该碳正离子与不同双键发生反应，分别形成 C-1/C-6、C-1/C-7、C-1/C-10、C-1/C-11、C-1/C-14 或 C-1/C-15 位连接的环化产物。Ⅰ型二萜环化酶可催化Ⅱ型二萜环化酶的催化产物(即双环二萜焦磷酸酯)在 C-3/C-8 位形成新的化学键。

(1) 对映 - 贝壳杉烯合酶(*ent*-kaurene synthase，*ent*-KS)：对映 - 贝壳杉烯(*ent*-kaurene)是一个带有四环骨架的二萜，其四环骨架的生物合成需要Ⅰ型和Ⅱ型萜环化酶的共同参与。首先Ⅱ型萜环化酶使 GGPP 质子化环化，形成对映 - 焦磷酸古巴酯(*ent*-copalyl diphosphate，*ent*-CPP)；随后，在Ⅰ型萜环化酶对映 - 贝壳杉烯合酶催化下经离子化形成碳正离子中间体，之后发生 C-C 键重排、氢消除，最终形成贝壳杉烯(图 5-40)。

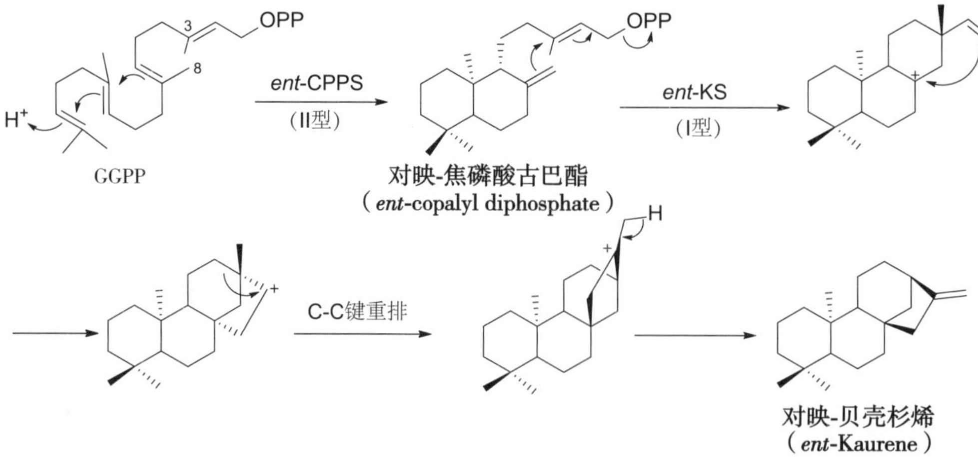

图 5-40　对映 - 贝壳杉烯生物合成

从 *Bradyrhizobium japonicum* 分离得到的对映 - 贝壳杉烯合酶的底物并不是通常的线性异戊二烯前体 GGPP，而是生物合成中间体 *ent*-CPP。因此它的活性位点腔不是作为 GGPP 的合成模板，而是适应 *ent*-CPP 的结构，诱导 C-3/C-8 键的形成。在 *B. japonicum* 中，对映 - 贝壳杉烯合酶和焦磷酸古巴酯合酶是两个独立的酶。而在其他真菌或者植物中，它们通常包含在一个双功能酶中。

(2) 紫杉二烯合酶（taxadiene synthase）：紫杉二烯合酶是催化紫杉醇（taxol）生物合成中第一步关键反应的酶，主要负责合成三环骨架。紫杉二烯合酶催化 GGPP 发生离子化形成碳正离子；通过 C-1/C-14、C-10/C-15 间成键形成碳正离子中间体 **5-19**。随后发生分子内 1，5- 氢迁移，形成 C-7 碳正离子，并与 C-2 连接成环生成 C-3 碳正离子，之后经去质子化产生紫杉二烯（taxadiene）。整个过程中经历四次碳正离子重排（图 5-41）。

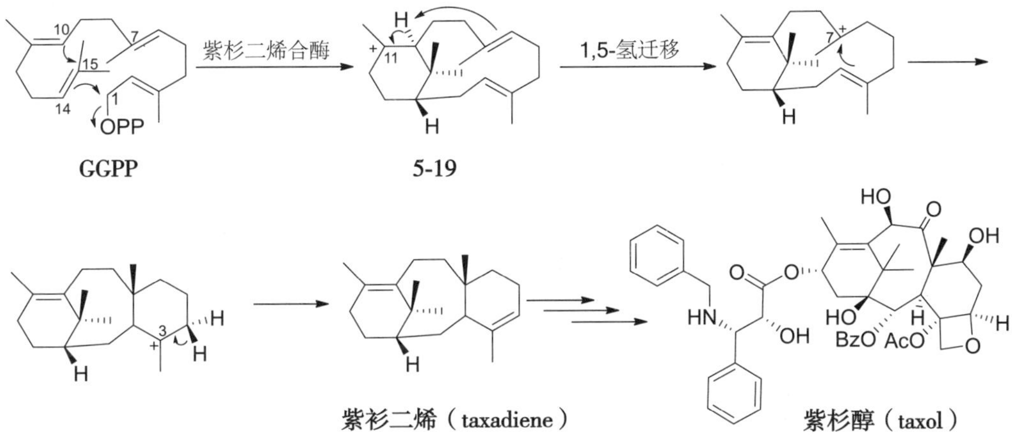

图 5-41　紫杉二烯的生物合成

4. 二倍半萜环化酶（sesterterpenes cyclases）　二倍半萜环化酶通常是以 C_{25} 单元的 GFPP（geranylfarnesyl diphosphate）为底物的Ⅰ型萜环化酶。在植物、真菌以及海洋生物中均发现过 C_{25} 的多环骨架。二倍半萜的生物合成过程十分复杂，涉及氢迁移、C-C 键迁移、立体化学的改变等，骨架结构也多种多样。

以 sesterfisherol[31]为例说明其反应机制。首先，GFPP 的焦磷酸基团离去，形成 C-1 正离子；之后 C-1/C-15、C-14/C-18 成键形成 C-19 正离子 **5-20**；接着经过 1，5- 氢迁移后，正电荷转移至 C-12 位形成烯丙位碳正离子，诱导 C-6/C-10 键形成五元环；然后经过多次氢迁移和 C-C 键的形成和断裂，使立体构型发生改变，正电荷发生多次迁移，最后碳正离子经一分子水淬灭形成 5-8-5-6 四环结构的 sesterfisherol（图 5-42）。

（二）**Ⅱ型萜环化酶**

Ⅱ型萜环化酶是通过异戊二烯类化合物的碳碳双键或环氧化物质子化，形成叔碳正离子，之后继续进攻其他双键（尤其是邻位的双键）形成六元环。提供质子化的酸是 DXDD 序列中处于中间的 D（天冬氨酸）。二型萜环化酶的活性位点在 βγ 或 αβγ 架构的 βγ 亚基上，仅含 βγ 的酶是单功能的二型萜环化酶，而 αβγ 可能是双功能的二型萜环化酶。

1. 二萜环化酶（diterpene cyclases）　Ⅱ型二萜环化酶催化 GGPP 末端双键质子化，同时 C-10/C-15 及 C-6/C-11 间成键产生双环的叔碳正离子中间体，之后可再经历氢转移、甲基转移等反应。以下是Ⅱ型二萜环化酶的代表性例子。

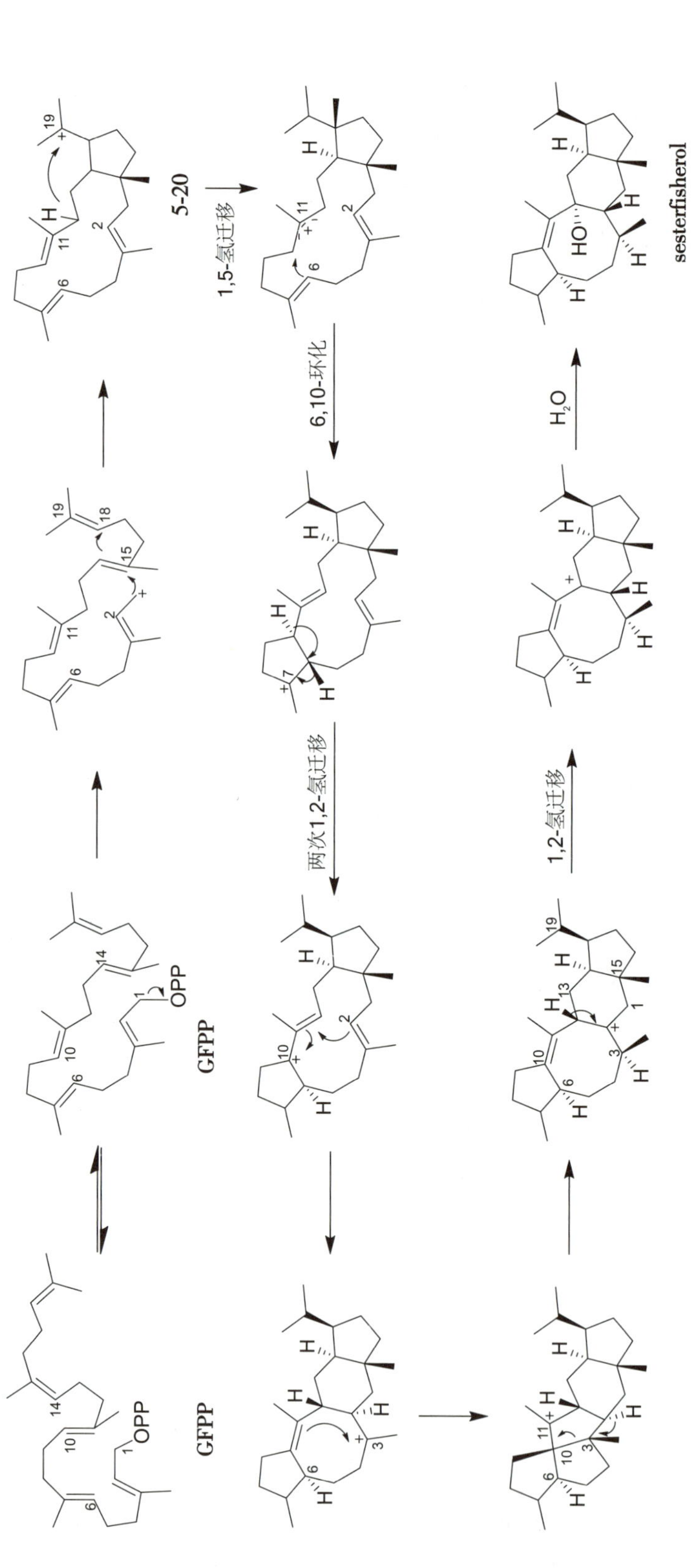

图 5-42　二倍半萜多环骨架的环化机制

植物中半日花烷型的对映 - 柯巴基焦磷酸(*ent*-CPP)是对映 - 贝壳杉烯(*ent*-kaurene)生物合成的中间体,最终形成植物激素赤霉素。来源于拟南芥(*Arabidopsis thaliana*)的 *ent*-CPPS 的 D^{379} 可提供质子,使 GGPP 的 C-14 位质子化形成碳正离子中间体,引发一系列的后续环化反应,最终质子消除终止反应(图 5-40)。来源于 *Streptomyces platensis* CB00739 的 *ent*-CPPS 催化机制与植物中的相同,参与平板霉素(platensimycin)和平板素(platencin)的生物合成。

2. 三萜环化酶(triterpene cyclases)　两分子的 FPP 在角鲨烯合酶(squalenesynthase)的催化下,"尾对尾"相连形成角鲨烯(squalene)。Ⅱ型三萜环化酶以角鲨烯为底物,作用于末端双键或氧化角鲨烯的末端环氧结构,使其质子化从而引发碳碳键的形成,最终产生多环产物。以鲨烯 - 何帕烯环化酶(squalene-hopene cyclase)为例,何帕烯(hopene)及类似结构化合物以角鲨烯为前体,在鲨烯 - 何帕烯环化酶作用下生成一类五环碳氢化合物。来自 *Alicyclobacillus acidocaldarius* 的鲨烯 - 何帕烯环化酶是最先解析出结构的Ⅱ型三萜环化酶。其催化机制为 C-3 首先被质子化,接着 C-2/C-7 以及 C-6/C-11 相连形成 A 环和 B 环。C-10/C-15 键连接形成 C 环;C-14/C-18 键连接形成五元 D 环。D 环扩环形成 6-6-6-6 四环中间体(**5-21**);C-18/C-22 键连接形成 E 环,最终形成何帕烯碳正离子中间体,之后去质子化生成何帕烯;或者被一分子水淬灭,产生副产物何帕醇(hopanol)(图 5-43)。

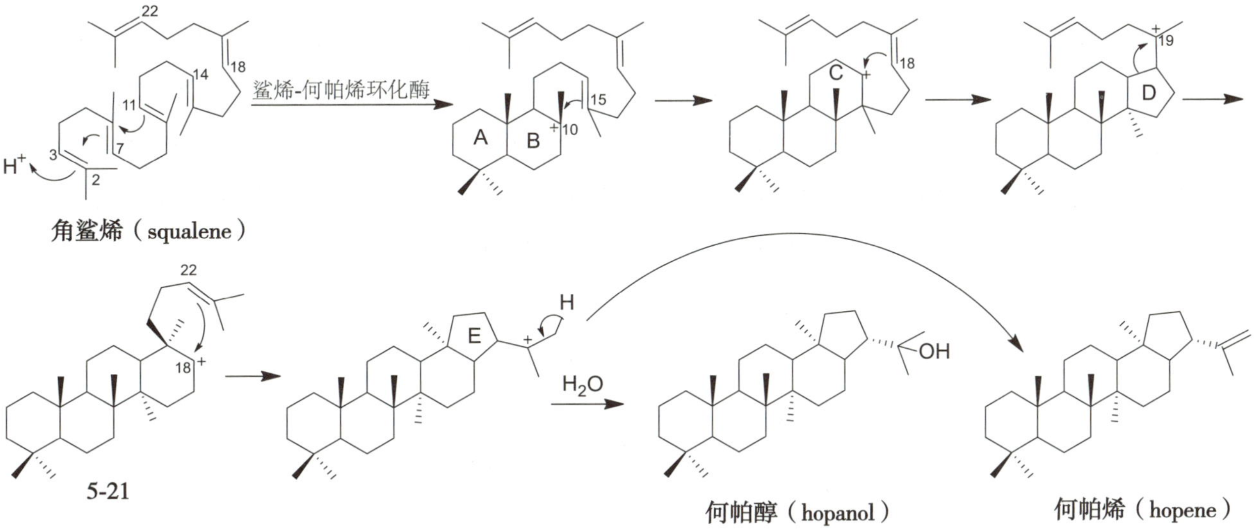

图 5-43　藿烯的生物合成

3. 三倍半萜环化酶(sesquarterpene cyclases)　FPP 和 4 个 C_5 单元 IPP 依次按照"头对尾"相连的模式,在七异戊烯基焦磷酸合酶(heptaprenyl diphosphate synthase)催化下,形成线性七异戊烯基焦磷酸(heptaprenyl diphosphate),即 C_{35} 环化酶的催化前体。七异戊烯基焦磷酸合酶的 HepT 亚基含有Ⅰ型萜环化酶的保守序列 DDXXD,HepS 亚基也是活性必须的。C_{35} 三倍半萜报道较少,其生物合成也需要Ⅰ型萜环化酶和Ⅱ型萜环化酶的共同参与。来源于 *B. subtilis* 的四异戊烯基 -β- 姜黄烯合酶(tetraprenyl-β-curcumene synthase, YtpB),作用于七异戊烯基焦磷酸,使其离子化,经环化形成 β- 姜黄烯(β-curcumene)中的环。YtpB 无典型的 DDXXD 和 NSE 保守序列,取而代之的是 DNLCD 和 DYLIDQEED 基序。它也可以和金属离子结合,行使Ⅰ型萜环化酶的功能。四异戊烯基 -β- 姜黄烯(tetraprenyl-β-curcumene)在 *B. subtilis* 的另一个三倍半萜环化酶四异戊烯基 -β- 姜黄烯环化酶

(tetraprenyl-β-curcumene cyclase, SqhC)的催化下，生成 sporulene。SqhC 有Ⅱ型萜环化酶的保守序列 DXDD，但具体催化机制尚需验证(图 5-44)。

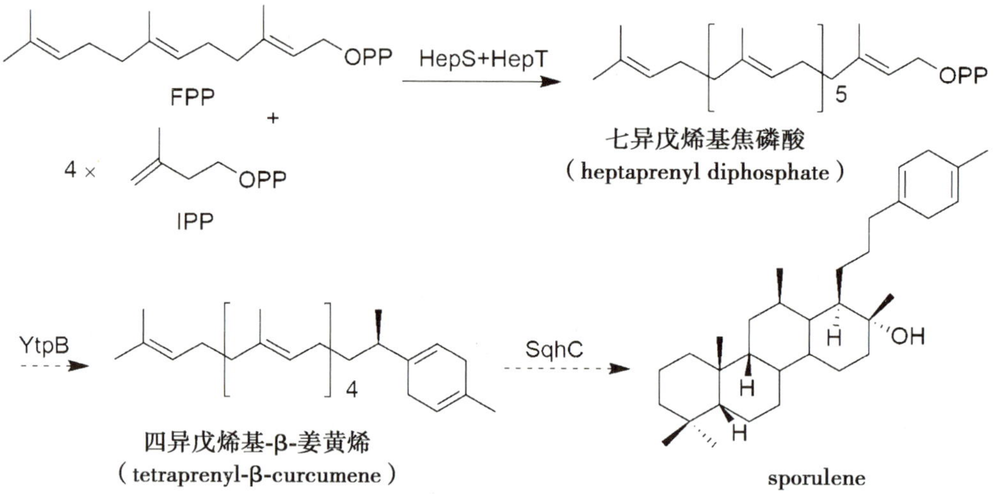

图 5-44　三倍半萜 sporulene 的生物合成

(三) 双功能萜环化酶(bifunctional terpenoid cyclase)

双功能萜环化酶是由 N 端的萜合成酶亚基和 C 端的异戊烯基转移酶亚基组成。第一个报道的双功能萜环化酶是 PaFS(fusicoccadiene synthase)。二萜苷类植物毒素 fusicoccin A 的生物合成前体 fusicoccadiene，它是由双功能萜环化酶 PaFS 以 GGPP 为底物，合成三环二萜。其催化机制为 C-1 焦磷酸离去形成烯丙基碳正离子中间体；接着 C-1/C-11 和 C-10/C-14 成键；继而依次发生 1,2- 氢转移、1,5- 氢迁移、1,2- 氢迁移、C-2/C-6 相连，最后发生氢消除产生 fusicoccadiene(见图 5-45)。

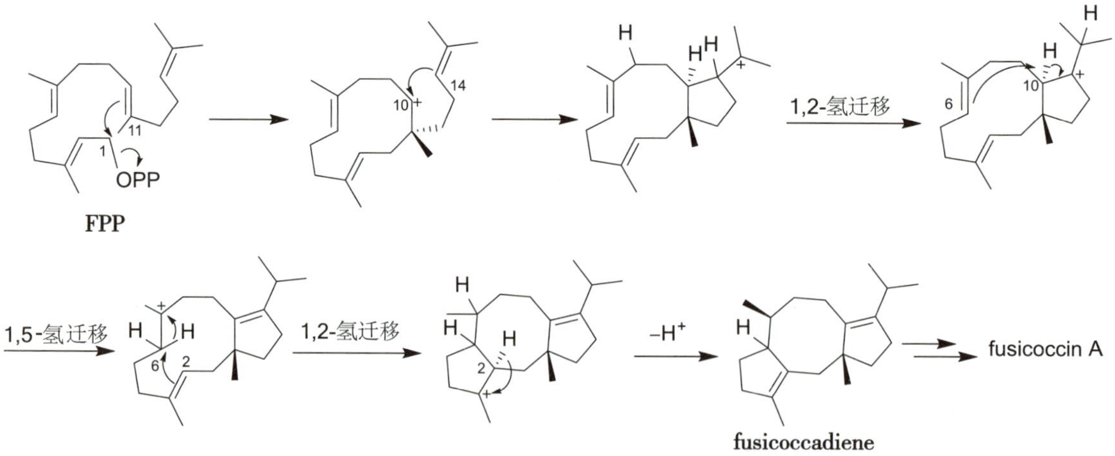

图 5-45　fusicoccadiene 的生物合成

(四) 其他特殊萜环化酶

以上讨论的萜环化酶的化学机制都是碳正离子介导的，大部分都是以线性的异戊烯基焦磷酸酯为底物。除此之外，还有一些萜环化酶以 GPP 的衍生物为底物，发生阴离子介导的氧化还原反应；或者不含萜环化酶的特征性保守序列，但依旧可催化线性异戊烯基焦磷酸酯发生多步反应。

1. 环烯醚萜合酶(iridoid synthase) 环烯醚萜合酶本身不是典型的萜环化酶,而是依赖NADPH/NADH的短链脱氢酶。P5βR(progesterone 5β-reductase)是其同源蛋白。P5βR来自洋地黄(*Digitalis lanata*),在强心苷(cardenolide)的生物合成中可催化还原黄体酮的α,β-不饱和双键。它的催化底物也不是GPP,而是GPP经羟基化再氧化形成的10-氧代香叶醛(10-oxogeranial),它经1,4-还原成烯醇式;再经分子内迈克尔加成,形成琉蚁二醛,最后经分子内缩合形成半缩醛形式的nepetalactol(图5-46)。

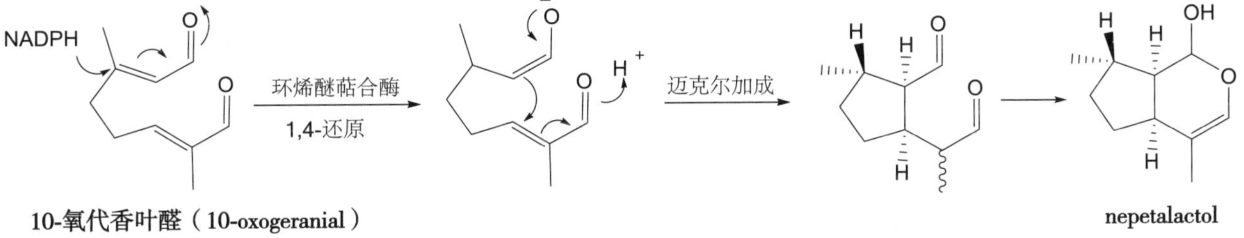

图5-46 环烯醚萜的生物合成

2. α-ionylideneethane synthase[32] 它催化FPP生成植物激素脱落酸(abscisic acid)的前体ionylideneethane。α-ionylideneethane synthase与经典的倍半萜环化酶无同源性,也无特征的DDXXD和NSE结构域,取而代之的是序列中间部分存在三个保守序列。除了存在于植物病原真菌*Botrytis cinerea*中外,它的同源基因在100多种细菌中也有发现,推测可能为倍半萜环化酶的新家族。

α-ionylideneethane synthase的催化机制非常特殊。通过三步反应,历经β-farnesene和allofarnesene两个中间体而得到。第一步,焦磷酸离去形成烯丙基碳正离子,之后去质子化生成中间体(*E*)-β-farnesene;第二步,(*E*)-β-farnesene质子化,H-4转移伴随H-5去质子化,形成另一个中性中间体allofarnesene;第三步,allofarnesene质子化,形成碳正离子,引发C-6/C-11环化,C-8位的2-*pro-S*-氢通过类椅式过渡态消除,最终形成α-ionylideneethane,其生物合成过程见图5-47。

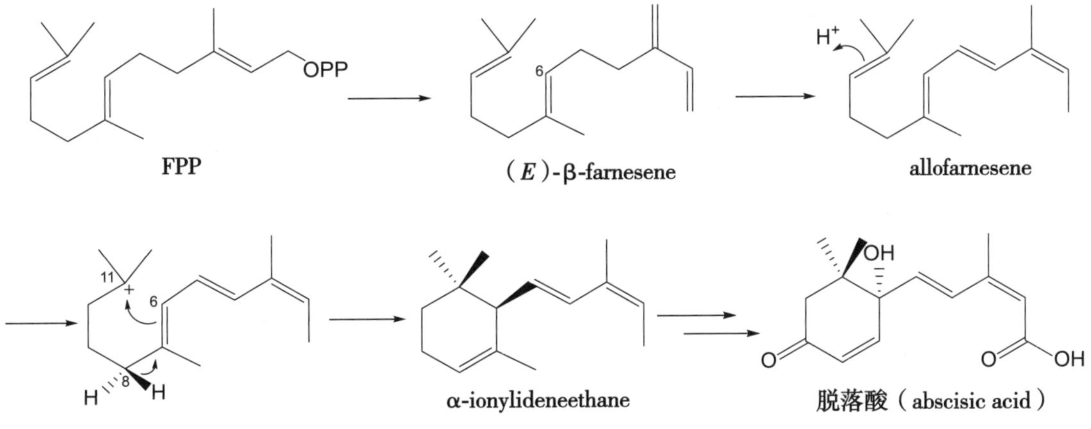

图5-47 α-ionylideneethane的生物合成

四、其他

天然产物骨架结构的形成中除了代表性的聚酮合酶、非核糖体多肽合成酶以及萜环化酶以外，还有一些同时拥有聚酮合酶和非核糖体多肽合成酶功能域的杂合酶。其功能域的结构特征和组成与聚酮合酶和非核糖体多肽合成酶相同。根据杂合酶中功能模块的排列顺序，可以将其分为 PKS-NRPS 杂合酶以及 NRPS-PKS 杂合酶[33]。尽管这两类杂合酶目前在原核生物和真菌中均已报道，但 NRPS-PKS 在真菌中不多见；而在植物中，则尚无报道。根据聚酮合酶部分的类型不同，杂合酶也可以分为模块型以及迭代型杂合酶（图 5-48）。

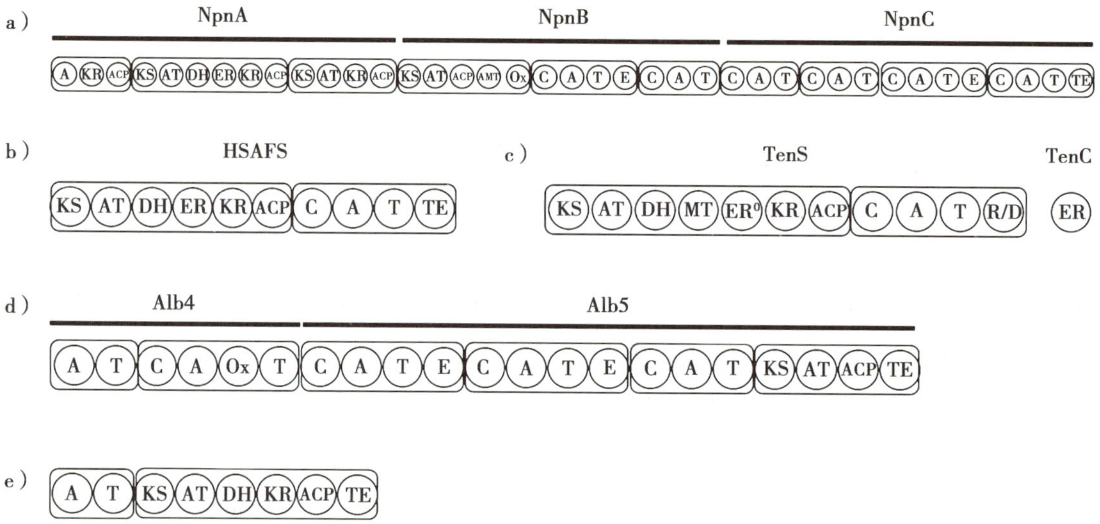

a）原核微生物中模块型 PKS-NRPS；b）原核微生物中迭代型 PKS-NRPS；c）真菌迭代型 PKS-NRPS；d）原核微生物中模块型 NRPS-PKS；e）真菌迭代型 NRPS-PKS。

图 5-48 杂合酶的分类

（一）杂合酶的结构特征

在聚酮合酶和非核糖体多肽合成酶中，底物均通过磷酸泛酰巯基乙硫基酯的形式进行反应。底物在杂合酶中的反应顺序决定了 PKS-NRPS 中聚酮链在非核糖体多肽合成酶上的延伸形成的是 N-C 键而不是 NRPS-PKS 中形成的 C-C 键。这也就要求非核糖体多肽合成酶中的缩合结构域（C）识别聚酮链作为亲电受体。与之对应的是，聚酮合酶的 KS 结构域识别的是延伸中的肽链（见图 5-49）。原核生物中存在的杂合酶主要是以模块型聚酮合酶杂合非核糖体多肽合成酶的形式存在，并且与聚酮合酶或者非核糖体多肽合成酶形成酶复合体的形式进行反应。这就要求酶复合体中各个亚基有正确的相互作用以保证底物的正确识别。而原核生物中存在的极少数的迭代型杂合酶和真菌迭代型杂合酶则不存在此问题。真菌 PKS-NRPS 杂合酶是在早期进化中通过水平基因转移从细菌进化而来，所以杂合酶中模块的组合展现出高度的相似性[34]。在蛋白结构上，典型的真菌 PKS-NRPS 杂合酶中烯酰还原酶结构域（ER）中负责 NADPH 结合的保守基序缺失，导致该功能域失活，标注为 ER^0（见图 5-48c）。而在部分杂合酶基因簇中，烯基还原是由一个游离的烯酰还原酶（*trans*-acting ER）所催化。例如化合物 aspyridone A、tenellin、desmethylbassianin 等的生物合成过程中该游离的烯酰还原酶起了重要的作用。以 tenellin 为例，单独异源表达 TenS（PKS-NRPS）或者沉默 TenC（*trans*-acting ER）都将只产生非常微量的副产物；只有当共表达两者时才能得到正确的目标化合物 tenellin。除了聚酮合酶结构域外，不同来源的 PKS-NRPS 杂合酶在产物释放和环化中的行为不同。真菌 PKS-NRPS 杂合酶中产物释放一般是由还原结构域（R）或末端结构域（D）执行的，而在原核生物中，一般使用硫酯酶结构域（TE）通过迪克曼缩合来释放产物（见图 5-49）。

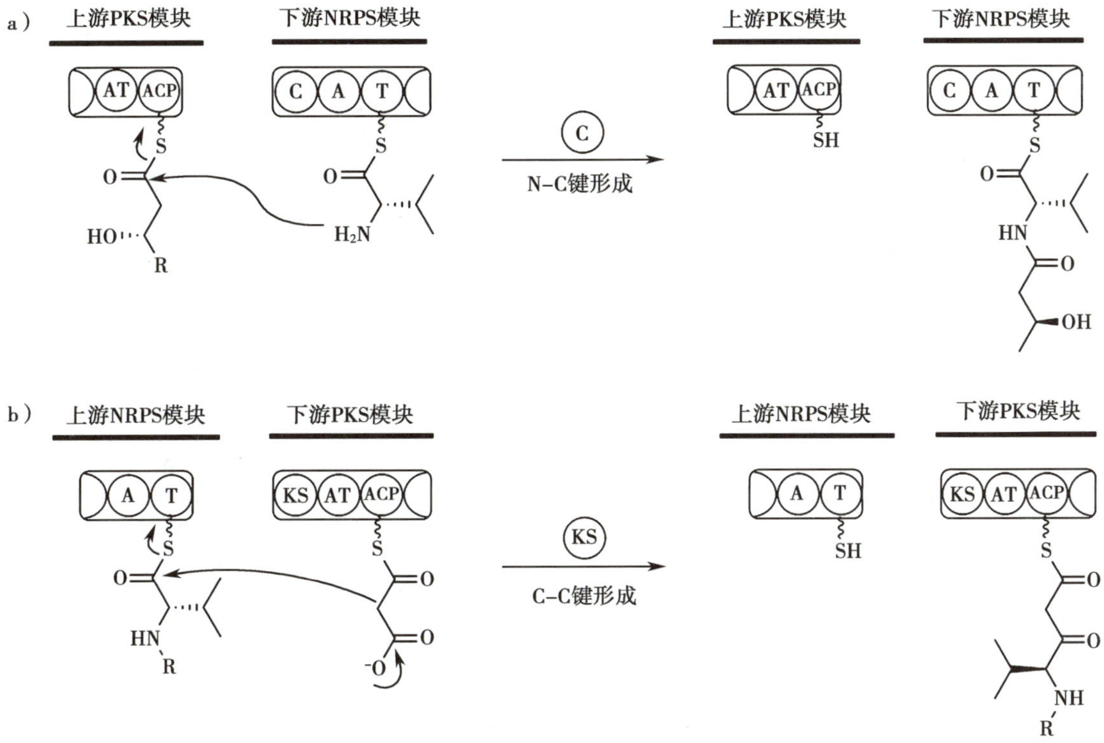

a）PKS-NRPS 中形成 N-C 键；b）NRPS-PKS 中形成 C-C 键。

图 5-49 PKS-NRPS 与 NRPS-PKS 的反应模式

（二）PKS-NRPS 杂合酶

目前在分子水平已被确认的 PKS-NRPS 基因簇并不多。几个主要的例子是 aspyridone A、tenellin、desmethylbassianin、nostophycin A、microcystin-LR、fusarin C 以及 polycyclic tetramate macrolactams（PTMs）等（图 5-50）。

第一个被验证的真菌 PKS-NRPS 杂合酶是负责真菌毒素 fusarin C 骨架结构合成的 FusS[35]。它是一类典型的真菌迭代型 PKS-NRPS 杂合酶，拥有一个失活的烯酰还原酶结构域。Fusarin C 生物合成的关键步骤是在聚酮链与高丝氨酸形成酰胺键后，FusS 末端还原结构域释放出游离醛基，并引发分子内醛醇缩合形成吡咯烷酮环。所得到的特特拉姆酸（tetramic acid）中间体经后续羟基化、甲基化等后修饰反应生成 fusarin C（图 5-51）[28,35]。

多环特特拉姆酸大环内酰胺（polycyclic tetramate macrolactams，PTMs）是一类在原核生物中发现的由两种不同的聚酮链和鸟氨酸组成并内嵌特特拉姆酸（tetramic acid）环的化合物。不同于一般原核生物中模块化的聚酮合酶和非核糖体多肽合成酶组成杂合酶用于骨架分子的合成，合成 PTMs 骨架的酶是一类迭代型聚酮合酶和非核糖体多肽合成酶组成的杂合酶。其中 PKS-NRPS 蛋白 SGR814 的功能是在该类化合物母核形成过程中可以形成两条聚酮链用于与鸟氨酸形成酰胺键，而 SGR812、SGR813 参与侧链多环结构的形成（图 5-52）[36]。

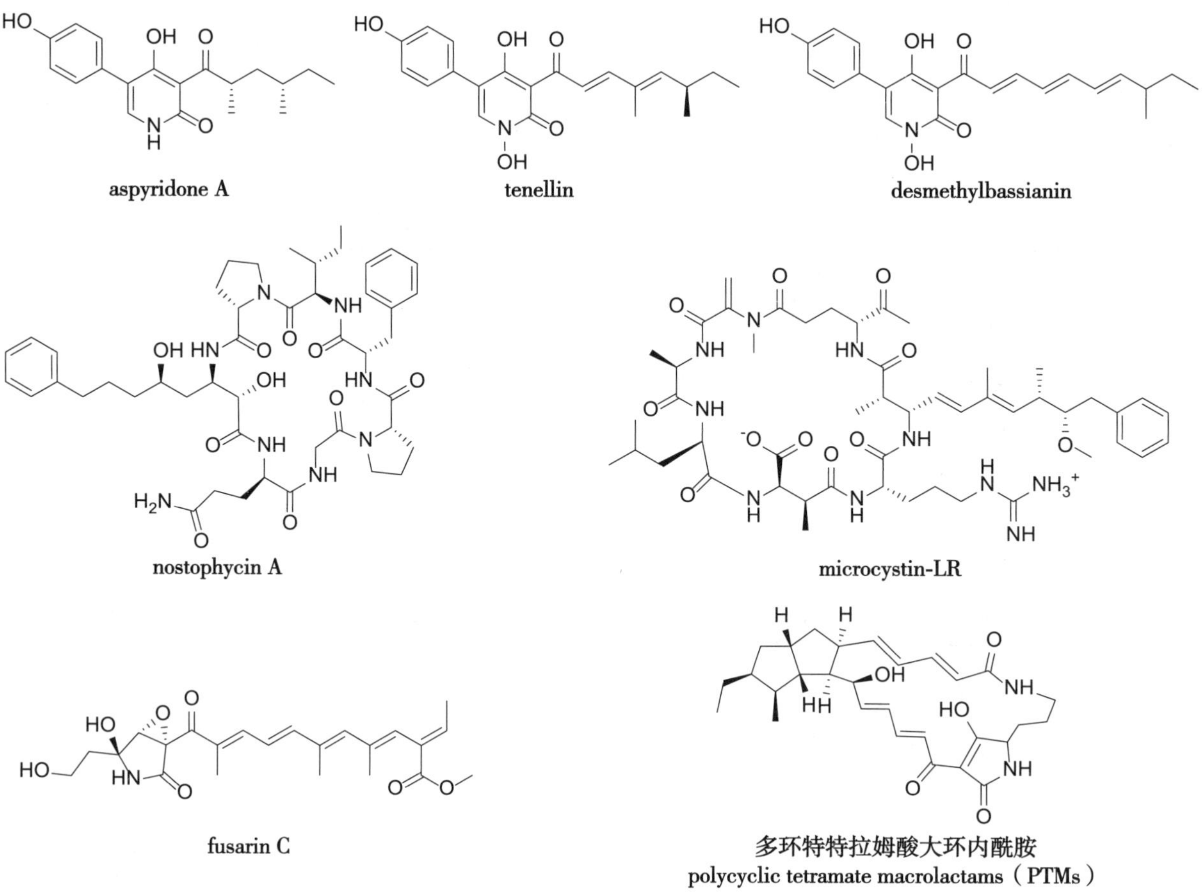

图 5-50　部分已知基因簇的 PKS-NRPS 来源化合物

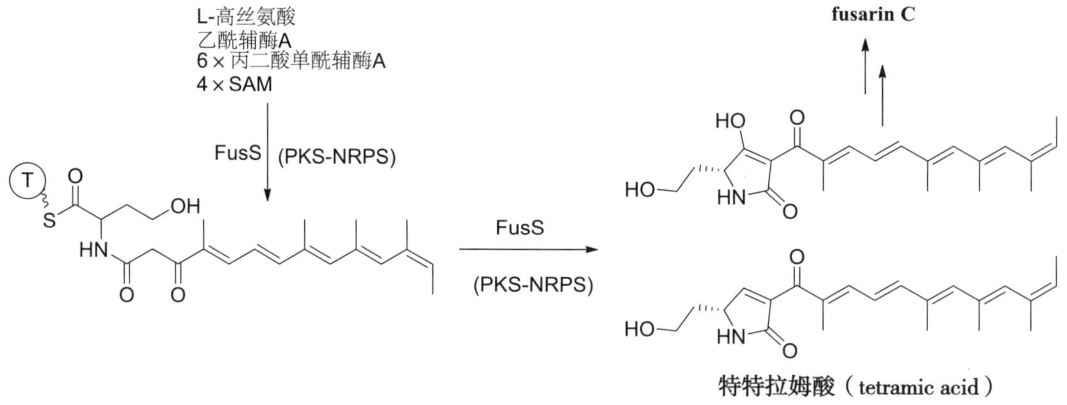

图 5-51　fusarin C 的关键生物合成途径

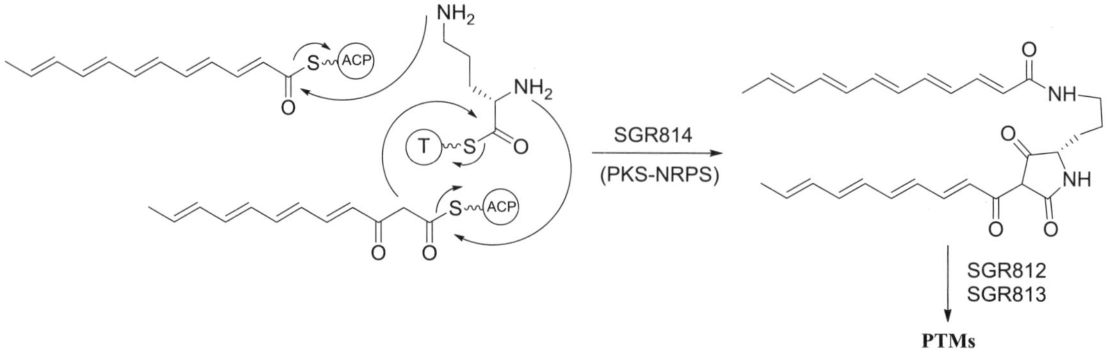

图 5-52　PTMs 的关键生物合成途径

（三）NRPS-PKS 杂合酶

NRPS-PKS 杂合酶在自然界中发现较少，而且一般存在于原核生物中，近年来才在真菌中被发现。例如，广谱抗生素 althiomycin 结构中含有特殊的 4- 甲氧基 -3- 吡咯啉 -2- 酮的药效团[37]。它的生物合成基因簇就包括含有 NRPS-PKS 杂合的复合酶体装配线（Alb4、Alb5、Alb6）。其中 Alb4 和 Alb5 组成 NRPS-PKS 复合酶体装配线，共包括六个模块，前五个模块是非核糖体多肽合成酶模块，依次对应甘氨酸、半胱氨酸、丝氨酸、半胱氨酸和甘氨酸。其主要合成步骤如下：在非核糖体多肽合成酶的肽链延伸过程中，两个半胱氨酸残基杂环化并氧化成噻唑，其后通过聚酮合酶模块引入丙二酰单元得到中间体 **5-22**；再通过 *N*- 氧化酶 Alb2 催化将氨基氧化为相应的肟，然后 SAM 依赖性甲基转移酶 Alb3 催化 *O*- 甲基化形成 **5-23**；最后经Ⅱ型硫酯酶 Alb6 水解形成 althiomycin（见图 5-53）。

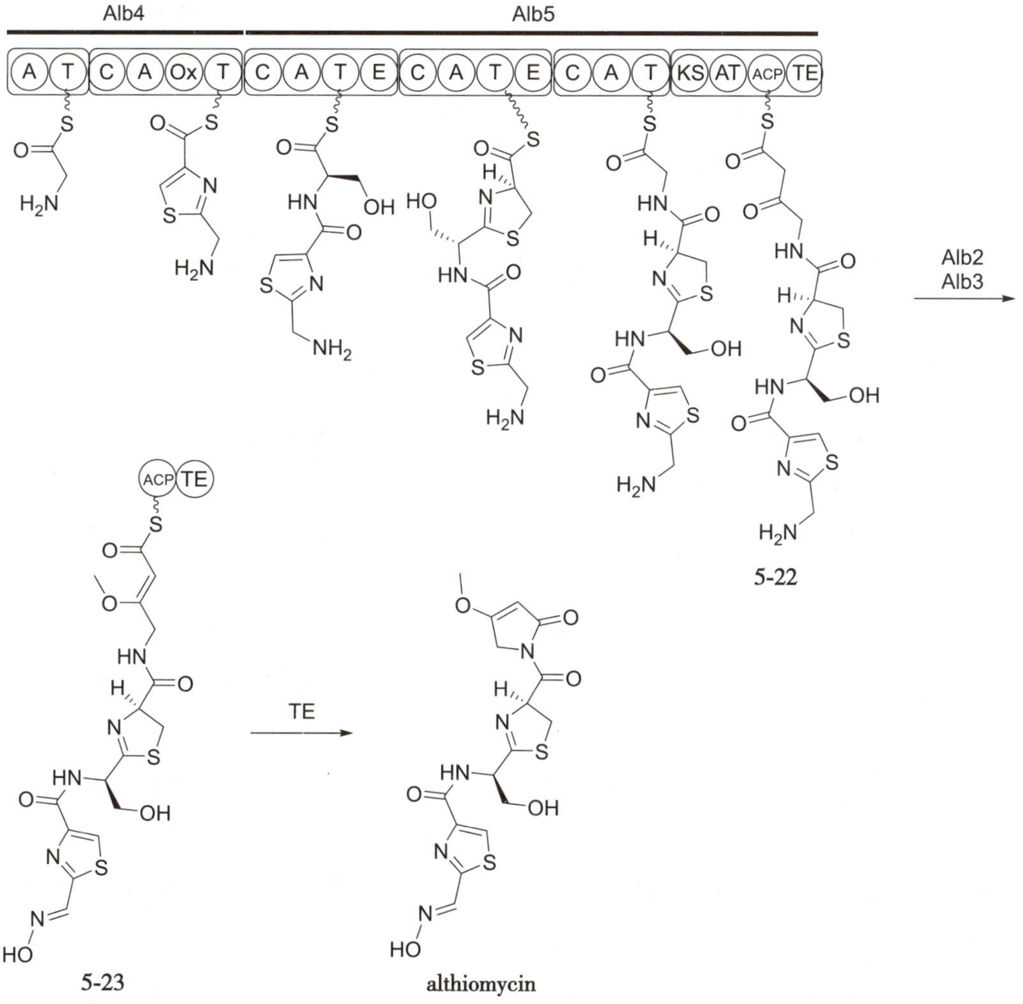

图 5-53　althiomycin 的关键生物合成途径

Tenuazonic acid（TeA）是由植物病原真菌产生的真菌毒素。它是由异亮氨酸和乙酰乙酰辅酶 A 通过 TeA 合成酶 1（TAS_1）合成的[38]。TAS_1 是一种独特的 NRPS-PKS 杂合酶，与其他 NRPS-PKS 杂合酶不同，TAS_1 的聚酮合酶部分仅有 β- 酮基合酶结构域（见图 5-54a），并且该结构域对于 TAS_1 活性是必不可少的，其负责释放最终环化步骤。尽管杂合酶中没有常规的用于产物释放的结构域，TAS_1 能通过 β- 酮基合酶结构域催化中间体 **5-24** 的分子内迪克曼缩合（见图 5-54b）。

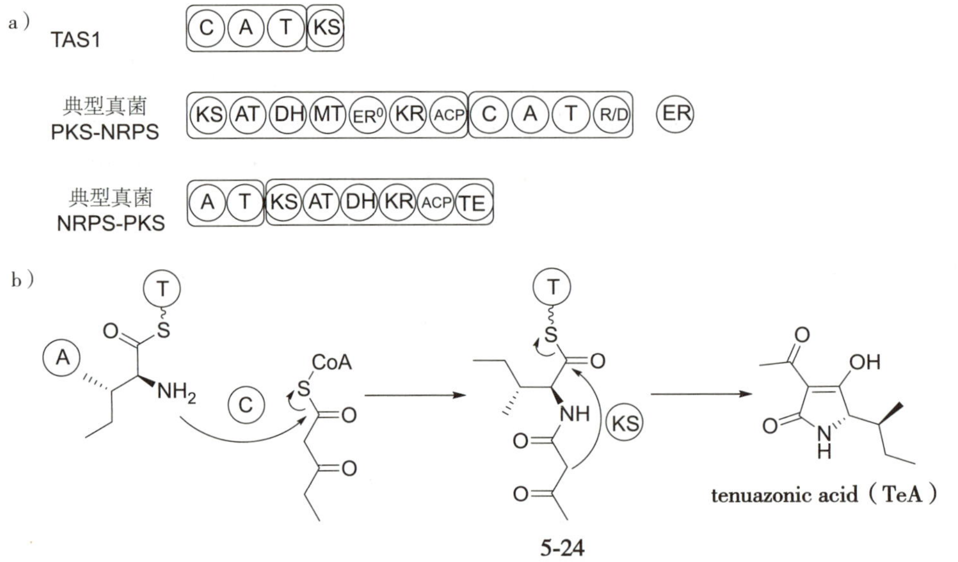

图 5-54 tenuazonic acid 的关键生物合成途径

第二节 参与天然产物骨架结构后修饰的酶

生物体利用初级代谢产物乙酸、氨基酸、葡萄糖等作为前体，在聚酮合酶、非核糖体肽合成酶、萜环化酶等催化下构建各种次级代谢产物的骨架结构，如聚酮、聚肽以及萜类等。通常，天然产物生物合成过程中，骨架结构形成后往往需要在一些特定的酶作用下经过各种后修饰反应才能形成最终具有特定生物活性的产物。后修饰对于次级代谢产物的生物活性非常重要，其可通过对骨架基因所编码翻译后合成的基本骨架分子进行一系列的官能团化（如羟化、羧化、酯化、糖基化、甲基化、卤化等）或直接对基本骨架进行改造（如加氧、扩环、缩环、开环、重排等），从而实现目标分子最适的脂水比，提高目标分子的生物活性，降低目标分子对母体细胞的毒性等。参与次级代谢产物的后修饰反应主要包括氧化还原反应、取代反应、重排反应、加成反应、周环反应等。其中氧化还原反应作为中间体或过渡态最为重要的键电子多样性来源而广泛体现在次级代谢产物的后修饰过程中。参与后修饰氧化还原反应的酶系主要有非血红素 Fe（Ⅱ）/α- 酮戊二酸依赖的双加氧酶系（α-KGD）、血红素铁依赖的细胞色素 P450 单加氧酶系（P450）、核黄素依赖的单加氧酶系（FMO）、NAD（P）$^+$/NAD（P）H 依赖的短链脱氢酶系（SDR）、核黄素依赖的氧化还原酶系、铜离子依赖的氧化酶系、自由基 SAM 超家族氧化酶系等。此外，诸如糖基化、异戊烯基化、甲基化、酰化和卤化等取代反应也在天然产物生物合成过程中起着重要作用。本节中着重介绍在天然产物生物合成过程中负责对天然产物骨架结构进行氧化还原、官能团转移等各种后修饰酶。

一、氧化还原酶系

（一）非血红素 Fe（Ⅱ）/α- 酮戊二酸依赖的双加氧酶

非血红素 Fe（Ⅱ）/α- 酮戊二酸依赖的双加氧酶（α-ketoglutarate-dependent dioxygenase，α-KGD）广泛存在于天然产物的生物合成途径中，其与血红素铁依赖的细胞色素 P450 单加氧酶（P450）和核黄素依赖的单加氧酶系(FMO)是天然产物生物合成过程中最常见的氧化酶系。1967 年由 Sidney Udenfriend 等科学家研究报道的胶原脯氨酸羟基化酶是第一个被充分阐明其辅因子与底物的 α-KGD，研究者们通过一系列实验证明了 Fe^{2+} 和 α- 酮戊二酸(α-KG)是胶原脯氨酸羟基化酶发挥其羟基化脯氨酸功能所必须的辅因子且具有不可替代性。同时该酶需激活一分子氧来催化氧化一分子的脯氨酸并转化一分子的 α- 酮戊二酸。α-KGD 通常需要同时结合辅因子：Fe^{2+} 和 α- 酮戊二酸来发挥功能。然而，也有一些特殊的 α-KGD 并不严格依赖 α- 酮戊二酸，这类 α-KGD 通常催化一些特殊的反应。尽管不同 α-KGD 的氨基酸序列不同，但它们均具有一个双链 β- 螺旋形折叠(double-stranded β-helix fold)的三级结构，其保守序列为 HxD/Ex_nH。这是由两个组氨酸残基和一个天冬氨酸或谷氨酸残基配位络合一个亚铁离子而构成的三联体催化中心。该三联体通常称为 2- 组氨酸 -1- 羧酸盐面型三联体 (2-his-1-carboxylate facial triad)。由于亚铁离子可形成六个配位键，所形成的六配位络合物为八面体，以亚铁离子为中心，配位的 2- 组氨酸 -1- 羧酸盐构成了八面体的一个面，剩下的三个配位键在蛋白执行催化功能前则由三分子的结合 H_2O 提供，从而构成完整的八面体。其中提供配位的三分子结合 H_2O 在蛋白执行催化功能时分别被一分子的 α- 酮戊二酸和一分子的 O_2 所替换，形成新的催化八面体。正是由于这种可替换的三个配位键的存在，使得 α-KGD 拥有其独特的催化机制并可执行一些独特的催化反应。大部分 α-KGD 与 P450 通过活化惰性 / 非惰性 C-H 键来实现其催化功能(一些特殊例子将在后文中介绍)。由于它们能够高效地进行有机合成难以实现的惰性 C-H 键的区域选择性和立体选择性活化，从而实现目标分子惰性位点的氧化、卤化、重排等修饰而备受化学家们的青睐[39-41]。

1. α-KGD 催化循环机制　如前所述，α-KGD 在执行催化功能前其活性中心以八面体 i(见图 5-55)形式存在。在催化体系中，辅因子 α- 酮戊二酸的存在使得一分子的 α-KGD 结合一分子 α- 酮戊二酸从而置换六配位络合物中的两分子结合水，重新形成新的六配位络合物 ii。此时，底物进入酶的活性中心，底物的疏水排斥作用使得最后一分子配位结合水离去，从而空出亚铁离子中心的一个配位位点(图 5-55，iii)，为一分子氧的结合做准备。当一分子氧与五配位亚铁络合物通过自由基形式结合(iv)后形成 Fe(Ⅲ) - 过氧化物自由基 v。中间体 v 中的氧自由基进攻 α- 酮戊二酸的 α 位酮羰基，形成活泼的

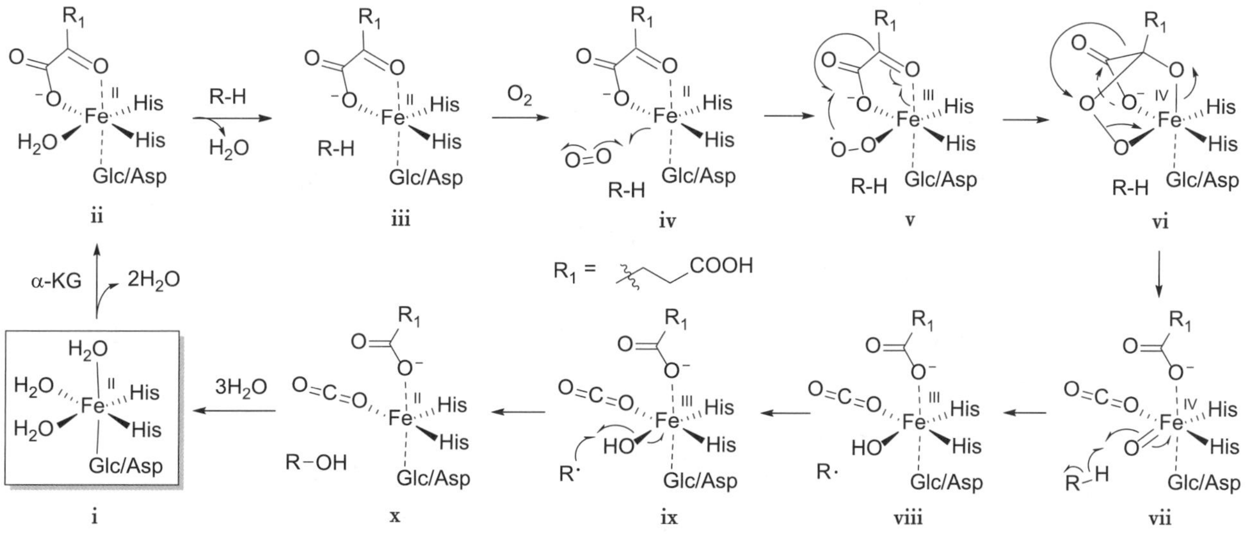

图 5-55　α-KGD 催化羟基化的循环机制

Fe(Ⅳ)-过氧化物复合物 vi；继而触发过氧键的断裂，同时氧化分解 α-酮戊二酸为 CO_2 和琥珀酸，并生成具有高度催化羟基化活性的铁酰中间体 Fe(Ⅳ)=O(vii)。铁酰中间体依赖于蛋白活性空腔的构型构象对底物的限制而区域选择性地夺取底物特定位点的氢原子，生成具有高反应活性的底物自由基以及活性较弱的 Fe(Ⅲ)-OH 中间体(viii)。该底物的碳自由基虽然为平面结构，但由于受制于活性空腔的构型构象，该碳自由基具有前手性的性质，在其夺取 Fe(Ⅲ)-OH 中间体中的羟基后，最终完成底物的区域选择性和立体选择性羟基化，同时 Fe(Ⅲ)-OH 中间体还原为 Fe(Ⅱ)进入下一个催化循环(图 5-55，ix → i)。

当底物某一反应位点上不只含有一个氢时(如甲基、亚甲基)，α-KGD 往往会催化生成多种氧化产物或一种高氧化态产物(视 α-KGD 活性而定)。例如甲基可被氧化成羟甲基而从酶活性中心释放。如果该 α-KGD 催化活性高，半衰期长，该羟甲基可继续被氧化成醛基，醛基进一步氧化为羧基，最终以羧基化产物形式释放。如果底物中有两个及以上的 C-H 与 Fe(Ⅳ)=O 的成键距离相近，则有可能发生多位点氧化，形成多位点共氧化产物或重排产物。

从 α-KGD 的催化循环过程可知，α-酮戊二酸不但作为辅因子，还作为共底物接受了来自氧分子中的一个氧原子而消耗性地被氧化分解为 CO_2 和琥珀酸，因此，α-KGD 也被称为双加氧酶而不同于 P450 和 FMO。

2. α-KGD 催化的化学反应　α-KGD 是生物体维持正常代谢所必须的氧化酶，其底物可以是 DNA、RNA、氨基酸、蛋白、脂类、多糖、非核糖体、聚酮、萜、生物碱等，这几乎涵盖了生命体代谢所有的有机分子以及次级代谢产物。目前已知的 α-KGD 所催化的化学反应除了其常规的羟基化反应外，还包括环氧化反应、过氧化反应、卤代反应、缩环反应、扩环反应以及重排反应等。

(1) 羟基化反应：这类反应多见于次级代谢产物的生物合成中，通常在特定的惰性或非惰性位点进行羟基化而获得生物学功能或为后续的其他酶的作用提供官能团。羟基化可发生在生物合成期间的各个阶段：①在前期的骨架构建基本单元上进行羟基化，例如具有抗真菌作用的非核糖体肽类(NRPs)化合物棘白菌素 B(echinocandin B)[39]。该化合物生物合成前体中的两个脯氨酸残基和一个高酪氨酸残基的羟基化修饰均发生在游离的 L-脯氨酸和 L-高酪氨酸上，并分别由两个不同的 α-KGD(GloC 和 EcdG)来催化完成。②在中期中间体上羟基化[42]。例如从青霉属真菌 *Penicillium dangeardii* 中获得的聚酮类化合物 rubratoxin B 的生物合成过程中，关键中间体 **5-26** 的生成需经过 4 个 α-KGD(RbtB、RbtG、RbtE 和 RbtU)，并分别对中间体 **5-25** 的 5 位、6 位、11 位和 7′ 位 C-H 进行活化羟基化。③在后期成熟分子上羟基化。例如具有抗肿瘤活性的化合物 hydroxyl-thailanstatin A，在其最终成为活性产物之前需由 α-KGD(Fr9P)在其前体 **5-27** 的吡喃环 B 上进行最后一步的变构羟基化(图 5-56)[39]。

有些次级代谢产物特定位置的羟基官能团化后还可触发自发的消除或环化反应。例如以尿嘧啶单磷酸核苷(UMP)为前体的化合物 A-90289 B，是 UMP 结构中核糖 5′ 位的亚甲基被 LipL 催化羟基化后，羟基氧原子上的孤对电子亲核进攻该取代位的碳而自发消除该碳上的磷酸基团，从而生成醛基并促进后续的转氨反应[39]。再如麦角胺(ergotamine)的生物合成中，中间体 **5-28** 中酰胺键的亚氨邻位次甲基碳经 Cp_EasH 催化氧化羟基化后，立即自发与哌嗪二酮上的酮羰基形成半缩酮从而形成噁唑环(图 5-57)[39-40]。

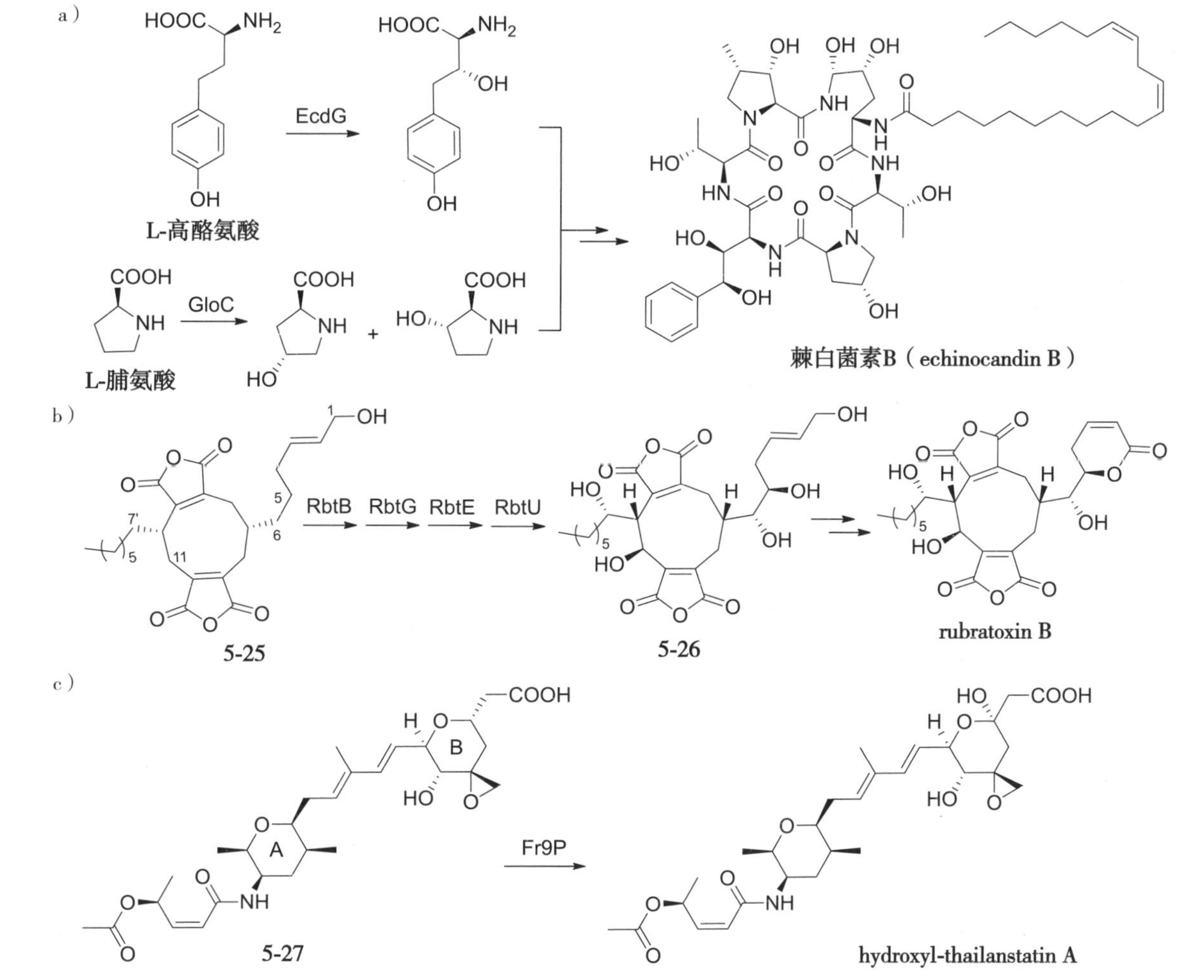

a）EcdG 及 GloC 催化的前期羟基化反应；b）RbtB、RbtG、RbtE 和 RbtU 催化的中期羟基化反应；c）Fr9P 催化的后期羟基化反应。

图 5-56　α-KGD 催化的代表性羟基化反应

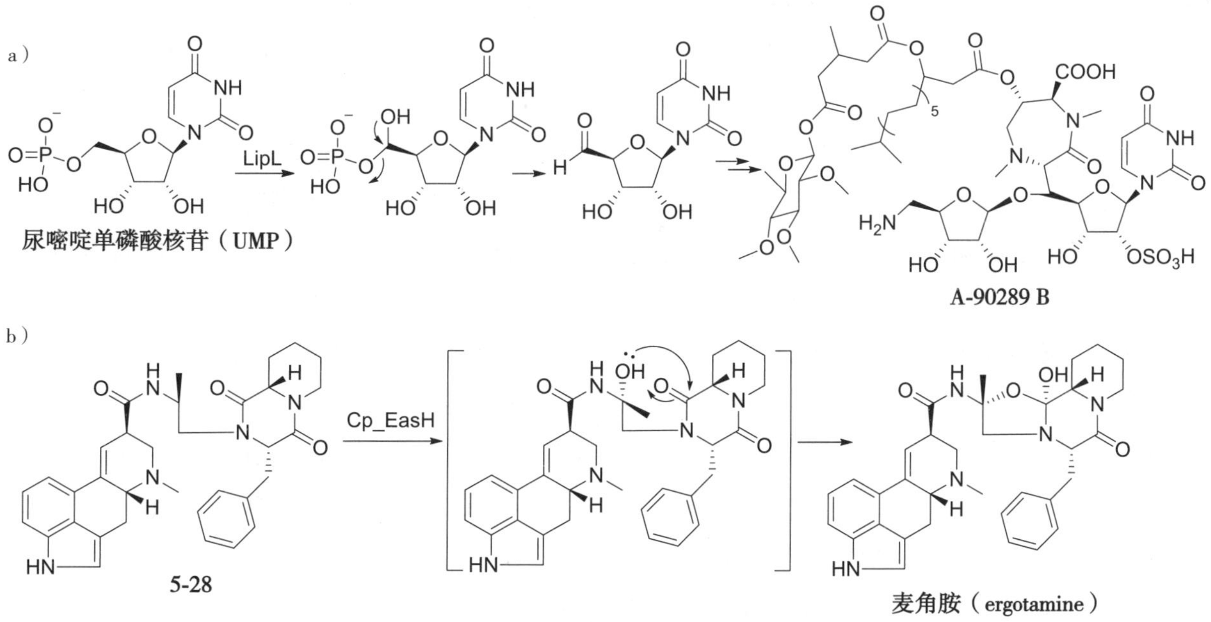

a）LipL 催化的羟基化反应；b）Cp_EasH 催化的羟基化反应。

图 5-57　α-KGD 催化羟基化伴随的消除和环化反应

(2) 脱氢与环氧化：α-KGD 可催化底物去饱和形成碳碳双键。例如在 quinocarcin 的生物合成途径中，L- 精氨酸（L-arginine）被 α-KGD（Qcn18）氧化脱氢后生成中间体 L-(*E*)-4,5- 脱氢精氨酸［L-(*E*)-4,5-dehydroarginine］[39]。α-KGD 还可氧化碳碳双键成环氧。例如化合物 dapdiamide 结构中的环氧是由前体分子中的碳碳双键经 α-KGD（DdaC）催化线上环氧化形成的（图 5-58）。通常 α-KGD 氧化底物生成的碳碳双键，可进一步被同一个酶氧化形成环氧[39]。

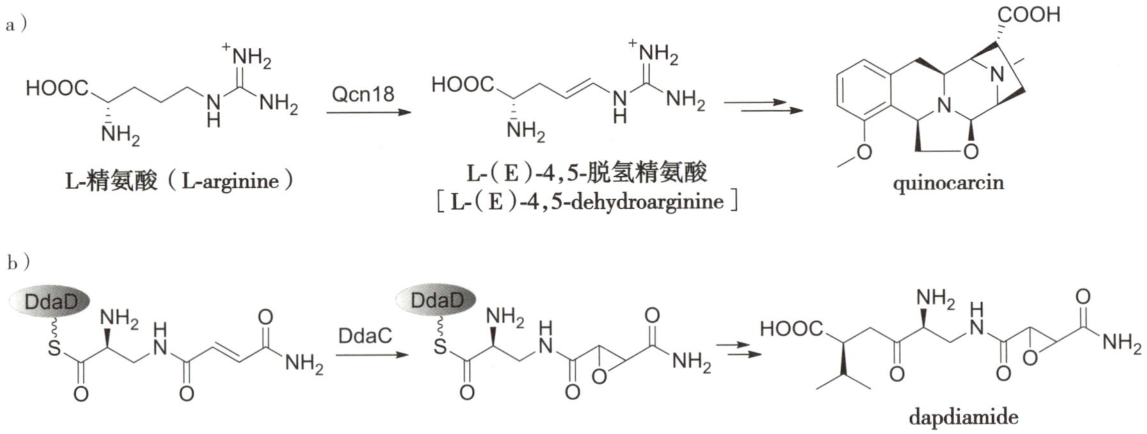

a）Qcn18 催化的脱氢反应；b）DdaC 催化的环氧化反应。

图 5-58 α-KGD 催化脱氢和环氧化反应

(3) 过氧桥的形成与断裂：过氧化反应是 α-KGD 催化的一类特殊反应，能够在底物特定位置插入一过氧桥使之形成过氧化物。这类反应目前报道的不多，催化机制也较为特别。而 α-KGD 催化过氧桥的断裂更为罕见。

疣孢青霉原（verruculogen）是从青霉属真菌疣孢青霉（*Penicillium verruculosum*）中分离得到的含过氧桥的非核糖体肽类化合物。早期利用放射性同位素手段进行的生物合成研究认为该化合物中的过氧桥是非酶促形成的，直到 2009 年科学家们才发现 verruculogen 的生物合成基因簇 *ftm* 中的 α-KGD（FtmOx1）作为内过氧化物酶负责了该化合物中过氧桥的构建。然而 FtmOx1 催化形成过氧桥的机制直到 2015 年该蛋白的晶体结构被报道后才被揭示。该蛋白活性空腔中有一酪氨酸残基（Tyr224）阻隔在 Fe(Ⅳ)=O 催化中心与底物之间，使得 Fe(Ⅳ)=O 无法直接对底物进行氧化，这说明该 Fe(Ⅳ)=O 催化中心可能是通过 Tyr224 进行电子传递从而实现对底物的过氧化。目前推测的机理如图 5-59 所示，Fe(Ⅳ)=O 夺取酪氨酸残基中的羟基氢原子，使酪氨酸残基自由基化；该自由基立即夺取中间体 **5-29** 中 *N*- 异戊烯基上的一个 sp^3 杂化亚甲基上的氢原子生成自由基 **5-30**；该自由基立即结合一分子氧形成过氧自由基，过氧自由基与其相邻的二甲基丙烯基上的碳碳双键经 C-O 偶联从而完成过氧桥的构建，并生成过氧化物自由基 **5-31**，目前 **5-31** 中的自由基如何猝灭尚不明确[39-41]。

来自曲霉属真菌 *Aspergillus novofumigatus* 的 novofumigatonin 具有较高的氧化态，并拥有独特的原酸酯结构。Thomas O. Larsen 等于 2018 年报道了该化合物的生物合成途径，并阐明了原酸酯的形成机制。研究发现在原酸酯的形成过程中可能同时经历了过氧桥的形成与断裂，且过氧桥的形成与断裂分别由 NvfI 和 NvfE 这两个 α-KGD 催化，其催化机制如图 5-60 所示。在这个过程中催化过氧桥断裂的 NvfE 只依赖 Fe^{2+}，而不依赖 α-KG[43]。

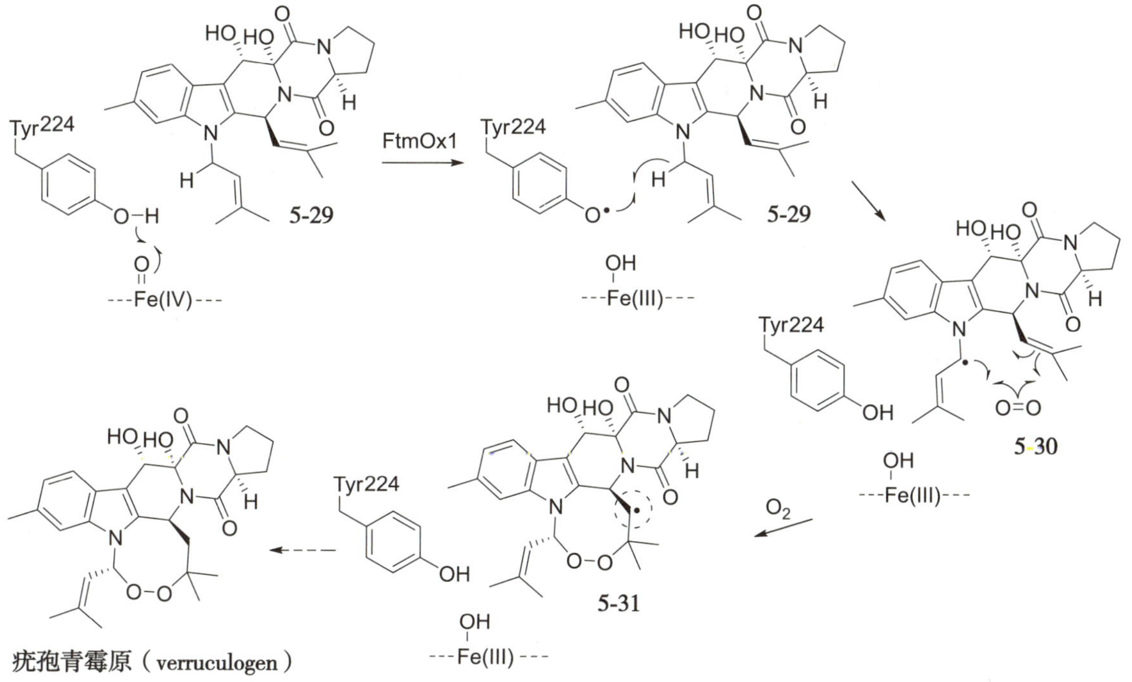

图 5-59　FtmOx1 催化 verruculogen 结构中过氧桥的形成

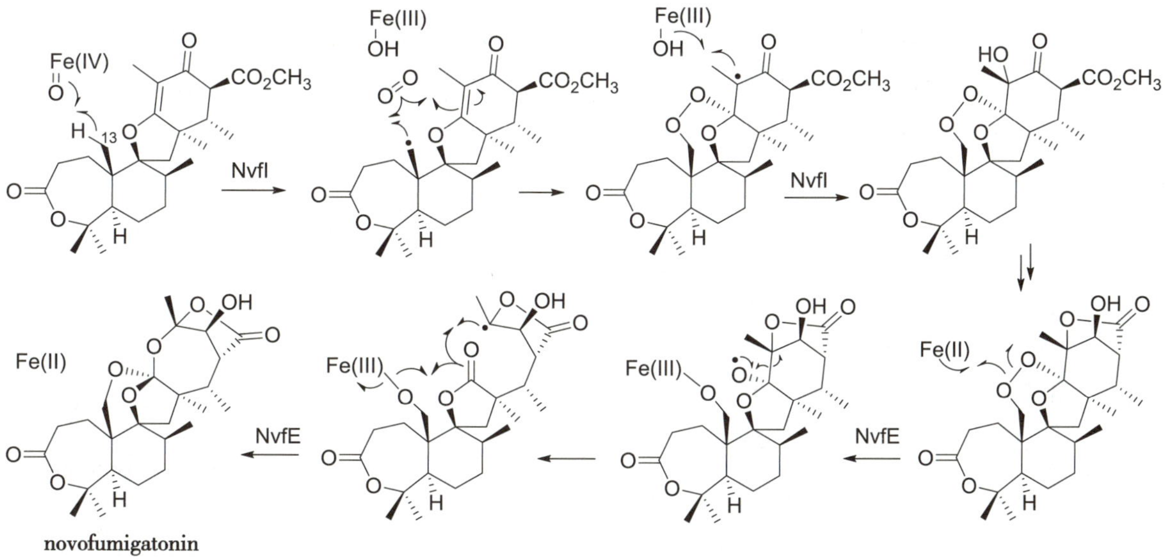

图 5-60　NvfI 和 NvfE 催化 novofumigatonin 结构中过氧桥的形成与断裂

(4) 扩环、缩环及重排反应：α-KGD 催化的扩环和缩环也常伴随着重排反应。例如，环庚三烯酚酮（tropolones）类化合物中七元环的构建需要 α-KGD 的参与。其中，3-methylorsellinic aldehyde 经氧化后的产物 **5-32** 在 α-KGD（TropC）催化下将 C-2 位甲基羟化，使之成为邻二醇产物 **5-33**；**5-33** 继续与 TropC 的催化中心的 Fe（Ⅱ）络合成六配位络合物 **5-34**，这种络合形式促使 **5-33** 快速经频哪醇重排扩环形成 stipitaldehyde[39-40]。

α-KGD 也可催化缩环反应。例如，化合物 **5-35** 结构中 C-10 位碳上的氢可被 α-KGD（Aj_EasH）氧化形成自由基 **5-36**，再与 C-8 经自由基偶联成键得到中间体 **5-37**，最终形成带环丙烷结构的化合物 cycloclavine（图 5-61）[39-40]。

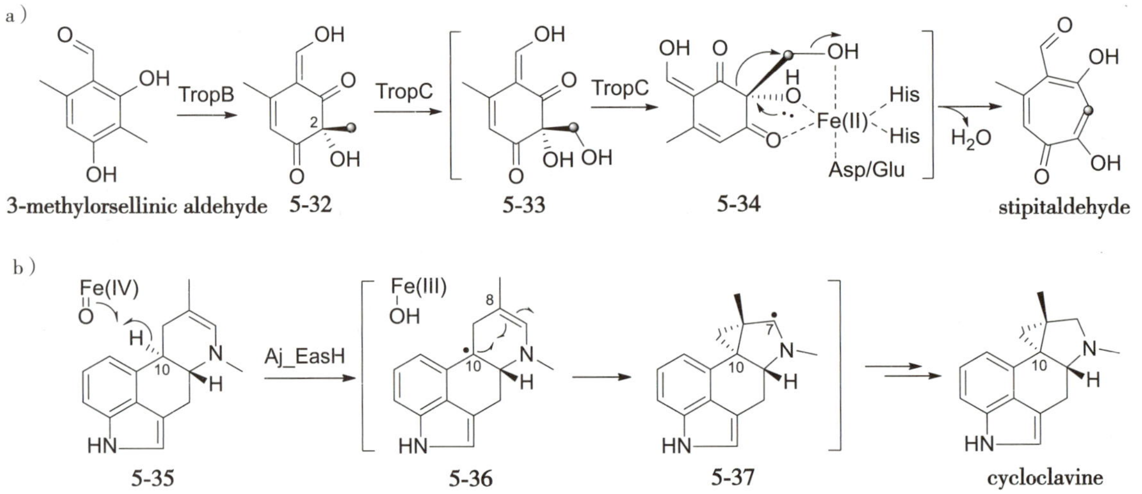

图 5-61　TropC（a）和 Aj_EasH（b）催化的扩环和缩环反应

α-KGD 催化的重排反应分为两类：一类是经过羟基化或环氧化后触发的后续重排。这类重排严格意义上不直接由 α-KGD 催化。例如，非核糖体肽类化合物（–）-4′-methoxyvirridicatin 是由中间体 **5-38** 经同一个 α-KGD（AsqJ）分别氧化脱氢及环氧化后，形成关键中间体 **5-39**，并发生自发重排转变为终产物（–）-4′-methoxyvirridicatin（图 5-62a）。因此，AsqJ 只是催化氧化底物使其成为可自发重排的氧化态中间体，而自身并不参与重排过程[39-41]。另一类是由 α-KGD 催化底物自由基化后，由自由基引发的重排。这类重排则需要 α-KGD 的参与。例如，化合物 andiconin 的生物合成过程中由中间体 **5-40** 向 andiconin 转化时，自由基的引发和猝灭均需要 α-KGD（AndA）的参与（图 5-62b）[39-40]。

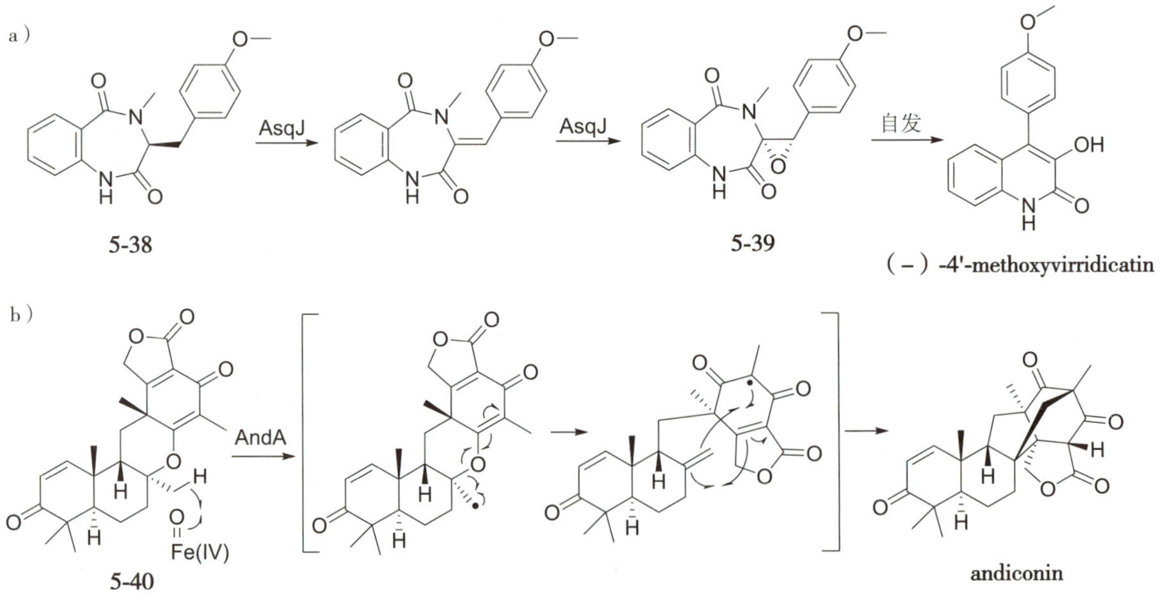

图 5-62　α-KGD 催化的重排反应实例

（5）卤代反应：该类卤代酶通常称为非血红素 Fe（Ⅱ）/α-酮戊二酸依赖的卤代酶。与常规的 α-KGD 不同，该类酶以 His-Cl-His 为面型三联体，即 HxD/Ex_nH 保守序列中的 D/E 发生突变（如 SyrB2 中突变为 Ala）。尽管如此，该类酶的催化卤代机制与前述的羟基化机制相似（图 5-63a）。目前发现的该类卤代酶所作用的底物均需要加载在肽酰载体蛋白结构域（PCP 或 T 结构域）上才能被卤化。例如，非核糖体肽类化合物 syringomycin 的生物合成中的氧化酶 SyrB2（图 5-63b）。但 WelO5 是个例外，它可作用于游离底物（图 5-63c），将 12-*epi*-fischerindle U 卤化形成 12-*epi*-fischerindle G，后者是 welwitinolinone A isonitrile 的生物合成前体[39,41]。

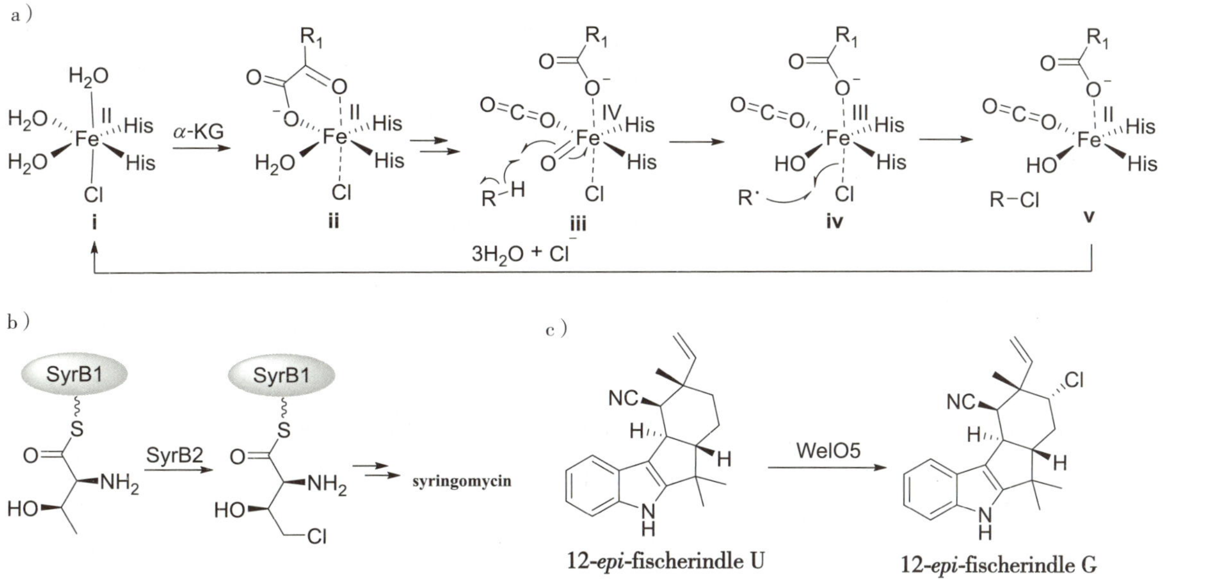

图 5-63　α-KGD 催化的卤代反应机理及实例

（二）细胞色素 P450 酶

细胞色素 P450 酶（cytochrome P450 enzymes，CYPs 或 P450 酶）广泛存在于动物、植物和微生物中。因其在还原状态下能与一氧化碳结合，产物在 450nm 处具有特征吸收峰而得名。P450 酶作为后修饰氧化酶在天然产物生物合成过程中具有重要作用。因其能催化不同结构类型的化合物（如萜类、甾醇类、聚酮类、生物碱类、多肽类、芳香族化合物等）进行多种类型的（如羟基化、环氧化、芳香环偶联等）反应，而被称为自然界最具催化多样性的生物催化剂[44-47]。

迄今为止，已有数千种 P450 酶被报道。根据蛋白质的氨基酸序列及其同源性，这些 P450 酶可以被分为多个家族（family，同源性 >40%，以阿拉伯数字编号，如 CYP1、CYP2 等）和亚族（subfamily，同源性 >55%，以大写英文字母编号，如 CYP1A、CYP1B 等）。亚族中的各个 CYPs 再以阿拉伯数字进行顺序编号（如 CYP1A1、CYP1A2 等）。除了依据同源性对 P450 酶进行分类，还可以根据其催化的反应类型将 P450 酶分为羟基化酶、环氧化酶、Baeyer-Villiger 氧化酶等。此外，还有一种重要的分类方法，即按照 P450 酶所需的还原伴侣蛋白来分类：有些 P450 酶的还原伴侣蛋白包含一个含有铁硫簇（Fe_2S_2）的铁氧还蛋白（ferredoxin，Fdx）以及一个含有 FAD 的铁氧还蛋白还原酶（ferredoxin reductase，FdR），通常被称为第Ⅰ类（class Ⅰ），常见于细菌和真核生物线粒体中的 P450 酶；而第Ⅱ类（class Ⅱ）P450 酶的还原伴侣蛋白为含有 FAD/FMN 的细胞色素 P450 酶还原酶（cytochrome P450 reductase，CPR），常见于真核生物，大多情况下以膜蛋白形式存在。此外，还存在与 CPR 天然融合的 P450 酶（class Ⅲ）、与 Fdx 和 FdR 天然融合的 P450 酶（class Ⅳ），以及不需要还原伴侣蛋白、可直接利用 NAD（P）H 的 P450 酶（class V），但在自然界中极其少见[48]。

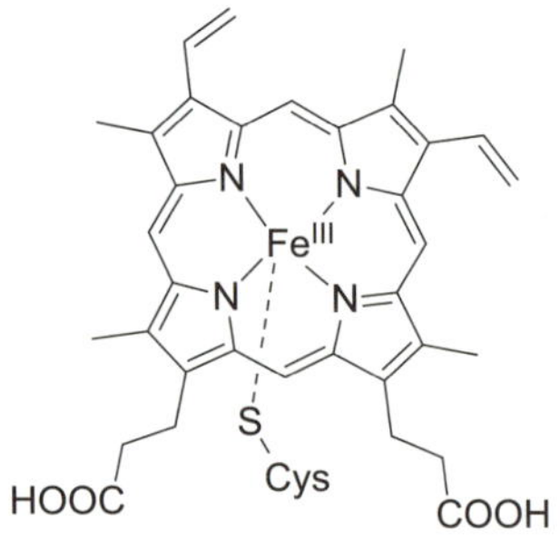

图 5-64　血红素铁-硫醇盐结构示意图

1. 细胞色素 P450 酶的结构特征　尽管来源于不同种属的 P450 酶的氨基酸序列差异较大(同源性可低至 20%),但它们的三维结构却高度保守,即由 D、L、I 和 E 螺旋(α-helix)形成的四螺旋束(four-helix bundle)结构。其中 P450 酶的催化辅基—由铁原子与卟啉环络合而成的亚铁血红素被限制在 I 螺旋和 L 螺旋之间,L 螺旋上绝对保守的半胱氨酸残基的巯基通过硫醇键与血红素铁原子相连形成硫醇盐(图 5-64)。相比之下,P450 酶的底物识别位点(substrate recognition sites,SRSs)则缺乏保守性,不同 P450 酶之间 SRSs 的差异造就了它们各自的底物特异性,这也构成了 P450 酶的底物多样性的结构基础[44,46-48]。

2. P450 酶的催化循环机制　绝大多数细胞色素 P450 酶的催化过程都需要还原伴侣蛋白的参与。还原伴侣蛋白将来源于 NAD(P)H 的 2 个电子传递到亚铁血红素反应中心实现 O_2 分子的激活,其中一个氧原子加入底物形成羟基等基团;而另一个氧原子则参与形成一分子水,这也是 P450 酶被称为单加氧酶的由来。

以 P450 酶催化羟基化反应为例,简要介绍 P450 酶的催化循环机制(图 5-65):静息状态下的血红素铁 Fe(Ⅲ)从还原伴侣蛋白获得一个电子形成 Fe(Ⅱ),再与 O_2 结合形成 Fe(Ⅱ)-O_2 复合物;该复合物中

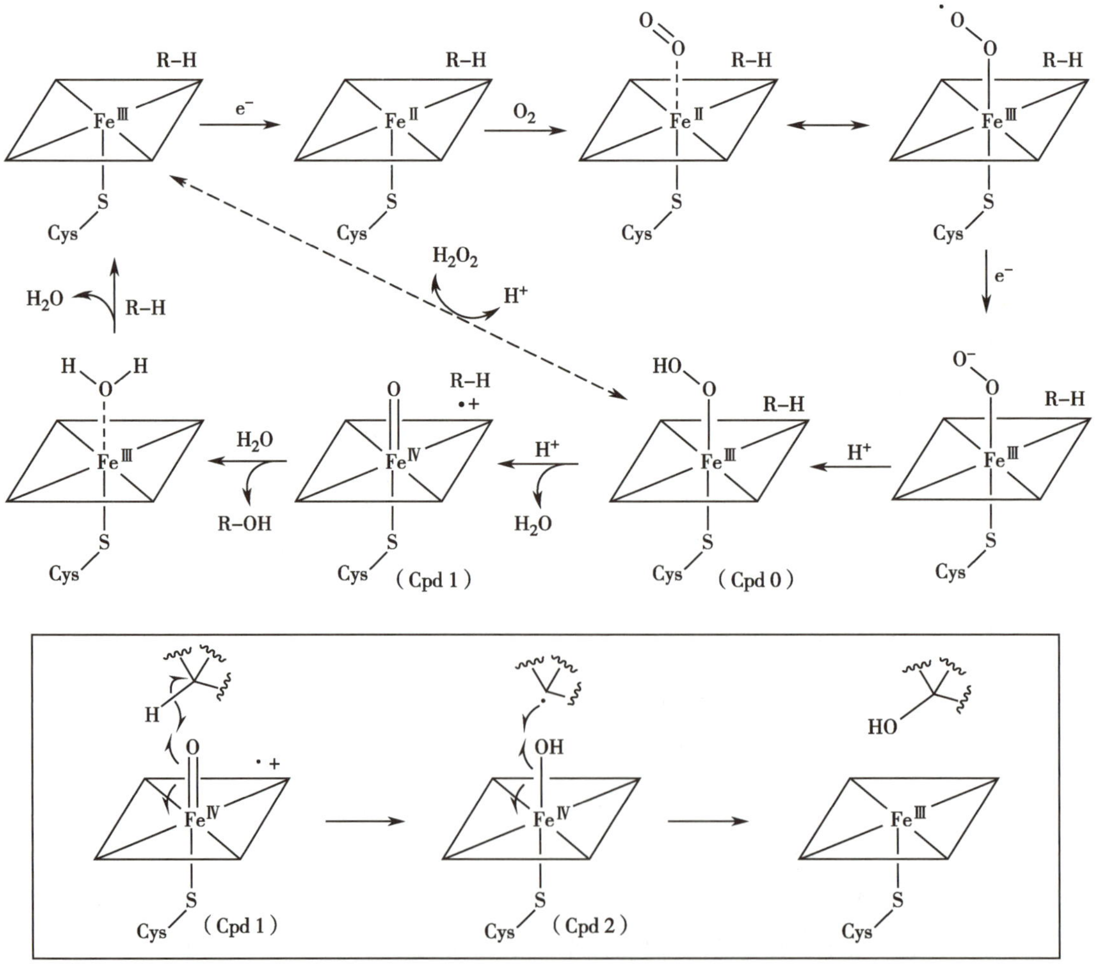

图 5-65　细胞色素 P450 酶的催化循环(以羟基化反应为例)

铁原子与氧原子之间的单电子传递形成的 Fe(Ⅲ)-超氧复合物与 Fe(Ⅱ)-O_2 复合物形成动态平衡。该复合物继续从还原伴侣蛋白获得一个电子形成 Fe(Ⅲ)-过氧阴离子,后者可参与 P450 酶催化的 Baeyer-Villiger 氧化反应;Fe(Ⅲ)-过氧阴离子得到一个质子形成 Fe(Ⅲ)-O-OH 复合物(常被称为 Compound 0 或 Cpd 0),Cpd 0 再次获得一个质子后,O—O 键断裂生成一分子 H_2O,形成高价铁氧复合物(高价铁与卟啉环形成 π 键体系和高反应性碳正离子自由基,常被称为 Compound I 或 Cpd 1),以 Fe(V)=O 或 Fe(Ⅳ)=O 卟啉阳离子自由基表示;Cpd 1 作为真正的催化剂可以从底物夺取一个氢原子(H·)形成 Fe(Ⅲ)-OH 和底物碳自由基,后者结合·OH 完成底物的羟基化,并从 P450 酶活性位点离去,被新的底物取代进入新一轮催化循环。在某些情况下,底物碳自由基可发生自由基重排从而引起底物骨架结构的变化。此外,H_2O_2 等过氧化物也可代替 O_2 参与循环,使 P450 酶催化步骤缩短(如虚线所示)[44-47]。

3. P450 酶催化的反应类型　P450 酶催化的最常见的反应类型为碳氢键的羟基化反应和碳碳双键的环氧化反应,这些类型的氧化反应对底物骨架结构的影响较小,并普遍存在于天然产物生物合成的后修饰过程中。此外,由于 Cpd 1 催化形成的底物碳自由基在某些情况下可发生自由基重排从而引起底物结构的变化。从反应结果来看,具有扩环、缩环、开环等多种反应可能性。下面举例介绍 P450 酶催化的反应类型。

(1) 羟基化反应:羟基化反应是 P450 酶催化的最常见的反应之一。委内瑞拉链霉菌(*Streptomyces venezuelae*)中的 P450 酶 PikC(CYP107L1)可以识别多个结构类似的大环内酯类化合物在类似的空间位置上进行羟基化反应。它既能以十二元环大环内酯 YC-17 为底物,分别在 C-10 和 C-12 位羟基化得到酒霉素(methymycin)和新酒霉素(neomethymycin),在 C-10、C-12 位双羟基化得到 novamethymycin,还能以十四元环大环内酯那波霉素(narbomycin)为底物,分别在 C-12 位和 C-14 羟基化得到苦霉素(pikromycin)和新苦霉素(neopikromycin),在 C-12、C-14 位双羟基化得到 novapikromycin(图 5-66a)[44,46,47]。再如,植物黄花蒿(*Artemisia annua*)中的 P450 酶 CYP71AV1,能催化连续三步羟基化反应将底物 amorpha-4,11-diene 转变为青蒿酸(artemisinic acid),而后者是青蒿素的生物合成前体(图 5-66b)[45,48]。

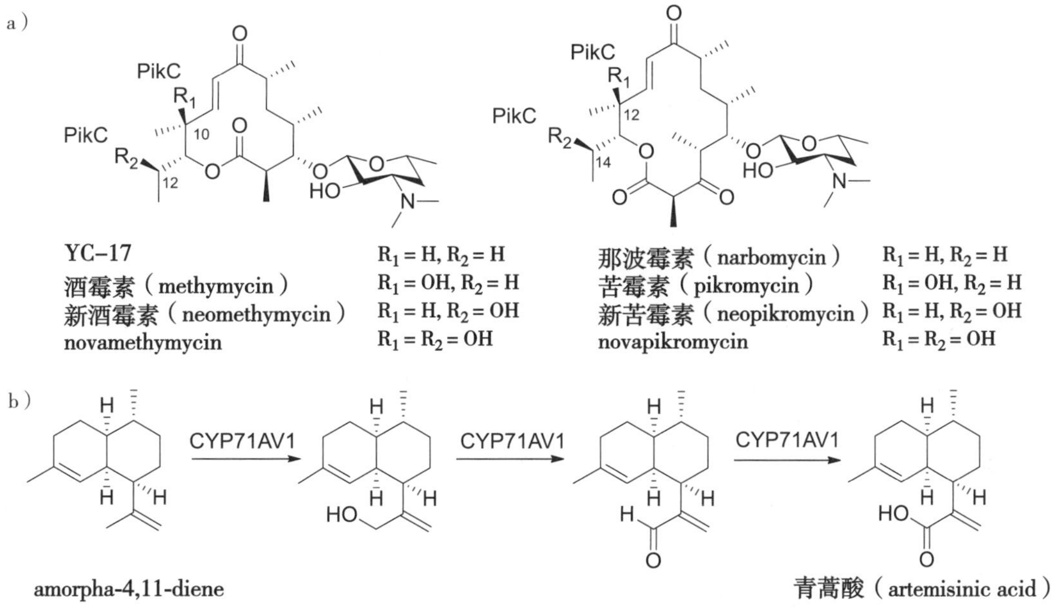

a) PikC 催化的羟基化反应;b) CYP71AV1 催化的多步羟基化反应。

图 5-66　P450 催化的羟基化反应

(2) 环氧化反应:纤维堆囊菌(*Sorangium cellulosum*)的 P450 酶 EpoK 能催化埃博霉素 C(epothilone C)和埃博霉素 D(epothilone D)中 C-12 和 C-13 之间的双键环氧化,分别得到埃博霉素 A(epothilone A)和埃博霉素 B(epothilone B)(图 5-67a)[44,47]。相比于大多数只负责催化某一种类型反应的单功能 P450 酶而言,近年来不断有多功能的 P450 酶被发现。它们能催化底物进行多步不同类型的反应。例如,植物致病菌禾谷镰刀菌(*Fusarium graminearum*)中的 P450 酶能以 trichodiene 为底物催化包括羟基化和环氧化在内的连续 4 步氧化反应形成 isotrichotriol(图 5-67b)[45,47]。

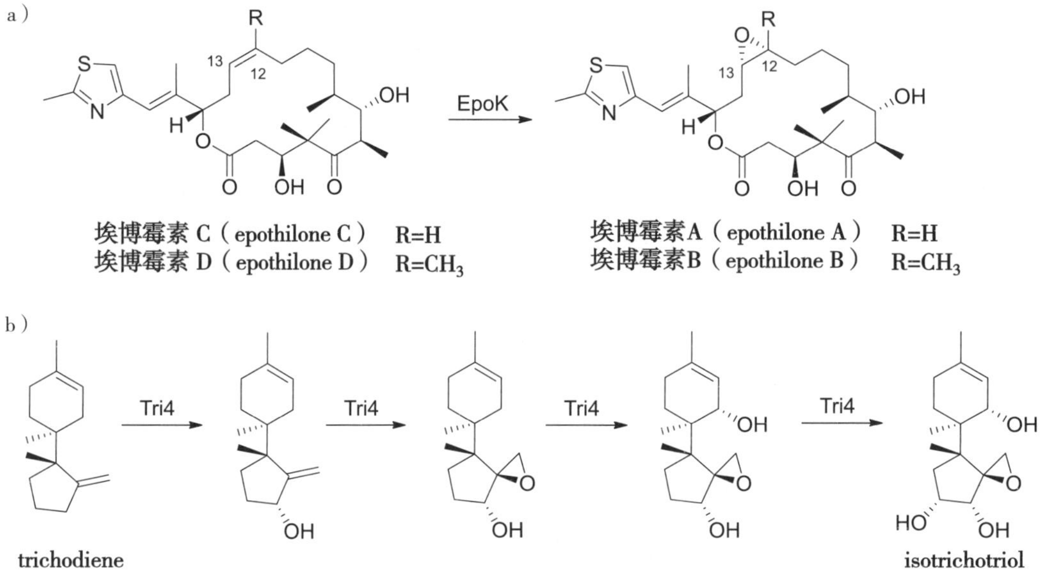

a) EpoK 催化的碳碳双键环氧化反应;b) Tri4 催化的羟基化和环氧化反应。

图 5-67 P450 催化的环氧化反应

(3) Baeyer-Villiger 氧化反应:P450 酶可作为 Baeyer-Villiger 氧化酶催化内酯环的形成。例如,在植物激素芸苔素内酯(brassinolide)的生物合成过程中,来源于拟南芥(*Arabidopsis thaliana*)中的 CYP85A2 和来源于番茄中的 CYP85A3 均可催化底物油菜素甾酮(castasterone)中的环己酮结构,经 Baeyer-Villiger 氧化反应形成七元内酯环,得到芸苔素内酯(brassinolide)。在反应过程中,Fe(Ⅲ)- 过氧阴离子亲核进攻底物的 C-6 位羰基碳,经连续的电子转移和重排在环己酮中插入一个氧原子形成七元内酯环(图 5-68)[45,49]。

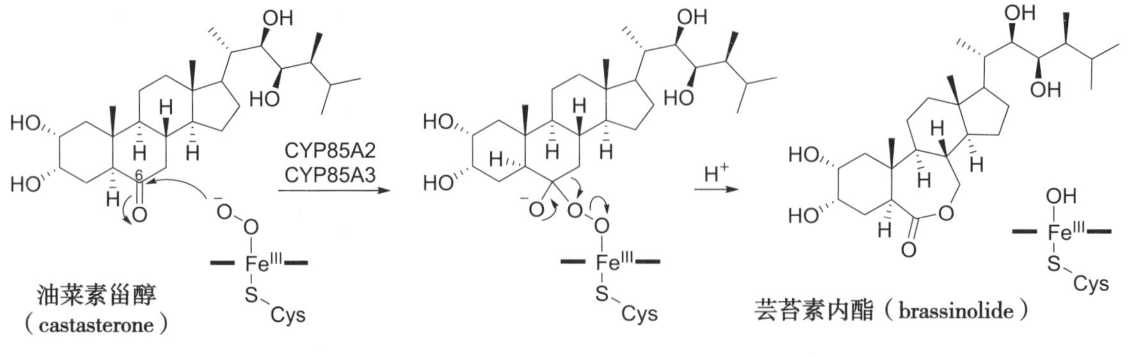

图 5-68 CYP85A2/CYP85A3 催化的 Baeyer-Villiger 反应

(4) 硝基化反应：天然产物结构中的硝基绝大部分来源于 $-NH_2$ 的氧化。酶催化的直接硝化作用在天然产物的生物合成中非常少见。在植物毒素 thaxtomin A 的生物合成途径中，来源于肿痂链霉菌（*Streptomyces turgidiscabies*）的 P450 酶 TxtE 则能利用 NO 和 O_2 催化这种罕见的硝化反应。该反应的氮源由一氧化氮合酶（NOS）TxtD 催化 L- 精氨酸产生。而 *txtD* 基因的转录则完全依赖于 *txtE* 的启动子。在反应过程中，NO 与 Fe（Ⅲ）- 超氧复合物反应形成过氧亚硝酸铁复合物，而后过氧键均裂得到 NO_2 自由基和 Fe（Ⅳ）═O，而 L- 色氨酸的一个质子被 Fe（Ⅳ）═O 夺走形成自由基，后者与 NO_2 反应形成 L-4-硝基色氨酸（L-4-nitrotryptophan）（图 5-69）[45-46]。

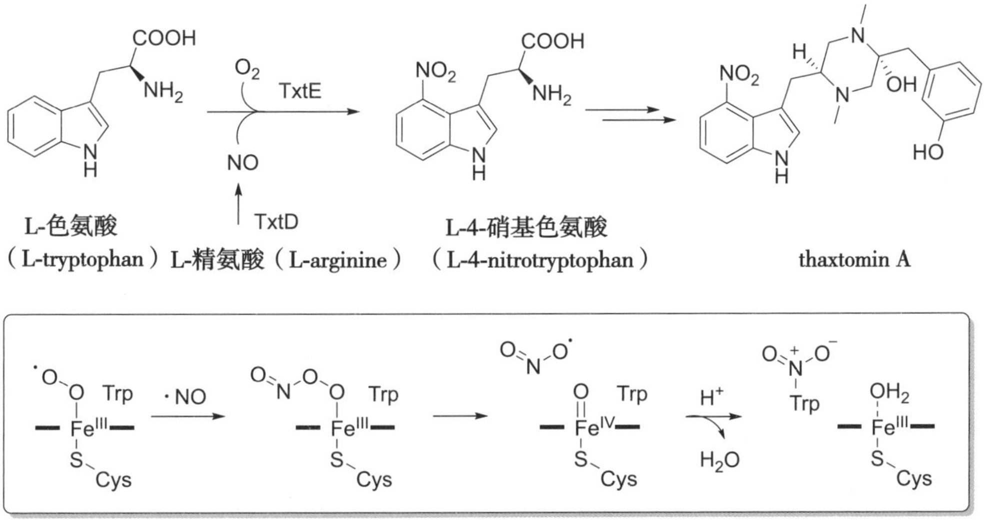

图 5-69 TxtE 催化的硝基化反应

(5) 分子内和分子间的芳环偶联反应：天然产物结构中联芳基团的合成是天然产物全合成研究中的难点，需要同时控制反应的区域选择性（即两个芳香环的连接位置）和立体选择性（产物常具有轴手性）。目前已有数个 P450 酶被发现具有催化芳香环偶联的活性。例如，来源于链霉菌 *Streptomyces* sp. TP-A0274 的 P450 酶 StaP（CYP245A1）能够催化底物 chromopyrrolic acid（CPA）分子内 C-5、C-5′ 间碳碳键的形成，得到吲哚咔唑的母核结构（**5-41**），此后继续经脱羧、氧化反应得到 7-hydroxy-K252c、K252c 和 arcyriaflavin A（图 5-70a）。根据 StaP—CPA 复合物的晶体结构，推测该反应中分子内芳环偶联的机制可能为吲哚阳离子自由基机制[44-47]。此外，P450 酶还可以催化分子间的芳环偶联。例如，灰色链霉菌（*Streptomyces griseus*）中的 $P450_{mel}$（CYP107F1）能催化两分子的 PKS 产物 1,3,6,8-tetrahydroxy naphthalene 经两轮芳香偶联反应形成高度共轭的化合物 1,4,6,7,9,12-hexahydroxyperylene-3,10-quinone（图 5-70b）[44-45]。再如，黑曲霉菌（*Aspergillus niger*）中的 P450 酶 KtnC 可催化 7-demethylsiderin 的 C-8/C-8′ 偶联形成 *P*-orlandin；而 P450 酶 DesC 也能催化 7-demethylsiderin 的芳香偶联（二者同源性为 44%），但具有不同的区域选择性和立体选择性：DesC 催化的产物为 C-6/C-8′ 偶联的 *M*-desertorin A（图 5-70c）[45]。

(6) 重排反应引发的结构变化：在 P450 酶的催化循环中，Cpd 1 可以从底物夺取一个氢原子形成底物碳自由基，而在某些情况下，底物碳自由基可发生自由基重排从而引起底物结构的变化，如基团迁移、扩环反应、缩环反应、开环反应等。

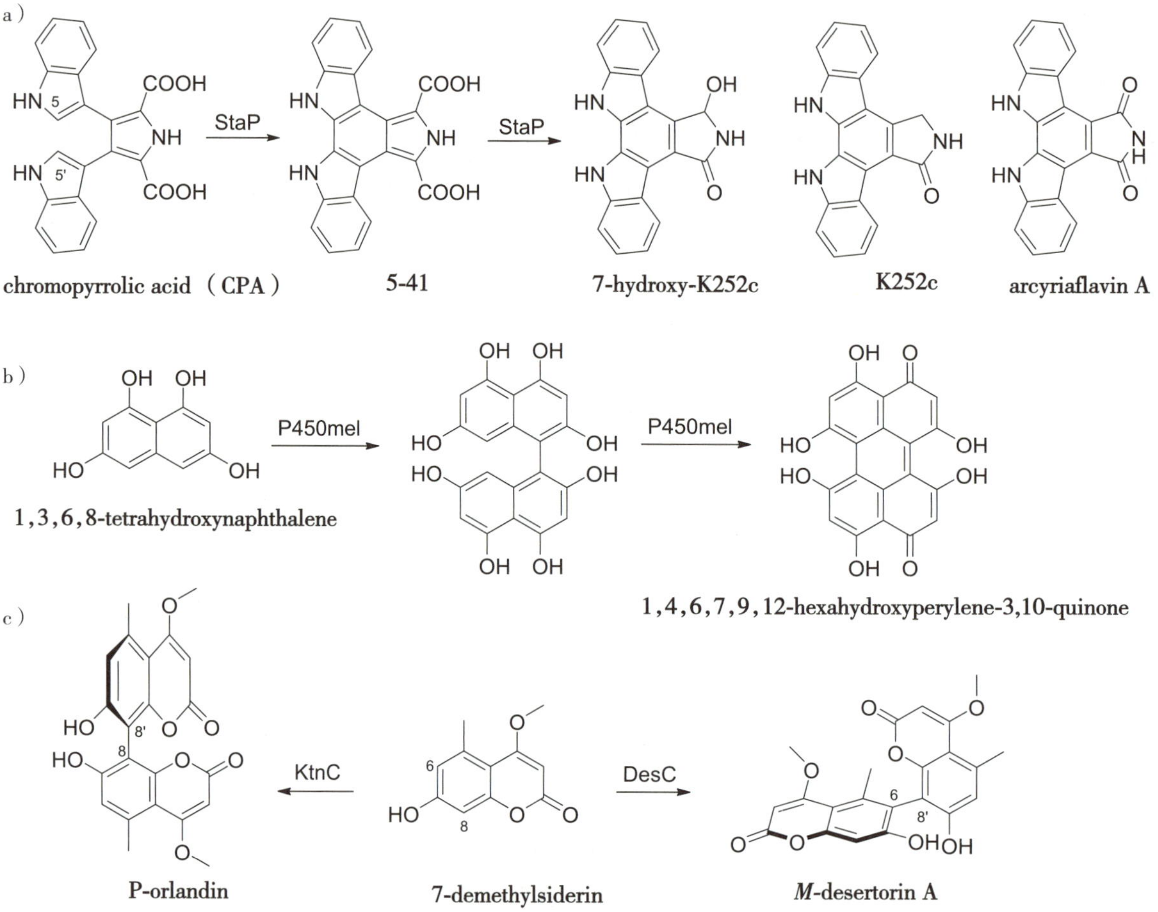

a）StaP 催化的分子内芳香环偶联反应；b）P450mel 催化的分子间芳香环偶联反应；c）KtnC 和 DesC 催化的分子间芳香环偶联反应。

图 5-70　P450 催化的芳香偶联反应

1）基团迁移：在东莨菪碱（*S*-scopolamine）的生物合成途径中，来源于植物莨菪（*Hyoscyamus niger*）的 P450 酶 CYP80F1 催化了由底物（*R*）-littorine 经基团迁移形成 hyoscyamine aldehyde 的反应。该过程中涉及了自由基的重排：Cpd 1 夺取底物 C-3′ 位的质子使其形成自由基中间体（**5-42**），随后自由基重排至 C-2′ 位（**5-43**），原来与 C-2′ 相连的酯羰基碳迁移至 C-3′ 位，而后 C-2′ 自由基结合·OH 得到偕二醇（**5-44**），后者自发脱水形成 hyoscyamine aldehyde（图 5-71）[45,49]。

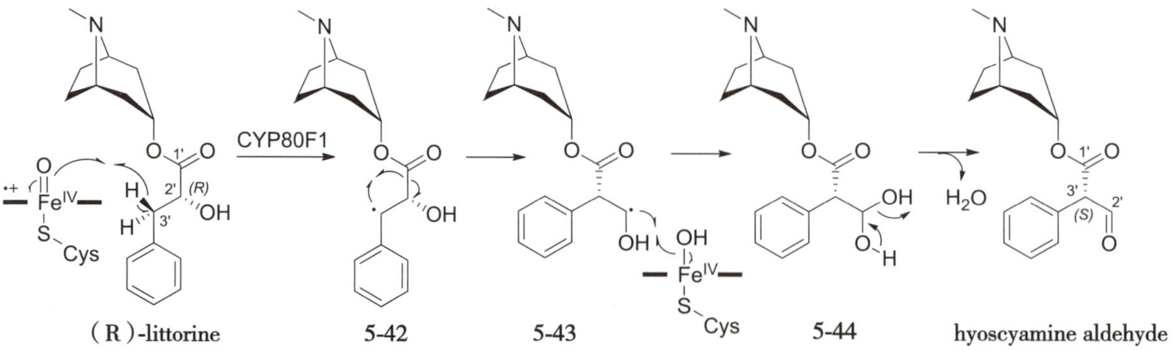

图 5-71　CYP80F1 催化的基团迁移

2）扩环反应：在 PKS-NRPS 杂合型化合物卵孢白僵菌素（tenellin）的生物合成途径中，P450 酶 TenA 能催化 pretenellin A 经扩环反应生成 pretenellin B。这一过程涉及自由基的重排（图 5-72）。Cpd 1 夺走 pretenellin A 苄基上的一个质子使之形成苄基自由基，苄基自由基经自由基重排得到扩环后的自由基中间体，后者结合·OH 再脱去一分子水，最终形成 pretenellin B 的 2- 吡啶酮结构[45]。

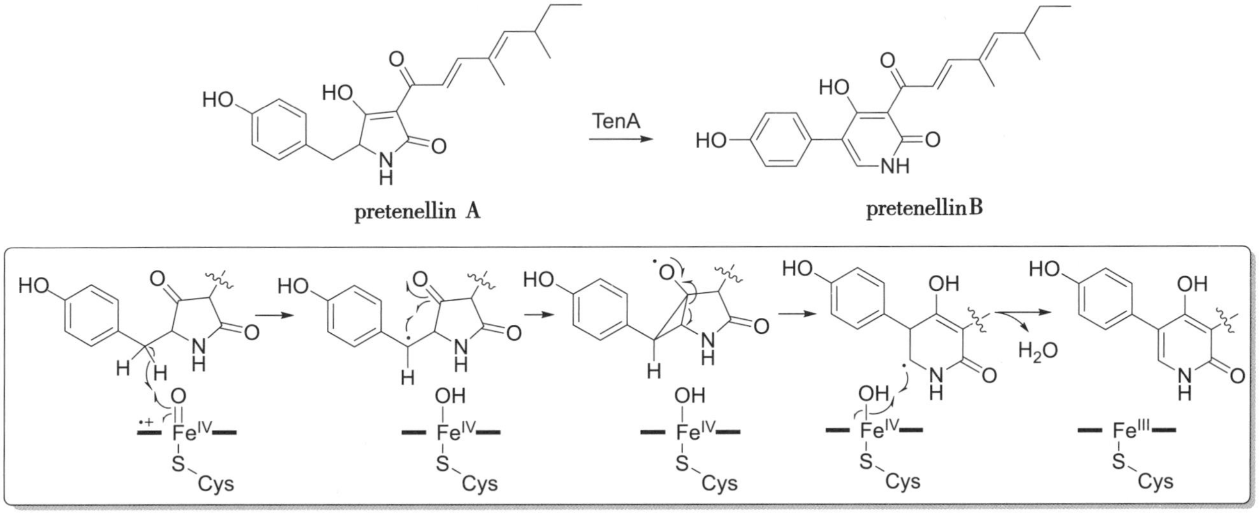

图 5-72　TenA 催化的扩环反应

3）缩环反应：在植物激素赤霉素（gibberellin）的生物合成过程中，来源于拟南芥（*Arabidopsis thaliana*）的 P450 酶 CYP88A 可以催化连续多步的羟基化反应得到 gibberellic acid 12（GA_{12}），其中涉及了六元环缩环形成五元环的反应。首先，CYP88A 催化对映 - 贝壳杉烯酸（*ent*-kaurenoic acid）的 C-7 位羟基化形成中间体 *ent*-7-hydroxykaurenoic acid，随后 Cpd 1 夺走其 C-6 位的一个质子使之形成 C-6 自由基，再经自由基重排反应（C-6/C-7 键断裂、C-6/C-8 键形成）得到缩环后的 C-7 自由基中间体，后者再结合·OH 得到偕二醇，偕二醇自发脱水得到 GA_{12} aldehyde，而后再羟基化得到 GA_{12}（图 5-73a）[45,49]。

4）开环反应：植物长春花（*Catharanthus roseus*）中的 P450 酶 CYP72A1 能够催化马钱子苷（loganin）C-7/C-8 位碳碳单键的断裂，得到环戊烷开环的产物裂环马钱素（又称断马钱子苷，secologanin），后者是单萜吲哚生物碱（如长春新碱和长春碱）的生物合成前体（图 5-73b）[45,49]。另一个涉及开环反应的例子是真菌天然产物烟曲霉素（fumagillin）生物合成途径中的多功能 P450 酶 Fma-P450。来源于烟曲霉菌（*Aspergillus fumigatus*）的 Fma-P450 能够催化底物 β-*trans*-bergamotene 进行羟基化和环氧化反应，反应过程中自由基（或碳正离子）的重排导致了 C-5/C-8 键的断裂，破坏了底物的桥环骨架结构（图 5-73c）[45]。

5）骨架重构：真菌天然产物黄曲霉素（aflatoxins）的生物合成途径中涉及多个关键的 P450 氧化酶。其中来源于寄生曲霉（*Aspergillus parasiticus* NRRL 2999）的 P450 酶 CypX 可催化 averufin 至 hydroxyversicolorone 的转变，该过程中涉及复杂的碳骨架重构（图 5-74a）[45]。植物东北红豆杉（*Taxus cuspidata*）中的 P450 酶 5α-CYP（CYP725A4）能够催化紫杉二烯（taxadiene）的 C-5 位羟基化生成 taxadiene-5α-ol，并能得到骨架重构的产物 5(12)-oxa-3(11)-cyclotaxane 和 **5-45**。这些产物可能由 5α-CYP 催化底物形成不稳定的 4,5- 环氧化中间体再经碳正离子重排产生（图 5-74b）[45]。

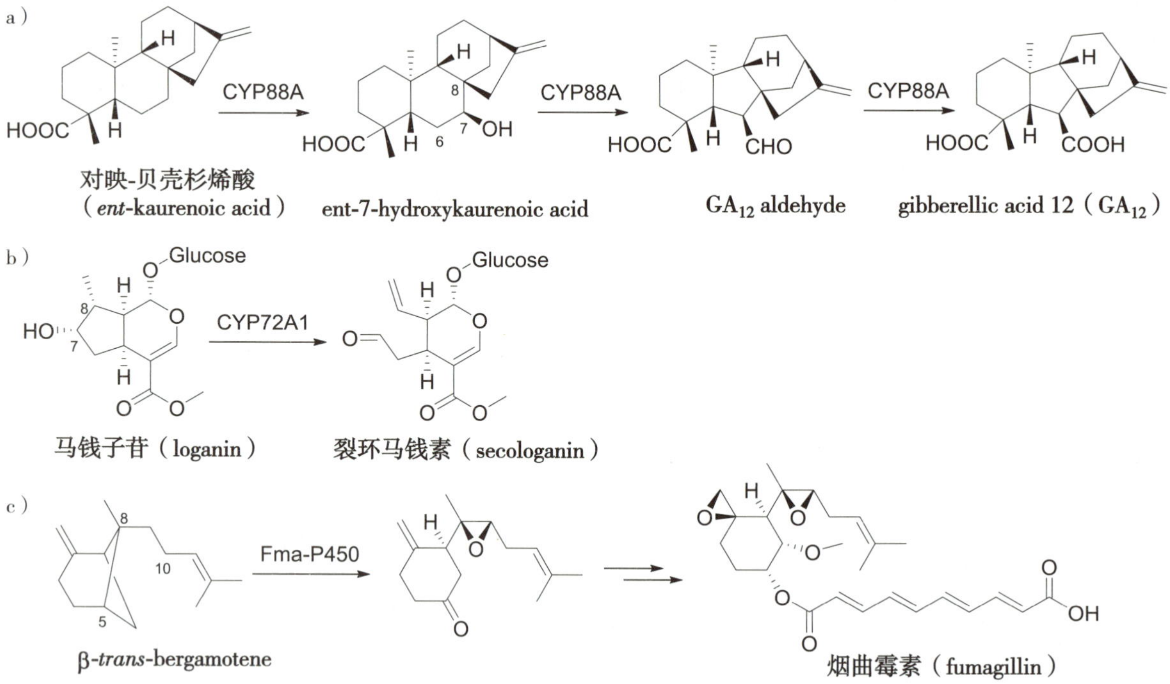

a）CYP88A 催化的缩环反应；b）CYP72A1 催化的开环反应；c）Fma-P450 催化的开环反应。

图 5-73 P450 催化的缩环和开环反应

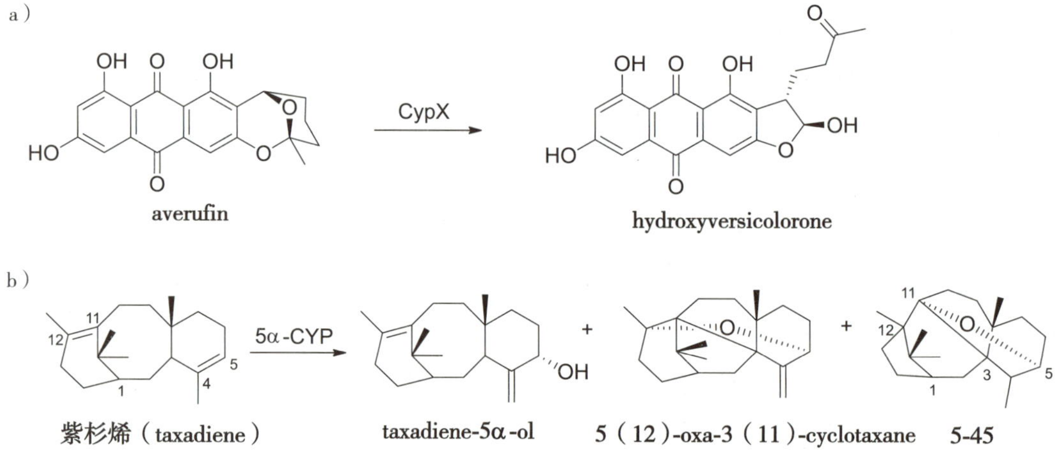

a）CypX 催化的碳骨架重构；b）5α-CYP 催化的骨架重构。

图 5-74 P450 催化的复杂重构

（7）分子内和分子间的碳 - 氧偶联反应：P450 酶可以催化分子内或分子间碳 - 氧键的形成，在一些情况下也能引起底物结构发生较大的变化，如闭环、二聚化等。例如，植物二聚醚类化合物的生物合成途径中，P450 酶 CYP80A1 可通过双自由基机制催化两个对映异构体（*R*/*S*）-*N*-methylcoclaurines 之间的 C-O 偶联，从而产生 berbamunine（图 5-75a）[45,49]。真菌狭叶青霉（*Penicillium aethiopicum*）中的 P450 酶 GsfF 能够催化二苯甲酮类化合物 griseophenone B 形成三环螺环化合物 desmethyl-dehydro griseofulvin A（图 5-75b）。根据密度泛函理论计算推测该反应中螺环形成的机制可能为：Cpd 1 夺取底物中羟基的质子，使之形成氧自由基，后者直接进攻相邻的芳环形成螺环[45]。P450 氧化酶还能够催化酚羟基和邻位酚甲氧基的碳氧偶联，使底物形成亚甲基二氧桥，这一反应常见于植物异喹啉类生物碱的生物合成中。例如，CYP719A5 能催化（*S*）-scoulerine 形成具有一个亚甲基二氧桥的产物（*S*）-cheilanthifoline，而 CYP719A2 和 CYP719A3 能催化该产物形成第二个亚甲基二氧桥，得到化合物（*S*）-stylopine（图 5-75c）[45,49]。

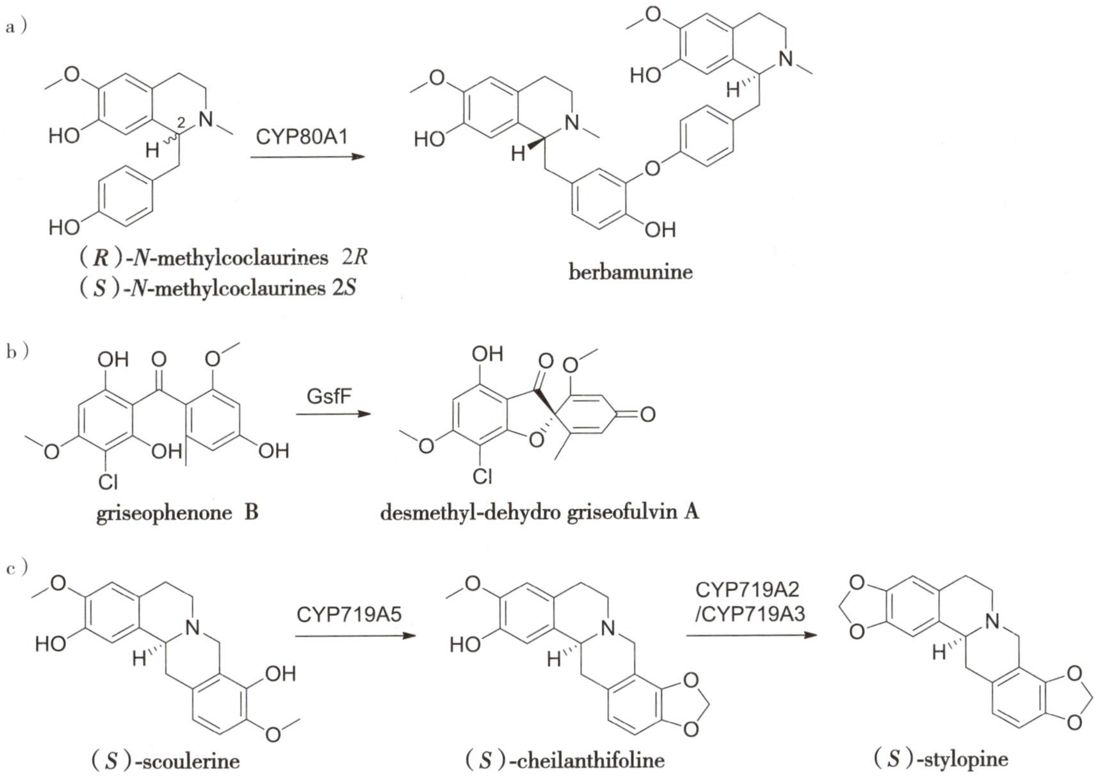

a) CYP80A1 催化的分子间碳 - 氧偶联；b) GsfF 催化的分子内碳 - 氧偶联；c) CYP719A5、CYP719A2/CYP719A3 催化的分子内碳 - 氧偶联。

图 5-75　P450 催化的碳 - 氧偶联反应

（三）黄素依赖性氧化还原酶

在自然界中，除了前面介绍的 α- 酮戊二酸依赖的氧化酶（α-KGD）和细胞色素 P450 酶外，黄素依赖性氧化还原酶（flavoenzymes）也广泛参与了天然产物合成过程中的氧化还原反应。自从 1933 年发现第一个黄素依赖性氧化还原酶—老黄酶后，到现在已有数百个黄素依赖性氧化还原酶被鉴定。据估测，在细菌和真核生物基因组编码的蛋白中 1%~3% 是黄素依赖性氧化还原酶[50]。

1．**黄素依赖性氧化还原酶的特征**　与 P450 酶和 α-KGD 不同，黄素依赖性氧化还原酶催化过程中并没有利用过渡金属铁，而是通过其紧密结合的黄素辅因子来催化反应。黄素依赖性氧化还原酶结合的黄素辅因子是核黄素（维生素 B_2）的衍生物，通常以黄素腺嘌呤二核苷酸（FAD）或黄素单核苷酸（FMN）这两种形式存在（图 5-76）。黄素辅因子结构中的核糖醇链及其 5′-OH 处磷酸化片段通常是与酶结合的区域。对

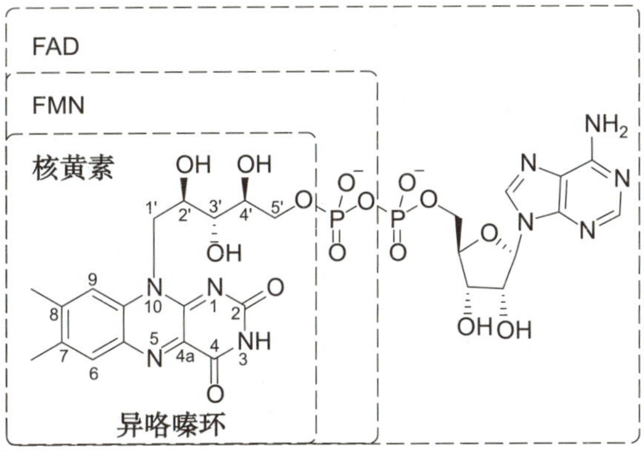

图 5-76　核黄素、FMN 和 FAD 的化学结构

于大多数的黄素依赖性氧化还原酶，酶与FAD或FMN在该区域通过非共价键结合，但也有少数黄素依赖性氧化还原酶与FAD或FMN通过一根或两根共价键结合，例如香草基-乙醇氧化酶的FAD结合在组氨酸上，阿克那霉素氧化还原酶的FAD结合在组氨酸和半胱氨酸上[51]。无论是共价结合还是非共价结合，它们之间的结合都非常牢固。除极个别外，在整个催化过程中FAD或FMN都不会与酶分开[52]。

黄素辅因子结构中的异咯嗪杂环共轭体系作为电子的受体可接受一个电子或两个电子，使得其可形成三种稳定的形态（图5-77）：氧化型Fl_{ox}、单电子还原的半醌型Fl_{sq}和双电子还原的二氢黄素型Fl_{red}。这三种形态的黄素辅因子在动力学和热力学上可互相转变。同时，异咯嗪杂环共轭体系具有很好的反应活性，容易在N-5和C-4a处受到亲核进攻形成加合物。得益于异咯嗪杂环自身活泼的化学性质，黄素依赖性氧化还原酶能够催化多种多样的氧化还原反应。

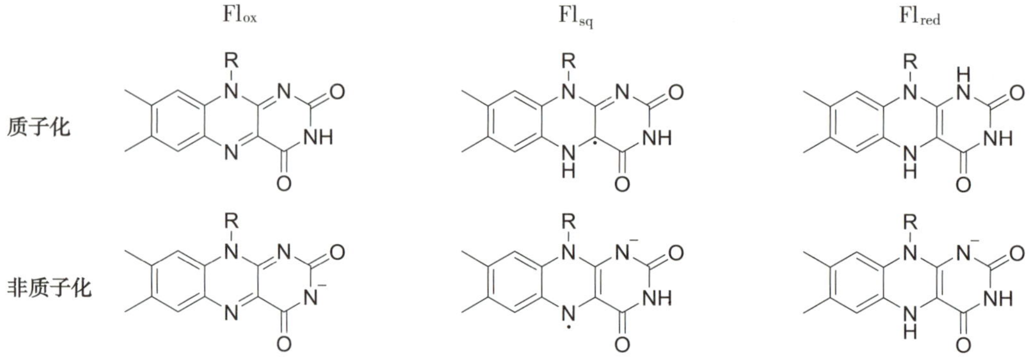

图5-77 黄素辅因子的三种氧化还原形态

2. **黄素依赖性氧化还原酶的催化机理** 黄素依赖性氧化还原酶的催化循环通常可分为两个部分：还原半反应和氧化半反应。在还原半反应中，处于氧化态的黄素辅因子被底物还原转变为还原态的黄素辅因子；在氧化半反应中，刚处于还原态的黄素辅因子被另一个底物氧化从而进入下一个催化循环[52]。黄素依赖性氧化还原酶催化氧化还原反应的本质是电子在黄素辅因子上的传递。黄素辅因子在还原半反应中接受电子的方式通常有下面三种（图5-78）：①异咯嗪杂环的N-5位直接接受NAD(P)H或底物提供的一个氢负离子；②形成碳负离子的底物亲核进攻异咯嗪杂环的N-5位生成加合物中间体；③形成硫醇负离子的底物亲核进攻异咯嗪杂环的C-4a位形成加合物中间体。在氧化半反应中，黄素辅因子可按上述三种方式逆向的失去电子，但大多数的黄素依赖性氧化还原酶会被分子氧氧化。一些黄素依赖性氧化酶会将分子氧作为电子最后的接收体生成H_2O_2，黄素辅因子相应地转变成氧化态，以脱氢反应为例，其通用的催化循环如图5-79所示[53]。但是，氧化酶中的单加氧酶则有不同的催化机理。

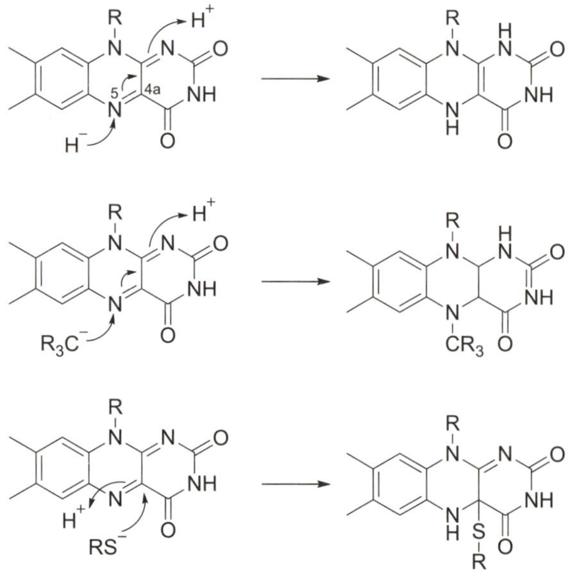

图5-78 黄素辅因子在还原半反应获得电子的三种方式

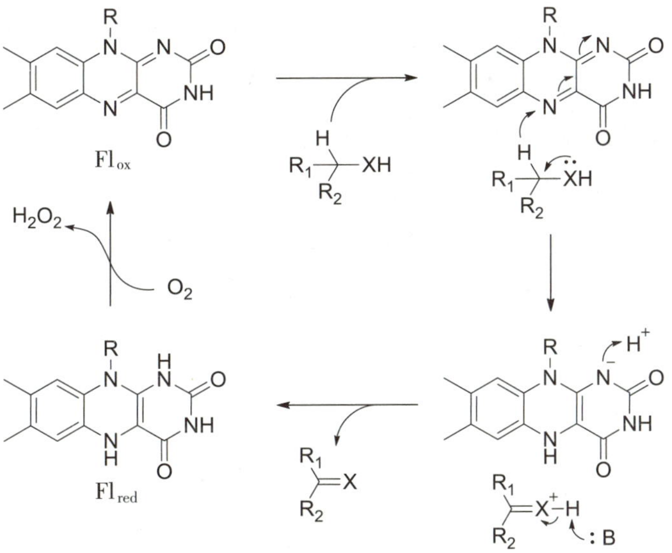

图 5-79 黄素依赖性氧化酶催化脱氢反应的通用机理

黄素依赖性单加氧酶(flavin-dependent monooxygenases,FMO)是黄素依赖性氧化还原酶家族中数量最多的一类,其催化循环机理如图 5-80 所示。在还原半反应中,大多数的 FMO 能够通过还原性的辅酶 NADH 或 NADPH 将两个电子转移到 Fl_{ox} 上生成 Fl_{red},但也有极少数 FMO 中的黄素辅因子被自身底物还原,例如乳酸单加氧酶。根据电子供体的不同,前者被称为外黄素依赖性单加氧酶,后者被称为内黄素依赖性单加氧酶。在氧化半反应中,Fl_{red} 将一个电子传递给分子氧后分别生成 Fl_{sq} 和超氧负离子;接着,超氧负离子与 Fl_{sq} 的 C-4a 位自由基结合形成有活性的黄素过氧化氢形式 Fl-4a-OO^- 或 Fl-4a-OOH;Fl-4a-OO^- 或 Fl-4a-OOH 中间体会对底物发生亲核或亲电的攻击使得过氧键断裂,将一个氧原子结合到底物上,而另一个氧原子被还原成水,同时黄素辅因子也被氧化成 Fl_{ox} 进入下一轮催化循环。黄素依赖性单加氧酶可催化羟基化、环氧化、Baeyer-Villiger 氧化、卤代、氧化脱羧等反应。最近发现的黄素依赖性氧化还原酶 EncM 虽然属于单加氧酶,但其催化机理与上述不同。

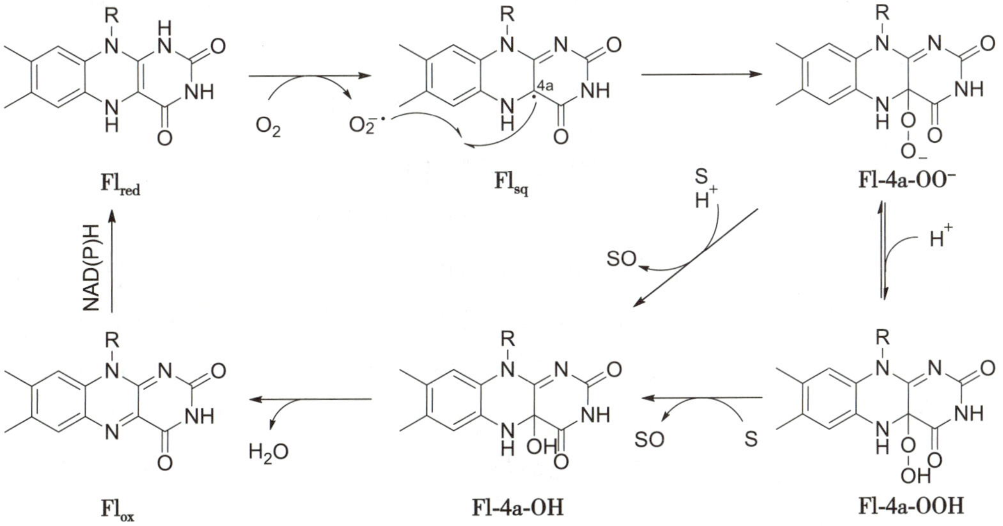

注:S 表示底物。

图 5-80 黄素依赖性单加氧酶的催化机理

3. 黄素依赖性氧化还原酶催化的反应类型 在天然产物合成途径中，黄素依赖性氧化还原酶可作用于不同的底物，催化各式各样的氧化还原反应，包括羟基化、环氧化、Baeyer-Villiger（BV）氧化、卤代、杂原子的氧化、去饱和化等多种反应[50,52,53]。

(1) 羟基化反应：黄素依赖性羟基化酶通常催化富电子的底物发生羟基化反应，如催化苯环酚羟基的邻位或对位羟基化。例如，从荧光假单胞菌（*Pseudomonas fluorescens*）中发现的4-羟基苯甲酸羟化酶（PHBH）可催化4-羟基苯甲酸盐（*p*-hydroxybenzoate）生成3,4-二羟基苯甲酸盐（图5-81）。在gaudimycin C的合成途径中（图5-82），黄素依赖性羟基化酶PgaE在催化前体2,3-dehydro-UWM6的C-12处羟基化后，在短链脱氢酶CabV存在下可进一步催化C-12b处的羟基化反应。

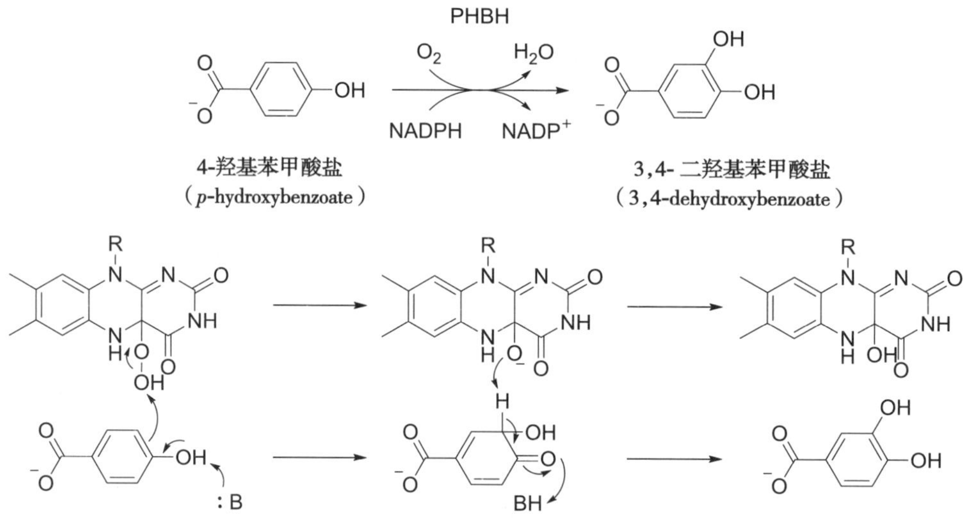

图 5-81 PHBH 催化的羟基化反应

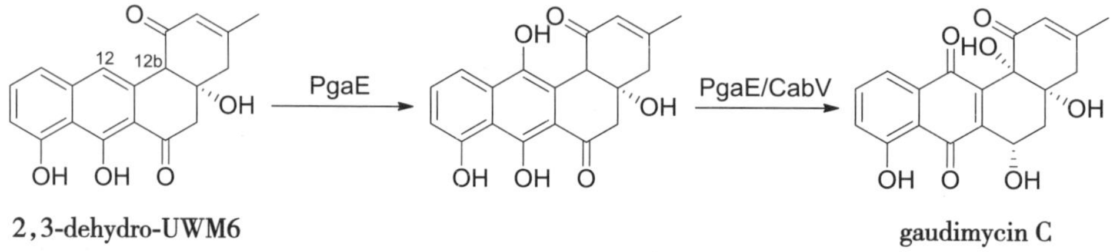

图 5-82 PgaE 催化的羟基化反应

(2) 环氧化反应：黄素依赖性环氧化酶能催化底物中的碳碳双键发生环氧化反应。在环阿屯醇（cycloartenol）等化合物的合成途径中（图5-83a），黄素依赖性角鲨烯环氧化酶能够催化前体角鲨烯（squalene）末端的一个双键环氧化，生成可发生连续环化的前体2,3-环氧角鲨烯（2,3-oxidosqualene）。在notoamide类化合物合成途径中（图5-83b），黄素依赖性氧化还原酶NotB能够催化notoamide E生成环氧化的中间体，接着环氧环经两种不同的方式开环可分别生成notoamide C和notoamide D。

(3) Baeye-Villiger（BV）氧化反应：该类反应不仅在有机化学合成领域有着广泛的应用，同时在许多天然产物生物合成过程中起着重要作用。以模型化合物环己酮为底物，黄素依赖性单加氧酶催化BV反应的机理如图5-84所示。

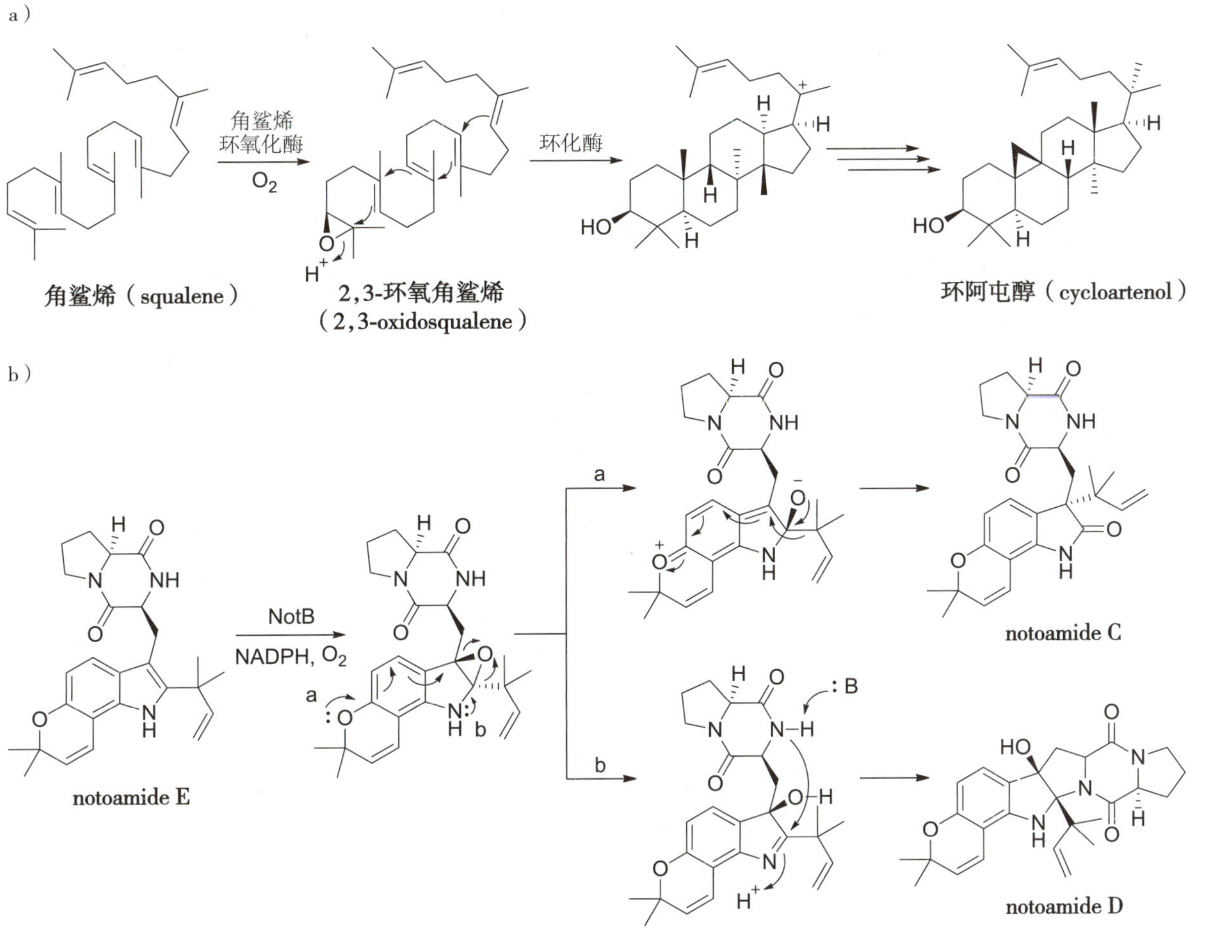

a）角鲨烯环氧化酶催化的环氧化反应；b）NotB 催化的环氧化反应。

图 5-83　角鲨烯环氧化酶和 NotB 催化的环氧化反应

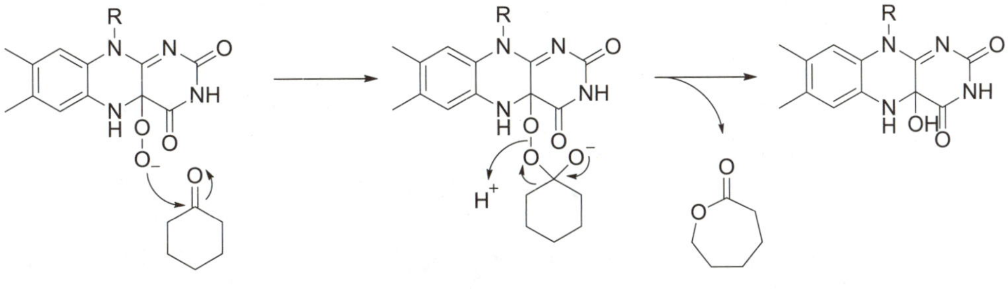

图 5-84　黄素依赖性单加氧酶催化 BV 反应的机理

在具有抗肿瘤活性的光辉霉素（mithramycin）生物合成途径中（图 5-85a），中间体前光辉霉素 B（premithramycin B）先被 MtmOIV 催化发生 BV 反应生成关键的七元内酯环，之后七元内酯环开环、脱羧生成光辉霉素 DK（mithramycin DK），接着光辉霉素 DK 中 C-4′ 处的羰基被还原生成光辉霉素。

从棒曲霉（*Aspergillus clavatus*）中发现的黄素依赖性 BV 单加氧酶 CcsB 能够催化细胞松弛素 E（cytochalasin E）中碳酸酯结构的形成（图 5-85b），其可能的催化机理是：CcsB 通过 BV 反应向底物 ketocytochalasin 中插入第一个氧原子，而第二个氧原子则可能是通过黄素过氧负离子（Fl-4a-OO^-）在 C-19 处发生 Michael 加成生成环氧环后发生重排引入的[54]。

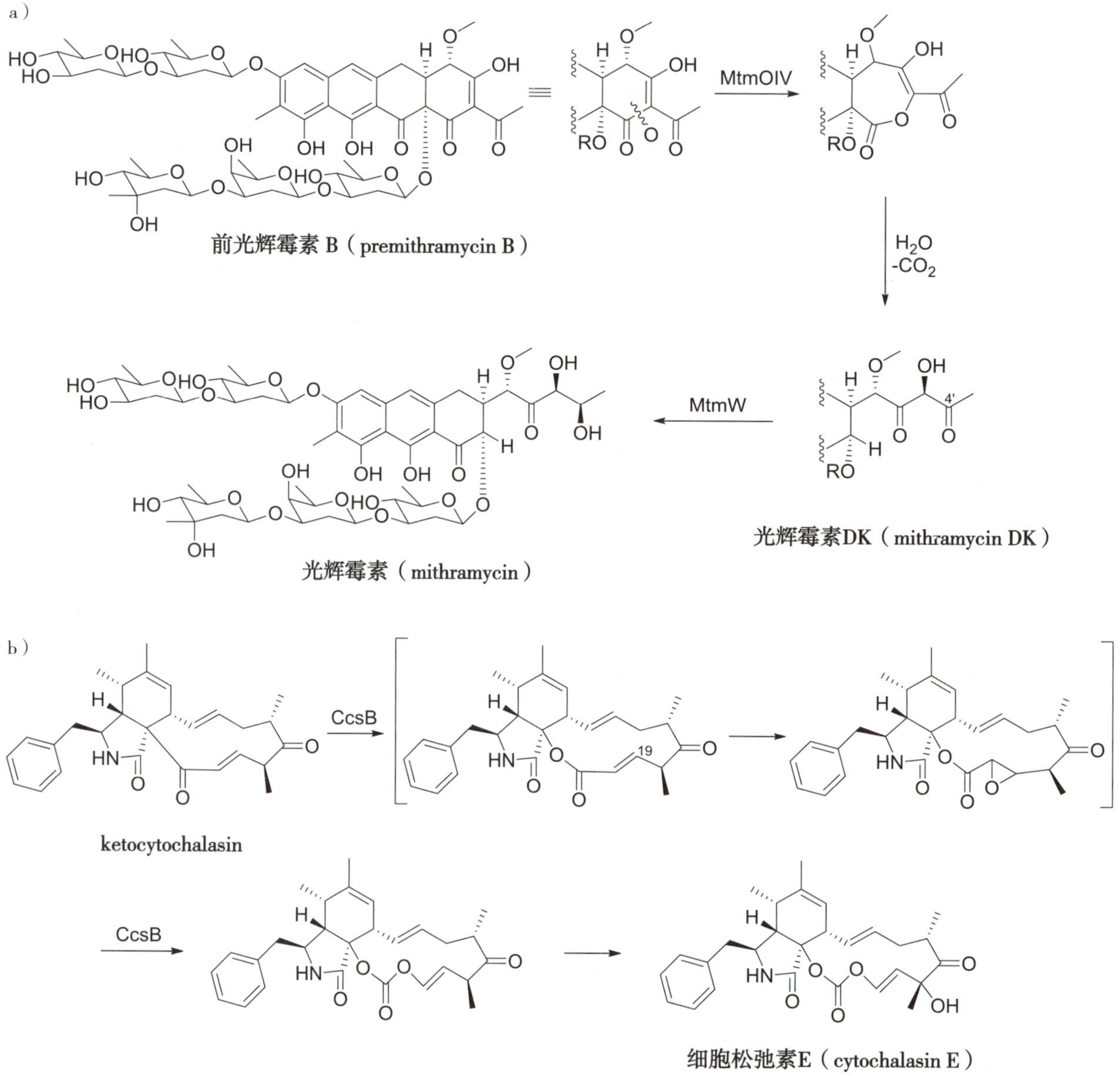

a）MtmOIV 催化形成七元内酯环；b）CcsB 催化形成碳酸酯结构。

图 5-85　MtmOIV 和 CcsB 催化的 BV 反应

（4）卤代反应：黄素依赖性卤代酶可催化底物发生一步或多步卤代反应，其催化机理与黄素依赖性单加氧酶的通用机理大同小异。以催化氯代反应为例（图 5-86a），黄素辅因子在形成 Fl-4a-OOH 后，酶活性位点处的氯离子进攻 Fl-4a-OOH 过氧键末梢的氧原子，过氧键断裂分别生成 Fl-4a-OH 和 HOCl；HOCl 中氯原子处于缺电子状态可能直接进攻富电子的底物，也可能被酶活性中心保守的赖氨酸残基捕获后再进攻底物。

在氯霉素（chloramphenicol）合成途径中（图 5-86b），同一碳原子上的两次氯代反应均是由黄素依赖性卤代酶 ClmS 催化发生的。在 aspirochlorine 合成途径中（图 5-86c），黄素依赖性卤代酶 AclH 催化途径中的最后一步氯代反应生成终产物 aspirochlorine[55]。

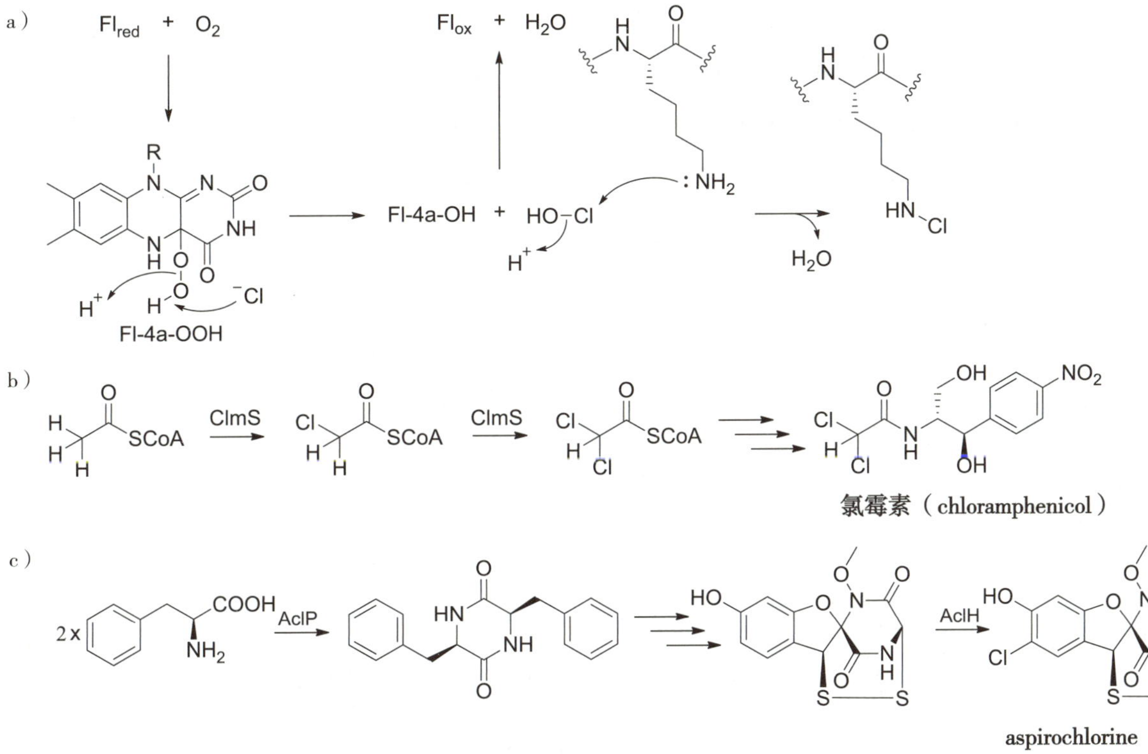

a）氯代酶的催化机理；b）ClmS 催化的两次氯代反应；c）AclH 催化的氯代反应。

图 5-86　黄素依赖性氯代酶的催化机理及 ClmS 和 AclH 催化的氯代反应

（5）HC-XH（X=N，O，S）的氧化反应：

1）胺的氧化反应：在蝴蝶霉素（rebeccamycin）合成途径中（图 5-87），黄素依赖性胺氧化酶 RebO 能够将前体 7- 氯 -L- 色氨酸（7-chloro-L-tryptophan）氧化成相应的亚氨基酸。另外，一些天然产物如灵菌红素（prodigiosin）、藤黄绿脓菌素（pyoluteorin）等结构中的吡咯环是由脯氨酸经黄素依赖性氧化还原酶氧化形成的。

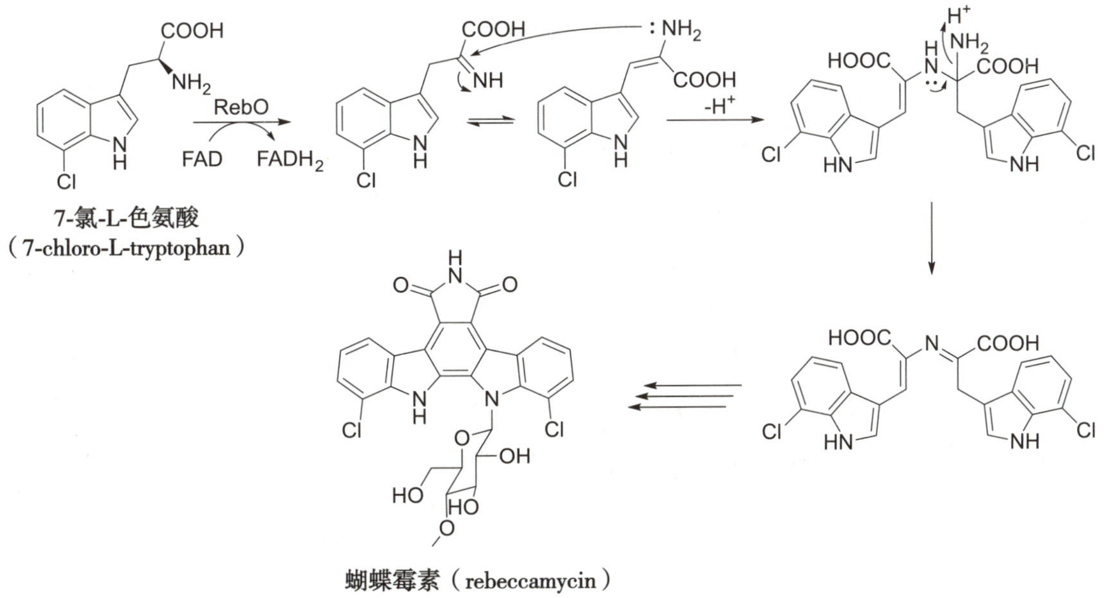

图 5-87　RebO 将 7- 氯 -L- 色氨酸氧化成相应的亚氨基酸

2）醇的氧化反应：黄素依赖性氧化还原酶能够将底物中的醇羟基氧化成羰基。在阿克那霉素 Y（aclacinomycin Y）合成途径中（图 5-88），黄素依赖性氧化还原酶 AknOx 不但能够将中间体阿克那霉素 N（aclacinomycin N）中三糖链末端的羟基氧化成羰基生成阿克那霉素 A（aclacinomycin A），而且能再催化一步氧化反应最终生成阿克那霉素 Y。

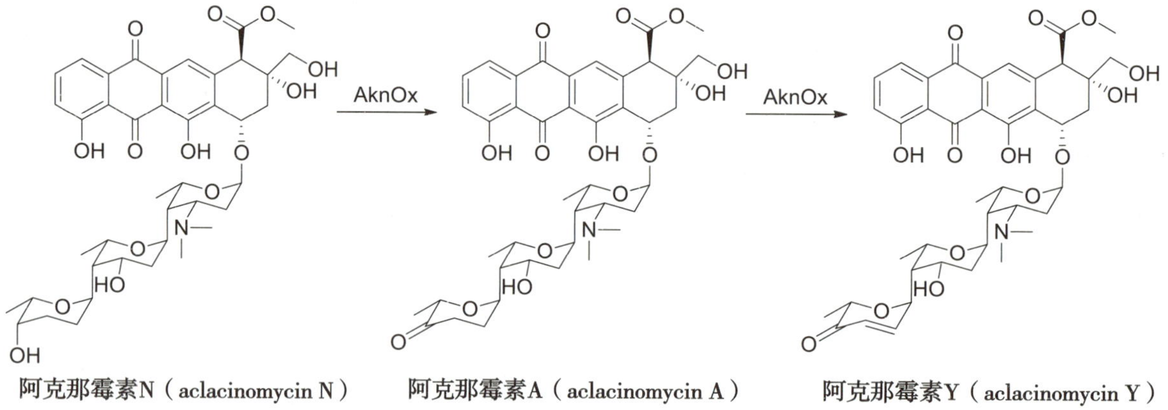

图 5-88 AknOx 在阿克那霉素 Y 合成途径中催化的氧化反应

3）巯基的氧化反应：从烟曲霉（*Aspergillus fumigatus*）中发现的胶霉毒素（gliotoxin）其结构中特征的二硫键是由黄素依赖性氧化还原酶 GliT 催化氧化前体结构中两个巯基形成的（图 5-89）。相似的，aspirochlorine 结构中的二硫键是由 GliT 同源的 AclT 催化氧化而成。

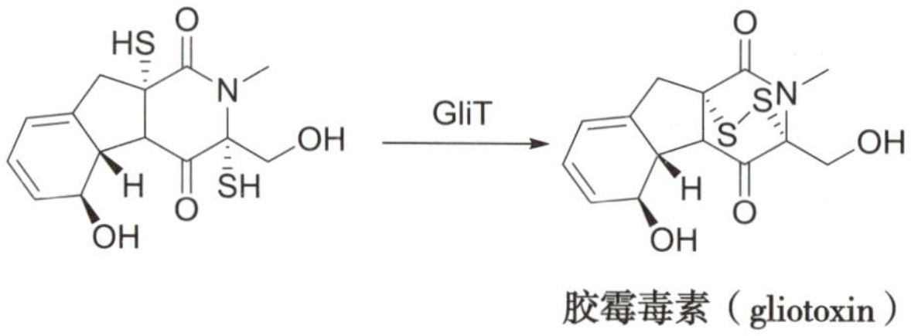

图 5-89 GliT 催化胶霉毒素结构中二硫键的形成

（6）去饱和反应：黄素依赖性氧化还原酶能够催化底物去饱和化生成共轭的烯键，如上面提到的 AknOx 能够催化底物阿克那霉素 A 去饱和化生成 α，β- 烯酮结构（图 5-88）。在环匹阿尼酸（cyclopiazonic acid）的生物合成途径中（图 5-90），中间体 5-234 可能是在黄素依赖性氧化还原酶 CpaO 催化下去饱和形成共轭亚胺后环化生成环匹阿尼酸。

（7）其他反应：除催化以上反应外，黄素依赖性氧化还原酶还能催化一些特殊的反应。例如，在 enterocin 生物合成途径中，黄素依赖性氧化酶 EncM 能够催化羟基化和脱氢的连续反应使底物的 C-10 处形成羰基，该反应的机理与单加氧酶的不同。通过 ^{18}O 标记等实验发现，黄素辅因子在反应中没有形成中间体 Fl-4a-OO$^-$ 或 Fl-4a-OOH，而是与分子氧在 N-5 位加成生成 N-5 位的黄素氧化物（Fl-N5-oxide）参与反应（图 5-91）[56]。此外，黄素依赖性硝基烷烃氧化酶能够将硝基烷烃类化合物氧化成醛类化合物，该类反应的机理如图 5-92 所示[57]。

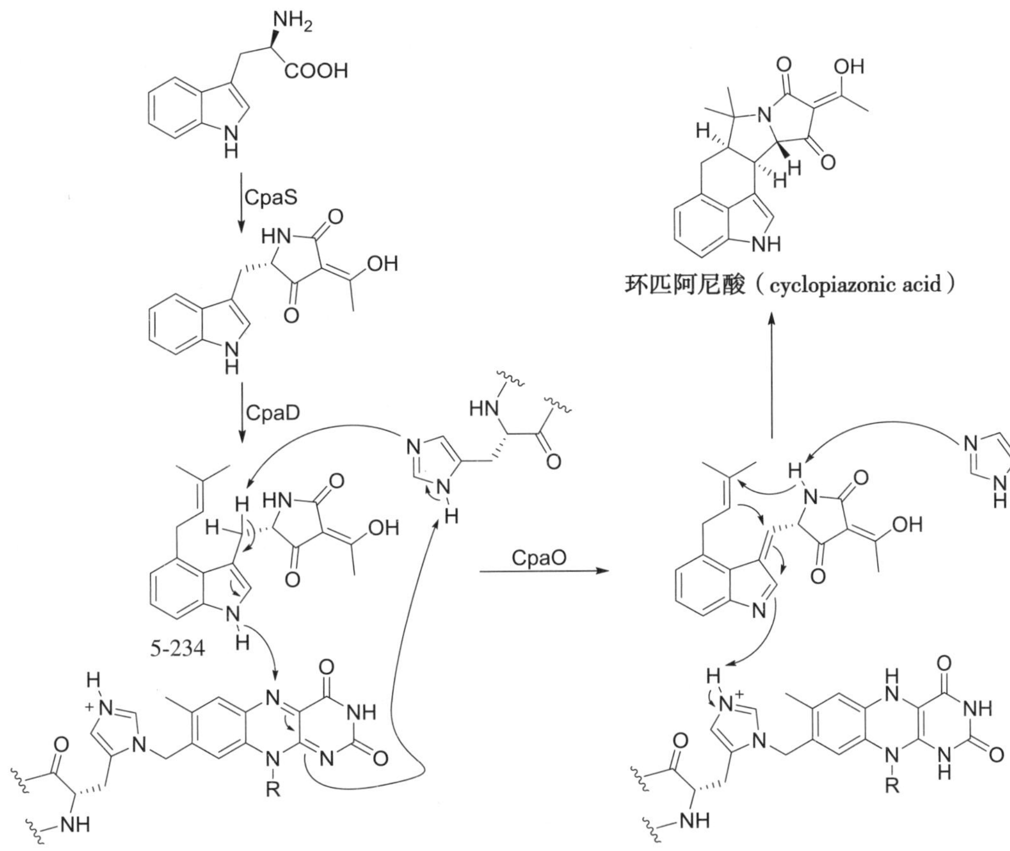

图 5-90　CpaO 催化生成环匹阿尼酸的可能机理

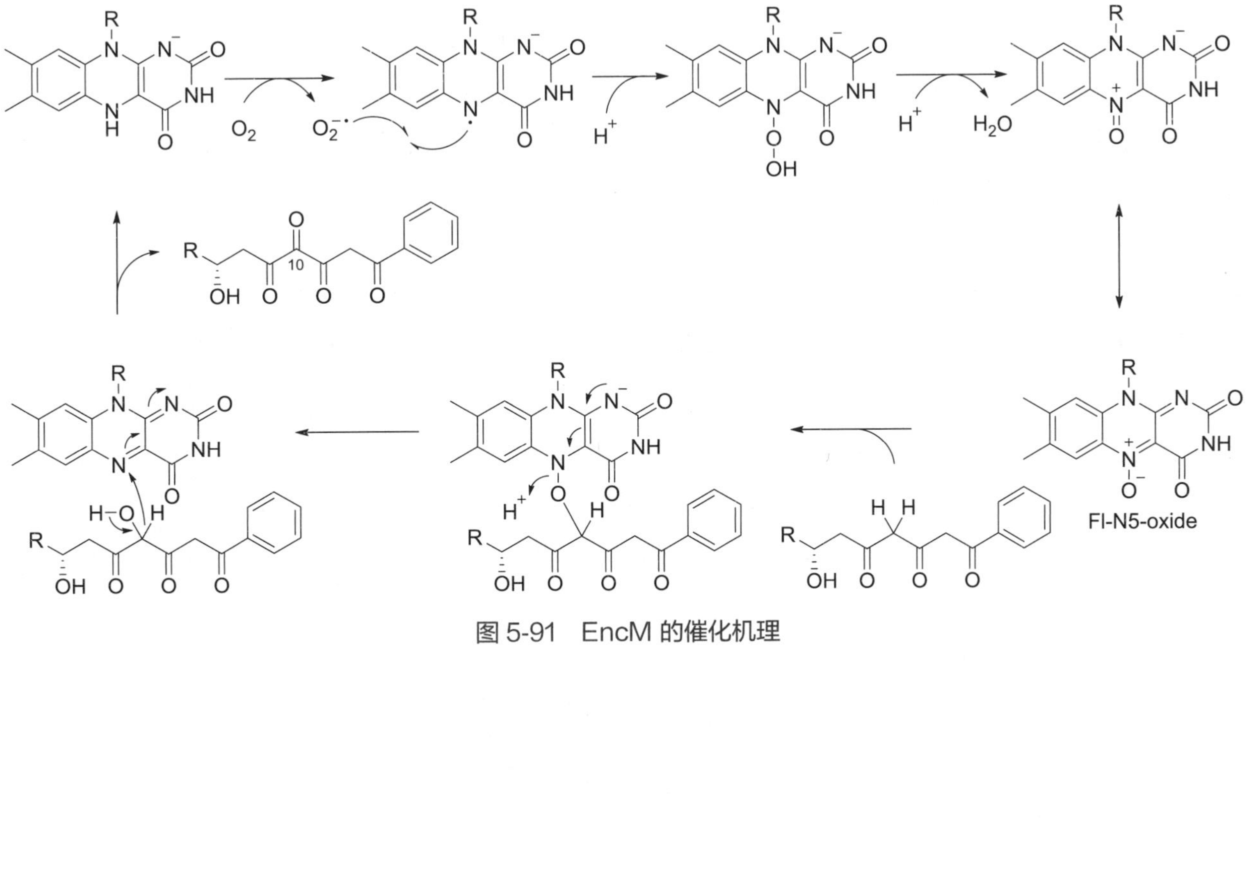

图 5-91　EncM 的催化机理

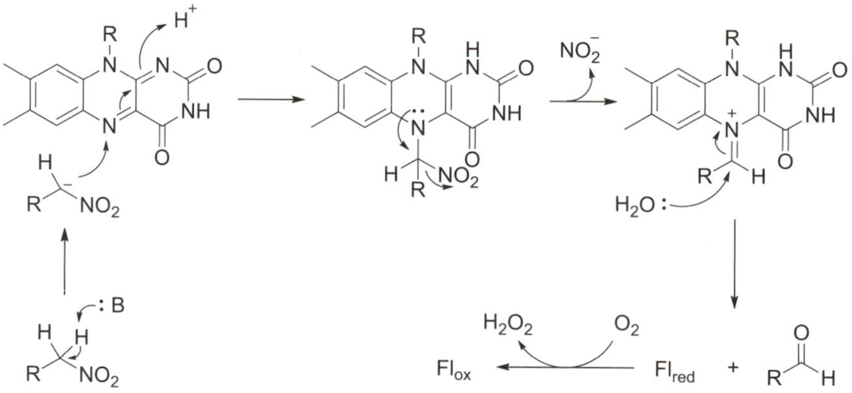

图 5-92　黄素依赖性硝基烷烃氧化酶的催化机理

（四）铜家族氧化酶

铜是许多维生素、激素、酶和呼吸色素中所含的一种基本微量元素，可以和蛋白结合形成铜蛋白，参与生物体内的电子转移、氧的结合、贮存和运输、底物的氧化还原反应等。根据铜蛋白活性结构中铜的光谱特性和磁学性质的不同，铜蛋白可分为多种类型，主要有：Ⅰ型铜蛋白在 600nm 附近有非常强的吸收，这种光谱被认为是由于一种配体和金属之间电荷转移造成，在电子顺磁共振波谱（EPR spectroscopy）中具有顺磁性和小的超精细偶合常数；Ⅱ型铜蛋白在可见光谱中没有明显的吸收，在 EPR 中有特征吸收，具有顺磁性，和一般铜（Ⅱ）配合物有相近的分子吸光系数和超精细偶合常数；Ⅲ型铜蛋白在 330nm 附近有强的吸收光谱，但没有 EPR 信号，是由于两个铜原子彼此呈反磁性相互作用[58-60]。根据铜蛋白活性结构中铜原子的数量又可分为单核、双核和多核铜蛋白。以下主要介绍对天然产物骨架结构具有氧化还原修饰作用的铜蛋白。

1. **单核铜蛋白**　半乳糖氧化酶（galactose oxidase）是来源于真菌的一种Ⅱ型铜蛋白。它的主要功能是将伯醇氧化成相应的醛，同时将 O_2 还原成 H_2O_2，反应中涉及两个电子的转移（图 5-93）。活性中心是 Cu（Ⅱ）分别与两个组氨酸（His）的咪唑氮原子、酪氨酸（Tyr）的酚氧离子和水分子络合形成平面四边形，在轴向上和另一个酪氨酸的酚氧离子结合，共同形成一个方形锥体结构（图 5-94）。在作用机理上，半乳糖氧化酶首先失去一个电子，形成酚自由基，然后轴向配位键断开，底物取代水配位，接着伯醇 α-CH_2 上失去一个电子和 H^+，使 Cu^{2+} 变成 Cu^+，产物醛从 Cu^+ 上离去，形成三角形的配位化合物，最后 O_2 使 Cu^+ 重新氧化为 Cu^{2+}，同时产生 H_2O_2（图 5-94）。

胺氧化酶（amine oxidase）广泛存在于哺乳动物、植物、酵母和细菌中，并具有重要的生理功能。胺氧化酶通过将两个电子从胺转移到氧气来催化伯胺的脱胺，生成醛和氨气，同时将 O_2 还原为 H_2O_2（图 5-95），这在生物碱类天然产物的生物合成中具有重要作用。胺氧化酶活性位点呈扭曲的方形锥体结构。反应时底物伯胺先与醌式辅基（TPQ）缩合成醌亚胺结构，然后水解释放出相应的醛，TPQ 被还原为氨基酚，在 Cu（Ⅱ）的活化下 O_2 使 TPQ 的氨基酚重新氧化成醌式结构，释放出 H_2O_2 和 NH_3（图 5-96）。

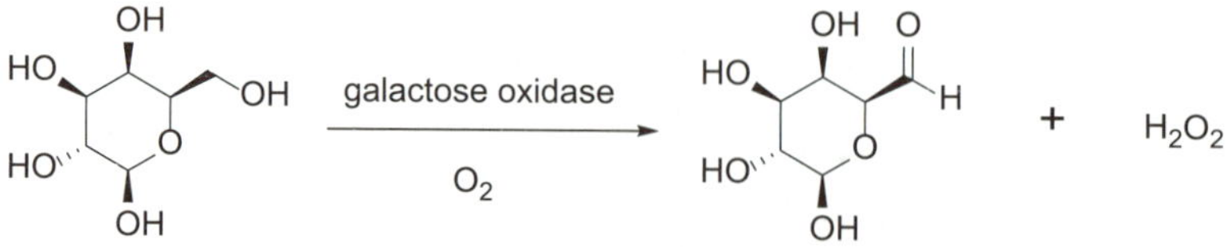

图 5-93　半乳糖氧化酶的功能

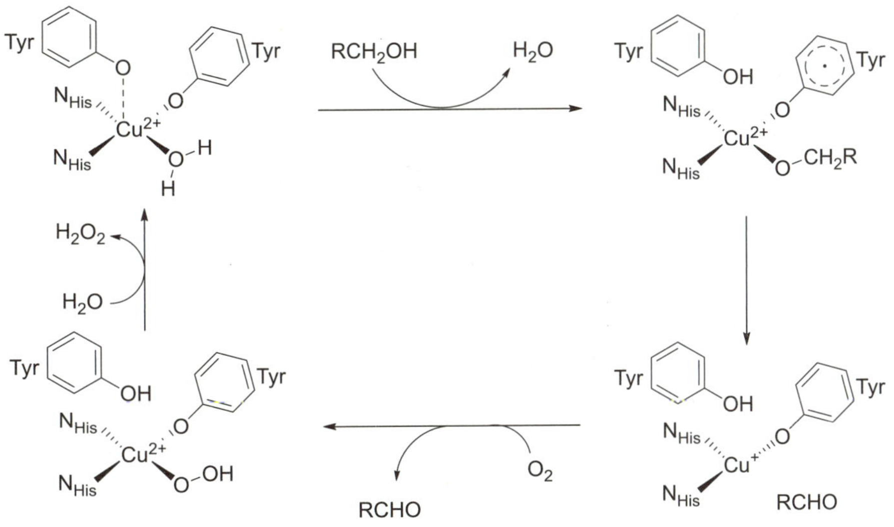

图 5-94 半乳糖氧化酶的活性中心与作用机理

$$R\text{-}CH_2\text{-}NH_2 \xrightarrow[O_2+H_2O]{\text{amine oxidase}} R\text{-}CHO + NH_3 + H_2O_2$$

图 5-95 胺氧化酶的催化反应

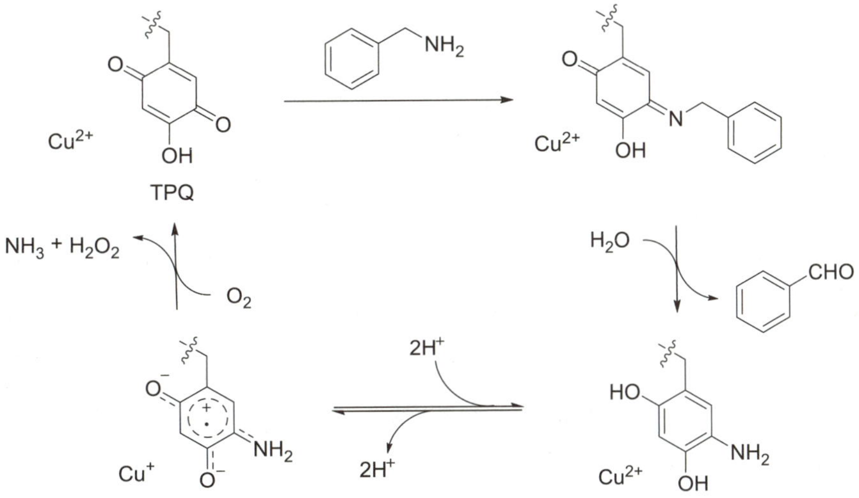

图 5-96 胺氧化酶的作用机理

2. **双核铜蛋白** 酪氨酸酶(tyrosinase)属于Ⅲ型双核铜蛋白,广泛分布于动植物和微生物中。酪氨酸酶是一种单加氧酶,是黑色素合成的关键酶。它的主要功能是激活氧气,使酪氨酸上的单酚发生邻位羟基化反应生成邻苯二酚化合物 L-3,4- 二羟基酪氨酸(L-3,4-dihydroxyphenylalanine,L-DOPA),并进一步氧化成邻醌化合物 L-DOPA quinone(图 5-97)。酪氨酸酶的结构与血蓝蛋白相似,具有双核铜中心,两个 Cu(Ⅱ)与六个组氨酸的咪唑氮原子及一个氧气分子结合成氧合复合体(oxy)。底物单酚类化合物结合到其中一个铜离子上,促使氧合复合体上的 O-O 键弱化,导致氧合复合体裂解并重排,形成二酚中间体(met-D)。通过两个电子转移到 Cu(Ⅱ)上,进一步将二酚中间体氧化成邻醌化合物,而活性中心(deoxy)的亚铜则被氧气分子氧化成二价铜,从而开始下一轮的催化(图 5-98)[61]。

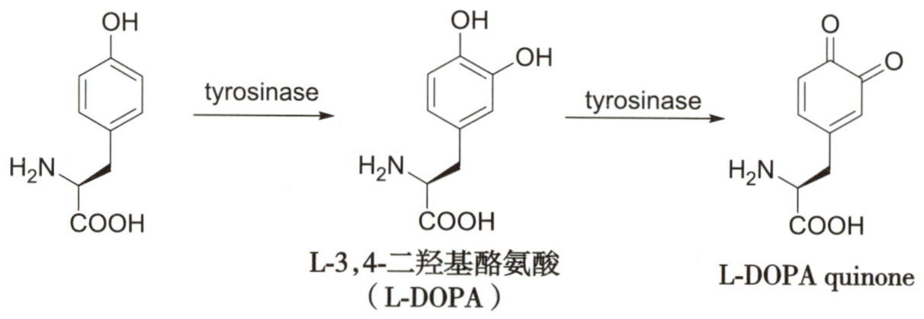

图 5-97　酪氨酸酶的催化反应

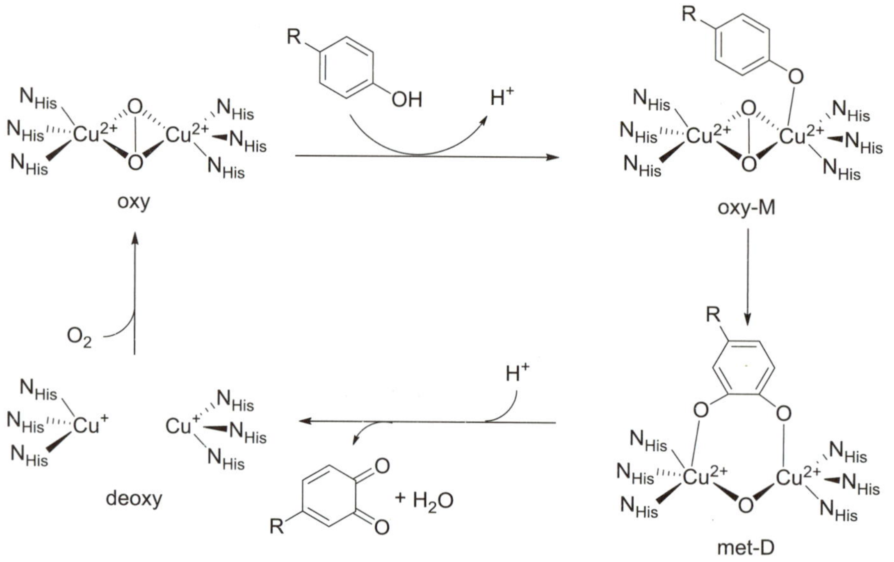

图 5-98　酪氨酸酶的作用机理

邻苯二酚氧化酶（catachol oxidase）是Ⅲ型双核铜蛋白，与酪氨酸酶不同的是，它的底物是邻苯二酚，能将邻苯二酚氧化脱氢生成邻醌化合物。它的活性中心为两个 Cu（Ⅱ）分别与三个组氨酸上咪唑氮原子配位形成三角二锥体，并通过一个氢氧根离子或水桥联两个铜原子（图 5-99）。它的反应机理是：底物邻苯二酚类化合物上的一个酚羟基失去一个 H^+离子后与酶上的一个 Cu（Ⅱ）络合，接着邻苯二酚转移两个电子到双核 Cu（Ⅱ）上，邻苯二酚被氧化成邻醌。Cu（Ⅱ）被还原为 Cu（Ⅰ），桥联的氢氧根离子断裂成 H_2O 只与一个铜原子结合。Cu（Ⅰ）结合一个 O_2 分子形成二价铜的氧负络合物，它可氧化另一个邻苯二酚为邻醌，并重新形成氧化形双核铜活性中心（图 5-99）。

另外，还有其他的双核铜蛋白具有羟基化功能。例如，多巴胺 β 单加氧酶（dopamine β monooxygenase，DβM）能够羟基化多巴胺（dopamine）形成去甲肾上腺素（norepinephrine）（图 5-100），生物合成交感神经系统中的神经激素肾上腺素。

肽基甘氨酸 α- 羟基化单加氧酶（peptidylglycine α-hydroxylation monooxygenase，PHM）是肽基甘氨酸 α- 酰胺化单加氧酶（PAM）中两个独立结构域中的一个。在抗坏血酸存在下，PHM 能使多肽甘氨酸 **5-46** 上的 α- 位羟基化，得到产物 **5-47**。然后，在 PAM 的另一独立结构域肽基 α- 羟基甘氨酸 α- 酰胺化裂解酶（peptidyl α-hydroxylglycine α-amidating lyase，PAL）催化下，水解酰胺化得到含酰胺基的多肽 **5-48** 和乙醛酸（glyoxylic acid）（图 5-101）。这个多肽酰胺化的过程是许多肽类激素被激活的关键步骤。

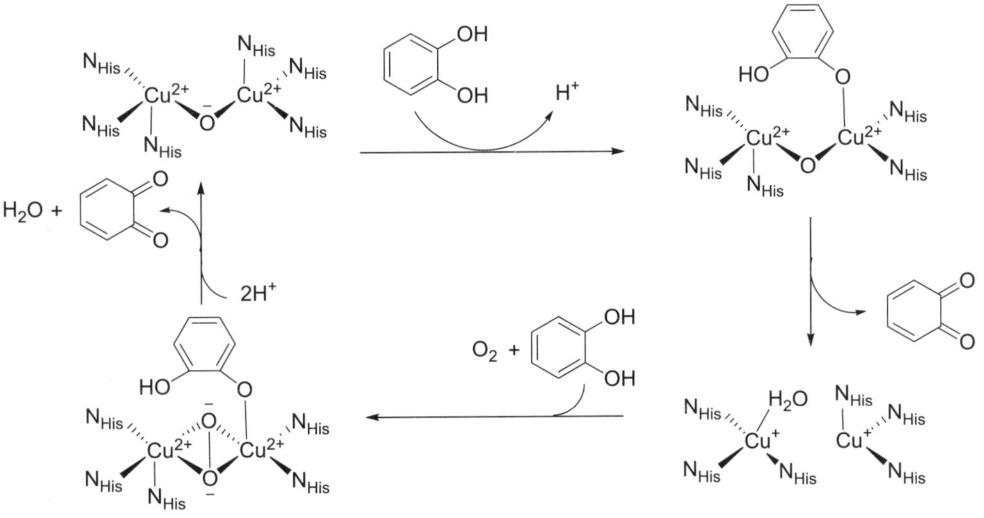

图 5-99　邻苯二酚氧化酶的作用机理

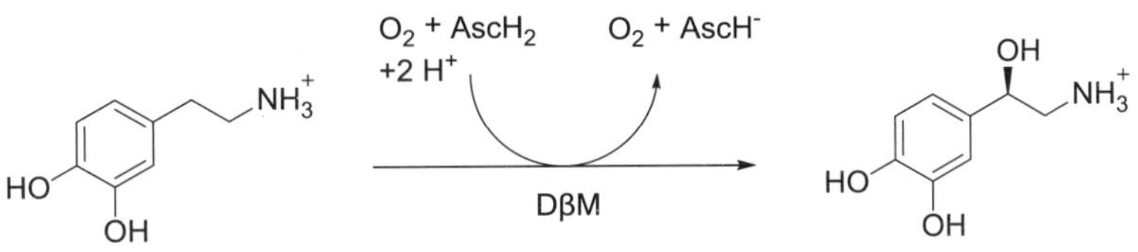

多巴胺（dopamine）　去甲肾上腺素（norepinephrine）

图 5-100　多巴胺 β 单加氧酶的催化反应

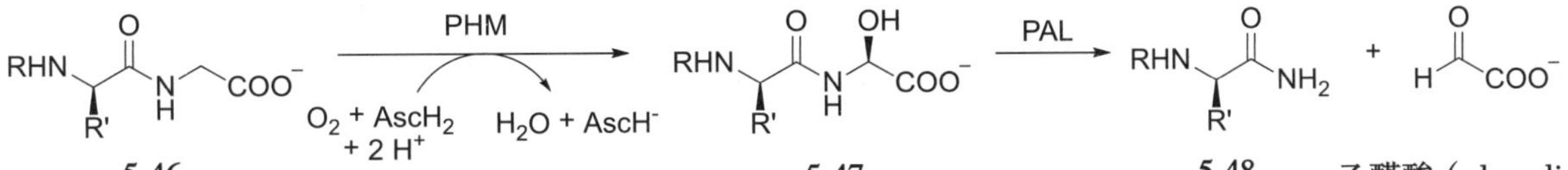

5-46　5-47　5-48　乙醛酸（glyoxylic acid）

图 5-101　肽基甘氨酸 α- 羟基化单加氧酶的催化反应

3. **多核铜蛋白**　多核铜蛋白通常是Ⅱ型和Ⅲ型活性位点的组合，形成一个三核铜蛋白簇，其中一个铜原子呈Ⅱ型活性位点结构，与两个组氨酸氮原子和一个羟基结合，另两个铜原子组成Ⅲ型活性位点结构，分别与三个组氨酸残基结合，并通过一个羟基桥连。像漆酶（laccase）、抗坏血酸氧化酶（ascorbate oxidase）均是属于这类蛋白，它们的主要功能是催化氧化反应（图 5-102）。

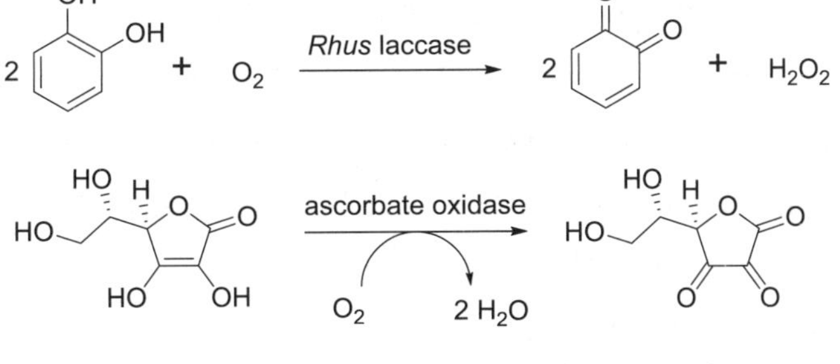

图 5-102　漆酶和抗坏血酸氧化酶的催化反应

另外，还有一些未知结构的多核铜蛋白，也起着催化氧化功能。例如，真菌次级代谢产物地曲霉素（geodin）的生物合成基因簇中有一个多核铜蛋白 GedJ，其蛋白序列与漆酶和抗坏血酸酶具有高度的同源性。它能催化二氢地曲霉素（dihydrogeodin）形成一个酚氧自由基中间体，经双自由基偶联生成地曲霉素。在另一个相似结构的 trypacidin 的生物合成基因簇中也发现了一个与 GedJ 高度同源地多核铜蛋白 TynJ，发挥与 GedJ 类似功能，负责催化 C-O 键的生成，将 dihydrotrypacidin 转化为 trypacidin（图 5-103）[61]。

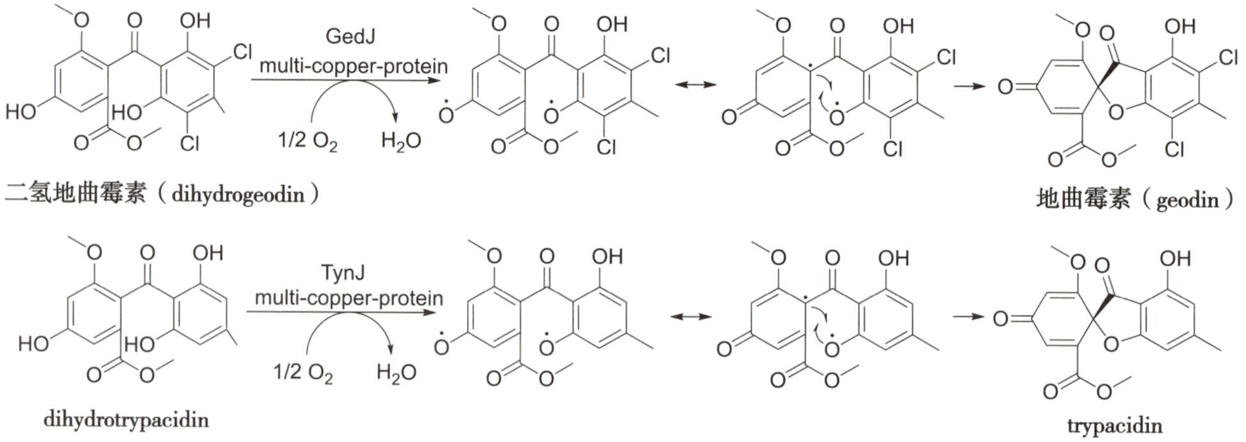

图 5-103　地曲霉素和 trypacidin 生物合成中多核铜蛋白的催化反应

二、各种官能团转移酶

（一）糖基转移酶

糖基转移酶（glycosyltransferases，GTs；EC 2.4.x.y）是专门催化糖基化反应的一类酶。它能够将糖基从核苷酸糖供体，通常是尿嘧啶二磷酸 - 葡萄糖（UDP-glucose），转移到蛋白质、寡糖、核酸、激素等一系列小分子化合物上形成特异性糖苷键的一类超家族[62]。该类酶家族庞大且广泛分布于各种生物体中。根据氨基酸序列相似性与超万条编码糖基转移酶的基因序列的比对（www.cazy.org/fam/acc_GT.html），可以将其分为 97 个糖基转移酶家族[63]。其中 GT1 家族最为庞大，且大多数植物来源的 GT 都属于这一家族。UGT 超家族（UDP-dependent glycosyltransferases，UDP 依赖的糖基转移酶超家族）的命名原则采用 GT 命名委员会所建立的体系，以 UGT73A2 为例，UGT 表示 UDP-glycosyltransferase，阿拉伯数字 73 表示家族（一般 1~50 为动物源，51~70 为酵母源，71~100 为植物源，101~200 为细菌源），之后的字母 A 表示亚家族，字母后的数字表示单个基因编号。根据 GTs 的折叠方式可以将绝大多数的糖基转移酶分为 GT-A、GT-B 和 GT-C 三个超家族。根据生成糖苷键的类型可以将糖基转移酶主要分为四类：*O*- 糖基转移酶（*O*-glycosyltransferase）、*N*- 糖基转移酶（*N*-glycosyltransferase）、*C*- 糖基转移酶（*C*-glycosyltransferase）和 *S*- 糖基转移酶（*S*-glycosyltransferase）。根据生成产物的端基碳的构型又可以分为反转型（inverting，I）和保留型（retaining，R）两种。保留型的糖基转移酶在糖基化反应发生后糖供体的构型不会发生改变，反转型的糖基转移酶在糖基化反应发生后糖供体的构型会由 α 型变为 β 型（图 5-104）。糖基供体不仅可以是尿嘧啶二磷酸 - 葡萄糖（UDP-Glc），还可以是 UDP- 半乳糖、UDP- 鼠李糖、UDP- 木糖和 UDP- 葡萄糖醛酸等。

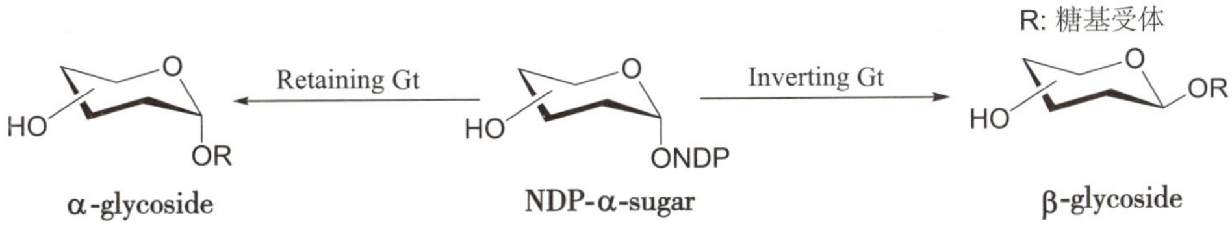

图 5-104 保留型和反转型糖基转移酶催化糖供体的产物构型

糖基转移酶在生物体的代谢活动以及防御中发挥重要作用。例如来源于芽孢杆菌的有关糖基转移酶能够对多种毒性化合物进行糖基化修饰。UGT 还与植物的次级代谢息息相关,可提高植物中三萜类、皂苷、黄酮类为受体的糖苷类化合的稳定性、水溶性,或减弱其毒性。例如藏红花(*Crocus sativus*)中藏花素生物合成途径中,藏花酸(crocetin)的糖基化可以增加藏花素的稳定性和水溶性[64];植物中的黄酮糖苷类化合物不仅可以提高植物的抗逆性,还能影响植物不同组织部位(花、果实、种子、叶片)的颜色、果实的味道等,如与红色、蓝色、紫色等天然色素密切相关的花青素在自然界中经常发生不同的糖基化取代使植物呈现不同颜色。从葡萄柚中克隆的糖基转移酶可以催化花青素生成 3-*O* 糖苷,增加苯环稳定性从而使花的颜色得以保持;柑橘属的二氢黄酮糖基转移酶控制果实的苦味,其成分中的柚皮素 7-*O*-葡萄糖的位置特异性的鼠李糖基化影响果实的苦味。此外,糖基化修饰后可以展现出于苷元不一样的生物活性,从而在结构优化中有着重要意义。

1. **糖基转移酶的结构特征** 糖基转移酶大多具有保守结构。其中,催化植物次级代谢产物糖基化的 GT 大部分属于家族 1(GTl),近 50% 的 GT1 的 C 末端有 1 段 44 个氨基酸的保守序列(WAPQAEVLAH-EAVGAFVHCGWNSLWESVAG GVPURPFFGDQ)。这个序列被称为 PSPG 盒,是植物中的糖基转移酶的重要特征[65]。GT 的 C 端由特定的氨基酸残基构成的结合糖供体口袋结构,是活性供体结合区所在位置;而 N 末端主要是与底物受体相互作用区域。随着蛋白质晶体研究的逐渐深入,目前对糖基转移酶可分为 GT-A、GT-B 和 GT-C 三个超家族,SpsA 是首先从枯草芽孢杆菌中发现的首个 GT-A 折叠方式的酶,GT-A 的 N 端和 C 端包含两个紧密相连的类 Rossmann 折叠的 β/α/β 结构域,其中 N 端负责糖基供体的结合,在这个结构域的末端大多包含一个典型的保守 DxD(Asp-x-Asp,x 代表氨基酸序列,或者其变体,例如 TDD、EDD、DxH 等)模块结构。该序列通过与二价阳离子(如 Mn^{2+})的结合参与到了与糖基供体中磷原子的识别与结合。最早报道的 GT-B 型糖基转移酶是噬菌体中的 T4 β- 葡萄糖转移酶(BGT),CT-B 型折叠包含两个分开的 β/α/β 折叠结构域。与 GT-A 型不同的是,这两个结构域处于正对位且连接方式灵活,中间被一个较深的裂缝分隔开。这类构型没有保守的 DxD 模块结构,不需要金属离子维持酶活性。如参与新四环素类生物合成的 CGT(SsfS6)、大肠埃希菌中的 CGT(IroB)都属于 GT-B 折叠;GT-C 型酶与 GT-A 的折叠方式类似,但其不具有 DxD 保守序列,而是以 CMP 活化形式的糖作为供体,目前这类构型的 GT 报道较少,通常是跨膜糖基转移酶,其主要特征是含有 8~13 个预测的跨膜肽段[66]。

2. **糖基转移酶的催化机理** 目前报道的糖基转移酶的催化机理主要可以归为两类:一类是单置换反应机制,一般反转型(inverting,I)糖基转移酶遵从这种反应机制,即将一个含有活性位点的侧链作为催化剂对供体(亲核试剂)进行去质子化,以促进活化磷酸基团离去的类 SN-2 直接取代反应(图 5-105a)。另一种催化机制是糖基转移酶经历二次取代反应,先形成一种含有共价键的糖基 - 酶中间体并释放核苷二磷酸,二磷酸基团将受体的羟基活化,受体再进攻糖基 - 酶复合体,形成糖苷键(图 5-105b)。

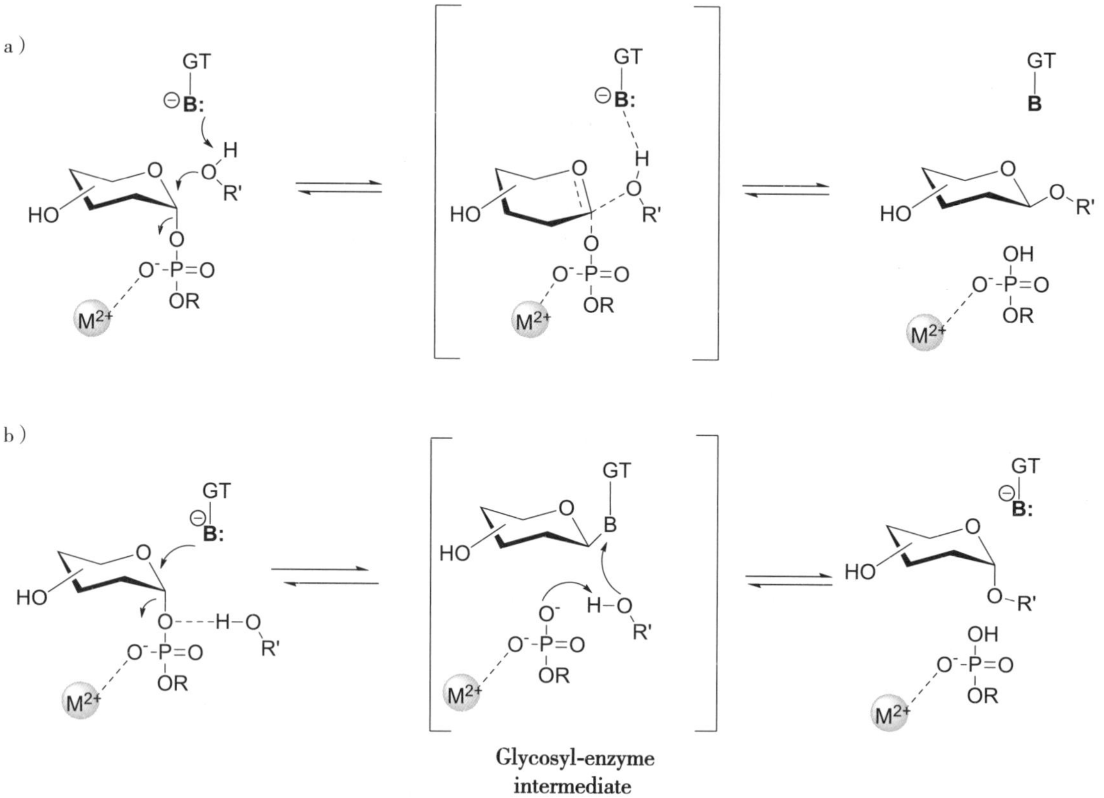

a) 单置换反应机制；b) 二次取代反应机制。

图 5-105　糖基转移酶的催化机理

3. 糖基转移酶(GTs)催化的常见反应

(1) GTs 底物的特异性与区域选择性：不同的糖基转移酶可以催化不同羟基位置的羟基发生糖基化作用，例如从甜叶菊(*Stevia rebaudiana*)中克隆表达的三个糖基转移酶 UGT74G1、UGT76G1 和 UGT85C2，这些糖基转移酶能选择性地在甜菊醇(steviol)的不同位点进行糖基化，生成位置及糖基取代个数不同的甜菊苷(stevioside)及甜菊双糖苷 A(rebaudioside A)等(图 5-106)[67]。

(2) GTs 酶的杂泛性：目前报道的很多糖基转移酶有着宽广的底物谱，如从荞麦(*Fagopyrum esculentum*)中分离得到的 *C*- 糖基转移酶 FeCGTa 能催化 2- 羟基黄烷酮、二氢异黄酮等化合物的糖基化，从红花(*Carthamus tinctorius*)中得到的 UGT73AE1 对受体表现出很强的杂泛性，可以催化 19 种结构不同的苷元进行糖基化，表现出催化生成 *O*- 苷键、*S*- 苷键、*N*- 苷键的多功能催化活性[68](图 5-107)。

(3) *C*- 糖基转移酶：虽然多种具有生物活性的天然产物中含有 *C*- 糖苷，如牡荆苷、异牡荆苷和红花黄色素苷等，但 *C*- 糖基转移酶报道尚较少。由于 *C*- 糖苷键不易断裂，使得其更加稳定。从微生物 *Streptomyces fradiae* 中鉴定的参与 urdamycin A 类化合物生物合成的 *C*- 糖基转移酶 UrdGT2 不仅能够识别 dTDP-D-olivose，而且还能识别 NDP-D/L-rhodinose 和 NDP-D-mycarose，形成不同结构类型的新颖 *C*- 糖苷类化合物(图 5-108)[69]。在植物界中，水稻(*Oryza sativa*)、荞麦(*Fagopyrum esculentum*)、玉米(*Zea mays*)和三花龙胆(*Gentiana triflora*)等中都有关于 *C*- 糖基转移酶基因克隆和功能验证的研究报道[70-72]。

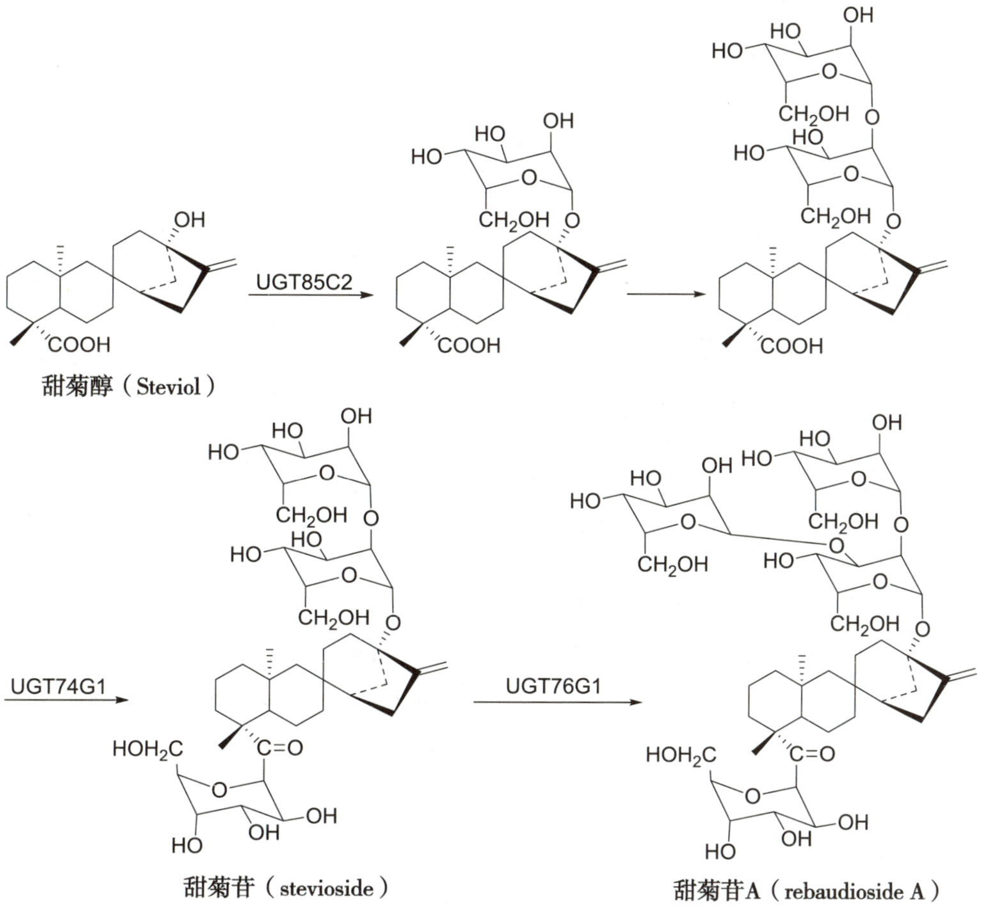

图 5-106　甜叶菊中三个糖基转移酶对甜菊苷糖基化位点的特异性

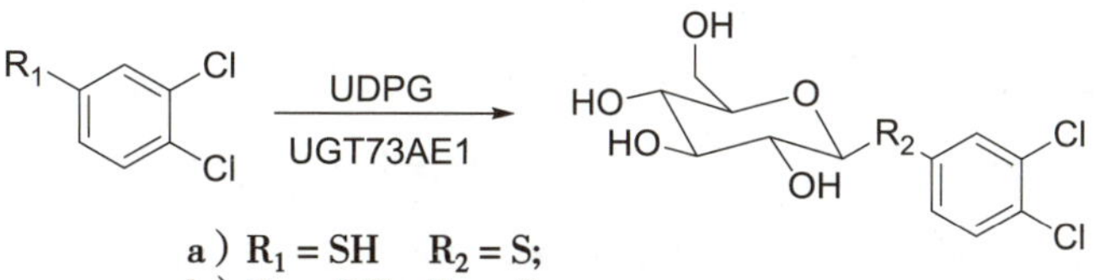

a）$R_1 = SH$　$R_2 = S$;
b）$R_1 = OH$　$R_2 = O$;
c）$R_1 = NH_2$　$R_2 = NH$

图 5-107　红花中 UGT73AE1 催化三种不同类型苷元受体的糖基化

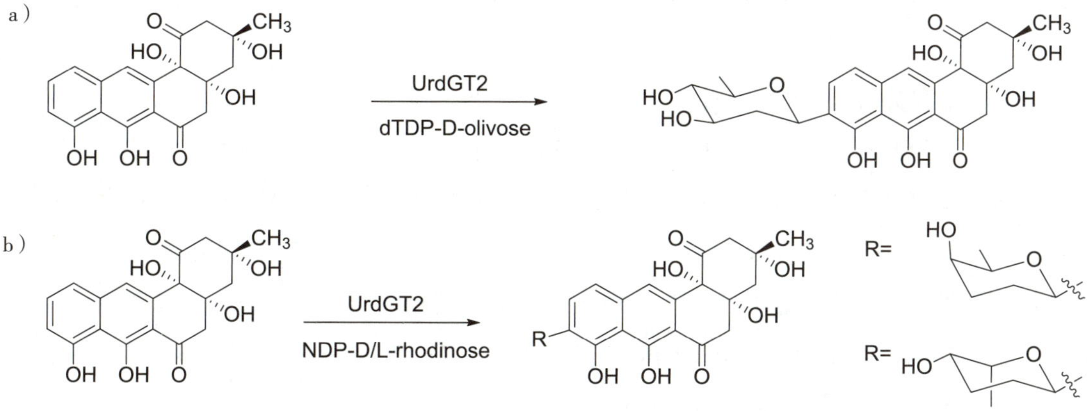

c）

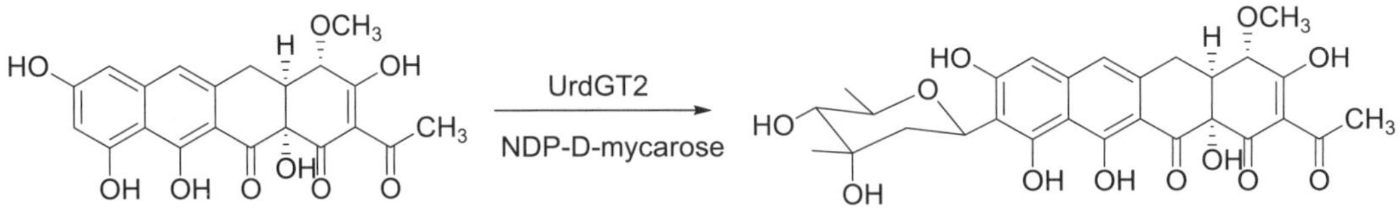

图 5-108　UrdGT2 催化不同糖基供体生成新颖 *C*- 糖苷类化合物

（二）异戊烯基转移酶

异戊烯基化是天然产物生物合成中广泛存在的一种后修饰方式。黄酮、香豆素、蒽醌、吲哚生物碱等天然产物都可以发生异戊烯基取代[73,74]。异戊烯基转移酶（prenyltransferase）可以催化不同链长的异戊烯基团转移至不同底物上。异戊烯基转移酶受体的多样性也丰富了催化产物的多样性。异戊烯基受体包含烯丙基焦磷酸酯、寡肽、蛋白质半胱氨酸残基以及种类丰富的芳香类化合物。常见的异戊烯基供体基团有不同数目的 C_5 单元，如 DMAPP（C_5 单元）、IPP（C_5 单元）、GPP（C_{10} 单元）、FPP（C_{15} 单元）以及 GGPP（C_{20} 单元）等。这些基团本身也可发生环化、重排、氧化及脱水等反应，从而产生多样化的产物。异戊烯基化的方式主要包括常规异戊烯基化（regular prenylation）和反向异戊烯基化（reverse prenylation）。即分别通过异戊烯基单元的 C-1 位或 C-3 位连到底物骨架上，从而形成新的 C-C 键（图 5-109）[75]。

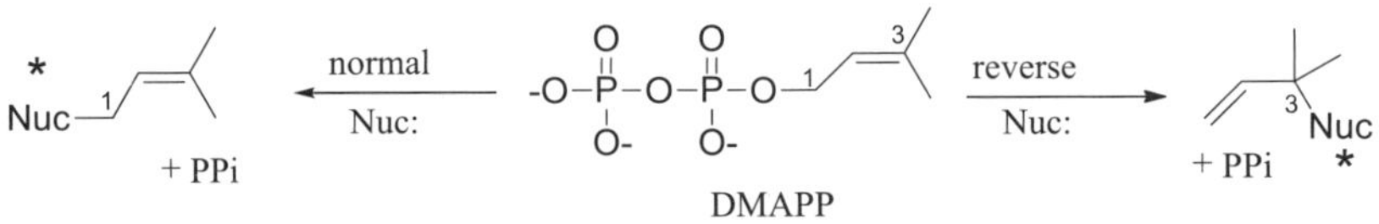

图 5-109　异戊烯基取代的两种方式

根据氨基酸序列特征、酶催化功能和结构特征，可以将异戊烯基转移酶大致分为两大类（表 5-1）。①异戊烯基焦磷酸合酶（prenyl diphosphate synthases）：主要包括顺 / 反式异戊烯基转移酶（*cis*/*trans* prenyltransferase）以及肽类 / 蛋白质 / tRNA 异戊烯基转移酶（peptide/protein/tRNA prenyltransferase）。②芳香类化合物异戊烯基转移酶（aromatic prenyltransferases）：主要包括以 UbiA 为代表的膜结合异戊烯基转移酶类（membrane-boundprenyltransferases）以及一类自真核生物分离的吲哚类异戊烯基转移酶（indole prenyltransferases）。芳香族异戊烯基转移酶可以催化异戊烯单体连接到芳香族底物上，如苯酚类、酚酸类、黄酮类、萘类等。其中吲哚类异戊烯基转移酶参与吲哚类次级代谢产物的生物合成，催化 DMAPP 连接到吲哚类芳香底物上。目前从链霉菌属和曲霉菌属报道了水溶性的吲哚异戊烯基转移酶。

1．异戊烯基转移酶的结构特征及催化反应类型

（1）顺 / 反式异戊烯基转移酶和蛋白质异戊烯基转移酶：顺 / 反式异戊烯基转移酶（*cis*/*trans*-prenyltransferase）以 IPP 为异戊烯基供体催化合成不同长度的烯丙基焦磷酸酯（allylic diphosphates）。有两个保守的异戊烯焦磷酸结合区（N/D）DXXD 以识别底物并与底物结合，其酶活性依赖 Mg^{2+}。其中，反式异戊烯基转移酶的产物全是 *E*- 构型，顺式异戊烯基转移酶则可形成 *E*- 和 *Z*- 两种构型的产物。蛋白质异戊烯基转移酶（protein prenyltransferase）催化 FPP 或 GGPP 到蛋白质或多肽中 CaaX 序列的一个保守的半胱氨酸残基上，并需要 Zn^{2+} 作为辅助因子。

表 5-1　异戊烯基转移酶的分类

酶的类型	供体	受体
1. 异戊烯基焦磷酸合酶(prenyl diphosphate synthases)		
反式异戊烯基转移酶	C5、C10、C15 等不同链长的焦磷酸酯(IPP、GPP 等)	烯丙基焦磷酸酯
顺式异戊烯基转移酶	C5、C10、C15 等不同链长的焦磷酸酯(IPP、GPP 等)	烯丙基焦磷酸酯
肽类异戊烯基转移酶	二甲基丙烯基、香叶基焦磷酸	(环)寡肽
蛋白质异戊烯基转移酶	法尼基或香叶基焦磷酸	蛋白质的半胱氨酸残基
tRNA 异戊烯基转移酶	二甲基丙烯基、香叶基焦磷酸	腺嘌呤或 5- 甲基氨基甲基 -2- 硫代吡啶
2. 芳香类化合物异戊烯基转移酶		
膜结合异戊烯基转移酶	C5、C10、C15 等不同链长的焦磷酸酯(IPP、GPP 等)	苯酚类、酚酸类、黄酮类、萘类等
可溶性芳香族异戊烯基转移酶		
NPHB/CloQ 类群	二甲基丙烯基、香叶基焦磷酸、法尼基	萘酚类、醌、酚类、苯并咪唑类
DMATS 家族	二甲基丙烯基、香叶基焦磷酸、法尼基	吲哚衍生物、酪氨酸、萘酚类、黄嘌呤

(2) 以 UbiA 为代表的膜结合型芳香类异戊烯基转移酶和 ABAA 家族水溶性异戊烯基转移酶：对 UbiA 类研究发现此类蛋白均为膜结合型蛋白，一级结构中含有一段富含天冬氨酸的 DxxDxxxD 序列，催化需要二价阳离子(如 Mg^{2+})的参与[76]。它仅催化 *C*- 异戊烯基化反应，包括参与泛醌、甲基萘醌等的生物合成。由于该类蛋白属于膜结合蛋白，分离纯化较为困难。ABAA 是另外一类在空间构象上较为特殊的芳香型异戊烯基转移酶，该家族的蛋白与第一类 UbiA 型异戊烯基转移酶序列上不相似，也不具有 DxxDxxxD 模块，且均为可溶蛋白。其在空间构象上是一种特殊的 α/β/β/α 结构，含有十个方向平行的 β 折叠，这种全新的构象被称为 PT fold[77]。来自于真核生物的吲哚类异戊烯基转移酶从结构上来说也属于 ABAA 型异戊烯基转移酶，其结构中也不含 DxxDxxD 模块，反应不需要 Mg^{2+} 的参与。

2. 异戊烯基转移酶的催化反应实例

(1) 顺式和反式异戊烯基转移酶：它们都可以催化不同链长的异戊烯基转移酶供体(DMAPP、IPP、GPP 等)和烯丙基焦磷酸酯发生反应生成链长不同的异戊二烯。根据催化供体链长的不同可以分为短链顺 / 反式异戊烯基转移酶、中长链顺 / 反式异戊烯基转移酶和长链顺 / 反式异戊烯基转移酶(图 5-110a 和图 5-110b)。反式异戊烯基转移酶催化的产物全部为反式的异戊二烯，顺式异戊烯基转移酶催化的产物有顺式和反式两种构象。蛋白类异戊烯基转移酶可以催化法尼基或香叶基焦磷酸为供体，蛋白质的半胱氨酸为受体发生异戊烯基化反应，通常发挥蛋白质后修饰的作用(图 5-110c)。

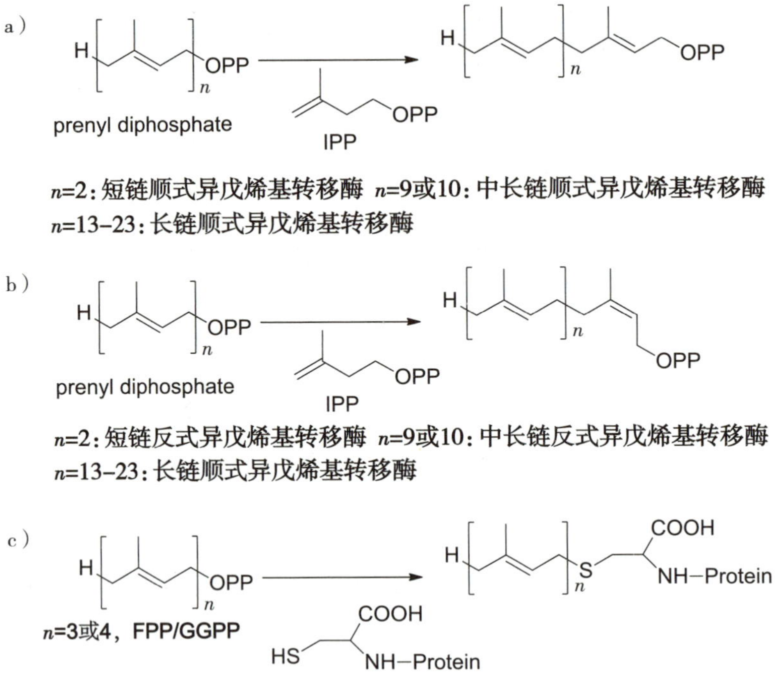

a) *trans*-Prenyltransferase;b) *cis*-Prenyltransferase;c) Protein Prenyltransferase

图 5-110 顺 / 反异戊烯基转移酶和蛋白类异戊烯基转移酶催化反应

(2) 以 UbiA 为代表的膜结合型芳香类异戊烯基转移酶:第一个报道的膜结合型芳香类异戊烯基转移酶是来自于微生物的 *UbiA*,该基因可以催化泛醌(辅酶 Q)的 4- 羟基苯甲酸的羟基邻位引入异戊烯基(图 5-111a)。目前除了 *UbiA* 蛋白被报道之外,还包括分离自苦参(*Sophora flavescens*)的黄酮类异戊烯基转移酶 N8DT(图 5-111b)[78]、欧芹(*Petroselinum crispum*)中的香豆素类异戊烯基转移酶 PcPT 等蛋白(图 5-111c)[79]。

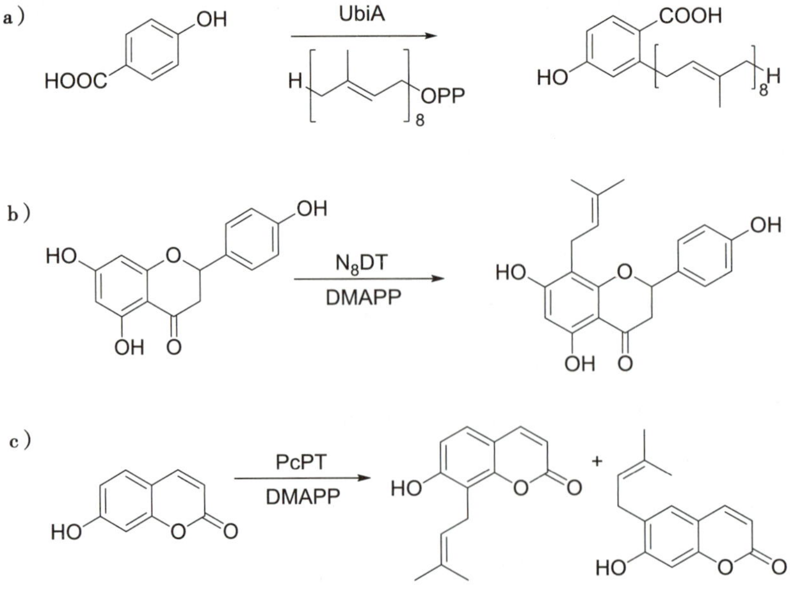

图 5-111 几个膜结合型芳香类异戊烯基转移酶催化反应实例

(3) ABAA 异戊烯基转移酶家族：该家族均为可溶蛋白，催化的底物多样。来自原核生物的该家族蛋白的代表性例子包括来自链霉菌（*Streptomyces sphaeroides*）中参与氯新生霉素（clorobiocin）生物合成的非金属依赖的 CloQ 蛋白（图 5-112a）[80]、参与萘萜二醇（naphterpin）生物合成的 Mg^{2+} 依赖的 NphB 蛋白（图 5-112b）[81]。分离自真核生物的吲哚类异戊烯基转移酶（DMATS 家族）主要参与麦角

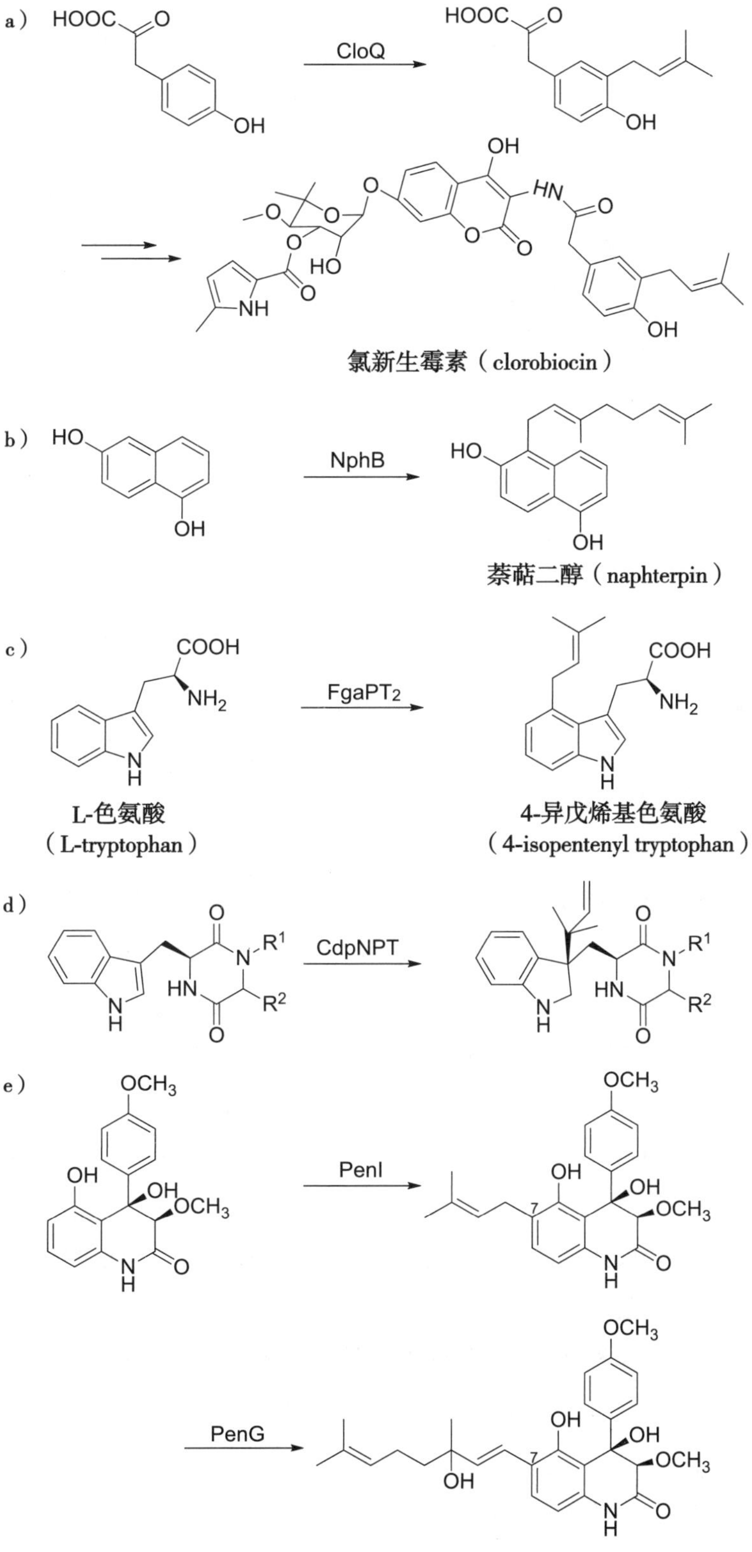

图 5-112　若干 ABAA 异戊烯基转移酶家族催化反应实例

生物碱、吲哚二萜等的生物合成。它们既可以催化 *C*- 异戊烯基化，也可以催化 *N*- 异戊烯基化反应。目前在 DMATS 家族中发现了超过 40 个这类可溶性蛋白。这其中很多酶表现出丰富的底物杂泛性。此类异戊烯基转移酶主要从真菌中被分离得到。代表性的例子包括 FgaPT1（XP_756136）、FgaPT2（AAX08549）、MaPT（EU4200091）、7-DMATS（ABS89001）、CTrpPT（GU722589）、FtmPT1（AAX56314/3O2K）、CdpC3PT（EAW17508）、LtxC（AAT12285）、FtmPT2（EU622826）、FtmPT3（EAW19377）以及 PenI（ANY57887）等。例如：从烟曲霉（*Aspergillus fumigatus*）中克隆得到的蛋白 FgaPT2 可以 L- 色氨酸（L-tryptophan）为底物，DMAPP 为异戊烯基供体催化生成 4- 异戊烯基色氨酸（4-isopentenyl tryptophan）（图 5-112c）。同时，FgaPT2 还可以催化 17 种吲哚衍生物发生异戊烯基取代[82]。来自烟曲霉的异戊烯基转移酶 CdpNPT 属于一类 *N*- 异戊烯基转移酶，可催化含色氨酸环肽的吲哚环上的 N 原子的异戊烯基化（图 5-112d）[83]。从青霉菌（*Penicillium thymicola*）中克隆得到的两个异戊烯基转移酶 PenI 和 PenG 可以催化连续两步异戊烯基取代反应，生成苯环 7 位 10 个碳原子取代的产物（图 5-112e）[84]。来自土曲霉（*Aspergillus terreus*）异戊烯基转移酶 AtaPT，它不仅能催化木脂素、喹啉类生物碱、黄酮、氧杂蒽酮、香豆素等多种结构类型化合物发生异戊烯基化反应，还能接受不同链长（C_5、C_{10}、C_{15}、C_{20}）的异戊烯基供体[85]。

（三）甲基转移酶

甲基化普遍存在于生命代谢的各个分支，能调节各种生物过程，参与各种初级和次级代谢产物的生物合成。甲基转移通常由 *S*- 腺苷甲硫氨酸（*S*-adenosyl methionine，SAM）依赖的甲基转移酶（methyltransferases，MTs）催化。SAM 是一种重要的生物辅助因子，它在包括 DNA、蛋白质和小分子次级代谢产物在内的各种生物分子转移甲基的过程中发挥着重要作用。甲基转移酶从反应机制上分，主要包括两类：一类是 SAM 依赖的甲基转移酶，具有 S_N2 亲核取代反应机制，另一类是自由基 SAM 依赖的甲基转移酶，属于自由基介导的机制。

1. SAM 依赖的甲基转移酶

（1）结构特征与反应机制：这类酶具有类似于罗斯曼（rossmann）的超折叠结构，是最大的甲基化酶群，催化了生命领域中大多数甲基化反应。结构上具有 α/β 结构，即沿着多肽链交替排列的 α 螺旋和 β 链。一般来说，活性中心位置上，SAM 的核苷酸与第一个 β 链末端的 GxG 基序结合，而第二个 β 链中高度保守的酸性氨基酸残基与 SAM 核糖的羟基形成氢键。保守基序 I-VI 通常在整个核心结构域按顺序排列，位于与 SAM 共底物结合相关的区域。基序 I 存在于大多数 MTs 中，包括一个含有 9 氨基酸残基的保守序列（V/I/L）（L/V）（D/E）（V/I）-G（G/C）G（T/P）G，常用于该类酶的初步生物信息学鉴定[86]。

在 SAM 依赖的甲基转移酶催化下，SAM 作为甲基供体，其分子中与硫鎓离子相连的甲基具有较高的亲电性，可以与很多具有亲核活性的生物分子发生 S_N2 亲核取代反应实现甲基转移，产生 *S*- 腺苷高半胱氨酸（SAH）作为副产物（图 5-113）。

（2）MTs 催化的化学反应与实例：根据接受甲基的底物原子不同，甲基转移酶又可分为 *O*- 甲基转移酶（OMTs）、*N*- 甲基转移酶（NMTs）、*C*- 甲基转移酶（CMTs）、*S*- 甲基转移酶（SMTs）等，它们对应的功能是催化相应原子的甲基化反应。

O- 甲基转移酶在天然产物的生物合成中很常见，在工业上也常用作生物催化剂。例如，来源于细菌的 *O*- 甲基转移酶 OleY 在大环内酯抗生素竹桃霉素（oleandomycin）的生物合成过程中，将 L-olivosyl

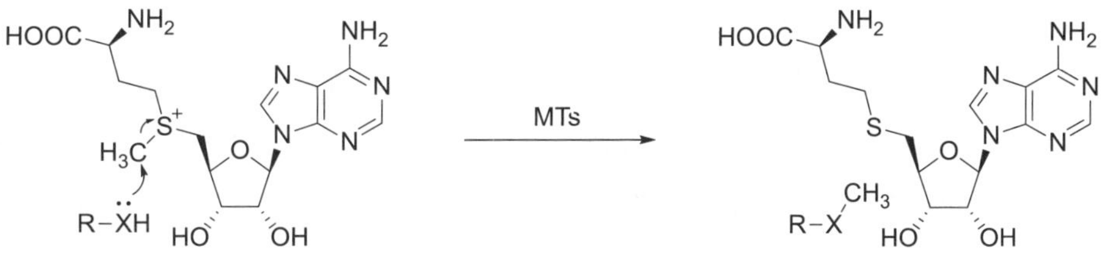

SAM　　　　SAH

图 5-113　SAM 依赖的甲基转移酶的 S_N2 亲核取代反应机制

糖基上的 3′- 羟基甲基化(图 5-114)。除了对类似底物(如 L-rhamnosyl 和 L-mycarosyl erythronolide B)进行甲基化以外,OleY 还可以接受蒽环上的脱氧己糖作为底物,将司替霉素(steffimycin)甲基化生成 3′-*O*- 甲基司替霉素(3′-*O*-methyl steffimycin),并显著提高其抗肿瘤活性(图 5-114)。来自链霉菌 *Streptomyces avermitilis* 的一种 *O*- 甲基转移酶 SaOMT-2 可以催化多种黄酮类化合物 7- 位羟基的甲基化,同时还能催化对香豆酸生成 7-*O*- 甲基香橙素。此外,从薄荷植物 *Mentha x piperita* 中分离出的多种 *O*- 甲基转移酶显示出宽泛的底物特异性,同时对系列不同的类黄酮化合物进行区域选择性的氧甲基化。例如,*Mp*OMT1A、*Mp*OMT3 和 *Mp*OMT4 可以分别对槲皮素(quercetin)的 7、3′ 和 4′- 位羟基选择性甲基化(图 5-114)。

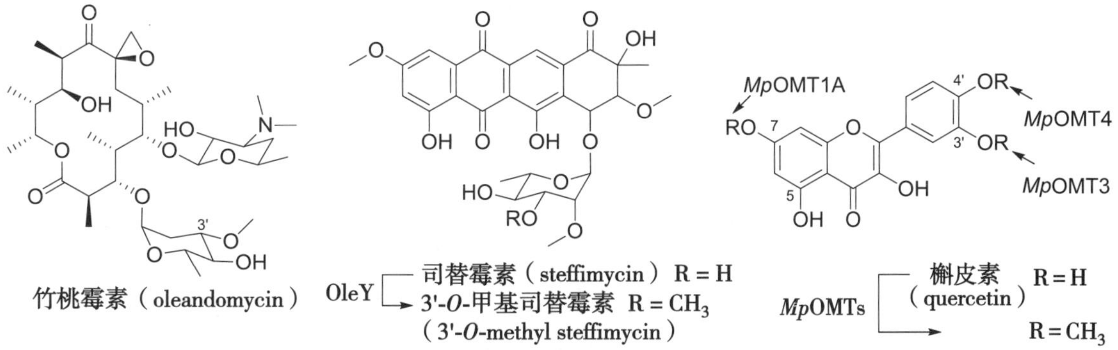

图 5-114　*O*- 甲基转移酶催化的反应

N- 甲基转移酶在天然产物生物合成中也较常见。例如,来自咖啡植物的三种 *N*- 甲基转移酶 CaXMT1、CaMXMT2 和 CaDXMT1 参与了咖啡因(caffeine)的生物合成(图 5-115)。

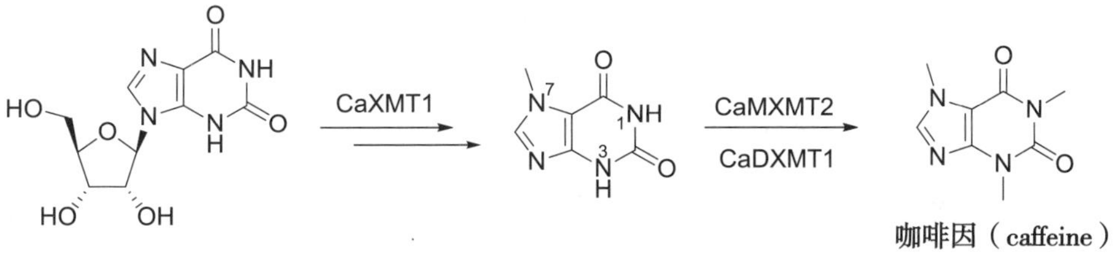

图 5-115　*N*- 甲基转移酶催化的反应

C- 甲基转移酶通常对可烯醇化的酮或酚羟基邻位的亲核碳原子进行甲基化。例如,一类来自细菌的 *C*- 甲基转移酶能对氨基酸(包括谷氨酸、苯丙氨酸、精氨酸和色氨酸)来源的 α- 酮酸的 β- 位碳进行立体选择性的甲基化。其中有一种酶 GlmT 催化了 α- 酮戊二酸(α-ketoglutaric acid)的甲基化生成(3*R*)- 甲

基 -2- 草甘膦酸（3*R*-methyl-2-glyphosate acid），然后转胺生成（2*S*，3*R*）- 甲基谷氨酸（2*S*，3*R*-methyl glutamic acid），从而用作抗生素达托霉素的生物合成前体（图 5-116a）。在放线菌素的生物合成中两种同源酶 AcmI 和 AcmL 能催化 3-hydroxy kynurenine 的碳甲基化，得到 3-hydroxy-4-methyl kynurenine（图 5-116b）。它们也接受包括 *p*- 酪氨酸、*m*- 酪氨酸和 *L*-DOPA 在内的其他底物。

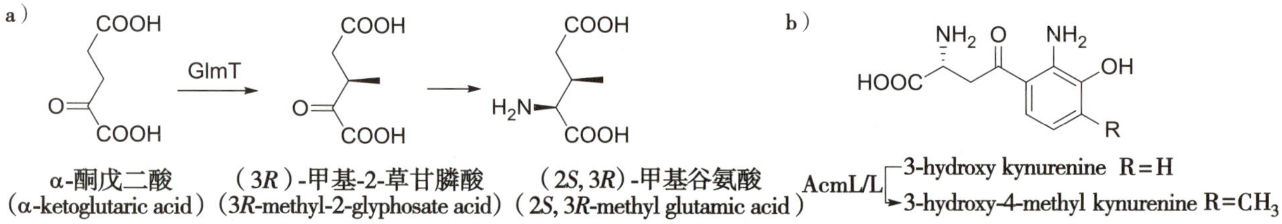

图 5-116 *C*- 甲基转移酶催化的反应

迄今为止，在植物和哺乳动物中发现了少数 *S*- 甲基转移酶。在植物中，它们产生挥发性的卤素和硫化物。人巯基嘌呤 SMTs（TPMT）参与了外源性物质的解毒过程。

2. 自由基 SAM 依赖的甲基转移酶 自由基 SAM 依赖的甲基转移酶（radical-SAM-dependent methyltransferases，RSMTs）是自由基 SAM 酶超家族的一员。这些酶利用铁硫簇（Fe_4S_4）结合 SAM 并将其还原裂解，生成一个高度活泼的 5′- 脱氧腺苷（dAdo）自由基（图 5-117）。这个烷基自由基是一种强大的氧化剂，能够使相对惰性的底物功能化，包括惰性的碳氢键，从而引发核酸和蛋白质的相关修饰以及维生素、辅酶和天然产物生物合成中的多种反应，包括非亲核底物（如惰性碳或磷原子）的自由基介导的甲基化反应[87-89]。

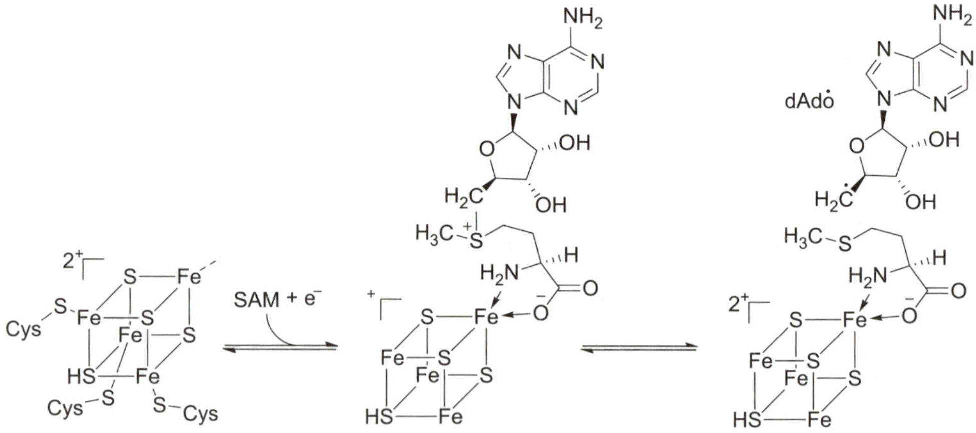

图 5-117 5′- 脱氧腺苷（dAdo）自由基的生成

RSMTs 可以根据其结构域不同分为三类，其机制也有差异。

（1）A 类 RSMTs：该类甲基转移酶只有一个单一的自由基 SAM 结构域，利用保守的半胱氨酸残基作为甲基化反应的重要组成部分，通过 S_N2 反应机制将一个 SAM 上的甲基转移到半胱氨酸残基上，第二个 SAM 作为 dAdo 自由基的前体夺取甲基半胱氨酸上的氢原子后，再将甲基转移到底物上。

例如，来自葡萄球菌的 Cfr（chloramphenicol-florfenicol resistance）蛋白其 N 端富含半胱氨酸的区域，并且与 Fe_4S_4 簇结合的自由基 SAM 蛋白相似。Cfr 是一种新颖的 rRNA 碳甲基转移酶，催化细菌大核糖体亚基 23S rRNA 中 2503 位置的腺苷中 C-8 位的甲基化(图 5-118)。一般情况下,甲基转移酶通常在核苷酸片段的亲核 O 或 N 原子上进行甲基化,而芳香 sp^2 杂化碳的甲基化在甲基转移酶中是不常见的。

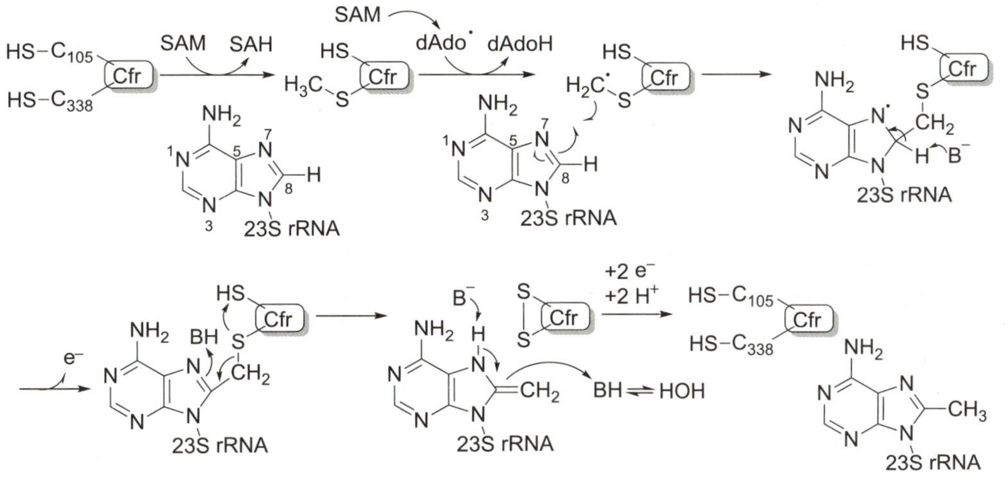

图 5-118　细菌大核糖体亚基 23S rRNA 中 2503 位置腺苷的甲基化反应机制

(2) B 类 RSMTs:该类甲基转移酶包含自由基 SAM 结构域和钴胺素结合结构域。首先一分子的 SAM 将钴胺素辅助因子甲基化,而另一个 SAM 则作为 dAdo 自由基的前体,在甲基基团转移到底物之前将氢原子从底物中提取出来。不同的底物其作用机制也不同。例如:从细菌 *Phosalacinea Kitasatospora* 中分离出来的 *P*- 甲基转移酶 PhpK 可将甲基从甲基钴胺转移到 2-acetylamino-4-hydroxyphosphinylbutanoate(*N*-acetyldemethylphosphinothricin, NAcDMPT),形成含碳磷键的 2-acetylamino-4-hydroxymethyl-phosphinylbutanoate(*N*-acetylphos-phinothricin, NAcPT)(图 5-119)。

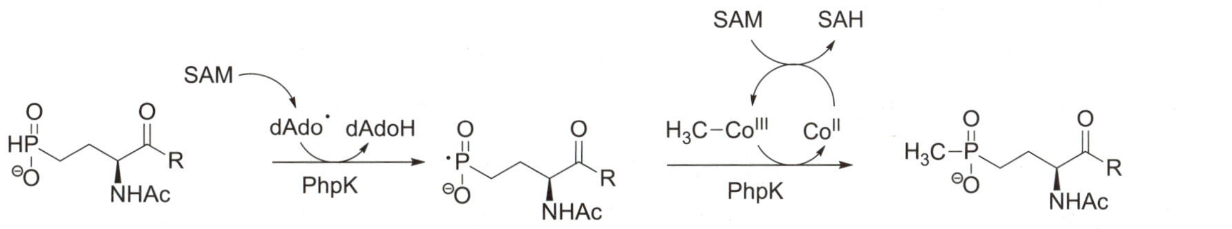

R = OH, L-Ala-L-Ala, L-Ala-L-Leu

2-acetylamino-4-hydroxyphosphinylbutanoate (*N*-acetyldemethylphosphinothricin, NAcDMPT)

2-acetylamino-4-hydroxymethyl-phosphinylbutanoate (*N*-acetylphos-phinothricin, NAcPT)

图 5-119　PhpK 催化的磷甲基化反应机制

(3) C 类 RSMTs:该类甲基转移酶包含一个自由基 SAM 结构域以及一个参与血红素生物合成的共卟啉原Ⅲ氧化酶 HemN 相似的 C 端结构域。这些 RSMTs 除了自由基 SAM 基序外没有保守的半胱氨酸残基,也不与钴胺素结合,因此可能是采用与 A 类和 B 类 RSMTs 不同的催化机制。

例如,参与硫肽抗生素 nosiheptide 生物合成的 C 类自由基 SAM 酶 NosN,其活性位点同时结合两个 SAM 分子,其中一个 SAM 分子转化为 5′- 甲基硫腺苷(MTA),作为甲基供体。第二个 SAM 生成的 dAdo 自由基从 MTA 的甲基基团中获取一个氢原子生成亚甲基自由基。甲基受体底物(**5-49**)的吲哚环偶联亚甲基自由基,产生吲哚基加合物(**5-50**),其随后转化为甲基化产物(**5-51**)(图 5-120)[90,91]。

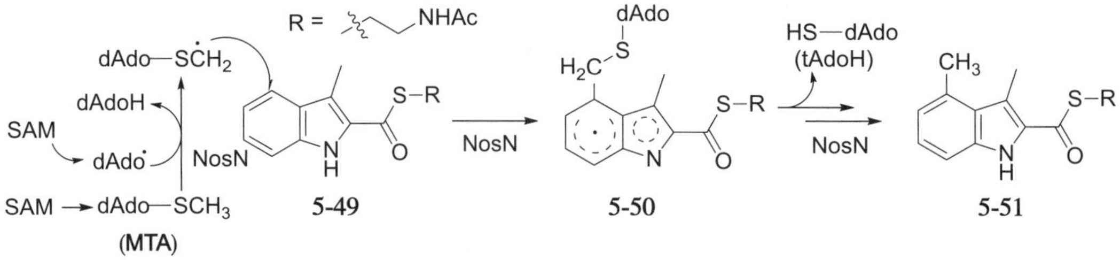

图 5-120　NosN 催化的碳甲基化反应机制

(四) 酰基转移酶

酰基转移酶(acyltransferase)是生物体内普遍存在具有多重功能的一类酶家族。它在生物体的基因表达、遗传、信号传导、物质代谢等方面都发挥着重要作用。在人体中,酰基转移酶的代谢与多种疾病的发生密切相关,如胆固醇酰基转移酶在人体中参与胆固醇吸收、转运和贮存。在植物中,它具有调控病原菌侵害的功能。许多天然产物结构中都含有酰基取代,例如抗肿瘤药物紫杉醇(paclitaxel)、抗病毒药物咖啡酰奎宁酸(caffeoyl quinic acid)等结构中都含有酰基[92]。酰基化修饰可改善化合物的稳定性及脂溶性,同时酰基基团也可充当跨膜信号,通过增加细胞中活性化合物的积累储备来使植物抵御病害及发生应激反应。而在真菌或者细菌来源的微生物中,酰基转移酶作为聚酮合成酶的一个重要功能域控制次级代谢产物的最终结构。例如,酰基转移酶参与降脂药物洛伐他汀的生物合成[93]。

酰基转移酶能够催化含氧、含氮类化合物发生酰基化生成相应的酯、酰胺类化合物等。酰基转移酶能够催化活性酰基供体转移到特定受体上,其常见的酰基供体包括酰基化的糖苷、酰基载体蛋白、酰基辅酶 A 硫酯等。酰基化取代主要包括脂肪酰基取代(如常见的乙酰基、丙二酰基、丁酰基、己酰基、巴豆酰基等)和芳香酰基取代(如肉桂酰基、咖啡酰基、香豆酰基、芥子酰基、阿魏酰基等)等。

1. 酰基转移酶的主要特征

(1) 微生物来源的酰基转移酶:微生物来源的酰基转移酶通常具有特征性的 HxxxxD 保守结构域,这类酶可以将酰基从酰基 -CoA 或酰基 -*S*-ACP 上转移到自身活性位点的氨基酸残基上,形成中间产物酰基 -*O*-AT,然后经过转酰基化反应将这一活性中间体转移到 ACP 上,形成酰基 -*S*-ACP[94]。

(2) 植物来源的酰基转移酶:植物来源酰基转移酶目前主要在模式植物拟南芥和水稻等中被鉴定。在植物中分布最多的是 BADH 酶家族,这类酶大多分子量为 48~55KDa 之间,平均编码 445 个氨基酸,家族成员的相似性为 25%~34%,多数定位于细胞质基质。氨基酸序列比对显示该家族酶都包含 HXXXD 和 DFGWG 两个保守区域。其中 HXXXD 保守域在其他酰基转移酶家族中也有分布[95]。

2. 代表性酰基转移酶　脂肪酰基转移酶中丙二酰基化颇具代表性。在高等植物中丙二酰基化有利于抵抗外源有害物质的入侵,使有害物质由细胞表面排出,转移到液泡中。如烟草中的萘芬苷等酚类物质的丙二酰基化。微生物药物如青霉素、洛伐他汀(详见第五章第四节的实例)、阿霉素、红霉素、四环素等的生物合成过程中都有酰基转移酶的参与。例如,青霉素 G(penicillin G)的生物合成中,酰基转移酶 Phl 通过与青霉素 G 侧链前体结合生成相应的苯乙酰辅酶 A(phenylacetyl-CoA),促进其与异青霉素 N(isopenicillin N)主链的结合(图 5-121)[96]。

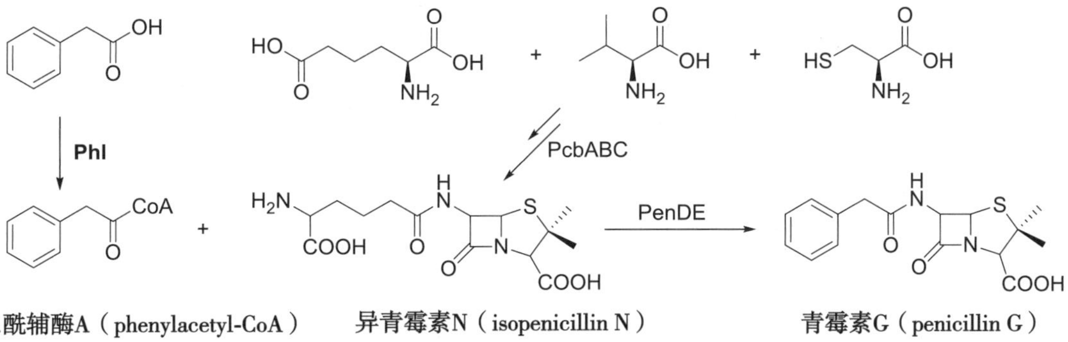

图 5-121 青霉素生物合成中的酰基转移酶

三、其他

除了上述章节介绍的氧化还原，基团转移等主要后修饰反应以外，自然界还有很多酶参与天然产物的生物合成反应。例如催化周环反应的环化酶、卤化酶（halogenase）、短链脱氢酶（short-chain dehydrogenase，SDR）、脱羧酶（decarboxylase）、转氨酶、脱水酶、水解酶等。其中狄尔斯 - 阿尔德环化酶以及卤化酶颇具特色。

（一）狄尔斯 - 阿尔德环化酶

狄尔斯 - 阿尔德（Diels-Alder）环化或［4+2］环加成作为一类周环反应可用于高效构建碳 - 碳和碳 - 杂原子键。然而，在天然产物的生物合成研究中被发现和鉴定的催化周环反应的酶并不多。例如，杀虫剂 spinosyn A 的生物合成中，SpnF 被成功鉴定出是能够催化狄尔斯 - 阿尔德反应的环化酶，首次证实了自然界中狄尔斯 - 阿尔德环化酶（Diels-Alderase）的存在[97]。在真菌次级代谢产物 leporin B 的生物合成过程中，一种 *S*- 腺苷 -L- 蛋氨酸（SAM）依赖的多功能酶 LepI 被发现能够催化分子内狄尔斯 - 阿尔德反应、杂狄尔斯 - 阿尔德反应和逆 - 克莱森重排[98]。我国学者对来自汉城链霉菌（*Streptomyces seoulensis* A01）的大环内酯化合物 streptoseomycin 及类似物的生物合成研究中，首次发现并鉴定了一类能够催化［6+4］/［4+2］环加成反应的酶，拓展了人们对自然界中周环反应酶的结构和功能的认识[99]。

有不少天然产物的生物合成被推测可能存在狄尔斯 - 阿尔德反应参与结构中环己烷、呋喃或吡啶环等的构建。但是目前关于催化此类狄尔斯 - 阿尔德反应的酶类的报道并不多，以至于有科学家怀疑部分天然产物中的狄尔斯 - 阿尔德反应是自发的。目前有关狄尔斯 - 阿尔德环化酶的一些研究也明确指出，即便基因簇中存在狄尔斯 - 阿尔德环化酶的情况下，其底物双烯与亲双烯体在合适的条件下也可自发发生狄尔斯 - 阿尔德反应，但自发的狄尔斯 - 阿尔德反应速率远没有狄尔斯 - 阿尔德环化酶催化的高效，而且狄尔斯 - 阿尔德环化酶不但数量级地加速了狄尔斯 - 阿尔德反应，还严格控制了产物的立体构型。

狄尔斯 - 阿尔德环化酶以顺式共轭双烯体和含有双键或三键的亲双烯体为底物，催化环化使形成具有特定立体构型的六元环产物或衍生物。狄尔斯 - 阿尔德环化酶隶属于［4+2］环化酶范畴。由于目前狄尔斯 - 阿尔德酶的催化机制尚不清晰，有些［4+2］环化酶也被称为潜在的狄尔斯 - 阿尔德环化酶，以至于很难完全界定两者界线[100]。

狄尔斯 - 阿尔德环化酶催化的反应机制较为广泛接受的是一步协同机制，环化过程没有中间体，这是狄尔斯 - 阿尔德环化酶催化机制研究推进困难的重要原因。另外，推测的双烯和亲双烯体底物的制备由于稳定性问题而通常难以快速获得；部分狄尔斯 - 阿尔德环化酶为多功能酶，除了催化环化，还直接或间接催化双烯或亲双烯体的形成等，这些因素都制约了狄尔斯 - 阿尔德环化酶的机制研究。尽管不断有狄尔斯 - 阿尔德环化酶与底物的共晶体结构的报道，但酶活中心以何种方式加速底物的环化，是否只仅仅提供了一个可供双烯和亲双烯体接近的手性模板等问题有待进一步解决。目前研究较为深入的 D-A 环化酶有 macrophomate 合成酶、riboflavin 合成酶、LovB/LovC 复合酶、Sol5、TclM、SpnF、VstJ、AbyU、PyrI4 以及 PyrE3 等[100-102]。

1. Macrophomate 合成酶　Macrophomate 合成酶是从植物病原菌 *Macrophoma commelinae* 中发现的一个催化 5- 乙酰基 -4- 甲氧基 -6- 甲基 -2- 吡喃酮转化为 4- 乙酰基 -3- 甲氧基 -5- 甲基苯甲酸的狄尔斯 - 阿尔德环化酶。Macrophomate 合成酶以 Mg^{2+} 离子为辅因子。催化起始时，镁离子络合一分子的草酰乙酸（oxaloacetate），诱发其脱酸形成烯醇式丙酮酸，烯醇式丙酮酸与底物 5- 乙酰基 -4- 甲氧基 -6- 甲基 -2- 吡喃酮经狄尔斯 - 阿尔德反应（通路 ii）生成中间体 **5-52**，或分别经迈克尔加成和羟醛缩合（通路 i）生成中间体 **5-52**；中间体 **5-52** 脱羧后生成中间体 **5-53**，再自发脱水最终生成化合物 4- 乙酰基 -3- 甲氧基 -5- 甲基苯甲酸。由于整个转化过程是在酶活中心完成，使得其中关键的中间体 **5-52** 无法获得。日本学者 Oikawa 等利用合成手段获得了与底物 5- 乙酰基 -4- 甲氧基 -6- 甲基 -2- 吡喃酮相似的化合物 **5-54**，再利用 **5-54** 和草酰乙酸与 macrophomate 合成酶反应生成可分离获得的产物 **5-56**（图 5-122）。Oikawa 等通过该反应推导了生成产物 **5-56** 所必经的中间体 **5-55**，该中间体与推测中间体 **5-52** 相似，从而佐证了中间体 **5-52** 的存在。随后，Jorgensen 等科学家通过量子力学 / 分子力学（QM/MM）计算手

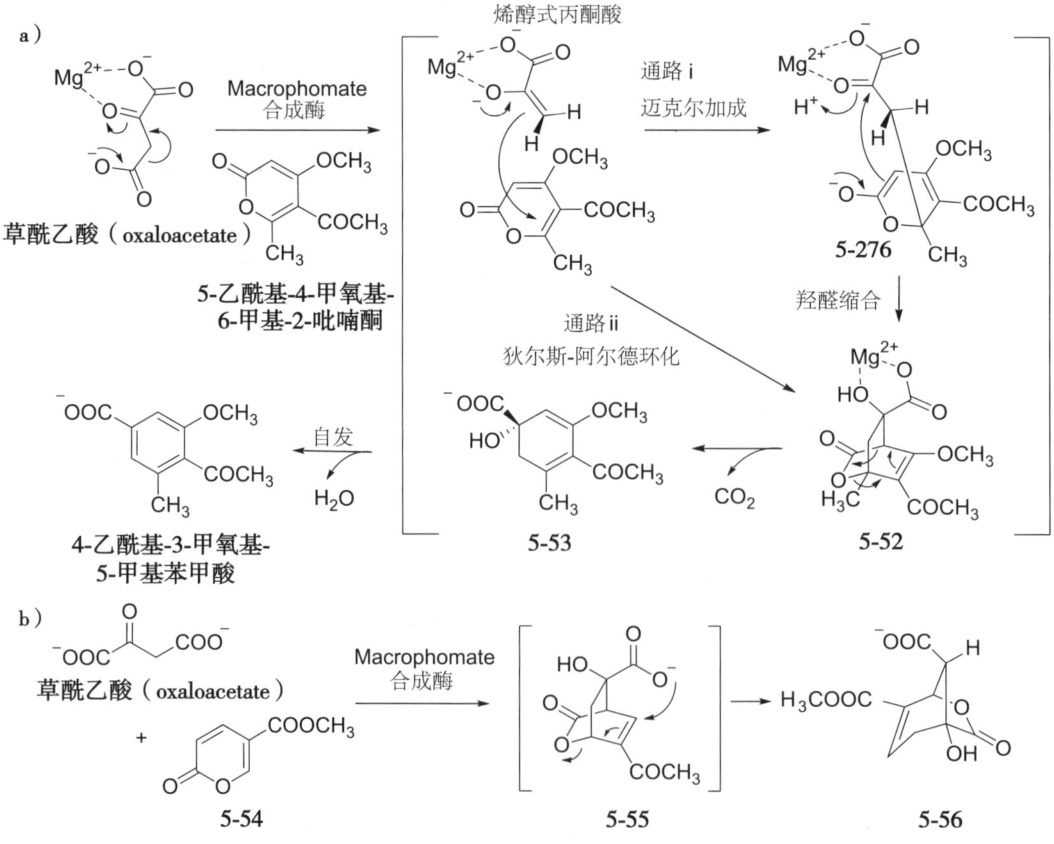

图 5-122　macrophomate 合成酶催化的狄尔斯 - 阿尔德反应及机制

段说明经通路 ii 的迈克尔加成 / 羟醛缩合所需克服的能垒要比通路 i 的狄尔斯 - 阿尔德反应来得低，从而认为通路 ii 的迈克尔加成 / 羟醛缩合更合理。随后，Hilvert 等科学家发现 macrophomate 合成酶还可作为羟醛缩合酶催化 β- 羟基苯丙酸的生成。这两个结果均支持了中间体 **5-52** 的生成更可能是经过迈克尔加成 / 羟醛缩合。因此，macrophomate 合成酶也被认为可能是［4+2］环化酶而并非严格意义上的狄尔斯 - 阿尔德环化酶。但如果中间体 **5-53** 是经过中间体 **5-52** 脱羧而来，那么该脱羧过程无疑是酶促的逆狄尔斯 - 阿尔德反应过程，这说明 macrophomate 合成酶仍然有可能是一个狄尔斯 - 阿尔德环化酶。由于 macrophomate 合成酶的催化机制研究对狄尔斯 - 阿尔德环化酶的认识与界定有重大意义而备受关注[100-102]。

2. Sol5　Sol5 是从链格孢属真菌 *Alternaria solani* 中鉴定的一个狄尔斯 - 阿尔德环化酶，催化 prosolanapyrone Ⅱ经狄尔斯 - 阿尔德环化生成外型产物 solanapyrone A 和内型产物 solanapyrone D。Sol5 同时是一个 FAD 依赖的氧化酶，在催化环化之前，首先氧化 prosolanapyrone Ⅱ结构中吡喃酮 2 位的羟甲基成中间体 **5-57** 结构中的醛基，进而催化脂肪侧链双烯与亲双烯体的狄尔斯 - 阿尔德环化（图 5-123）。非酶促情况下，中间体 prosolanapyrone Ⅱ和 **5-57** 均可在 30℃水溶液中自发发生狄尔斯 - 阿尔德反应，且 **5-57** 的自发反应速率是 prosolanapyrone Ⅱ的 72~144 倍，另外自发反应所生成的内型产物 solanapyrone D 是外型产物 solanapyrone A 的 20~30 倍，这符合自发狄尔斯 - 阿尔德反应以内型产物为优势产物的规律。而在 Sol5 催化的 D-A 反应中，外型产物 solanapyrone A 却是优势产物，且产量是内型产物 solanapyrone D 的 6~7 倍，这说明 Sol5 不但加速了中间体 prosolanapyrone Ⅱ的环化速率，还控制了反应的产物方向，使原本自发反应中的外型产物由劣势产物转变为优势产物。这个过程中，Sol5 充当了多功能酶的作用，首先通过氧化作用引入拉电子共轭醛基使亲双烯体的最低非占有轨道（LUMO）的能量进一步降低，从而极大地加快了周环反应速率；然后提供手性模板控制产物的优势立体构型。然而，Sol5 对中间体 **5-57** 中双烯和亲双烯体的环化是否有促进和加速作用以及环化机制等还尚待研究[100,101]。

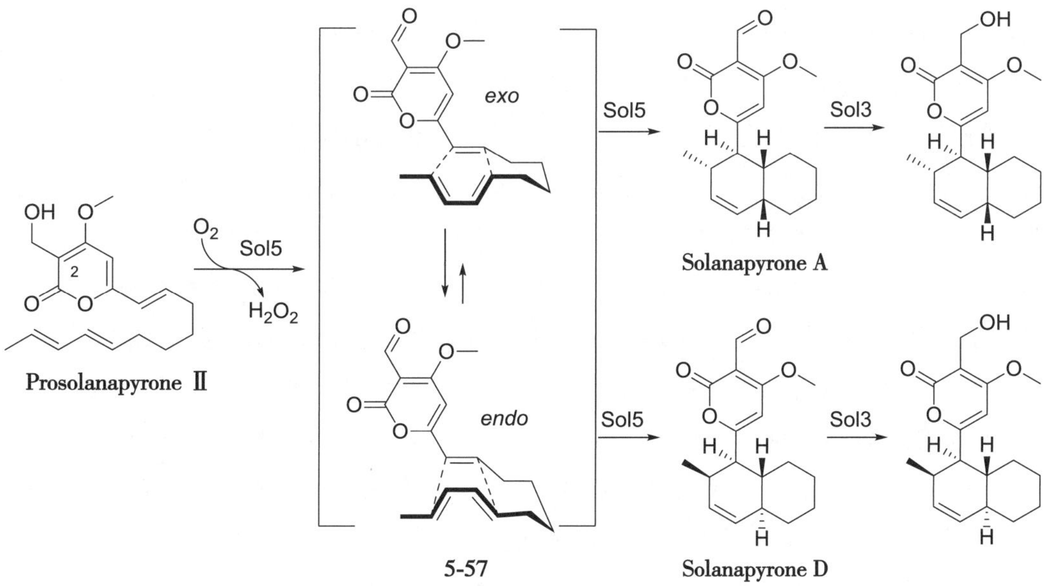

图 5-123　Sol5 催化的 D-A 反应

3. PyrE3 和 PyrI4　PyrE3 和 PyrI4 是从链霉菌 *Streptomyces rugosporus* 中鉴定的两个独立的狄尔斯 - 阿尔德环化酶，分别参与 pyrroindomycin A 生物合成中间体 **5-60** 结构中反式十氢萘环和螺环己烯环的构建（图 5-124）。PyrE3 和 PyrI4 均为单功能酶，只负责催化狄尔斯 - 阿尔德环化而不同于多功能酶 Sol5。PyrE3 和 PyrI4 均为催化狄尔斯 - 阿尔德反应所必须，在无酶的情况下，底物 **5-58** 和 **5-59** 并不发生自发的狄尔斯 - 阿尔德反应。PyrE3 和 PyrI4 可能是目前发现的最符合和接近狄尔斯 - 阿尔德反应定义的两个狄尔斯 - 阿尔德环化酶，但它们的催化机制尚不明确[100-102]。

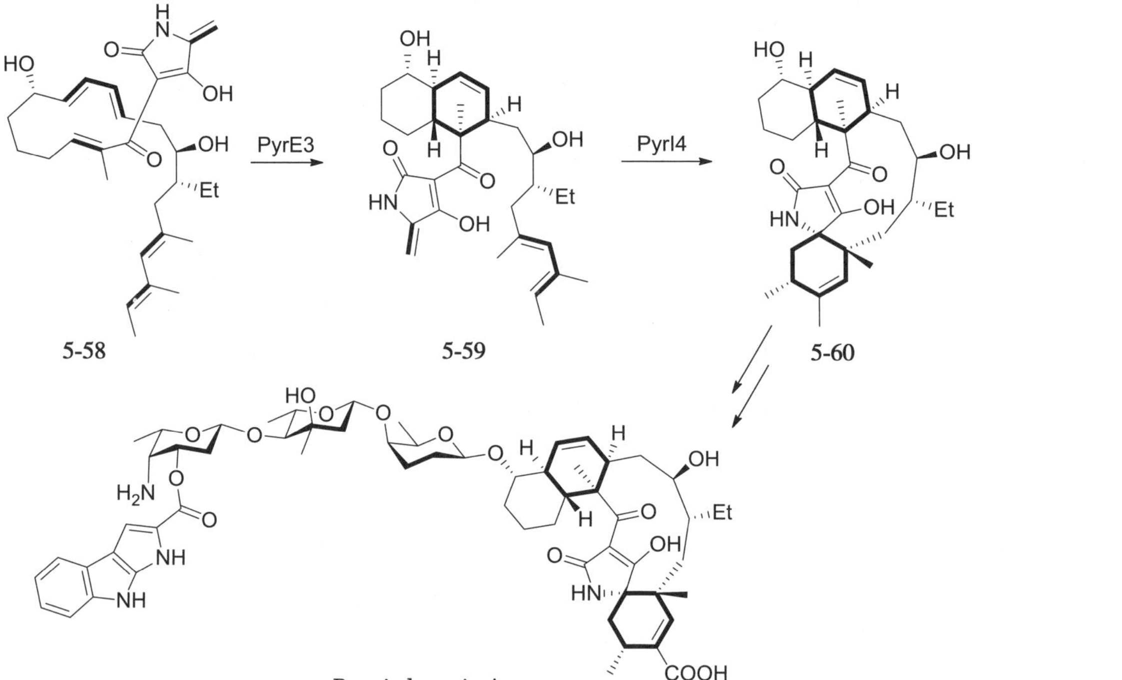

图 5-124　PyrE3 和 PyrI4 催化的狄尔斯 - 阿尔德 A 反应

（二）卤化酶

目前，超过 4 000 种天然产物含有卤原子，可见卤化酶在天然产物生物合成中具有重要意义。据报道，能够对天然分子进行卤化的酶主要有四种，分为两种类型：一类是加卤酶（haloperoxidase），即氧钒根过氧化物酶和亚铁血红素酶利用过氧化氢作为辅因子[103]；第二类是 $FADH_2$ 依赖的酶和单核铁酶（mononuclear iron enzyme），它们以 O_2 分子为辅因子[104]。氧钒根过氧化物酶的钒离子呈 +5 价氧化状态，可以通过结合 HOOH 产生两个水分子，通过过氧根进攻卤离子产生 HOX，即可获得活性的卤化试剂。亚铁血红素卤代过氧化酶催化时次卤酸盐 HOX 主要提供 X^+ 给底物[105]。黄素依赖的卤化酶能对底物进行氯化从而生成碳亲核试剂，一般通过经典的 FAD-4a-OOH 中间体生成初期的卤化试剂 HOCl，提供 Cl^+[106]。对卤化的活性位点比较可发现非血红素依赖的单核铁酶比亚铁血红素卤化酶缺少天冬氨酸配体，而由丙氨酸或丝氨酸替代。当 +4 价铁拔掉碳上的［$H^·$］时，［$Cl^·$］随即与［$C^·$］形成 C-Cl 键（图 5-125）。在这个反应过程中，未活化的碳到底是被卤代还是羟基化，主要根据酶的活性位点是否能够结合氯离子为配体来判断。

此外，短链脱氢酶、脱羧酶、转氨酶、脱水酶、水解酶、异构化酶等也在天然产物生物合成中发挥重要作用。例如，生物碱类化合物的生物合成中常常会有脱羧酶和转氨酶的作用。正是这些丰富多彩的生物合成酶催化构建了结构多样、活性多样的天然产物。

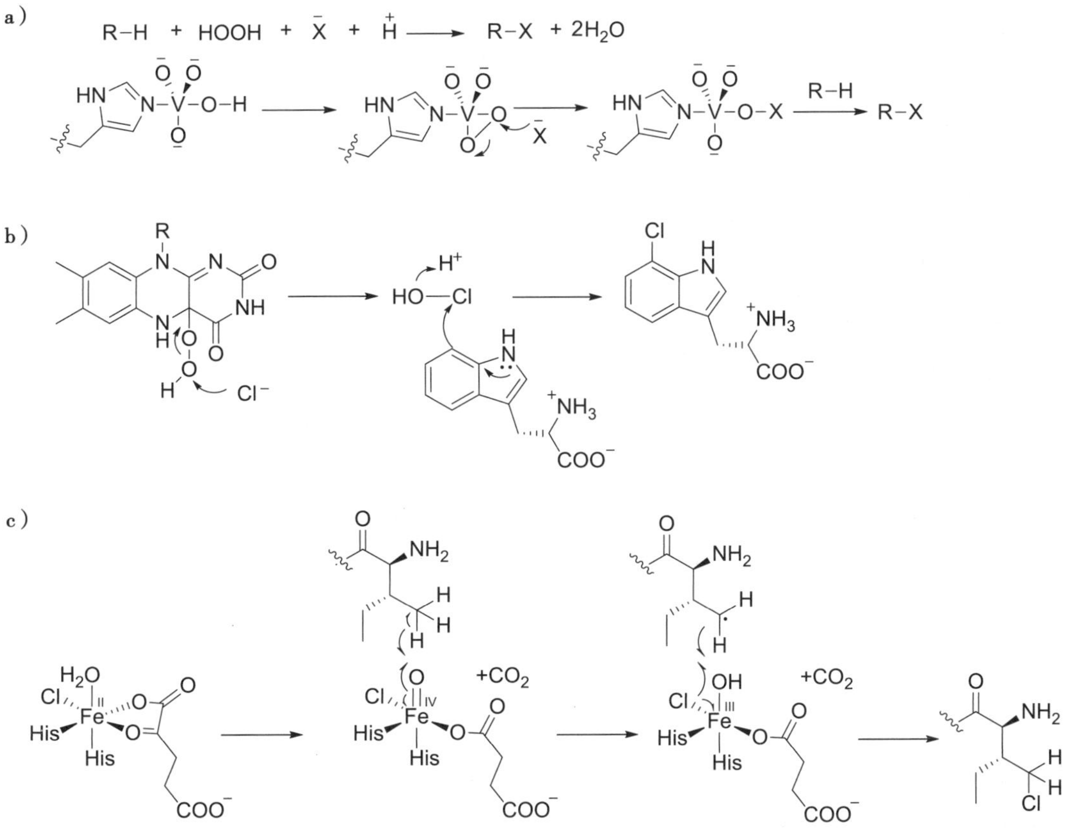

a）Vanadium 加卤酶卤代机理；b）黄素依赖的氮氧化酶卤代机理；c）非血红素依赖的 α-KGD 卤代机理。

图 5-125　化合物的卤化机理

第三节　基于生物合成基因的天然产物发现策略

天然产物作为大自然长期进化和选择的结果，是生物体中由初级代谢产物主要经各种酶催化反应而形成的分子。因此，追根溯源天然产物的产生主要依赖于相应的生物合成基因，即基因的组成很大程度上决定了相应天然产物的化学结构，进而决定其生物功能。而生物合成基因的表达水平又直接影响所合成的天然产物的种类及含量。由于生物体在不同的环境下生长时其体内各基因的表达水平会有所不同，这就不难理解微生物在不同的培养基、温度、湿度、pH 值等条件下也会产生不同的次级代谢产物。同样，同一植物在不同地域、季节、气候等环境下生长，其化学成分的组成及比例会有所差别。

随着基因组测序和生物信息分析技术的发展，越来越多物种（微生物、植物和动物）的基因组数据可被获取。在微生物中，同一次级代谢产物的生物合成基因往往成簇存在（通常称为基因簇）。基因成簇存在的现象使得微生物中次级代谢产物生物合成基因的挖掘和鉴定变得有迹可寻。根据对基因组数据的分析发现微生物产生新颖结构活性天然化合物的能力仍有待开发。例如，根据对真菌基因组生物信息学的分析，丝状真菌基因组中通常包含 50 个以上生物合成基因簇，远远超过从真菌中已发现的化合物种类。然而在实验室培养条件下，仅有约 10% 的生物合成基因簇能产生天然产物，约 90% 的基因簇在实验室条件下不能表达或表达量过低，它们被称之为“沉默”（silent）基因或“隐性”（cryptic）基因。

这些沉默基因背后蕴藏着丰富的天然化合物资源。因此,激活这些沉默基因,将提高新颖结构活性天然产物的发现几率。而与微生物不同,普遍认为大部分植物次级代谢产物的生物合成基因是非成簇存在的,这给植物中次级代谢产物的生物合成基因研究带来挑战。

随着对天然产物生物合成机制研究的不断深入,以生物合成基因为出发点来发现活性天然产物已成为可能。一方面,根据基因组信息,可分析预测所述物种可能产生的次级代谢产物的类型和数量,甚至预测产物的立体构型。例如,根据非核糖体肽合成酶中 E 结构域的存在与否,可以预测相应产物中氨基酸是天然的 L- 构型还是非天然的 D- 构型。一些生物信息学软件如 antiSMASH 已被广泛用于预测和注释微生物及植物来源次级代谢产物的生物合成基因(簇)。另一方面,在生物信息分析的基础上,借助多种生物、化学或物理手段等来干预生物合成基因的表达水平,尤其是可激活沉默的基因(簇),从而对天然宿主中天然产物的产生过程进行有效的调控和改造。此外,可将天然产物的生物合成基因在模式宿主中进行异源表达,实现从"基因"直接到"化合物",从而摆脱对野生资源的依赖。因此,基于对天然产物生物合成酶及其催化功能、酶学机制及规律的认识,从基因、蛋白层面去发现天然产物是从源头提高天然产物的发现及获取效率的重要手段。

一、针对天然宿主的调控策略

为发现微生物中"隐性"天然产物,已有一些简便可行的全局性调控策略可供选择。例如 OSMAC(One Strain Many Compounds)策略;通过改变温度、pH、碳源、氮源等培养条件,模拟不同的环境压力,从而激活一些沉默基因簇的表达,得到新的次级代谢产物。也可将不同微生物(如真菌 + 真菌、真菌 + 细菌、细菌 + 细菌)进行共培养,使沉默的基因簇被诱导表达,从而产生新的天然产物。而基于生物技术来激活天然宿主中的沉默基因的策略主要涉及全局性调控和特异性调控。其中全局性调控的方法包括表观遗传调控和激活全局性调控因子等。而特异性调控主要是通过过表达天然产物生物合成途径中的特异性转录调控基因等。通过表观遗传修饰或过表达全局转录因子,能够有效激活生物合成途径,并且通常可以影响多个途径,同时快速激活多个隐性基因簇,产生多种天然产物。但这种策略对生物合成途径的干预具有不可预知性。

(一)表观遗传调控

表观遗传是指在染色体中基因序列不发生改变的情况下,基因表达在发育和细胞增殖过程中发生能够稳定遗传的改变。表观遗传的调控方式主要包括 DNA 甲基化、组蛋白修饰、染色质重塑及 RNA 干扰等。其中 DNA 甲基化和组蛋白修饰与次级代谢产物的生物合成密切相关,这在真菌中尤其明显。这些调控不仅能够影响次级代谢产物的产量,还可能提高天然产物生物合成基因簇的表达水平。

表观遗传调控策略作为一种基于核酸修饰的调控方式,主要包括 DNA 甲基化和组蛋白修饰。

1. **DNA 甲基化** DNA 甲基化是一种常见的转录后修饰过程,由 *S*- 腺苷甲硫氨酸作为甲基供体,基因组内 CpG 二核苷酸中胞嘧啶第 5 位碳原子在 DNA 甲基转移酶(DNA methyltransferase,DNMTs)的作用下,形成 5- 甲基胞嘧啶。在植物中,DNA 甲基化不仅包括在动物中常见的 CG 甲基化,还包括 CHG(其中 H 是除 G 之外的任何碱基)和 CHH 甲基化。

2. **组蛋白修饰** 组蛋白是高丰度的染色质相关蛋白,通过提供 DNA 结合的底物来起到核小体组装的支架作用，并且参与控制转录调控，对于正常细胞功能至关重要。组蛋白有两种类型，连接组蛋白和核心组蛋白。

组蛋白 H_1 是主要的连接蛋白，与连接体 DNA（连接相邻核小体复合体的 DNA 片段）强烈相关，它们有助于促进指导转录蛋白与染色质结合的作用。核心组蛋白是由成对的亚基（H2A、H2B、H3、H4）形成的八聚体，组蛋白 *N*- 末端的氨基酸残基可发生多种类型的修饰，其中常见的有组蛋白甲基化 / 去甲基化、乙酰化 / 去乙酰化、泛素化 / 去泛素化以及磷酸化。此外，还有一些研究较少的修饰类型，如 SUMO 化、生物素化、糖基化等。大多数这些修饰的目标是对保守的赖氨酸和精氨酸残基添加或删除修饰物，也有其他氨基酸侧链作为修饰底物（如丝氨酸和苏氨酸的磷酸化），这些修饰在染色质结构和基因表达中具有重要作用，可以使基因表达状态发生改变。

组蛋白修饰可对基因表达水平进行调控，如组蛋白甲基化通常导致基因沉默，而去甲基化则相反；组蛋白乙酰化大多会激活基因转录，去乙酰化则相反。

(1) 组蛋白甲基化：组蛋白甲基化是最稳定的修饰方式，通过组蛋白甲基转移酶（histone methyltransferase，HMTs）和去甲基转移酶（demethylase）间的相互作用来对组蛋白甲基化的状态进行动态调节，同时与其他功能蛋白发生相互作用，从而参与调控。组蛋白甲基化通常发生在赖氨酸和精氨酸残基，组蛋白甲基转移酶将 *S*- 腺苷甲硫氨酸作为甲基供体，催化一个或多个甲基加到氨基酸侧链上。赖氨酸和精氨酸的甲基化通常由不同的酶来完成，这些酶对于氨基或胍基官能团具有不同的特异性[107]。其中赖氨酸甲基化是可逆过程，目前已经鉴定到几种酶能够特异性添加或移除甲基。赖氨酸的甲基化由组蛋白赖氨酸甲基酶（histone lysine methyltransferases，HKMTs）的两个主要家族完成：含有 SET 结构域的甲基转移酶（SUV39、SET1、SET2 和 RIZ）和含有非 SEY 结构域的甲基转移酶（DOT1）。

在很多真核生物中，H3K4 的二甲基化（H3K4me2）与基因的表达相关，而 H3K9 的三甲基化（H3K9me3）通常导致基因沉默。Bre2 是酿酒酵母中负责组蛋白 H3K4 甲基化的 Compass（complex proteins associated with Set1）蛋白复合体的一部分。例如：在构巢曲霉中，将 *Bre2* 的同源基因 *cclA* 敲除后（Δ*cclA*），H3K4 的甲基化水平显著降低，导致至少 2 个沉默基因簇被激活，产生一系列新的化合物，包括 monodictyphenone、大黄素及其衍生物、以及具有抗骨质疏松活性的聚酮化合物 F9775A 和 F9775B 等[108]。

(2) 组蛋白去乙酰化：组蛋白 H_3 和 H_4 的 N- 末端较为保守的赖氨酸残基通过组蛋白乙酰转移酶（histone acetyltransferase，HAT）和组蛋白去乙酰化酶（histone deacetylase，HDAC）来维持乙酰化的平衡。在生理条件下，组蛋白赖氨酸的氨基主要以质子化的状态存在，这有利于与带负电荷的 DNA 侧链进行静电结合。相反，当氨基经乙酰化后，其在生理 pH 下呈中性，与 DNA 的亲和性下降。赖氨酸对 DNA 亲和性的变化分别参与染色质状态的"开"和"关"，从而调节代谢产物生物合成基因的表达和沉默[107]。此外，HAT 和 HDAC 受到各种翻译后修饰的影响，使细胞能够控制它们的催化功能。

在真菌中，许多沉默生物合成基因簇位于基因组的转录抑制区域。因此，抑制组蛋白去乙酰化酶 HDAC 可能会增加这些生物合成基因簇（biosynthetic gene clusters，BGCs）的转录。例如，基因组测序及生物信息学分析提示齿梗孢霉（*Calcarisporium arbuscular*）含 68 个与天然产物生物合成相关的基因簇，而在实验室培养条件下主要就产生 aurovertin 类化合物，提示大部分基因簇处于低表达或沉默状态。敲除 HDAC（Δ*hdaA*）后有 42 个基因簇（占 75%）被激活或其表达量得到提高，并新产生了系列结构新颖的环肽、聚酮及二萜类化合物[109]。黄曲霉(*Aspergillus flavus*)中 AfgcnE 的缺失(Δ*afgenE*)导致黄曲霉素生物合成基因的表达水平急剧下降,不再产生黄曲霉素[110]。也有报道表明在敲除组蛋白乙酰转移酶后次级代谢被异常激活,如罗氏绿僵菌(*Metarhizium robertsii*)中的 *hat1* 被敲除后(Δ*hat1*),激活了沉默次级代谢产物合成基因的表达,并从突变株中分离鉴定了 11 种新化合物[111]。在无花果拟盘多毛孢(*Pestalotiopsis fici*)中对组蛋白甲基转移酶基因 *PdcclA* 和组蛋白去乙酰化酶基因 *PfhdaA* 进行敲除(Δ*pfhdaA*),11 种大环内酯类抗生素的产量得到显著提高,并产生 15 种新的聚酮化合物[112]。因此,可以结合两种组蛋白修饰方式对天然产物生物合成相关的沉默基因簇进行挖掘。

(3) 组蛋白 SUMO 化:SUMO(small ubiquitin-related/like modifier)是一种类泛素蛋白,可以通过共价结合使组蛋白 SUMO 化。例如,在构巢曲霉中敲除 *sumO* 基因后(Δ*sumO*),导致 suatinol 和 dehydroaustinol 两种化合物的产量减少,但显著提高了 asperthecin 的产量[113]。

3. 化学表观遗传调控 化学表观遗传调控是指利用小分子化学物质选择性或半选择性地抑制 DNA 或组蛋白翻译后修饰酶,从而实现对次级代谢的调控。一系列化学表观遗传修饰的方法已被运用到微生物和植物"隐性"天然产物挖掘中。目前主要运用的抑制剂有两类:一类为组蛋白去乙酰化酶抑制剂(图 5-126),包括曲古抑菌素 A(trichostatin A)、辛二酰苯胺异羟肟酸 / 伏立诺他(suberoylanilide hydroxamic acid, SAHA)、辛二酰双异羟肟酸(suberoyl bis-hydroxamic acid, SBHA)、烟酰胺(nicotinamide)和丁酸钠(sodium butyrate)等[107,114]。这类抑制剂通过与组蛋白去乙酰化酶的活性位点进行结合,来抑制该酶的活性,从而提高组蛋白乙酰化水平,增强转录因子的转录水平,从而激活沉默基因。另一类是 DNA 甲基化转移酶抑制剂(图 5-127),如 5- 氮杂胞苷(5-azacytdine)、5- 氮杂 -2′- 脱氧胞苷(5-aza-2′-deoxycytidine)、西奈芬净(sinefungin)和 RG-108[107,114]等。它们通过与 DNA 甲基转移酶共价结合,竞争性抑制胞嘧啶和尿嘧啶的甲基化,从而降低 DNA 分子的甲基化水平,增强基因的启动子与转录调控因子的特异性识别,从而达到激活基因的转录和表达这一作用。

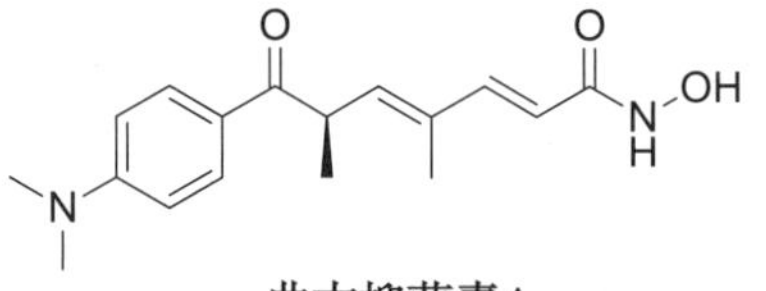
曲古抑菌素A

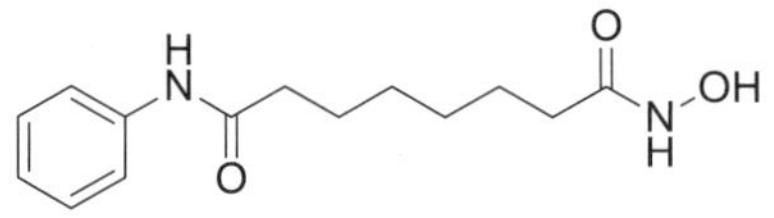
辛二酰苯胺异羟肟酸(SAHA)

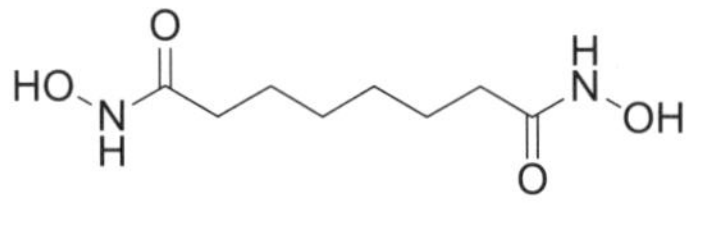
辛二酰双异羟肟酸(SBHA)

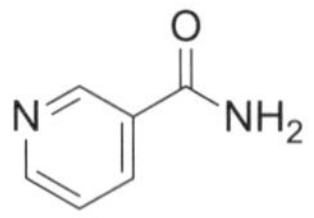
烟酰胺

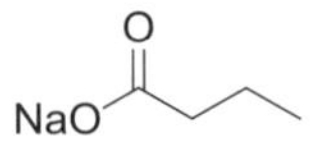
丁酸钠

图 5-126 组蛋白去乙酰化酶抑制剂

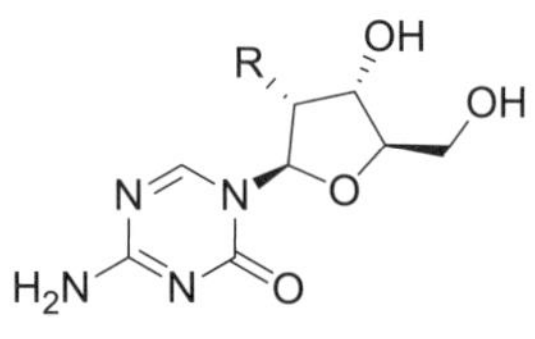
5-氮杂胞苷 R = OH
5-氮-2'-脱氧胞苷 R = H

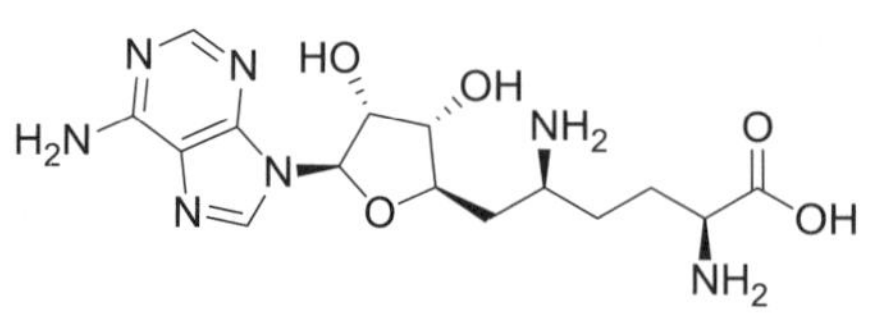
西奈芬净

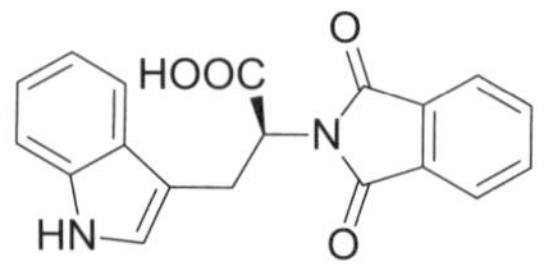
RG-108

图 5-127 DNA 甲基转移酶抑制剂

化学表观遗传修饰的策略在微生物天然产物的发现中应用较多。例如：利用 DNA 甲基转移酶抑制剂 5- 氮杂胞苷可诱导 *Cladosporium cladosporioides* 产生在其他条件下均未检测到的 3 个新的氧化脂质类化合物（oxylipin）。使用辛二酰苯胺异羟肟酸（SAHA）诱导 *C. cladosporioides* 可得到包括两个新化合物 cladochromes F 和 cladochromes G 在内的系列 perylenequinones 类化合物[115]。联合使用两类抑制剂进行表观遗传修饰也可以起到较好的效果。例如，使用添加 SBHA 和 5- 氮杂胞苷各 500μmol/L 的培养基对植物内生真菌 *Pestalotiopisis acacia* 进行培养后，发现其中次级代谢产物的种类有所增加，并且部分化合物的产量得到提高，从中发现 3 个新的芳香族化合物以及 5 个已知化合物[116]。

化学表观遗传调控在植物中也有所应用。例如，在丹参毛状根传代培养过程中添加不同浓度（10μmol/L、100μmol/L、250μmol/L 和 500μmol/L）的 5- 氮杂胞苷处理 6 天后，显著增强了酚酸的积累和参与酚酸生物合成的关键基因的表达。当使用 10μmol/L 浓度时，对毛状根生长影响不大，但其中咖啡酸、迷迭香酸和丹酚酸 B 三种酚酸类化合物的产量明显提高[117]。

（二）其他全局性调控策略

外界环境刺激对次级代谢产物生物合成的影响主要是通过全局性调控因子来实现的，如细菌中的 CsrA，以及真菌中的 LaeA、Velvt 家族蛋白等。以目前阐述较多的丝状真菌全局性调控因子 LaeA 为例说明。

2004 年，Nancy Keller 等在构巢曲霉中发现首个丝状真菌全局调控因子 LaeA（loss of aflR expression-A）[118]，是构巢曲霉中真菌发育调控蛋白 VeA 形成蛋白复合体的一部分。随后的研究发现 LaeA 广泛存在于丝状真菌中，可以调控多个真菌次级代谢基因簇并且与生长发育过程息息相关。LaeA 对于大量次级代谢产物的生物合成起到正调控作用，并能够通过刺激沉默基因的表达来激活“隐性”天然产物的产生。例如，Bok 等构建了构巢曲霉的 LaeA 敲除菌株（Δ*laeA*）和过表达菌株，通过对突变株的转录组进行微阵列分析，发现 LaeA 调控许多未知次级代谢基因簇的表达，并分离得到一个具有抗肿瘤活性的新天然产物 terrequinone A[119]。随后 Bouhired 等精确定位了编码 terrequinone A 的基因簇在染色体上的范围，推测基因簇中 5 个功能基因参与 terrequinone A 的生物合成途径[120]。此外，在产黄青霉（*Penicilium chrysogenum*）中高表达 *laeA* 基因（*OE*::*laeA*）时，青霉素产量得到提高[121]。球毛壳菌（*Chaetomium globosum*）中的 *laeA* 正调控 pestalotiollide B 的合成，过表达 *laeA* 后激活了球毛壳菌中新化合物 chaetoglobosin Z 的产生[122]。

（三）特异性调控策略

特异性调控是针对具体的次级代谢基因簇而言的。与全局性调控相比，特异性调控更加注重调控的针对性、策略性以及可控性。当基因组的生物信息学分析表明目标生物合成基因簇具有潜在的可挖掘价值时，特异性调控可以提供更为便捷的实验方案和可预期的实验结果。与之对应的是，由于要针对每个目标基因簇单独设计调控方案，为此可能需要了解代谢物产生所需的最小基因组或途径特异性调节因子及其启动子边界等。特异性调控在隐性基因簇挖掘等实验中可能会受制于实验通量[123]。

途径特异性转录调控因子的过表达与敲除：许多次级代谢产物生物合成基因簇的转录水平往往由途径特异性转录调控因子所控制，并且该调控因子一般位于相应的基因簇中。因此通过过表达途径特异性转录激活因子或者敲除途径特异性转录的阻遏因子可以实现特定基因簇的激活。

途径特异性转录激活因子的过表达可以使用插入强启动子来实现。例如，Bergmann 等人通过在构巢曲霉某 PKS-NRPS 基因簇中的转录激活因子前插入诱导型乙醇脱氢酶启动子 *alcAp*，从而特异性地激活了该基因簇，产生化合物 aspyridone A 和 aspyridone B[124]。部分基因簇的激活则需要对途径特异性转录阻遏因子进行敲除，从而解除其抑制效应。许多放线菌中的次级代谢基因簇含有一对基因用于编码 TetR 样阻遏蛋白，其中一个阻遏蛋白会响应特定的配体，例如 γ- 丁内酯或 4- 烷基 -2- 羟甲基呋喃 -3- 羧酸等，而另一个阻遏蛋白则不会[125-126]。通过敲除对配体无响应的阻遏蛋白可以有效地激活沉默基因簇。例如，在天蓝色链霉菌（*Streptomyces coelicolor*）中敲除 cpk 次级代谢基因簇中的阻遏蛋白基因 scbR2 后，产生黄色色素 coelimycin P1[125-127]。类似地，在 *Streptomyces venezuelae* 中敲除邻近次级代谢基因簇的配体无响应型的阻遏蛋白基因 gbnR，可以诱导产生 gaburedin 类化合物[128]。

二、基于异源宿主的发现策略

当目标基因簇所在宿主无法获得或该宿主难以进行分子遗传操作时，在异源宿主中表达或重构该基因簇则是行之有效的方案之一。而且，在合适的模式宿主中进行异源表达不仅遗传操作更加便捷而且更加有利于产物的检测[129]。

不同于转录因子调控和野生型菌株启动子替换等方法，异源表达系统对次级代谢基因簇的来源宿主及其可操作性并无要求，而且可以满足组合生物合成和合成生物学的需要[130]。为了确保外来基因簇在异源宿主内的稳定遗传，目前异源表达系统主要采用的形式包括质粒和基因组整合两种方式。前者可以通过质粒的高拷贝提高目标化合物的产量以提高产物的可检性，可操作性也更强；后者适用于无质粒复制子的情况，并且有助于外来基因簇在异源宿主内稳定遗传。目前异源表达所采用的宿主主要有大肠埃希菌（*Escherichia coli*）、枯草芽孢杆菌（*Bacillus subtilis*）、天蓝色链霉菌（*Streptomyces coelicolor*）、酿酒酵母（*Saccharomyces cerevisiae*）、丝状真菌构巢曲霉（*Aspergillus nidulans*）、米曲霉（*Aspergillus oryzae*）、黑曲霉（*Aspergillus niger*）等，以及模式植物本氏烟草（*Nicotiana benthamiana*）、模式昆虫等。

异源表达系统主要涉及原核表达系统和真核表达系统，它们都具备培养条件简单、生长周期短、遗传背景清晰以及完善的分子生物学操作技术等优势。原核表达系统和酿酒酵母表达系统用于无内含子的基因的表达。例如大肠埃希菌、枯草芽孢杆菌、酿酒酵母等底盘系统常被用于构建植物、微生物来源的天然产物的全生物合成。植物次级代谢产物的生物合成基因往往不成簇，但可以使用这一类异源表达系统对目的基因进行功能验证。原核表达系统中革兰氏阳性菌天蓝色链霉菌、枯草芽孢杆菌不同于革兰氏阴性菌大肠埃希菌，其只具有单层细胞膜，在表达和分泌活性蛋白上更具有优势。对于不同物种来源的次级代谢产物生物合成基因簇的挖掘，往往使用进化关系上更为接近的异源表达系统。例如天蓝色链霉菌和丝状真菌，这两类表达系统最明显的优势在于能够完整表达复杂基因簇，后者在真菌次级代谢基因簇表达时不需要去除内含子。

到目前为止，已经有大量不同来源的次级代谢基因簇通过异源表达系统被发现。例如，Moore 等通过在天蓝色链霉菌基因组中重构来自海洋放线菌（*Saccharomonospora* sp.）CNQ-490 中的沉默 NRPS 基因簇，发现了脂肽抗生素 taromycin A 和 taromycin B[131-132]。Cane 和 Chou 通过在大肠埃希菌中异源表达来自天蓝色链霉菌和阿维链霉菌（*Streptomyces avermitilis*）中的倍半萜合酶基因，分别产生 epiisozizaene 和 avermitilol。Yin 等[133]利用构巢曲霉异源表达系统成功激活了皮肤癣菌中的沉默基因簇，得到具有免疫抑制活性的 neosartoricin。通过在构巢曲霉中异源表达一类具有特殊结构域的生物合成酶，Yi Tang 等[134-135]相继鉴定了一系列具有不同酰胺键的化合物。米曲霉作为模式真菌，不仅用于实验室中的次级代谢产物的挖掘,也可以满足工业需求。通过采用聚酮-二萜杂合分子挖掘策略,Yudai Matsuda 等[136]通过异源表达杂萜基因簇,鉴定了 chevalone E 及 7 种氧化衍生物。基于异源表达的组合生物合成还可以用于发现和设计新化合物。例如,研究者将来自 *Aspergillus felis* 的萜环化酶 Sre3 替换来了原始配对的萜环化酶 Cle7,得到了具有单环萜结构的 sartorypyrone D。

随着合成生物学技术的发展,越来越多科学家尝试构建细胞工厂来实现一些植物来源的天然药物、高附加值天然产物及其前体的生物合成。如抗肿瘤药物紫杉醇的前体紫杉二烯(taxadiene)、阿片类药物前体蒂巴因(thebaine)、抗疟疾药物青蒿素的前体青蒿酸(artemisinic acid)、紫穗槐二烯(amorphadiene)等均可在微生物中实现异源表达。例如,通过多元模块化方法改造代谢途径,将紫杉二烯代谢途径分为两个模块:宿主形成异戊烯基焦磷酸(isopentenyl pyrophosphate)的甲羟戊酸途径和异源表达的萜烯形成的下游途径,以这样的方式在大肠埃希菌中实现紫杉二烯的生产,并最大限度地减少副产物的生成。而通过合成生物学的方法,结合酶发现、酶工程、途径优化和菌株优化等方法将植物、动物和微生物来源的 21 个酶基因整合到酵母中实现阿片类药物蒂巴因在酵母中的全生物合成。其他例子还包括通过逐步培养四种基因工程改造的大肠埃希菌菌株,将其作为一种有效的平台以甘油为底物生产蒂巴因,产量可以达到 2.1mg/L。在大肠埃希菌中转入密码子优化的青蒿紫穗槐 4,11- 二烯合酶(amorpha-4,11-diene synthase,ADS)基因并过量表达萜类生物合成前体 FPP 上游合成途径的基因,紫穗槐二烯的产量可达 0.5g/L。通过代谢调控增加 FPP 的产量,并同时表达黄花蒿(*Artemisia annua*)来源的细胞色素 P450 及其氧化还原伴侣,可以获得一株产青蒿酸的酿酒酵母菌株。对该菌株进一步优化,导入黄花蒿来源的编码细胞色素 b5(cytochrome b5)、青蒿醛脱氢酶(artemisinic aldehyde dehydrogenase)和 NAD 依赖的青蒿醇脱氢酶(NAD-dependent artemisinic alcohol dehydrogenase)三个基因,并进行发酵优化可使青蒿酸产量达到 25g/L。

第四节　天然药物化学成分的生物合成研究实例

生物合成已成为化学全合成以外的另一种获取复杂结构天然产物的有效途径。随着基因组测序技术的发展及分子生物学操作技术的成熟,从分子水平层面解析天然产物的生物合成过程,进而利用组合生物学手段获得天然产物的技术已经日渐成熟。本节将以实例的形式介绍不同来源(细菌、真菌以及植物)的重要天然产物的生物合成研究。

一、红霉素的生物合成

红霉素(erythromycin)于 1952 年首次自红霉糖多孢菌(*Saccharopoluspora erythraea*)中分离。它作为一类广谱大环内酯类抗生素,具有良好的抗革兰氏阳性菌活性和较低的肠胃道毒副作用,临床上主要用于治疗青霉素耐药或过敏性金黄色葡萄球菌感染及敏感菌所致的呼吸道、泌尿道和皮肤等的感染。红霉素的母核均为 C_{14} 红霉内酯(erythronolide),视侧链及糖单元的取代基不同(图 5-128),包括红霉素 A(erythromycin A,ErA)、红霉素 B(erythromycin B,ErB)、红霉素 C(erythromycin C,ErC)、红霉素 D(erythromycin D,ErD)、红霉素 E(erythromycin E,ErE)和红霉素 F(erythromycin F,ErF)。其中,红霉素 A 在临床应用广泛。

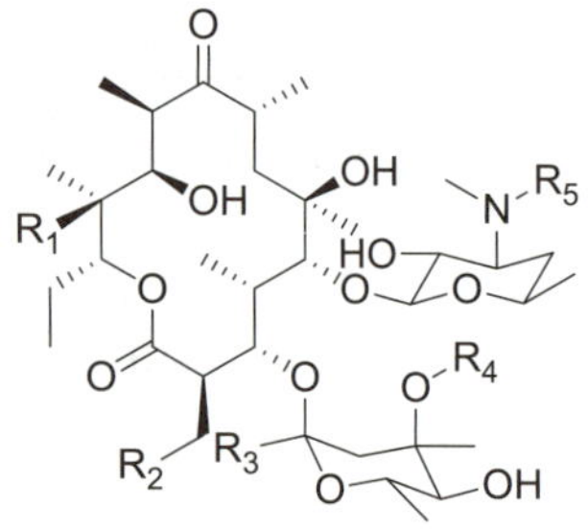

	R_1	R_2	R_3	R_4	R_5
红霉素A（erythromycin A, ErA）	OH	H	H	CH_3	CH_3
红霉素B（erythromycin B, ErB）	H	H	H	CH_3	CH_3
红霉素C（erythromycin C, ErC）	OH	H	H	OH	CH_3
红霉素D（erythromycin D, ErD）	H	H	H	OH	CH_3
红霉素E（erythromycin E, ErE）	OH	–O–		CH_3	CH_3
红霉素F（erythromycin F, ErF）	OH	OH	H	CH_3	CH_3

图 5-128 红霉素类抗生素的化学结构

红霉素 A 由 14 碳的红霉内酯、碳霉糖（mycarose）和去氧糖胺（desosamine）三部分构成，其生物合成途径可以分为两部分：6- 脱氧红霉内酯 B（6-deoxyerythronolide B，6-dEB）的合成和内酯环的后修饰。

（一）红霉素生物合成过程中聚酮骨架 6-dEB 的生物合成

1962 年，研究人员发现在红霉糖多孢菌中喂养同位素标记过的 C_3 前体可检测到该前体整合到 6-dEB 中，从而证明红霉素的大环内酯母核由 7 个 C_3 单元构成（图 5-129）。现已知构成 6-dEB 的 C_3 单元是由一个丙酰 -CoA 和 6 个甲基丙酰 -CoA 衍生而来。1982 年，从红霉素产生菌中克隆得到了编码甲基化酶的红霉素抗性基因 *mls*，后更名为 *ermE*，该酶可以对 23S rRNA 进行甲基化修饰，从而改变核糖体构型并阻碍红霉素与 50S 核糖体亚基结合，使宿主获得抗性。1986 年，以 *ermE* 为探针发现存在于该抗性基因附近的红霉素合成基因簇（全长约 56kb）。1991 年，在该基因簇中克隆得到 33kb 的 DNA 全长，根据与已知序列进行比对，认为该基因是编码红霉素母核生物合成酶的序列，并提出聚酮合酶催化聚酮生物合成模型，推测参与 6-dEB 合成的基因与相应的结构域呈线性对应关系。为验证此模型的正确性，研究人员用染色体同源重组的方法破坏酮基还原酶 KR_5 结构域的编码基因，突变株发酵产生了 C-5 位是酮基而非羟基的 6-dEB 类似物：5，6- 二脱氧 -3α-mycarosyl-5- 羰基 - 红霉内酯 B（5，6-dideoxy-3α-mycarosyl-5-oxo-erythronolide B）。该结果不仅可以证实模型的正确性，也能暗示该聚酮合酶中结构域的结构和功能是相对独立的，可以通过基因工程的方法改变该酶结构域的组合模式从而实现对红霉素母核的改造，还提示包括内酯环后修饰在内的酶都具有一定的底物宽泛性。催化 6-dEB 形成的聚酮合酶也称为 6- 脱氧红霉内酯 B 合成酶（6-deoxyerythronolide B synthesis，DEBS），属于Ⅰ型聚酮合酶，该酶由 *eryA* Ⅰ、*eryA* Ⅱ和 *eryA* Ⅲ三个基因编码的 DEBS1、DEBS 2、DEBS 3 三个蛋白亚基组成，包含 1 个起始模块和 6 个延伸模块，模块之间呈线性排列（图 5-129）。6- 脱氧红霉内酯 B 的生物合成是经过 1 分子丙酰 -CoA 和 6 分子甲基丙二酰 -CoA，在聚酮合酶催化下经一系列缩合、酮基还原、脱水、烯基还原等反应而成。首先丙酰 -CoA 经 PKS 起始模块的酰基转移酶结构域 AT_0 识别后上载到酰基载体蛋白 ACP_0 上作为合成的起始单元。随后起始单元转移到第一个延伸模块的酮基合酶 KS 上，同时甲基丙二酰 -CoA 在第一个延伸模块经识别后转移到酰基载体蛋白 ACP_1 上，KS_1 催化起始单元与 ACP_1 上的甲基丙二酰基发生克莱森缩合。而后，酮基还原酶 KR_1 对乙酰 -CoA 来源的酮基进行立体选择性还原，形成 β- 羟基，结束第一轮延伸。每一轮延伸后的产物将作为下一个延伸模块的起始单元，每一轮延伸聚酮骨架增加 1 个 C_2 单元，经 6 轮延伸后形成十四碳骨架的脂肪酸链，随后，经硫酯酶 TE 水解、环化形成十四元内酯环 6- 脱氧红霉内酯 B。

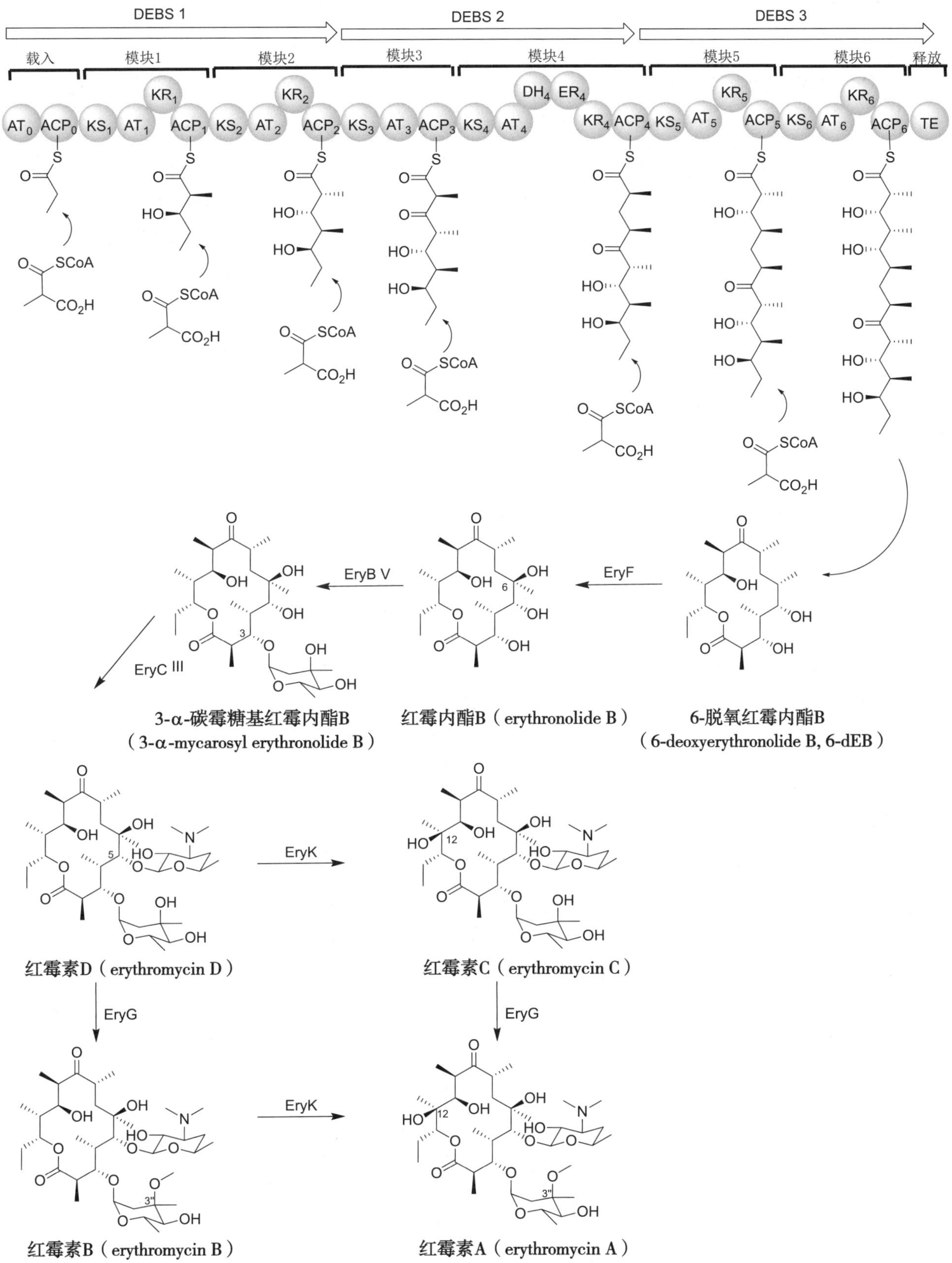

图 5-129　红霉素的生物合成途径

（二）红霉素生物合成过程中内酯环的后修饰

该部分生物合成主要通过经典的生物化学和遗传学方法，经突变，鉴定突变菌株发酵产物，前体喂养和突变体互补的方式确定中间体来解决（图 5-129）。6-dEB 的第一步后修饰是 *eryF* 编码的 P450 在 C-6 位的立体特异性羟基化形成红霉内酯 B（erythronolide B），而后是两步连续糖基化，碳霉糖糖基转移酶（L-mycarose glycosyltransferase，EryB Ⅴ）催化 C-3 位 *O*- 糖基化形成 3-α- 碳霉糖基红霉内酯 B（3-α-mycarosyl erythronolide B），去氧糖胺糖基转移酶（D-desosamine glycosltransferase，EryC Ⅲ）催化 C-5 位 *O*- 糖基化形成中间产物红霉素 D（erythromycin D）。许多抗生素分子结构中都有脱氧糖，其可直接影响抗生素的活性。有研究表明红霉素中的去氧糖胺是与核糖体结合从而抑制细菌生长的关键因素。红霉素 D 可以经由两条途径通过 C-3″-*O*- 甲基化和 C-12 羟基化形成终产物红霉素 A（erythromycin A），虽然 EryK 活性易受供氧情况的影响（工业发酵使 ErD 转化为 ErA 的速度和程度很大水平上取决于发酵液的溶氧水平），但是研究表明催化羟基化的 P450（EryK）比 SAM 依赖的甲基化酶（EryG）对底物的亲和力更强、催化效率更高，因此，EryD 经羟基化后再甲基化是形成红霉素 A 的主要生物合成途径。

（三）红霉素生物合成途径改造

通过生物合成的方法对红霉素 A 进行结构改造也主要分为两部分：①改造 PKS，定向改变大环内酯的母核结构；②后修饰途径改造，尤其是定向改变糖基结构。DEBS 属于Ⅰ型 PKS，是以模块组合形式存在。每个模块有一套非重复使用的功能结构域，功能结构域与催化反应呈对应的线性关系。根据这样的特点，利用分子生物学方法（如点突变失活、替换、模块替换或插入等）对 PKS 的结构域或亚基进行任何功能性改造都将影响聚酮产物的结构。酰基转移酶 AT 负责特异性识别底物，替换后将能识别不同的起始单元或延伸单元，将 DEBS 起始模块的 AT-ACP 替换为阿维菌素（avermectins）合成的 PKS 起始模块，替换的 AT 具有较宽底物谱。重组 PKS 可以识别非常规起始单元，合成 C-13 位带异丙基或 2- 丁基的红霉素类似物。通过将红霉素 PKS 模块 6 中的酮基还原酶 KR 与同源的短链脱氢酶（short chain dehydrogenase/reductase）进行序列比对，找到活性位点氨基酸残基，对其进行突变失活可以得到 C-3 酮基取代的红霉内酯。模块 4 的烯基还原酶 ER 通过氨基酸插入失活可以得到 C-6/C-7 不饱和红霉内酯。雷帕霉素合成 PKS 的模块 2 或模块 5 插入 DEBS 第一个延伸模块后面，可以产生十六元环化合物及 C-13 位环化的十四元环化合物。泛温链霉菌（*Streptomyces eurythermus*）来源的 angolamycin 糖基化酶 AngMⅡ能以 6-dEB 为底物识别 C_3- 羟基并转化为 3-*O*-β-D-angolosaminylerythronolide B。委内瑞拉链霉菌（*Streptomyces venezuelae*）去氧糖胺糖基转移酶能识别一系列 6-dEB 结构类似物从而构建新型红霉素类似物库。

目前为止改造最为成功且已用于临床的红霉素类似物主要包括第二代红霉素（以红霉素 A 为基础对 C_6- 羟基、C_9- 酮基进行化学结构修饰）如阿奇霉素（azithromycin）、克拉霉素（clarithromycin）、罗红霉素（roxithromycin）；及泰利霉素（telithromycin）和赛红霉素（cethromycin）为代表的第三代红霉素，又称为酮内酯类抗生素，结构如图 5-130。

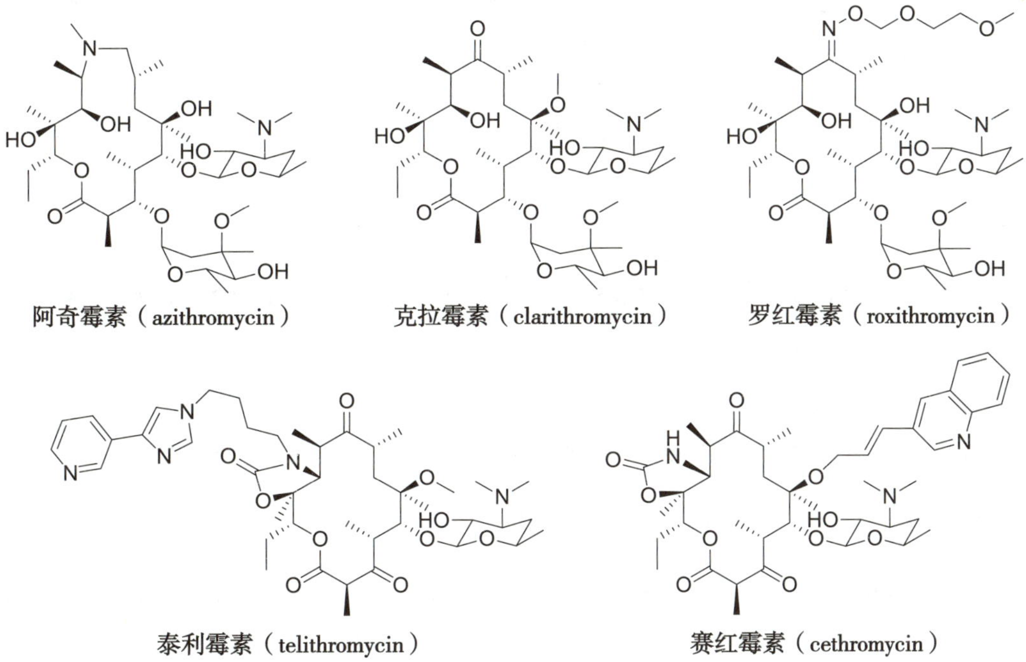

图 5-130 第二代、第三代红霉素类抗生素的代表性药物

二、洛伐他汀的生物合成

1972 年 Akira Endo 等人在筛选了数千种微生物后，发现桔青霉（*Aspergillus citriunm*）提取物能有效地抑制胆固醇的合成并在随后分离鉴定了美伐他汀（mevastatin）。1979 年，几乎在同一时间 Akira Endo 和默克公司分别从红曲霉（*Monascus ruber*）和土曲霉（*Aspergillus terreus*）中发现了洛伐他汀（lovastatin）。洛伐他汀的生物合成研究是围绕两方面的问题展开的：①他汀类化合物的产量；②他汀类化合物的结构多样性。尽管早期可以通过优化发酵条件和底物喂养试验来开展研究，但是，阐明洛伐他汀的生物合成途径则可能从根本上解决问题。

（一）洛伐他汀的生源分析

主要通过在土曲霉（*Aspergillus terreus* ATCC 20542）中使用同位素示踪法实验加以阐明[137,138]（图 5-131）。通过掺入 ^{13}C、^{18}O、^{2}H 多重标记的乙酸钠盐表明洛伐他汀由两条聚酮链组成，这两条链都是由乙酸单位为前体合成的。骨架上 C-6 位甲基和 C-2′ 位甲基的起源是通过饲喂[甲基-^{13}C]甲硫氨酸来表明其来自 *S*-腺苷基甲硫氨酸（*S*-adenosyl methionine，SAM）的甲基化作用。对于洛伐他汀中的氧原子的来源，一系列喂养实验表明分子中的氧原子除 C-8 位来自于空气，其余均为乙酸来源。

（二）洛伐他汀生物合成基因簇的确定

早期次级代谢基因簇的研究较为困难，通常始于获得产物缺失的突变株[139-140]。关键的土曲霉突变株 BX102 具有产生除洛伐他汀外其他聚酮产物的能力，同时通过喂养前体莫纳可林 J（monacolin J）可以获得洛伐他汀，这表明该突变株中具有负责合成和连接甲基丁酰基的功能酶。这一结果与此前化学喂养的结果一致，即洛伐他汀的生物合成途径是由两部分组成。通过对原始菌株（*Aspergillus terreus* CW）和突变株 XB102 的蛋白电泳比较分析，一个大小约为 250kDa 蛋白被发现仅出现在洛伐他汀产生菌株中，进一步比较莫纳可林 J 生产菌株（PS10）则发现了一个大小约为 220kDa 的蛋白，这些蛋白序列与通过构建文库筛选得到的洛伐他汀表达菌株中所出现的蛋白末端序列一致。以此基因为探针，C. Richard Hutchinson 等扩增得到了一段约为 64kb 的基因簇，包含 18 个开放阅读框（open reading frames，ORFs）。洛伐他汀的基因簇组成如图 5-131 所示。

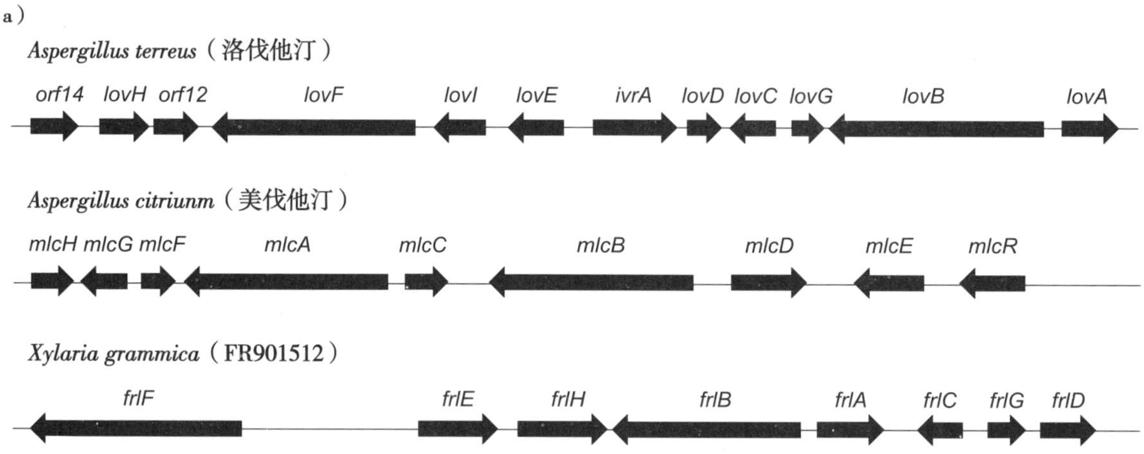

b）

基因名称	同源基因	同源基因	基因功能
lovA	*mlcC*	*frlA*	P450单加氧酶
lovB	*mlcA*	*frlB*	聚酮合酶
lovC	*mlcG*	*frlC*	烯基还原酶
lovD	*mlcH*	*frlD*	酰基转移酶
lovE	*mlcR*	*frlE*	转录调控因子
lovF	*mlcB*	*frlF*	聚酮合酶
lovG	*mlcF*	*frlG*	水解酶
ivrA	*mlcD*	*frlH*	HMG-CoA还原酶

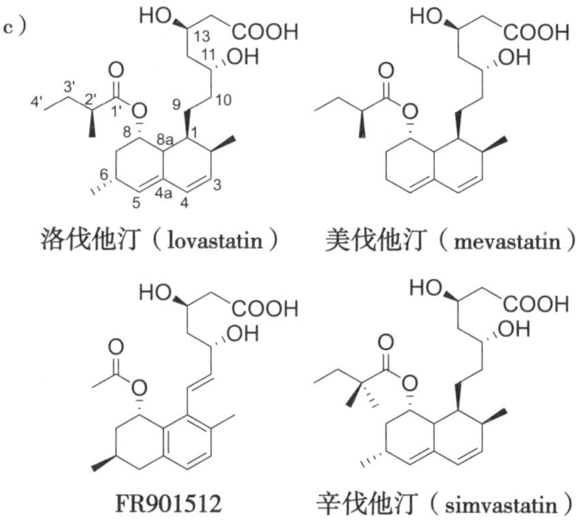

图 5-131 他汀类化合物的结构和基因簇组成

通过构建功能缺失突变株和异源表达实验，部分合成机制和调控机制得到阐明。*lovE* 和 *lovH* 基因编码具有真核转录因子如 GAL4 和 HAP1 特征的双核基序的蛋白，其突变株不产生洛伐他汀的生物合成中间体，将 *lovE* 的额外拷贝引入野生型菌株中则会使洛伐他汀产量提高 7 到 10 倍。这是一种典型的途径特异性转录激活因子。转运蛋白 LovI 突变体不产生洛伐他汀或已知的前体，增加 *lovI* 的拷贝数则观察不到相关耐药性的增加，表明其可能参与相关生物合成或者起到反馈调节作用。自抗性基因 *ivrA* 编码的羟甲基戊二酰 - 辅酶 A 还原酶（HMG-CoA 还原酶）能够赋予其产生自抗性，在构巢曲霉（*Aspergillus nidulans*）的异源表达中引入 *ivrA* 能提高宿主对他汀类化合物的耐受程度。

（三）洛伐他汀生物合成途径的阐明

主要通过不同体系的异源表达实验结合体外生化实验加以阐明（图 5-132）。C. Richard Hutchinson 等通过在构巢曲霉（*Aspergillus nidulans*）中单独表达 LovB 获得了 LovC 缺失突变株中积累的非途径中间体 **5-61** 和 **5-62**，通过两者的共表达实验获得了二氢莫纳可林 L（dihydromonacolin L），表明 LovB 与

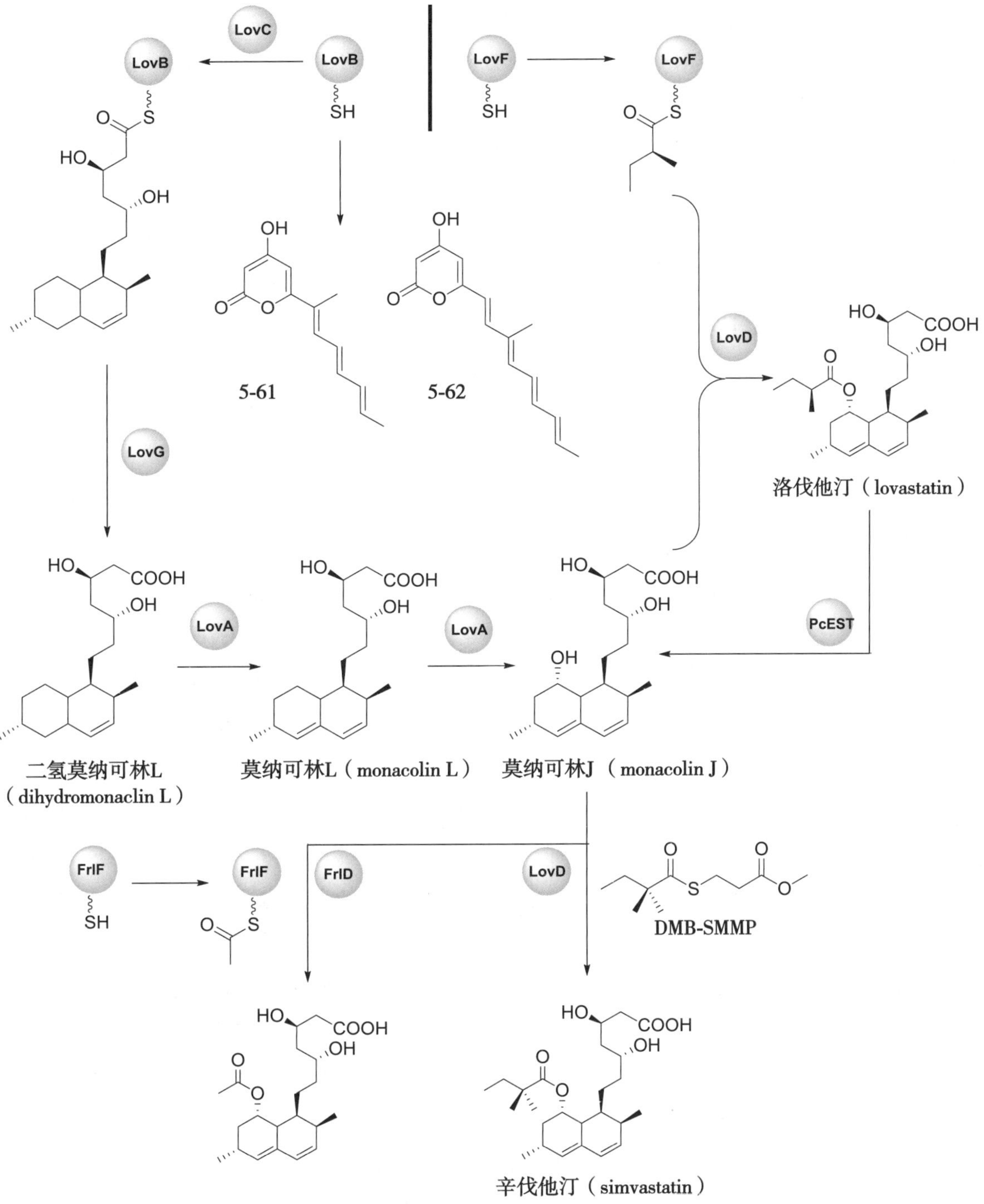

图 5-132　他汀类化合物的生物合成途径

LovC 具有协同作用。LovB 单独表达的实验证明其可以有效地对底物甲基化，而在聚酮链的后续延伸中 LovC 则是必须的。但是在体外重建研究中，Yi Tang 等[141]发现纯化的 LovB 和 LovC 足以从丙二酰辅酶 A 组装到二氢莫纳可林 L 上并与 LovB 连接，但不能释放产物。进一步通过 LovB 和 LovC 在酿酒酵母中共表达实验证实 LovB 和 LovC 缺乏释放功能。通过导入不相关的真菌 PKS 中的非天然硫酯酶（TE）结构域则可以介导二氢莫纳可林 L 的释放，但是转化效率并不高。已知基因簇中唯一的 TE 样酶 LovD 对 LovF 具有高度特异性，并且不与 LovB 起作用。通过对 LovG 的保守结构域分析表明 LovG 属于丝氨酸水解酶的酯酶 - 脂肪酶家族，并且在洛伐他汀的同源基因簇中均保守（图 5-131）。结合 LovG 敲除后产量大幅下降以及酵母体内外试验的高转化效率证明 LovG 是洛伐他汀合成中的天然水解酶。*lovF* 基因编码洛伐他汀二酮合酶(LDKS)。LovF 和 LovD 的突变体均不产生洛伐他汀,而是产生莫纳可林 J,表明前者负责甲基丁酰基侧链的合成而后者可能负责 LovF 产物的释放与连接。对于二氢莫纳可林 L 到莫纳可林 J 的合成似乎应该由紧邻 *lovB* 的 *lovA* 负责,其负责编码 P450 氧化酶,但是最初的 *lovA* 突变株中并没有检测到相关的中间体。直到 2011 年,Dae-Kyun Ro 等[142]通过密码子优化和 / 或 *N*- 末端肽替换实现 LovA 在酵母中的异源表达,结合体内喂养和体外生化反应才最终确定 LovA 催化二氢莫纳可林 L 脱氢转化为莫纳可林 L(monacolin L),并随后进行区域和立体特异性羟基化以产生莫纳可林 J。

(四) 他汀类药物生物合成途径的改造

随着洛伐他汀生物合成基因簇中基因结构与功能研究的深入,他汀类药物规模化生产可以更高效灵活。例如通过构建发酵菌株的基因组片段微阵列结合转录组和代谢组的定量分析,系统的关联分析阐明影响洛伐他汀产量的关键遗传因素和生理因素,合理开发工业菌株发酵条件[143]。利用次级代谢调控机制则可以更加直接提高目标化合物的产量和宿主的耐受程度。他汀类似物如 FR901512 的生物合成途径解析也有助于进行组合生物合成以发现新的他汀类似物(图 5-132)[144]。随着 LovB、LovC 等几乎所有途径中的酶在蛋白结构水平的深入研究,不仅发现了 LovB 天然配对的水解酶,也解释了途径酶的底物特异性。其中,通过对 LovD 的底物杂泛性的考察,实现了辛伐他汀(simvastatin)的生物转化[145]。

利用组合生物合成可以实现辛伐他汀的生物全合成而避免传统的以洛伐他汀为原料经化学合成得到辛伐他汀的复杂过程(图 5-132)。辛伐他汀的生物合成主要有两条路线,其理论基础在于 LovD 具有一定的底物杂泛性,当 α- 二甲基丁酰基 -SNAC 用作酰基供体时,LovD 能够分别将莫纳可林 J 和 6- 羟基 -6- 去甲基莫纳可林 J 转化为辛伐他汀和舒伐他汀。通过使用敲除 *lovF* 或者异源表达构建的莫纳可林 J 的生产菌株,两条路线分别采用喂养的酰基供体和生物合成的酰基供体来实现辛伐他汀的生产。后者所采用的方法是将不同来源聚酮合酶功能域 DNA 序列组合成可以合成辛伐他汀的 2,2- 二甲基丁酸侧链的聚酮合酶基因,并在土曲霉中直接发酵产生辛伐他汀。为了满足工业生产的要求,通过对相关蛋白,尤其是催化非天然底物反应的 LovD 的蛋白工程改造是必须的。例如,经过蛋白工程改造得到的 LovD 在 DMB-SMMP 存在时比天然 LovD 的转化效率提高了 1 000 倍[146]。需要指出的是,限制于莫纳可林 J 生产菌株的发酵水平,工业上仍采用洛伐他汀水解的方法来制备辛伐他汀,但是通过敲除 *lovF* 或者过表达 *lovE* 等方法[147],这一局面有可能被解决。对于现有工艺的改造方法是使用强启动子在土曲霉发酵菌株中异源表达洛伐他汀水解酶 PcEST[148],从而实现洛伐他汀的体内高效水解制备莫纳西林 J。

三、青蒿素的生物合成

青蒿素(artemisinin)是由我国科学家首次从菊科植物黄花蒿(*Artemisia annua* L.)中提取分离得到的一个含有过氧基团的倍半萜内酯化合物,它不仅对引起疟疾的疟原虫有杀灭作用,而且还具有抑制肿瘤细胞生长、抗病毒、抗寄生虫等作用[149]。通过对青蒿素进行结构修饰,科学家们还合成得到了一系列抗疟活性更佳的青蒿素衍生物,如双氢青蒿素(dihydroartemisinin)、蒿甲醚(artemether)、青蒿琥酯(artesunate)等(图 5-133)。

青蒿素具有倍半萜骨架,其生物合成属于异戊二烯合成途径,起源于二甲基丙烯基焦磷酸(dimethylallyl diphosphate,DMAPP)和异戊烯基焦磷酸(isopentenyl diphosphate,IPP)。在植物体内,分别由位于胞

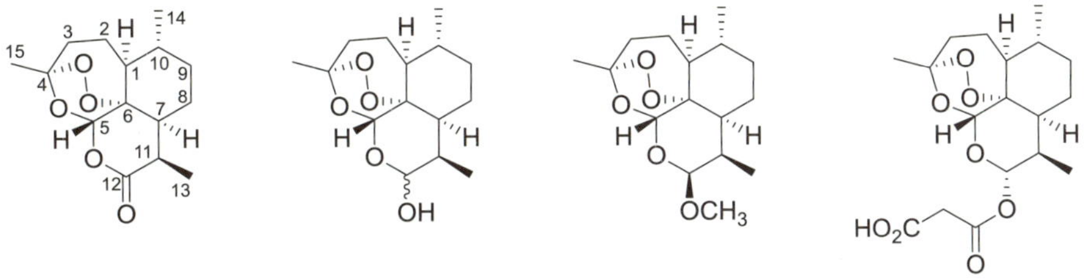

青蒿素（artemisinin）　**双氢青蒿素**（dihydroartemisinin）　**蒿甲醚**（artemether）　**青蒿琥酯**（artesunate）

图 5-133　青蒿素及其衍生物的结构

质的甲羟戊酸（mevalonate，MVA）途径和位于质体的甲基赤藓醇 -4- 磷酸（methylerythritol phosphate，MEP）途径提供 IPP 和 DMAPP，经香叶基焦磷酸合酶（geranyl diphosphate synthase，GPPS）催化生成香叶基焦磷酸（GPP），接着在法尼基焦磷酸合酶（farnesyl diphosphate synthase，FPPS）催化下形成倍半萜的线性前体法尼基焦磷酸(FPP)。以 FPP 为分界线，FPP 之前的步骤被认为是青蒿素生物合成的上游步骤，FPP 之后的步骤被认为是青蒿素生物合成的下游步骤（图 5-134)。青蒿素的上游合成途径已经比较明确，但下游合成途径仍存有争议。

在青蒿素下游合成途径中，FPP 在紫穗槐二烯合酶（amorpha-4，11-diene synthase，ADS）的作用下，首先形成一个六元环产生没药烷基阳离子，然后发生 1，3- 氢迁移，最终形成具有萘烷骨架的紫穗槐 -4，11- 二烯（amorpha-4，11-diene）[150]。随后，紫穗槐 -4，11- 二烯在一个具有多步催化功能的细胞色素 P450 氧化酶（CYP71AV1）作用下，在 C-12 处发生羟基化生成青蒿醇（artemisinic alcohol），CYP71AV1 进一步氧化则生成相应的青蒿醛(artemisinic aldehyde)和青蒿酸(artemisinic acid)[151]。除 CYP71AV1 外，乙醇脱氢酶 ADH1 也可特异性地将青蒿醇氧化成青蒿醛。青蒿醛在青蒿醛 $\Delta^{11,13}$ 还原酶 DBR2 的作用下生成双氢青蒿醛（dihydroartemisinic aldehyde），之后在醛脱氢酶 ALDH1 的作用下生成双氢青蒿酸（dihydroartemisinic acid）[152]。此外，ALDH1 亦可将青蒿醛氧化成青蒿酸。目前认为双氢青蒿酸可能是青蒿素的直接前体，推测其在植物体内可发生氧介导的非酶促光氧化反应自动氧化生成青蒿素[153]。这一自发氧化过程尚未完全验证，其可能的机理如图 5-135 所示：首先，双氢青蒿酸与单线态氧反应生成氢过氧化物，该中间体在黄花蒿中是天然存在的；接着，通过氢过氧化物键的断裂发生扩环反应，形成半缩酮结构；之后，半缩酮水解开环后再一次发生氧介导的过氧化反应形成氢过氧化物；最终，该氢过氧化物进一步形成半缩酮、半缩醛和内酯的复合结构转化成青蒿素。

除了双氢青蒿酸，青蒿酸也被认为可能是青蒿素的直接前体[154]。在植物体内，青蒿酸可能是先被氧化成青蒿素 B（arteannuin B）和 *epi*-deoxyarteannuin B，然后进一步被酶修饰生成青蒿素，但该途径尚待进一步验证。

目前，黄花蒿是青蒿素的唯一天然来源，在其腺毛中 *FPPS*、*ADS*、*CYP71AV1*、*DBR2* 和 *ALDH1* 等合成青蒿素的关键基因均有转录。因此，腺毛被认为是青蒿素类化合物合成和储存的地方。除上述基因外，在腺毛中还发现了多个调控合成途径的转录因子，包括 WRKY 转录因子 AaWRKY1 和 AaGSW1、basic helixloop-helix 转录因子 AabHLH1、basic leucine zipper 转录因子 AabZIP1、AP2/ERF 类转录因子 AaERF1、AaERF2 和 AaORA、MYB 转录因子 AaMIXTA1 等。AaWRKY1 是第一个被克隆的正调控青蒿素合成的转录因子，其过表达可激活 *CYP71AV1* 的转录，而 *ADS* 和 *DBR2* 变化不大。*AaORA* 的

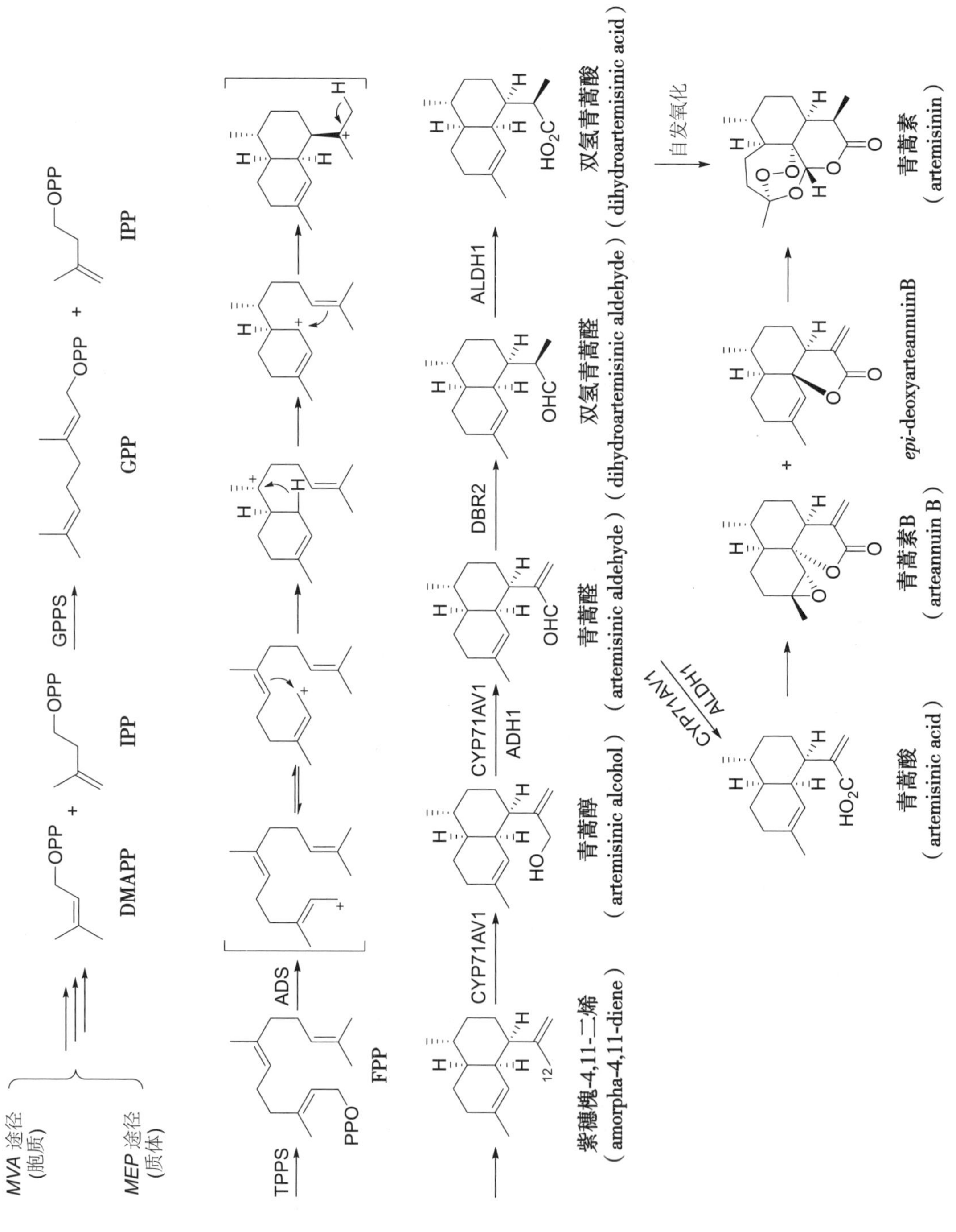

图 5-134　青蒿素的生物合成途径

过表达可同时提高 *ADS*、*CYP71AV1*、*DBR2* 和 *AaERF1* 的转录水平[155]。通过对转录因子表达量的调节，可有效促进植物体内青蒿素的合成，例如在黄花蒿中过表达 *AabZIP1* 能使青蒿素产量提高 0.7 至 1.5 倍[156]。除了在黄花蒿中调节青蒿素的产量，Farhi 等将 *ADS*、*DBR2*、*CYP71AV1* 及其还原伴侣 *CPR* 和酵母来源的 3- 羟基 -3- 甲基戊二酰辅酶 A 还原酶基因转入烟草（*Nicotiana tabacum*）中成功获得了青蒿素，但产率低于黄花蒿[157]。

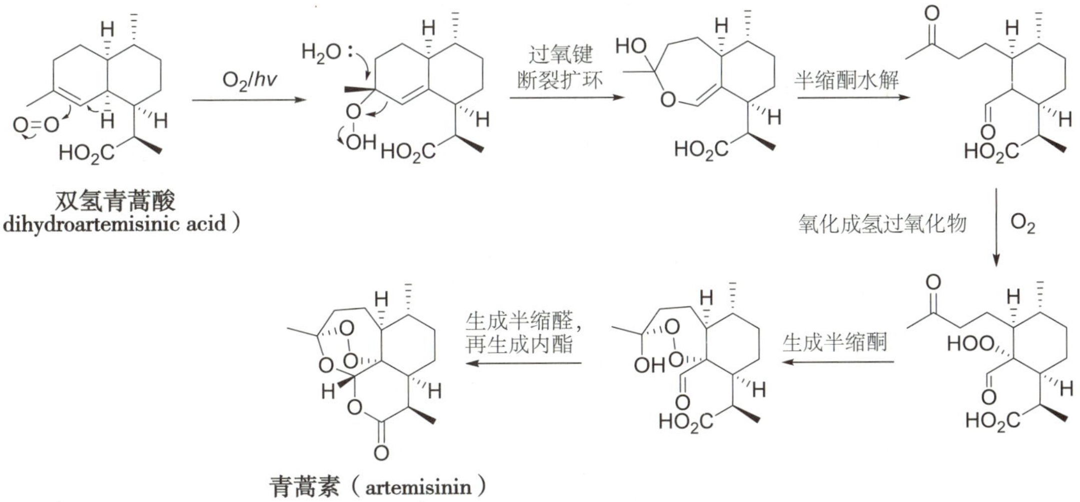

图 5-135 双氢青蒿酸自发氧化生成青蒿素的机理

当前青蒿素的供应主要来源于黄花蒿的提取分离，但其含量较低，仅占干重的 0.1%~0.8%。随着对青蒿素生物合成途径中关键酶的认识，通过合成生物学手段高效获得青蒿素前体青蒿酸并利用化学方法将其转化为青蒿素的思路已经实现。采用酿酒酵母作为工程菌，将合成前体 FPP 的 MVA 途径在酵母中过量表达，同时将 *ADS*、*CYP71AV1* 及其还原伴侣 *CPR1*、细胞色素 b_5（*CYB5*）、*ALDH1*、*ADH1* 密码子优化后在酵母中过量表达，最终得到青蒿酸的产量已达工业化量产级的 25g/L[158]。

四、长春碱类生物碱的生物合成

长春碱是由长春花产生的一种生物碱小分子，它具有显著抗肿瘤作用。1958 年，来自加拿大的研究团队从长春花叶的提取物中首次分离出具有抑制细胞增殖作用的长春碱（vinblastine）。之后 Svoboda 于 1961 年分离到长春新碱（vincristine）。两者在治疗淋巴瘤、睾丸癌、乳腺癌、膀胱癌和肺癌等疾病方面发挥着重要的作用。至今长春花（*Catharanthus roseus*）依然是这两种药物的唯一来源。然而，长春碱和长春新碱在长春花中的含量极微，分别低到百万分之五和千万分之五。因此，各国科学家都努力去阐明植物体内长春碱和长春新碱的生物合成途径为实现其量产奠定基础。

长春碱和长春新碱属于萜类双吲哚生物碱，它们的生合成前体都是色氨酸和裂环马钱素（secologanin）。通常以异胡豆苷（strictosidine）作为分界线，将这类生物碱的生物合成途径分为上游和下游两个阶段。上游是由莽草酸途径和萜类途径共同组成，并各自形成色胺（tryptamine）和裂环马钱素，同时在异胡豆苷合酶（strictosidine synthase）的作用下形成异胡豆苷。下游是指从异胡豆苷开始，经过水甘草碱（tabersonine）、文多灵（vindoline）等中间体最终到长春碱和长春新碱。莽草酸途径产生的色氨酸经色氨酸脱羧酶（tryptophan decarboxylase）可以转化为色胺。萜类途径产生的裂环马钱素和色胺在异胡豆苷合酶的作用下发生立体选择性的皮克特 - 施彭格勒（Pictet-Spengler）反应产生异胡豆苷（图 5-136）。异胡豆苷合酶已经从长春花中克隆得到，其晶体结构也从蛇根木（*Rauwolfia serpentina*）中获得[159]。

在上游途径中，首先是通过莽草酸途径（shikimate pathway），也叫吲哚途径形成色胺（图 5-137）。这个过程从分支酸（chorismic acid）开始，涉及 6 个酶，经过 7 步连续的酶促反应形成色胺，分别是邻氨基苯甲酸合酶（anthranilate synthase α，AS_{α}）催化分支酸转变成邻氨基苯甲酸（anthranilate）；磷酸核糖二磷酸苯甲酸转移酶（phosphoribosyl diphosphate anthranilate transferase，PDAT）催化邻氨基苯甲酸生成 *N*-（5- 磷酸核糖）- 邻氨基苯甲酸[*N*-（5-phosphoribosyl）-anthranilate]；由苯甲酸异构酶（PR-anthranilate isomerase，PRAI）催化生成磷酸苯胺脱氧核酮糖[1-（*O*-carboxyphenylamino）-1-deoxyribulose-phosphate]；由吲哚 -3- 甘油磷酸合成酶（indole-3-glycerol phosphate synthase，IGPS）催化生成吲哚 -3- 甘油磷酸

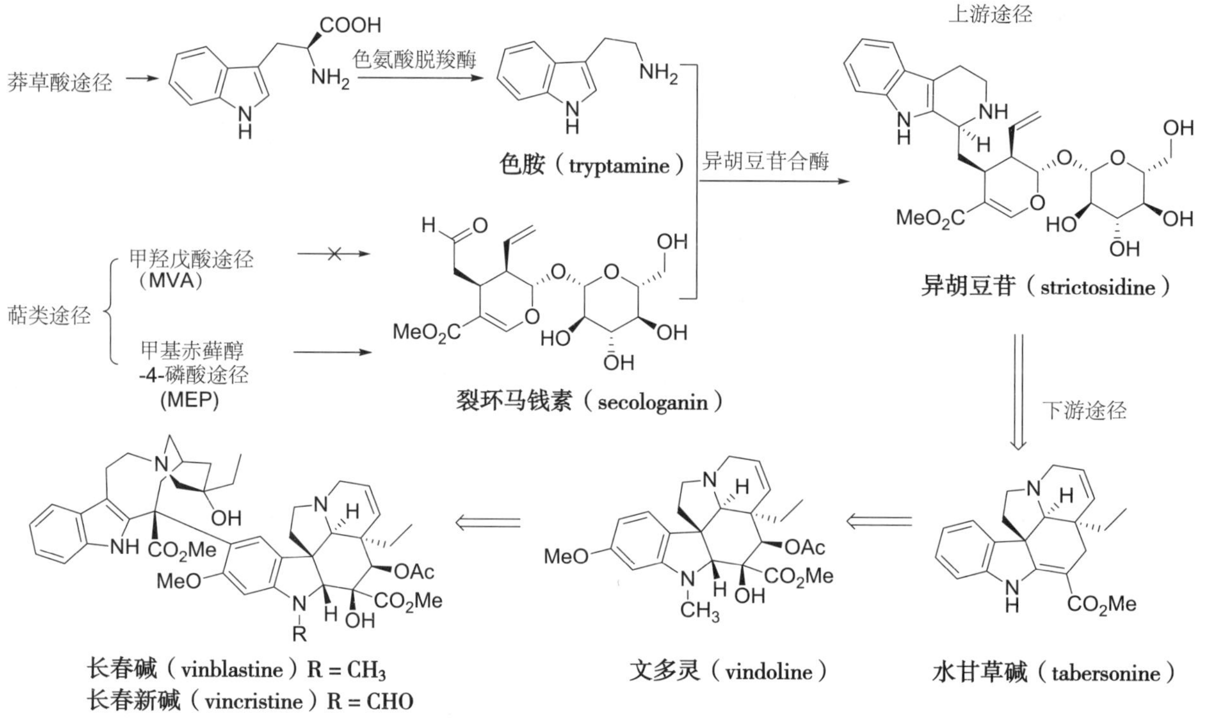

图 5-136 长春碱形成的上下游途径

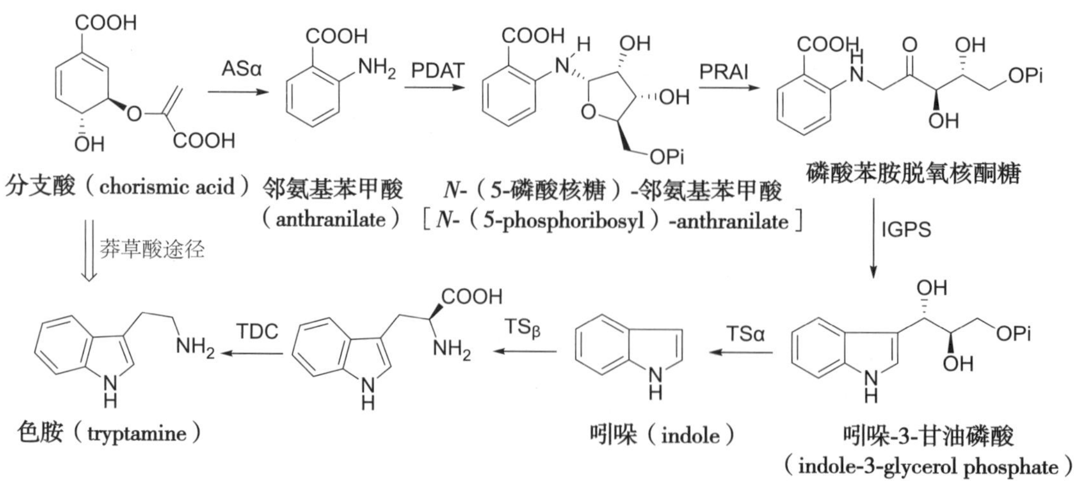

图 5-137 莽草酸途径形成色胺

(indole-3-glycerol phosphate)；由色氨酸合成酶 α 亚基(tryptophan synthase α，TS_α)催化生成吲哚(indole)；由色氨酸合成酶 β 亚基(tryptophan synthase β，TS_β)催化生成 L- 色氨酸；最后与色氨酸脱羧酶(tryptophan decarboxylase，TDC)作用形成色胺，其中关键酶是邻氨基苯甲酸合酶，色氨酸合成酶和色氨酸脱羧酶，莽草酸途径形成色胺的过程中涉及的酶及其功能见表 5-2。

表 5-2　莽草酸途径形成色胺的过程中涉及的酶及其功能

名称	简写	功能
邻氨基苯甲酸合酶	AS_α	催化分支酸转变成邻氨基苯甲酸
磷酸核糖二磷酸苯甲酸转移酶	PDAT	催化邻氨基苯甲酸生成 *N*-(5- 磷酸核糖)- 邻氨基苯甲酸
苯甲酸异构酶	PRAI	催化 *N*-(5- 磷酸核糖)- 邻氨基苯甲酸生成磷酸苯胺脱氧核酮糖
吲哚 -3- 甘油磷酸合成酶	IGPS	催化磷酸苯胺脱氧核酮糖生成吲哚 -3- 甘油磷酸
色氨酸合成酶 α 亚基	TS_α	催化吲哚 -3- 甘油磷酸生成吲哚
色氨酸合成酶 β 亚基	TS_β	催化吲哚生成 L- 色氨酸
色氨酸脱羧酶	TDC	催化 L- 色氨酸形成色胺

裂环马钱素是环烯醚萜类糖苷，其形成机理至今还没有完全阐明。异戊烯基焦磷酸(IPP)作为萜类化合物的前体其来源有两种：一种是位于细胞质中的甲羟戊酸途径(mevalonate pathway，MVA)；另一种是位于质体中的甲基赤藓醇 4- 磷酸途径(methylerythritol 4-phosphate pathway，MEP)。通过对长春花细胞培养的同位素喂养实验和葡萄糖的 ^{13}C 标记最终证明了裂环马钱素是来源于甲基赤藓醇 4- 磷酸途径。从长春花中也分离和克隆到几种关键酶，如 IPP-DXP 合酶、DXP 还原异构酶和 MEP 合酶。这些酶决定了 IPP 的形成，而 IPP 可以异构为二甲基丙烯基焦磷酸(dimethylallyl pyrophosphate，DMAPP)，并转变为香叶醇(geraniol)。在香叶醇 -10- 羟化酶(geraniol-10-hydroxylase)的作用下，香叶醇发生羟基化生成 10- 羟基香叶醇(10-hydroxygeraniol)。通过 ^{3}H 标记的萜类中间体同位素饲喂实验证实了 10- 羟基香叶醇、琉蚁二醛(iridodial)中间体的存在。经过一系列的氧化，糖基化和酯化后产生去氧马钱子素(deoxyloganin)。去氧马钱子素羟基化后变成马钱子素(loganin)，后者在裂环马钱素合酶(secologanin synthase)的作用下最终形成了裂环马钱素(图 5-138)。裂环马钱素合酶已经从长春花的细胞培养的 cDNA 文库中分离到，是一种 NADPH 依赖的 P450 氧化酶。

裂环马钱素和色胺在异胡豆苷合酶的作用下形成异胡豆苷后，它会进一步去糖基化衍生出马钱属类生物碱 preakuammicine，这个生物碱是一个常见的前体化合物，可以合成出白坚木类生物碱(aspidosperma)、马钱属类生物碱(strychnos)、依波加类生物碱(iboga)。尽管对于 preakuammicine 的形成机理提出了多种解释，但是真正形成机制仍未明确。主要原因是 preakuammicine 不稳定，所以至今尚未从植物中分离得到。对 preakuammicine 进行还原后，得到产量较高的中间体 stemmadenine。英国约翰英纳斯中心的 Sarah O'Connor 教授在长春花的基因组中发现了两个还原酶 PAS(precondylocarpine acetate synthase)和 DPAS(dihydroprecondylocarpine acetate synthase)，可以把 stemmadenine 的乙酰化产物转变为一种容易挥发的产物，后者经两个特殊的水解酶 TS(tabersonine synthase)和 CS(catharanthine synthase)作用后，经 Diels-Alder 环化可以形成具有白坚木类生物碱骨架(aspidosperma-type)的水甘草碱和具有依波加类生物碱骨架(iboga-type)的长春质碱(catharanthine)(图 5-139)。

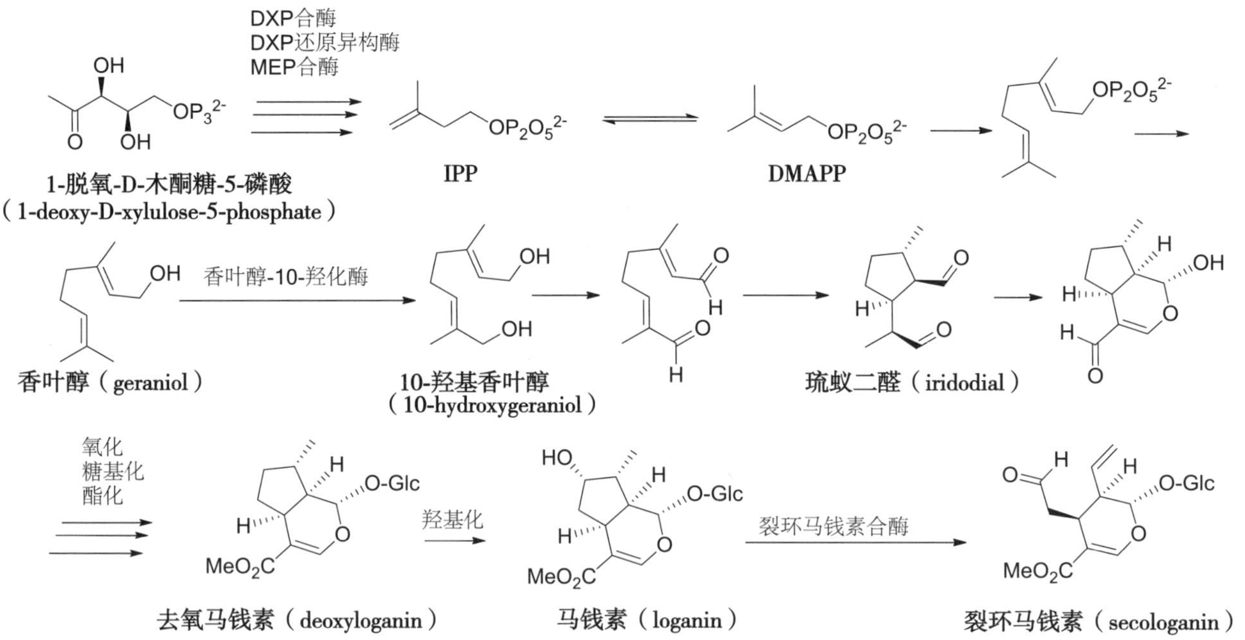

图 5-138 裂环马钱素的形成

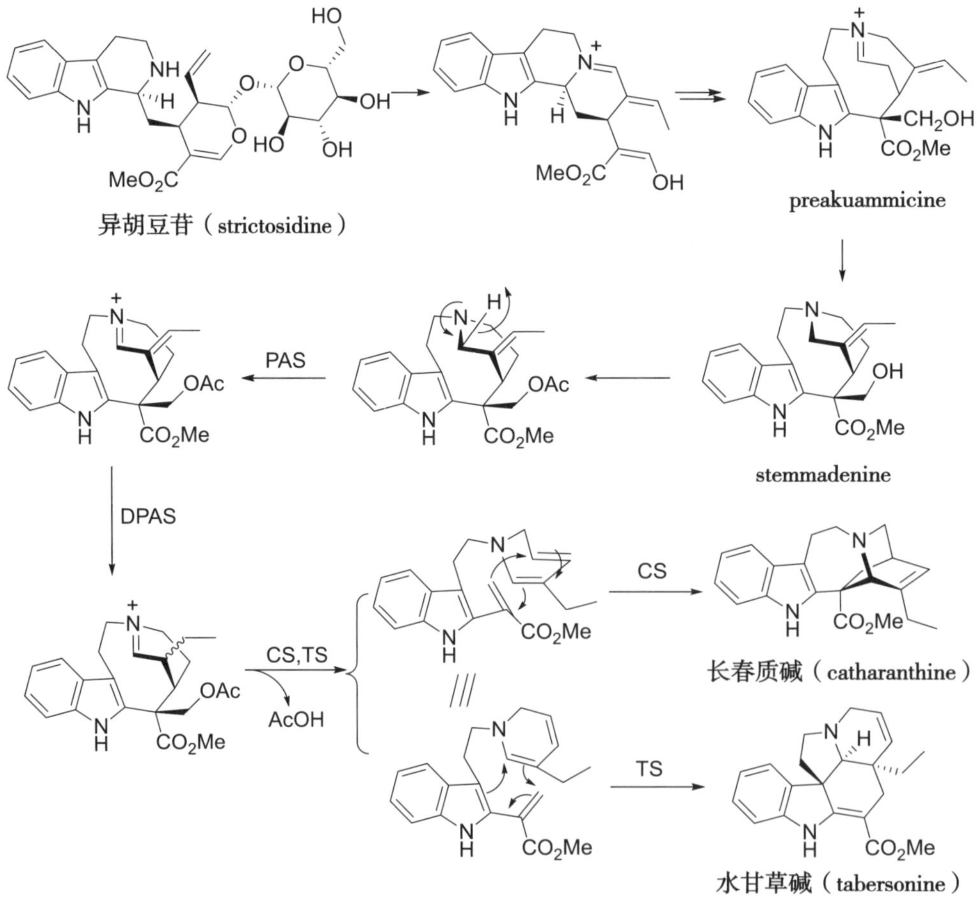

图 5-139 水甘草碱和长春质碱的形成

水甘草碱再通过 6 步反应以及 5 个酶的作用下可以转变成文多灵。第一步是由细胞色素 P450 氧化酶水甘草碱 -16- 羟化酶（T16H）把水甘草碱变成 16- 羟化水甘草碱，然后由 SAM 依赖的甲基转移酶 HTOM 把羟基转变为甲氧基；下一步是双键的还原和羟基化，再通过甲基转移酶 NMT 在吲哚氮上加一个甲基，之后在 α- 酮戊二酸依赖的 4- 羟化酶 D4H 的作用下形成中间体 deacetylvindoline，最后经乙酰转移酶 DAT 催化形成文多灵。长春质碱和文多灵的聚合可以生成长春碱和长春新碱。二聚形成的过程被认为是通过一个亚胺中间体经还原形成脱水长春碱（anhydrovinblastine），而脱水长春碱是在长春花中能够分离到的。体外生化实验中发现，从长春花叶子中纯化和克隆到的过氧化酶 CRPRX1 可以把长春质碱和文多灵转变成脱水长春碱。因此，这个过程首先是长春质碱氧化形成亚胺离子，然后与相对亲核的文多灵反应形成亚胺二聚中间体。尽管过氧化酶 CRPRX1 对长春质碱和文多灵没有太高的底物特异性，但它却是双吲哚的形成过程中所需要的专用的过氧化酶。最终，脱水长春碱的双键被羟化后可以产生长春碱，吲哚氮甲基氧化成醛后可以生成长春新碱（图 5-140）。

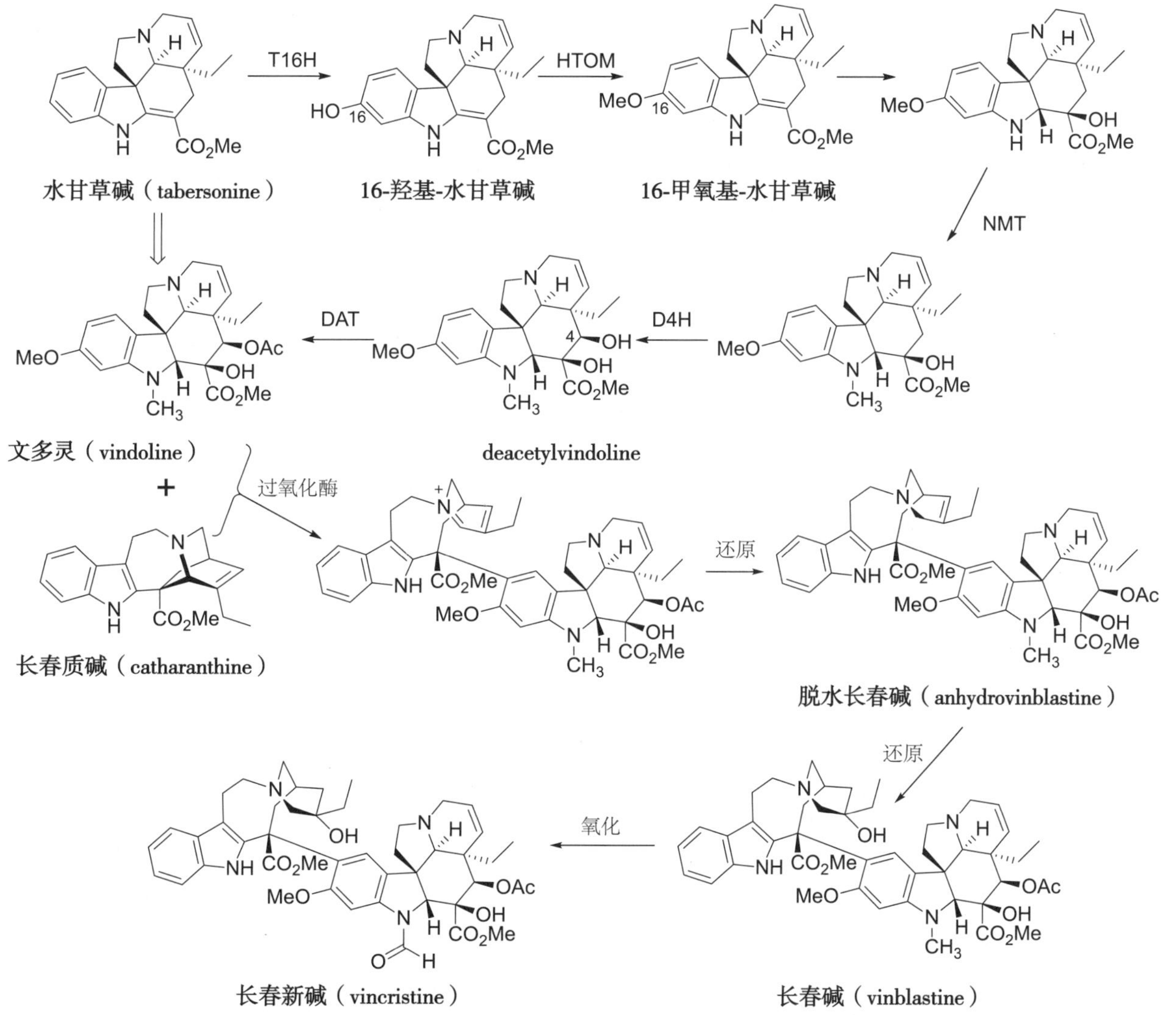

图 5-140　文多灵和长春质碱聚合形成长春碱

总而言之，从异戊烯基焦磷酸（IPP）形成裂环马钱素，再和由色胺酸衍生的色胺通过皮克特 - 施彭格勒缩合反应产生异胡豆苷。然后在 4 个酶（PAS、DPAS、CS、TS）的作用下转变成水甘草碱和长春质碱；水甘草碱再经6步反应在5个酶（T16H、HTOM、NMT、D4H、DAT）的催化下进一步转化为文多灵。最终由文多灵和长春质碱的聚合形成了终产物长春碱和长春新碱（图5-141）。由于控制水甘草碱和长春质碱的4个酶的最终发现，使得植物中从IPP和色氨酸到终产物长春碱和长春新碱整个代谢通路都得到了阐明。

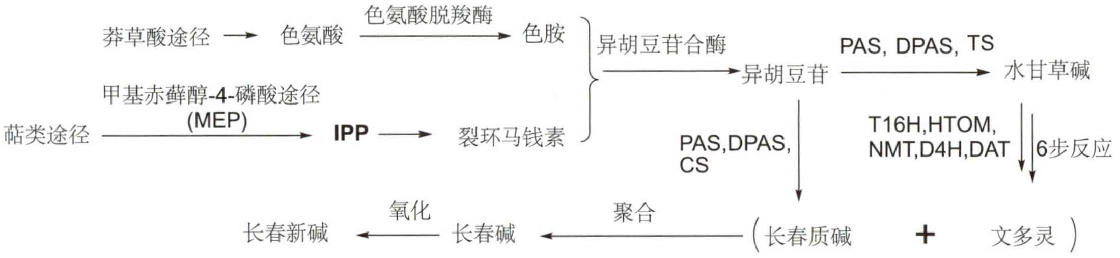

图5-141　长春碱和长春新碱的生物合成途径简图

随着越来越多天然产物的生物合成途径被解析，越来越多生物合成酶的功能被阐明，人们对天然产物自然形成规律的认识也愈加深入。诚然，与化学合成相比，天然产物的生物合成研究仍处于发展阶段。一方面仍有大量天然产物的生物合成途径尚不明确，尤其是绝大部分植物天然产物的生物合成机制未被阐明，并且不断有新的天然产物被发现，因此，天然产物自然形成机制的研究仍有广阔的空间。另一方面，植物、微生物乃至动物中仍有大量与次级代谢相关的基因，其功能尚不清楚，因此对于生物合成酶的挖掘和利用也是未来的重要研究领域。随着合成生物学技术在天然药物化学研究的不断应用和深入，在基因层面认识、利用和改造天然产物将迎来新的契机。

（胡友财）

参考文献

[1] WALSH CT, TANG Y. Natural product biosynthesis: chemical logic and enzymatic machinery [M]. London: Royal Society of Chemistry, 2017.

[2] DEWICK PM. Medicinal natural products: a biosynthetic approach [M]. New York: John Wiley and Sons, 2009.

[3] 于荣敏，黄璐琦．天然药物化学成分生物合成概论[M]．广州：暨南大学出版社，2011.

[4] RAWLINGS BJ. Type I polyketide biosynthesis in bacteria (Part B) [J]. Nat Prod Rep, 2001, 18(3): 231-281.

[5] KEATINGE-CLAY AT. The structures of type I polyketide synthases [J]. Nat Prod Rep, 2012, 29(10): 1050-1073.

[6] HERBST DA, TOWNSEND CA, MAIER T. The architectures of iterative type I PKS and FAS [J]. Nat Prod Rep, 2018, 35(10): 1046-1069.

[7] CHEN A, RE RN, BURKART MD. Type Ⅱ fatty acid and polyketide synthases: deciphering protein-protein and protein-substrate interactions [J]. Nat Prod Rep, 2018, 35(10): 1029-1045.

[8] TAGUCHI T, AWAKAWA T, NISHIHARA Y, et al. Bifunctionality of ActIV as a cyclase-thioesterase revealed by in vitro reconstitution of actinorhodin biosynthesis in *Streptomyces coelicolor* A3 [J]. Chembiochem, 2017, 18(3): 316-323.

[9] SHIMIZU Y, OGATA H, GOTO S. Type Ⅲ polyketide synthases: functional classification and phylogenomics [J]. Chembiochem, 2017, 18(1): 50-65.

[10] SMITH S, TSAI SC. The type I fatty acid and polyketide synthases: a tale of two megasynthases [J]. Nat Prod Rep, 2007, 24(5): 1041-1072.

[11] DU L, LOU L. PKS and NRPS release mechanisms [J]. Nat Prod Rep, 2010, 27(6): 255-264.

[12] XINKAI X, MICHAEL JM, WEI X, et al. Acyltransferase Mediated Polyketide Release from a Fungal Megasynthase [J]. J Am Chem Soc, 2009, 131(24): 8388-8389.
[13] CRAWFORD JM, VAGSTAD AL, EHRLICH KC, et al. Starter unit specificity directs genome mining of polyketide synthase pathways in fungi [J]. Bioorg Chem, 2008, 36(1): 16-22.
[14] YOLANDE AC, ANGELA MP, BRIAN MK, et al. Biosynthesis of polyketide synthase extender units [J]. Nat Prod Rep, 2009, 26(1): 90-114.
[15] MENZELLA HG, REID R, CARNEY JR, et al. Combinatorial polyketide biosynthesis by de novo design and rearrangement of modular polyketide synthase genes [J]. Nat Biotechnol, 2005, 23(9): 1171-1176.
[16] MATTHEW AG, HRVOJE P, RACHEL EL, et al. Mutasynthesis of rapamycin analogues through the manipulation of a gene governing starter unit biosynthesis [J]. Angew Chem Int Ed, 2005, 40(30): 4757-4760.
[17] NOLAN E, WALSH CT. How nature morphs peptide scaffolds into antibiotics [J]. Chembiochem, 2010, 10(1): 34-53.
[18] LIUJIE H, SHWAN R, MARC S, et al. Synthetic biotechnology to study and engineer ribosomal bottromycin biosynthesis [J]. Chem Biol, 2012, 19(10): 1278-1287.
[19] WALSH CT. Insights into the chemical logic and enzymatic machinery of NRPS assembly lines [J]. Nat Prod Rep, 2016, 33(2): 127-135.
[20] MOON S. Nonribosomal peptide synthetases: structures and dynamics [J]. Curr Opin Struct Biol, 2010, 20(2): 234-240.
[21] YE Y, MINAMI A, IGARASHI Y, et al. Unveiling the biosynthetic pathway of the ribosomally synthesized and post-translationally modified peptide ustiloxin B in filamentous fungi [J]. Angew Chem, 2016, 128(28): 8204-8207.
[22] WALSH CT, O'BRIEN RV, CHAITAN K. Nonproteinogenic amino acid building blocks for nonribosomal peptide and hybrid polyketide scaffolds [J]. Angew Chem, 2014, 52(28): 7098-7124.
[23] WALSH CT, CHEN H, KEATING TA, et al. Tailoring enzymes that modify nonribosomal peptides during and after chain elongation on NRPS assembly lines [J]. Curr Opin Chem Biol, 2001, 5(5): 525-534.
[24] STACHELHAUS T, WALSH CT. Mutational analysis of the epimerization domain in the initiation module PheATE of gramicidin S synthetase [J]. Biochemistry, 2000, 39(19): 5775-5787.
[25] SIEBER SA, MARAHIEL MA. Learning from nature's drug factories: nonribosomal synthesis of macrocyclic peptides [J]. J Bacteriol, 2003, 185(24): 7036-7043.
[26] GAO X, HAYNES SW, AMES BD, et al. Cyclization of fungal nonribosomal peptides by a terminal condensation-like domain [J]. Nat Chem Biol, 2012, 8(10): 823.
[27] SIMS JW, SCHMIDT EW. Thioesterase-like role for fungal PKS-NRPS hybrid reductive domains [J]. J Am Chem Soc, 2008, 130(33): 11149-11155.
[28] LIU X, WALSH CT. Cyclopiazonic acid biosynthesis in *Aspergillus sp.*: characterization of a reductase-like R* domain in cyclopiazonate synthetase that forms and releases cyclo-acetoacetyl-L-tryptophan [J]. Biochemistry, 2009, 48(36): 8746-8757.
[29] CHRISTIANSON DW. Structural and Chemical Biology of Terpenoid Cyclases [J]. Chem Rev, 2017, 117(17): 11570-11648.
[30] CHANG YJ, SONG SH, PARK SH, et al. Amorpha-4, 11-diene synthase of Artemisia annua: cDNA isolation and bacterial expression of a terpene synthase involved in artemisinin biosynthesis[J]. Arch Biochem Biophys, 2000, 383(2): 178-184.
[31] MINAMI A, OZAKI T, LIU C, et al. Cyclopentane-forming di/sesterterpene synthases: widely distributed enzymes in bacteria, fungi, and plants [J]. Nat Prod Rep, 2018, 35(12): 1330-1346.
[32] TAKINO J, KOZAKI T, SATO Y, et al. Unveiling Biosynthesis of the Phytohormone Abscisic Acid in Fungi: Unprecedented Mechanism of Core Scaffold Formation Catalyzed by an Unusual Sesquiterpene Synthase [J]. J Am Chem Soc, 2018, 140(39): 12392-12395.

[33] DU L, SANCHEZ C, SHEN B. Hybrid peptide-polyketide natural products: biosynthesis and prospects toward engineering novel molecules [J]. Metab Eng, 2001, 3 (1): 78-95.

[34] SPATAFORA JW, BUSHLEY KE. Phylogenomics and evolution of secondary metabolism in plant-associated fungi [J]. Curr Opin Plant Biol, 2015 (26): 37-44.

[35] SONG Z, COX RJ, LAZARUS CM, et al. Fusarin C Biosynthesis in *Fusarium moniliforme* and *Fusarium venenatum* [J]. Chembiochem, 2004, 5 (9): 1196-1203.

[36] LUO Y, HUANG H, LIANG J, et al. Activation and characterization of a cryptic polycyclic tetramate macrolactam biosynthetic gene cluster [J]. Nat Commun, 2013 (4): 2894.

[37] GERC AJ, SONG L, CHALLIS GL, et al. The insect pathogen *Serratia marcescens* Db10 uses a hybrid non-ribosomal peptide synthetase-polyketide synthase to produce the antibiotic althiomycin [J]. PLoS One, 2012, 7 (9): e44673.

[38] YUN CS, MOTOYAMA T, OSADA H. Biosynthesis of the mycotoxin tenuazonic acid by a fungal NRPS-PKS hybrid enzyme [J]. Nat Commun, 2015 (6): 8758.

[39] WU LF, MENG S, TANG GL. Ferrous iron and alpha-ketoglutarate-dependent dioxygenases in the biosynthesis of microbial natural products [J]. Biochim Biophys Acta, 2016, 1864 (5): 453-470.

[40] NAKAMURA H, MATSUDA Y, ABE I. Unique chemistry of non-heme iron enzymes in fungal biosynthetic pathways [J]. Nat Prod Rep, 2018, 35 (7): 633-645.

[41] GAO SS, NAOWAROJNA N, CHENG R, et al. Recent examples of-ketoglutarate-dependent mononuclear non-haem iron enzymes in natural product biosyntheses [J]. Nat Prod Rep, 2018, 35 (8): 792-837.

[42] BAI J, YAN D, ZHANG T, et al. A cascade of redox reactions generates complexity in the biosynthesis of the protein phosphatase-2 inhibitor rubratoxin A [J]. Angew Chem Int Ed, 2017, 56 (17): 4782-4786.

[43] MATSUDA Y, BAI T, PHIPPEN CBW, et al. Novofumigatonin biosynthesis involves a non-heme iron-dependent endoperoxide isomerase for orthoester formation [J]. Nat Commun, 2018, 9 (1): 2587.

[44] GREULE A, STOK JE, DE VOSS JJ, et al. Unrivalled diversity: the many roles and reactions of bacterial cytochromes P450 in secondary metabolism [J]. Nat Prod Rep, 2018, 35 (8): 757-791.

[45] ZHANG X, LI S. Expansion of chemical space for natural products by uncommon P450 reactions [J]. Nat Prod Rep, 2017, 34 (9): 1061-1089.

[46] RUDOLF JD, CHANG CY, MA M, et al. Cytochromes P450 for natural product biosynthesis in Streptomyces: sequence, structure, and function [J]. Nat Prod Rep, 2017, 34 (9): 1141-1172.

[47] PODUST LM, SHERMAN DH. Diversity of P450 enzymes in the biosynthesis of natural products [J]. Nat Prod Rep, 2012, 29 (10): 1251-1266.

[48] 李众，张伟，李盛英 . 细胞色素 P450 酶与微生物药物创制[J]. 微生物学报，2016 (3): 496-515.

[49] MIZUTANI M, SATO F. Unusual P450 reactions in plant secondary metabolism [J]. Arch Biochem Biophys, 2011, 507 (1): 194-203.

[50] FAGAN RL, PALFEY BA. Flavin-dependent enzymes. In Liu H-W, Mander L, (Eds). Comprehensive Natural Products Ⅱ[M]. Oxford: Elsevier, 2010 : 37-113.

[51] LEFERINK NGH, HEUTS DPHM, FRAAIJE MW, et al. The growing VAO flavoprotein family [J]. Arch Biochem Biophys, 2008, 474 (2): 292-301.

[52] WALSH CT, WENCEWICZ TA. Flavoenzymes: Versatile catalysts in biosynthetic pathways [J]. Nat Prod Rep, 2013, 30 (1): 175-200.

[53] TANG MC, ZOU Y, WATANABE K, et al. Oxidative cyclization in natural product biosynthesis [J]. Chem Rev, 2017, 117 (8): 5226-5333.

[54] HU Y, DIETRICH D, XU W, et al. A carbonate-forming Baeyer-Villiger monooxygenase [J]. Nat Chem Biol, 2014, 10

(7):552-554.

[55] TSUNEMATSU Y, MAEDA N, YOKOYAMA M, et al. Enzymatic amide tailoring promotes retro-aldol amino acid conversion to form the antifungal agent aspirochlorine [J]. Angew Chem Int Ed, 2018, 57(43):14051-14054.

[56] TEUFEL R, STULL F, MEEHAN MJ, et al. Biochemical establishment and characterization of EncM's flavin-N5-oxide cofactor [J]. J Am Chem Soc, 2015, 137(25):8078-8085.

[57] NAGPAL A, VALLEY MP, FITZPATRICK PF, et al. Crystal structures of nitroalkane oxidase: Insights into the reaction mechanism from a covalent complex of the flavoenzyme trapped during turnover [J]. Biochemistry, 2006, 45(4):1138-1150.

[58] SOLOMON EI, HEPPNER DE, JOHNSTON EM, et al. Copper active sites in biology [J]. Chem Rev, 2014, 114(7):3659-3853.

[59] CLAUS H. Copper-containing oxidases: occurrence in soil microorganisms, properties, and applications [M]. Berlin Heidelberg: Springer, 2010.

[60] TISHCHENKO KI, BELOGLAZKINA EK, MAZHUGA AG, et al. Copper-containing enzymes: Site types and low-molecular-weight model compounds [J]. Rev J Chem, 2016, 6(1):49-82.

[61] TANG MC, ZOU Y, WATANABE K, et al. Oxidative Cyclization in Natural Product Biosynthesis [J]. Chem Rev, 2017, 117(8):5226-5333.

[62] GANTT RW, GOFF RD, WILLIAMS GJ, et al. Probing the aglycon promiscuity of an engineered glycosyltransferase [J]. Angew Chem Int Ed, 2008, 47(46):8889-8892.

[63] TIWARI P, SANGWAN RS, SANGWAN NS. Plant secondary metabolism linked glycosyltransferases: An update on expanding knowledge and scopes [J]. Biotechnol Adv, 2016, 34(5):714-739.

[64] MORAGA AR, NOHALES PF, PEREZ JA, et al. Glucosylation of the saffron apocarotenoid crocetin by a glucosyltransferase isolated from Crocus sativus stigmas [J]. Planta, 2004, 219(6):955-966.

[65] YONEKURA-SAKAKIBARA K, HANADA K. An evolutionary view of functional diversity in family 1 glycosyltransferases [J]. Plant J, 2011, 66(1):182-193.

[66] LIANG DM, LIU JH, WU H, et al. Glycosyltransferases: mechanisms and applications in natural product development [J]. Chem Soc Rev, 2015, 44(22):8350-8374.

[67] ONO E, HOMMA Y, HORIKAWA M, et al. Functional differentiation of the glycosyltransferases that contribute to the chemical diversity of bioactive flavonol glycosides in grapevines (Vitis vinifera) [J]. Plant Cell, 2010, 22(8):2856-2871.

[68] XIE K, CHEN R, LI J, et al. Exploring the catalytic promiscuity of a new glycosyltransferase from Carthamus tinctorius [J]. Org Lett, 2014, 16(18):4874-4877.

[69] HOFFMEISTER D, DRAGER G, ICHINOSE K, et al. The C-Glycosyltransferase UrdGT2 is unselective toward d- and l-configured nucleotide-bound rhodinoses [J]. J Am Chem Soc, 2003, 125(16):4678-4679.

[70] BRAZIER-HICKS M, EVANS KM, GERSHATER MC, et al. The C-glycosylation of flavonoids in cereals [J]. J Biol Chem, 2009, 284(27):17926-17934.

[71] FALCONE FERREYRA ML, RODRIGUEZ E, CASAS MI, et al. Identification of a bifunctional maize C- and O-glucosyltransferase [J]. J Biol Chem, 2013, 288(44):31678-31688.

[72] NAGATOMO Y, USUI S, ITO T, et al. Purification, molecular cloning and functional characterization of flavonoid C-glucosyltransferases from Fagopyrum esculentum M. (buckwheat) cotyledon [J]. Plant J, 2014, 80(3):437-448.

[73] WINKELBLECH J, FAN A, LI SM. Prenyltransferases as key enzymes in primary and secondary metabolism [J]. Appl Microbiol Biotechnol, 2015, 99(18):7379-7397.

[74] LI SM. Prenylated indole derivatives from fungi: structure diversity, biological activities, biosynthesis and chemoenzymatic synthesis [J]. Nat Prod Rep, 2010, 27(1):57-78.

[75] TANNER ME. Mechanistic studies on the indole prenyltransferases [J]. Nat Prod Rep, 2015, 32(1):88-101.

[76] LIANG PH, KO TP, WANG AH. Structure, mechanism and function of prenyltransferases [J]. Eur J Biochem, 2002, 269(14): 3339-3354.

[77] HEIDE L. Prenyl transfer to aromatic substrates: genetics and enzymology [J]. Curr Opin Chem Biol, 2009, 13(2): 171-179.

[78] SASAKI K, MITO K, OHARA K, et al. Cloning and characterization of naringenin 8-prenyltransferase, a flavonoid-specific prenyltransferase of Sophora flavescens [J]. Plant Physiol, 2008, 146(3): 1075-1084.

[79] KARAMAT F, OLRY A, MUNAKATA R, et al. A coumarin-specific prenyltransferase catalyzes the crucial biosynthetic reaction for furanocoumarin formation in parsley [J]. Plant J, 2014, 77(4): 627-638.

[80] METZGER U, KELLER S, STEVENSON CE, et al. Structure and mechanism of the magnesium-independent aromatic prenyltransferase CloQ from the clorobiocin biosynthetic pathway [J]. J Mol Biol, 2010, 404(4): 611-626.

[81] KUMANO T, RICHARD SB, NOEL JP, et al. Chemoenzymatic syntheses of prenylated aromatic small molecules using Streptomyces prenyltransferases with relaxed substrate specificities [J]. Bioorg Med Chem, 2008, 16(17): 8117-8126.

[82] UNSOLD IA, LI SM. Overproduction, purification and characterization of FgaPT2, a dimethylallyltryptophan synthase from Aspergillus fumigatus [J]. Microbiology, 2005, 151(Pt 5): 1499-1505.

[83] YIN WB, RUAN HL, WESTRICH L, et al. CdpNPT, an N-prenyltransferase from Aspergillus fumigatus: overproduction, purification and biochemical characterisation [J]. Chembiochem, 2007, 8(10): 1154-1161.

[84] ZOU Y, ZHAN Z, LI D, et al. Tandem prenyltransferases catalyze isoprenoid elongation and complexity generation in biosynthesis of quinolone alkaloids [J]. J Am Chem Soc, 2015, 137(15): 4980-4983.

[85] CHEN R, GAO B, LIU X, et al. Molecular insights into the enzyme promiscuity of an aromatic prenyltransferase [J]. 2017, 13(2): 226-234.

[86] LISCOMBE DK, LOUIE GV, NOEL JP. Architectures, mechanisms and molecular evolution of natural product methyltransferases [J]. Nat Prod Rep, 2012, 29(10): 1238-1250.

[87] BRODERICK JB, DUFFUS B, DUSCHENE KS, et al. Radical S-AdenosylmethionineEnzymes [J]. Chem Rev, 2014, 114(8): 4229-4317.

[88] MARQUET A, BUI BTS, SMITH AG, et al. Iron-sulfur proteins as initiators of radical chemistry [J]. Nat Prod Rep, 2007, 24(5): 1027-1040.

[89] CHALLAND MR, DRIESENER RC, ROACH PL. Radical S-adenosylmethionine enzymes: Mechanism, control and function [J]. Nat Prod Rep, 2011, 28(10): 1969-1721.

[90] ZHANG Q, JI X, MANDALAPU D, et al. Expanded chemistry of the class C radical SAM methyltransferase NosN by using an allyl analogue of SAM [J]. Angew Chem Int Ed, 2018, 57(22): 6601-6604.

[91] DING W, LI Y, ZHAO J, et al. The Catalytic Mechanism of the Class C Radical S-Adenosylmethionine Methyltransferase NosN [J]. Angew Chem Int Ed, 2017, 56(14): 3857-3861.

[92] WALKER K, FUJISAKI S, LONG R, et al. Molecular cloning and heterologous expression of the C-13 phenylpropanoid side chain-CoA acyltransferase that functions in Taxol biosynthesis [J]. Proc Natl Acad Sci, 2002, 99(20): 12715-12720.

[93] XIE X, WATANABE K, WOJCICKI WA, et al. Biosynthesis of lovastatin analogs with a broadly specific acyltransferase [J]. Chem Biol, 2006, 13(11): 1161-1169.

[94] R TTIG A, STEINB CHEL A. Acyltransferases in bacteria [J]. Microbiology & Molecular Biology Reviews Mmbr, 2013, 77(2): 277-321.

[95] D'AURIA JC. Acyltransferases in plants: a good time to be BAHD [J]. Curr Opin Plant Biol, 2006, 9(3): 331-340.

[96] KOETSIER MJ, GOMBERT AK, FEKKEN S, et al. The Penicillium chrysogenum aclA gene encodes a broad-substrate-specificity acyl-coenzyme A ligase involved in activation of adipic acid, a side-chain precursor for cephem antibiotics [J]. Fungal Genet Biol, 2010, 47(1): 33-42.

[97] KIM HJ, RUSZCZYCKY MW, CHOI S-H, et al. Enzyme-catalysed 4+2 cycloaddition is a key step in the biosynthesis of spinosyn A [J]. Nature, 2011, 473(7345): 109-112.

[98] OHASHI M, LIU F, HAI Y, et al. SAM-dependent enzyme-catalysed pericyclic reactions in natural product biosynthesis [J]. Nature, 2017, 549(7673): 502-506.

[99] ZHANG B, WANG KB, WANG W, et al. Enzyme-catalysed 6+4 cycloadditions in the biosynthesis of natural products [J]. Nature, 2019, 568(7750): 122-126.

[100] JEON BS, WANG SA, RUSZCZYCKY MW, et al. Natural 4+2-Cyclases [J]. Chem Rev, 2017, 117(8): 5367-5388.

[101] OIKAWA H. Nature's Strategy for Catalyzing Diels-Alder Reaction [J]. Cell Chem Biol, 2016, 23(4): 429-430.

[102] KLAS K, TSUKAMOTO S, SHERMAN DH, et al. Natural Diels-Alderases: Elusive and Irresistable [J]. J Org Chem, 2015, 80(23): 11672-11685.

[103] BUTLER A, CARTER-FRANKLIN JN. The role of vanadium bromoperoxidase in the biosynthesis of halogenated marine natural products [J]. Nat Prod Rep, 2004, 21(1): 180-188.

[104] AGARWAL V, MILES ZD, WINTER JM, et al. Enzymatic Halogenation and Dehalogenation Reactions: Pervasive and Mechanistically Diverse [J]. Chem Rev, 2017, 117(8): 5619-5674.

[105] FR D RIC HV, ELLEN Y, DAVID AV, et al. Nature's Inventory of Halogenation Catalysts Oxidative Strategies Predominate [J]. Chem Rev, 2006, 106(8): 3364-3378.

[106] ELLEN Y, LINDSAY JC, ERIC WB, et al. Flavin Redox Chemistry Precedes Substrate Chlorination during the Reaction of the Flavin-Dependent Halogenase RebH [J]. Biochemistry, 2006, 45(25): 7904-7912.

[107] CICHEWICZ RH. Epigenome manipulation as a pathway to new natural product scaffolds and their congeners [J]. Nat Prod Rep, 2010, 27(1): 11-22.

[108] BOK JW, CHIANG YM, SZEWCZYK E, et al. Chromatin-level regulation of biosynthetic gene clusters [J]. Natchembiol, 2009, 5(7): 462-464.

[109] XU-MING M, WEI X, DEHAI L, et al. Epigenetic genome mining of an endophytic fungus leads to the pleiotropic biosynthesis of natural products [J]. Angew Chem Int Ed, 2015, 54(26): 7592-7596.

[110] LAN H, SUN R, FAN K, et al. The *Aspergillus flavus* Histone Acetyltransferase AflGcnE Regulates Morphogenesis, Aflatoxin Biosynthesis, and Pathogenicity [J]. Front Microbiol, 2016, 7(1324).

[111] FAN A, MI W, LIU Z, et al. Deletion of a Histone Acetyltransferase Leads to the Pleiotropic Activation of Natural Products in *Metarhizium robertsii* [J]. Org Lett, 2017, 19(7): 1686-1689.

[112] WU G, ZHOU H, ZHANG P, et al. Polyketide Production of Pestaloficiols and Macrodiolide Ficiolides Revealed by Manipulations of Epigenetic Regulators in an Endophytic Fungus [J]. Org Lett, 2016, 18(8): 1832-1835.

[113] SZEWCZYK E, CHIANG Y-M, OAKLEY CE, et al. Identification and characterization of the asperthecin gene cluster of *Aspergillus nidulans* [J]. Appl Environ Microb, 2008, 74(24): 7607-7612.

[114] ASAI T, CHUNG Y-M, SAKURAI H, et al. Tenuipyrone, a novel skeletal polyketide from the entomopathogenic fungus, *Isaria tenuipes*, cultivated in the presence of epigenetic modifiers [J]. Org Lett, 2012, 14(2): 513-515.

[115] WILLIAMS RB, HENRIKSON JC, HOOVER AR, et al. Epigenetic remodeling of the fungal secondary metabolome [J]. Org Biomol Chem, 2008, 6(11): 1895-1897.

[116] YANG XL, AWAKAWA T, WAKIMOTO T, et al. Induced production of novel prenyldepside and coumarins in endophytic fungi *Pestalotiopsis acaciae* [J]. Tetrahedron Lett, 2013, 54(43): 5814-5817.

[117] YANG D, HUANG Z, JIN W, et al. DNA methylation: A new regulator of phenolic acids biosynthesis in *Salvia miltiorrhiza* [J]. Ind Crop Prod, 2018(124): 402-411.

[118] JIN WB, KELLER NP. LaeA, a Regulator of Secondary Metabolism in *Aspergillus* spp. [J]. Eukaryot Cell, 2004, 3(2): 527-535.

[119] JIN WB, HOFFMEISTER D, MAGGIO-HALL LA, et al. Genomic Mining for *Aspergillus* Natural Products [J]. Chem Biol, 2006, 13 (1): 31-37.

[120] BOUHIRED S, WEBER M, KEMPF-SONTAG A, et al. Accurate prediction of the *Aspergillus nidulans* terrequinone gene cluster boundaries using the transcriptional regulator LaeA [J]. Fungal Genet Biol, 2007, 44 (11): 1134-1145.

[121] KATARINA K, CARLOS GE, ULL N RV, et al. The global regulator LaeA controls penicillin biosynthesis, pigmentation and sporulation, but not roquefortine C synthesis in *Penicillium chrysogenum* [J]. Biochimie, 2009, 91 (2): 214-225.

[122] JIANG T, WANG M, LI L, et al. Overexpression of the Global Regulator LaeA in *Chaetomium globosum* Leads to the Biosynthesis of Chaetoglobosin Z [J]. J Nat Prod, 2016, 79 (10): 2487-2494.

[123] RUTLEDGE PJ, CHALLIS GL. Discovery of microbial natural products by activation of silent biosynthetic gene clusters [J]. Nat Rev Microbiol, 2015, 13 (8): 509-523.

[124] BERGMANN S, SCHUMANN J, SCHERLACH K, et al. Genomics-driven discovery of PKS-NRPS hybrid metabolites from *Aspergillus nidulans* [J]. Nat Chem Biol, 2007, 3 (4): 213-217.

[125] GOMEZ-ESCRIBANO JP, SONG L, FOX DJ, et al. Structure and biosynthesis of the unusual polyketide alkaloid coelimycin P1, a metabolic product of the cpk gene cluster of *Streptomyces coelicolor* M145[J]. Chem Sci, 2012, 3(9): 2716-2720.

[126] CORRE C, SONG L, O'ROURKE S, et al. 2-Alkyl-4-hydroxymethylfuran-3-carboxylic acids, antibiotic production inducers discovered by *Streptomyces coelicolor* genome mining [J]. Proc Natl Acad Sci, 2008, 105 (45): 17510-17515.

[127] HOSAKA T, OHNISHI-KAMEYAMA M, MURAMATSU H, et al. Antibacterial discovery in actinomycetes strains with mutations in RNA polymerase or ribosomal protein S12 [J]. Nat Biotechnol, 2009, 27 (5): 462-464.

[128] SIDDA JD, SONG L, POON V, et al. Discovery of a family of γ-aminobutyrate ureas via rational derepression of a silent bacterial gene cluster [J]. Chem Sci, 2014, 5 (1): 86-89.

[129] RUTLEDGE PJ, CHALLIS GL. Discovery of microbial natural products by activation of silent biosynthetic gene clusters [J]. Nat Rev Microbiol, 2015, 13 (13): 509-523.

[130] HUO L, HUG JJ, FU C, et al. Heterologous expression of bacterial natural product biosynthetic pathways [J]. Nat Prod Rep, 2019, 36 (10): 1412-1436.

[131] YAMANAKA K, REYNOLDS KA, KERSTEN RD, et al. Direct cloning and refactoring of a silent lipopeptide biosynthetic gene cluster yields the antibiotic taromycin A [J]. Proc Natl Acad Sci, 2014, 111 (5): 1957-1962.

[132] REYNOLDS KA, LUHAVAYA H, LI J, et al. Isolation and structure elucidation of lipopeptide antibiotic taromycin B from the activated taromycin biosynthetic gene cluster [J]. J Antibiot, 2017 (71): 333-338.

[133] YIN WB, CHOOI YH, SMITH AR, et al. Discovery of cryptic polyketide metabolites from dermatophytes using heterologous expression in *Aspergillus nidulans* [J]. ACS Synth Biol, 2013, 2 (11): 629-634.

[134] HAI Y, TANG Y. Biosynthesis of Long-Chain N-Acyl Amide by a Truncated Polyketide Synthase-Nonribosomal Peptide Synthetase Hybrid Megasynthase in Fungi [J]. J Am Chem Soc, 2018, 140 (4): 1271-1274.

[135] TANG MC, FISCHER CR, CHARI JV, et al. Thioesterase-Catalyzed Aminoacylation and Thiolation of Polyketides in Fungi [J]. J Am Chem Soc, 2019, 141 (20): 8198-8206.

[136] WANG WG, DU LQ, SHENG SL, et al. Genome mining for fungal polyketide-diterpenoid hybrids: discovery of key terpene cyclases and multifunctional P450s for structural diversification [J]. Org Chem Front, 2019, 6 (5): 571-578.

[137] CHAN JK, MOORE RN, NAKASHIMA TT, et al. Biosynthesis of mevinolin. Spectral assignment by double-quantum coherence NMR after high carbon-13 incorporation [J]. J Am Chem Soc, 1983, 105 (10): 3334-3336.

[138] MOORE RN, BIGAM G, CHAN JK, et al. Biosynthesis of the hypocholesterolemic agent mevinolin by *Aspergillus terreus*. Determination of the origin of carbon, hydrogen, and oxygen atoms by carbon-13 NMR and mass spectrometry [J]. J Am Chem Soc, 1985, 107 (12): 3694-3701.

[139] HENDRICKSON L, RAY DAVIS C, ROACH C, et al. Lovastatin biosynthesis in *Aspergillus terreus*: Characterization of blocked mutants, enzyme activities and a multifunctional polyketide synthase gene [J]. Chem Biol, 1999, 6(7): 429-439.

[140] KENNEDY J, AUCLAIR K, KENDREW SG, et al. Modulation of polyketide synthase activity by accessory proteins during lovastatin biosynthesis [J]. Science, 1999, 284(5418): 1368-1372.

[141] XU W, CHOOI YH, CHOI JW, et al. LovG: The Thioesterase Required for Dihydromonacolin L Release and Lovastatin Nonaketide Synthase Turnover in Lovastatin Biosynthesis [J]. Angew Chem Int Ed, 2013, 52(25): 6472-6475.

[142] BARRIUSO J, NGUYEN DT, LI JWH, et al. Double Oxidation of the Cyclic Nonaketide Dihydromonacolin L to Monacolin J by a Single Cytochrome P450 Monooxygenase, LovA [J]. J Am Chem Soc, 2011, 133(21): 8078-8081.

[143] ASKENAZI M, DRIGGERS EM, HOLTZMAN DA, et al. Integrating transcriptional and metabolite profiles to direct the engineering of lovastatin-producing fungal strains [J]. Nat Biotechnol, 2003, 21(2): 150-156.

[144] ITOH H, MATSUI M, MIYAMURA Y, et al. Biosynthesis of novel statins by combining heterologous genes from *Xylaria* and *Aspergillus* [J]. ACS Synth Biol, 2018, 7(12): 2783-2789.

[145] XIE X, WATANABE K, WOJCICKI WA, et al. Biosynthesis of Lovastatin Analogs with a Broadly Specific Acyltransferase [J]. Chem Biol, 2006, 13(11): 1161-1169.

[146] BOND CM, TANG Y. Engineering *Saccharomyces cerevisiae* for production of simvastatin [J]. Metab Eng, 2019(51): 1-8.

[147] HUANG X, TANG S, ZHENG L, et al. Construction of an efficient and robust *Aspergillus terreus* cell factory for monacolin J production [J]. ACS Synth Biol, 2019, 8(4): 818-825.

[148] HUANG X, LIANG Y, YANG Y, et al. Single-step production of the simvastatin precursor monacolin J by engineering of an industrial strain of *Aspergillus terreus* [J]. Metab Eng, 2017(42): 109-114.

[149] KONG LY, TAN RX. Artemisinin, a miracle of traditional Chinese medicine [J]. Nat Prod Rep, 2015, 32(12): 1617-1621.

[150] BOUWMEESTER HJ, WALLAART TE, JANSSEN MHA, et al. Amorpha-4, 11-diene synthase catalyses the first probable step in artemisinin biosynthesis [J]. Phytochemistry, 1999, 52(5): 843-854.

[151] TEOH KH, POLICHUK DR, REED DW, et al. *Artemisia annua* L. (Asteraceae) trichome-specific cDNAs reveal CYP71AV1, a cytochrome P450 with a key role in the biosynthesis of the antimalarial sesquiterpene lactone artemisinin [J]. Febs Lett, 2006, 580(5): 1411-1416.

[152] ZHANG Y, TEOH KH, REED DW, et al. The molecular cloning of artemisinic aldehyde Delta 11(13) reductase and its role in glandular trichome-dependent biosynthesis of artemisinin in *Artemisia annua* [J]. J Biol Chem, 2008, 283(31): 21501-21508.

[153] SY LK, BROWN GD. The mechanism of the spontaneous autoxidation of dihydroartemisinic acid [J]. Tetrahedron, 2002, 58(5): 897-908.

[154] NAIR MSR, BASILE DV. Bioconversion of arteannuin B to artemisinin [J]. J Nat Prod, 1993, 56(9): 1559-1566.

[155] LIU Y, JING SX, LUO SH, et al. Non-volatile natural products in plant glandular trichomes: chemistry, biological activities and biosynthesis [J]. Nat Prod Rep, 2019, 36(4): 626-665.

[156] ZHANG F, FU X, LV Z, et al. A basic leucine zipper transcription factor, AabZIP1, connects abscisic acid signaling with artemisinin biosynthesis in *Artemisia annua* [J]. Mol Plant, 2015, 8(1): 163-175.

[157] FARHI M, MARHEVKA E, BEN-ARI J, et al. Generation of the potent anti-malarial drug artemisinin in tobacco [J]. Nat Biotechnol, 2011, 29(12): 1072-1074.

[158] PADDON CJ, WESTFALL PJ, PITERA DJ, et al. High-level semi-synthetic production of the potent antimalarial artemisinin [J]. Nature, 2013, 496(7446): 528-532.

[159] DUGE DE BERNONVILLE T, CLASTRE M, BESSEAU S, et al. Phytochemical genomics of the Madagascar periwinkle: Unravelling the last twists of the alkaloid engine [J]. Phytochemistry, 2015(113): 9-23.

第六章　陆地代表性天然产物

陆地天然产物是天然物质的重要组成，而植物、动物、矿物是陆地天然化合物的重要来源。药用植物在医疗保健中发挥着重要作用，也是治疗疾病药物的重要来源。在20世纪初，“合成时代”之前，80%的药物源于药用植物的根、树皮或者叶子。在古文明出现的同时就有了应用植物、动物和矿物治疗疾病的经验，可追溯到公元前2600年，美索不达米亚记录了1 000种植物药。公元前1550年古埃及医学记录了700多种药物，其主要是植物来源。我国传统中医药也有数千年的记载，印度阿育吠陀纪录可追溯到公元前1千年。在此期间，药用植物、动物、矿物仅仅在医用经验基础上应用，并未有药理活性或者药用成分的资料。传统的民族医药理论以及实践经验，为天然药物的发现提供了一条有效的捷径。自19世纪初，人类首次从鸦片中获得镇痛活性成分吗啡，引发了药用植物天然产物研究的热潮。在传统医学和活性筛选的指导下，一系列活性天然产物如青蒿素、奎宁、紫杉醇、咖啡因、加兰他敏、秋水仙碱、利血平、辣椒素等从植物中获得，用于治疗疟疾、肿瘤、心脑血管疾病、痛风以及阿尔茨海默病等疾病。

源于植物、动物、矿物的药用活性分子种类众多、结构新颖、骨架丰富、临床应用广泛，为保障人类的身体健康发挥了重要作用。本章对大量的陆地生物中的活性天然有机化合物进行梳理，按照疾病类型进行了归纳总结，涉及抗肿瘤活性、心血管疾病活性、抗感染活性、代谢疾病活性及神经精神等活性。本章选取了230余个具有一定代表性的活性天然产物，包括上市药物、临床试验药物及候选分子。内容尽可能涉及天然药物的经典案例，此部分主要参考杜冠华教授的《天然小分子药物——源自于植物的小分子药物》[1]。同时也介绍近年来一些结构新颖和药理活性显著的有机小分子，让读者快速了解近年来天然产物的一些研究趋势。

第一节　抗肿瘤活性陆地天然产物

一、治疗肺癌活性天然产物

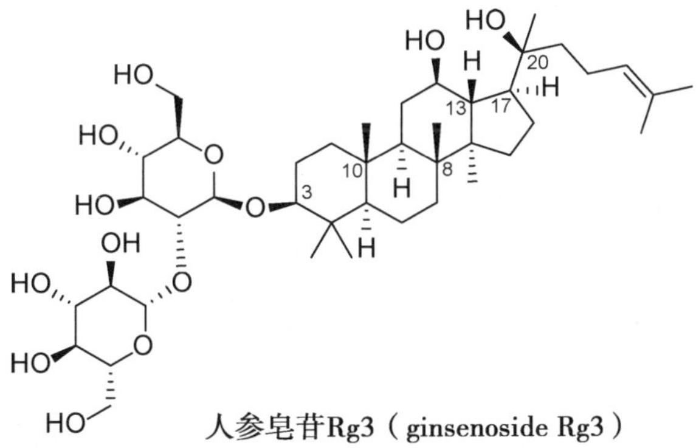

人参皂苷Rg3（ginsenoside Rg3）

人参皂苷 Rg3（ginsenoside Rg3）[2]（$C_{42}H_{72}O_{13}$）主要源于五加科（Araliaceae）人参（*Panax ginseng*）和西洋参（*P. quinquefolium*）的干燥根，为类白色粉末，不溶于乙醚、三氯甲烷，可溶于甲醇、乙醇，在水中的溶解度低。为达玛烷型四环三萜皂苷，属于原人参二醇型，其结构特点是 8 位有 β- 构型角甲基，13 位有 β- 构型氢原子，10 位有 β- 构型甲基，17 位有 β- 构型侧链，而 20 位有两种构型，分别为 20(*R*)- 人参皂苷 Rg3 和 20(*S*)- 人参皂苷 Rg3，优势构型为 *R* 型。

人参皂苷 Rg3 对人肺癌细胞系表现出抗肿瘤活性，并呈现时间 - 浓度依赖性关系。体内药理研究报道人参皂苷 Rg3 能够通过免疫调节而起到抗肿瘤作用。人参皂苷 Rg3 作为抗肿瘤药物，可以有效抑制肺癌等肿瘤细胞的生长，对肿瘤转移性复发肺癌等有明显效果。同时对胃癌、肠癌、乳腺癌和肝癌等均具有较好的治疗效果，具有多靶点、多环节、多效应的特点。人参皂苷 Rg3 已开发成“参一胶囊”作为我国研发的一类抗肿瘤新药于 2000 年获得国家药品监督管理局颁发新药证书，并于 2003 年批准上市。

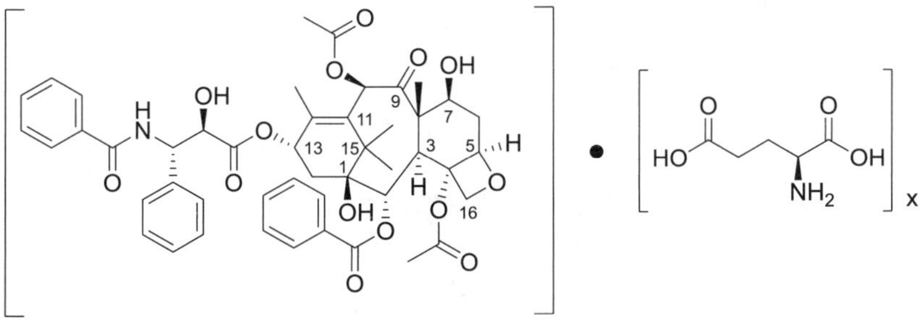

聚谷氨酸紫杉醇（paclitaxel poliglumex）

聚谷氨酸紫杉醇（paclitaxel poliglumex，PG-PTX）[3]［$C_{47}H_{51}NO_{14}\cdot(C_5H_9NO_4)_X$］是一种水溶性大分子偶联物，由紫杉醇（PTX）和多聚谷氨酸聚合而来，是抗肿瘤药物 - 聚合物中极具代表性的药物。PG-PTX 偶联物在体循环中保持稳定，但可被细胞内溶酶体酶降解，进入细胞后通过细胞吞噬作用释放药物。动物肿瘤模型的临床前研究报道显示，PG-PTX 比 PTX 更有效，且与长期暴露于肿瘤无关，但与全身暴露于活性药物有关。

此外聚谷氨酸紫杉醇能够增强紫杉醇治疗的安全性和效能，以及改善单独应用紫杉醇引起的不良药动学等。聚谷氨酸紫杉醇在临床上主要用于肺癌的治疗。

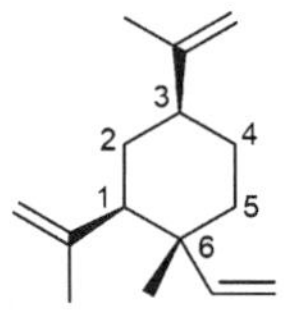

榄香烯（elemene）

榄香烯(elemene)[4]是治疗肺癌的临床研究药物。榄香烯($C_{15}H_{24}$)主要源于姜科(Zingiberaceae)植物莪术(*Curcuma phaeocaulis*)的根茎，为淡黄色或黄色的澄明液体，易溶于石油醚、乙醚、氯仿或乙醇，几乎不溶于水，有辛辣的茴香气味。榄香烯实为一种复合物，由 α- 榄香烯、β- 榄香烯、γ- 榄香烯、δ- 榄香烯组成，其中 β- 榄香烯为主要抗肿瘤活性成分。β- 榄香烯是单环型的倍半萜烯类成分，在保留 β- 榄香烯基本骨架和双键的前提下，合成的大多数 β- 榄香烯衍生物的体外抗肿瘤活性高于 β- 榄香烯，水溶性也有所改善。临床研究显示，β- 榄香烯抗肿瘤谱广，对于包括恶性胸腹腔积液、肺癌、结肠癌、胃癌、直肠癌、乳腺癌、卵巢癌、肝癌、膀胱癌在内的多种癌症都有较好疗效。β- 榄香烯已被批准为国家非细胞毒性的抗肿瘤药物，主要通过诱导细胞凋亡、抑制肿瘤细胞迁移和侵袭、抑制肿瘤血管生成、逆转耐药以及增敏、增强免疫等方式发挥抗肿瘤作用。

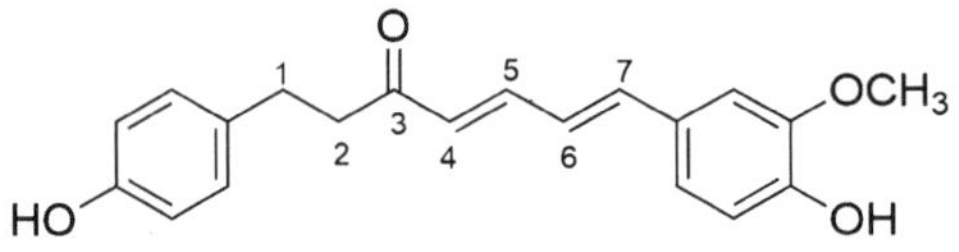

tsaokoarylone

化合物 tsaokoarylone[5]($C_{20}H_{20}O_4$)是从薯蓣科(Dioscoreaceae)植物叉蕊薯蓣(*Dioscorea Collettii*)的根状茎中分离得到的二芳基庚烷型化合物，体外细胞毒活性研究显示，tsaokoarylone 对肺癌细胞株 NCL-H460 的 IC_{50} 为 0.23μmol/L。

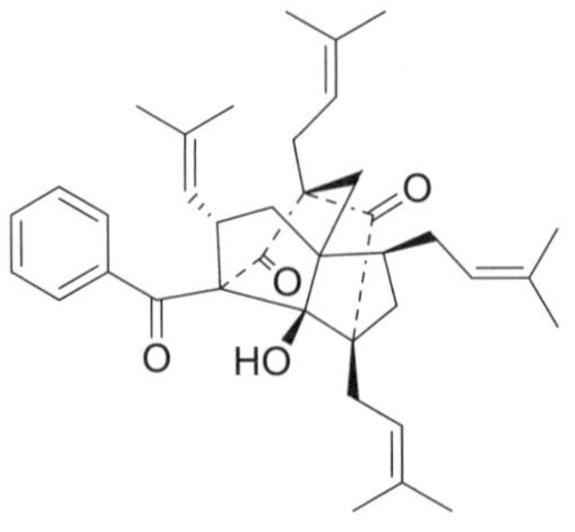

hyperuralone A

化合物 hyperuralone A[6]($C_{38}H_{48}O_4$)是从藤黄科(Guttiferae)植物匙萼金丝桃(*Hypericum uralum*)中分离得到,含有四环 -［$5.3.1.1^{4,9}.0^{4,11}$］- 十二烷的间苯三酚型新颖骨架,体外细胞毒活性研究显示其对 A-549 人非小细胞肺癌细胞的 IC_{50} 为 4.6μmol/L。

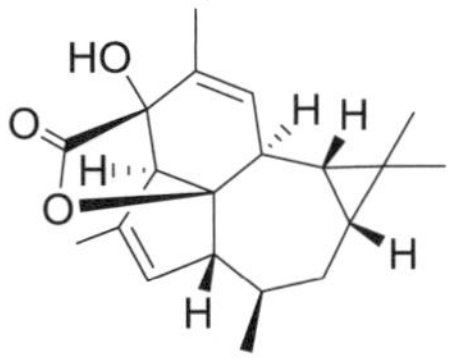

euphorikanin A

化合物 euphorikanin A[7]($C_{20}H_{26}O_3$)来源于大戟科(Euphorbiaceae)植物甘遂(*Euphorbia kansui*)根部,为二萜类化合物,具有新颖的 5/6/7/3 四环骨架。体外抗肿瘤活性研究显示,其对人非小细胞肺癌细胞系 NCL-H446 的 IC_{50} 为 20.89μmol/L,强于阳性药物依托泊苷(IC_{50} 30.68μmol/L)。

二、治疗胃癌活性天然产物

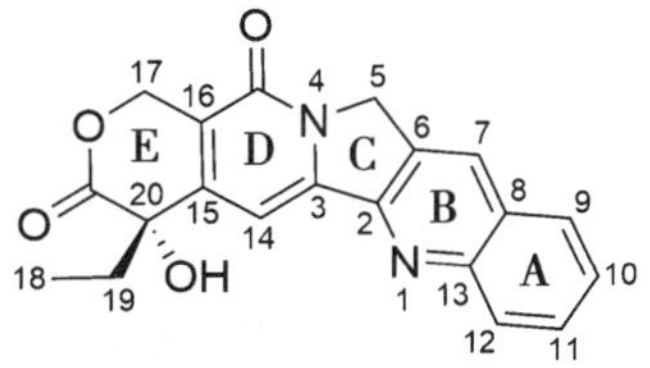

喜树碱（camptothecin）

喜树碱(camptothecin)[8]($C_{20}H_{16}N_2O_4$)来源于中国特有的蓝果树科(Nyssaceae)植物喜树(*Camptotheca acuminata*),为淡黄色针状结晶,微溶于乙醇、三氯甲烷,在水中难溶。喜树碱是一种喹啉类生物碱,分子为五环结构,其中含有一个喹啉环(环 A、B),还有一个吲哚里西啶环(环 C、D)和一个六元 α- 羟基内酯环(环 E),在此五环平面结构中,仅有一个构型为 *S* 型的不对称中心(C-20),因此 20(*S*)- 喜树碱是抗肿瘤活性所必需的立体结构,而 B、C、D 环共同组成的平面结构,对于体外抑制 RNA 和体内 DNA 解旋是必需的。

喜树始载于《植物名实图考》木类,现收载于《全国中草药汇编》《中华本草》和《中药大辞典》。具有清热解毒、散结消癥的功效,常以根皮和果实入药。研究报道喜树碱主要作用于细胞周期 S 期,通过特异性作用于拓扑异构酶 I、抑制 DNA 合成来发挥抗肿瘤作用。喜树碱针剂临床用于胃癌的治疗,有效率高达 44.8%。由于喜树碱的毒性强、副作用较大,目前临床上主要应用的是喜树碱的衍生物托泊替康、伊立替康。

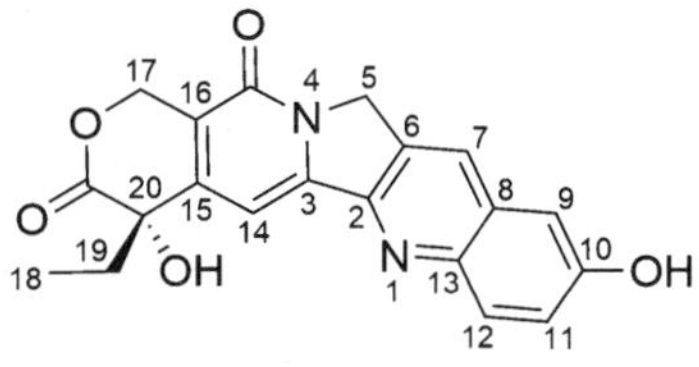

羟基喜树碱（hydroxycamptothecin）

羟基喜树碱(hydroxycamptothecin)[9]($C_{20}H_{16}N_2O_5$)主要来源于蓝果树科(Nyssaceae)植物喜树(*C. acuminata*),为黄色柱状结晶,不溶于水,微溶于有机溶剂,因具有酚羟基而溶于碱性溶液,溶液有黄色荧光。与喜树碱一样为含内酯的生物碱,不同的是10位上有羟基取代,为10-羟基喜树碱。

动物实验显示,羟基喜树碱为特异性作用于细胞周期的药物,对S期的作用较G_1和G_2期明显,在较高浓度对核分裂有抑制作用,可阻止细胞进入分裂期。同时,可以选择性地抑制拓扑异构酶I,从而影响DNA的复制过程,羟基喜树碱与其他常用的抗肿瘤药物无交叉耐药性,因此对耐药性肿瘤仍有治疗作用。羟基喜树碱在我国于1986年获得批准文号,于1988年获准上市,是我国自行研制的天然小分子抗癌药物。临床可以用于胃癌、肠癌、肝癌和白血病的治疗,羟基喜树碱在植物体内含量较低,抗肿瘤活性高,毒性比喜树碱低,临床使用中很少引起血尿和肝肾功能损伤。但其水溶性比较差,应用比较困难,一般为粉针剂。

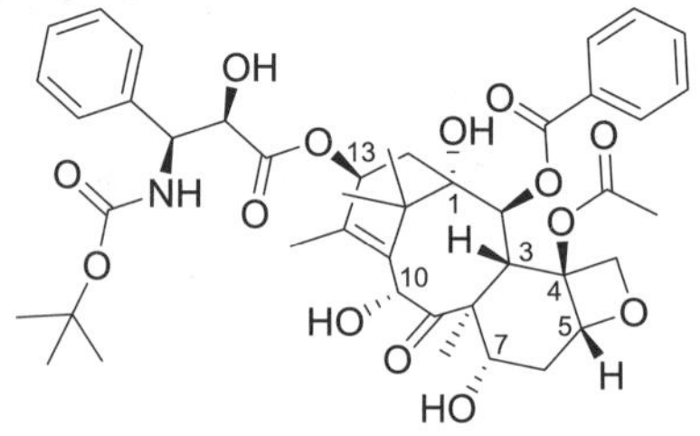

多烯紫杉醇(docetaxel)

多烯紫杉醇(docetaxel)[10]($C_{43}H_{53}NO_{14}$)来源于红豆杉科(Taxaceae)植物红豆杉(*Taxus chinensis*)树皮,为白色或类白色结晶性粉末,溶解于甲醇、乙醇、三氯甲烷中,微溶于乙醚,在水中几乎不溶。多烯紫杉醇在结构上与紫杉醇一样,包含有15个碳原子的紫杉烷环,在C-4和C-5位形成有1个氧杂环丁烷,是复杂的酯类化合物。与紫杉醇不同的是,C-13位侧链*N*上连接的是叔丁氧羰基,是10-去乙酰基巴卡亭Ⅲ(10-DAB Ⅲ)经结构修饰而来的酯类化合物。

多烯紫杉醇通过与游离的微管蛋白结合,促进微管蛋白装配形成稳定的微管,同时抑制其解聚,导致丧失正常功能微管束的产生和微管的固定,从而抑制细胞的有丝分裂。研究报道其细胞毒作用呈时间和剂量依赖性,经静脉给予多烯紫杉醇作用于裸鼠胃癌移植瘤模型可导致移植瘤体积明显缩小,加大剂量后部分肿瘤可完全消失。

多烯紫杉醇注射液临床上用于晚期胃癌的治疗,多个Ⅱ、Ⅲ期临床试验显示多烯紫杉醇单药治疗胃癌的总有效率为17%~24%,一项国际性的大型Ⅲ期临床试验显示多烯紫杉醇联合化疗治疗晚期胃癌有效,可降低死亡风险达23%,并且有报道多烯紫杉醇联合化疗的有效率为55%~65%。

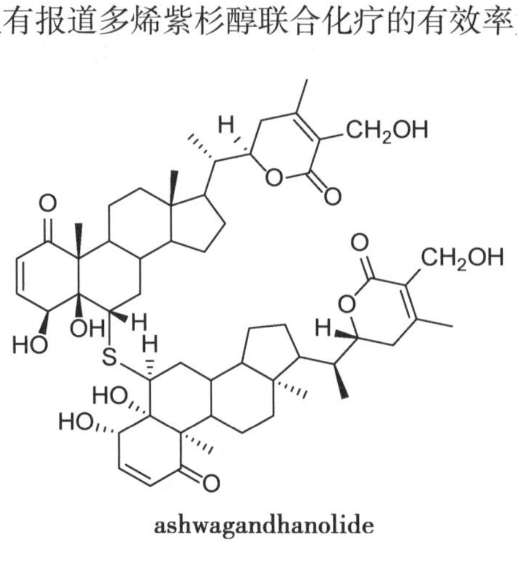

ashwagandhanolide

化合物 ashwagandhanolide[11]($C_{56}H_{78}O_{12}S$)来源于茄科(Solanaceae)植物睡茄(*Withania somnifera*)的根部，为三萜二聚体，结构通过硫醚键连接两个三萜单体。体外细胞毒活性研究显示其对胃癌的敏感性最高，对胃癌细胞系 AGS 的 IC_{50} 为 0.44μmol/L。

三、治疗乳腺癌活性天然产物

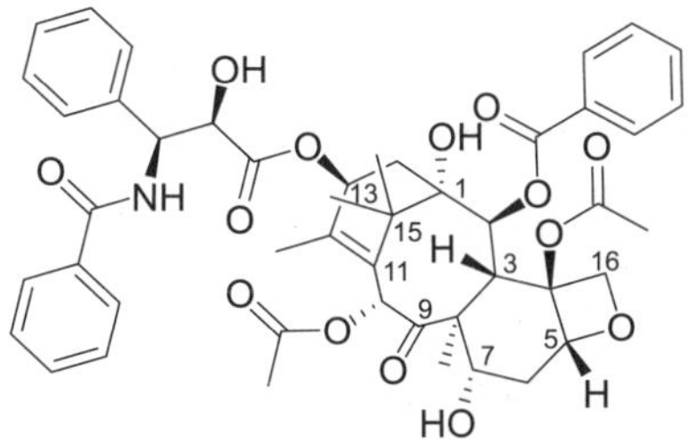

紫杉醇（paclitaxel）

紫杉醇(paclitaxel)[12]($C_{47}H_{51}NO_{14}$)主要是从红豆杉科(Taxaceae)植物红豆杉(*T. chinensis*)树皮提取而来，为白色或者类白色结晶性粉末，溶解于甲醇、乙醇、三氯甲烷，几乎不溶于水，在乙醚中微溶，是具有 6/8/6/4 环系的三环二萜生物碱类化合物，收载于《中华人民共和国药典》(简称《中国药典》)(2020 年版)。紫杉醇具有抗肿瘤活性必不可少的 C-4、C-5 与 C-16 位形成的氧杂环丁烷以及 C-13 位侧链，若是氧杂环丁烷或 C-13 位侧链水解，可使其抗肿瘤活性几乎完全消失，C-7 位羟基对活性也有影响。紫杉醇是一种抗微管药物，属有丝分裂抑制剂或纺锤体毒素，能诱导和促进微管的装配，并具有聚合和稳定微管的作用，致使快速分裂的肿瘤细胞在有丝分裂 G_2 期被牢牢固定，使肿瘤细胞复制受阻断而死亡。紫杉醇于 1992 年批准上市，主要用于转移性乳腺癌的治疗药物，同时用于治疗卵巢癌。1994 年美国 FDA 批准紫杉醇用于治疗复发转移性乳腺癌，2000 年批准用于早期乳腺癌术后的辅助治疗。紫杉醇治疗复发转移性乳腺癌的有效率为 32%~60%，在国际多中心的临床试验中，紫杉醇显示与多柔比星、乳腺癌术后辅助联合化疗方案(CMF：甲氨蝶呤、环磷酰胺和氟尿嘧啶)具有相同疗效，而含紫杉醇的 AT 联合方案(多柔比星 + 多西他赛或多柔比星 + 紫杉醇)显示优于 AC(多柔比星 + 环磷酰胺)联合化疗方案。

紫杉醇在植物中含量很低，而巴卡亭Ⅲ在红豆杉针叶中含量较高，故可由巴卡亭Ⅲ半合成紫杉醇，解决了紫杉醇原料来源不足的困难。

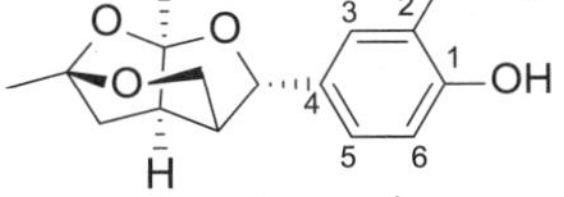

catunaregin

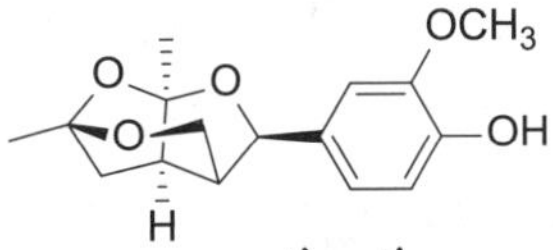

continuation

化合物 catunaregin($C_{16}H_{20}O_5$)和 continuation($C_{16}H_{20}O_5$)[13]来源于茜草科(Rubiaceae)植物山石榴(*Catunaregam spinosa*)的树皮，为木脂素类化合物，结构中含有一个由呋喃并吡喃环氧桥组成的非木脂素部分。体外细胞毒活性研究显示，其对人乳腺癌细胞株 F10 的 IC_{50} 分别为 18.25μmol/L 和 43.70μmol/L，强于阳性对照药 5- 氟二氧嘧啶(IC_{50}129.31μmol/L)。

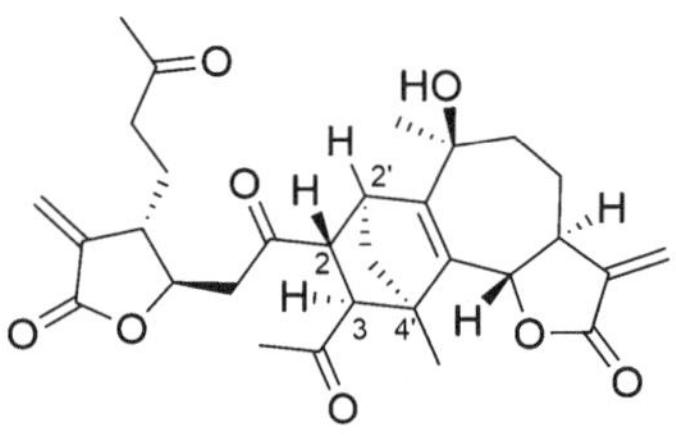

artemisian A

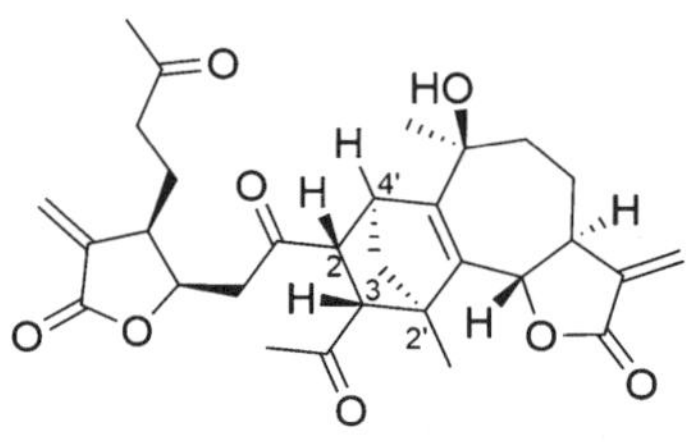

artemisian B

化合物 artemisian A（$C_{30}H_{36}O_8$）和 artemisian B（$C_{30}H_{36}O_8$）[14]来源于菊科（Compositae）植物艾叶（*Artemisia argyi*），结构中具有新颖的 1，10-4，5- 双开愈创木烷骨架。体外细胞毒活性显示，其对人乳腺癌细胞株 MDA-MB-468 和 MDA-MB-231 具有较强的细胞毒活性，IC_{50} 分别为 3.56μmol/L、10.52μmol/L 和 3.21μmol/L、9.72μmol/L，均强于阳性药物奥沙利铂（IC_{50} 为 8.91μmol/L、11.20μmol/L）。初步作用机制表明 artemisian B 主要是通过诱导肿瘤细胞凋亡和阻滞细胞周期 G_2/M 期而发挥抗肿瘤作用。

四、治疗肝癌活性天然产物

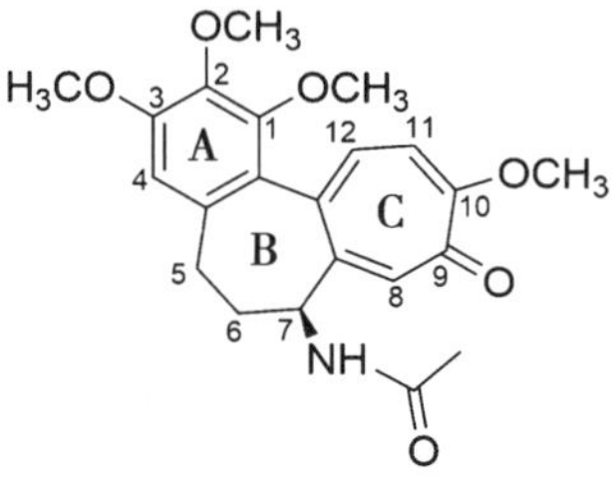

秋水仙碱（colchicine）

秋水仙碱（colchicine）[15]（$C_{22}H_{25}NO_6$）主要来源于百合科（Liliaceae）植物丽江山慈菇（*Iphigenia indica*）的球茎、菊科（Compositae）植物绵头雪莲花（*Saussurea laniceps*）、水母雪莲花（*S. medusa*）等植物，为类白色至淡黄色结晶性粉末，易溶于乙醇、三氯甲烷，在水中溶解，在乙醚中极微溶解，收载于《中华人民共和国药典》（简称《中国药典》）（2020 年版）。

秋水仙碱是最早发现的微管蛋白聚合抑制剂，构效关系研究显示，三甲氧基苯基（A 环）和环庚三烯酮（C 环）是秋水仙碱与微管蛋白产生高亲和性的基本药效团，对其微管蛋白结合活性至关重要；B 环及其 C-7 侧链可影响秋水仙碱的构象，进而影响其结合动力学、结合速率及活化能等；C 环易发生光化学降解，转变为含有羰基和甲氧基的稠四环或五元环，导致化合物活性大大降低。

秋水仙碱于 1820 年首次分离，直到 1952 年才通过 X 射线单晶衍射技术确定其结构。2009 年秋水仙碱片剂获批上市，2014 年秋水仙碱胶囊获批上市。

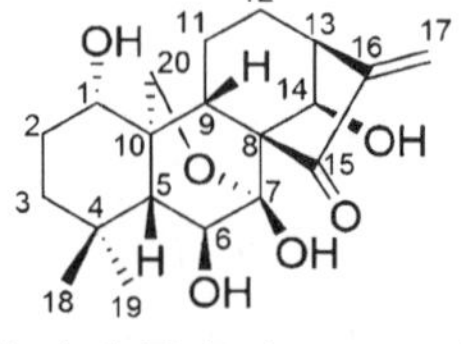

冬凌草甲素（oridonin）

冬凌草甲素（oridonin）[16]（$C_{20}H_{28}O_6$）主要来源于唇形科（Labiatae）香茶菜（*Isodon amethystoides*）、冬凌草（*I. rubescens*）等，为无色棱柱状结晶性粉末，溶解于甲醇、乙醇、乙醚中，在水中不溶，味极苦。为一种对映 - 贝壳杉烷型二萜类（ent-kaurene diterpenoid）天然有机化合物，是冬凌草的主要抗肿瘤活性成分，占有效成分含量约为 0.34%。在结构分子中含有 4,4- 二甲基、1,6,7,14- 四羟基及由环外亚甲基组成的 α,β- 不饱和环戊酮，且环戊酮部分是主要的活性中心。

冬凌草甲素抗肿瘤的作用机制有抑制肿瘤细胞增殖（阻遏细胞周期、下调端粒酶活性、抑制细胞膜钠泵活性）、诱导肿瘤细胞凋亡等。

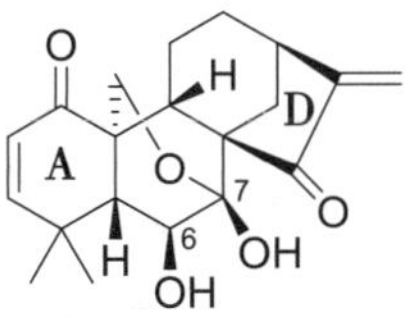

毛萼乙素（eriocalyxin B）

毛萼乙素（eriocalyxin B）[17]（$C_{20}H_{24}O_5$）主要源于植物毛萼香茶菜（*Isodon eriocalyx*），是对映贝壳杉烷型二萜类化合物。有研究报道，毛萼乙素的活性中心主要是 D 环五元环外不饱和酮，其次是 A 环 α，β- 不饱和酮，此外，6 位和 7 位的自由羟基对毛萼乙素的活性起到重要作用。有研究报道，毛萼乙素对人脐静脉内皮细胞增殖和人肝癌细胞诱导的鸡胚尿囊膜血管生成均具有显著的抑制作用，其抑制作用机制可能是通过抑制血管内皮细胞的增殖来影响肿瘤细胞的生长。也有研究报道毛萼乙素可以通过对 Bax 调节，从而使肝癌细胞的生长受到抑制或诱导肝癌细胞凋亡。

毛萼乙素主要用于治疗肝癌、自身免疫病、白血病。此外，其可能通过抑制淋巴瘤 NF-κB 信号通路，诱导细胞凋亡，抑制 G_0/G_1 期细胞的增殖，从而抑制淋巴瘤细胞的增殖。

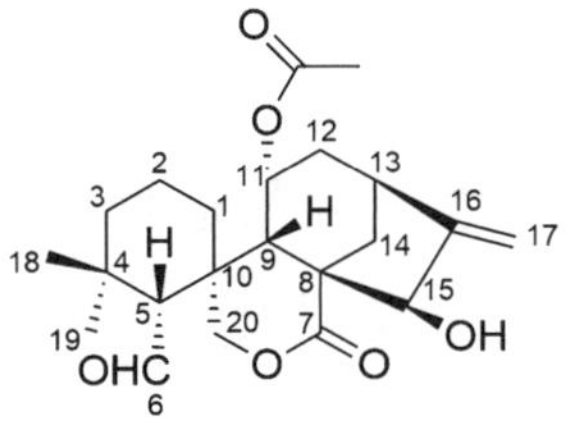

ternifolidc C

化合物 ternifolidc C[18]（$C_{22}H_{30}O_6$）是从唇形科（Labiatae）植物牛尾草（*Isodon ternifolius*）的叶子中分离得到新颖的 8,15- 开环的贝壳杉烷型二萜，体外生物活性研究显示，其对人肝癌细胞系 SMMC-7721 有显著的细胞毒活性，IC_{50} 为 4.27μmol/L，强于阳性药物顺铂（IC_{50} 为 16.23μmol/L）。

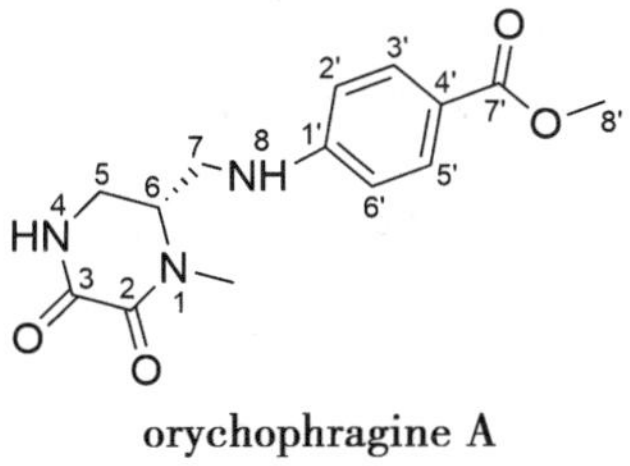

orychophragine A

化合物 orychophragine A[19]($C_{14}H_{17}N_3O_4$)是从十字花科(Cruciferae)植物二月蓝(*Orychophragmus violaceus*)种子中分离得到的具有哌嗪二酮结构单元的生物碱,体外活性实验显示其对人肝癌细胞系 HepG2 的 IC_{50} 为 7.73μmol/L,强于阳性对照药物顺铂(IC_{50} 为 9.88μmol/L)。

五、治疗白血病活性天然产物

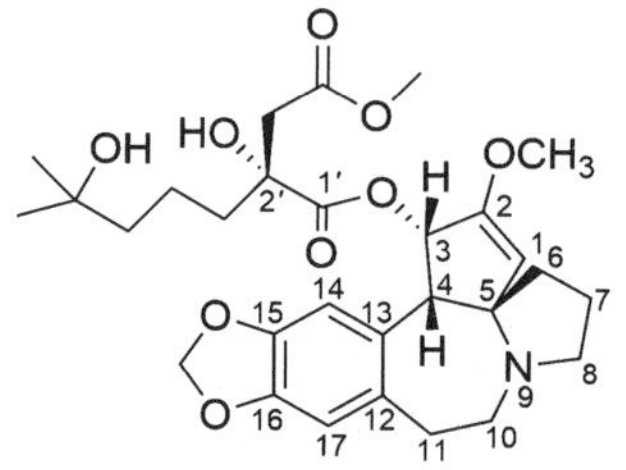

高三尖杉酯碱(homoharringtonine)

高三尖杉酯碱(homoharringtonine)[20]($C_{29}H_{39}NO_9$)主要源于三尖杉科(Cephalotaxaceae)植物三尖杉(*Cephalotaxus fortunei*)干燥叶。高三尖杉酯碱为类白色或微黄色结晶性粉末或无定型疏松固体,易溶于甲醇、乙醇、三氯甲烷,微溶于水和乙醚,收载于《中国药典》(2020 年版)。

高三尖杉酯碱是一类苯并氮杂五元稠环的生物碱,具有新颖的[7.5]并[5.5]氮杂螺环系。高三尖杉酯碱对慢性髓细胞性白血病(CML)细胞具有抑制细胞增殖、诱导细胞凋亡及分化、调节细胞周期等作用,其中诱导细胞凋亡最为重要,是首个被美国 FDA 批准的蛋白翻译抑制剂。

三尖杉酯类生物碱是三尖杉植物主要的抗肿瘤活性成分,20 世纪 70 年代初,美国化学家发现了三尖杉酯类化合物具有抑制小鼠白血病细胞生长作用。随后,我国科学家对这类化合物进行了相关临床研究,结果显示三尖杉酯类生物碱治疗白血病的作用机制是抑制基因蛋白表达、诱导细胞凋亡以及诱导细胞分化等。

高三尖杉酯碱对 G_1、G_2 期增殖的白血病细胞抑制作用最强,而对 S 期细胞作用较小,主要通过诱导白血病细胞凋亡发挥其药理作用,其对急性髓细胞性白血病完全缓解率较高。临床研究显示,高三尖杉酯碱对慢性粒细胞白血病或急性、慢性髓细胞性白血病的治疗均有较高的有效率,开发的剂型有高三尖杉酯碱注射液和三尖杉酯碱注射液。

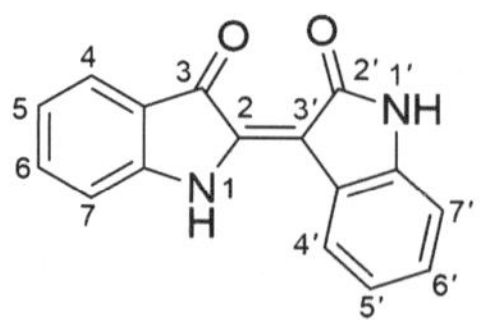

靛玉红(indirubin)

靛玉红(indirubin)[21]($C_{16}H_{10}N_2O_2$)主要来源于豆科(Leguminosae)植物木蓝(*Indigofera tinctoria*)叶十字花科(Cruciferae)植物菘蓝(*Isatis indigotica*)根,为暗红色针状结晶,具有升华性,无臭、无味,微溶于四氢呋喃或二甲基亚砜,几乎不溶于乙醇、乙醚或水中,收载于《化学药品地标升国标》第四册。结构为偶联的苯并呋喃环二聚体生物碱类化合物,构效关系研究表明,影响靛玉红抗肿瘤活性的主要结构是 3 位碳原子的净电荷、分子偶极矩、共轭体系，若提高 3 位碳原子的负电荷和增大分子偶极矩则可以增强化合物的抗肿瘤活性。

靛玉红作为我国研发的有效治疗慢性粒细胞性白血病的双吲哚生物碱，具有抗菌消炎、抗增殖、抗肿瘤和抗病毒等生物学效应，是通过竞争 CDKs 和 GSK-3β 的 ATP 蛋白激酶和激活 MAPK、NF-κB、P53、Bcl-2、Wnt/β-catenin 等相关信号通路发挥作用。

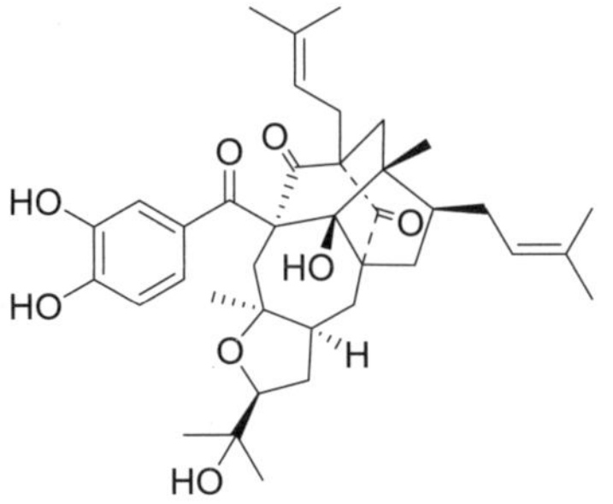

（–）-garmultin C

化合物（–）-garmultin C[22]（$C_{38}H_{50}O_8$）是从藤黄科（Garcinia）植物多花山竹子（*Garcinia multiflora*）中分离得到的间苯三酚衍生物。对人白血病细胞 HEL 的 IC_{50} 为 2.45μmol/L，可通过诱导细胞凋亡来发挥活性。

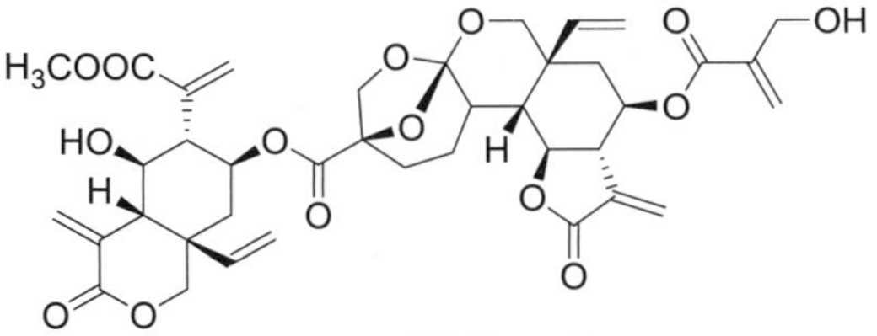

vernodalidimer B

化合物 vernodalidimer B[23]（$C_{39}H_{44}O_{15}$）是从菊科（Compositae）植物斑鸠菊（*Vernonia anthelmintica*）中分离得到的倍半萜二聚体类化合物，具有三环分子内酯结构单元。体外细胞毒活性研究显示，其对人白血病细胞 HL-60 的 IC_{50} 为 0.47μmol/L。

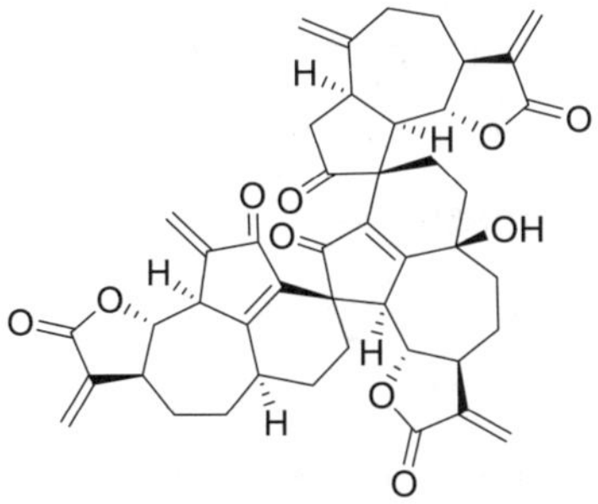

ainsliatrimer A

化合物 ainsliatrimer A[24]（$C_{45}H_{44}O_{10}$）源于菊科（Compositae）植物兔儿风（*Ainsliaea fulvioides*），是愈创木烷型倍半萜烯内酯三聚体。抗肿瘤活性实验显示其对人白血病细胞株 CEM 具有显著的细胞毒作用，IC_{50} 为 0.21μmol/L。

六、其他抗肿瘤活性天然产物

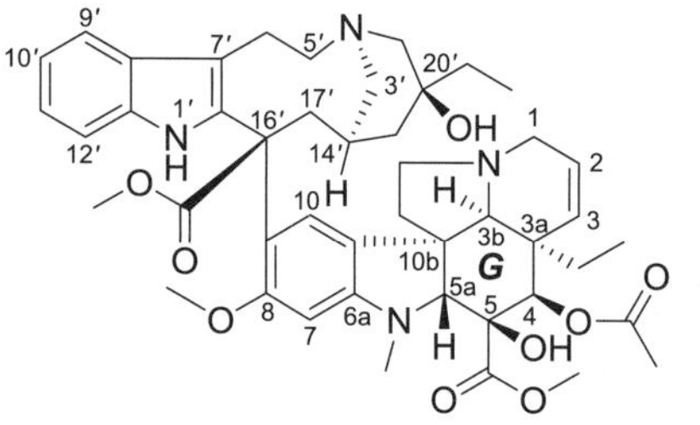

长春碱（vinblastine）

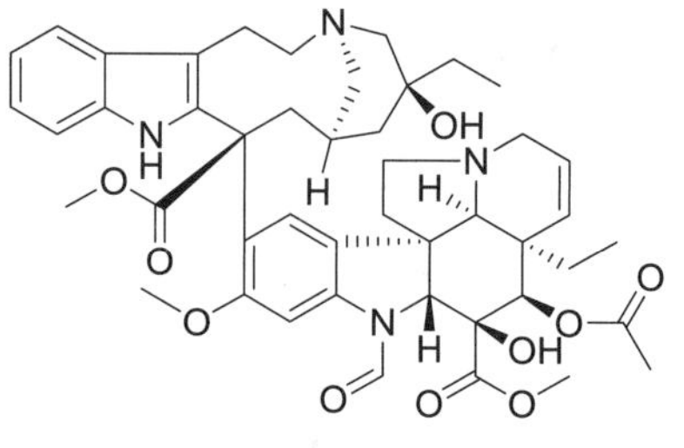

长春新碱（vincristine）

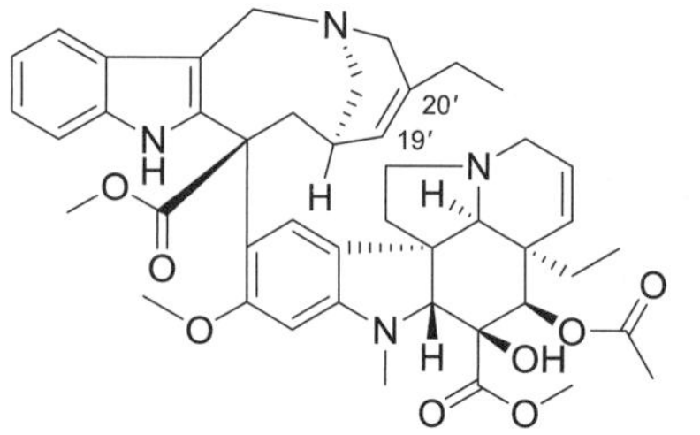

长春瑞滨（vinorelbine）

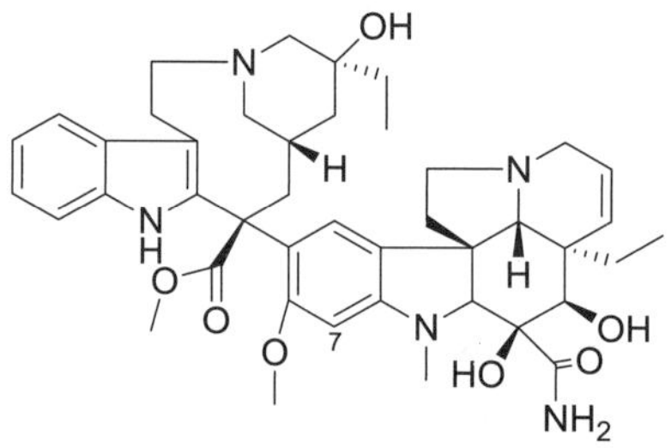

长春花碱酰胺（vindesine）

长春碱（vinblastine）[25]（$C_{46}H_{58}N_4O_9$），又名长春花碱，主要源于夹竹桃科（Apocynaceae）植物长春花（*Catharanthus roseus*），长春碱为白色或者类白色的结晶性粉末，在甲醇中析出针状结晶，溶于三氯甲烷、丙酮和乙醇。为单萜吲哚二聚体生物碱，是长春碱类药物的代表，收载于《中国药典》(2020 年版)。

长春碱结构中含有的一个吲哚环稠合四元环通过碳碳键与另一个二氢吲哚核的稠合五元环直接连接而成，共有九个手性中心，分别位于 C-3a、C-3b、C-4、C-5、C-5a、C-10b、C-14′、C-16′和 C-20′。长春碱含有以下官能团：5 位和 16′位的—$COOCH_3$、4 位的—$OCOCH_3$、5 位和 20′位的手性—OH，以及四个氮原子分别位于两个单体吲哚环中。因具有吲哚环，易被氧化，故在光照或加热条件下很容易变色。

长春碱是通过干扰蛋白质合成，特异性作用于细胞周期的抗肿瘤药，主要是通过作用于微管蛋白上的疏水槽结构，抑制有丝分裂，将细胞周期阻滞于 M 期，进而达到抑制肿瘤细胞增殖的作用。主要对淋巴瘤、绒毛膜上皮癌及睾丸肿瘤有效，对肺癌、乳腺癌、卵巢癌及单核细胞白血病也有效。在临床上长春碱主要用于治疗霍奇金淋巴瘤，可作为该肿瘤疾病的标准用药；也可以用于治疗淋巴细胞白血病、睾丸肿瘤、实体瘤和绒毛膜癌，主要产品为长春碱硫酸盐注射液。

长春新碱（vincristine）[26]（$C_{46}H_{56}N_4O_{10}$），又名醛基长春碱，是从夹竹桃科（Apocynaceae）植物长春花（*C. roseus*）中分离得到。长春新碱在甲醇中析出针状结晶，溶于三氯甲烷、丙酮和乙醇。收载于《中国药典》(2020 年版)，为单萜吲哚生物碱二聚体，其化学结构是将长春碱的二氢吲哚核的 *N*-CH_3 以 *N*-CHO 取代，由两个单体部分 vindoline（文多灵）和 catherantine（长春质碱）通过碳碳键连接形成。

1958 年首次报道了该化合物的抗肿瘤作用，临床研究显示，长春碱类药物对各种自发或移植性淋巴细胞白血病动物模型都有很强的抑制作用，其作用机制主要是通过抑制微管蛋白聚合，作用于细胞 M

期，阻止细胞有丝分裂而起到抗肿瘤作用。长春新碱可以用于各类急性淋巴细胞白血病、淋巴瘤的治疗，但是对霍奇金淋巴瘤的治疗效果不如长春碱；也可以用来治疗非小细胞性肺癌、乳腺癌、多发性骨髓瘤、肾母细胞瘤等疾病，有剂量依赖性神经毒性副作用。在临床上，长春新碱对于急性淋巴细胞白血病，尤其是儿童的急性淋巴细胞白血病疗效显著。但由于长春新碱的溶解性较差，临床上多用长春新碱硫酸盐注射液。

长春瑞滨（vinorelbine）[27]（$C_{45}H_{54}N_4O_8$）是源于夹竹桃科（Apocynaceae）植物长春花（*C. roseus*）中长春碱的半合成产物，长春瑞滨和长春碱的文多灵环结构相同，但长春瑞滨环却有很大不同，其 C 环中以八元环取代了原有的九元环，同时在 D 环的 15′ 和 20′ 之间形成双键。这种结构使长春瑞滨具有更强的亲脂性、更高的组织保持力，对有丝分裂微管亲和力更大。

长春瑞滨比其他长春花生物碱的神经毒性小，它通过干扰细胞有丝分裂期微管的聚集而产生细胞毒作用。国产长春瑞滨于 1999 年在国内上市，它与其他药物联合治疗晚期或复发性卵巢癌、食管癌、头颈癌、淋巴瘤等有较好疗效。

长春花碱酰胺（vindesine）[28]（$C_{43}H_{55}N_5O_7$），又名长春地辛，是长春新碱的衍生物。药理研究显示其对多种实体瘤有效，为 M 期的细胞周期特异性抗肿瘤药，其作用机制为抑制增殖细胞纺锤体形成，使细胞停止于有丝分裂中期至细胞凋亡。长春地辛在临床上可用于慢性髓细胞性白血病、乳腺癌、肺癌、恶性淋巴瘤、食管癌、肉瘤等的治疗。

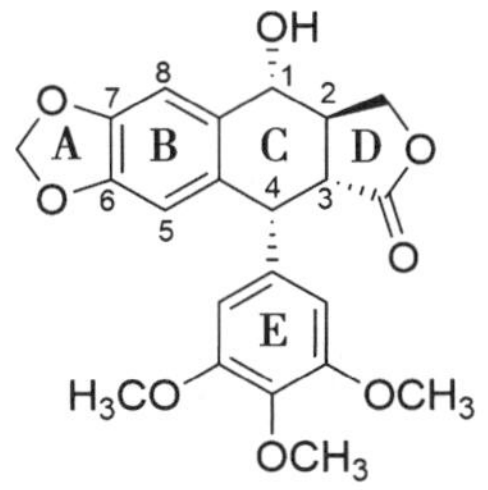

鬼臼毒素（podophyllotoxin）

鬼臼毒素(podophyllotoxin)[29]($C_{22}H_{22}O_8$)主要源于小檗科(Berberidaceae)植物鬼臼(*Sinopodophyllum hexandrum*)和八角莲(*Dysosma versipellis*)的根和茎，又称鬼臼素、鬼臼毒、鬼臼脂素，为白色针状结晶粉末，易溶于三氯甲烷、丙酮、乙酸乙酯和苯，溶于乙醇和乙醚，在水中不溶。鬼臼毒素是一类具有 2,3-丁内酯 -4- 芳基四氢萘化学结构的木脂素类化合物。大多数具有抗肿瘤作用的鬼臼毒素衍生物的 A 环是闭合的，B 环保留原有结构，C 环 C-4 位连接不同取代基，D 环具有一个高张力反式 γ- 内酯环，E 环中 C-4′ 位为羟基。

研究人员最早于 1861 年发现了鬼臼毒素具有抗肿瘤活性，直到 1951 年才首次确定鬼臼毒素的结构，1990 年被世界卫生组织推荐为治疗尖锐湿疣的用药。在临床应用中，若要治疗和防止复发尖锐湿疣可以采用外搽鬼臼毒素酊剂联合干扰素或肌内注射聚肌胞或外用鬼臼毒素软膏联合冷冻法。

鬼臼毒素还具有抑制 DNA 拓扑异构酶Ⅱ的活性，以形成稳定的 DNA-TOPⅡ- 药物分子复合物。研究显示鬼臼毒素能够竞争性地抑制秋水仙碱与微管蛋白的结合，且结合速度比秋水仙碱快。鬼臼毒素主要通过抑制微管蛋白聚合、抑制拓扑异构酶Ⅱ活性及自由基机制等发挥抗肿瘤作用。

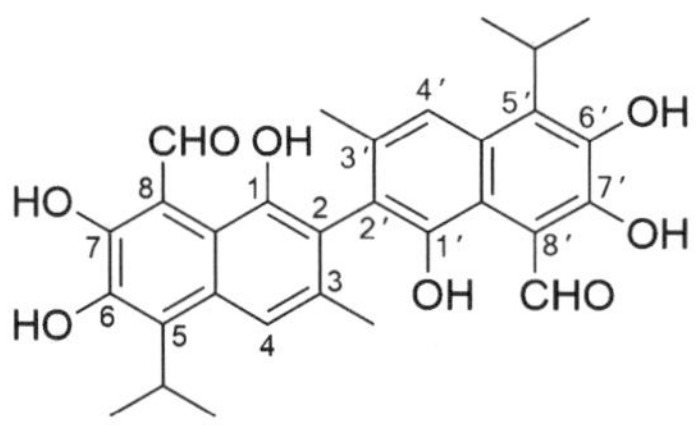

棉酚（gossypol）

棉酚(gossypol)[30]($C_{30}H_{30}O_8$)主要源于锦葵科(Malvaceae)草棉(*Gossypium herbaceum*)的根、茎、叶和种子,为淡黄色至黄色板状或针状结晶,无臭、无味,不溶于水,微溶于乙醇,易溶于三氯甲烷、丙酮等,较难溶于环己烷、苯和石油醚,化学性质很活泼,极易被氧化变质。棉酚为双杜松烷型倍半萜,其化学结构为2,2′-联二萘-8,8′-二羧基醛-1,1′,6,6′,7,7′-六羟基-5,5′-二异丙基-3,3′-二甲基,棉酚在结构上可以分为三种互变异构体:醛式、烯醇式、醌式。

醋酸棉酚收载于《化学药品地标升国标第八册》,棉酚及其衍生物具有较好的抗肿瘤作用,主要通过抑制拓扑异构酶Ⅱ的催化激活和干预拓扑异构酶-DNA复合物形成的稳定性,导致细胞终止在S期,抑制肿瘤细胞增殖。

棉酚能破坏动物的睾丸生精上皮,导致精子畸形、死亡甚至无精子,可显著降低精子的质量,表现为繁殖能力降低或公畜不育。在我国,棉酚及其衍生物主要用于治疗女性子宫肌瘤、卵巢癌等疾病。研究显示,消旋体棉酚对黑色素瘤细胞系SK-mel-19及SK-mel-28作用的IC_{50}为22μmol/L,而左旋棉酚IC_{50}则是4μmol/L,因此,左旋棉酚对细胞的敏感性是消旋棉酚的5倍多。棉酚制剂主要有精制棉酚、醋酸棉酚和甲酸棉酚3种,其中以复方醋酸棉酚片应用于临床。

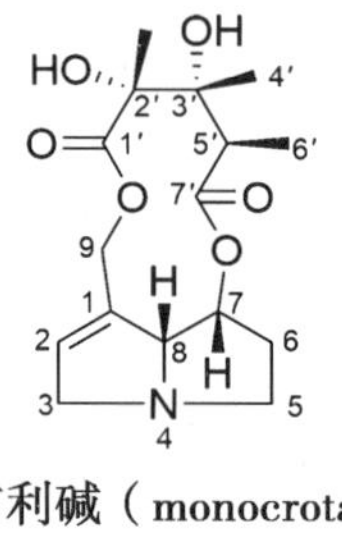

农吉利碱（monocrotaline）

农吉利碱(monocrotaline)[31]($C_{16}H_{23}NO_6$)主要源于豆科(Leguminosae)植物野百合(*Crotalaria sessiliflora*)的全草,又名野百合碱,为白色棱状柱状结晶,不溶于石油醚,微溶于苯或水,易溶于三氯甲烷、甲醇和乙醇。结构为吡咯里西啶型生物碱,在农吉利中含量较高,是农吉利抗肿瘤作用的主要活性成分。

体外实验显示,农吉利碱对多种肿瘤细胞有抑制作用,作用机制为选择性抑制DNA的合成。动物实验结果显示,农吉利碱凝胶剂对小鼠鳞状细胞癌具有一定的抑制作用,使荷瘤数明显下降,且抑瘤率随着给药剂量的增加而增强,对鳞状细胞癌具有一定程度的治疗效果,抑瘤率与剂量呈正相关性。临床上农吉利碱用于治疗急性白血病、子宫颈癌和阴茎癌,同时亦对人皮肤鳞状细胞癌和其他细胞癌具有治疗效果,主要使用的剂型是凝胶剂及脂质体经皮制剂。临床上主要以盐酸农吉利碱,应用于多种癌症的治疗。

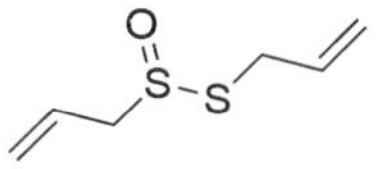

大蒜素（garlicin）

大蒜素（garlicin）[32]（$C_6H_{10}OS_2$），又名大蒜辣素、蒜素，为淡黄色粉末或淡黄色油状液体，易溶于乙醇、乙醚、苯，有较强的刺激性气味，具有生物活性明显、治疗范围广泛、不良反应小等特点，收载于《化学药品地标升国标》第一册。大蒜素主要源于百合科（Liliaceae）植物蒜（*Allium sativum*）的地下鳞茎，是大蒜中的主要活性物质。其中烯丙基硫化物是大蒜素中具有良好的抗肿瘤和预防作用的有效成分，同时大蒜素的前体物质蒜氨酸，具有明显的抗肿瘤活性。

大蒜素主要通过诱导细胞凋亡而发挥抗肿瘤作用，且呈现出时间剂量依赖性关系。其中对肿瘤细胞的作用有：直接杀伤肿瘤细胞或通过 JNK 信号传导通路和影响基因的表达来诱导肿瘤细胞的凋亡，通过阻止细胞增殖周期（G_1 期、S 期、G_2 期和 M 期）诱导细胞凋亡而影响细胞信号传导系统，从而抑制肿瘤细胞的增殖。

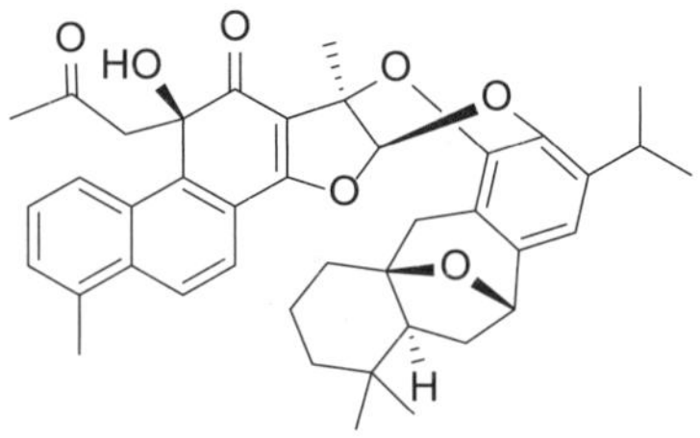

przewalskone

化合物 przewalskone[33]（$C_{41}H_{44}O_7$）源于唇形科（Labiatae）植物甘西鼠尾草（*Salvia przewalskii*），是萜类化合物的复合体，两种不同的萜单元可能通过 Diels-Alder 反应得到。体外生物活性研究显示，其对人结肠癌细胞系 SW480 的 IC_{50} 为 0.72μmol/L，强于阳性药物顺铂（IC_{50} 为 12.61μmol/L）。

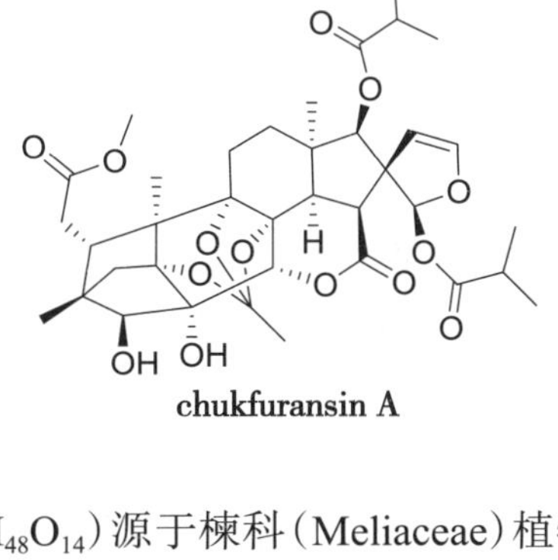

chukfuransin A

化合物 chukfuransin A[34]（$C_{37}H_{48}O_{14}$）源于楝科（Meliaceae）植物白皮香椿（*Chukrasia tabularis*），是柠檬苦素类化合物，具有特征性的 C15/20 连接形式。体外细胞毒活性研究显示，其对人结肠癌细胞系 SW480 的细胞毒作用 IC_{50} 为 16.25μmol/L，与阳性药物顺铂（IC_{50} 为 16.31μmol/L）。

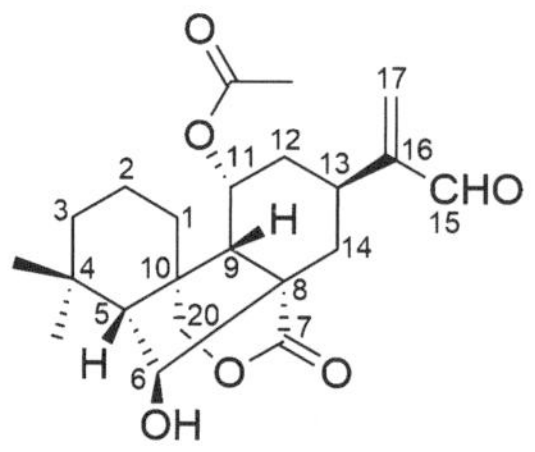

maoecrystal Z

化合物 maoecrystal Z[35]($C_{22}H_{30}O_6$)源于唇形科(Labiatae)植物毛萼香茶菜(*Isodon eriocalyx*),为特征性的顺式四环结构通过 C-6,7 和 8,15 双开环,7,20- 内酯化及 6,8- 环合化形成的贝壳杉烷型二萜类化合物,其对人卵巢癌细胞系 A2780 的细胞毒活性 IC_{50} 为 3.72μmol/L。

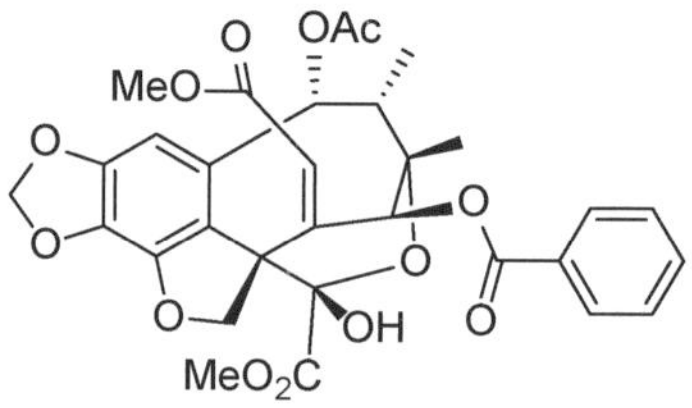

taiwankadsurin B

化合物 taiwankadsurin B[36]($C_{31}H_{30}O_{13}$)源于五味子科(Schisandraceae)植物菲律宾南五味子(*Kadsura philippinensis*),是一个具有 3,4-[1′-(顺式)-2″- 甲氧基 -2″- 含氧亚乙基戊烷]-(2,3- 二氢苯并呋喃)-3-(2‴- 甲氧羰基 -2‴- 羟基 -2‴,3′- 环氧环骨架的木脂素类化合物。体外细胞毒活性显示其对人宫颈癌细胞系 Hela 的细胞毒活性 IC_{50} 为 20.82μmol/L。

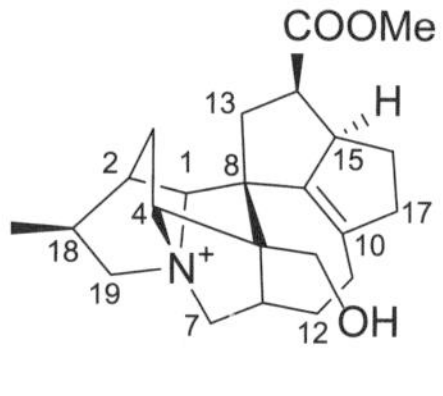

daphniglucin A

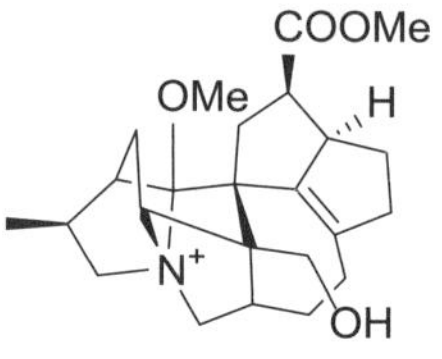

daphniglucin B

化合物 daphniglucin A($C_{23}H_{32}NO_3^+$)和 daphniglucin B($C_{24}H_{34}NO_4^+$)[37]是源于交让木科(Daphniphyllum)植物虎皮楠(*Daphniphyllum glaucescens*)中的二萜生物碱类化合物,结构中具有融合的氮正离子四环[$5.2.2.0^{1,6}.0^{4,9}$]十一烷多环骨架。体外细胞毒活性研究显示,其对人淋巴瘤细胞系 L1210 细胞毒活性 IC_{50} 分别为 7.30μmol/L、9.75μmol/L。

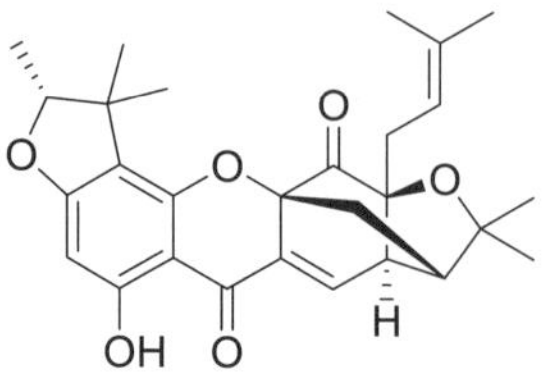

neoisobractatin A

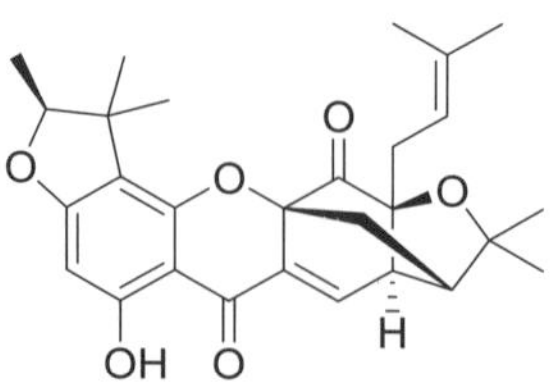

neoisobractatin B

化合物 neoisobractatin A（$C_{28}H_{32}O_6$）和 neoisobractatin B（$C_{28}H_{32}O_6$）[38]源于藤黄科（Guttiferae）植物大苞藤黄（*Garcinia bracteata*），为笼状异戊烯基类化合物，活性研究显示其对口腔癌细胞系 KB 细胞毒活性 IC_{50} 分别为 0.30μmol/L、0.35μmol/L。

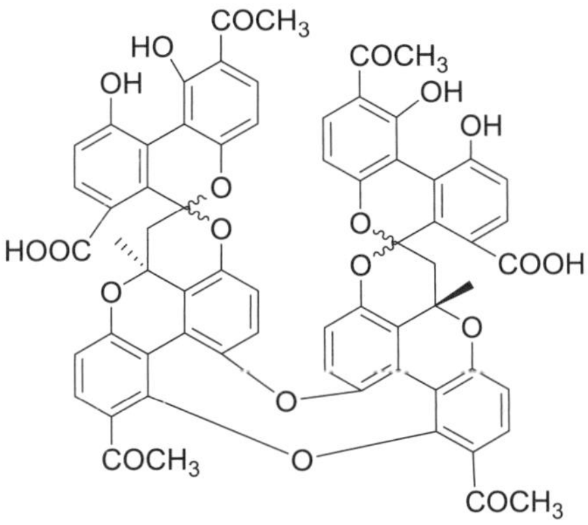

cynantetrone A

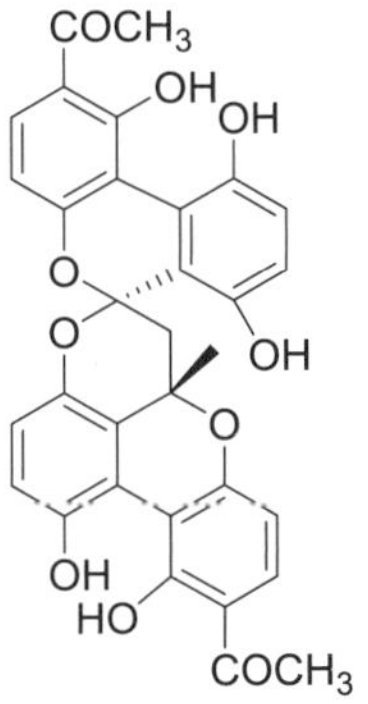

cynantetrone B

化合物 cynantetrone A（$C_{66}H_{44}O_{19}$）和 cynantetrone B（$C_{31}H_{22}O_{10}$）[39]源于萝藦科（Asclepiadaceae）植物白前（*Cynanchum taiwanianum*），为新颖的乙酰苯基类化合物。药理研究显示，其对膀胱癌细胞系 T-24 的 ED_{50} 分别为 30.70μmol/L 和 4.51μmol/L。

第二节　心脑血管活性陆地天然产物

一、降血压活性天然产物

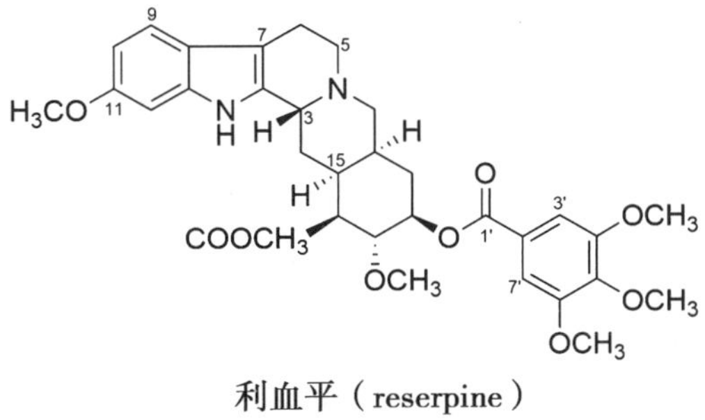

利血平（reserpine）

利血平（reserpine）[40]（$C_{33}H_{40}N_2O_9$）又名蛇根碱，分离自夹竹桃科（Apocynaceae）植物萝芙木（*Rauvolfia verticillata*），为白色结晶或粉末，易溶于氯仿，微溶于苯和丙酮。收载于《日本药典》17 版、《英国药典》2017 版，其片剂和注射液收载于《中国药典》（2020 年版），属单萜吲哚生物碱类化合物，通过羟基与苯甲酸衍生物脱水缩合成酯。

利血平在天然来源的抗高血压药物中具有重要地位，我国直到 20 世纪 50 年代才开始进行萝芙木提取物的系统研究，并开发出萝芙木总碱用于降血压治疗，其主成分即为利血平，普遍认为利血平的降压作用机制与去甲肾上腺素能神经末梢内递质耗竭有关。

在临床上利血平以片剂、注射液以及复方制剂入药，属于中效降压药，降血压作用缓慢、温和持久，主要用于轻、中度高血压的治疗，在半个多世纪的降血压临床应用中，由于发现其不良反应较多，包括导致精神障碍、发生胃肠道反应等，有研究报道利血平可能提高更年期妇女患乳癌的风险，利血平已经逐渐被新的降血压药物所取代。

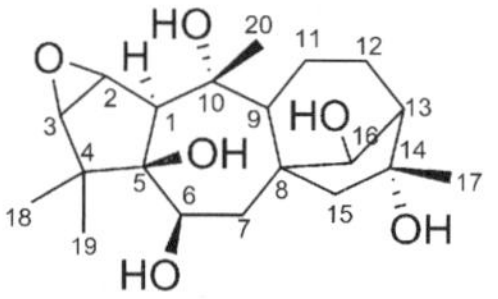

八厘麻毒素（rhomotoxin）

八厘麻毒素(rhomotoxin)[41]($C_{20}H_{32}O_6$)分离自杜鹃花科(Ericaceae)植物羊踯躅(*Rhododendron molle*)，为白色晶体或者结晶性粉末，无臭，在乙醇中略溶，在水、丙酮、氯仿中微溶，为 $C_5/C_7/C_6/C_5$ 四环骨架的二萜类化合物，有研究报道其结构中 2,3 位环氧基团可能影响其降血压作用。

八厘麻毒素有较强的降血压和抗心律失常的活性，然而其确切的作用机制仍需深入探讨。临床上八厘麻毒素以片剂以及注射剂入药，降血压作用具有速效且强效的特点，主要用于多种高血压以及室上性心动过速的治疗。

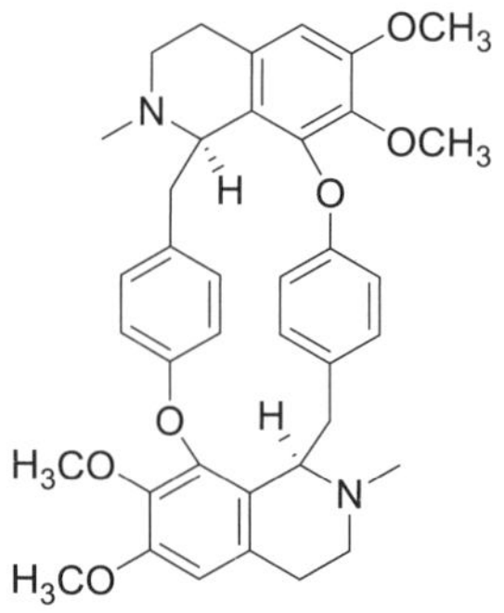

轮环藤宁碱（cycleanine）

轮环藤宁碱(cycleanine)[42]($C_{38}H_{42}N_2O_6$)主要分离自防已科(Menispermaceae)植物地不容(*Stephania epigeae*)，为白色结晶，溶于热乙醇、热二氧六环，微溶于热水。轮环藤宁碱经季铵化后制成溴化二甲轮环藤宁碱入药，药品名为环轮宁，收载于《化学药品地标升国标》第三册，属于双苄基异喹啉类生物碱，其 *N* 上结构与肌松药右旋筒箭毒碱相似，两个叔胺均有甲基取代。

轮环藤宁碱有较好的抗炎、解热镇痛、肌肉松弛等药理活性，临床上溴化二甲轮环藤宁碱(环轮宁)常用于麻醉期间控制性降压，如动脉导管未闭结扎术、脑膜瘤切除术的控制性降压等，具有降压效果可靠、显效迅速、易于控制等特点。

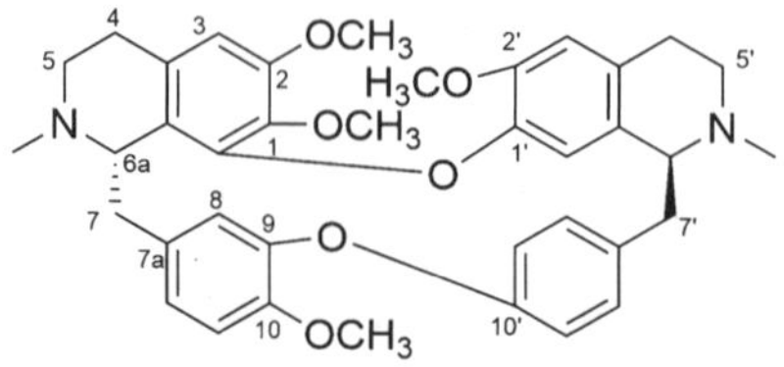

汉防己甲素（tetrandrine）

汉防己甲素(tetrandrine)[43]($C_{38}H_{42}N_2O_6$)又名粉防己碱,主要从防己科(Menispermaceae)植物粉防己(*Stephania tetrandra*)中分离得到,为白色结晶性粉末,易溶于氯仿,微溶于乙醇或丙酮,不溶于水。收载于《化学药品地标升国标》第十二册、《英国药典》2017 版、《欧洲药典》9.2 版,汉防己甲素为著名中药粉防己的主要活性成分,属于双苄基异喹啉类生物碱。

汉防己甲素作为钙通道阻滞剂,能显著降低心肌耗氧,增加心肌营养性血流量,同时增加冠脉流,具有抗心律失常和抗心肌缺血的作用;此外,汉防己甲素还具有一定的降血压作用,在抗肿瘤、抗矽肺、镇痛等方面也具有较好的应用前景,特别是在治疗肺部肿瘤方面效果显著。

汉防己甲素可用于心绞痛和高血压的治疗,在治疗白血病、肺癌、神经疼痛、阿米巴痢疾等症亦有一定疗效,临床上市药物汉防己甲素片主治风湿痛、关节痛、神经痛、肺癌,亦用于单纯硅肺Ⅰ、Ⅱ、Ⅲ期及各期煤硅肺的治疗。

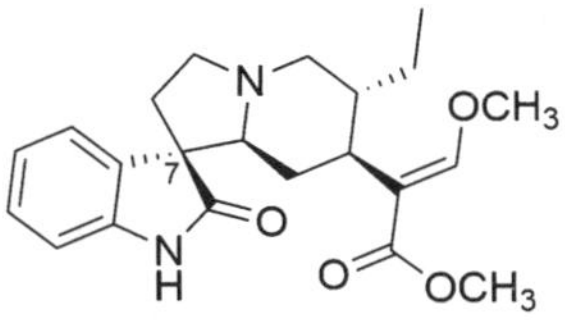

钩藤碱(rhynchophylline)

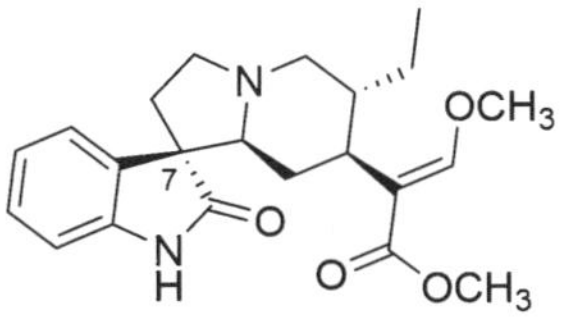

异钩藤碱(isorhynchophylline)

钩藤碱(rhynchophylline)[44]($C_{22}H_{28}N_2O_4$)和异钩藤碱(isorhynchophylline)($C_{22}H_{28}N_2O_4$)是抗高血压药物上市药物钩藤总碱的主要成分。钩藤碱和异钩藤碱均分离自茜草科(Rubiaceae)植物钩藤(*Uncaria rhynchophylla*)或华钩藤(*Uncaria sinensis*)及其同属多种植物的带钩枝条中,钩藤碱为白色结晶,溶于甲醇、氯仿、丙酮,微溶于乙醚。钩藤碱与异钩藤碱同时收载于《英国药典》2017 版、《欧洲药典》9.5 版,两者结构母核为单萜氧化吲哚类生物碱,主要区别在于 7 位的手性碳构型不同。

钩藤碱能够扩张血管,使外周阻力降低,从而发挥降血压效应,作用机制与其钙离子通道阻滞活性有关,在降血压的过程中,对于正常肾脏血流量并没有显著影响,这是其降血压作用的优点,而异钩藤碱在心血管系统的活性与钩藤碱相似,同样能够阻滞钙离子通道。临床上以钩藤碱和异钩藤碱为主成分的钩藤总碱用于治疗轻中度高血压,对重度高血压亦有一定疗效。

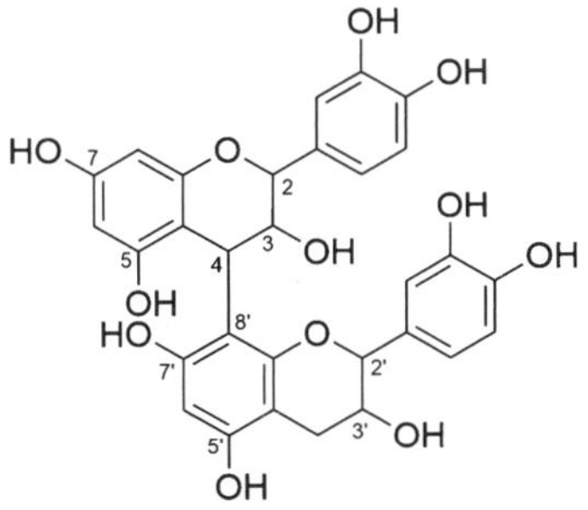

proanthocyanidin

化合物 proanthocyanidin[45]($C_{30}H_{26}O_{12}$)主要源自松科(Pinaceae)海岸松(*Pinus pinaster*)中,是由美国斯坦福大学申请进行抗高血压临床研究药物 Flavangenol 的成分之一,骨架母核为黄酮类二聚体,通

过 C_4/C'_8单键连接。

Flavangenol 具体的临床数据尚未披露，已有的药理学研究揭示其可能通过激活一氧化氮合酶、扩张血管，从而产生抗高血压作用，此外，Flavangenol 还具有显著的抗氧化和血管内皮保护作用。

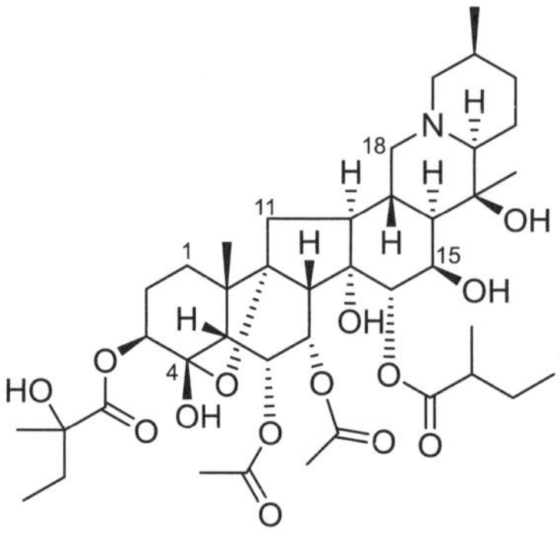

原藜芦碱A（protoveratrine A）

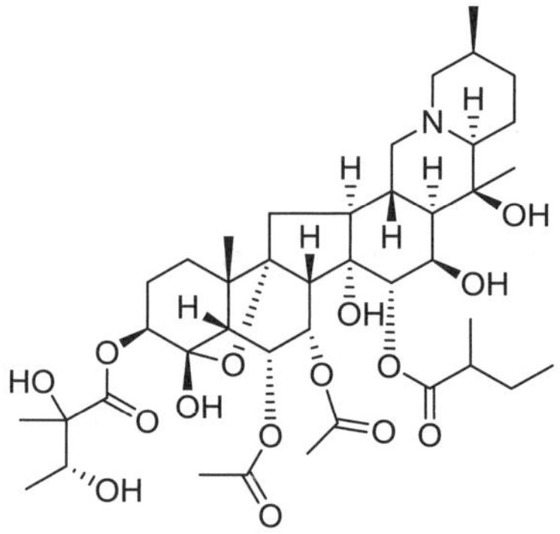

原藜芦碱B（protoveratrine B）

原藜芦碱 A（protoveratrine A）[46]（$C_{41}H_{63}NO_{14}$）和原藜芦碱 B（protoveratrine B）（$C_{41}H_{63}NO_{15}$）均分离自百合科（Liliaceae）兴安藜芦（*Veratrum album*）等植物中，原藜芦碱 A 溶于乙醇、氯仿，微溶于乙醚，均为甾体生物碱类衍生物。有临床研究报道原藜芦碱 A 口服给药时具有显著的降血压作用，但安全范围较窄，而同样具有降血压活性的原藜芦碱 B 在口服给药时降血压效果并不明显。

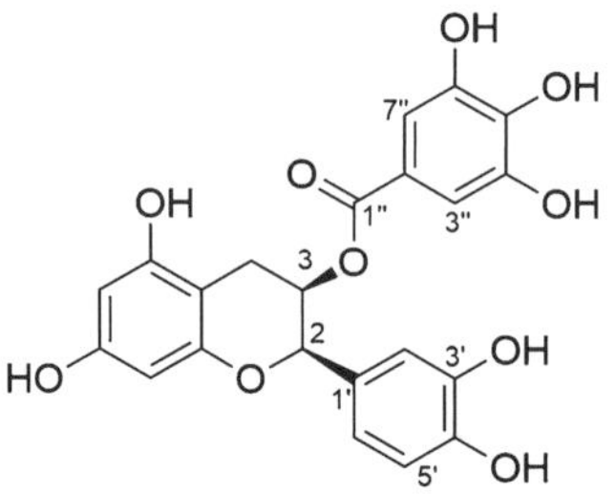

表儿茶素没食子酸酯（epicatechin gallate，EGCG）

表儿茶素没食子酸酯（epicatechin gallate，EGCG）[47]（$C_{22}H_{18}O_{10}$）主要从山茶科（Theaceae）植物茶（*Camellia sinensis*）中提取分离，为白色晶体，溶于水、乙醇。EGCG 为黄烷 -3- 醇类衍生物，3 位羟基与苯甲酸衍生物脱水成酯。EGCG 具有血管扩张作用，在降血压方面具有一定的应用潜力，此外，EGCG 还具有抗氧化、改善血管内皮功能、抗心肌损伤等作用。

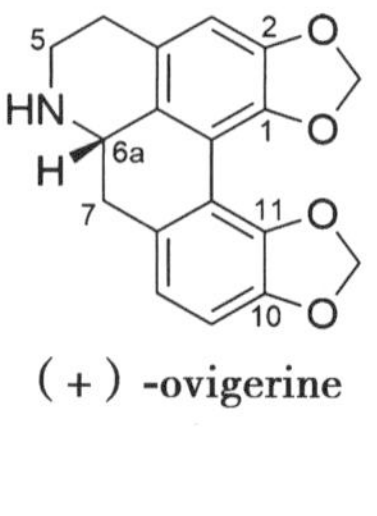

（+）-ovigerine

化合物(+)-ovigerine[48]($C_{18}H_{15}NO_4$)主要从莲叶桐科(Hernandiaceae)植物中分离得到,为阿朴菲类喹啉生物碱,其结构中1,2位以及10,11位之间有比较典型的双氧五元环桥连。活性研究显示ovigerine对去甲肾上腺素诱导的主动脉收缩具有抑制作用,可能具有降血压的应用潜力。

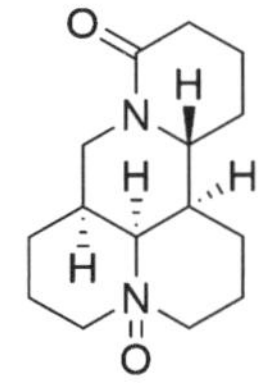

氧化苦参碱(oxymatrine)

氧化苦参碱(oxymatrine)[49]($C_{15}H_{24}N_2O_2$)分离自苦参(*Sophora flavescens*)、越南槐(*Sophora tonkinensis*)和苦豆子(*Sophora alopecuroides*)等植物中,溶于水、氯仿、苯、乙醚,微溶于石油醚,为喹诺里西啶类生物碱。在大鼠的体内实验中发现30mg/kg氧化苦参碱静脉给药即显示降血压的作用,此外,有研究报道氧化苦参碱能够防治肺动脉高压的发生,具有进一步开发的潜力。

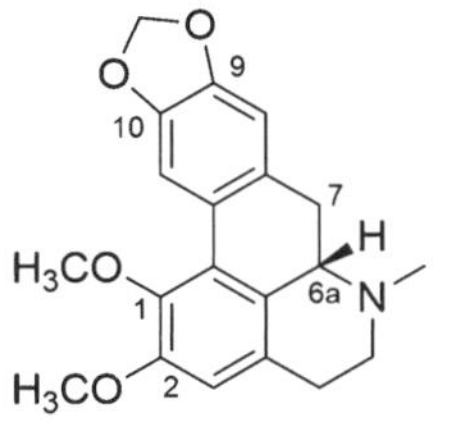

南天竹宁(nantenine)

南天竹宁(nantenine)[50]($C_{20}H_{21}NO_4$)存在于小檗科(Berberidaceae)植物南天竹(*Nandina domestica*)中,为阿朴菲类生物碱,仅有6a位一个手性碳原子。在大鼠动物实验中,南天竹宁能够抑制去氧肾上腺素或5-羟色胺(5-HT)诱导的升压反应,而在麻醉的正常血压大鼠中,在3mg/kg剂量下就可以观察到持续的降血压作用。

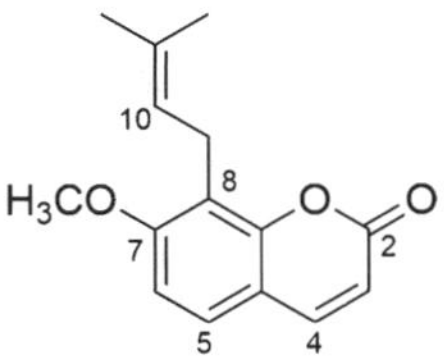

蛇床子素(osthole)

蛇床子素(osthole)[51]($C_{15}H_{16}O_3$)又名7-甲氧基-8-异戊烯基香豆素,分离自伞形科(Umbelliferae)植物蛇床(*Cnidium monnieri*)的果实,为香豆素类衍生物,是中药蛇床子的主要化学成分之一。在动物实验中,蛇床子素在7.5mg/kg剂量下能够明显降低受试犬的收缩压和舒张压,此外,蛇床子素还具有抗心律失常、镇静、局部麻醉、抗炎、抗过敏等药理活性。

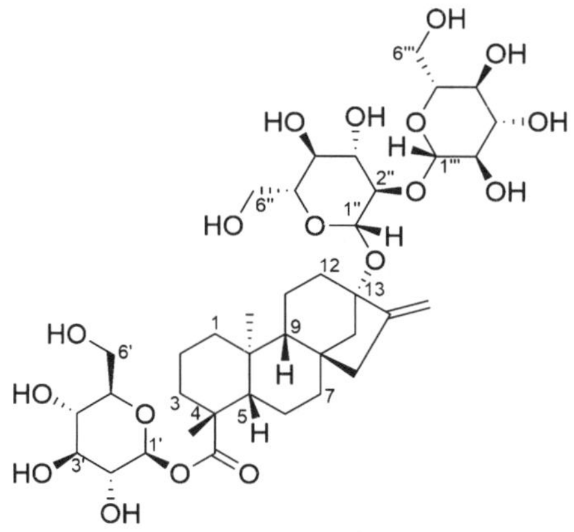

甜菊苷（stevioside）

甜菊苷(stevioside)[52]($C_{38}H_{60}O_{18}$)又名斯替维苷,从菊科(Compositae)植物甜叶菊(*Stevia rebaudiana*)中分离得到,为甜叶菊中主要甜味成分,属于四环二萜糖苷类化合物。体内实验中,50mg/kg 剂量给药可使大鼠血压显著降低,具有一定应用价值。

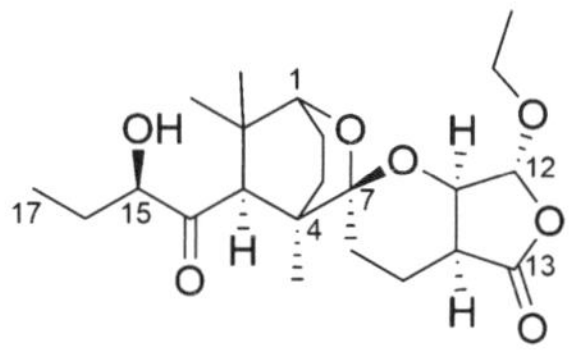

leonuketal

化合物 leonuketal[53]($C_{22}H_{34}O_7$)分离自唇形科(Labiatae)植物益母草(*Leonurus artemisia*),为新颖的螺缩酮四环二萜骨架。活性研究显示leonuketal能够显著舒张KCl诱导的大鼠主动脉收缩(EC_{50}为2.32μmol/L)。

二、抗血栓活性天然产物

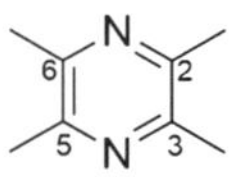

川芎嗪（ligustrazine, Lig; Tetramethylpy razine, TMZ）

川芎嗪(ligustrazine, Lig; Tetramethylpy razine, TMZ)[54]($C_8H_{12}N_2$)又名川芎 1 号碱、四甲基吡嗪,主要来源于伞形科(Umbelliferae)植物川芎(*Ligusticum chuanxiong*),为无色针状结晶,易溶于热水、石油醚,溶于氯仿。其磷酸盐收载于《化学药品地标升国标》第八册、《中华人民共和国药典》(简称《中国药典》)(2020 年版)、盐酸盐收载于《化学药品地标升国标》第五册、《新药转正标准》第 49 版,为简单吡嗪类结构骨架,川芎嗪所有芳香碳均为季碳,且化学环境完全相同,在核磁共振碳谱(^{13}C-NMR)中仅出现完全重叠的高场甲基和低场季碳两组信号。

川芎嗪具有抑制血小板聚集以及抗血栓的作用,其作用机理可能通过抑制血小板和血管平滑肌的钙离子内流,降低凝血酶活性而实现,此外川芎嗪还具有扩张血管、改善组织微循环、抗脂质过氧化等作用。临床上川芎嗪以其磷酸盐或者盐酸盐形式入药,主要用于缺血性以及闭塞性脑血管疾病的治疗,如脑供血不足、脑血栓形成、脑栓塞等,在肺心病以及心功能障碍的治疗方面也有一定的应用。

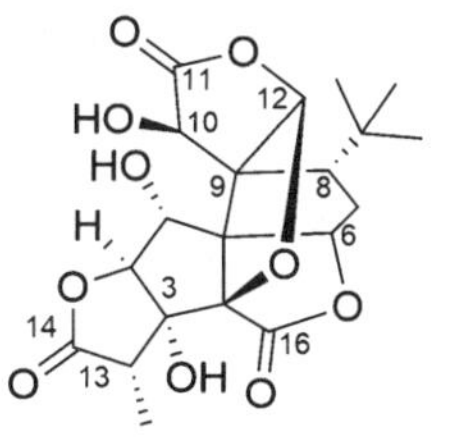

银杏内酯B（ginkgolide B）

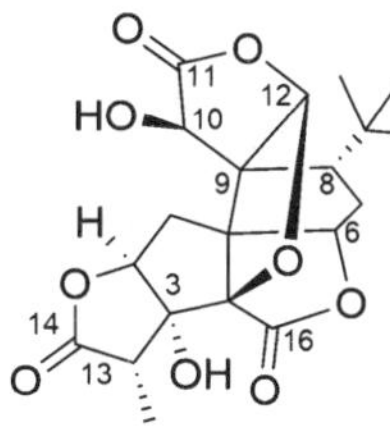

银杏内酯A（ginkgolide A）

银杏内酯 B（ginkgolide B）[55]（$C_{20}H_{24}O_{10}$）别名白果苦内酯 B、银杏苦内酯 B，主要分离自银杏科（Ginkgoaceae）植物银杏（*Ginkgo biloba*）的叶，为白色针晶或者粉末，溶于二甲基亚砜（DMSO），微溶于乙醇。银杏内酯 B 与其类似物银杏内酯 A（ginkgolide A）和银杏内酯 C（ginkgolide C）共同收载于《马丁代尔大药典》第 36 版、第 38 版，为二萜类化合物。

银杏树又名白果树，生长缓慢，在漫长的历史岁月中几近灭绝，仅在我国幸存。银杏叶在 20 世纪被发现具有显著的心脑血管系统疾病的治疗潜力，随着天然药物化学的发展，银杏叶中的有效成分进一步得到明确，20 世纪日本学者发现了银杏内酯 A、B、C、M，并确定了其结构，其中尤以银杏内酯 B 的活性最为显著，银杏内酯 B 作为血小板活化因子（PAF）抑制剂，能够有效拮抗血小板聚集。

在临床上，银杏内酯 B 及其类似物用于治疗血栓性疾病以及缺血性心脑血管疾病，常见的银杏类药物多为复方制剂，银杏内酯 A、B 和 C 的混合制剂用于治疗大脑缺血、感染性休克等疾病方面，已进入临床评价阶段，另外以银杏内酯 B 为主要成分的其他制剂也在研制中。

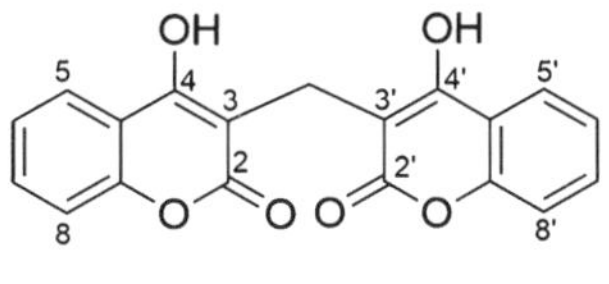

双香豆素（dicoumarin）

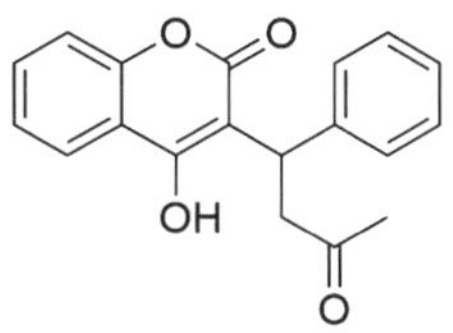

华法林（warfarin）

双香豆素（dicoumarin）[56]（$C_{19}H_{12}O_6$）又名双羟香豆素，分离自豆科（Leguminosae）植物紫苜蓿（*Medicago sativa*）中，为白色或乳白色结晶性粉末，不溶于水、乙醇、乙醚。结构与常用抗凝血药物华法林相似，为香豆素二聚体类衍生物，分别在 4 位和 4′ 位被羟基取代。

双香豆素类药物通过与维生素 K 发生可逆性竞争，拮抗依赖维生素 K 的凝血因子Ⅱ、Ⅶ、Ⅸ、Ⅹ的合成，从而呈现抗凝血作用，具有起效缓慢、作用持久的特点。双香豆素作为抗凝血药，临床多以口服给药的方式，但很大程度上已经被华法林取代。

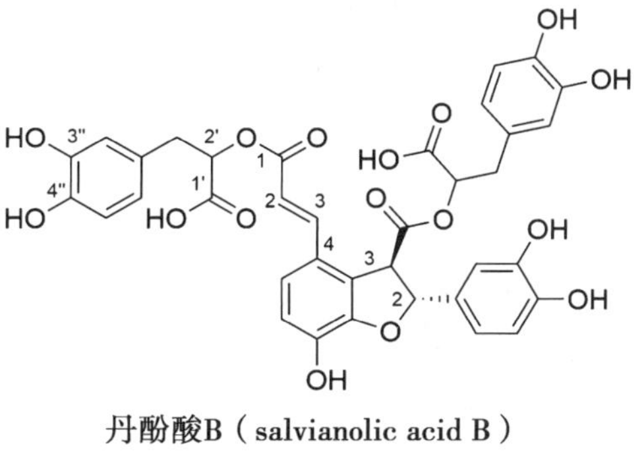

丹酚酸B（salvianolic acid B）

丹酚酸 B（salvianolic acid B）[57]（$C_{36}H_{30}O_{16}$）别名丹参酚酸 B，主要存在于唇形科（Labiatae）植物丹参（*Salvia miltiorrhiza*）中，棕黄色粉末，溶于水、甲醇、乙醇，为丹参主要的水溶性成分之一，属于酚酸类衍生物。丹酚酸 B 能够拮抗 5'- 二磷酸腺苷二钠（ADP）诱导的血小板聚集，具有发展成为新型抗血栓药物的潜力。

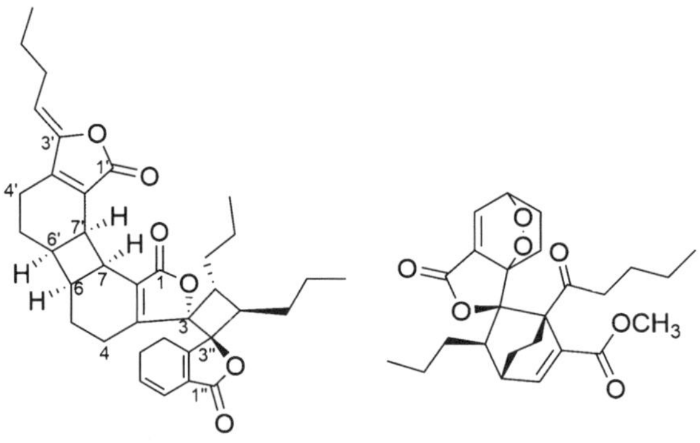

angesinenolide A　　angesinenolide B

化合物 angesinenolide A[58]（$C_{36}H_{42}O_6$）和 angesinenolide B（$C_{25}H_{32}O_7$）均分离自伞形科（Umbelliferae）植物当归（*Angelica sinensis*）的根中，为苯肽类衍生物，其中 angesinenolide A 为首次发现的苯肽三聚体，其结构通过 X 射线单晶衍射确定。活性研究显示 angesinenolides A 和 angesinenolide B 能够降低纤维蛋白原（FIB）的水平，angesinenolide B 还能够显著延长活化部分凝血酶时间（activated partial thromboplastin time，APTT）和凝血酶原时间（prothrombintime，PT），提示其可能具有一定的抗凝血活性。

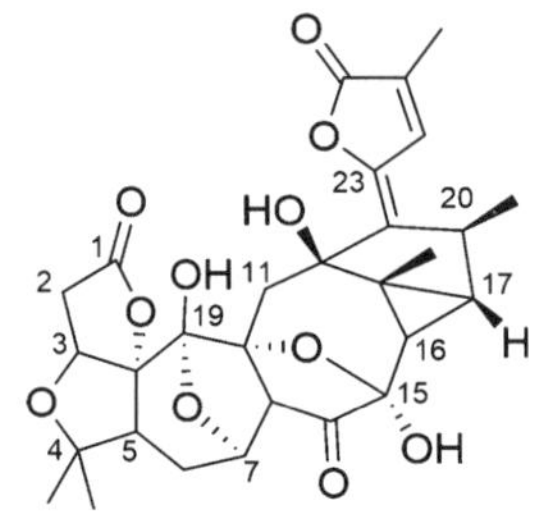

lancolide A

化合物 lancolide A[59]（$C_{29}H_{32}O_{11}$）分离自五味子科（Schisandraceae）植物五味子（*Schisandra chinensis*），为高度氧化的降三萜类化合物，其结构具有三环[$6.3.0.0^{2,11}$]十一烷桥联的新颖骨架体系，其绝对构型通过 X 射线单晶衍射确定。体外药理活性评价发现 lancolide A 能够特异性拮抗血小板活化因子（PAF）诱导的血小板聚集，提示其可能具有一定的抗血栓形成的作用潜力。

三、抗动脉粥样硬化活性天然产物

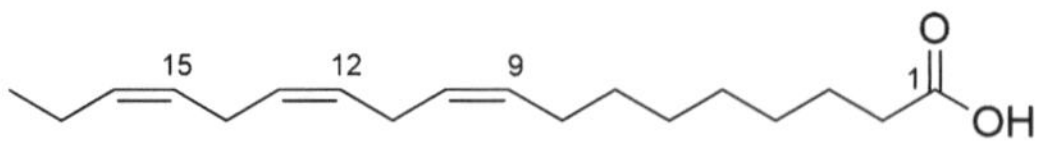

α-亚麻酸（α-linolenic acid，ALA）

α- 亚麻酸(α-linolenic acid,ALA)[60]($C_{18}H_{30}O_2$)存在于亚麻科(Linaceae)植物亚麻(*Linum usitatissimum*)仁中,此外在多种植物种子中均有分布,常温下为无色油状,溶于乙醇、乙醚等有机试剂,不溶于水。为18碳不饱和脂肪酸类化合物,分别在9、12、15位为顺势双键。其衍生物α- 亚麻酸乙酯收载于《化学药品地标升国标》第十六册。

α- 亚麻酸是人体必需脂肪酸,在人体内代谢生成二十碳五烯酸(EPA)以及二十二碳六烯酸(DHA)从而调节血脂,临床上用于作为动脉粥样硬化、高血脂以及慢性肝炎的辅助治疗。

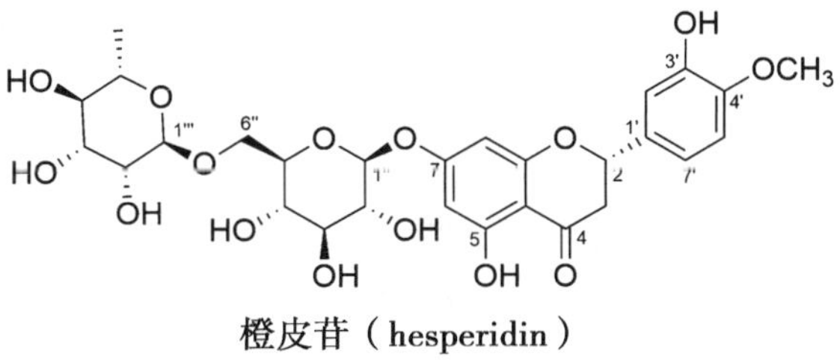

橙皮苷(hesperidin)

橙皮苷(hesperidin)[61]($C_{28}H_{34}O_{15}$),别名川陈皮素,主要分布在芸香科(Rutaceae)植物甜橙(*Citrus sinensis*)中,为白色或淡黄色结晶性粉末,不溶于水,由二氢黄酮和吡喃葡萄糖、鼠李糖通过糖苷键连接而成。橙皮苷能够降低血清胆固醇水平,此外还有抗炎、抗氧化等活性,具有一定的抗动脉粥样硬化的作用潜力。

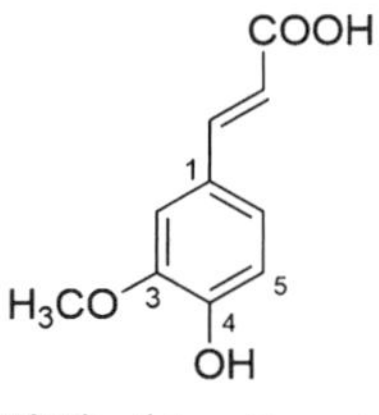

阿魏酸 (ferulic acid)

阿魏酸(ferulic acid)[62]($C_{10}H_{10}O_4$)广泛分布于百合科(Liliaceae)洋葱(*Allium cepa*)等植物中,为正方形结晶或纤维结晶,溶于热水、乙醇和乙酸乙酯,为桂皮酸类衍生物。阿魏酸具有抗氧化和自由基清除作用,此外阿魏酸及其衍生物还可以抑制丙二醛、血栓素 A_2(TXA_2)的生成和血小板聚集,常用于动脉粥样硬化的预防和治疗。

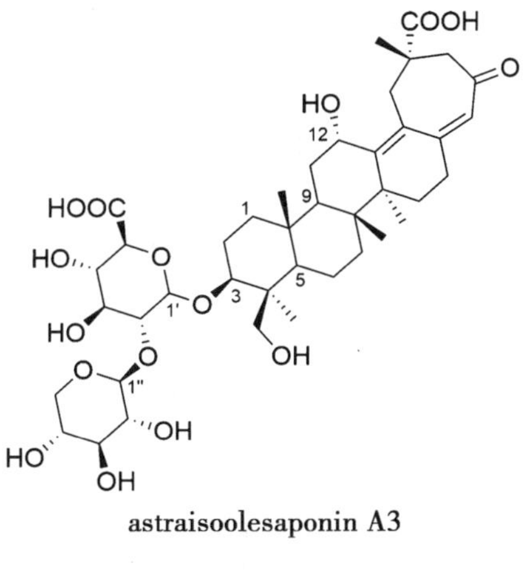

astraisoolesaponin A3

化合物 astraisoolesaponin A3 [63]($C_{41}H_{60}O_{16}$)存在于豆科(Leguminosae)植物黄芪(*Astragalus membranaceus*)中,为三萜苷类化合物。其体外活性评价发现 astraisoolesaponin A3(10μmol/L)表现出明显的抑制油酸诱导的 HepG2 细胞甘油三酯的积累的作用,提示其具有一定的降血脂和抗动脉粥样硬化的作用潜力。

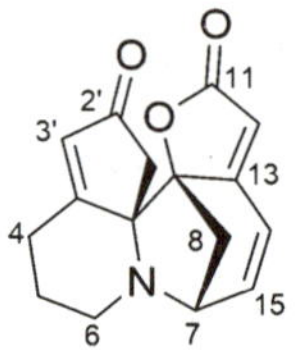

fluvirosaone A

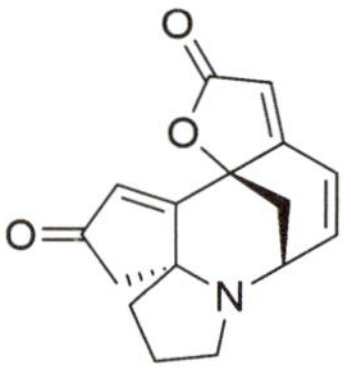

fluvirosaone B

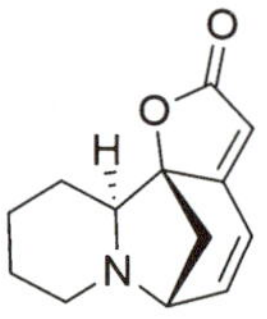

fluvirosaone C

化合物 fluvirosaone A($C_{16}H_{15}NO_3$)、fluvirosaone B($C_{16}H_{15}NO_3$)和 fluvirosaone C($C_{13}H_{15}NO_2$)[64]分离自大戟科(Euphorbiaceae)植物白饭树(*Flueggea virosa*)中,三者均为一叶萩碱类衍生物,fluvirosaone A 和 fluvirosaone B 结构母核中具新颖的 α,β- 不饱和酮单元。体外活性测试显示,化合物 fluvirosaone C(10μmol/L)能够显著抑制甘油三酯(TG)积累,具有抗动脉粥样硬化的作用潜力。

四、抗脑卒中活性天然产物

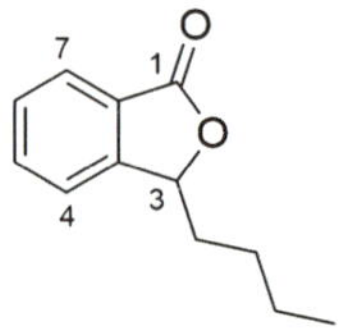

丁苯酞(butylphthalide,dl-NBP)

丁苯酞(butylphthalide,dl-NBP)[65]($C_{12}H_{14}O_2$),别名 3- 正丁基苯酞,又称芹菜甲素,多为人工合成消旋产物。在伞形科(Umbelliferae)植物旱芹(*Apium graveolens*)籽中天然存在的一般为其左旋体,常温下为油状。收载于《新药转正标准》第 65 册,为简单苯酞类结构骨架。

作为我国少有的具有自主知识产权的化学药物,丁苯酞已经通过临床试验并成功上市,但是其作用机制及毒副作用研究还不够明确,主要用于治疗轻、中度急性缺血性脑卒中等心脑血管疾病,有研究报道丁苯酞能够阻断缺血性脑卒中所致脑损伤的多个病理环节,包括减少脑梗死后神经功能缺失、增加缺血区的脑血流量、缩小局灶性脑缺血后的梗死面积、减轻脑水肿、保护侧支循环等。

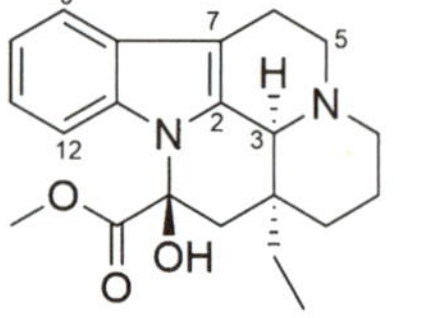

长春胺(vincamine)

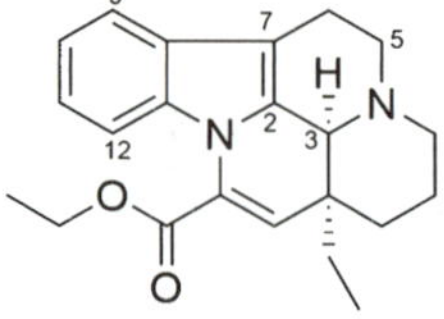

长春西汀(vinpocetine)

长春胺(vincamine)[66]($C_{21}H_{26}N_2O_3$),别名长春花素,主要存在于夹竹桃科(Apocynaceae)植物小蔓长春花(*Vinca minor*)中,为白色晶状粉末,不溶于水,属于白坚木碱类单萜吲哚类生物碱。以长春胺为母核，经水解、酯化等反应可以得到上市药物长春西汀（vinpocetine）（$C_{22}H_{26}N_2O_2$）。长春胺片剂收载于《北京市药品标准》1996 年版，长春西汀收载于《新药转正标准》第 78 册。

长春胺在一定程度上具有调节脑循环、维持神经动态平衡、保护神经和抗氧化等作用，而其半合成产物长春西汀对脑血管有较高的选择性扩张作用，能够抑制钙依赖性磷酸二酯酶活性，使环磷酸腺苷含量增加，从而松弛血管平滑肌，使脑血流量增加，此外还可以降低血液黏度、抑制血小板聚集、改善血液流动性和微循环，有一定改善脑代谢、保护脑功能的作用。在临床上长春西汀片主要用于改善脑梗死、脑出血后遗症以及脑动脉硬化症等。

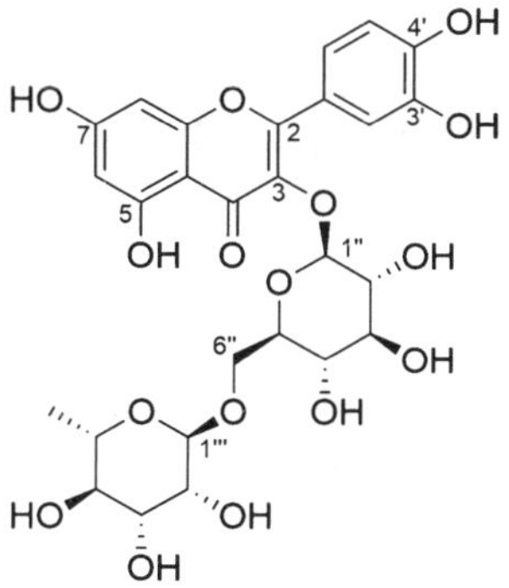

芦丁（rutin）

芦丁（rutin）[67]（$C_{27}H_{30}O_{16}$），别名芸香苷，大量存在于豆科（Leguminosae）植物槐（*Sophora japonica*）的干燥花蕾及花，此外在芸香科（Rutaceae）、藤黄科（Guttiferae）、鼠李科（Rhamnaceae）多种植物中也有分布，为黄色固体，能溶于吡啶，微溶于乙醇。其酰化衍生物曲克芦丁（troxerutin）收载于《中华人民共和国药典》（简称《中国药典》）（2020 年版）、《新药转正标准》第 46 册、《化药地标升国标》第三册以及第八册，属于黄酮苷类化合物。

芦丁对心血管系统具有显著的保护作用，此外还具有抗氧化、抗菌、抗病毒、血管保护、抗炎镇痛等活性。临床上芦丁主要以其酰化衍生物曲克芦丁入药，用于治疗闭塞性综合征、血栓性静脉炎等疾病。

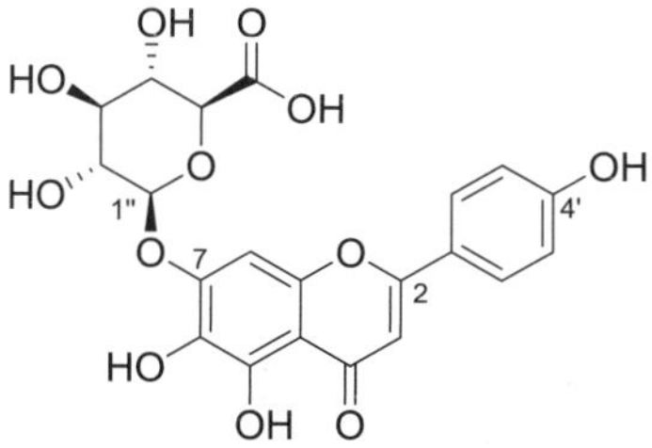

灯盏花乙素（scutellarin）

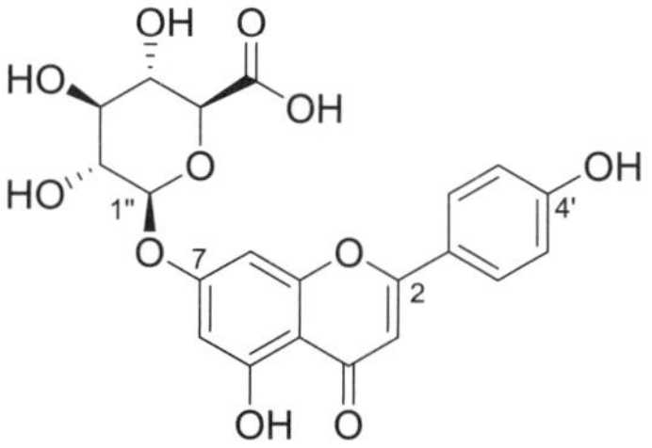

灯盏花甲素（apigenin-7-β-glucuronide）

灯盏花乙素（scutellarin）[68]（$C_{21}H_{18}O_{12}$）别名灯盏乙素、野黄芩苷等，主要从菊科（Compositae）植物短葶飞蓬（*Erigeron breviscapus*）（灯盏花、灯盏细辛）中提取分离所得，灯盏花乙素为黄色针状结晶体，为黄酮苷类成分，是上市药物灯盏花素片的主要成分，此外还包括少量的灯盏花甲素。灯盏花素片收载于《中华人民共和国药典》（简称《中国药典》）（2020 年版）。

20世纪我国开始从灯盏花中进行灯盏花素的分离鉴定工作，并发现灯盏花乙素是灯盏花素的主要成分，随后的药理学研究发现灯盏花素具有显著的舒张脑血管、抗脂质过氧化、改善微循环、抗血小板聚集的作用，在临床上主要以灯盏花素片和注射液入药，用于治疗脑卒中后遗症、脑血栓、冠心病、心绞痛等疾病。

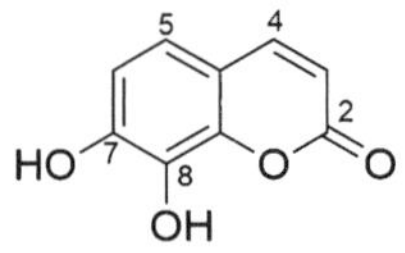

瑞香素（daphnetin）

瑞香素(daphnetin)[69]($C_9H_6O_4$)，又名祖师麻甲素，主要源自瑞香科(Thymelaeaceae)植物瑞香(*Daphne korean*)，为灰白色粉末，微溶甲醇、乙醇。收载于《化学药品地标升国标》第十二册、第十三册，属于简单香豆素类化合物。

瑞香素能够抑制动脉血栓形成，具有抗心肌缺血、强心、增加心输出量、降血压等多种作用，临床主要用于治疗血栓闭塞性脉管炎、冠心病、心绞痛等疾病。

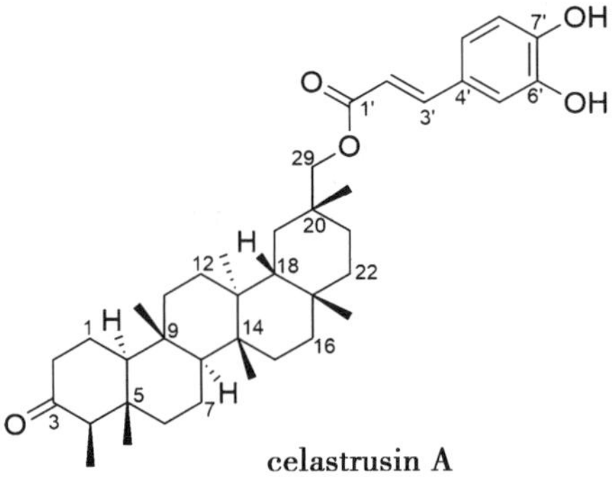

celastrusin A

化合物 celastrusin A[70]($C_{39}H_{56}O_5$)存在于卫矛科植物南蛇藤(*Celastrus orbiculatus*)中，属于三萜类衍生物。活性研究显示在10mg/kg的给药剂量下，celastrusin A可显著减少大鼠短暂性大脑中动脉阻塞(MCAO)后的脑梗死面积，此外还具有一定的神经保护作用。

五、其他心脑血管疾病活性天然产物

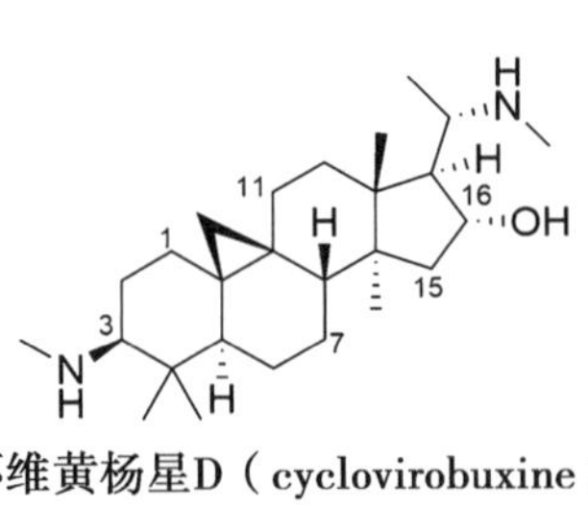

环维黄杨星D（cyclovirobuxine D）

环维黄杨星D(cyclovirobuxine D)[71]($C_{26}H_{46}N_2O$)，又名黄杨碱，主要源自黄杨科(Buxaceae)植物黄杨(*Buxus sinica*)，为无色针状结晶，易溶于氯仿、甲醇、乙醇。收载于《中国药典》(2020年版)，属于甾体生物碱类化合物。环维黄杨星 D 能够显著拮抗冠心病的发生，对心功能具有较强的保护作用。临床上环维黄杨星 D 用于预防或治疗多种心血管疾病，如心绞痛、冠心病、心律失常、心力衰竭、心肌缺血等。

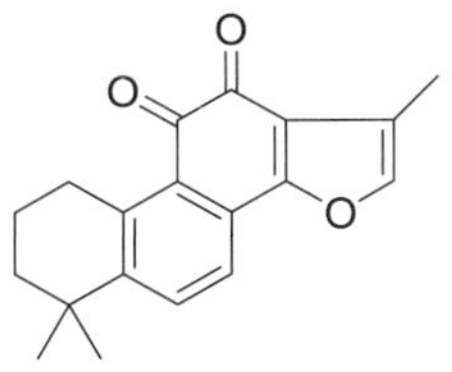

丹参酮 II_A（tanshinone II_A）

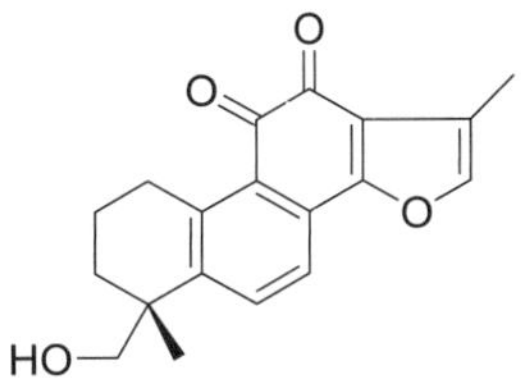

丹参酮 II_B（tanshinone II_B）

丹参酮 II_A(tanshinone II_A)[72]($C_{19}H_{18}O_3$)，又名丹参醌 II_A，主要存在于唇形科(Labiatae)植物丹参(*Salvia miltiorrhiza*)中，为红色针状结晶，易溶于二甲基亚砜、乙醇、丙酮、乙醚。其磺酸钠盐收载于《化学药品地标升国标》第十册，该化合物在 11,12 位呈现醌式结构，为二萜醌类化合物。

对于丹参的化学成分研究始于 20 世纪，国内外学者从丹参中分离得到多种脂溶性二萜醌类成分，并测定了结构，包括丹参酮 I、丹参酮 II、丹参酮 III、隐丹参酮、次甲丹参醌及丹参新醌等，此后进一步研究发现丹参酮 II 为一对混合物，并被分别命名为丹参酮 II_A 和丹参酮 II_B(tanshinone II_B)。

丹参酮 II_A 具有多种药理活性，其中以心血管系统方面作用尤为显著，丹参酮 II_A 能够减少心肌梗死面积、降低心肌耗氧量、抗动脉粥样硬化。丹参酮 II_A 在临床上以丹参酮 II_A 磺酸钠入药，用于冠心病、心绞痛、心肌梗死等的辅助治疗。

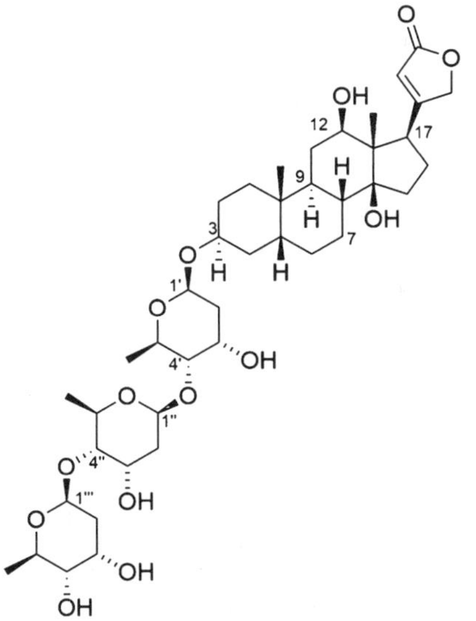

地高辛（digoxin）

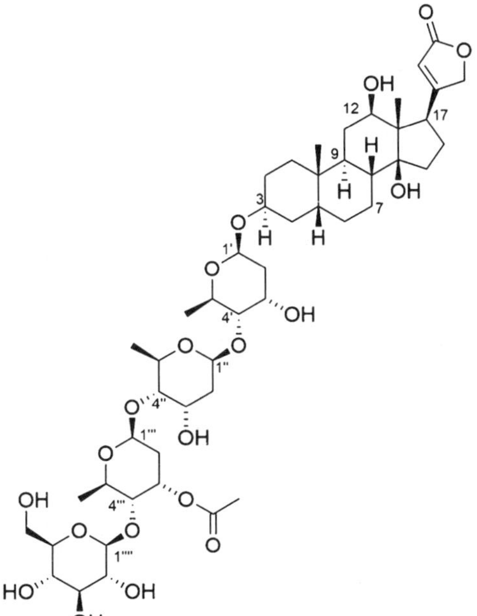

毛花苷C（lanatoside C）

地高辛(digoxin)[73]($C_{41}H_{64}O_{14}$)与毛花苷 C(lanatoside C)($C_{49}H_{76}O_{20}$)均分离自玄参科(Scrophulariaceae)狭叶毛地黄(*Digitalis lanata*)，均为白色结晶性粉末，易溶于吡啶。地高辛收录于《中国药典》2020 年版，毛花苷 C 收录于《日本药典》17 版、《英国药典》2017 版，均是甲型强心苷类化合物，在 C_{17} 都有典型的五元不饱和内酯环结构。

地高辛对心脏表现为正性肌力作用，通过增强心肌收缩力，改善泵血功能、减慢心率、抑制心肌传导系统，使心输出量增加、改善体循环。地高辛临床上主要用于治疗心力衰竭、心房颤动。

毛花苷 C 和地高辛活性相似，均为正性肌力作用，临床用于急慢性心力衰竭和心律失常的治疗，其去乙酰化产物又名西地兰，是临床常用的速效强心药。

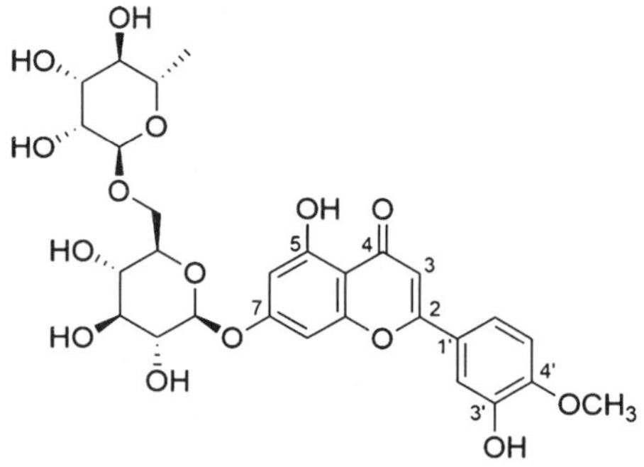

地奥司明（diosmin）

地奥司明（diosmin）[74]（$C_{28}H_{32}O_{15}$）别名 7- 芸香苷，主要分离自玄参科（Scrophulariaceae）植物林生玄参（*Scrophularia nodosa*）中，为黄色粉末，溶于二甲基亚砜。其收载于《中国药典》(2020 年版)，属于黄酮苷类化合物。

地奥司明能够增强静脉张力，降低毛细血管的通透性及增强其抵抗力，具有血管保护作用，并能够增加淋巴引流速度以及淋巴管收缩作用，从而改善淋巴回流，临床上地奥司明主要用于治疗与静脉、淋巴功能不全相关的多种疾病。

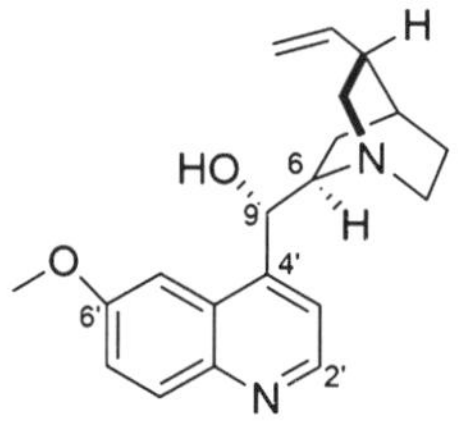

奎尼丁（quinidine）

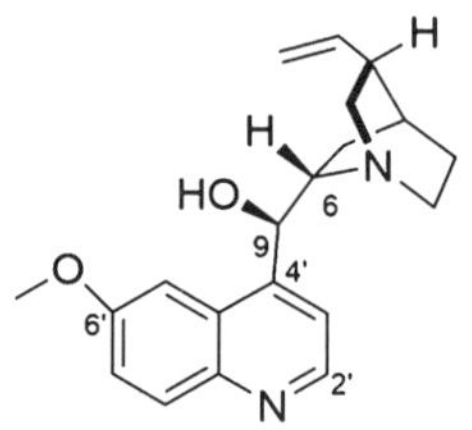

奎宁

奎尼丁（quinidine）[75]（$C_{20}H_{24}N_2O_2$）别名异喹啉，源自茜草科（Rubiaceae）金鸡纳树（*Cinchona ledgeriana*），为黄色粉末。硫酸奎尼丁收载于《中国药典》(2020 年版)，属于喹啉类生物碱。奎尼丁临床主要用于治疗室上性和室性心律失常，因其与抗疟疾药物奎宁结构类似，故还具有一定的抗疟作用。

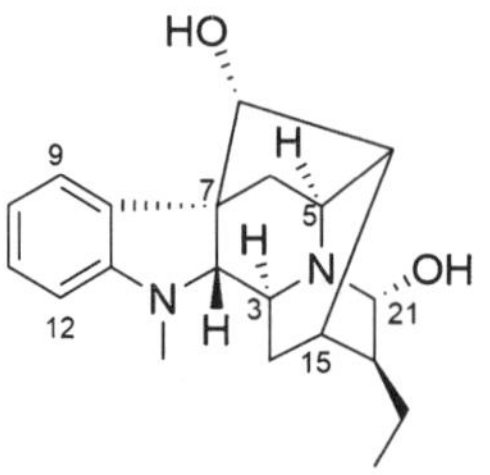

西萝芙木碱（ajmaline）

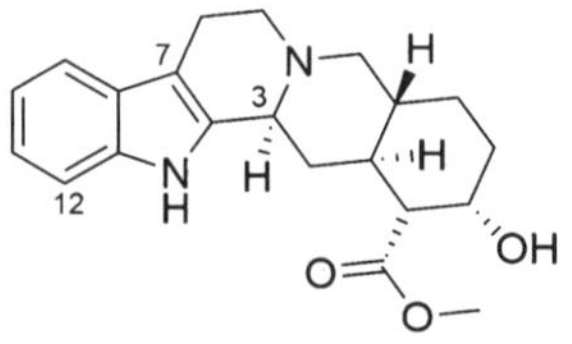

育亨宾

西萝芙木碱(ajmaline)[76]($C_{20}H_{26}N_2O_2$)别名 *N*- 甲基萝芙木碱、阿义马林,主要从夹竹桃科(Apocynaceae)萝芙木(*Rauvolfia verticillata*)中分离得到,为白色固体。收载于《日本药典》17 版,为单萜吲哚类生物碱。萝芙木属植物富含单萜吲哚类生物碱,作为传统降血压中药萝芙木(*R. verticillata*),不仅从中发现了前述的降血压药利血平,同时也发现了抗心律失常药西萝芙木碱,以及选择性 α_2 肾上腺受体拮抗药育亨宾等。

西萝芙木碱临床上主要用于治疗心律失常,有研究报道西萝芙木碱除对房性和室性心律失常有治疗作用外,对沃 - 帕 - 怀综合征(Wolff-Parkinson-White syndrome,WPW 综合征)也具有一定的应用价值,WPW 又称预激综合征,该综合征的特点是心房颤动。

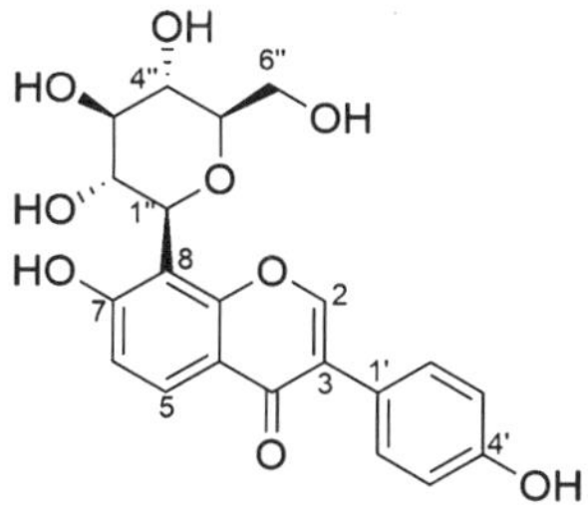

葛根素(puerarin)

葛根素(puerarin)[77]($C_{21}H_{20}O_9$)分离自豆科(Leguminosae)植物葛(*Pueraria lobata*)的根中,为黄色结晶性粉末,溶于甲醇、乙醇。收载于《中国药典》(2020 年版),为异黄酮碳苷类化合物。

葛根素具有扩张脑血管、扩张冠状动脉、降低心肌耗氧量、保护缺血性心肌和拮抗心肌缺血再灌注损伤、抑制血小板聚集等活性,临床主要应用于心绞痛、心肌梗死、心律失常等疾病的治疗。

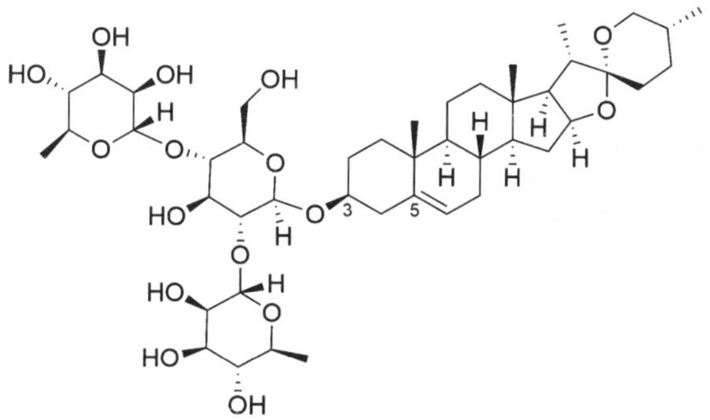

薯蓣皂苷(dioscin)

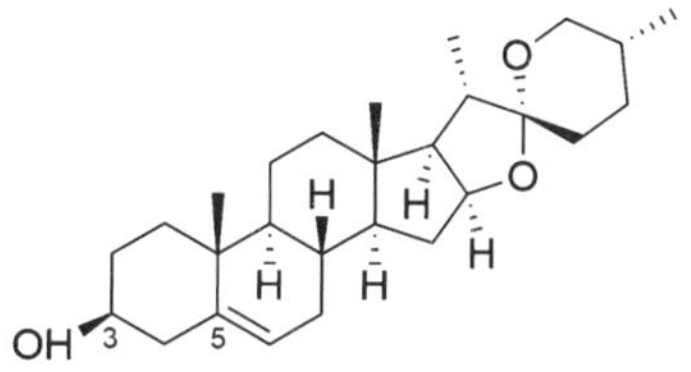

薯蓣皂苷元

薯蓣皂苷(dioscin)[78]($C_{45}H_{72}O_{16}$)分离自薯蓣科(Dioscoreaceae)植物穿龙薯蓣(*Dioscorea nipponica*)中,为白色粉末,溶于甲醇、乙醇。薯蓣皂苷片收载于《化学药品地标升国标》第十六册,为异螺甾烷醇型甾体皂苷。薯蓣皂苷经水解可得到薯蓣皂苷元,薯蓣皂苷元是合成甾体类激素药物的重要来源。有研究报道薯蓣皂苷具有抗炎、降血脂、抗肿瘤等作用,临床上薯蓣皂苷片主要用于治疗冠心病等疾病。

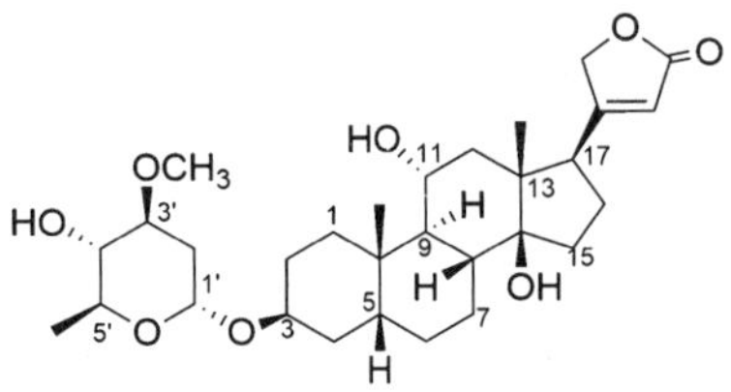

羊角拗苷（divaricoside）

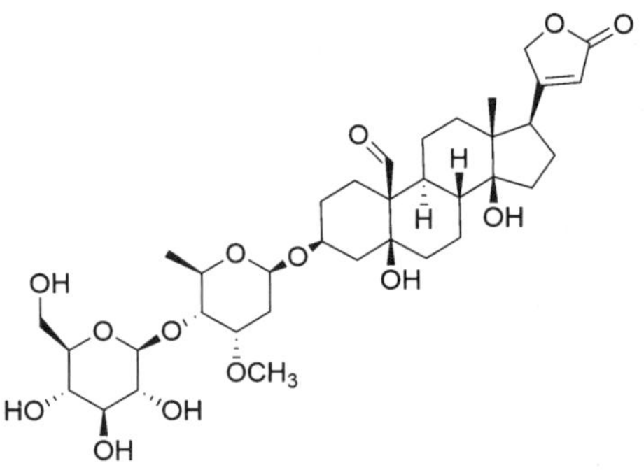

毒毛花苷K（strophanthin-K）

羊角拗苷(divaricoside)[79]($C_{30}H_{46}O_8$)与毒毛花苷 K(strophanthin-K)($C_{36}H_{54}O_{14}$)的结构相似，主要来源于夹竹桃科(Apocynaceae)羊角拗(*Strophanthus divaricatus*)等植物中，均属于甲型强心苷类化合物。羊角拗苷和毒毛花苷 K 具有相似的药理作用，都具有强心的功效，其作用机制可能通过升高心肌细胞钙离子浓度从而呈现正性肌力作用。

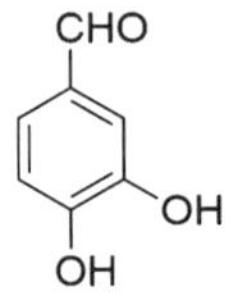

原儿茶醛 （3，4-dihydroxybenzaldehyde）

原儿茶醛(3，4-dihydroxybenzaldehyde)[80]($C_7H_6O_3$)别名 3，4- 二羟基苯甲醛，广泛分布于唇形科(Labiatae)丹参(*Salvia miltiorrhiza*)等植物中，为针状结晶，溶于甲醇、水，属于苯甲醛类衍生物。

原儿茶醛具有抗动脉粥样硬化、减轻钙超载、保护心肌、抑制血小板聚集、抗血栓形成等多种作用，原儿茶醛临床上主要用于冠心病的治疗。

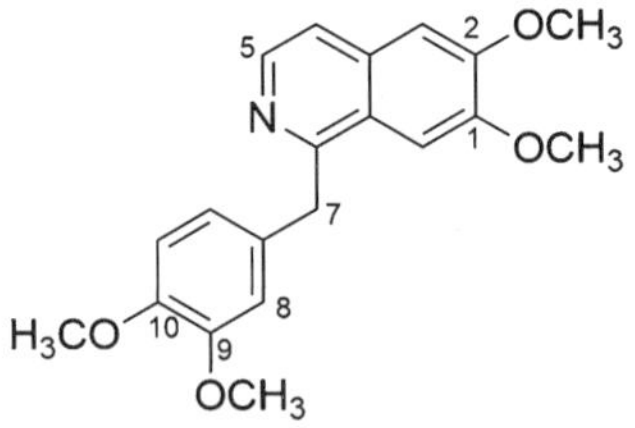

罂粟碱（papaverine）

罂粟碱(papaverine)[81]($C_{20}H_{21}NO_4$)主要源自罂粟科(Papaveraceae)植物罂粟(*Papaver somniferum*)中，为白色结晶性粉末，溶于氯仿，微溶于水，为苄基异喹啉类生物碱。罂粟碱具有松弛血管平滑肌、明显缓解脑血管痉挛、对非痉挛及痉挛脑动脉具有扩张作用，临床上用于治疗脑、心及外周血管痉挛等疾病。

第三节　抗感染活性陆地天然产物

一、抗病毒活性天然产物

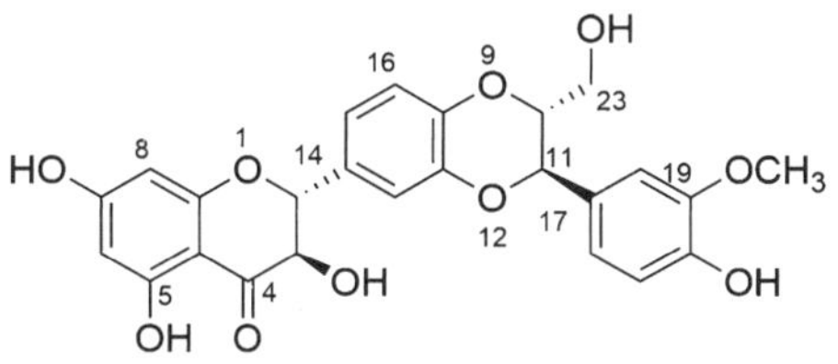

水飞蓟素（silymarin）

水飞蓟素(silymarin)[82]($C_{25}H_{22}O_{10}$)主要用于中毒性肝脏损害、慢性肝炎及病毒性肝炎的支持治疗。水飞蓟素来源于菊科(Compositae)植物水飞蓟(*Silybum marianum*)的干燥果实,为类白色结晶性粉末,无臭、味微苦涩,有引湿性,易溶于甲醇、乙酸乙酯,极微溶于水,为二氢黄酮醇与苯丙素衍生物缩合而成的黄酮木脂素类成分。收载于《美国药典》USP32-NF27、《化学药品地标升国标》第七册、《进口药品单页标准(2004)》等。其临床功效作用机制可能是:水飞蓟素通过阻止或抑制脂质过氧化作用,抵制有害物质,使受损的肝细胞恢复正常,稳定细胞膜,发挥细胞膜的稳定作用;同时提高肝细胞合成 RNA 及蛋白质的能力,提高网状内皮系统制造巨噬细胞的能力,并加强巨噬细胞的活性,加速病毒的清除。

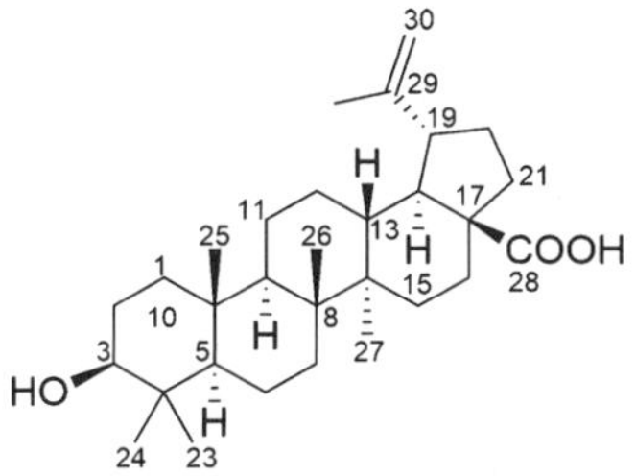

白桦酸（betulinic acid）

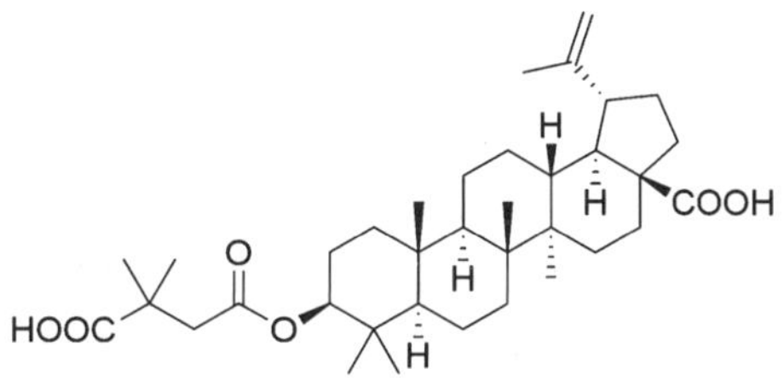

贝韦立马（bevirimat）

白桦酸(betulinic acid)[83]($C_{30}H_{48}O_3$)主要来源于桦木科(Betulaceae)植物白桦(*Betula platyphylla*)的树皮,属于羽扇豆烷型五环三萜类化合物,为白色结晶,易溶于吡啶、四氢呋喃,溶于乙醚、甲醇、乙醇、丙酮、氯仿等溶剂中,不溶于水。对白桦酸进行结构修饰(3-OH 与 2,2- 二甲基己二酸酯化)得到贝韦立马(bevirimat),又称作 PA-457 或 MPC-4326。

贝韦立马(bevirimat)($C_{36}H_{56}O_6$)是美国 Panancos 公司研发的首个 HIV 突变抑制剂,有些治疗 HIV-1 抗逆转录病毒的方法因拮抗问题和药物间相互作用而受到限制,但是贝韦立马的作用机制因其不同于其他抗逆转录病毒药物而成为一种新型的 HIV-1 抑制剂。该药物可阻断 HIV 生命周期中的最后阶段,即病毒成熟后离开感染的宿主细胞,以阻断病毒的传播,并对艾滋病治疗面临的日趋严重的耐药 HIV 毒株有活性。2004 年 3 月获得批准,开始对贝韦立马进行抗逆转录病毒酶的Ⅰ期临床试验,同年12月宣布Ⅱ期临床研究的计划，$Ⅱ_a$期临床试验初步数据显示其可将基线的HIV载量减少90%，并于2009年进入$Ⅱ_b$期临床试验。对HIV-1分离株易产生药物耐受的靶点位置进行分析，研究报道贝韦立马对靶点位置缺少敏感性，即使HIV-1患者体内含有足够的血药浓度，贝韦立马对这些患者也是无效的。2010年6月，贝韦立马的临床试验终止。

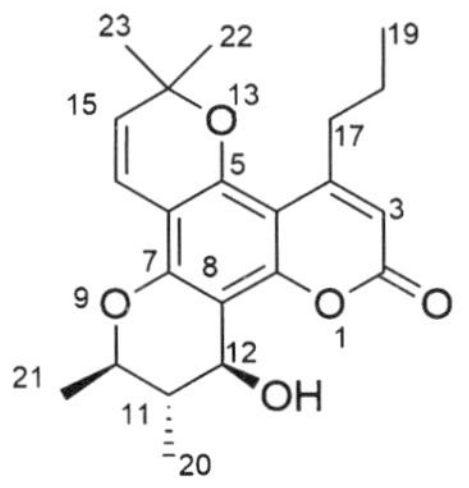

胡桐素A（calanolide A）

胡桐素A（calanolide A）[84]（$C_{22}H_{26}O_5$）主要来源于马来西亚胡桐科（Calophyllaceae）植物毛胡桐（*Calophyllum lanigerum*）的果实或树枝，为淡黄色油状液体，可以部分溶于热水，但难溶或者不溶于冷水，易溶于苯、乙醚、三氯甲烷、丙酮等有机溶剂。胡桐素A为角型吡喃型香豆素类化合物，是一种非核苷逆转录酶抑制剂（NNRTI）；在1992年由美国国家癌症研究所（NCI）分离提取并鉴定，在1996年实现了胡桐素A的全合成。1999年研究报道了HIV-1空纤维管小鼠模型（hollow fiber mouse model）口服或注射（+）-胡桐素A有效。2002年报道了Ⅰ期临床试验，胡桐素A对所有的肺结核（*Mycobacterium tuberculosis*）菌株均有活性，包括一些对常用抗肺结核药物耐受的菌株，这一性质的特殊性能够给感染HIV和肺结核的患者提供更有效的治疗。

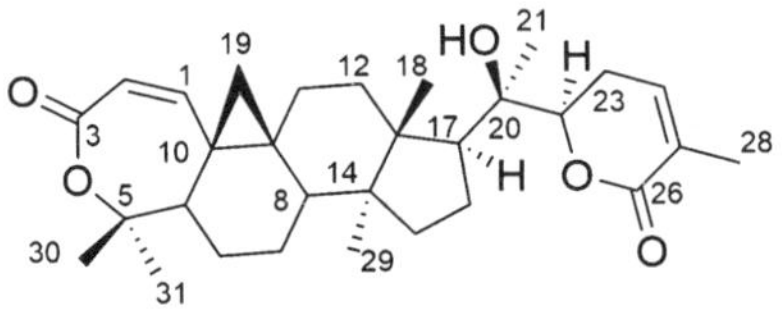

kadsuphilactone B

化合物kadsuphilactone B[85]（$C_{30}H_{42}O_5$）是从木兰科（Magnoliaceae）植物南五味子（*Kadsura philippinensis*）的叶和茎中分离得到的环菠萝烷三萜双烯内酯萜类化合物，含有7元和6元的α，β不饱和内酯环各1个。体外抗HBV病毒活性研究显示其IC_{50}为12.4μmol/L。

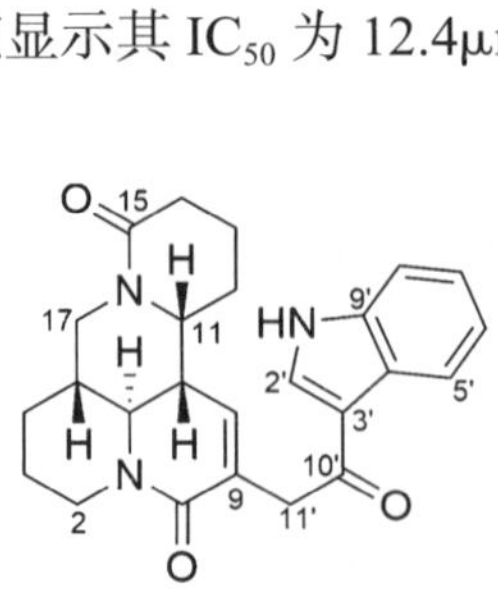

sophaline F

化合物sophaline F（sophaline F）[86]（$C_{25}H_{27}N_3O_3$）是从豆科（Leguminosae）植物苦参（*Sophora alopecuroides*）中分离得到的喹诺里西啶类生物碱化合物，含有苦参碱和吲哚嗪骈合的结构。体外抗肝炎病毒活性研究显示其在 0.035mmol/L 浓度时对 HbsAg 分泌物抑制率为 53.8%，优于阳性对照药拉米夫定（在 1.0mmol/L 浓度时对 HbsAg 分泌物抑制率为 35.7%）。

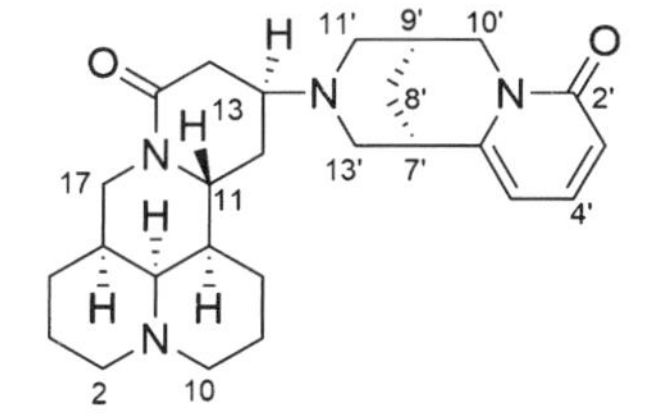

flavesine F

化合物 flavesine F[87]（$C_{26}H_{36}N_4O_2$）是从豆科（Leguminosae）植物苦参（*Sophora flavescens*）中分离得到的喹诺里西啶类生物碱，是由苦参碱和（-）-cytisine（金雀花碱）两个单元聚合而来的化合物。体外抗病毒活性研究显示其抗 HBV 病毒中 DNA 的复制，IC_{50} 为（17.16 ± 0.38）μmol/L。

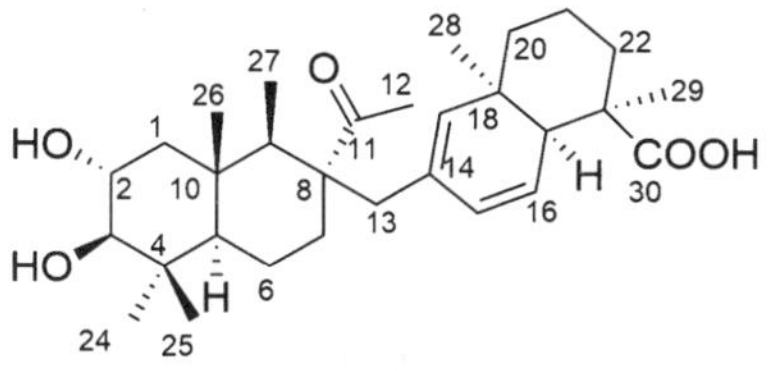

geumonoid

化合物 geumonoid[88]（$C_{30}H_{46}O_5$）是从茜草科（Rubiaceae）植物水杨梅（*Geum japonicum*）中分离得到，由两个倍半萜单元相连而成。体外抗病毒活性研究显示其浓度为 36μmol/L 时对 HIV-1 蛋白酶的抑制率为 89%。

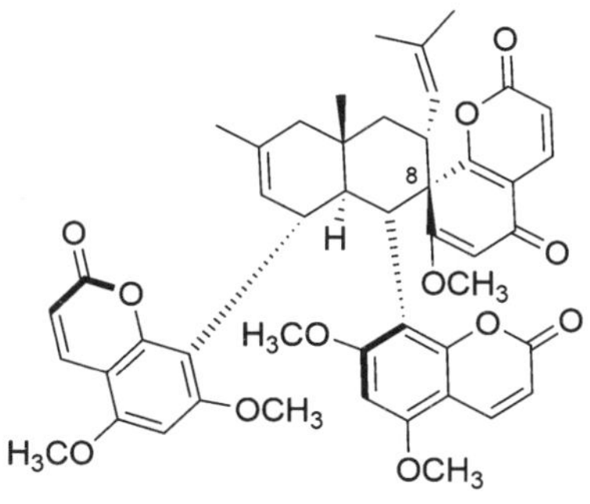

（ ± ）spirotriscoumarin A

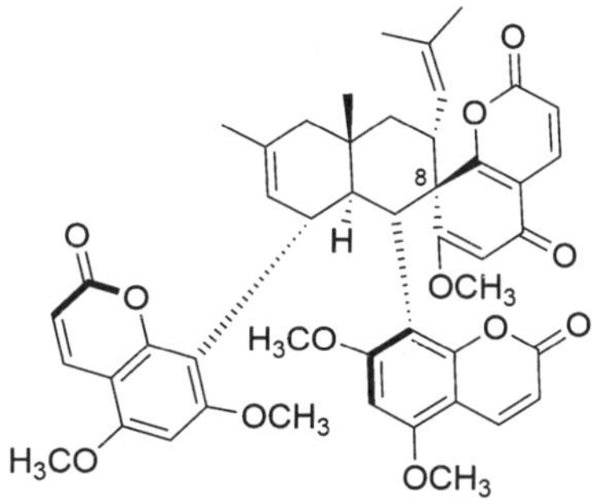

（ ± ）spirotriscoumarin B

化合物（ ± ）spirotriscoumarin A[89]（$C_{47}H_{46}O_{12}$）和（ ± ）spirotriscoumarin B（$C_{47}H_{46}O_{12}$）是从芸香科（Rutaceae）植物飞龙掌血（*Toddalia asiatica*）的根中分离得到的香豆素和倍半萜烯骈合的结构。体外抗 H_3N_2 型流感病毒活性研究显示两对消旋体混合物具有协同作用，它们的 IC_{50} 分别为 3.13μmol/L 和 2.87μmol/L，优于对应的光学纯的对映异构体的 IC_{50}（9.86μmol/L、11.11μmol/L 和 17.46μmol/L、8.62μmol/L）。

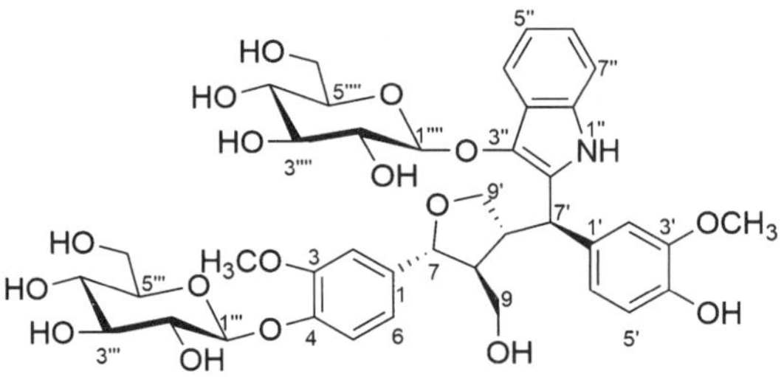

isatindolignanoside A

化合物 isatindolignanoside A[90]($C_{40}H_{49}NO_{17}$)是从十字花科(Cruciferae)植物板蓝根(*Isatis indigotica*)中分离得到的吲哚糖苷和四氢呋喃型木脂素苷骈合的糖苷类化合物。体外抗病毒活性研究显示其对柯萨奇病毒(Coxsackie virus)的 IC_{50} 为 25.9μmol/L。

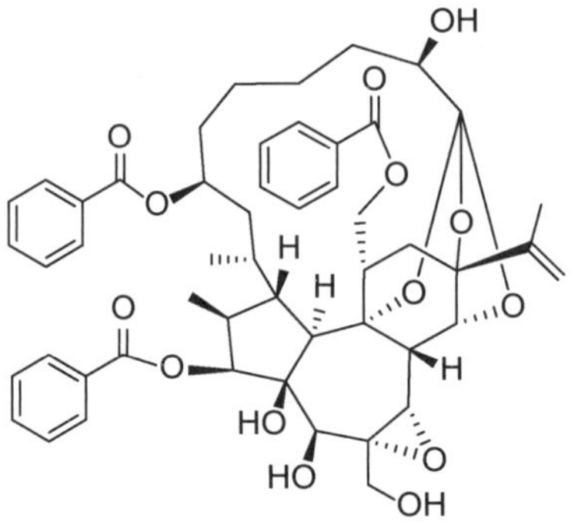

stelleralide G

化合物 stelleralide G[91]($C_{51}H_{58}O_{14}$),又称 1α- 烷基瑞香烷二萜,是从瑞香科(Thymelaeaceae)植物狼毒(*Stellera chamaejasme*)的根中分离得到的含有一个大环酮和三个苯甲酯取代基的萜类化合物。体外抗病毒活性研究显示其抗 HIV-1 活性的 EC_{50} 为 0.73nmol/L,强于齐多夫定(AZT,EC_{50} 为 32nmol/L)。

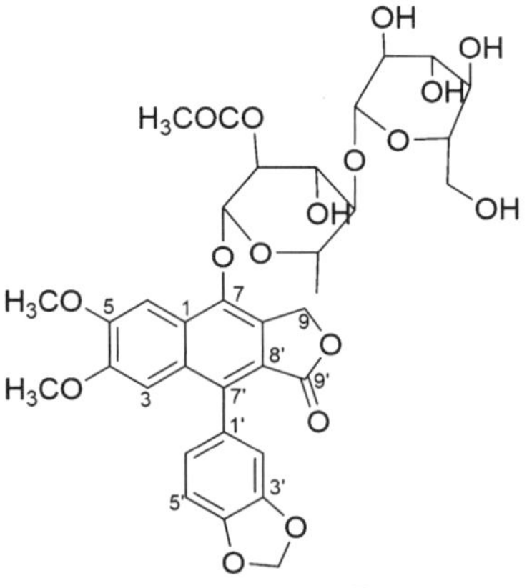

justiprocumin B

化合物 justiprocumin B[92]($C_{35}H_{38}O_{17}$)是从爵床科(Acanthaceae)植物小驳骨(*Justicia gendarussa*)的茎和根中分离得到的木酚苷类的化合物。它对 HIV-1 临床分离株 BAL、SF162、LAV0.04 和 LAV89.6 的 IC_{50} 分别为 15nmol/L、14nmol/L、21nmol/L 和 15nmol/L,强于齐多夫定(77~95nmol/L);对耐药株 $HIV\text{-}1_{1617\text{-}1}$ 和 $HIV\text{-}1_{N119}$ 的 IC_{50} 分别为 185nmol/L 和 495nmol/L。

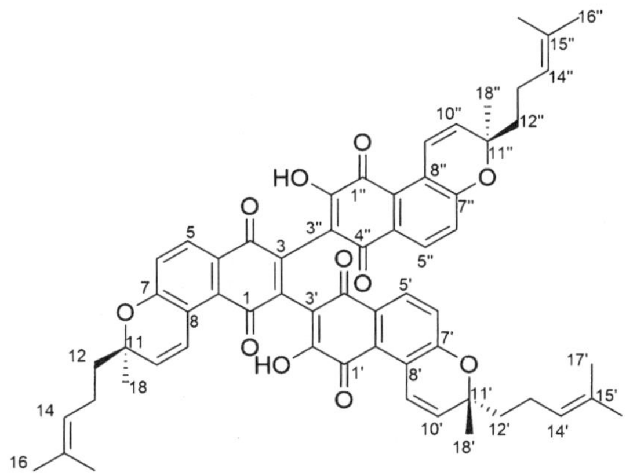

conocurvone

化合物 conocurvone[93]($C_{60}H_{56}O_{11}$)是从澳大利亚山龙眼科(Proteaceae)植物(*Conospermum incurvum*)中分离得到的由 3 个蒽醌骈合的蒽醌类化合物,且每个蒽醌末端均连接一个异戊二烯单元。体外抗病毒活性研究显示其抗 HIV-1 的 EC_{50} 为 0.02μmol/L。

二、抗细菌活性天然产物

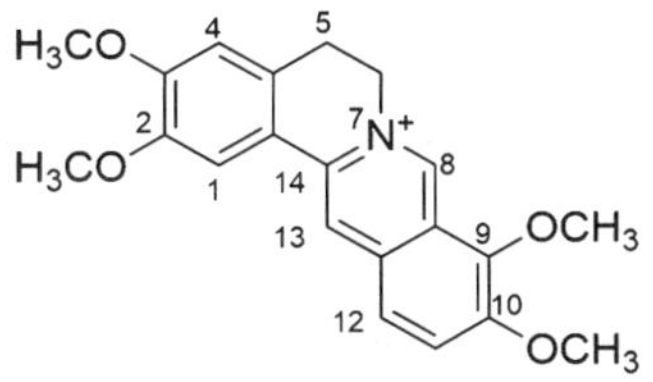

黄藤素(palmatine)

黄藤素(palmatine)[94]($C_{21}H_{22}NO_4^+$)又名掌叶防己碱、巴马汀、棕榈碱或非洲防己碱等,主要来源于防己科(Menispermaceae)植物大黄藤(*Fibraurea recisa*)的干燥藤茎,为黄色针状结晶,无臭,味极苦。在热水中易溶、水中略溶,在乙醇和三氯甲烷中微溶,乙醚中几乎不溶,收载于《中国药典》(2020 年版)。黄藤素为四氢异喹啉生物碱类化合物,是中国自行研制的植物药,其抗菌作用与小檗碱基本相同,对金黄色葡萄球菌(*Staphylococcus aureus*)、小孢子菌(*Microspore bacteria*)、抗酸性分枝杆菌(*Acid-resistant mycobacterium*)、痢疾杆菌(*Dysentery bacillus*)、大肠埃希菌(*Escherichia coli*)和乙型溶血性链球菌(*beta Hemolytic Streptococcus*)均有抑制作用,对克氏锥虫(*Trypanosoma cruzi*)和婴儿利什曼原虫(*Leishmania infantum Noicolle*)也有显著的抑制活性。主要用于治疗上呼吸道感染、扁桃体炎、肠炎、痢疾、泌尿道感染、外科和妇科细菌感染性炎症等。但黄藤素类制剂在临床上出现的不良反应,如过敏反应及卡他症状等应加强重视,而发生不良反应的作用机制有待进一步研究。

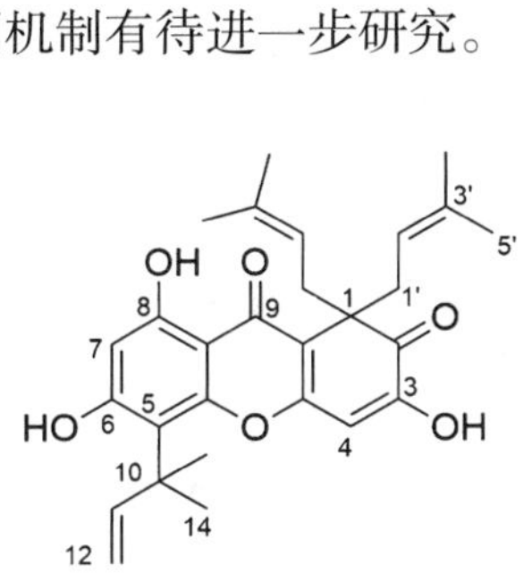

hyprixanthone A

化合物 hyprixanthone A[95]($C_{28}H_{32}O_6$)是从藤黄科(Guttiferae)植物元宝草(*Hypericum sampsonii*)中分离得到的 1,1,5- 三异戊二烯基取代的双苯吡酮类化合物。体外抗菌活性研究显示其对耐诺氟沙星的金黄色葡萄球菌(*Staphylococcus aureus*)SA-1199B 的 MIC 为 4.3μmol/L。

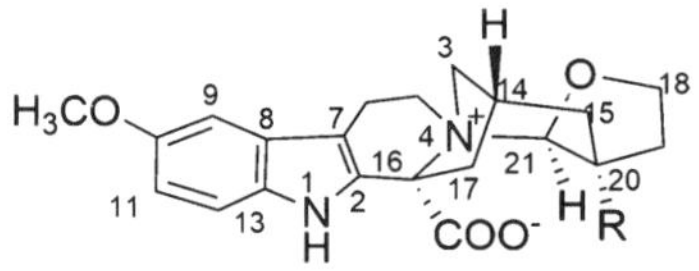

voacafricine A　R=H
voacafricine B　R=OH

化合物 voacafricine A($C_{21}H_{24}N_2O_4$)和 voacafricine B[96]($C_{21}H_{24}N_2O_5$)是从夹竹桃科(Apocynaceae)植物非洲马铃果(*Voacanga africana*)的果实中分离得到的单萜吲哚型生物碱类化合物,含有六稠杂环 6/5/6/5/6/5 骈合的新颖骨架结构,体外抗菌活性研究显示 voacafricine A 对金黄色葡萄球菌(*Staphylococcus aureus*)的 MIC 为 8.4μmol/L,voacafricine B 对金黄色葡萄球菌和伤寒沙门菌(*Salmonella typhi*)MIC 分别为 8.13μmol/L、2.03μmol/L。

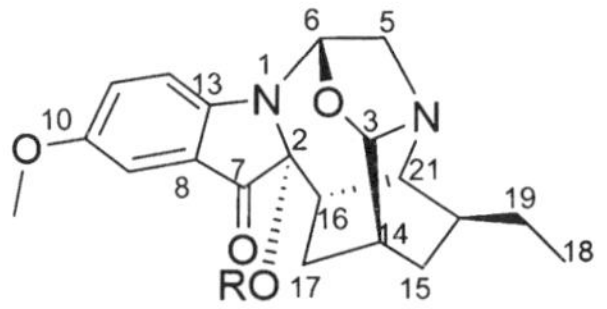

erchinine A　R=H
erchinine B　R=CH_3

化合物 erchinine A($C_{20}H_{24}N_2O_4$)和 erchinine B[97]($C_{21}H_{26}N_2O_4$)是从夹竹桃科(Apocynaceae)植物中国狗牙花(*Ervatamia chinensis*)中分离得到的单萜吲哚型生物碱类化合物,含有二氮草并嗯唑烷及 3 个半缩醛胺的结构片段,立体空间形似"猪笼草"。体外活性研究显示 erchinine A 和 erchinine B 对枯草杆菌(*Bacillus subtilis*)的 MIC 值均为 2.20μmol/L,同时,erchinine B 对红色毛癣菌(*Trichophyton rubrum*)的 MIC 值为 16.90μmol/L,与抗真菌药灰黄霉素相当。

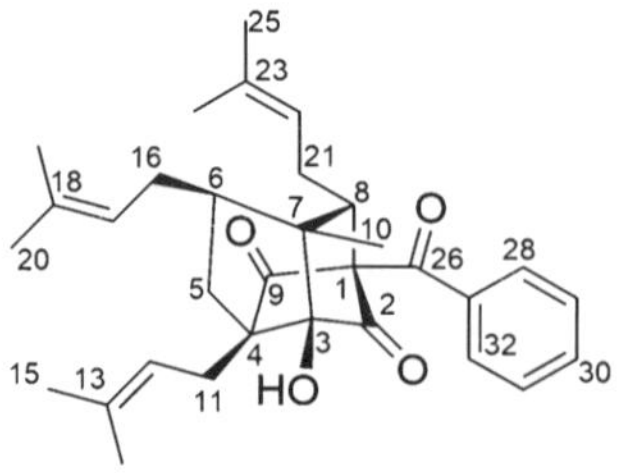

hypatulin A

化合物 hypatulin A[98]($C_{32}H_{40}O_4$)是从藤黄科(Guttiferae)植物金丝梅(*Hypericum patulum*)中分离得到的多个异戊二烯与苯甲酮杂合而成的杂萜类化合物,含有 3 个骈合的五元环和 3 个异戊二烯结构单元。体外活性研究显示其对枯草杆菌(*Bacillus subtilis*)的 MIC 值为 32.72μmol/L。

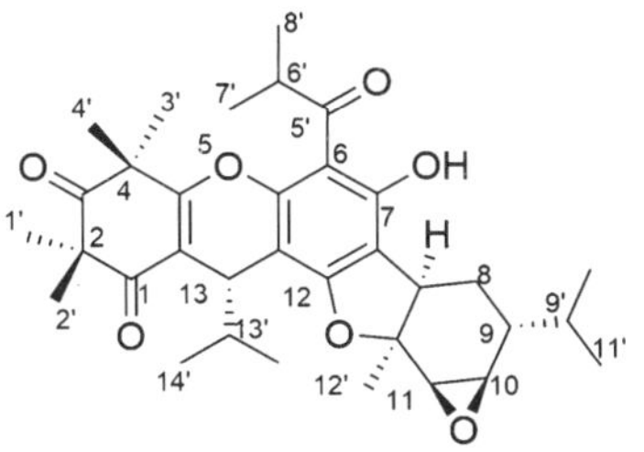

callistrilone A

化合物 callistrilone A[99]($C_{34}H_{44}O_7$)是从桃金娘科(Myrtaceae)植物红千层(*Callistemon rigidus*)中分离得到的属于间苯三酚 - 单萜杂合体的杂萜类化合物,含有六环系 6/6/6/5/6/3 的新颖骨架结构。体外抗菌活性研究显示,其对多重耐药菌株金黄色葡萄球菌(*Staphylococcus aureus*)ATCC33591 的 MIC 值为 28.32μmol/L,对屎肠球菌(*Enterococcus faecium*)13-01 的 MIC 值为 56.64μmol/L。

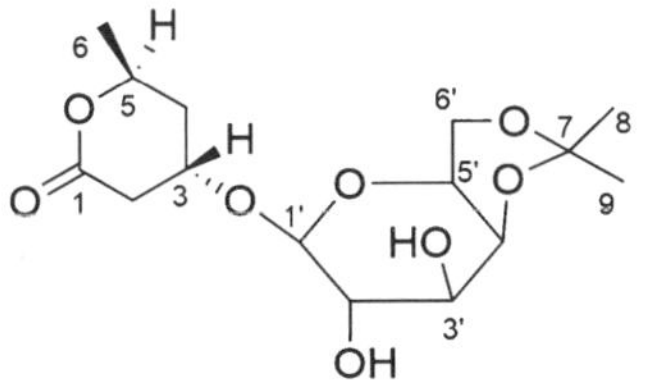

adenocaulolide

化合物 adenocaulolide[100]($C_{15}H_{24}O_8$)是从菊科(Compositae)植物和尚菜(*Adenocaulon himalaicum*)中分离得到的糖苷类化合物,含有已烷内酯结构单元和丙叉基的 β-D 吡喃半乳糖结构单元。体外活性研究显示,其对大肠埃希菌(*Escherichia coli*)、金黄色葡萄球菌(*Staphylococcus aureus*)均具有抑菌作用(抑菌圈均在 13~16mm),稍弱于阳性对照药氯霉素(抑菌圈 >17mm)。

三、抗真菌活性天然产物

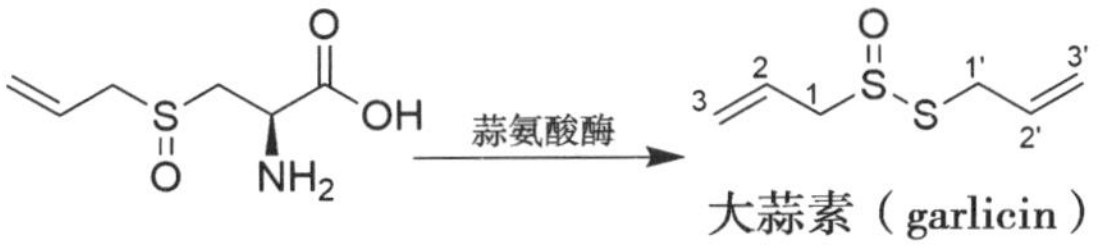

大蒜素（garlicin）

大蒜素(garlicin)[101]($C_6H_{10}OS_2$)是用于抗病原微生物感染的临床药物,来源于多年生百合科(Liliaceae)植物蒜(*Allium sativum*)的地下鳞茎,为淡黄色粉末或淡黄色油状液体,有较浓的刺激性气味,无旋光性,10℃时在水中的溶解度约为 2.5%,易溶于乙醇、乙醚、苯等有机溶剂。其化学性质不稳定,遇光、热或有机溶剂等易降解成各种含硫有机化合物。本品收载于《化药地标升国标》第一册。新鲜的大蒜中不含有游离的大蒜素,只含有大蒜素的前体物质蒜氨酸(alliin),当大蒜被加工或者受到物理机械破碎后,大蒜中的蒜氨酸酶(allinase)被激活,催化分解蒜氨酸为大蒜素。大蒜素又被称作二烯丙基硫代亚磺酸酯,属于挥发油,结构中具有二硫键,是一种磺酸酯类的二烯化合物。收载于《中国药典》(2020年版)、2011 年的《美国药典》USP 33-NF 28、2011 年的《欧洲药典》EP 7.0 及《英国药典》2010 版。大蒜素被称为天然的广谱抗菌药物,它能抑制多种细菌并能穿过致病菌的细胞膜而进入细胞质中,使细菌缺乏半胱氨酸不能进行生物氧化作用，从而破坏致病菌的正常新陈代谢，抑制细菌的生长繁殖。有临床研究报道大蒜素配合手术治愈了 10 例上颌窦曲霉菌病患者。因大蒜素有刺激性且易被胃液破坏，服用大蒜素制品时应吞服。

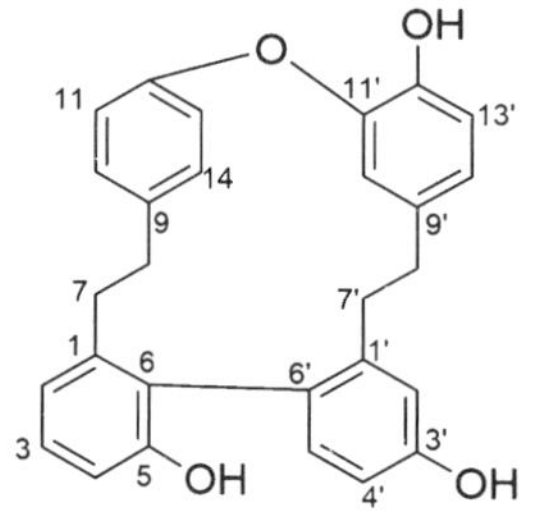

羽苔素E（plagiochin E）

羽苔素 E(plagiochin E)[102]($C_{28}H_{24}O_4$)是从地钱科(Marchantiaceae)植物地钱(*Marchantia polymorpha*)中分离得到的二苯乙烯二聚体类化合物，体外活性研究显示其对白念珠菌(*Candida albicans*)具有较好的抗真菌活性，其最低抑制剂量(MID)为 0.2μg，稍低于阳性对照药咪康唑(0.01μg)。

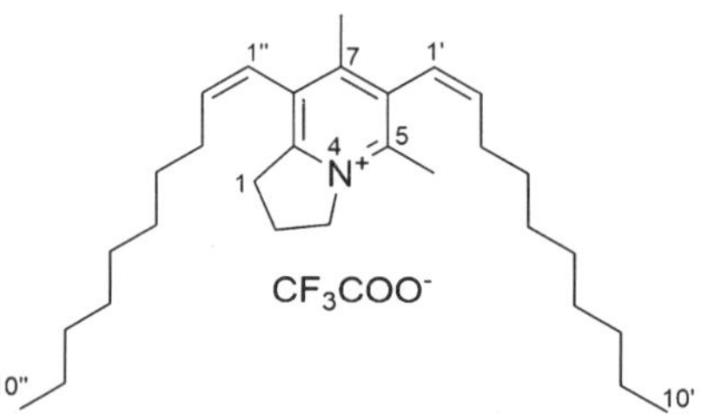

6,8-didec-(1*Z*)-enyl-5,7-dimethyl-2,3-dihydro-1H-indolizinium alkaloid

化合物 6,8-didec-(1*Z*)-enyl-5,7-dimethyl-2,3-dihydro-1*H*-indolizinium alkaloid[103]($C_{32}H_{50}F_3NO_2$)是从樟科(Lauraceae)植物圭亚那安尼樟(*Aniba panurensis*)中分离得到的季铵盐类化合物，含有两个脂肪边链的吡啶类结构单元。体外抗菌活性研究显示其对新型隐球菌(*Cryptococcus neoformans*)的 MIC 为 0.50μmol/L，并具有广谱的抗真菌活性。

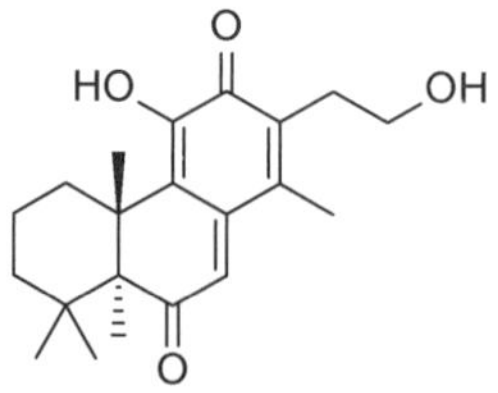

(4b*S*,8a*S*)-4b,5,6,7,8,8a-hexahydro-4-hydroxy-2-(2-hydroxyethyl)-1,4b,8,8-tetramethylphenanthrene-3,9-dione

化合物(4b*S*,8a*S*)-4b,5,6,7,8,8a-hexahydro-4-hydroxy-2-(2-hydroxyethyl)-1,4b,8,8-tetramethylphenanthrene-3,9-dione[104]($C_{20}H_{26}O_4$)是从豆科(Leguminosae)植物小叶红檀(*Bobgunnia madagascariensis*)中分离得到的柏木烷二萜类化合物，体外抗菌活性研究显示其对 90028、90030 和 6258 三种白念珠菌(*Candida albicans*)抑制活性 MIC 均为 0.40μmol/L，强于阳性对照药两性霉素 B 和氟康唑。

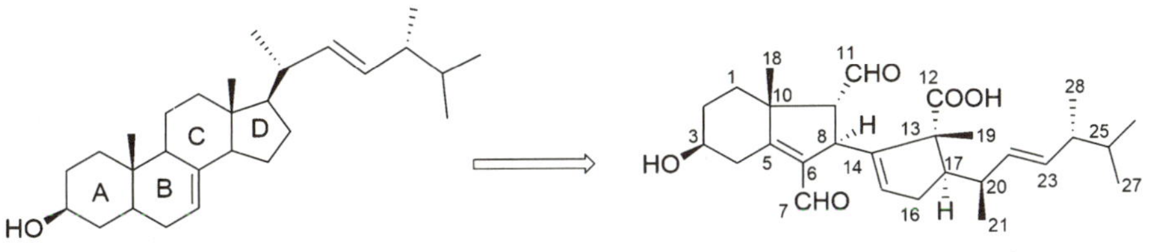

solanioic acid

化合物 solanioic acid[105]($C_{28}H_{40}O_5$)是从莎草科(Cyperaceae)植物香附子(*Cyperus rotundus*)的块茎中分离得到的 C 环开环的 C-27 甾体类化合物,体外抗真菌活性研究显示其抗白念珠菌(*Candida albicans*)活性 MIC 为 35.01μmol/L。

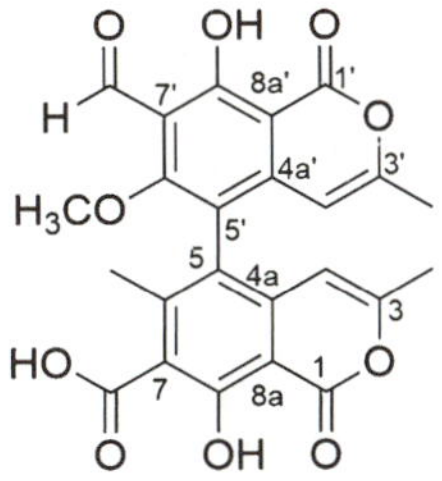

tithoniamarin

化合物 tithoniamarin[106]($C_{24}H_{18}O_{10}$)是从菊科(Compositae)植物肿柄菊(*Tithonia diversifolia*)的花中分离得到的二聚香豆素类化合物,体外抗真菌活性研究显示其抗真菌花药黑粉菌(*Microbotryum violaceum*)活性的抑菌圈为 6mm,抗小球藻活性的抑菌圈为 6mm。

四、抗寄生虫活性天然产物

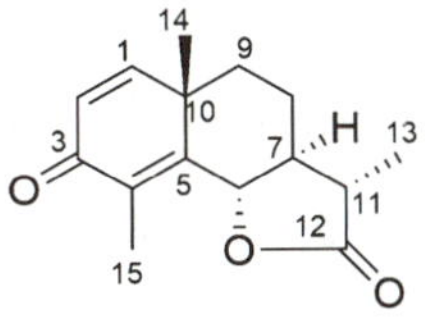

山道年(santonin)

山道年(santonin)[107]($C_{15}H_{18}O_3$)来源于菊科(Compositae)植物蛔蒿(*Seriphidium cinum*)未开放的花蕾,为无色、扁平的斜方系柱晶或白色结晶性粉末。在水中几乎不溶,在乙醇中略溶,在沸乙醇或三氯甲烷中易溶,在乙醚中微溶,收载于《中国药典》(1977 年版)。为一种含有两个双键的酮内酯的倍半萜类化合物,结构中苯醌(1,4- 二烯 -3- 酮)基团用酸处理变成酚;碱处理则转变成山道年酸。山道年能兴奋蛔虫神经节,使其肌肉发生痉挛性收缩,因而不能吸附于肠壁,当用泻药后,使蛔虫排出体外。仅用于驱蛔虫,对其他肠虫几乎无效。应用过量则有毒性反应,尿中排出时可使尿呈深黄色或粉红色。治疗蛔虫病期间忌油脂,服药后需用盐类等泻药。肝肾病和急性胃肠炎患者禁用。山道年毒性大,小鼠皮下注射的 LD_{50} 为 250~400mg/kg,儿童致死量为 0.15g,成人致死量约为 1g。由于毒性大,现已被淘汰。

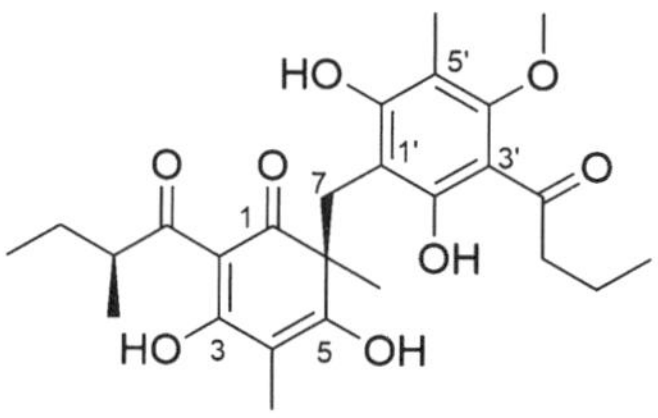

鹤草酚（agrimophol）

鹤草酚(agrimophol)[108]($C_{26}H_{34}O_8$)来源于蔷薇科(Rosaceae)龙牙草(*Agrimonia pilosa*)的干燥地上部分，为浅黄绿色斜方棱晶，易溶于三氯甲烷和苯，微溶于甲醇、乙醇和石油醚，几乎不溶于水。收载于《中国药典》(1977年版)。临床应用和药理研究显示，仙鹤草根芽具有广谱的驱虫作用，且疗效高、毒性小。动物实验和临床应用表明鹤草酚不但驱虫谱广、疗效高，而且还具有杀灭血吸虫的作用。鹤草酚在临床上已经用于驱绦虫(*Tape worm*)、蛔虫(*Round worm*)和杀灭血吸虫(*Schistosome*)等，不良反应少见，偶有恶心、呕吐、头晕、冷汗，或服药半月后有一过性腹泻症状，偶可导致虚脱反应。

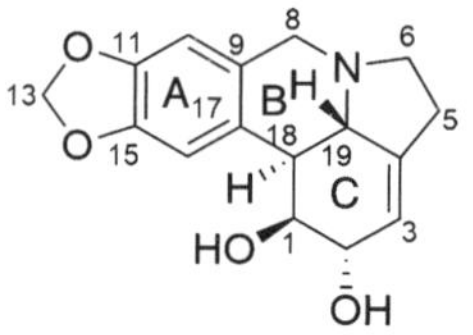

石蒜碱（lycorin）

石蒜碱(lycorin)[109]($C_{16}H_{17}O_4$)主要源于石蒜科(Amaryllidaceae)植物石蒜(*Lycoris radiata*)的鳞茎，为无色棱柱状晶体，不溶于水，难溶于乙醇和乙醚，为典型的吡咯并菲啶核骨架的异喹啉类生物碱，结构非常稳定。在有效剂量下，石蒜素对正常细胞和正常机体的毒性都非常低。石蒜碱的抗菌活性强于链霉素和氨苄青霉素，构效关系研究表明，石蒜碱C环中氧化的位置和C-12和C-14间二氧杂戊烯环与吡咯并菲啶核骨架的连接，对石蒜碱发挥抗菌活性起着重要作用。

石蒜碱也是抗恶性疟原虫(*Plasmodium falciparum*)最有效的生物碱，石蒜碱经氢化后生成二氢石蒜碱的抗阿米巴痢疾作用比吐根碱强，且毒性小于吐根碱，二氢石蒜碱还可以用于肺吸虫病的治疗。对石蒜碱的化学结构和抗疟疾活性的分析显示，在C-1和C-2位存在的自由羟基，当酯化为乙酸酯或异丁酸酯时的石蒜碱衍生物能产生更好的抗疟原虫活性。此外，在C-3和C-4之间的双键对于石蒜碱衍生物的抗疟原虫活性也发挥着重要作用。

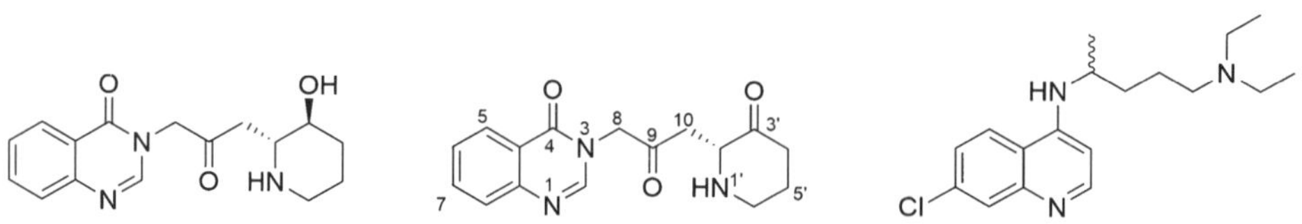

常山碱（dichroine） 3'-酮基常山碱（3'-keto-dichroine） 氯喹（chloroquine）

常山碱(dichroine)[110]($C_{16}H_{19}N_3O_3$)是从虎耳草科(Saxifragaceae)植物常山(*Dichroa febrifuga*)的干燥根中分离得到的喹唑酮型生物碱。体外抗菌活性研究显示其抗疟活性IC_{50}为0.7nmol/L，由于其副作用大使得其临床试验终止。3′-酮基常山碱(3′-keto-dichroine)是常山碱的代谢产物，毒性小于常山碱，经小鼠腹腔内注射，检测其抗疟活性高于氯喹(chloroquine)。

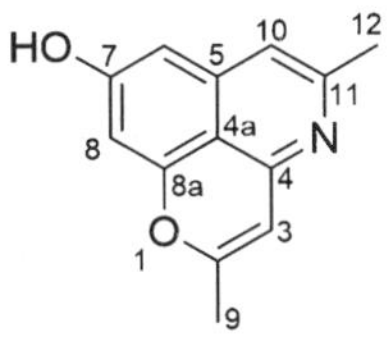

cassiarin A

化合物 cassiarin A[111]($C_{13}H_{11}NO_2$)是从豆科(Leguminosae)植物铁刀木(*Cassia siamea*)的叶中分离得到的异喹啉类生物碱,含有 3- 甲基 -6- 羟基异喹啉结构单元并在此基础上经 C-4 和 C-8a 环合形成吡喃环。体外抗寄生虫活性研究显示其抗恶性疟原虫(*Plasmodium falciparum*)活性 IC_{50} 为 0.023μmol/L。

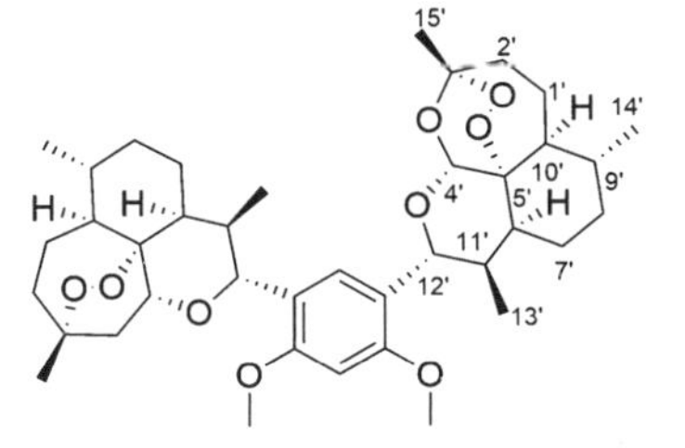

dimethoxyphenyl artemisinin dimer

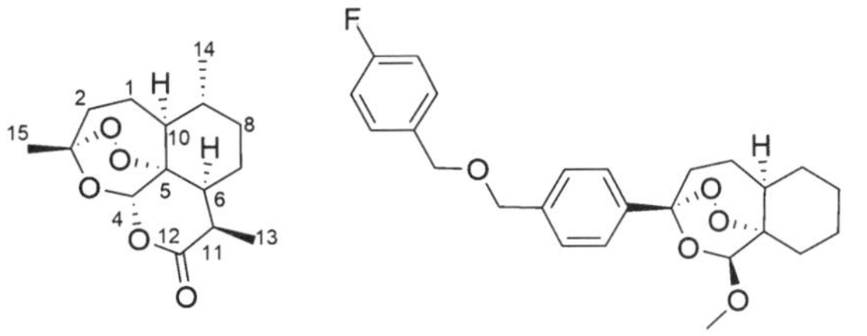

2(3-(p-(p'-fluorobenzyloxymethyl) phenyl)) trioxane

化合物 dimethoxyphenyl artemisinin dimer($C_{39}H_{56}O_9$)和 2(3-(p-(p'-fluorobenzyloxymethyl) phenyl)) trioxane[112]($C_{25}H_{29}FO_5$)均是青蒿素的合成衍生物,青蒿素是从菊科(Compositae)植物黄花蒿(*Artemisia annua L.*)中分离得到的一种带有过氧基团的新型倍半萜内酯类化合物。体外抗寄生虫活性研究显示,dimethoxyphenyl artemisinin dimer 的抗恶性疟原虫体外活性 IC_{50} 为 5μmol/L,2(3-(p-(p'-fluorobenzyloxymethyl) phenyl)) trioxane 的抗恶性疟原虫体外活性 IC_{50} 是青蒿素抗恶性疟原虫体外活性 IC_{50} 的 2 倍。

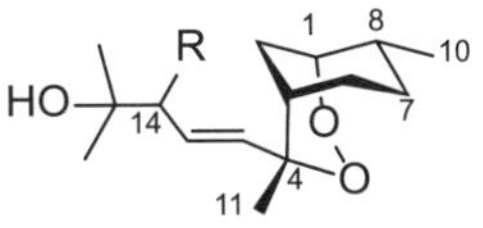

R=β-OH 鹰爪素 A(yingzhaosu A)
R=α-OH 14-*epi*-yingzhaosu A

鹰爪素 A(yingzhaosu A)[113](鹰爪甲素)($C_{15}H_{26}O_4$)是从番荔枝科(Annonaceae)植物鹰爪花(*Artabotrys hexapetalus*)的根中分离得到的倍半萜类化合物,含有一个六元碳环骈合取代过氧六元环的结构单元。鹰爪素 A 体外抗恶性疟原虫(*Plasmodium falciparum*)IC_{50} 为 0.115μmol/L,而它的 14 位差向异构 14-*epi*-yingzhaosu A(合成)的抗疟活性 IC_{50} 为 0.056μmol/L。

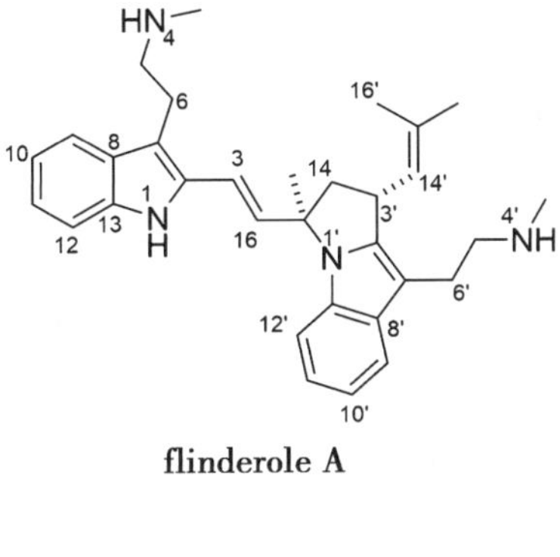

flinderole A

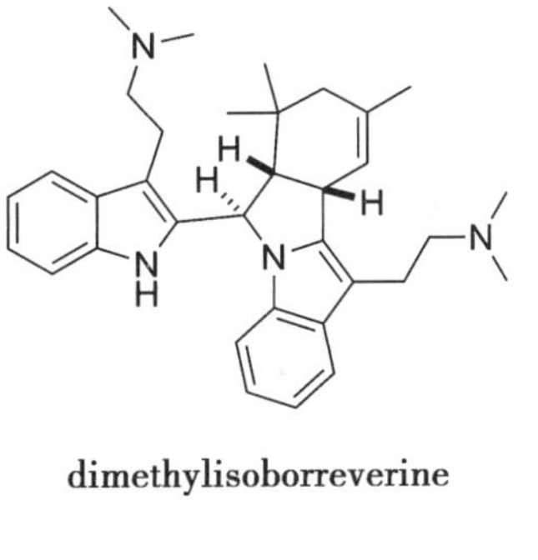

dimethylisoborreverine

化合物 flinderole A（$C_{32}H_{40}N_4$）和 dimethylisoborreverine[114]（$C_{34}H_{44}N_4$）是从芸香科（Rutaceae）植物巨盘木（*Flindersia ambionensis*）的树皮中分离得到的吲哚生物碱。Flinderole A 是色胺 - 异戊二烯衍生稠合的化合物，该化合物结构中的异戊二烯支链与其相连的吡咯的邻位聚合后再重排和该化合物两个支链上的—NH 上的 H 分别被—CH_3 取代得到 dimethylisoborreverine。体外抗疟活性研究显示，flinderole A 和 dimethylisoborreverine 的 IC_{50} 分别为（0.15 ± 0.02）μmol/L 和（0.08 ± 0.01）μmol/L，两者的 IC_{50} 均小于阳性对照药氯喹。

五、其他抗感染活性天然产物

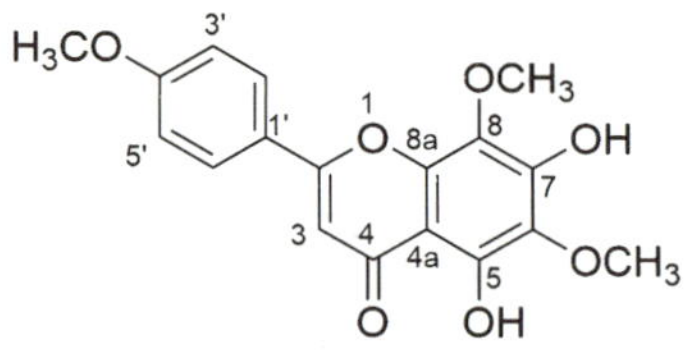

石吊兰素（lysionotin）

石吊兰素（lysionotin）[115]（$C_{18}H_{16}O_7$）是用于抗结核感染的临床药物，主要来源于苦苣苔科（Gesneriaceae）植物石吊兰（*Lysionotus pauciflorus*）的全草，为 5，7- 二羟基 -4′，6，8- 三甲氧基黄酮类化合物，为黄色针状结晶或淡黄色粉末，无臭，无味，在三氯甲烷中略溶，在甲醇、乙醇或乙酸乙酯中微溶，在乙醚中极微溶解，在水中不溶。收载于《中国药典》(1977 年版)。石吊兰素主要用于革兰氏阳性菌(gram-positive bacteria）和革兰氏阴性菌（gram-negative bacteria）感染的治疗，如流行性感冒、链球菌病（streptococcus）、猪丹毒（swine erysipelas）、放线菌病（actinomycetes）、坏死杆菌病（necrotic bacillus）、钩端螺旋体（leptospira）病等所引起的败血性高热（41~43℃）或持续低温（37℃以下）等。临床上用石吊兰素初步治疗颈淋巴结核病，常见不良反应为恶心、呕吐、腹泻和腹部不适，未发现明显的副作用。

第四节 抗代谢疾病活性陆地天然产物

一、降血糖活性天然产物

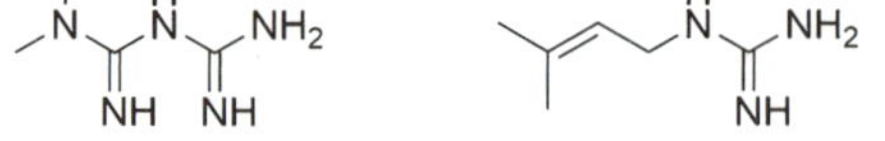

二甲双胍（metformin） 山羊豆碱（galegine）

二甲双胍（metformin）[116]（$C_4H_{11}N_5$）主要来源于豆科（Leguminosae）植物山羊豆（*Galega officinalis*）中山羊豆碱（galegine）的结构优化物。临床上使用的双胍类药物主要是盐酸二甲双胍，收载于《中国药典》(2020 年版)、《美国药典》40 版、《欧洲药典》9.1 版、《印度药典》2010 版。

山羊豆可以缓解多尿等糖尿病典型症状。随后经过不断的探索，发现了山羊豆碱（galegine）[117]具有降低血糖的作用，但山羊豆碱（$C_6H_{13}N_3$）的毒性太强。经过摸索发现在其中真正起到降糖作用的是两个相连的胍基，之后通过合成方法进行结构修饰获得二甲双胍（于法国上市）、苯乙双胍（于美国和北欧国家上市）、丁双胍（德国上市）等药物分子。由于副作用较大，苯乙双胍和丁双胍逐渐退出了市场。双胍类药物是通过减少肝脏葡萄糖的输出和改善外周胰岛素抵抗而降低血糖。许多国家和国际组织制定的糖尿病诊治指南推荐二甲双胍作为 2 型糖尿病患者控制高血糖的一线用药和药物联合用药中的基本用药。

二甲双胍能够抑制肝脏糖异生、减少肝糖输出和促进外周葡萄糖利用发挥降血糖作用，其分子机制复杂多样：①通过 AMPK 途径抑制肝糖异生，高浓度二甲双胍可抑制线粒体复合体Ⅰ，使 ATP 水平降低并导致 AMP 积累，引起 ATP/AMP 比值降低，从而激活 AMPK 抑制肝糖异生；②二甲双胍会抑制线粒体甘油磷酸脱氢酶（mGPD），增加肝细胞内的还原状态，并降低甘油向葡萄糖的转化；③在肠道二甲双胍可以抑制肠壁细胞对葡萄糖的吸收，促进 GLP-1 水平产生，作用于肠迷走神经传入神经元，激活十二指肠黏膜内 AMPK，通过肠道迷走神经 - 下丘脑 - 迷走神经 - 肝脏轴路径（肠 - 脑 - 肝轴途径）抑制肝糖异生。此外，在肌肉、脂肪等外周组织，二甲双胍可降低游离脂肪酸水平，提高胰岛素敏感性等作用。

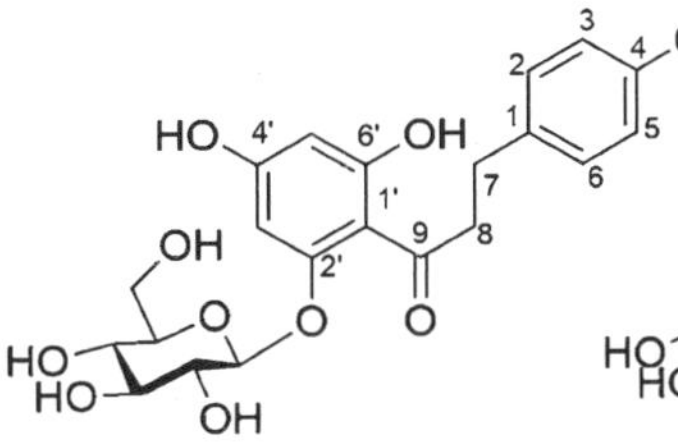
根皮苷（phlorizin）

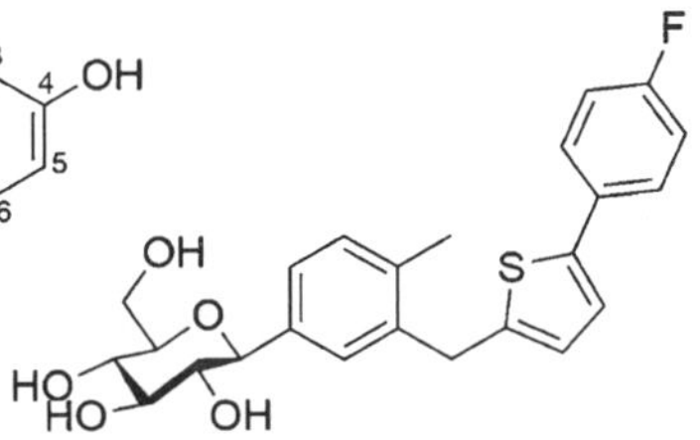
坎格列净（canagliflozin）

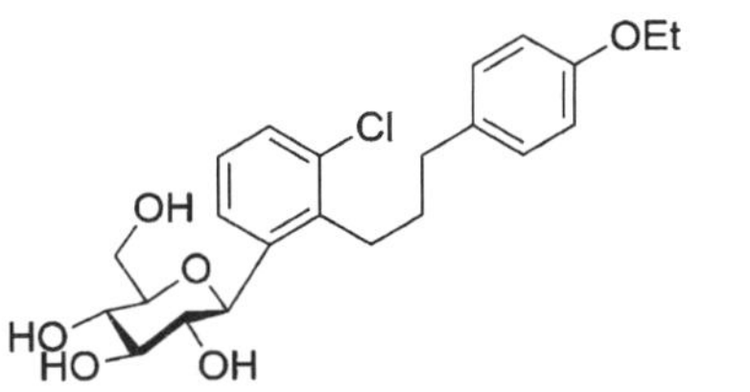
达格列净（dapagliflozin）

根皮苷（phlorizin）[118]（$C_{21}H_{24}O_{10}$）主要来源于蔷薇科（Rosaceae）苹果（*Malus pumila*）、湖北海棠（*M. hupehensis*）等果实，为二氢查耳酮类化合物，是根皮素（phloretin）的葡萄糖苷衍生物。

根皮苷能够促进肾脏中尿糖排泄、改善胰岛素抵抗，表现出抗糖尿病活性。根皮苷通过抑制钠离子 - 葡萄糖关联载体和对葡萄糖分子的运输，从而降低空腹和餐后血糖水平。根皮苷是首个被开发的钠 - 葡萄糖共转运蛋白（SGLT）抑制剂。然而根皮苷在体内不稳定，其糖苷键在肠道内易水解，从而出现代谢不稳定性的问题，最终根皮苷没有被发展成抗糖尿病药物。

为了克服根皮苷口服利用率低和选择性差的缺点，将其易水解的碳 - 氧（C-O）糖苷键改为稳定的碳 - 碳（C-C）键，得到一系列活性很好的 SGLT 抑制剂。已有 7 个“格列净”（gliflozin）类 SGLT-2 抑制剂作为降血糖药物用于 2 型糖尿病的治疗。其中 4 种药物获得美国 FDA 及欧洲 EMA 批准上市，分别是强生旗下的坎格列净（canagliflozin）[119]、阿斯利康旗下的达格列净（dapagliflozin）[120]、默克与辉瑞旗下的埃格列净（ertugliflozin）、伯格林殷格翰旗下的恩格列净（empagliflozin）；另外三种获得日本药监系统批准上市，分别是安斯泰来旗下的伊格列净（ipragliflozin）、大正制药（TAISHO）旗下的鲁格列净（luseogliflozin）以及中外制药旗下的托格列净（tofogliflozin）。该领域的领先者是阿斯利康公司开发的达格列净 dapagliflozin（BMS-512148），在Ⅲ期临床试验中已经取得满意的结果。此外，索格列净（sotagliflozin）和 bexagliflozin 也均已进入Ⅲ期临床试验阶段。

在众多糖尿病药物中，SGLT 抑制剂（尤其是 SGLT2）是一类新兴而较其他类药物颇具优势的降血糖药物，SGLT-2 抑制剂可以保护胰岛 β 细胞功能。达格列净单药疗法可使 HOMA-2%B 由 13.2% 上升到 17.3%；达格列净合并二甲双胍疗法可使 HOMA-2%B 由 8.3% 上升到 13.4%。另有研究报道，达格列净合并沙格列汀可使 HOMA-2%B 升高 24.9%，坎格列净 300mg 剂量可使 HOMA-2%B 升高 22.8%，而安慰剂组仅升高 5.2%。

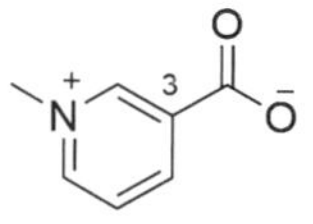

葫芦巴碱（trigonelline）

葫芦巴碱（trigonelline）[121]（$C_7H_7NO_2$），主要源于豆科植物（Leguminosae）胡芦巴（*Trigonella tibetana*）、紫茉莉科（Nyctaginaceae）植物紫茉莉（*Mirabilis jalapa*）及南瓜葫芦科（Cucurbitaceae）植物南瓜（*Cucurbita moschata*）等，为吡啶类生物碱。

葫芦巴碱能降低肥胖型糖尿病小鼠的空腹胰岛素水平和肝脏、脂肪中甘油三酯的含量，使其恢复至接近正常水平，增加肝脏葡萄糖激酶、葡萄糖磷酸酶比例，降低肿瘤坏死因子水平。葫芦巴碱能降低大鼠和人的血糖水平，促进肝糖原和肌糖原含量升高，提高组织中胰岛素敏感性或直接促进肝脏、骨骼肌中的葡萄糖代谢。

1 型糖尿病模型上，经过连续 4 周葫芦巴碱处理后，能逆转 1 型糖尿病小鼠体重下降，降低小鼠血糖浓度及血清中 TNF-α、IL-6 和 IL-1β 的表达，提高血清脂联素以及胰岛素含量。此外，葫芦巴碱抑制 β 细胞凋亡并抑制细胞凋亡相关蛋白的表达，可以逆转糖尿病小鼠胰腺胰岛素含量、胰岛面积并降低胰腺重量 / 体重比，增加胰腺组织中过氧化氢酶、超氧化物歧化酶和谷胱甘肽含量。免疫组织化学染色显示能改善 1 型糖尿病小鼠胰腺的胰岛素生成。苏木精 - 伊红染色结果显示糖尿病小鼠胰岛 β 细胞数量降低和萎缩，经过葫芦巴碱的治疗可改善胰岛细胞凋亡。

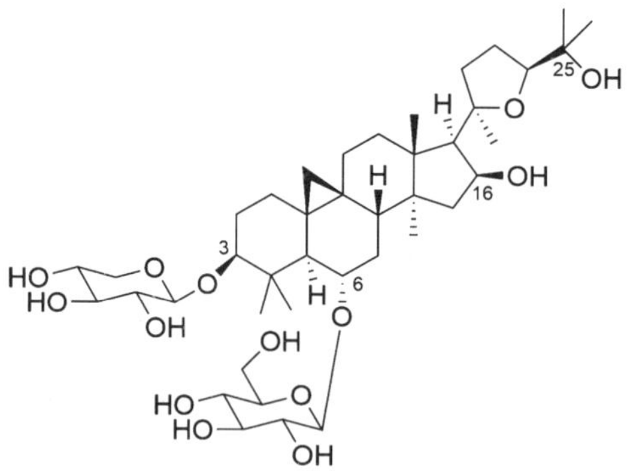

astragaloside Ⅳ

化合物 astragaloside Ⅳ[122]（$C_{41}H_{68}O_{14}$），主要源于豆科（Leguminosae）植物膜荚黄耆（*Astragalus membranaceus*），为甾体皂苷类成分。结构上，C-3 位连有一个 β-D- 木糖，C-6 位则连有一分子 β-D- 吡喃葡萄糖。

Astragaloside Ⅳ能降低高脂饮食联合诱导的糖尿病小鼠的血糖、甘油三酯和胰岛素水平，基因芯片显示，黄芪甲苷可以下调与糖代谢相关的酶基因肝糖原磷酸化酶至 2.7 倍、葡萄糖 -6- 磷酸酶至 45.2

倍。肝酶活性实验结果显示，astragaloside Ⅳ能显著抑制糖尿病小鼠血清中糖原磷酸化酶(glycogen phosphorylase，GP)和肝葡萄糖-6-磷酸酶(G-6-Pase)的mRNA和蛋白的表达，其降血糖作用机制是通过抑制肝脏的糖原磷酸化酶和肝葡萄糖-6-磷酸酶的活性，抑制肝糖原的分解和葡萄糖的氧化来实现的。

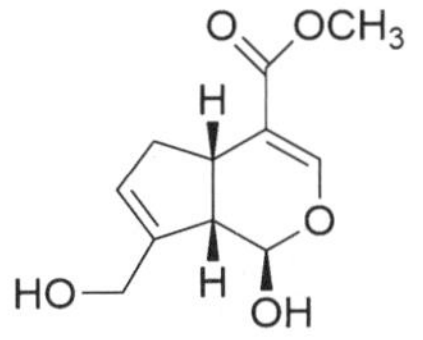

京尼平(genipin)

京尼平(genipin)[123]($C_{11}H_{14}O_4$)，主要来源于茜草科(Rubiaceae)植物栀子花(*Gardenia jasminoides*)。京尼平来源于栀子苷经β-葡萄糖苷酶水解后的产物，为环烯醚萜类化合物。在肾脏线粒体中，京尼平可抑制ucp2介导的质子泄漏。在胰脏中，京尼平上调β细胞线粒体膜电位，增加ATP水平，关闭K^+-ATP通道，并以ucp2依赖的方式刺激胰岛素分泌，逆转高糖和肥胖诱导的β细胞功能障碍。

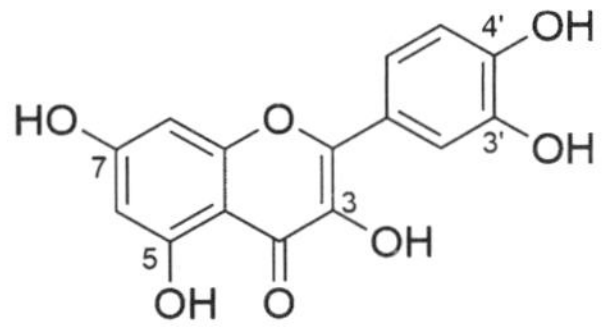

槲皮素(quercetin)

槲皮素(quercetin)[124]($C_{15}H_{10}O_7$)，主要来源于壳斗科(Fagaceae)印度锥(*Quercus iberica*)、小檗科(Berberidaceae)川八角莲(*Dysosma veitchii*)、藤黄科(Guttiferae)黄海棠(*Hypericum ascyron*)等植物，为黄酮醇类化合物。

槲皮素能改善糖尿病大鼠的高血糖、高甘油三酯血症和高胆固醇血症，作用机制是通过清除自由基和改善组织内的氧化应激，从而降低高血糖状态下的肝脏炎症和脂质堆积，刺激骨骼肌葡萄糖转运体4型蛋白(GLUT4)转运和抑制肝细胞葡萄糖-6-磷酸酶(G-6-Pase)蛋白表达，同时可以降低糖尿病肾病中转化生长因子(TGF-β1)和结缔组织生长因子(CTGF)的表达来发挥药理作用。

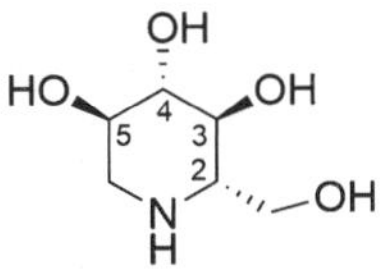

1-脱氧野尻霉素(1-deoxynojirimycin)

1-脱氧野尻霉素(1-deoxynojirimycin)[125]($C_6H_{13}NO_4$)，来源于桑科(Moraceae)植物桑(*Morus alba*)的枝叶，为多羟基取代的六氢哌啶类生物碱。1-脱氧野尻霉素属于强效α-葡萄糖苷酶抑制剂，吸收优于阿卡波糖；可抑制人体糖分转化，其降低空腹血糖和餐后血糖升高的作用优于磺脲类药物，因而其发生低血糖和其他副作用的可能性则大大低于其他降血糖药物。

2 型糖尿病 db/db 小鼠模型上，其能显著降低小鼠体重和血糖以及血液胰岛素含量，提高糖耐量和胰岛素耐量，增加 GLUT4 易位和磷酸化 Ser473-AKT p85-PI3K、Tyr1361-IR-βTyr612-IRS1 蛋白表达。结果显示，DNJ 通过激活 db/db 小鼠骨骼肌中胰岛素信号 PI3K/AKT 通路，提高胰岛素敏感性。

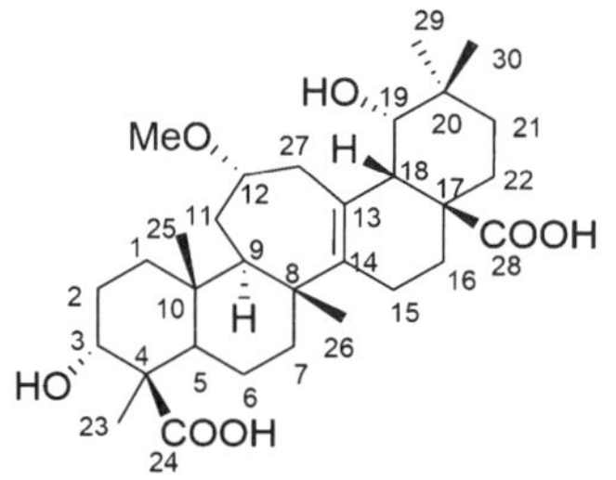

杜仲酸（duboscic acid）

杜仲酸（duboscic acid）[126]（$C_{31}H_{48}O_7$），主要来源于防己科（Menispermaceae）苍白秤钩风（*Duboscia macrocarpa*），为齐墩果烷型三萜类成分，具有 6/6/7/6/6 五环骨架；其独特的 7 元环源于 C-27 甲基从 C-14 迁移至 C-13 并扩环形成的，该结构通过 X 射线单晶衍射确定结构。

α- 葡萄糖苷酶作为一种重要的膜结合酶，可催化双糖水解成单糖，从而增强药物在肠道中的吸收率。抑制 α- 糖苷酶活性是延缓糖尿病患者糖吸收和控制餐后高血糖的重要干预措施。杜仲酸作为一种有效的 α- 葡萄糖苷酶抑制剂，其对 α- 葡萄糖苷酶抑制 IC_{50} 为（100 ± 8.1）μmol/L，显著优于脱氧野尻霉素［IC_{50}（425.6 ± 8.1）μmol/L］和阿卡波糖［IC_{50}（780 ± 0.26）μmol/L］。因此，杜仲酸作为高效的 α- 葡萄糖苷酶抑制剂，对于糖吸收以及控制餐后血糖具有潜在开发价值。

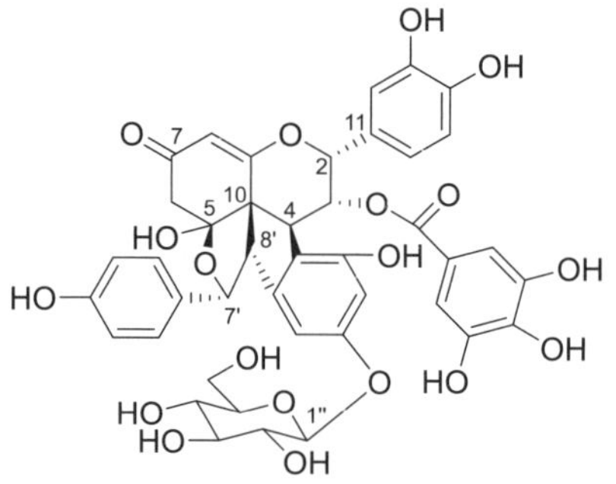

polyflavanostilbene A

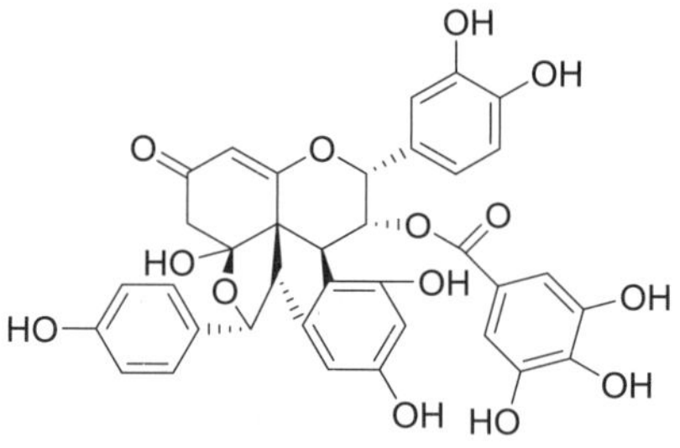

polyflavanostilbene B

化合物 polyflavanostilbene A[127]（$C_{42}H_{38}O_{19}$）及其水解产物 polyflavanostilbene B[127]（$C_{36}H_{28}O_{14}$）来源于蓼科（Polygonaceae）植物虎杖（*Polygonum cuspidatum*），为黄烷醇稠合二苯乙烯苷类化合物。其结构首先经黄烷醇重排，后通过一个特殊的六氢环戊烷［*c*］呋喃环与二苯乙烯进行稠合而成，呈现四环螺旋酮结构、8 个酚羟基取代以及 7 个连续手性中心，具有新颖的重新排列的黄烷醇骨架。活性研究显示 polyflavanostilbene A 对 α- 葡萄糖苷酶具有强烈的抑制活性（IC_{50} 为 17.7μmol/L），显著高于临床药品阿卡波糖。此外，其水解产物 polyflavanostilbene B 具有更强的 α- 葡萄糖苷酶抑制活性（IC_{50} 为 1.54μmol/L），并具有显著的蛋白酪氨酸磷酸酶 1B（PTP1B）抑制活性（IC_{50} 为 5.05μmol/L）。

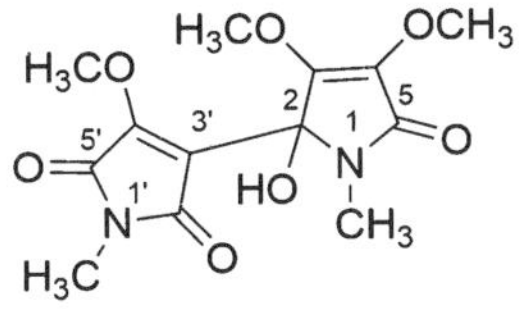

plicatanin C

化合物 plicatanin C（$C_{13}H_{16}N_2O_7$）[128]，来源于大戟科（Euphorbiaceae）植物 *Chrozophora plicata*，为吡咯生物碱二聚体。活性研究显示 plicatanin C 对 α- 葡萄糖苷酶具有较强的抑制活性，其 IC_{50} 为（27.8 ± 0.75）μmol/L，而阳性药阿卡波糖为（38.25 ± 0.12）μmol/L。

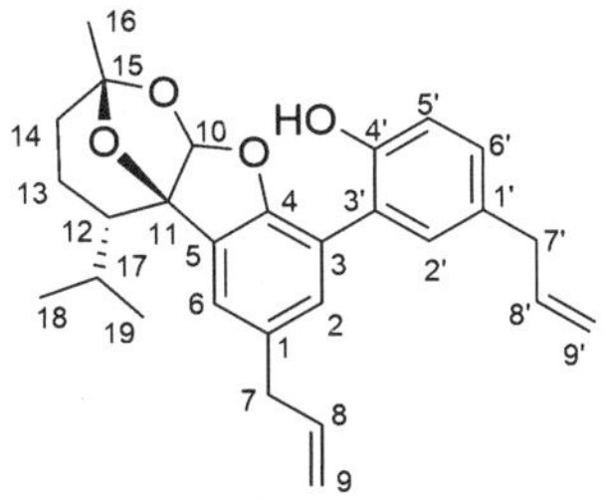

magterpenoid A

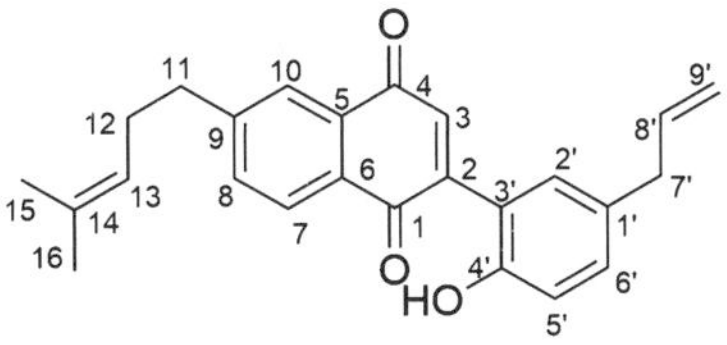

magterpenoid C

化合物 magterpenoid A[129]（$C_{28}H_{32}O_4$）和 magterpenoid C[129]（$C_{25}H_{24}O_3$），来源于木兰科（Magnoliaceae）厚朴（*Magnolia officinalis*）。其中 magterpenoid A 具有 4，6，11 三氧三环［5.3.1.0$^{1.5}$］不规则单萜结构骨架，为新型的单萜骈合联苯型木脂素类化合物；而 magterpenoid C 是一种新型的具有 C_6-C_3 单元的萜醌类化合物。

蛋白质酪氨酸磷酸酶 1B（PTP1B）是一个经典的非受体型酪氨酸磷酸酶，在胰岛素信号通路中起着重要的负调控作用，是公认的一个新颖糖尿病和肥胖症治疗靶点。Magterpenoid A 和 magterpenoid C 对于 PTP1B 具有显著的抑制活性，其 IC_{50} 值分别是 1.44μmol/L 和 0.81μmol/L。

二、降血脂活性天然产物

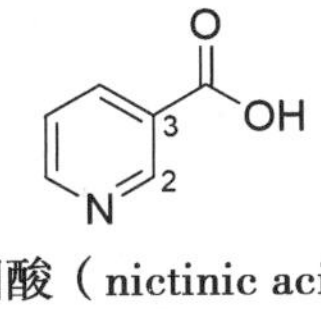

烟酸（nictinic acid）

烟酸（nictinic acid）[130]（$C_6H_5NO_2$）最早发现于茄科（Solanaceae）植物烟草（*Nicotiana tabacum*），是临床上使用悠久的调脂药物，为 C-3 位甲酸取代吡啶生物碱。收载于《中国药典》（2020 年版）、《美国药典》40 版、《印度药典》2010 版。

烟酸是有效的升高高密度脂蛋白（HDL-C）和降低甘油三酯（TG）的药物，可以降低血清中 TG 含量，抑制肝脏合成极低密度脂蛋白（VLDL），并使 VLDL 释放减少，增加胆固醇的肠道排泄，降低血清中低密度脂蛋白（LDL）浓度，具有改变脂质参数及抗动脉粥样硬化等作用。全球健康调查报告显示，烟酸治疗心血管疾病的益处与害处并存，烟酸疗效事件（HPS-2/THRIVE）的出现增加了对烟酸临床使用的怀疑，但随着烟酸类药物剂型的改进和烟酸衍生物的出现，以及烟酸类特有的升高 HDL-C 和降低 TG 的作用使其重新受到了关注。

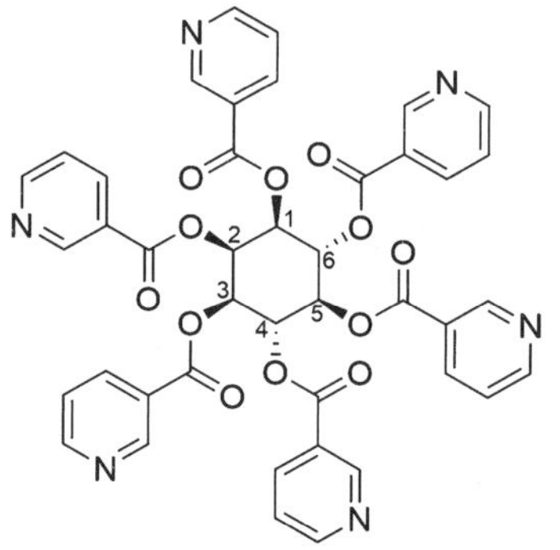

烟酸肌醇酯（inositol nicotinate）

烟酸肌醇酯（inositol nicotinate）[131]（$C_{42}H_{30}N_6O_{12}$），又名六烟酸肌醇酯，为后期合成的烟酸衍生物，收载于《英国药典》2019 版。

烟酸肌醇酯作为温和的周围血管扩张剂，在体内逐渐水解释放烟酸和肌醇，故具有烟酸和肌醇两者的药效，具有良好的降血脂作用。其血管扩张作用较烟酸缓和而持久，且无服用烟酸后出现的潮红和胃部不适等不良反应。此外，烟酸肌醇酯也具有较强的外周血管扩张和抑制血小板聚集及改善葡萄糖代谢等作用，因此适用于治疗糖尿病伴血脂异常症。

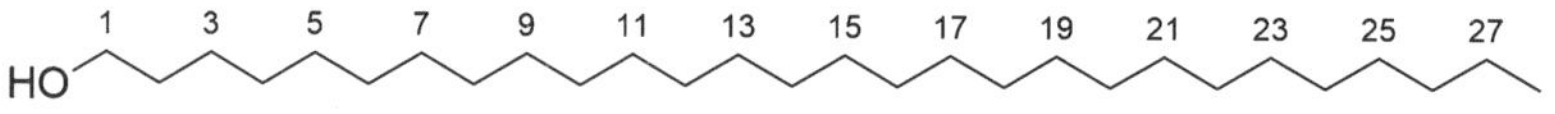

二十八烷醇（octacosanol）

多廿烷醇（PPG），其主要成分为二十八烷醇（octacosanol）[132]（$C_{28}H_{58}O$），是禾本科（Gramineae）甘蔗（*Saccharum officinarum*）蔗蜡中提取的多种脂肪醇混合物的主要成分，被认为是独立于他汀类、贝特类、烟酸类、胆酸螯合剂及胆固醇吸收剂这五大类降血脂药的第六类调脂药。1991 年，多廿烷醇作为新药在古巴上市。

多廿烷醇可降低动物模型、健康志愿者和Ⅱ型高胆固醇血症患者的胆固醇，适用于原发型$Ⅱ_a$（TC 及 LDL-C 升高）和$Ⅱ_b$（TC、LDL-C 及 TG 升高）的高脂血症患者。此外，PPG 还对Ⅱ型高胆固醇血症合并肝肾功能不全、非胰岛素依赖型糖尿病患者，以及对他汀类药物耐受患者均有较好疗效。

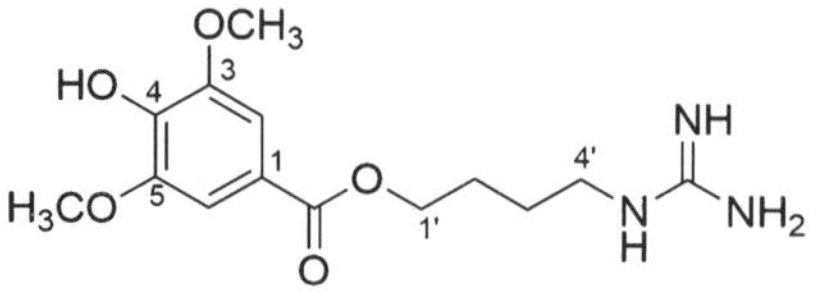

益母草碱（leonurine）

益母草碱（leonurine）[133]（$C_{14}H_{21}N_3O_5$），主要来源于唇形科（Labiatae）植物细叶益母草（*Leonurus sibiricus*）、益母草（*L. artemisia*），为有机胺类成分，其常见结构类型为盐酸盐水合物。

复旦大学科研团队从益母草中提取及成功合成的有效单体化合物——益母草碱，发现其对治疗脑中风和降血脂有明显疗效，并命名为“SCM-198”，获得国家药品监督管理局(NMPA)签发的“Ⅰ、Ⅱ、Ⅲ期药物临床试验批件”。研究报道益母草碱和阿托伐他汀均可显著降低小鼠和家兔的血清 TC 和 TG。在剂量为 10mg/kg SCM-198 喂食恒河猴时，在第 15 天 TC 下降 24.05%，而在第 60 天 LDL 减少 13.16%，且没有出现动脉形态变化及其他不良事件。益母草碱较高的安全性，以及其改善哺乳动物在血脂异常方面良好的表现，可能为大量不耐受他汀类药物的患者提供了替代治疗方案。

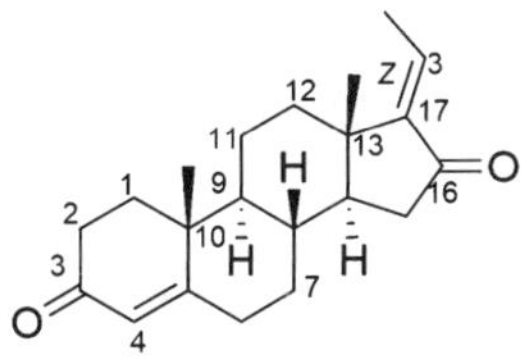

没药甾酮（*Z*-gugglesterone）

没药甾酮(*Z*-gugglesterone)[134]($C_{21}H_{28}O_2$)，又名孕二烯二酮，主要来源于橄榄科(Burseraceae)植物 *Commiphora wightii* 树脂，结构类型为 C-21 孕甾烷类化合物。没药甾酮以两种异构形式存在，即 *Z/E*-孕二烯二酮(*Z/E*-guggulsterone)。

植物 *C. wightii* 一直就被阿育吠陀医学用于治疗多种疾病，包括肥胖和脂质紊乱。自 1987 年在印度获批以来，古古脂(*C. wightii* 树脂提取物)已被广泛用于治疗高脂血症，印度一项临床试验显示古古脂可显著降低高血脂患者 TC 和 TG。研究报道，两种异构体混合物的降血脂作用与市售氯贝他汀相当，但由于没有进行临床研究，尚难评估长期使用没药甾酮的安全性。

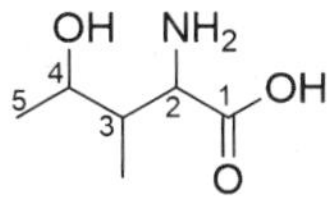

4-羟基异亮氨酸（4-hydroxyisoleucine）

4-羟基异亮氨酸(4-hydroxyisoleucine)[135]($C_6H_{13}NO_3$)，来源于豆科(Leguminosae)植物胡芦巴(*Trigonella foenum*)的种子，具有三个手性中心，在八种可能的立体异构体中，其中 90% 为(2*S*,3*R*,4*S*)构型和 10% 为(2*R*,3*R*,4*S*)构型。

胡芦巴以其在传统草药中的应用而闻名，特别是在中国和印度常被用作降血糖和降血脂药物。4-羟基异亮氨酸作为一种天然的非蛋白源氨基酸，在作用高脂肪饮食(HFD)喂养的血脂异常仓鼠模型中，可使血浆甘油三酯水平显著降低 33%(P<0.002)，总胆固醇(TC)降低 22%(P<0.02)和游离脂肪酸增加 14%，HDL-C/TC 比率增加 39%，提示其具有较好调节血脂异常作用。

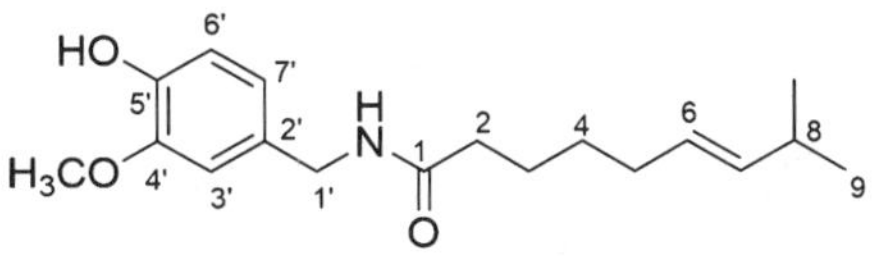

辣椒碱（capsaicin）

辣椒碱(capsaicin)[136]($C_{18}H_{27}NO_3$)，又称辣椒素，来源于茄科(Solanceae)植物辣椒(*Capsicum annuum*)成熟果实，为香草酰胺类生物碱。口服辣椒素对超重或肥胖人群体重和体脂减轻的安全性和有效性评价发现，服用 6mg/d 剂量的辣椒素对人体是安全的且具有一定的耐受性；双盲、随机分配胶原蛋白（口服 6mg/d）或安慰剂 12 周后，辣椒碱实验组体重明显下降，尤其对腹部的减肥效果更加明显；另外，发现辣椒碱组的脂肪氧化水平也显著高于安慰剂组，提示辣椒素类成分有一定的降血脂前景。

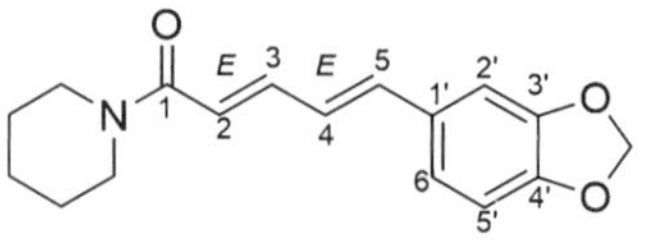

胡椒碱（piperine）

胡椒碱（piperine）[137]（$C_{17}H_{19}NO_3$），来源于胡椒科（Piperaceae）胡椒（*Piper nigrum*）果实，为桂皮酰胺类生物碱。研究显示，胡椒碱可降低 HFD（高脂饮食）大鼠血浆 TC、LDL 和 VLDL 含量，降低 HMG-CoA 还原酶表达，并且可提高脂蛋白脂肪酶（LPL）和磷脂酰胆碱（PC）的水平。与对照组相比，高脂饮食饲喂大鼠的粪便中胆汁酸和中性甾醇升高，而胡椒碱可显著增强胆汁酸和中性甾醇的排泄，提示胡椒碱可通过调节脂质代谢酶阻止血浆脂质和脂蛋白的积累。

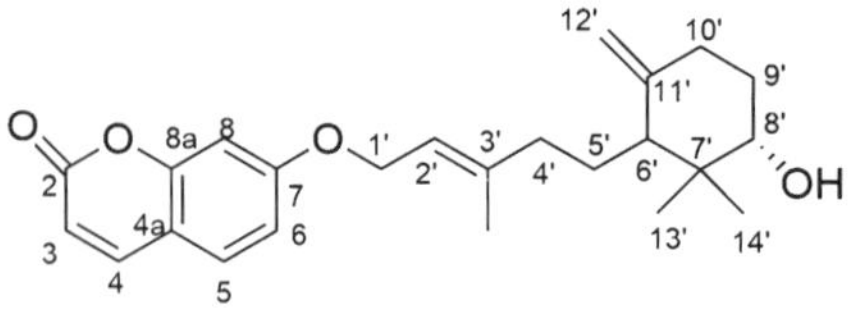

farnesiferol B

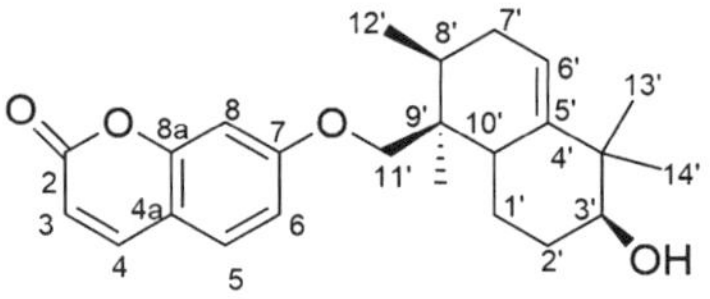

microlobidene

化合物 farnesiferol B[138]（$C_{24}H_{30}O_4$）和 microlobidene[138]（$C_{24}H_{30}O_4$），来源于伞形科（Umbelliferae）阿魏属（*Ferula*）植物 *F. pseudalliacea* 和 *F. microloba*，属于香豆素 - 倍半萜杂合体类成分。Farnesiferol B 和 microlobidene 被认为是 G 蛋白偶联的胆汁酸受体 1（GPBAR1）激活剂，相关研究结果显示，在使用剂量为 20μmol/L 时，超过 50% 的 GPBAR1 受体被激活，且 EC_{50} 分别为 13.53μmol/L 和 13.88μmol/L，与内源配体石胆酸的活性相当（G 蛋白偶联的胆汁酸受体 1 激活的 EC_{50} 为 9.21μmol/L）。

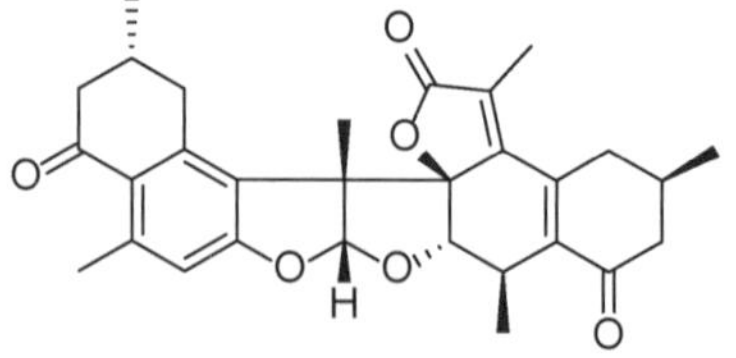

commiphoratone A

化合物 commiphoratone A[139]（$C_{30}H_{32}O_6$），来源于橄榄科（Burseraceae）植物 *Resina Commiphor* 的树脂，为具有 6/6/5/5/6/6 七环骨架的二聚倍半萜类化合物。Commiphoratone A 作用于 HepG2 脂质代谢调节细胞模型显示：在 20μmol/L 以下无细胞毒活性，且可有效降低大鼠 3- 羟基 -3- 甲基戊二酰辅酶 A 还原酶和角鲨烯环氧化酶转录和蛋白质的水平，并呈现量效关系。另外，该类成分降血脂作用机制方面显示与他汀类药物相似，其中 commiphoratone A 还表现出剂量依赖式升高低密度脂蛋白受体（LDLR）的转录。

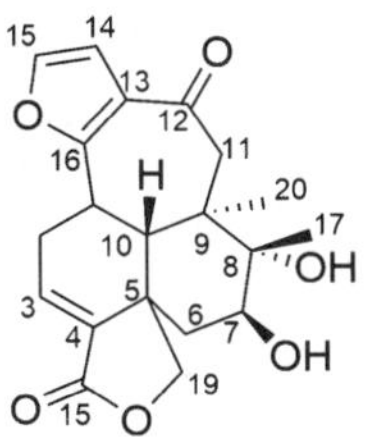

salvifarinin B

化合物 salvifarinin B[140]($C_{20}H_{22}O_6$),来源于唇形科(Labiatae)蓝花鼠尾草(*Salvia farinacea*),为 γ-内酯环和呋喃环稠合的 6/5/7 三环哌啶二萜类化合物。评估 *S. farinacea* 中分离的系列 salvifarinin 类化合物对脂肪肝细胞的影响,结果显示与模型组相比,salvifarinin B 显著降低 HL7702 细胞中的脂质积累和甘油三酯水平,提示其可减少肝脏脂肪变性。

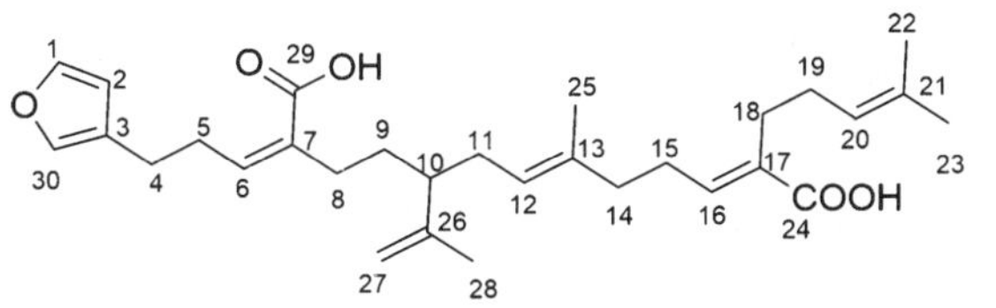

Z,*E*,*E*-cupaniopsin A

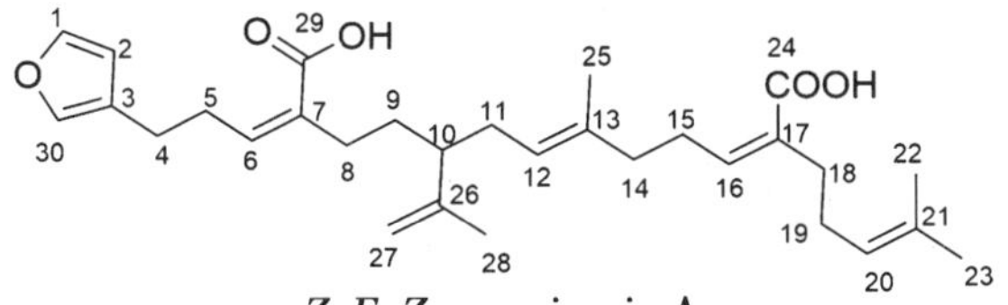

Z,*E*,*Z*-cupaniopsin A

化合物 *Z*,*E*,*E*-cupaniopsin A[141]($C_{30}H_{42}O_5$)和 *Z*,*E*,*Z*-cupaniopsin A[141]($C_{30}H_{42}O_5$),来源于植物 *Cupaniopsis trigonocarpa*,为 γ-呋喃环线性三萜类化合物。同位素标记显示该类成分与 PPAR-γ 具有较好的亲和力,且其 Ki 值分别为 15nmol/L、44nmol/L。

三、抗痛风活性天然产物

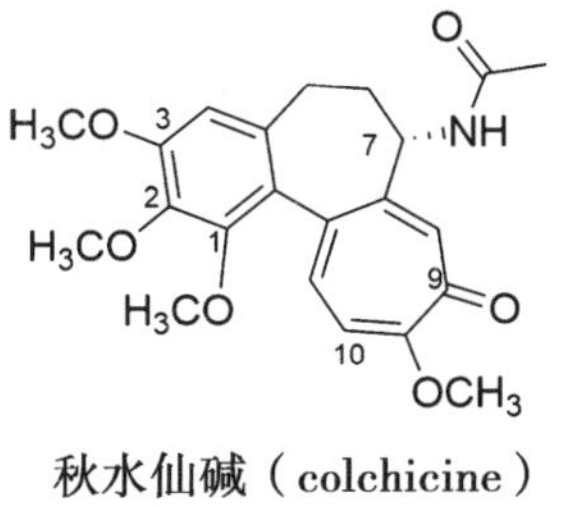

秋水仙碱(colchicine)

秋水仙碱(colchicine)[142]($C_{20}H_{21}NO_6$),又名秋水仙素,主要来源于百合科(Liliaceae)山慈菇(*Iphigenia indica*)、黄水仙(*Narcissus pseudonarcissus*)的球茎,结构类型为有机胺类生物碱。秋水仙碱收载于《中国药典》(2020 年版)、《美国药典》41 版、《英国药典》2019 版、《欧洲药典》9.1 版、《日本药典》15 版。

自 20 世纪 30 年代起,秋水仙碱就被广泛用于痛风治疗,尤其对急性痛风性关节炎有特异性作用。其作用机制可能是抑制局部组织的中性粒细胞、单核细胞释放白三烯、糖蛋白化学趋势化因子、白细胞介素等炎症因子释放，抑制炎症细胞的变形和趋化，缓解炎症。临床研究报道秋水仙碱（0.5mg，每日两次口服）可减少炎症和高骨转换生物标志物。2009 年，美国食品药品管理局（FDA）批准 Cdlcrys（秋水仙碱口服制剂）用于治疗急性痛风发作（周期性和痛性关节炎）和家族性地中海热（遗传性炎症疾病）。

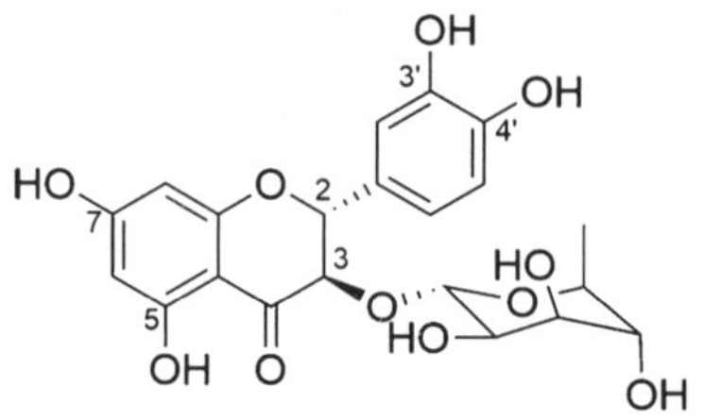

落新妇苷（astilbin）

落新妇苷（astilbin）[143]（$C_{21}H_{22}O_{11}$），来源于虎耳草科（Saxifragaceae）植物落新妇（*Astilbe chinensis*），为 3-*O*-α-L- 吡喃鼠李糖取代的二氢黄酮苷类成分。落新妇苷可以通过降低炎症水平减轻痛风性关节炎，并通过抑制黄嘌呤氧化酶（XOD）活性，降低血清尿酸（UA）水平以实现抗高尿酸血症作用。动物实验结果显示，落新妇苷可显著降低痛风性关节炎大鼠关节肿胀，同时降低炎症因子 IL-1β、IL-8、MCP-1、IFN-γ 表达，并能有效降低炎症细胞浸润，降低高尿酸血症小鼠血清 UA 和 XOD。

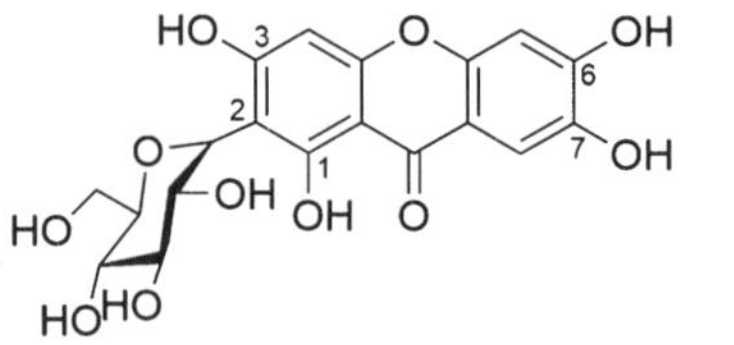

芒果苷（mangiferin）

芒果苷（mangiferin）[144]（$C_{19}H_{18}O_{11}$），来源于漆树科（Anacardiaceae）芒果（*Mangifera indic*），是一种天然的 C-2 位 β-D 葡萄糖取代的双苯吡酮碳苷类化合物。小鼠体外模型显示，芒果苷具有很好的次黄嘌呤 - 黄嘌呤氧化酶抑制活性（IC_{50} 为 3.4μg/ml）。

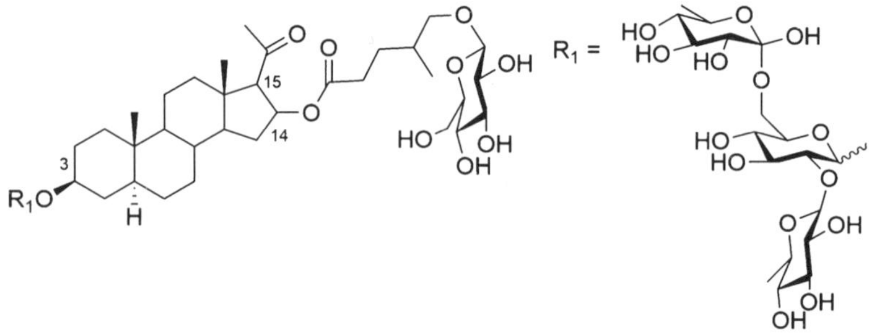

piparoside B

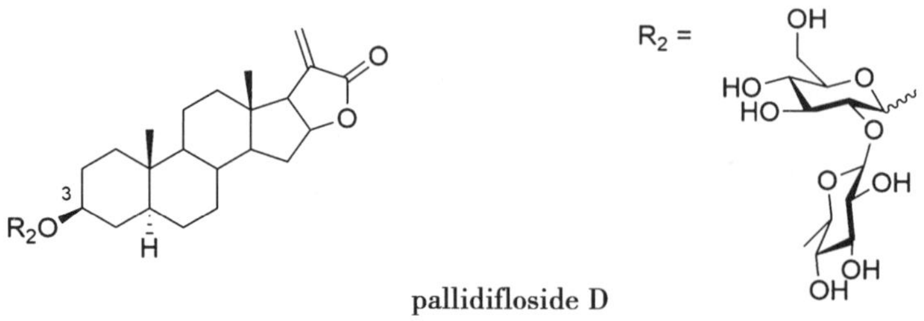

pallidifloside D

化合物 piparoside B[145]($C_{51}H_{84}O_{22}$)和 pallidifloside D[146]($C_{34}H_{50}O_{12}$),均来源于百合科(Liliaceae)植物尖叶牛尾菜(龙骨伸筋)(*Smilax riparia*)的根茎,为孕甾烷糖苷类化合物。

氧嗪酸钾诱导的高尿酸血症小鼠模型中,两种甾体糖苷可有效降低肾脏 mURAT1 和 XOD 活性,有助于增强尿酸排泄,减轻高尿酸血症引起的肾功能障碍。此外,pallidifloside D 可降低血清尿酸水平来增强别嘌呤醇的作用,研究报道与单独使用别嘌呤醇相比,别嘌呤醇和 pallidifloside D 的组合可显著降低血清尿酸水平并提高尿液尿酸排泄,使血清和尿液尿酸浓度正常化。

四、抗骨质疏松活性天然产物

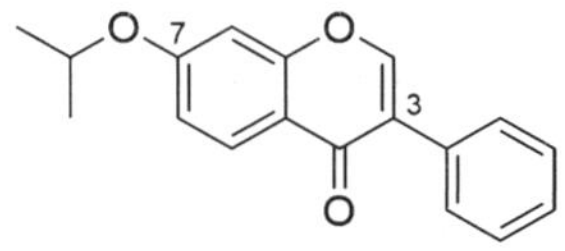

依普黄酮(ipriflavone)

依普黄酮(ipriflavone)[147]($C_{18}H_{16}O_3$),又称 7- 异丙氧基异黄酮,主要来源于豆科(Leguminosae)植物绛车轴草(*Trifolium incarnatum*)和紫苜蓿(*Medicago sativa*),为异黄酮类化合物。收载于《中国药典》(2020年版)、《日本药典》17 版。

依普黄酮片作为植物源促进骨形成药物,具有雌激素样的抗骨质疏松特性,但无雌激素对生殖系统的影响。其抗骨质疏松的机理为促进成骨细胞增殖,促进骨胶原合成和骨基质矿化,以增加骨量;减少破骨细胞前体细胞的增殖和分化,抑制成熟破骨细胞活性,以降低骨吸收;以及通过雌激素样作用增加降钙素的分泌,间接促进骨吸收。此外,依普黄酮片还具有急性毒性小、无致突变和致畸等的特点。

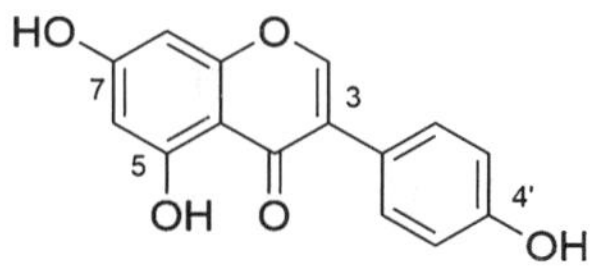

金雀异黄素(genistein)

金雀异黄素(genistein)[148]($C_{15}H_{10}O_5$),又称 4′,5,7- 三羟基异黄酮,来源于豆科(Leguminosae)植物金雀花(*Parochetus communis*),为异黄酮类化合物。

金雀花素作为植物雌激素,是一种天然的选择性雌激素受体调节剂,主要用于骨质疏松症。在防治绝经后骨质疏松方面,其作用机理可能涉及到多种途径,包括雌激素受体(ER)途径、局部细胞因子途径、旁分泌激素途径、骨保护蛋白(OPG)/ 核因子 -Kβ 受体活化因子(RANK)/ 核因子 -Kβ 受体活化因子配体(RANKL)信号通路途径等。已完成 I 期临床单次给药、多次连续给药耐药性、多次给药药代动力学以及临床耐受性试验。

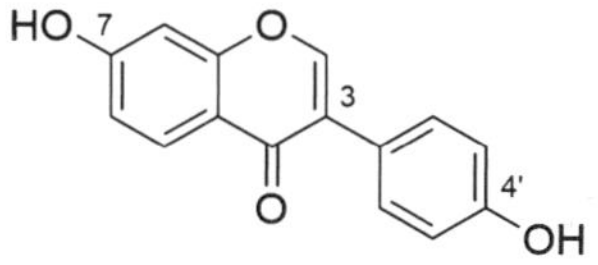

大豆苷元(daidzein)

大豆苷元（daidzein）[149]（$C_{15}H_{10}O_4$），又称 4′,7- 二羟基异黄酮，主要来源于豆科（Leguminosae）植物红车轴草（*Trifolium pretense*）、紫苜蓿（*Medicago sativa*）全草及大豆（*Glycine max*）的种子，为异黄酮类化合物。研究显示，大豆苷元可激活人成骨细胞 MG-63 中骨调节因子 OPG、降低 RANKL 和 IL-6 水平；此外，大豆苷元还具有增加 Erα、ER 和类固醇激素受体共激活剂（SRC）的表达的作用，提示该类成分可能具有抗骨质疏松的作用。

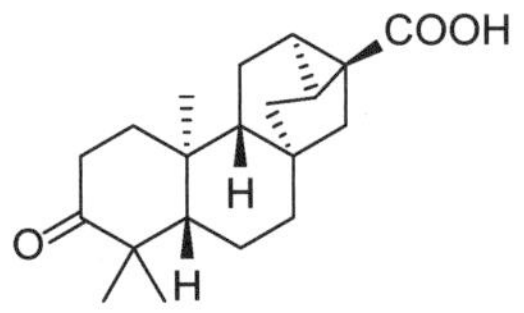

wallichane

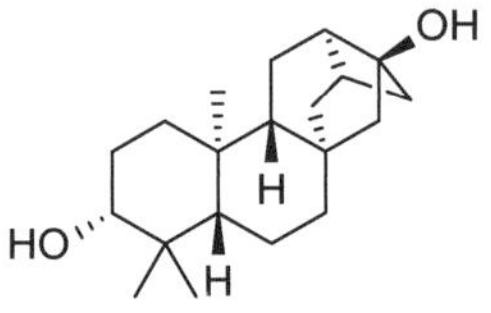

wallichanol A

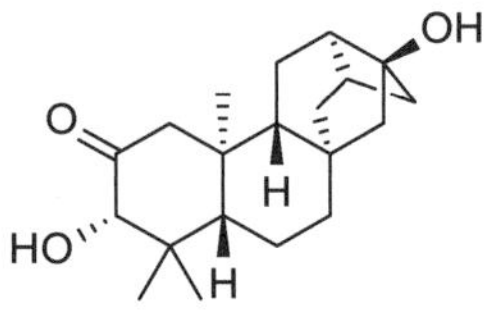

wallichanol B

化合物 wallichane[150]（$C_{20}H_{28}O_3$）、wallichanol A[150]（$C_{21}H_{30}O_2$）和 wallichanol B[150]（$C_{20}H_{30}O_3$），均来源于大戟科（Euphorbiaceae）大果大戟（*Euphorbia wallichii*）。Wallichane 为对映 - 绰奇烷型二萜类化合物，wallichanol A 和 wallichanol B 则为新型重排五环骨架对映 - 绰奇烷型二萜类化合物。三种化合物显示出有效阻断体外破骨细胞生成的作用，其 IC_{50} 分别为 4μmol/L、20μmol/L 和 15μmol/L，对巨噬细胞集落刺激因子（M-csf）和 NF-κB 受体（RANKL）亦表现出剂 - 量反应关系，提示该类成分在预防骨质疏松症方面具有潜在的治疗价值。

五、其他抗代谢疾病天然产物

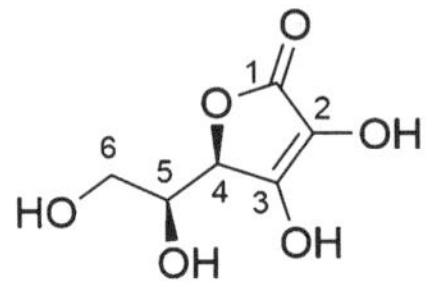

维生素C（vitamin C）

维生素 C（vitamin C）[151]（$C_6H_8O_6$），又名 L- 抗坏血酸，来源于芸香科（Rutaceae）植物柑橘（*Citrus reticulata*）和柠檬（*C. limon*），为糖醛酸类成分，亦名己糖醛酸；收载于《中国药典》（2020 年版）、《美国药典》36 版。

坏血病（scuevy）在历史上曾是严重威胁人类健康的一种疾病。关于坏血病的记载始于 13 世纪十字军东征时代，在 15 世纪末，坏血病也是许多航海员长期卧床的原因。坏血病也曾发生在陆地上，许多病例发生在 1845 年爱尔兰的“大马铃薯饥荒”。1928 年，Albert Szent-Györgyi 从肾上腺分离出一种物质，称为“己糖醛酸”；与此同时，Norman Haworth 在 1933 年推断出维生素 C 的化学结构，人类至此在一定程度上征服了坏血病。然而，坏血病仍然存在于一些高危人群中，以及由于行为、神经发育或精神问题而限制饮食的儿科患者中经常被忽视，及时补充维生素 C 仍然是治愈坏血病的主要方法。

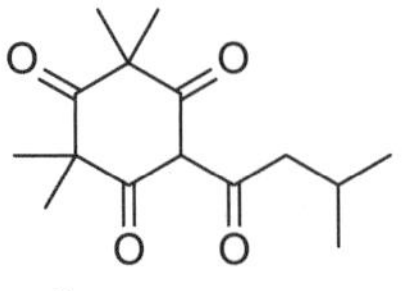

leptospermone

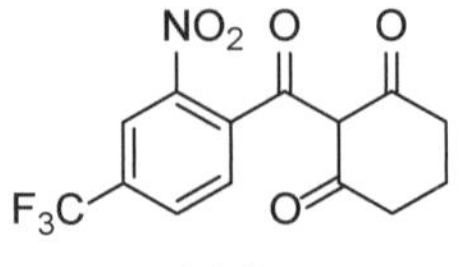

nitisinone

化合物 nitisinone[152]($C_{14}H_{10}F_3NO_5$),商品名为尼替西农(Orfadin),是纤精酮(leptospermone)的衍生物,纤精酮来源于桃金娘科(Myrtaceae)植物 *Callistemon citrinus*,为天然三酮类除草剂。

最初作为除草剂开发的药物 nitisinone,由瑞典 Swedish Orphan 公司研制开发,2002 年 4 月在美国上市,该化合物用于治疗 1 型遗传性酪氨酸血症(HT-1),这是一种由富马酰乙酰乙酸水解酶(FAH)缺乏引起的人类严重遗传性疾病。通过抑制 HT-1 患者中酪氨酸的正常分解代谢,nitisinone 防止了分解代谢中间体顺丁烯二酸单酰乙酰乙酸(maleylacetoacetate)和延胡索酰乙酰乙酸(fumarylacetoacetate)的积累。在患有 HT-1 的患者中,这些分解代谢中间体转化为毒性代谢物琥珀酰丙酮和琥珀酰乙酸乙酯,导致肝和肾毒性。琥珀酰丙酮还可以抑制卟啉合成途径,导致 5- 氨基乙酰丙酸的积累。

第五节　抗神经精神疾病活性陆地天然产物

一、抗抑郁活性天然产物

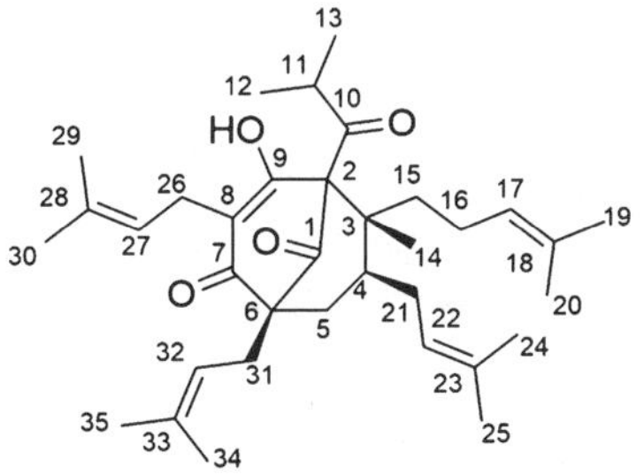

贯叶金丝桃素(hyperforin)

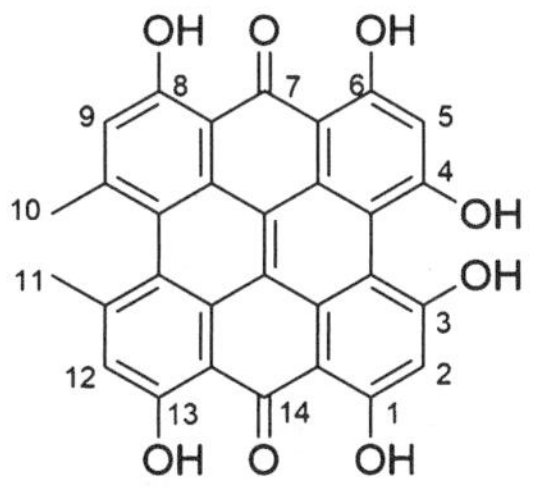

金丝桃素(hypericin)

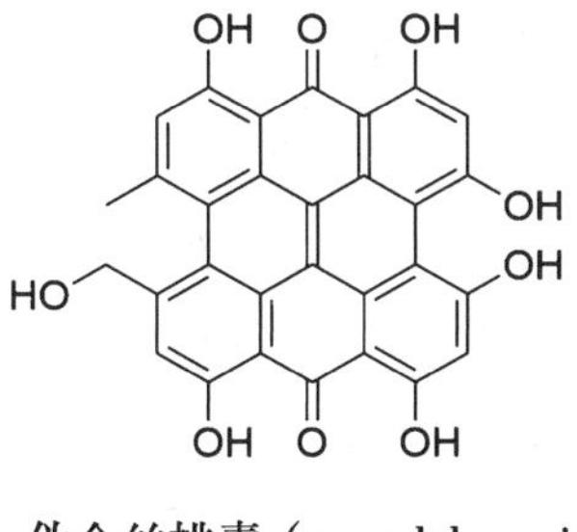

伪金丝桃素(pseudohypericin)

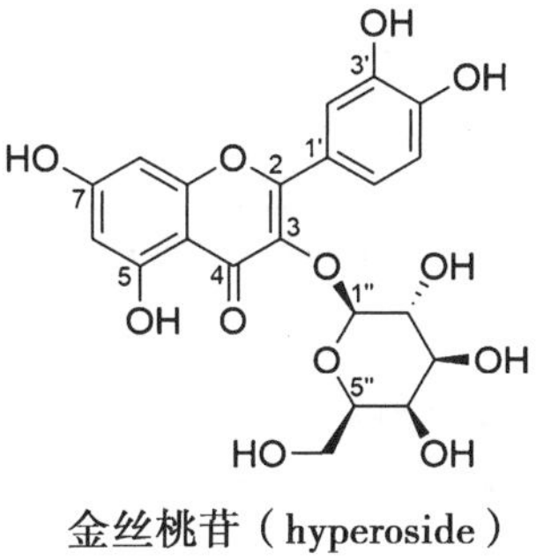

金丝桃苷(hyperoside)

圣·约翰草提取物(Extract of St John's Wort)商品名为路优泰,来源于藤黄科(Guttiferae)植物贯叶金丝桃(*Hypericum perforatum*),其中含有多种不同的抗抑郁成分,主要有效成分为贯叶金丝桃素(hyperforin)[153]($C_{35}H_{52}O_4$),常温下为白色粉末,不易溶于水,易溶于石油醚、氯仿等非极性有机溶剂。作为间苯三酚类衍生物,贯叶金丝桃素在光、热、氧气等条件下不稳定且易发生分解。此外,该提取物中还含有其他多种抗抑郁成分,如萘骈二蒽酮类的金丝桃素(hypericin)($C_{30}H_{16}O_8$)、伪金丝桃素(pseudohypericin)($C_{30}H_{16}O_9$)以及黄酮类的金丝桃苷(hyperoside)[153]($C_{21}H_{20}O_{12}$)。此外,贯叶金丝桃中的芦丁、黄酮醇苷、原花青素等黄酮类成分也具有一定的抗抑郁样作用。药理研究结果提示该植物药是通过多组分综合作用产生的抗抑郁治疗效果。

圣·约翰草是一种具有抗抑郁作用的天然药用植物,其被用于治疗抑郁症的历史最早可以追溯到数百年前的欧洲。圣·约翰草提取物自 1980 年代开始被欧美、日本等地区批准用于治疗抑郁、焦虑与烦躁不安等,2000 年开始在中国上市销售。

圣·约翰草提取物主要被用于治疗轻中度抑郁症,同时它还能有效改善抑郁症并发的焦虑情绪和睡眠障碍。药理研究报道其可通过多种途径增加多种单胺类神经递质的浓度,从而发挥抗抑郁作用,具体包括:

(1) 能够抑制对 5-HT、去甲肾上腺素(NE)及多巴胺(DA)的再摄取减少其重吸收,增加这三种神经递质在突触间隙的浓度。

(2) 能抑制 γ- 氨基丁酸(GABA)及 L- 谷氨酸的再摄取,下调突触前膜 β- 肾上腺素能受体的密度,使这 3 种神经递质在突触前膜与 β- 肾上腺素能受体结合的机会减少。

(3) 可调节下丘脑 - 垂体 - 甲状腺轴(HPT)亢进,促使血浆促甲状腺激素(TSH)显著降低、甲状腺素(T_4)水平显著增加,从而有效改善抑郁症状。

(4) 可增加夜间褪黑素的生成并且不会破坏睡眠节律(治疗 1 周左右可观察到睡眠质量的改善)。

需要特别注意该药物可能增加皮肤的光敏性,此外与其他药物同时服用可能引起较严重的不良反应。

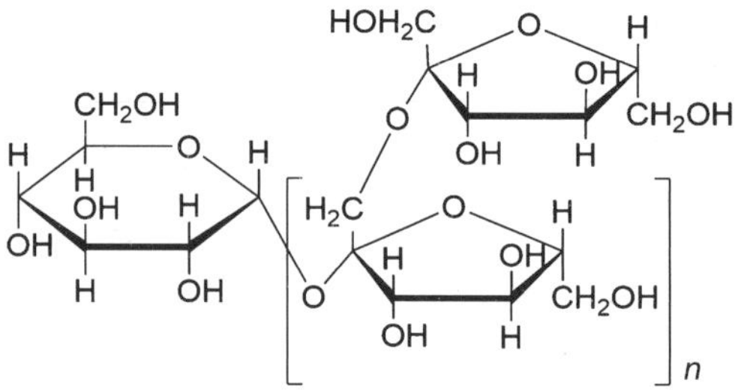

巴戟天寡糖(bajitian oligosaccharide)

巴戟天寡糖(bajitian oligosaccharide)[154]胶囊是国内用于治疗抑郁症的一种上市药物,来源于茜草科(Rubiaceae)巴戟天(*Morinda officinalis*)肉质根。巴戟天寡糖是一种菊淀粉型低聚糖,属于混合型寡聚多糖,主要由 D- 葡萄糖和 D- 果糖等不同类型的五碳或六碳单糖通过氧苷键连接组成,是唯一以寡糖为主要成分的上市抗抑郁药,于 2012 年获批上市(国药准字 Z20120013),2016 年完成Ⅳ期临床试验。

巴戟天寡糖胶囊主要用于轻、中度抑郁症的治疗(适应证为抑郁情绪、心绪低落、失眠多梦、疲倦乏力等),疗效接近氟西汀,对抑郁症伴发的焦虑症亦有效,同时具有安全性好的特点。巴戟天寡糖抗抑郁作用的药理机制可能涉及减少海马区神经元损伤、减少脑组织氧化损伤、增强 5-HT 神经递质的表达、提高神经营养因子 BDNF 的表达及调节海马神经可塑性等不同途径。例如 50mg/kg 剂量的巴戟天寡糖能明显促进成年小鼠海马神经细胞的再生,10mg/kg 剂量下能增加海马神经元树突及分支数目,提示其可能对海马神经可塑性具有调节作用。在糖水偏爱实验和强迫游泳实验中,巴戟天寡糖能增强抑郁模型大鼠对糖水的偏爱并显著降低强迫游泳不动时间;蛋白免疫印迹法(Western blot)检测显示其能明显提高模型大鼠海马区脑源性神经营养因子（BDNF）、糖原合成酶激酶 3β（GSK-3β）及多种突触蛋白的表达；对小鼠的内侧前额叶皮质（mPFC）注射 PI3K 抑制剂后研究巴戟天胶囊的抗抑郁作用机制，发现其可能是通过 BDNF-GSK-3β-catenin 通路产生相关作用。

作为一种天然来源的抗抑郁植物药，巴戟天寡糖可能是通过多组分、多靶点、多途径的方式作用于神经、内分泌、免疫等系统发挥抗抑郁作用。

奥生乐赛特（orcinoside）[155]是以来源于石蒜科（Amaryllidaceae）植物仙茅（*Curculigo orchioides*）的一种天然小分子作为有效成分的中药 1 类新药，处于临床研究阶段。该成分属于间位取代的小分子酚苷类抗抑郁成分，具有抗抑郁作用显著且安全性较好、毒副作用不明显等特点。

药效学研究介绍奥生乐赛特抗抑郁症药效确切，作用机制新颖，有抗应激和调控突触可塑性突出等特点，且可提高学习记忆力；毒理学评价研究介绍奥生乐赛特无依赖性，无致畸、致突变作用，毒副作用小；药代动力学研究显示奥生乐赛特吸收快、生物利用度高、能透过血脑屏障，脑组织有合理浓度的分布，对 5 种主要药物代谢酶无抑制作用，可避免用药互相作用干扰；无积累性、过度兴奋性、代谢相关性等毒性。这些研究提示奥生乐赛特有良好的抗抑郁新药开发前景。

奥生乐赛特胶囊于 2011 年获得国家食品药品监督管理局（SFDA）颁发的药物Ⅰ、Ⅱ、Ⅲ期临床试验批件，2015 年 8 月完成了Ⅰ期临床试验，2016 年 2 月开始进入Ⅱ期临床阶段。

优欣定胶囊的主要有效成分——S111，[156]由来源于五加科（Araliaceae）人参（*Panax ginseng*）中的人参皂苷类成分通过衍生化获得，是一种具有抗抑郁作用的活性单体成分，该药物正处于临床研究阶段。

优欣定胶囊是基于药代动力学方法，通过追踪人参中活性成分口服吸收入血并达到脑组织后的有效活性代谢物（S111），在此基础上开发而成的抗抑郁新药，按国家《药品注册管理办法》归类属于原创性中药 1 类新药。资料显示其有效成分主要是以人参中的天然成分 20（*S*）- 原人参二醇通过半合成方式获得，该成分在 15mg/kg 剂量时作用效果可与氟西汀相当，并可激活神经细胞中的 AKT 激酶系统进而产生神经细胞保护作用。

2009 年，优欣定胶囊研究获得国家食品药品监督管理局的临床试验研究批文；截止 2015 年，优欣定胶囊的Ⅰ期和$Ⅱ_a$期临床试验均已完成，$Ⅱ_a$期临床结果显示出的量效关系表明其中高剂量组进入了有效剂量范围，再次支持了其良好的安全性。优欣定胶囊正在开展$Ⅱ_b$期临床试验研究。

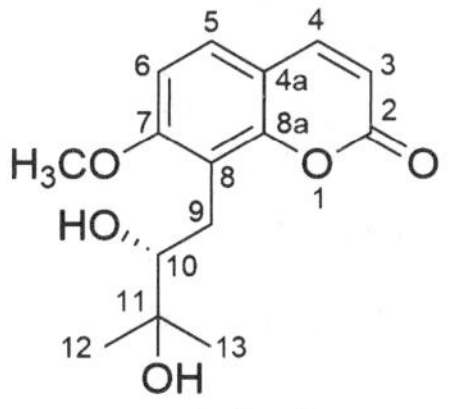

merazin hydrate

化合物 merazin hydrate[157]（$C_{15}H_{18}O_5$）是从芸香科（Rutaceae）植物酸橙（*Citrus aurantium*）的未成熟果实（传统中药枳壳）中分离得到的简单香豆素类衍生物。传统中药复方柴胡疏肝散具有显著的抗抑郁作用，枳壳是该复方的组成部分。Merazin hydrate 是对柴胡疏肝散进行抗抑郁活性追踪时发现的活性单体成分，在小鼠强迫游泳实验和旷场实验中，通过灌胃 merazin hydrate（7mg/kg、14mg/kg）可显著减少模型动物的不动时间，效果接近阳性对照氟西汀。

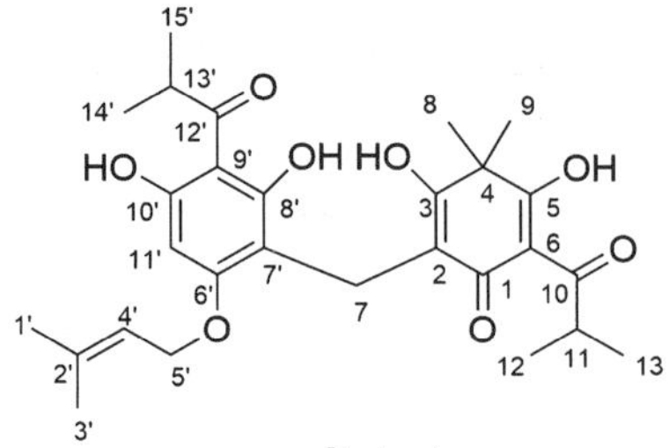

andinin A

化合物 andinin A[158]（$C_{28}H_{36}O_8$）来源于金丝桃属植物 *Hypericum andinum* 的地下部分，属于间苯三酚衍生物。在强迫游泳实验中，以 3mg/kg、10mg/kg 及 30mg/kg 剂量口服 andinin A 时，均能对抑郁模型小鼠表现出显著的抗抑郁样作用，效果优于阳性对照丙咪嗪。

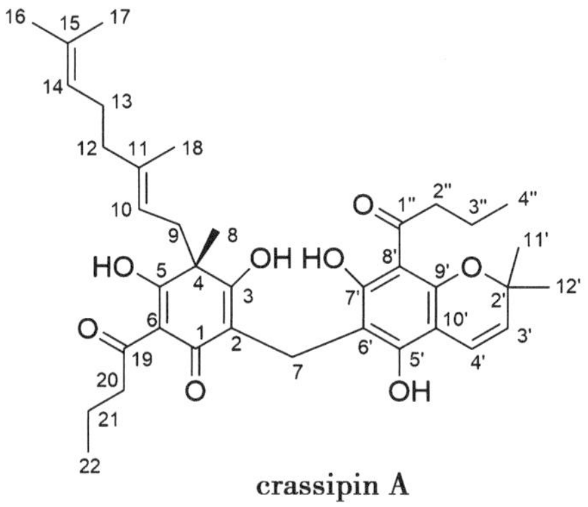

crassipin A

化合物 crassipin A[159]（$C_{37}H_{48}O_8$）来源于蕨类舌蕨属植物 *Elaphoglossum crassipes* 的鳞茎和根茎部分，属于间苯三酚衍生物。在强迫游泳实验中，口服 crassipin A（15mg/kg）可对抑郁模型小鼠表现出强于阳性对照药丙咪嗪的抗抑郁活性。

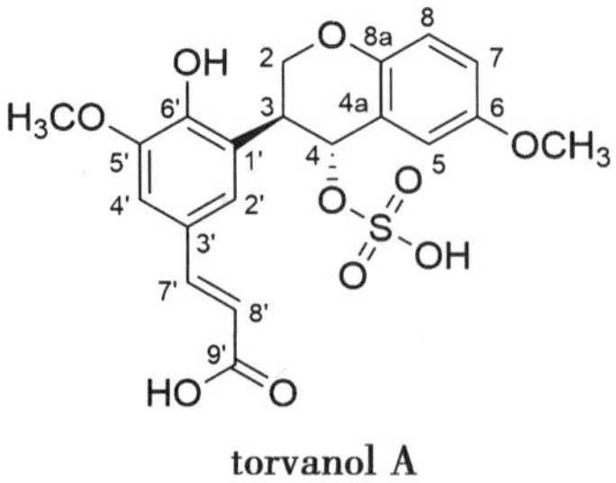

torvanol A

化合物 torvanol A[160]（$C_{20}H_{20}O_{10}S$）来源于茄科（Solanaceae）植物水茄（*Solanum torvum*）的干燥果实，是一种天然的含硫黄酮类衍生物。在行为绝望模式实验中，torvanol A（10mg/kg、30mg/kg）主要通过增强去甲肾上腺素、多巴胺能和 5- 羟色胺能突触的效应而表现出抗抑郁样作用。Torvanol A 在 EPM 和 LDA 模型中也能表现出抗焦虑活性，并可以拮抗 PTZ 诱导的惊厥等。

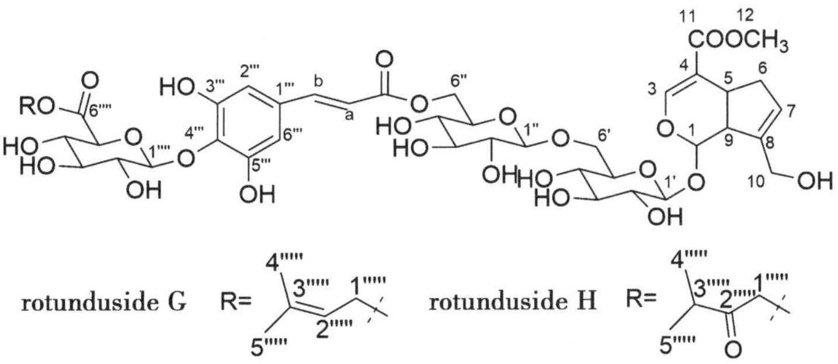

化合物 rotunduside G($C_{43}H_{56}O_{25}$)和 rotunduside H[161]($C_{43}H_{56}O_{26}$)来源于莎草科(Cyperaceae)植物莎草(*Cyperus rotundus*)的干燥根茎(传统中药香附),属于环烯醚萜苷类与萜类的衍生物。从莎草中分离到的多个该类成分均具有抗抑郁样活性,rotunduside G 和 rotunduside H 是其中活性最显著的两个,在 20mg/kg 的剂量下可对抑郁模型小鼠表现出接近阳性对照药氟西汀的抗抑郁样活性。

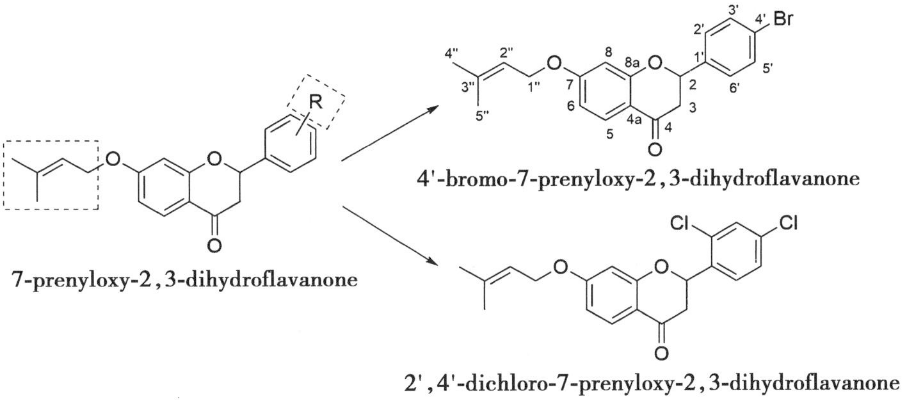

二氢黄酮普遍存在于陆生高等植物中,并具有广泛的生理活性。向 2,3- 二氢黄酮引入异戊烯基与卤素进行结构修饰与活性筛选后发现,4′-bromo-7-prenyloxy-2,3-dihydroflavanone($C_{20}H_{19}BrO_3$)和 2′,4′-dichloro-7-prenyloxy-2,3-dihydroflavanone[162]($C_{20}H_{18}Cl_2O_3$)具有潜在的抗抑郁作用。这两个衍生物(10mg/kg)对抑郁模型动物可表现出与阳性对照药氟西汀相当的抗抑郁活性。此外,他们还能显著提升神经递质 5- 羟色胺(5-HT)和去甲肾上腺素的浓度,并可显著增加应激后小鼠海马和皮层 5- 羟吲哚乙酸(5-HIAA)的含量,使 5-HT 代谢降低,表现出通过神经化学系统介导的抗抑郁样活性。

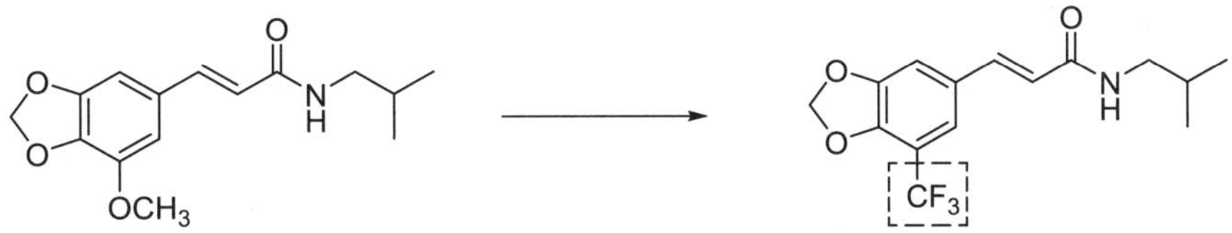

(*E*)-*N*-isobuty-3',4'-methylendioxy-5'-methoxy-cinnamamide　　氟代肉桂酰胺衍生物3f (cinnamamide derivative 3f)

化合物(*E*)-*N*-isobuty-3′,4′-methylendioxy-5′-methoxy-cinnamamide[163]($C_{15}H_{19}NO_4$),来源于胡椒科(Piperaceae)植物大叶蒟(*Piper laetispicum*),属于肉桂酰胺类化合物,具有中等抗抑郁活性。修饰后得到的氟代肉桂酰胺衍生物 3f(cinnamamide derivative 3f)($C_{15}H_{16}F_3NO_3$)抗抑郁活性显著增强,氟代肉桂

酰胺衍生物 3f（10mg/kg）在小鼠的尾部悬吊实验和强迫游泳实验中分别表现出了接近和强于阳性对照药氟西汀的抗抑郁样作用。

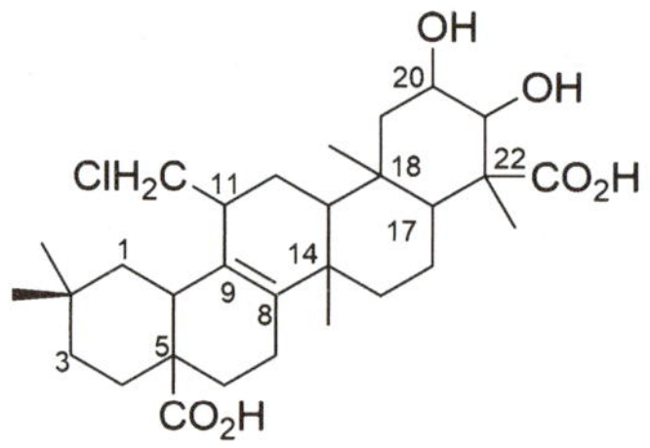

yuanzhi-1

化合物 yuanzhi-1[164]（$C_{30}H_{45}ClO_6$），来源于远志科（Polygalaceae）植物远志（*Polygala tenuifolia*）干燥根的三萜类衍生物，是基于传统中药远志安神益智、解郁作用进行活性追踪发掘出的抗抑郁单体成分。在尾部悬吊实验和强迫游泳实验中，yuanzhi-1（2.5mg/kg）在低于阳性对照药度洛西汀（5mg/kg）的剂量下就能表现出抗抑郁作用；此外，yuanzhi-1 在 1nmol/L 剂量下即可对 5- 羟色胺、去甲肾上腺素和多巴胺转运蛋白产生高度亲和力。

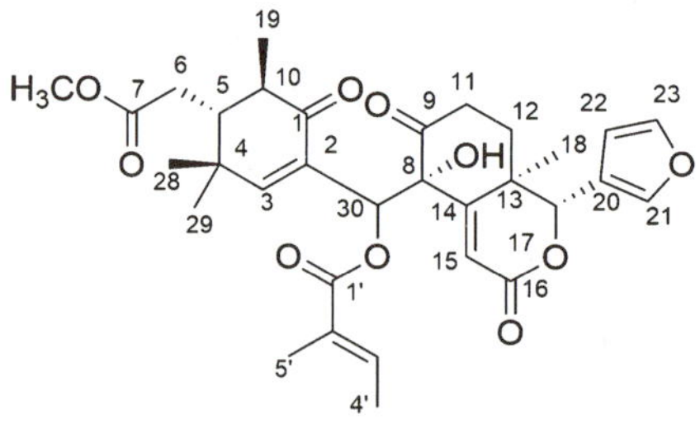

xylocarpin H

化合物 xylocarpin H[165]（$C_{32}H_{38}O_{10}$），来源于楝科（Meliaceae）植物木果楝（*Xylocarpus granatum*），是在 C-9/10 位双键出现了碳 - 碳键断裂重排的柠檬苦素类化合物。在强迫游泳实验中，连续 7 天口服 xylocarpin H（15~50mg/kg）可呈剂量依赖性地减少小鼠的运动，并可显著降低强迫游泳实验急性应激后血清皮质酮和促肾上腺皮质激素（ACTH）的水平，其抗抑郁活性水平与阳性对照药文拉法辛相当。

二、抗阿尔茨海默病活性天然产物

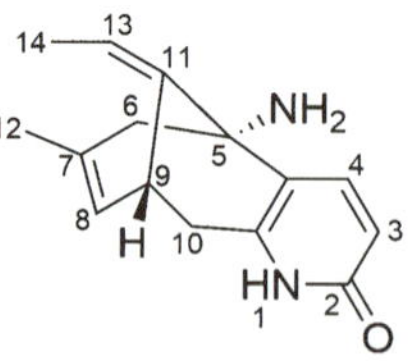

石杉碱甲（huperzine A）

石杉碱甲（huperzine A）[166]（$C_{15}H_{18}N_2O$），主要来源于蕨类植物石松科（Lycopodiaceae）石杉属蛇足石杉（*Huperzia serrata*，中药名千层塔）的全草，为白色粉末状，味苦易吸潮，微溶于水，可溶于甲醇或乙醇，易溶于氯仿等有机溶剂，收载于《中国药典》2020 年版。石杉碱甲属于桥环类生物碱，含有三碳桥环、桥头氨基、环外双键及一个含氮吡啶酮基结构。

石杉碱甲对乙酰胆碱酯酶抑制活性具有高效性、高选择性与可逆性的特点，因此可有效地改善记忆力、治疗老年痴呆。作用机制研究发现石杉碱甲进入大脑中枢后可较多地分布于大脑的额叶、颞叶、海马等与学习和记忆相关的神经区域，在低剂量下对乙酰胆碱酯酶（AChE）产生强大的抑制作用，使分布区内神经突触间隙的乙酰胆碱（ACh）含量明显升高，从而增强神经元兴奋传导，强化学习与记忆脑区的兴奋作用，起到提高认知功能、增强记忆保持和促进记忆再现的作用。

石杉碱甲除了对 AChE 具有抑制作用外，还具有其他多种作用机制。石杉碱甲能通过上调蛋白激酶 C（protein kinase C，PKC）来影响淀粉样前体蛋白（amyloid precursor protein，APP）的代谢，从而减少 β-淀粉样蛋白（amyloid β-protein，Aβ）的生成和沉积，最终减少老年斑的生成，提高 AD 患者大脑的学习记忆能力和认知能力。此外，石杉碱甲还能通过 NGF 的调控作用和抗氧化、抗凋亡等作用机制刺激内源性保护过程，同时促进损伤结构的修复。

石杉碱甲作为天然小分子成分，还具有生物利用度高、易穿透血脑屏障、生效速度快、半衰期短、可通过尿液快速排出体外等成药性方面的优点。

20 世纪 70 年代，浙江省的科研人员对民间中草药蛇足草的成分开展了研究，并于 80 年代初从华南马尾杉中最早发现了该成分的存在。自 1985 年开始逐步完善了有关药理及临床研究，并于 1989 年和 1991 年先后进行了结构改造、晶体空间结构分析及全合成工作。最终石杉碱甲（商品名为哈伯因）于 1995 年作为治疗 AD 的临床药物在中国获批上市。1999 年石杉碱甲的结构改造衍生物 ZT-1（商品名为希普林）也完成了专利申请工作，并从 2002 年开始先后在欧洲及美国 FDA 开始进入上市前的临床研究阶段。

石杉碱甲作为一种常用的阿尔茨海默病治疗药物，主要用于治疗中老年良性记忆障碍及多型痴呆、记忆认知功能及情绪行为障碍外，并可被用于治疗重症肌无力。

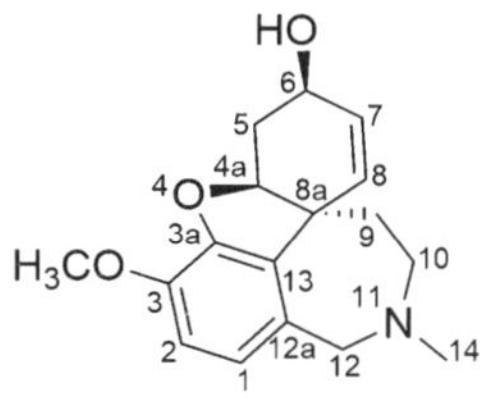

加兰他敏（galanthamine）

加兰他敏（galanthamine）[167]（$C_{17}H_{21}NO_3$）来源于石蒜科（Amaryllidaceae）植物雪花莲（*Galanthus woronawii*）、石蒜（*Lycoris radiate*）等植物的鳞茎，属于生物碱类成分，由四个环状结构稠和而成，其中包括一个苯并呋喃片段、一个环己烯片段和一个含氮七元环片段。加兰他敏收载于《中国药典》（2020 年版），并在美国、欧洲、日本等多国上市销售。

加兰他敏可通过多重作用方式发挥药理作用，作为一种可逆性的胆碱酯酶抑制剂能增加神经肌肉突触间隙内乙酰胆碱的浓度；作为变构增强配体可使烟碱型乙酰胆碱受体（nicotinic acety lcholine receptor，nAChR）活化，具有神经保护功能；可作用于淀粉样前体蛋白的代谢途径，减少 β 淀粉样蛋白（Aβ）的生成；同时，加兰他敏还具有抑制 Aβ 聚集的作用。加兰他敏作为第二代 AChE 抑制剂，能较好地刺激和抑制 AChE，提高脑中乙酰胆碱水平，延缓脑细胞功能减退的进程，因此，可显著改善轻、中度 AD 患者的认知功能，维持日常生活能力。加兰他敏属于可逆性抗胆碱酯酶药，易通过血脑屏障进入脑组织，对中枢神经作用较强，可改善神经肌肉间的传导，以氢溴加兰他敏和氢溴二氢加兰他敏注射液及片剂、胶囊、口服液等形式用于临床治疗轻、中度阿尔茨海默病。

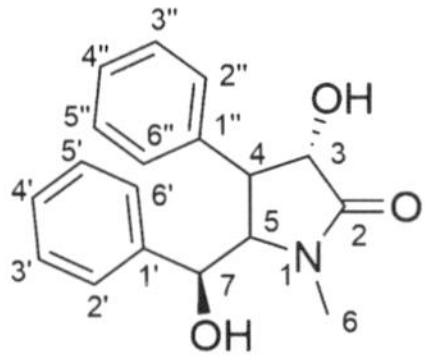

左旋黄皮酰胺［(-) clausenamide］

左旋黄皮酰胺［(-) clausenamide］[168]($C_{18}H_{19}NO_3$)来源于芸香科植物黄皮(*Clausena lansium*)，属于酰胺类生物碱，由两个苯环及一个含氮五元环结构通过碳碳键连接组成。

动物实验显示左旋黄皮酰胺对阿尔茨海默病发病过程中神经细胞凋亡、β-淀粉样蛋白沉积、tau 蛋白过磷酸化这三大病理特点均具有抑制作用。左旋黄皮酰胺可以有效改善记忆障碍：对多种记忆障碍小鼠模型，左旋黄皮酰胺在 5~10mg/kg 能显著改善其学习和记忆能力，有效剂量相当于多奈哌齐；左旋黄皮酰胺在 10^{-5}~10^{-7}mol/L 能产生增加基础突触传递和长时程增强(long term potentiation，LTP)作用，从而在神经回路和记忆贮存的过程中产生积极作用。此外，左旋黄皮酰胺还可通过增加细胞内钙浓度，兴奋中枢胆碱能神经元和增加突触新生发挥促智作用：左旋黄皮酰胺单次给药(50mg/kg、20mg/kg、10mg/kg)，即可显著拮抗樟柳碱引起的乙酰胆碱含量的降低；左旋黄皮酰胺(10mg/kg)能使跳台和避暗实验中实验动物的学习记忆能力加强、脑皮层厚度增加、新生突触增加。

左旋黄皮酰胺对认知功能有显著的改善作用，对 AD 的各种病变也有不同程度的抑制作用。2016 年，左旋黄皮酰胺片启动了Ⅱ期临床研究。

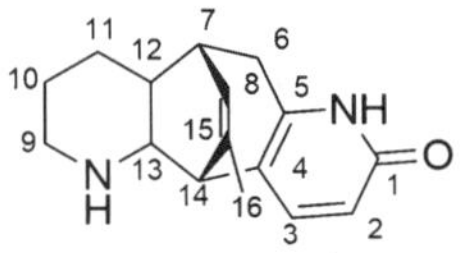

phleghenrine A

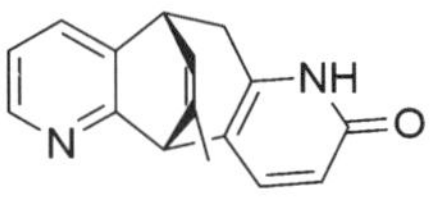

phleghenrine D

化合物 phleghenrine A($C_{16}H_{20}N_2O$)和 phleghenrine D[169]($C_{16}H_{14}N_2O$)，主要来源于石杉科(Huperziaceae)植物椭圆马尾杉(*Phlegmariurus henryi*)，属于哌啶酮类生物碱衍生物。Phleghenrine A(IC_{50} 4.91μmol/L)和 phleghenrine D(IC_{50} 4.32μmol/L)具有显著的 AChE 抑制活性。此外，phleghenrine D 与他克林(IC_{50}>100μmol/L)相比，在显著抑制 AChE 的同时不会对 BuChE 产生抑制作用。

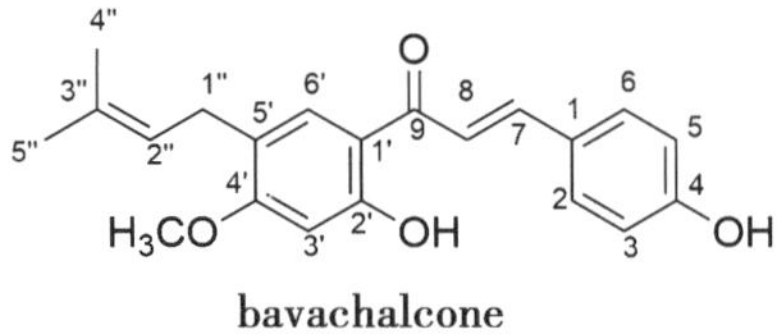

bavachalcone

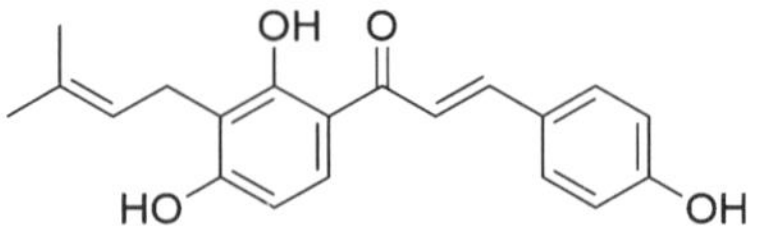

isobavachalcone

化合物 bavachalcone($C_{21}H_{22}O_4$)和 isobavachalcone[170]($C_{20}H_{20}O_4$)，来源于豆科(Leguminosae)植物补骨脂(*Psoralea corylifolia*)，属于木脂素类衍生物。在体外抗阿尔茨海默病活性研究中，bavachalcone

和 isobavachalcone 在抑制 Aβ42(IC_{50}<10μmol/L)和神经炎症(IC_{50} 19.32μmol/L)方面表现出了较高活性，同时对 AChE(IC_{50} 10~100μmol/L)、BACE-1、糖原合成酶激酶 3β(GSK-3β)(IC_{50}>100μmol/L)也有一定的抑制活性。Bavachalcone 和 isobavachalcone 虽然单一活性不算显著，但具有明显的多靶点抗 AD 作用。

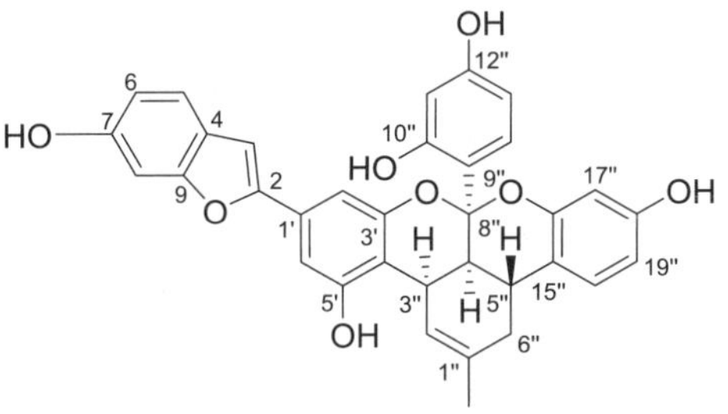

mulberrofuran G

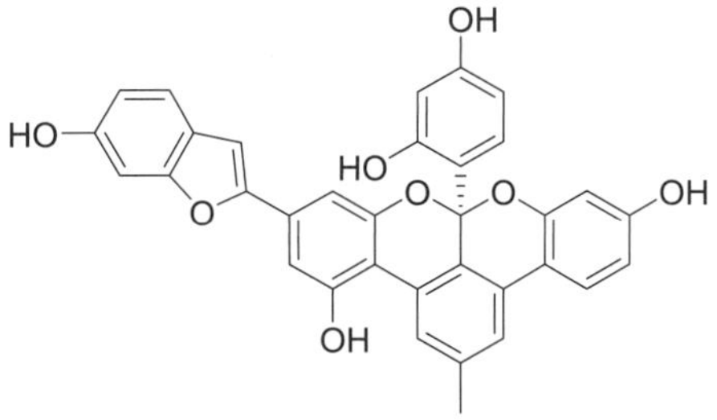

albanol B

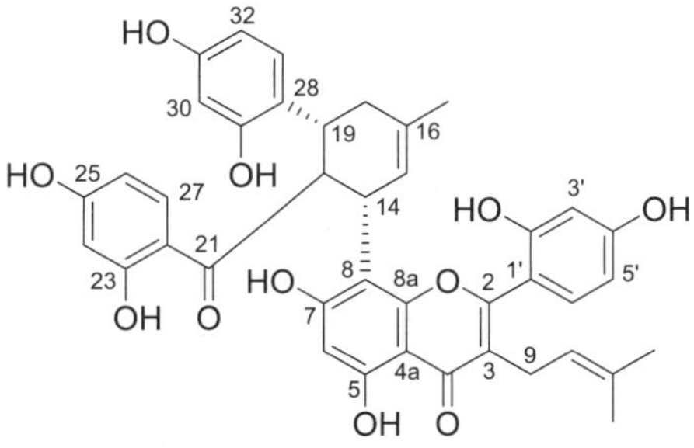

kuwanon G

化合物 mulberrofuran G($C_{34}H_{26}O_8$)、albanol B($C_{34}H_{22}O_8$)和 kuwanon G[171]($C_{40}H_{36}O_{11}$)，来源于桑科(Moraceae)植物桑(*Morus alba*)的干燥根皮(传统中药桑白皮)，属于多酚类衍生物，具有较复杂的聚合结构。Mulberrofuran G 和 albanol B 对 AChE 和 BChE 有显著的抑制活性，其中对 AChE 的 IC_{50} 分别为 2.13μmol/L、2.47μmol/L，对 BChE 的 IC_{50} 分别为 9.72μmol/L、1.39μmol/L。同时，这三个化合物均有显著的 BACE-1 抑制活性，IC_{50} 分别为 0.31μmol/L、0.51μmol/L、1.01μmol/L。

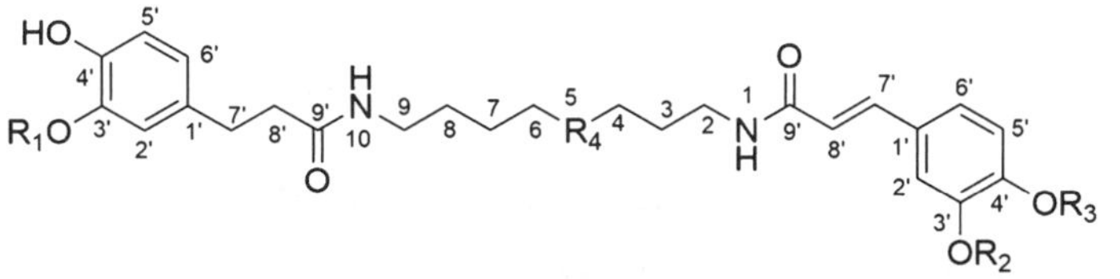

lycibarbarspermidine B　R_1=H，R_2=Glc，R_3=H，R_4=NH2$^+$CF$_3$COOH$^-$
lycibarbarspermidine F　R_1=Glc，R_2=Glc，R_3=H，R_4=NH
lycibarbarspermidine M　R_1=Glc，R_2=H，R_3=Glc，R_4=NH

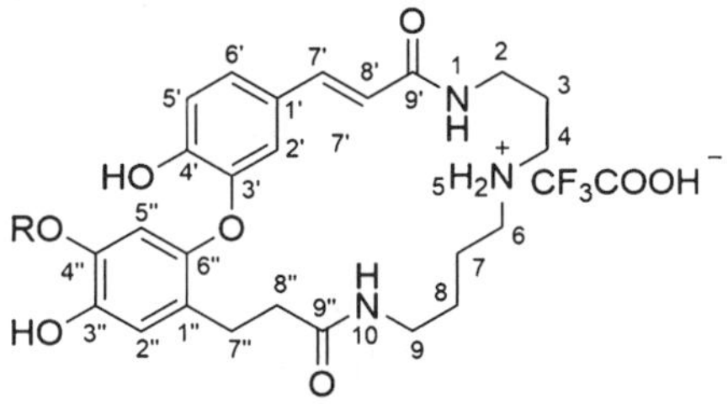

lycibarbarspermidine O　R=β-D-Glc-β-D-Glc

化合物 lycibarbarspermidine B（$C_{31}H_{44}N_3O_{11}$）、lycibarbarspermidine F（$C_{37}H_{54}N_3O_{16}$）、lycibarbarspermidine M（$C_{37}H_{56}N_3O_{16}$）和 lycibarbarspermidine O[172]（$C_{37}H_{52}N_3O_{16}$），来源于茄科（Solanaceae）植物枸杞（*Lycium barbarum*）的果实，属于苯丙酰胺类化合物，具有含酰胺基的长链烷烃结构。化合物 lycibarbarspermidine B、lycibarbarspermidine F、lycibarbarspermidine M、lycibarbarspermidine O 在 100μmol/L 给药量下对转基因果蝇 AD 模型短期记忆的实验中表现出了与阳性对照药美金刚相近的活性。

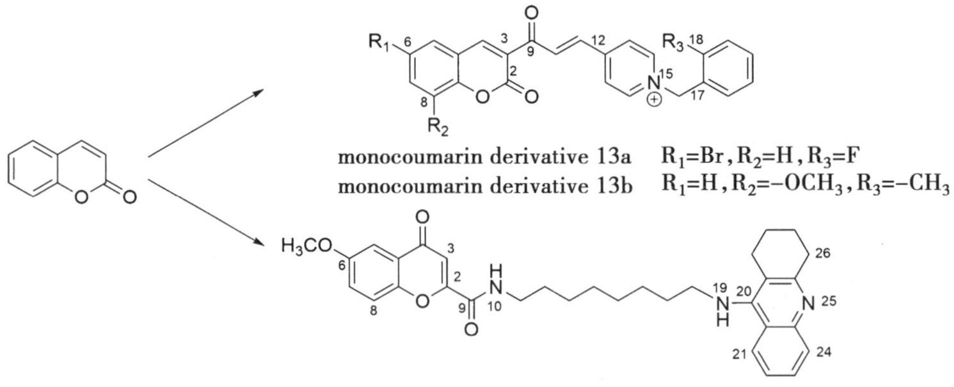

monocoumarin derivative 13a　R_1=Br，R_2=H，R_3=F

monocoumarin derivative 13b　R_1=H，R_2=$-OCH_3$，R_3=$-CH_3$

tacrinecoumarin heterodimer 21b

香豆素广泛分布于伞形科、豆科、菊科等 100 多个科属的植物中，含有一个苯骈 α- 吡喃酮母核。针对香豆素分子量小、合成修饰简单且生物利用度高的特点，通过结构修饰筛选出的苄基吡啶基单香豆素衍生物 monocoumarin derivative 13a（$C_{24}H_{16}BrFNO_3$）、monocoumarin derivative 13b（$C_{26}H_{22}NO_4$）对乙酰胆碱酯酶的抑制活性非常显著（IC_{50} 0.11nmol/L、0.16nmol/L），而他克林与香豆素的异源二聚体 tacrinecoumarin heterodimer 21b（$C_{32}H_{37}N_3O_4$）对 BChE 的抑制率更为显著，其 IC_{50} 38pmol/L[173]。

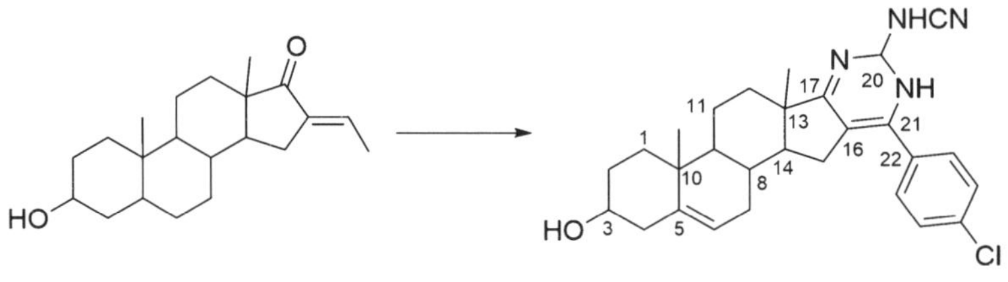

N-cyanoiminopyrimidine 14

甾体是广泛存在于陆生植物中的天然次级代谢产物，以环戊烷骈多氢菲母核为结构特征。通过衍生化合成修饰将甾体母核与嘧啶酮、嘧啶亚胺和 *N*- 氰基亚胺嘧啶等结构结合在一起，筛选出了一批对 Aβ 淀粉酶表现出了显著抑制活性的杂环甾体衍生物（部分化合物对 Aβ 淀粉酶的 IC_{50} 达到了 nmol/L 级），其中含 *N*- 氰基亚胺嘧啶的 *N*-cyanoiminopyrimidine 14（$C_{28}H_{33}ClN_4O$）活性最为显著（IC_{50} 为 3.28nmol/L）[174]。

三、其他活性天然产物

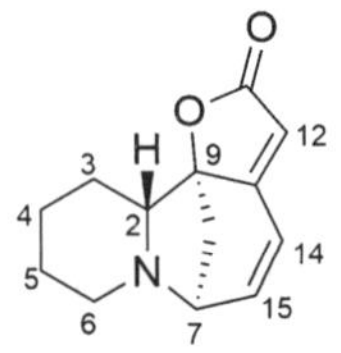

一叶萩碱（securinine）

一叶萩碱(securinine)[175]($C_{13}H_{15}NO_2$)临床上主要用于治疗小儿麻痹后遗症和面神经麻痹。一叶萩碱来源于大戟科(Euphorbiaceae)一叶萩(叶底珠)(*Securinegasuf fruticosa*),为淡黄色或黄色的结晶或结晶性粉末,味微苦,不溶于水,溶解于无水乙醇或三氯甲烷。属于吲哚里西啶生物碱类化合物,其主要的化学特征是包含一个吲哚里西啶、吡咯里西啶或喹诺里西啶环及一个不饱和五元内酯环的四环化合物,且哌啶环和吡咯环共用一个氮原子,具有刚性的分子骨架。临床上主要使用的是左旋一叶萩碱的硝酸盐和盐酸盐,对神经衰弱、低血压、植物神经功能紊乱引起的头晕、耳鸣、耳聋也有一定的疗效。

一叶萩碱主要的药理作用是兴奋中枢神经系统,早期研究报道一叶萩碱对脊髓有明显的兴奋作用。配体结合实验发现一叶萩碱能拮抗 GABA 受体。此外,一叶萩碱还可以促进学习记忆能力,因为药理活性显示一叶萩碱能加强大脑皮层的条件反射,缩短潜伏期;在中枢神经系统方面的作用机制研究也有明显的进展。一叶萩碱自 1956 年报道以来,直到 1967 年首次实现了化学全合成;1985 年发现其兴奋神经系统的机制。

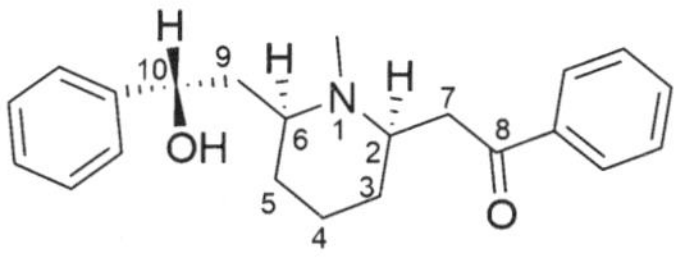

山梗菜碱(lobeline)

山梗菜碱(lobeline)[176]($C_{22}H_{27}NO_2$)临床上主要用于各种原因引起的呼吸抑制,如新生儿窒息,一氧化碳、吸入麻醉剂及其他中枢抑制药(如阿片、巴比妥类)的中毒及肺炎,白喉等传染病引起的呼吸衰竭。山梗菜碱,主要来源于桔梗科(Campanulaceae)山梗菜(*Lobelia inflata*)、半边莲(*L. chinensis*)、风铃草(*Campanula medium*)、哈氏山梗菜(*L. hassleri*)、烟草花山梗菜(*L. nicotianaefolia*),别名祛痰菜碱、半边莲碱,属于哌啶生物碱。山梗菜碱为白色结晶或颗粒状粉末,无臭,味苦,溶于乙醇和氯仿,微溶于水。临床上常用盐酸山梗菜碱(盐酸洛贝林)。

山梗菜碱具有扩张支气管作用,可以对抗毛果芸香碱和乙酰胆碱引起的气管收缩,对吗啡所致呼吸抑制有较好的兴奋作用,也可以选择性地兴奋颈动脉窦和主动脉体化学感受器而反射性地兴奋延髓呼吸中枢,加强呼吸功能。服用较大剂量的山梗菜碱,还可以直接兴奋呼吸中枢;也能兴奋延脑的迷走中枢、呕吐中枢;对迷走神经中枢和血管运动中枢也具有反射性兴奋的作用。20 世纪 30 年代完成了该化合物的化学合成工艺,实现了人工合成。由于其成瘾性,1993 年美国 FDA 禁止了含有山梗菜碱的戒烟产品的销售。

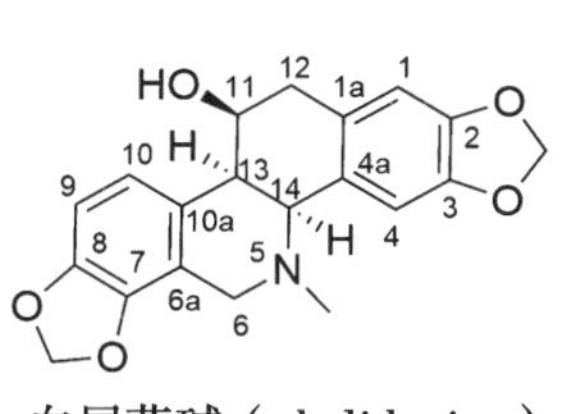

白屈菜碱(chelidonine)

白屈菜碱(chelidonine)[177]($C_{20}H_{19}NO_5$)临床上用于治疗胃肠疼痛及溃疡镇痛。白屈菜碱来源于罂粟科(Papaveraceae)植物白屈菜(*Chelidonium majus*)。为单斜棱柱结晶,溶解于乙醇和三氯甲烷,不溶解于水。属于苯并菲啶类生物碱，在 C-2/3 位、C-7/8 位分被两个亚甲二氧基取代，C-11 位有羟基取代，别名毛茛碱。

白屈菜碱属于鸦片碱类成分，有类似吗啡的镇痛作用，5~20mg/kg 小鼠灌胃给药后，呈现剂量依赖性的镇痛效果。镇痛效果可以持续 4~48 小时，且其镇痛作用主要是外周性，不能被吗啡受体拮抗剂纳洛酮拮抗，对神经系统具有镇静催眠的作用。同时实验中也发现白屈菜碱 C-6 位烷氧基取代和酰氧基取代的衍生物还可以抑制中枢神经系统，特别对神经末梢作用较强。

以白屈菜碱和原阿片碱为主要成分的胃痛舒胶囊可用于治疗各种胃病引起的疼痛。以白屈菜碱和青藤碱为主要有效成分的痛安注射液，具有通络止痛的作用，用于治疗由血瘀引发的癌症中度疼痛。

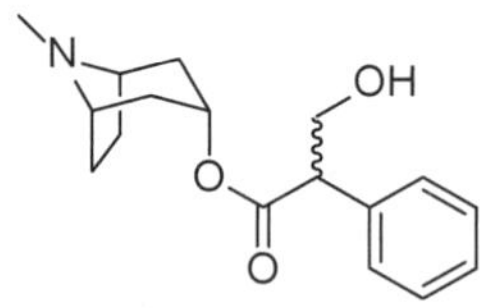

阿托品（atropine）

阿托品（atropine）[178]（$C_{17}H_{23}NO_3$）临床上用于缓解内脏绞痛，如胃肠痉挛引起的疼痛、肾绞痛、胆绞痛、胃及十二指肠溃疡，也可用于窦性心动过缓、房室传导阻滞。阿托品来源于茄科（Solanaceae）植物颠茄草（*Belladonnae herba*）或曼陀罗（*Datura stramonium*），为无色结晶或白色粉末，易溶于水和乙醇。1831 年从植物中得到结晶，1889 年确定了阿托品的结构，1901 年首次完成合成，属于托品烷类生物碱，结构特征为吡咯环和哌啶环骈合而成的两个环共用一个氮原子和两个碳原子形成托品烷类基本骨架。阿托品在碱性条件下易被水解生成托品和硝酸，但是在弱酸性、中性水溶液中较稳定，pH 3.5~4.0 条件下最稳定。收载于《中国药典》(2020 年版)，《英国药典》2017 版。

阿托品是典型的 M 胆碱受体（毒蕈碱型胆碱受体）阻滞剂，具有解除胃肠平滑肌痉挛、抑制腺体分泌、扩大瞳孔、解除痉挛性收缩、使心率加快、支扩张气管等 M 胆碱作用。而且，当加大剂量时，阿托品还能作用于血管平滑肌，扩张血管、解除痉挛性收缩，改善微循环；还能兴奋或抑制中枢神经系统，且呈现一定的剂量依赖性。

临床常用阿托品硫酸盐，用于内脏绞痛、全身麻醉前给药、抗休克、抗心律失常、解救有机磷酸酯中毒。但是由于阿托品安全范围较小，从而限制了临床应用。

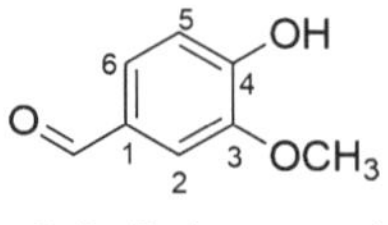

香草醛（vanillin）

香草醛（vanillin）[179]（$C_8H_8O_3$）临床上应用于治疗各种类型的癫痫，特别适用于小发作，也可用于治疗注意缺陷多动症及眩晕。香草醛来源于多种植物，如兰科（Orchidaceae）植物天麻（*Gastrodia elata*）、木贼科（Equisetaceae）植物木贼（*Equisetum hyemale*）、石莼科（Ulvaceae）植物孔石莼（*Ulva lactuca*）、安息香科（Styracaceae）植物安息香树树脂等，又称香荚兰醛、4- 羟基 -3- 甲氧基苯甲醛。香草醛为白色针状结晶或浅黄色晶体粉末，有浓烈的香气，比较稳定，暴露于光下可能变色，吸湿性强。1858 年，研究人员通过水溶液重结晶的方法首次获得了香草醛；1874 年，研究人员确定了香草醛的结构及合成新途径，现在主要通过人工合成获得香草醛。

香草醛能对抗戊四氮引起的惊厥，抑制由戊四氮诱发的癫痫样脑电，能抑制动物自发性活动及延长环己烯巴比妥钠的睡眠时间，具有镇静及抗癫痫的作用，香草醛也通过促进脑血液循环和进行脑保护的作用对神经系统疾病有治疗作用；同时，香草醛也具有强大的抗菌作用，已经被用于治疗皮肤病。

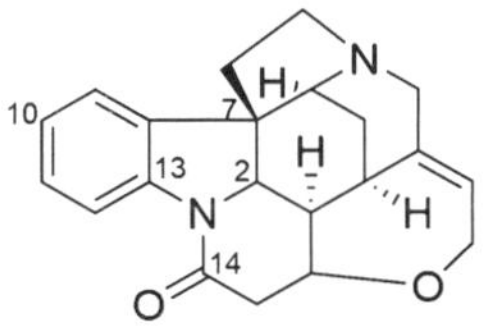

番木鳖碱（strychnine）

番木鳖碱（strychnine）[180]（$C_{21}H_{22}N_2O_2$）能选择性兴奋脊髓，增强骨骼肌的紧张度，临床用于轻瘫或弱视的治疗。番木鳖碱来源于马钱科（Loganiaceae）植物马钱子（*Strychnos nux-vomica*）的成熟种子，又名士的宁。番木鳖碱为无色柱状晶体或白色粉末，无臭、味极苦，溶于沸水，不溶于乙醚，略溶于水和乙醇。番木鳖碱于 1818 年首次发现；研究人员于 1946 年确定其结构；1954 年研究人员在实验室完成其合成反应，成为有机化学历史上最著名的合成反应之一，属于单萜吲哚生物碱类，其结构特征是吡咯并喹啉，C-14 位为羰基。收载于《中国药典》(2005 年版)、8.7 版《欧洲药典》。

番木鳖碱的药理活性主要是对神经系统、心血管系统、消化系统等方面。番木鳖碱能够提高脊髓、延髓、大脑皮层的兴奋性；也能够治疗心律失常，其作用机制是阻滞电压门控性钠通道的一个主要亚型 Nav 1.5（存在于哺乳动物的心肌细胞）。番木鳖碱浓度依赖地抑制该亚型的电流，因此临床上在治疗某些心律失常的疾病方面具有更多的优势。

番木鳖碱毒性较大、安全范围窄，过量或者长期使用容易引发中毒反应，因此限制了其在临床中的使用。也有相关研究报道马钱子与甘草或者肉桂配伍可以降低其毒副作用，进一步研究番木鳖碱的中毒机制和毒理学对于对其深入的研究开发具有重要的意义。

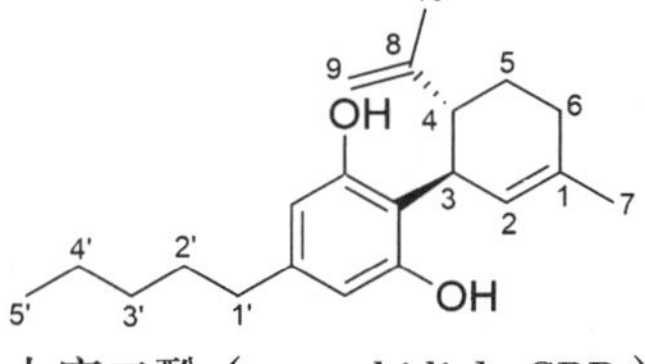

大麻二酚（cannabidiol，CBD）

大麻二酚（cannabidiol，CBD）[181]（$C_{21}H_{32}O_2$）临床上作为罕见癫痫症德拉韦综合征（Dravet syndrome）和 Lennox-Gastaut 综合征患者的辅助治疗药物。大麻二酚来源于桑科（Moraceae）大麻（*Cannabis sativa*），为黄色树脂或结晶，溶于乙醇、甲醇、乙醚、苯、氯仿、石油醚，几乎不溶于水，其结构包含单萜和苯酚两个组成部分。

大麻二酚是大麻中的非成瘾性成分，具有抗痉挛、抗焦虑、抗炎等药理作用。在治疗癫痫方面，大脑中的GABA神经递质可抑制大脑中枢的兴奋性，而CBD可通过控制GABA神经递质的消耗量，产生抑制大脑兴奋性，降低癫痫发作的作用，还可以作为抗癫痫治疗的辅助药物帮助提高其他抗癫痫药的疗效。对由罕见癫痫症Lennox-Gastaut患者参与的一项临床试验（NCT02224560）结果显示，大麻二酚治疗组患者与安慰剂组相比其癫痫发作频率出现了明显降低，治疗组在10mg/kg和20mg/kg剂量时发病率可分别下降37.2%和41.9%。

2018年高纯度的大麻二酚提取物液体口服制剂（epidiolex）获得美国FDA的上市批准，这也是FDA批准的第一个天然大麻类处方药物。

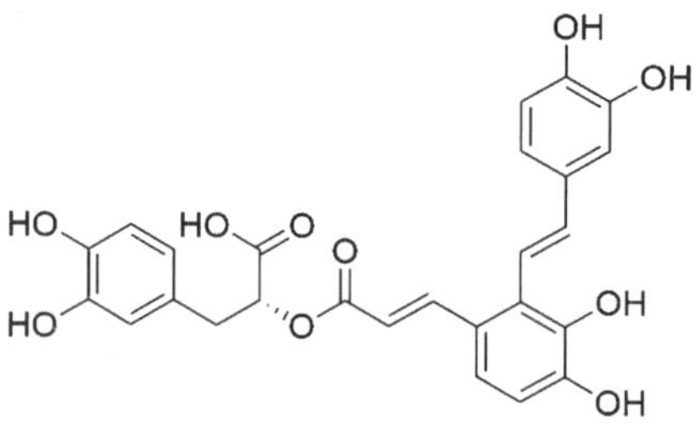
丹参酚酸A（salvianolic acid A）

丹参酚酸A（salvianolic acid A）[182]（$C_{26}H_{22}O_{10}$）作为糖尿病周围神经病变的临床研究药物，来源于唇形科（Labiatae）植物丹参（*Salvia miltiorrhiza*）的根，为淡黄色结晶，溶于乙醇、乙醚，其结构特点有3个3,4二羟基苯基取代的氧丙酸。

药理活性研究显示，丹参酚酸A对链脲佐菌素（STZ）诱导的2型糖尿病大鼠足底微循环和周围神经功能障碍具有改善作用，抑制AGEs的形成和氧化应激相关的神经和血管损伤的发展。

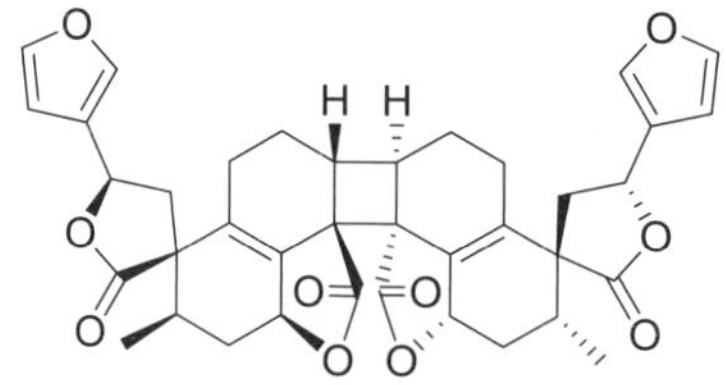
crotoeurin A

化合物crotoeurin A[183]（$C_{38}H_{36}O_{10}$）来源于大戟科（Euphorbiaceae）石山巴豆（*Croton euryphyllus*），是通过一个环丁烷结构连接起来的二萜类二聚体。Crotoeurin A具有潜在的神经元损伤保护作用，活性研究显示crotoeurin A可在10μmol/L浓度下明显增加NGF诱导的PC12细胞中轴突细胞的比例。

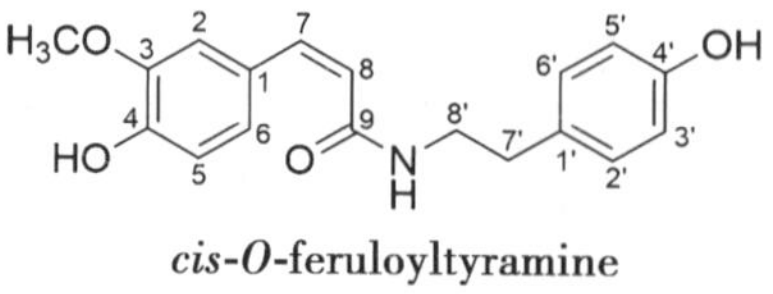
cis-O-feruloyltyramine

化合物*cis-O*-feruloyltyramine[184]（$C_{18}H_{19}NO_4$）来源于茄科（Solanaceae）假酸浆（*Nicandra physalodes*），结构为木脂素酰胺衍生物，双键具有顺式构型。药理活性研究显示，对经过2.5μmol/L剂量MPP^+处理

后的人神经母细胞瘤细胞（SH-SY5Y），给药 *cis-N*-feruloyltyramine（20μmol/L）时可使凋亡的 DNA 片段显著减少，从而表现出较强的神经细胞保护作用。

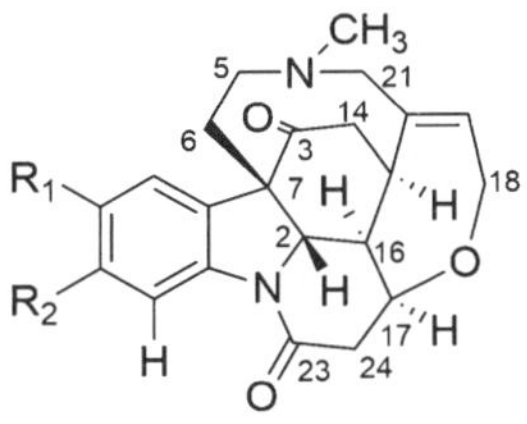

11-hydroxyl-icajine　R_1=H，R_2=OH
10-hydroxyl-icajine　R_1=OH，R_2=H

化合物 11-hydroxyl-icajine（$C_{22}H_{24}N_2O_4$）、10-hydroxyl-icajine[185]（$C_{22}H_{24}N_2O_4$）来源于马钱科（Loganiaceae）马钱子，为单萜吲哚生物碱。其结构特点为 4 位氮甲基化，C-3 和 C-23 位羰基取代，C-17/18 位通过氧原子链接成环。11-hydroxyl-icajine、10-hydroxyl-icajine 对神经细胞 PC12 具有保护活性，IE_{50} 值分别为 0.68~4.81μmol/L 和 0.54~6.50μmol/L。

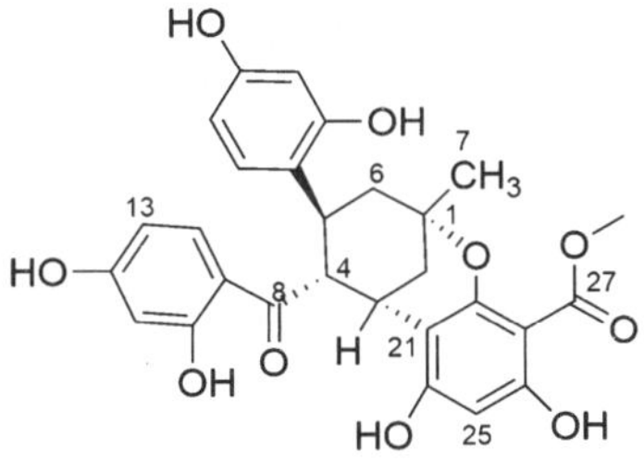

morusalbanol A

化合物 morusalbanol A[186]（$C_{28}H_{26}O_{10}$）来源于桑科（Moraceae）桑（*Morus alba*）两个结构单元的 Diels-Alder 加合物。在神经保护药理活性的测定中，morusalbanol A 以剂量依赖方式显著减弱 H_2O_2 诱导的神经细胞损伤。

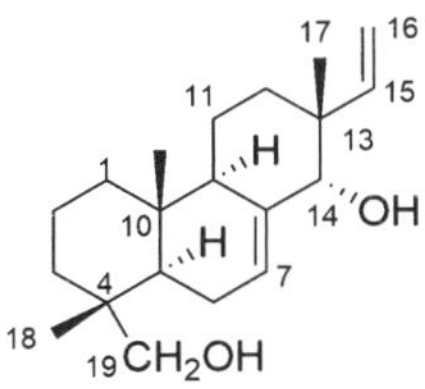

15-isopimaradiene

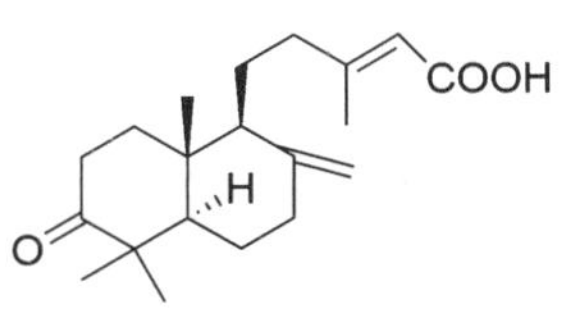

3-oxoanticopalic acid

化合物 15-isopimaradiene（$C_{20}H_{32}O_2$）、3-oxoanticopalic acid（$C_{20}H_{30}O_3$）[187]来源于马鞭草科（Verbenaceae）大叶紫珠（*Callicarpa macrophylla*），属于二萜类成分。其结构特点是 15-isopimaradiene 的 C-14 位和 C-19 位羟基取代，C-7/8 位和 C-15/16 位都是双键连接；3-oxoanticopalic acid 的 C-3 位是羰基，C 环在 14 位开环。药理活性研究显示，15-isopimaradiene、3-oxoanticopalic acid 能促进神经生长因子 NGF 介导的 PC12 细胞神经突出向外生长，其 EC_{50} 分别为 7.6μmol/L、6.0μmol/L。

展 望

历史上，陆地天然产物曾是制药工业的最重要来源，随着基因组学、生物信息学、高通量筛选（HTS）、分子生物学、组合化学、计算机模拟（分子模拟）和其他方法学的出现，制药业已很少直接利用天然产物作为药物[188-190]。然而当前研发策略因其结构多样性的局限和合成策略的盲目性，并未达到预期结果，促使人们重新关注天然产物中陆地有机化合物的多样性研究，特别是源于传统医学或用作植物膳食补充剂的物种。

药用植物是现代医药学发展的重要基础，很多上市药物是植物来源的天然产物及其衍生物。据世界卫生组织（WHO）的统计，约有 80% 的人仍然依靠动物、植物及矿物等传统药物用于疾病预防和治疗[191]，因陆地传统药物的资源量较大，而且也相对容易大量栽培及繁殖，它们提取物或者天然化合物具有重要的开发应用前景。此外，世界上大约有 20 多万种陆生植物，仅有约 1 万种植物开展了药理研究，15% 的物种开展了化学成分研究[192-193]，尚有大量结构各异的活性天然产物有待挖掘。美国 FDA 在 2001—2010 年批准了 15 种植物源天然产物及其衍生物用于疾病治疗，其中 10 种为新颖结构的天然产物，另外 5 种已知化合物批准于新的治疗用途[193]。

随着分离与结构鉴定技术的不断发展，天然产物的绝对数量和发现率都显著增加。然而，来源于陆地动、植物，结构独特的化合物数量在新颖天然产物中的比例却逐年减少[194]。结构新颖性是天然产物研究的重要组成，如何排除已知结构天然产物、快速发现结构新颖性的物质是需要面对的一个关键问题。药用植物数据库、天然组分数据库和天然小分子数据库的建立以及液质联用技术的应用为快速分析天然药物资源化学组成提供了新的手段，同时导向分离策略为发现新颖结构化合物提供了捷径。随着各种新技术的出现，特别是基因组学、蛋白质组学、生物信息学、质谱联用技术及生物大分子相互作用分析技术等的出现，开展经典天然产物的活性及分子机制研究，增加天然药物发现的机会，有利于推动天然产物新药研发的进程。

（罗晓东　程桂广　丁彩凤　宋长伟　魏 鑫　袁海恋）

参考文献

[1] 杜冠华. 天然小分子药物 - 源自于植物的小分子药物[M]. 北京：人民卫生出版社，2018.

[2] SONG YN. New Progress in the Study of Poly（L-Glutamic Acid）-Paclitaxel Conjugates[J]. J Chin Pharm Sci，2009(18)：201-207.

[3] BRINGMANN G. MD-Based CD Calculations for the Assignment of the Absolute Axial Configuration of the Naphthylisoquinoline Alkaloid Dioncophylline A [J]. J Comput Chem，2001（22）：1273-1278.

[4] MA J. Advance inResearch on Anticancer Drug β-Elemene and Its Derivatives [J]. ChinTrad HerbDrugs，2018（49）：1184-1191.

[5] JING SS. Diocollettines A，an Unusual Tricyclic Diarylheptanoid Derivative from the Rhizomes of Dioscorea collettii [J]. Cheminform，2016（47）：3215-3217.

[6] ZHANG JJ. Hyperuralones A and B，new Acylphloroglucinol Derivatives with Intricately Caged Cores from Hypericum

uralum [J]. Org Lett, 2014 (16): 4912-4915.

[7] FEI DQ. Euphorikanin A, a Diterpenoid Lactone with a Fused 5/6/7/3 Ring System from Euphorbia kansui [J]. Org Lett, 2016 (18): 2844-2847.

[8] WU D. Antitumor Potential of a Novel Camptothecin Derivative, ZBH-ZM-06 [J]. Oncol Rep, 2018 (39): 871-879.

[9] DING XQ. Antitumor Effects of Hydroxycamptothecin-Loaded Poly [Ethylene Glycol]-Poly [Gamma-Benzyl-L-Glutamate] Micelles Against Oral Squamous Cell Carcinoma [J]. Oncol Res, 2007 (16): 313-323.

[10] REN F. Sensitivity Research on Tau Gene Expression and the Use of Paclitaxel in the Treatment of Gastric Cancer [J]. J Surg Concepts Prac, 2010 (15): 432-437.

[11] SUBBARAJU G. Ashwagandhanolide, a Bioactive Dimeric Thiowithanolide Isolated from the Roots of Withania somnifera [J]. J Nat Prod, 2006 (69): 1790-1792.

[12] LI J. Advances of Taxol Combinatorial Biosynthesis [J]. Chin J Biotechnol, 2014 (30): 355-367.

[13] GAO GC. Catunaregin and Epicatunaregin, Two Norneolignans Possessing an Unprecedented Skeleton from Catunaregam spinosa [J]. Cheminform, 2010 (41): 339-344.

[14] XUE GM. Artemisians A–D, Diseco-guaianolide Involved Heterodimeric [4+2] Adducts from Artemisia argyi [J]. Org Lett, 2017 (19): 5410-5413.

[15] JIANG YJ. Progress in the Development of Colchicine Derivatives as Tubulin Polymerization Inhibitors [J]. ChinJMed Chem, 2017 (27): 138-145.

[16] ZHANG WJ. Research Progress in Oridonin for Antitumor Activity [J]. Chin Bull Life Sci, 2010 (30): 1244-1246.

[17] DONG LH. Inhibitory effect and mechanism of Eriocalyxin B on proliferation of non-Hodgin's lymphoma cells [J]. Chin J Cancer Prev Treat, 2016 (23): 505-509.

[18] ZOU J. Ternifolide A, a New Diterpenoid Possessing a Rare Macrolide Motif from Isodon ternifolius [J]. Org Lett, 2012 (14): 3210-3213.

[19] ZHANG GJ. Orychophragines A-C, Three Biologically Active Alkaloids from Orychophragmus violaceus [J]. Org Lett, 2018 (20): 656-659.

[20] QUINTÁSCARDAMA A. Homoharringtonine, Omacetaxine Mepesuccinate, and Chronic Myeloid Leukemia Circa 2009 [J]. Cancer, 2010 (115): 5382-5393.

[21] WANG Y. Research Progress on Effects of Indirubin and Its Structurally Similar Compounds on Anticancer and Neuroprotection [J]. Chin Trad Herb Drugs, 2014 (45): 2404-2411.

[22] TIAN DS. Garmultins AG, Biogenetically Related Polycyclic Acylphloroglucinols from Garcinia multiflora [J]. Org Lett, 2017 (18): 5904-5907.

[23] AISA HA. Vernodalidimers A and B, Novel Orthoester Elemanolide Dimers from Seeds of Vernonia anthelmintica [J]. Tetrahedron Lett, 2010 (51): 6584-6587.

[24] YAN W. Ainsliatrimers A and B, the First Two Guaianolide Trimers from Ainsliaea fulvioides [J]. Org Lett, 2008 (10): 5517-5520.

[25] BENO TG. Structural Basis for the Regulation of Tubulin by Vinblastine [J]. Nature, 2005 (435): 519-522.

[26] NOBLE RL. Role of Chance Observations in Chemotherapy: Vinca rosea [J]. Ann N Y Acad Sci, 2010 (76): 882-894.

[27] RUF S. CNS progression During Vinblastine or Targeted Therapies for High-Risk Relapsed ALK-positive Anaplastic Large Cell Lymphoma: A Case Series [J]. Pediatr Blood Cancer, 2018 (65): e27003.

[28] PALMIERI G. Salvage Chemotherapy for Non Hodgkin's Lymphoma of Unfavourable Histology with a Combination of CCNU and Vinblastine [J]. Hematol Oncol, 2010 (8): 179-183.

[29] ZHANG Z. Progress in the Study of Tubulin Inhibitors Binding to the Colchicine-Site [J]. ChinJ MedChem, 2014 (24): 241-249.

[30] DAI YB. T. Advances on Anti-tumor Research of (-)-Gossypol [J]. China Pharmaceuticals, 2009 (18): 1-3.

[31] LEE KH. Antineoplastic Alkaloids from Chinese Medicinal Plants and Their Analogs [J]. J Chin Chem Soc, 2013 (41): 371-384.
[32] XIN YY. Research Advance of Antitumor Function of Allicin [J]. J Anhui Agr Sci, 2007 (35): 5051-5053.
[33] XU G. Przewalskone: A Cytotoxic Adduct of a Danshenol Type Terpenoid and an Icetexane Diterpenoid via Hetero-Diels–Alder Reaction from Salvia przewalskii [J]. Chem Commun, 2012 (48): 4438-4440.
[34] HU K. Chukfuransins A-D, Four New Phragmalin Limonoids with β-Furan Ring Involved in Skeleton Reconstruction from Chukrasia tabularis [J]. Org Lett, 2013 (15): 3902-3905.
[35] HAN QB, SUSAN C, JOSEPH T, et al. Maoecrystal Z, a Cytotoxic Diterpene from Isodon eriocalyx with a Unique Skeleton [J]. Org Lett, 2006 (8): 4727-4730.
[36] SHEN YC. Taiwankadsurins A, B, and C, Three New C19 Homolignans from Kadsura philippinensis [J]. Org Lett, 2005 (7): 5297-5300.
[37] JUN'ICHI K. Daphniglaucins A and B, Novel Polycyclic Quaternary Alkaloids from Daphniphyllum glaucescens [J]. Cheminform, 2003 (34): 1733-1736.
[38] Thoison, O. Further Rearranged Prenylxanthones and Benzophenones from Garcinia bracteata [J]. Tetrahedron, 2005 (61): 8529-8535.
[39] HUANG PL. A Cytotoxic Acetophenone with a Novel Skeleton, Isolated fromCynanchum taiwanianum [J]. HelvChim Acta, 1999 (82): 1716-1720.
[40] MAGARIAN GJ. Reserpine [J]. J Gen Intern Med, 1991 (6): 561-572.
[41] CHENG HZ. Rhomotoxine's Antihypertensive Effect and Its Protection on Kidney [J]. J Clin Exp Med, 2011 (10): 81-86.
[42] JIN GZ. Controlled Hypotensive Effect of Cycleanine Dimethobromide [J]. Chinese Med J, 1984 (97): 877.
[43] ZHANG J. Tetrandrine, An Antihypertensive Alkaloid, Improves the Sleep State of Spontaneously Hypertensive Rats (SHRs) [J]. J Ethnopharmacol, 2014 (151): 729-732.
[44] ZHOU J. Antihypertensive and Neuroprotective Activities of Rhynchophylline: The Role of Rhynchophylline in Neurotransmission and Ion Channel Activity [J]. J Ethnopharmacol, 2010 (132): 15-27.
[45] KWAK C. Antihypertensive Effect of French Maritime Pine Bark Extract (Flavangenol): Possible Involvement of Endothelial Nitric Oxide-Dependent Vasorelaxation [J]. J Hypertens, 2009 (27): 92-101.
[46] WINER BM. A Comparison Between Protoveratrine A and Protoveratrine B Orally in Arterial Hypertension; a Therapeutically Important Difference in Activity [J]. N Eng J Med, 1956 (255): 1173.
[47] POTENZA MA. EGCG, a Green Tea Polyphenol, Improves Endothelial Function and Insulin Sensitivity, Reduces Blood Pressure, and Protects Against Myocardial I/R Injury in SHR [J]. Am J Physiol Endocrinol Metab, 2007 (292): E1378.
[48] CHEN JJ. Vasorelaxing and Antioxidant Constituents from Hernandia nymphaeifolia [J]. Planta Med, 2001 (67): 593-598.
[49] ZHANG B. Oxymatrine Prevents Hypoxia- and Monocrotaline-Induced Pulmonary Hypertension in Rats [J]. Free Radic Biol Med, 2014 (69): 198-207.
[50] HISATOSHI T. (+)-Nantenine Isolated from Nandina domestica Thunb. Inhibits Adrenergic Pressor Responses in Pithed Rats [J]. Eur J Pharmacol, 2003 (477): 53-58.
[51] LI Y. Osthole Relaxes Pulmonary Arteries Through Endothelial Phosphatidylinositol 3-Kinase/Akt-eNOS-NO Signaling Pathway in Rats [J]. Eur J Pharmacol, 2013 (699): 23-32.
[52] HSU YH. Antihypertensive Effect of Stevioside in Different Strains of Hypertensive Rats [J]. Zhonghua Yi Xue Za Zhi, 2002 (65): 1-6.
[53] XIONG L. Leonuketal, a Spiroketal Diterpenoid from Leonurus japonicus [J]. Org Lett, 2015 (17): 6238-6241.
[54] 陈可冀. 川芎嗪的化学、药理与临床应用[M]. 人民卫生出版社, 2014.

[55] MEDINA G. Inhibition of the Metabolism of Platelet Activating Factor (PAF-acether) by Three Specific Antagonists from Ginkgo biloba [J]. Biochem Pharmacol, 1987 (36): 2749-2752.

[56] 董军,刘寅. 抗凝药物的进展及临床应用[J]. 中华老年心脑血管病杂志, 2013, 15 (12): 1333-1335.

[57] HUANG ZS. Salvianolic Acid A Inhibits Platelet Activation and Arterial Thrombosis via Inhibition of Phosphoinositide 3-Kinase [J]. J Thromb Haemost, 2010 (8): 1383-1393.

[58] ZHANG LB. Phthalide Derivatives with Anticoagulation Activities from Angelica sinensis [J]. J Nat Prod, 2016 (79): 1857.

[59] SHI YM. Lancolides, Antiplatelet Aggregation Nortriterpenoids with Tricyclo [$6.3.0.0^{2,11}$] undecane-bridged System from Schisandra lancifolia [J]. Org Lett, 2013 (15): 5068-5071.

[60] AN P. α-Linolenic Acid and Risk of Cardiovascular Disease: A Systematic Review and Meta-analysis [J]. Am J Clin Nutr, 2012 (96): 1262-1273.

[61] DRAGAN M. Hesperidin Displays Relevant Role in the Nutrigenomic Effect of Orange Juice on Blood Leukocytes in Human Volunteers: A Randomized Controlled Cross-Over Study [J]. Plos One, 2011 (6): e26669.

[62] TIRAPELLI CR. Analysis of the Mechanisms Underlying theVasorelaxant Action of Kaurenoic Acid in the Isolated Rat Aorta [J]. Eur J Pharmacol, 2004 (492): 233-41.

[63] ZHANG Y. Rearranged Oleanane Type Saponins, Astraisoolesaponins A1–A3 and B, from the Stems of Astragalus Membranaceus (Fisch.) Bge. var. mongholicus (Bge.) Hsiao [J]. Tetrahedron, 2016 (72): 7008-7013.

[64] LUO XK. Fluvirosaones A and B, Two Indolizidine Alkaloids with a Pentacyclic Skeleton from Flueggea virosa [J]. Org Lett, 2018 (20): 991-994.

[65] ABDOULAYE IA. A Review of Recent Advances in Neuroprotective Potential of 3-N-Butylphthalide and Its Derivatives [J]. Biomed Res Int. 2016, 5012341.

[66] BERECZKI D. A Systematic Review of Vinpocetine Therapy in Acute Ischaemic Stroke [J]. Eur J Clin Pharmacol, 1999 (55): 349-352.

[67] GANESHPURKAR A. The Pharmacological Potential of Rutin [J]. Saudi Pharm J, 2017 (25): 149-164.

[68] WANG L. Clinical Benefits and Pharmacology of Scutellarin: A Comprehensive Review [J]. Pharmacol Therapeut, 2018 (190): 105-127.

[69] 郑茂,邹玉,傅颖媛. 瑞香素药理作用的研究进展[J]. 中成药, 2017, 39 (4): 790-794.

[70] LI JL. Caffeoyl Triterpenoid Esters as Potential Anti-ischemic Stroke Agents from Celastrus orbiculatus [J]. J Nat Prod, 2016 (79): 2774-2779.

[71] GUO Q. Cyclovirobuxine D Attenuates Doxorubicin-Induced Cardiomyopathy by Suppression of Oxidative Damage and Mitochondrial Biogenesis Impairment [J]. Oxid Med Cell Longev, 2015: 1-11.

[72] SHANG Q. Tanshinone IIA: A Promising Natural Cardioprotective Agent [J]. Evid Based Complement Alternat Med, 2012 : 1-7.

[73] VIRGADAMO S. Digoxin: A Systematic Review in Atrial Fibrillation, Congestive Heart Failure and Post Myocardial Infarction [J]. World J Cardiol, 2015 (7): 808-816.

[74] 徐光. 地奥司明联合舒洛地特治疗下肢深静脉血栓的疗效观察[J]. 现代药物与临床, 2017, 32 (1): 101-104.

[75] ANGUERA I. Shock Reduction with Long-Term Quinidine in Patients with Brugada Syndrome and Malignant Ventricular Arrhythmia Episodes [J]. J Am Coll Cardiol, 2016 (67): 1653-1654.

[76] ROSALES FMD. Conversion of Atrial Fibrillation with Ajmaline in a Pregnant Woman with Wolff-Parkinson-White Syndrome [J]. Eur J Obstet Gynecol Reprod Biol, 1994 (56): 63-66.

[77] ZHOU YX. Puerarin: a review of pharmacological effects. Phytother Res, 2014 (28): 961-975.

[78] XU LN. Advances in Study of Dioscin—A Natural Product [J]. China J Chin Mater Med, 2015 (40): 36.

[79] 邱奕宁,简珊,彭其斌,等. 羊角拗苷对豚鼠心室肌细胞内游离钙离子浓度的影响[J]. 中国药理学与毒理学杂志,

2007,21(5):381-384.
[80] 张翠英,郭丽丽,王阶.原儿茶醛的药理研究进展[J].中国实验方剂学杂志,2013,19(23):338-342.
[81] KASSELL NF. Treatment of Cerebral Vasospasm with Intra-arterial Papaverine [J]. J Neurosurg,1992,77(6):848.
[82] LIU CH. Antiviral Activities of Silymarin and Derivatives [J]. Molecules,2019(24):1552.
[83] URANO E. Resistance to Second-Generation HIV-1 Maturation Inhibitors [J]. J Virol,2019(93):e02017.
[84] LIU Z. Modified Calanolides Incorporated with Furan-2-nitro Mimics Against Mycobacterium tuberculosis [J]. Bioorg. MedChem Lett,2015(25):1297-1300.
[85] SHEN YC. Kadsuphilactones A and B,Two New Triterpene Dilactones from Kadsura philippinensis [J]. Org Lett,2005(7):3307-3310.
[86] ZHANG YB. Sophalines E-I,Five Quinolizidine-Based Alkaloids with Antiviral Activities against the Hepatitis B Virus from the Seeds of Sophora alopecuroides [J]. Org Lett,2018(20):5942-5946.
[87] ZHANG YB. Dimeric Matrine-Type Alkaloids from the Roots of Sophora flavescens and Their Anti-Hepatitis B Virus Activities [J]. J Org Chem,2016(81):6273-6280.
[88] XU HX. A New Anti-HIV Triterpene from Geum japonicum [J]. Chem Pharm Bull,2000(48):1367-1369.
[89] TANG ZH. Antiviral Spirotriscoumarins A and B:Two Pairs of Oligomeric Coumarin Enantiomers with a Spirodienone-Sesquiterpene Skeleton from Toddalia asiatica [J]. Org Lett,2016(18):5146-5149.
[90] MENG L. Isatindolignanoside A,a Glucosidic Indole-lignan Conjugate from an Aqueous Extract of the Isatis indigotica roots [J]. Chin Chem Lett,2018(29):1257-1260.
[91] YAN M. Stelleralides D-J and anti-HIV Daphnane Diterpenes from Stellera chamaejasme [J]. J Nat Prod,2015(78):2712-2718.
[92] Zhang HJ. Anti-HIV Diphyllin Glycosides from Justicia gendarussa [J]. Phytochemistry,2017(136):94-100.
[93] DECOSTERD LA. HIV Inhibitory Natural Products. 11. Structure,Absolute Stereochemistry,and Synthesis of Conocurvone,a Potent,Novel HIV-inhibitory Naphthoquinone Trimer from a Conospermum sp [J]. J Am Chem Soc,1993(115):6673-6679.
[94] LONG J. Palmatine:A Review of Its Pharmacology,Toxicity and Pharmacokinetics [J]. Biochimie,2019(162):176-184.
[95] XIAO ZY. A Naturally Occurring Inhibitory Agent from Hypericum sampsonii with Activity Against Multidrug-Resistant Staphylococcus aureus [J]. Pharm Biol,2008(46):250-253.
[96] DING CF. Antibacterial Indole Alkaloids with Complex Heterocycles from Voacanga africana [J]. Org Lett,2018(20):2702-2706.
[97] YU HF. Nepenthe-like Indole Alkaloids with Antimicrobial Activity from Ervatamia chinensis [J]. Org Lett,2018(20):4116-4120.
[98] TANAKA N. Hypatulins A and B,Meroterpenes from Hypericum patulum [J]. Org Lett,2016(18):5360-5363.
[99] CAO JQ. Callistrilones A and B,Triketone-Phloroglucinol-Monoterpene Hybrids with a New Skeleton from Callistemon rigidus [J]. Org Lett,2016(18):120-123.
[100] WANG X. A new Tricyclic-α, β -unsaturate Ketone and a New δ-Hexano Lactone Glycoside from Adenocaulon himalaicum [J]. Nat Prod Res,2007(21):161-166.
[101] SALEHI B. Allicin and Health:A Comprehensive Review [J]. Trends Food Sci Technol,2019(86):502-516.
[102] NIU C. Antifungal bis [bibenzyls] from the Chinese Liverwort Marchantia polymorpha L [J]. Chem Biodiversity,2006(3):34-40.
[103] KLAUSMEYER P. A Novel Antimicrobial Indolizinium Alkaloid from Aniba panurensis [J]. J Nat Prod,2004(67):1732-1735.
[104] SCHALLER F. A New Potent Antifungal “Quinone Methide” Diterpene with a Cassane Skeleton from Bobgunnia mad-

agascariensis [J]. Helv Chim Acta, 2000 (83): 407-413.

[105] RATNAWEERA PB. Solanioic Acid, an Antibacterial Degraded Steroid Produced in Culture by the Fungus Rhizoctonia solani Isolated from Tubers of the Medicinal Plant Cyperus rotundus [J]. Org Lett, 2015 (17): 2074-2077.

[106] BOUBERTE MY. Tithoniamarin and Tithoniamide: a Structurally Unique Isocoumarin Dimer and a New Ceramide from Tithonia diversifolia [J]. Nat Prod Res, 2006 (20): 842-849.

[107] WANG J. Structure-Activity Relationship and Synthetic Methodologies of α -Santonin Derivatives with Diverse Bioactivities: A Mini-review [J]. Eur J Med Chem, 2019 (175): 215-233.

[108] LI Y. Agrimophol Anthelmintic Dripping Pill and Method for Its Preparation: CN1872036A [P].

[109] NAIR JJ. Antiplasmodial Lycorane Alkaloid Principles of the Plant Family Amaryllidaceae [J]. Planta Med, 2019 (85): 637-647.

[110] KIKUCHI H. Potent Antimalarial Febrifugine Analogues against the Plasmodium Malaria Parasite [J]. J Med Chem, 2002 (45): 2563-2570.

[111] MORITA H. Cassiarins A and B, Novel Antiplasmodial Alkaloids from Cassia siamea [J]. Org Lett, 2007 (9): 3691-3693.

[112] POSNER GH. Antimalarial, Antiproliferative, and Antitumor Activities of Artemisinin-Derived, Chemically Robust, Trioxane Dimers [J]. J Med Chem, 1999 (42): 4275-4280.

[113] SZPILMAN AM. Total Syntheses of Yingzhaosu A and of Its C (14) -Epimer Including the First Evaluation of Their Antimalarial and Cytotoxic Activities [J]. J Org Chem, 2005 (70): 3618-3632.

[114] FERNANDEZ LS. Flinderoles A-C: Antimalarial Bis-indole Alkaloids from Flindersia Species [J]. Org Lett, 2009(11): 329-332.

[115] WANG Z. Antibacterial Activities of Different Solvent Fractions of Lysionotus pauciflorus [J]. Med Plant, 2015 (6): 19-20.

[116] FORETZ M. Metformin: From Mechanisms of Action to Therapies [J]. Cell Metab, 2014 (20): 953-966.

[117] COXON GD. Benzylguanidines and Other Galegine Analogues Inducing Weight Loss in Mice [J]. J Med Chem, 2009 (52): 3457-3463.

[118] PEI F. Beneficial Effects of Phlorizin on Diabetic Nephropathy in Diabetic db/db Mice [J]. J Diabetes Complications, 2014 (28): 596-603.

[119] KIMURA Y. Canagliflozin, a Sodium-glucose Cotransporter 2 Inhibitor, Normalizes Renal Susceptibility to Type 1 Cardiorenal Syndrome Through Reduction of Renal Oxidative Stress in Diabetic Rats [J]. J Diabetes Investig, 2019 (10): 933-946.

[120] VILSBOLL T. Dapagliflozin Plus Saxagliptin Add-on Therapy Compared with Insulin in Patients with Type 2 Diabetes Poorly Controlled by Metformin with or Without Sulfonylurea Therapy: A Randomized Clinical Trial [J]. Diabetes Care, 2019 (42): 1464-1472.

[121] LIU L. Trigonelline Inhibits Caspase 3 to Protect Beta Cells Apoptosis in Streptozotocin-induced Type 1 Diabetic Mice [J]. Eur J Pharmacol, 2018 (836): 115-121.

[122] LV L. Effect of Astragaloside IV on Hepatic Glucose-regulating Enzymes in Diabetic Mice Induced by a High-fat Diet and Streptozotocin [J]. Phytother Res, 2010 (24): 219-224.

[123] ZHANG CY. Genipin inhibits UCP2-mediated Proton Leak and Acutely Reverses Obesity- and High Glucose-induced Beta Cell Dysfunction in Isolated Pancreatic Islets [J]. Cell Metab, 2006 (3): 417-427.

[124] DHANYA R. Quercetin, a Lead Compound against Type 2 Diabetes Ameliorates Glucose Uptake via AMPK Pathway in Skeletal Muscle Cell Line [J]. Front Pharmacol, 2017 (8): 336.

[125] LIU QP. 1-Deoxynojirimycin Alleviates Insulin Resistance via Activation of Insulin Signaling PI3K/AKT Pathway in Skeletal Muscle of db/db Mice [J]. Molecules, 2015 (20): 21700-21714.

[126] WAFO P. Duboscic Acid: A Potent alpha-Glucosidase Inhibitor with an Unprecedented Triterpenoidal Carbon Skeleton from Duboscia macrocarpa [J]. Org Lett, 2010, 12 (24): 5760-5763.

[127] LI F S, ZHAN Z L, LIU F, et al. Polyflavanostilbene A, a New Flavanol-Fused Stilbene Glycoside from Polygonum cuspidatum [J]. Org Lett, 2013, 15 (3): 674-677.

[128] TABUSSUM A, RIAZ N, SALEEM M, et al. alpha-Glucosidase Inhibitory Constituents from Chrozophora plicata [J]. Phytochem Lett, 2013, 6 (4): 614-619.

[129] LI C, LI C J, MA J, et al. Magterpenoids A-C, Three Polycyclic Meroterpenoids with PTP1B Inhibitory Activity from the Bark of Magnolia officinalis var. biloba [J]. Org Lett, 2018 (20): 3682-3686.

[130] BERTHOLD IG. The Role of Niacin in Lipid-lowering Treatment: Are We Aiming Too High? [J]. Curr Pharm Des, 2013 (19): 3094-3106.

[131] MENG Y. Cost-Effectiveness of Cilostazol, Naftidrofuryl Oxalate, Pentoxifylline and Inositol Nicotinate for the Treatment of Intermittent Claudication in People with Peripheral Arterial Disease in the Uk [J]. Value Health, 2012 (15): A633-A633.

[132] BERTHOLD IG. Policosanol: Clinical pharmacology and Therapeutic Significance of a New Lipid-Lowering Agent [J]. Am Heart J, 2002 (143): 356-365.

[133] SUGURO R. Anti-hypercholesterolemic Effects and a Good Safety Profile of SCM-198 in Animals: From ApoE Knockout Mice to Rhesus Monkeys [J]. Front Pharmacol, 2018 (9): 1468.

[134] SAXENA G. Gugulipid, An Extract of Commiphora whighitii with Lipid-lowering Properties, Has Protective Effects Against Streptozotocin-Induced Memory Deficits in Mice [J]. Pharmacol Biochem Behav, 2007 (86): 797-805.

[135] NARENDER T. 4-Hydroxyisoleucine An Unusual Amino Acid as Antidyslipidemic and Antihyperglycemic Agent [J]. Bioorg Med Chem Lett, 2006 (16): 293-296.

[136] SNITKER S. Effects of Novel Capsinoid Treatment on Fatness and Energy Metabolism in Humans: Possible Pharmacogenetic Implications [J]. Am J Clin Nutr, 2009 (89): 45-50.

[137] VIJAYAKUMAR RS. Lipid-lowering Efficacy of Piperine from Piper nigrum L. in High-fat Diet and Antithyroid Drug-Induced Hypercholesterolemic Rats [J]. J Food Biochem, 2006 (30): 405-421.

[138] KIRCHWEGER B. In Silico Work Flow for the Discovery of Natural Products Activating the G Protein-Coupled Bile Acid Receptor [J]. Front Chem, 2018 (6): 242.

[139] LIU JW. Commiphoratones A and B, Two Sesquiterpene Dimers from Resina Commiphora [J]. Org Lett, 2018 (20): 2220-2223.

[140] FAN M. Salvifarinin A, A Neo-clerodane Diterpenoid with a 6/5/7 Tricyclic Skeleton from Salvia farinacea [J]. Tetrahedron Lett, 2018 (59): 3065-3068.

[141] BOUSSEROUEL H. New Biologically Active Linear Triterpenes from the Bark of Three New-Caledonian Cupaniopsis species [J]. Tetrahedron, 2005 (61): 845-851.

[142] THOMPSON PL. Colchicine in Cardiovascular Disease: Repurposing an Ancient Gout Drug [J]. Clinical Therapeutics, 2019 (41): 8-10.

[143] CHEN LY. Astilbin Attenuates Hyperuricemia and Ameliorates Nephropathy in Fructose-Induced Hyperuricemic Rats [J]. Planta Med, 2011 (77): 1769-1773.

[144] NIU YF. Reducing Effect of Mangiferin on Serum Uric Acid Levels in Mice [J]. Pharm Biol, 2012 (50): 1177-1182.

[145] WU XH. Riparoside B and Timosaponin J, Two Steroidal Glycosides from Smilax riparia, Resist to Hyperuricemia Based on URAT1 in Hyperuricemic mice [J]. Phytomedicine, 2014 (21): 1196-1201.

[146] HOU PY. Pallidifloside D from Smilax riparia Enhanced Allopurinol Effects in Hyperuricemia Mice [J]. Fitoterapia, 2015 (105): 43-48.

[147] ZHANG X. Effects of Ipriflavone on Postmenopausal Syndrome and Osteoporosis [J]. Gynecol Endocrinol, 2010 (26):

76-80.

[148] WANG SF. Genistein Derivatives as Selective Estrogen Receptor Modulators: Sonochemical Synthesis and in Vivo Anti-osteoporotic Action [J]. Bioorg Med Chem, 2005 (13): 4880-4890.

[149] SUN J. Daidzein Increases OPG/RANKL Ratio and Suppresses IL-6 in MG-63 Osteoblast Cells [J]. Int Immunopharmacol, 2016 (40): 32-40.

[150] PAN L. Skeleton-Rearranged Pentacyclic Diterpenoids Possessing a Cyclobutane Ring from Euphorbia wallichii [J]. Org Lett, 2006 (8): 2775-2778.

[151] CARPENTER KJ. The Discovery of Vitamin C [J]. Ann Nutr Metab, 2012 (61): 259-264.

[152] MCKIERNAN PJ. Nitisinone in the Treatment of Hereditary Tyrosinaemia Type 1 [J]. Drugs, 2006 (66): 743-750.

[153] 王高华，李凌江，谢鹏，等．圣·约翰草提取物片治疗抑郁障碍专家共识[J]. 临床精神医学杂志，2018: 285-288.

[154] 魏京邑，岳广欣．巴戟天抗抑郁成分药理机制研究进展[J]. 中医药通报，2017，16 (2): 66-69.

[155] 张潇，田俊生，刘欢，等．抗抑郁中药新药研发进展[J]. 中国中药杂志，2017，42 (1): 29-33.

[156] 王玉芹，葛强，陈卫东，等．"抗抑郁新药优欣定胶囊的研制"项目介绍[J]. 中国新药杂志，2009，18 (21): 20-27.

[157] FAN R. Ethnopharmacokinetic- and Activity-Guided Isolation of a New Antidepressive Compound from Fructus Aurantii Found in the Traditional Chinese Medicine Chaihu-shugan-san: A New Approach and Its Application [J]. Evid Based Complement Alternat Med, 2012: 607584.

[158] CCAPATINTA GVC. Acylphloroglucinol Derivatives from Hypericum andinum: Antidepressant-likeActivity of Andinin A [J]. J Nat Prod, 2014 (77): 2321-2325.

[159] SOCOLSKY C. Acylphloroglucinols from Elaphoglossum crassipes: Antidepressant-like Activity of Crassipin A [J]. J Nat Prod, 2012 (75): 1007-1017.

[160] MOHAN M. Antidepressant, Anxiolytic and Adaptogenic Activity of Torvanol A: An Isoflavonoid from Seeds of Solanum torvum [J]. Nat Prod Res, 2013 (27): 2140-2143.

[161] ZHOU ZL. New Iridoid Glycosides with Antidepressant Activity Isolated from Cyperus rotundus [J]. Chem Pharm Bull, 2016 (64): 73-77.

[162] ZHEN XH. Design, Synthesis, and Potential Antidepressant-like Activity of 7-prenyloxy-2, 3-dihydroflavanone Derivatives [J]. Chem Biol Drug Des, 2016 (87): 858-866.

[163] HAN M. Synthesis and Structure-Activity Relationship of Novel Cinnamamide Derivatives as Antidepressant Agents [J]. Bioorg Med Chem Lett, 2014 (24): 5284-5287.

[164] JIN ZL. The Siscovery of Yuanzhi-1, a Triterpenoid Saponin Derived from the Traditional Chinese Medicine, Has Antidepressant-like Activity [J]. Prog Neuropsychopharmacol Biol Psychiatry, 2014 (53): 9-14.

[165] ZHANG XL. Timosaponin B-III Exhibits Antidepressive Activity in a Mouse Model of Postpartum Depression by the Regulation of Inflammatory Cytokines, BNDF Signaling and Synaptic Plasticity [J]. Exp Ther Med, 2017 (14): 3856-3861.

[166] 李琳，杜岩．中药有效成分石杉碱甲治疗阿尔茨海默病的研究进展[J]. 实用老年医学，2017，31 (7): 613-616.

[167] 张艳，李倩倩，赵兴鹏．加兰他敏治疗阿尔茨海默病的作用机制[J]. 中国神经免疫学和神经病学杂志，2011，18(3): 220-223.

[168] 楚世峰，张均田．一种新型的抗老年痴呆剂：左旋黄皮酰胺的化学、生物学活性和作用机制研究[J]. 神经药理学报，2014，4 (6): 33-43.

[169] DONG LB. Phleghenrines A-D and Neophleghenrine A, Bioactive and Structurally Rigid Lycopodium Alkaloids from Phlegmariurus henryi [J]. Org Lett, 2016 (18): 4498-4501.

[170] XU QX. Multi-Target Anti-Alzheimer Activities of Four Prenylated Compounds from Psoralea Fructus [J]. Molecules, 2018 (23): 614.

[171] KUK EB. Anti-Alzheimer's Disease Activity of Compounds from the Root Bark of Morus alba L [J]. Arch Pharm

Res, 2017(40): 338-349.

[172] ZHOU ZQ. Lycibarbarspermidines A-O, New Dicaffeoylspermidine Derivatives from Wolfberry, with Activities against Alzheimer's Disease and Oxidation [J]. J Agric Food Chem, 2016(64): 2223-2237.

[173] HAMULAKOVA S. Coumarin Derivatives in Pharmacotherapy of Alzheimer's Disease [J]. Curr Org Chem, 2017(21): 602-612.

[174] ABDALLA MM. A New Investigation for Some Steroidal Derivatives as Anti-Alzheimer Agents [J]. Int J Biol Macromol, 2012(51): 56-63.

[175] 袁玮. 一叶萩碱生物合成与生物转化的研究[D]. 中国协和医科大学, 2005.

[176] BENWELL ME. The Influence of Lobeline on Nucleus Accumbens Dopamine and Locomotor Responses to Nicotine in Nicotine-Pretreated Rats [J]. Br J Pharmacol, 2010(125): 1115-1119.

[177] LEI QF. Chemical Constituents of Plants from Tribe Chelidonieae and Their Bioactivities [J]. Chinese Herbal Med, 2014(6): 1-21.

[178] 覃志高, 陈志华, 李如栋. 硫酸阿托品剂型研究进展[J]. 中外医疗, 2009, 28(33): 168-169.

[179] FITZGERALD DJ. Mode of Antimicrobial Action of Vanillin Against Escherichia coli, Lactobacillus plantarum and Listeria innocua [J]. J Appl Microbiol, 2010(97): 104-113.

[180] 黄喜茹, 曹冬. 马钱子研究进展[J]. 上海中医药杂志, 2005, 39(1): 62-64.

[181] 夏训明. FDA 批准大麻二酚用于治疗 Lennox-Gastaut 综合征和 Dravet 综合征[J]. 广东药科大学学报, 2018, 34(05): 642.

[182] YANG XY. Effects of Salvianolic Scid A on Plantar Microcirculation and Peripheral Nerve Function in Diabetic Rats [J]. Eur J Pharmacol, 2011(665): 40-46.

[183] PAN Z. ChemInform Abstract: New Clerodane Diterpenoids from the Twigs and Leaves of Croton euryphyllus [J]. Bioorg Med Chem Lett, 2015(25): 1329-1332.

[184] WANG LQ. Phenolic Amides with Anti-Parkinson's Disease (PD) Effects from Nicandra physaloides [J]. J Funct Foods, 2017(31): 229-236.

[185] ZHAO N. New Alkaloids from the Seeds of Strychnos nux-vomica. Tetrahedron, 2012(68): 3288-3294.

[186] CHEN HD. Morusalbanol A, a Neuro-protective Diels-Alder Adduct with an Unprecedented Architecture from Morus alba [J]. Tetrahedron, 2012(68): 6054-6058.

[187] XU J. Bioactive Diterpenoids from the Leaves of Callicarpa macrophylla [J]. J Nat Prod, 2015(78): 1563-1569.

[188] SHEN B. A New Golden Age of Natural Products Drug Discovery. Cell, 2015(163): 1297-1300.

[189] BUTLER MS. The Role of Natural Product Chemistry in Drug Discovery [J]. J Nat Prod, 2004(67): 2141-2153.

[190] LAGUNIN AA. Chemo- and Bioinformatics Resources for in Silico Drug Discovery from Medicinal Plants Beyond Their Traditional Use: A Critical Review [J]. Nat Prod Rep, 2014(31): 1585-1611.

[191] DIAS DA. A Historical Overview of Natural Products in Drug Discovery [J]. Metabolites, 2012(2): 303-336.

[192] ATANASOV AG. Discovery and Resupply of Pharmacologically Active Plant-Derived Natural Products: A Review [J]. Biotechnol Adv, 2015(33): 1582-1614.

[193] KINGHORN AD. The Relevance of Higher Plants in Lead Compound Discovery Programs [J]. J Nat Prod, 2011(74): 1539-1555.

[194] PYE CR. Retrospective Analysis of Natural Products Provides Insights for Future Discovery Trends [J]. Proc Natl Acad Sci USA, 2017(114): 5601-5606.

第七章　海洋代表性天然产物

海洋是生命的摇篮。浩瀚深邃的海洋中蕴藏着物种多样性最丰富、保留最完好、最具新药研发潜力的生物资源。海洋生物拥有数量庞大、琳琅满目、超乎人类想象力的化学结构新颖、生物活性独特的天然产物。现代海洋药物研究自 20 世纪 60 年代以来取得了一系列举世瞩目的成就。迄今为止，已有 3 万余个海洋天然产物从全球各类海洋生物中被分离鉴定。它们中不乏结构骨架新颖和生物活性独特的例子。2004 年以来，有 5 个海洋新药相继被美国食品药品管理局批准，其中有抗肿瘤药物 3 个，分别是甲磺酸艾日布林（eribulin mesylate，于 2010 年批准）、adcetris（于 2011 年批准）和 yondelis（曲贝替定，trabectedin，于 2015 年批准）。甲磺酸艾日布林的结构母核可追溯到海绵 *Halichondria okadai* 产生的大环内酯类化合物 halichondrin B，它主要用于晚期乳腺癌和脂肪肉瘤的化疗。Adcetris 主要用于霍奇金淋巴瘤和系统性间变性大细胞淋巴瘤的化疗。作为新型的抗体 - 偶联靶向药物，adcetris 为人淋巴瘤细胞 CD30 的特异性抗体与海兔毒素 dolastatin-10 衍生物的偶联物。Yondelis 为海鞘生物碱 trabectedin 的商品名，为 20 世纪 60 年代首次从加勒比海海鞘 *Ecteinascidia turbinata* 分离鉴定出来的天然产物。Yondelis 用于复发性卵巢癌和晚期软组织肉瘤的化疗。由此可见，海洋天然产物在抗肿瘤新药研发方面潜力巨大，平均每 1 万个海洋天然产物中诞生了 1 个“重磅炸弹”级别的抗肿瘤新药。

第一节　抗肿瘤活性海洋天然产物

一、海鞘生物碱

海鞘（ascidians）俗称海凤梨，属脊索动物门（Chordates）、尾索动物亚门（Urochordata）、海鞘纲（Ascidiacea），是海洋底栖生态系统中极为重要的成员。海鞘种类较多，全世界约有 1 250 种。最常见的物种是柄海鞘（*Styela clava* Herdman）和玻璃海鞘（*Ciona intestinalis* Linné）。海鞘主要分布于潮间带、开放和深海海域，具有生长快、繁殖迅速、环境适应性强和空间竞争力大等特点，能在短期内产生大量附着幼虫，并改变栖息地原有底栖生物群落结构，是海洋主要污损生物之一。在我国渤海到南海的沿海海域均有分布。海鞘的次生代谢产物主要为环肽和多环芳香生物碱。根据结构特点的不同，多环芳香生物碱可分为喹啉、吡啶并吖啶、氨基酸衍生物、吲哚和甾体等类型。

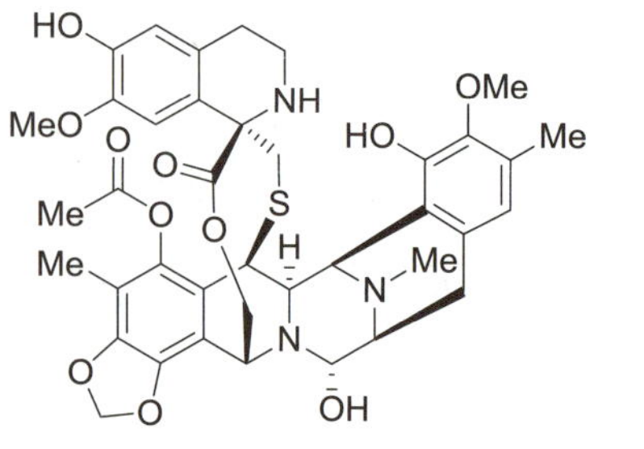

ecteinascidin-743

图 7-1　ecteinascidin-743 的化学结构

（一）喹啉类生物碱

1972 年，美国伊利诺伊大学实验室发现加勒比海鞘（*Ecteinascidia turbinata*）提取物有抗肿瘤活性，并尝试对活性化合物进行分离鉴定。1990 年，发现 ecteinascidin-743（ET-743，trabectedin）是其主要活性化合物（图 7-1）。1992 年，伊利诺斯大学的 Rinehare 课题组利用核磁共振波谱（NMR）与 X 射线单晶衍射技术确定了 ET-743 的结构。为解决药效学实验化合物的来源问题，合成化学家对 ET-743 进行了全合成探索。先后有 4 个课题组完成了 ET-743 的全合成。1996 年，Corey EJ 课题组巧妙地运用 Strecker 反应和分子内曼尼希反应两个经典化学反应，经过 40 多个步骤完成了 ET-743 的首次全合成，总收率达 0.53%。

ET-743 是四氢异喹啉类生物碱，其结构中含有 3 个融合的四氢异喹啉环。该生物碱提供了一个与 DNA 双螺旋结构、相邻核蛋白相互作用的结构骨架，使 DNA 双螺旋小沟处鸟嘌呤的 N-2 烷基化，从而阻断 DNA 的复制和合成，并在 DNA 与拓扑异构酶 I 之间发生交联[1]，导致肿瘤细胞周期阻滞和细胞凋亡[2]。除了直接作用于肿瘤细胞外，ET-743 还干扰肿瘤微环境。与其他抗肿瘤药物相比，ET-743 具有更多功能[3]。ET-743 对直肠癌、乳腺癌、肺癌、黑色素瘤等有显著的疗效。它目前主要用于治疗难治性的软组织肉瘤和卵巢癌。2007 年 10 月，欧盟已批准该药物（商品名 yondelis）用于治疗晚期软组织肉瘤。

（二）吡啶并吖啶类生物碱

海鞘来源的吡啶并吖啶类生物碱通常是基本结构单元为吡啶并[2,3,4-*kl*]吖啶骨架的四环或五环芳香生物碱，偶见六至八个环系；其 C-8 位上多有含氧取代基，且 C-10 位上多为烷基或烷氨基取代（图 7-2）。该类生物碱的平面刚性稠环骨架可作为嵌插剂插入 DNA 碱基对，使得 DNA 的构象发生改变，从而破坏 DNA 的正常生理功能。该类生物碱中杂原子可通过与金属离子等配位来调节拓扑异构酶 II 对 DNA 断裂的催化作用，从而表现出抗肿瘤活性。

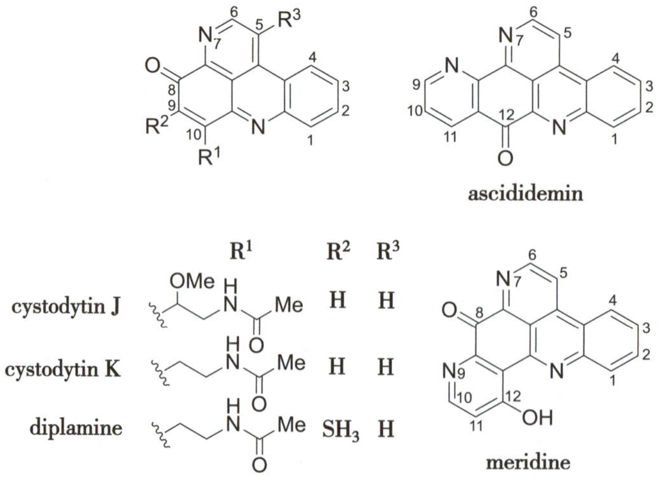

图 7-2　吡啶并吖啶生物碱的化学结构

近年，从海鞘中分离得到的吡啶并吖啶类生物碱呈下降趋势。海鞘 *Lissoclinum notti* 来源的吡啶并[2,3,4-*kl*]吖啶类四环生物碱 cystodytin J、cystodytin K 和 diplamine 对肿瘤细胞有细胞毒活性。其中 cystodytin J 和 diplamine 对人结肠癌细胞系 HCT-116 的 IC_{50} 分别为 1.60μmol/L 和 1.40μmol/L；而 cystodytin K 对白血病细胞系 P388 的 IC_{50} 为 1.30μmol/L。

吡啶并吖啶类五环生物碱通常在吖啶 C 环的 C-9—C-10 或 C-8—C-9 位置有杂环稠合。自 *Didemnum* sp. 获得的 ascididemin 和从 *Amphicarpa meridiana* 分离得到的 meridine 均稠合有吡啶环。Ascididemin 对白血病细胞系 L1210 具有细胞毒活性，IC_{50} 为 0.39μg/ml。

（三）氨基酸衍生物类生物碱

经由色氨酸衍生而来的咔啉类生物碱通常具有 β- 咔啉或二氢或四氢取代的 β- 咔啉母核。来源于海鞘的咔啉类生物碱多在 C-5、C-6、C-7 和 C-8 位取代有羟基或溴原子，而在 C-1 位取代有吡咯、吲哚等杂环体系或氨基酸（亮氨酸、半胱氨酸等）（图 7-3）。分离自 *Didemnum* sp. 的 bengacarboline 为一个四氢 β- 咔啉母核与两个吲哚环桥接而成。它对 26 种人肿瘤细胞系有细胞毒活性，平均 IC_{50} 为 0.90μg/ml；同时还对 DNA 拓扑酶Ⅱ表现出抑制活性，IC_{50} 为 32.00μmol/L。分离自 *Didemnum proliferum* 的生物碱 shishijimicins A-C 为来源于海鞘的最复杂咔啉类生物碱（图 7-3）[4]。它们属于烯二炔类抗生素。其中 shishijimicin A 对宫颈癌细胞系 Hela 和白血病细胞系 P388 均具有细胞毒活性，IC_{50} 分别为 1.80pg/ml 和 0.47pg/ml。

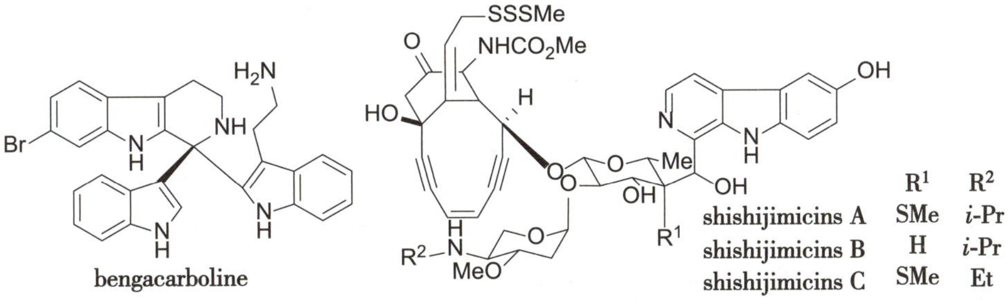

图 7-3　咔啉类生物碱的化学结构

酪氨酸衍生而来的生物碱在海鞘中扮演着重要角色。该类生物碱往往具有 Ar-C_2-N 母核（图 7-4）。从海鞘中发现的该类生物碱多为溴化或碘化物，能够抑制转运蛋白 ABCG2 的活性，具有抗多药耐药细菌作用。来源于 *Botrylloides tyreum* 的 botryllamide E 对人结肠癌细胞系 HCT-116 有细胞毒活性，IC_{50} 为 30.00μmol/L。

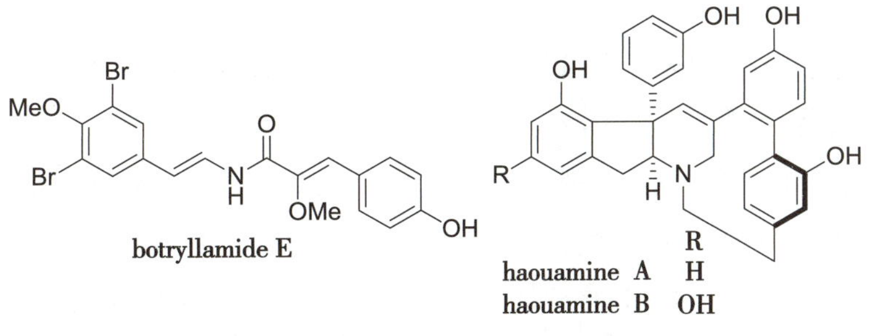

图 7-4　酪氨酸衍生生物碱的化学结构

从海鞘 *Aplidium haouarianum* 中分离得到了含有茚并四氢吡啶结构单元的复杂轴手性生物碱 haouamine A 和 haouamine B[5]。其中 haouamine A 对人结肠癌细胞系 HT-69 具有显著的细胞毒活性，IC_{50} 为 0.10μg/ml。2008 年，美国 Scripps 研究所的 Baran 等首次完成了 haouamine A 的不对称合成，并指出 haouamine 类生物碱的生物合成前体可能是天然苯丙氨酸。

（四）吲哚类生物碱

来源于海鞘的吲哚类生物碱结构复杂多样，主要类型有星孢菌素类和双吲哚类（图 7-5）。分离自海鞘 *Cystodites solitus* 的星孢菌素类生物碱 7-oxo-3，8，9-trihydroxystaurosporin 和 7-oxo-8，9-dihydroxy-4′-*N*-demethyl staurosporine 对 3 种人肿瘤细胞系显示出纳摩尔级的细胞毒活性[6]。从巴西海鞘 *Didemnum granulatum* 中获得的环化二脒亚胺生物碱 isogranulatimide 对人乳腺癌细胞系 MCF-7 的生长具有显著的抑制活性，IC_{50} 为 1.80μmol/L。该化合物为肿瘤 G_2 细胞周期的特异性抑制剂。

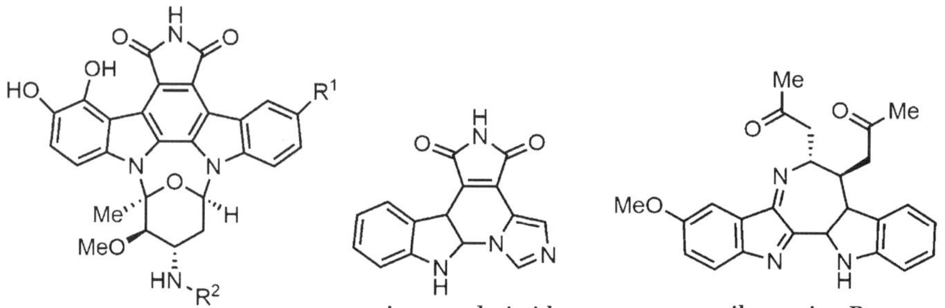

isogranulatimide　　iheyamine B

	R^1	R^2
7-oxo-3，8，9-trihydroxystaurosporine	OH	Me
7-oxo-8，9-dihydroxy-4′-*N*-demethyl staurosporine	H	H

图 7-5　吲哚类生物碱的化学结构

分离来自海鞘 *Polycitorella* sp. 的复杂双吲哚新骨架生物碱 iheyamine B 对肿瘤细胞系 P388、A549 和 HT29 等具有抗增殖活性，IC_{50} 约为 1.00μg/ml。

（五）甾体类生物碱

从海鞘 *Ritterella tokioka* 中分离得到的 ritterazine 类生物碱与来源于海洋蠕虫 *Cephalodiscus gilchristi* 的抗肿瘤化合物 cephalostatin 1 在结构骨架上高度雷同（图 7-6）。Ritterazines B 和 C 对小鼠白血病细胞系 P388 的 IC_{50} 分别为 18.00pg/ml 和 9.40ng/ml。该类化合物可能的作用机制是经由抗细胞有丝分裂而促进肿瘤细胞凋亡。

二、海绵生物碱

海绵是多孔动物门（Porifera）生物的统称，是地球上最原始、最低等的多细胞动物。其细胞已分化，但未形成组织。体内有骨针或海绵丝，体表多小孔。由于领细胞（choanocyte）的鞭毛活动造成水循环，水通过进水小孔进入海绵体内，然后经由排水孔排出体外。海绵通过水流带进食物和氧气，并排泄废物。海绵成体全部营固着生活，附着于水中的岩石、贝壳、水生植物或其他物体上。生物学家根据海绵的形态结构和骨针特点将其分为三个纲：寻常海绵纲（Demospongiae）、钙质海绵纲（Calcispongea）和六放海绵纲（Hexactinellida）。

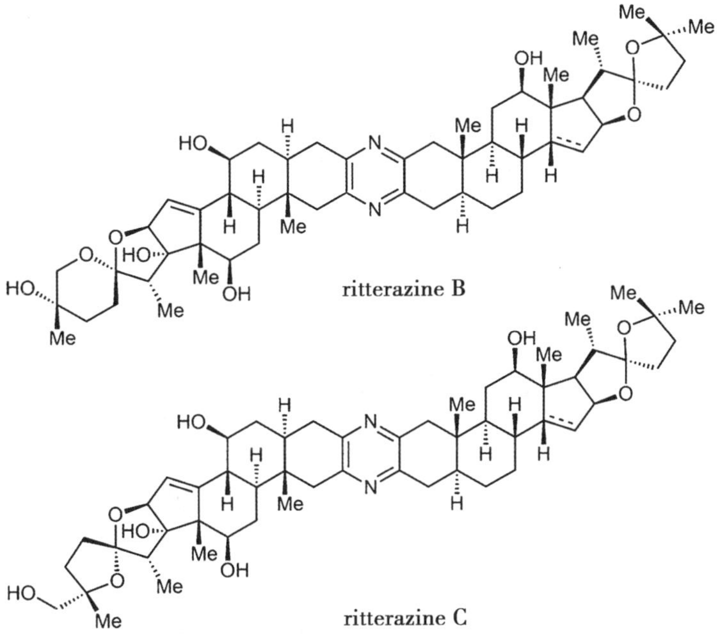

图 7-6 甾体类生物碱的化学结构

从琳琅满目的海绵中发现的天然产物类型有生物碱、萜类、聚醚类和大环内酯类等。许多生物碱类化合物显示出较好的抗肿瘤活性,个别有临床应用前景。根据化合物的结构特征,可将海绵来源的生物碱分为 renieramycin、manzamine 和 aaptamine 三大类。

(一) Renieramycin 类生物碱

1. Renieramycin 类生物碱的结构特征 四氢异喹啉类生物碱是自然界广泛分布的生物碱类型。尽管该类生物碱结构复杂、种类繁多,但是在化学结构上均包含有苯醌或其他芳香环母核(**A~B**)(图 7-7)。按照结构特征的不同,可将其分为三大家族,即 saframycin,naphthyridinomycin 和 quinocarcin 家族[7]。

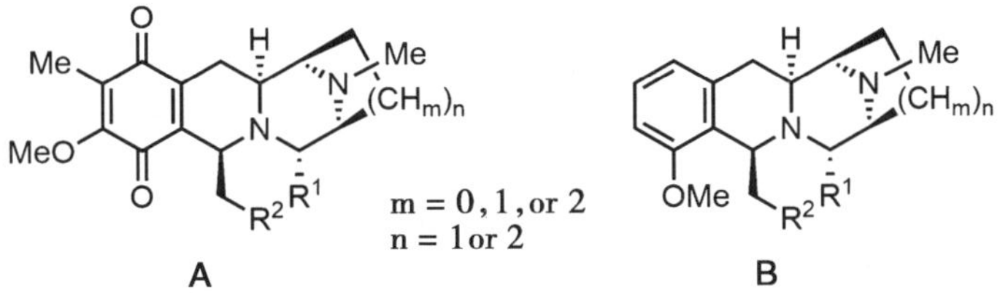

图 7-7 renieramycin 类生物碱的结构特征

Renieramycin 类生物碱属于 saframycin 家族,其结构特点是含有 2 个四氢异喹啉结构单元,且在 C-1 位侧链上有酯基或游离羟基取代(图 7-8 和图 7-9)。1982 年以来,从海绵中分离得到了众多具有抗肿瘤活性的 renieramycin 类生物碱。

2. Renieramycin 类生物碱的分离鉴定与抗肿瘤活性 1982 年,Faulkner 等从采自墨西哥格兰德岛附近海域的海绵 *Reniera* sp. 中分离得到 4 个具有抗菌活性的四氢异喹啉类生物碱 renieramycins A~D。1989 年,Faulkner 等又从海绵 *Reniera* sp. 中分离得到 2 个新化合物,命名为 renieramycins E~F。它们的结构不稳定,在暴露于空气的氯仿溶剂中会快速降解。随后十多年间,从海绵 *Xestospongia caycedoi*、*Haliclona cribicutis*、*Xestospongia* sp. 中又分离鉴定了一系列结构相近的生物碱 renieramycins G~L[8]。

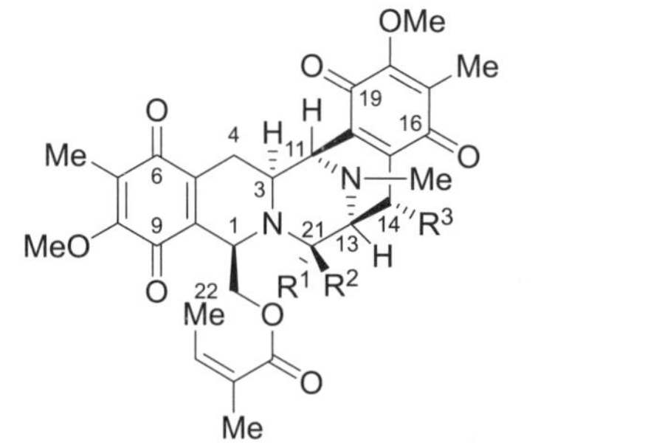

renieramycin A $R^1 = R^2 = H, R^3 = OH$
renieramycin B $R^1 = R^2 = H, R^3 = OC_2H_5$
renieramycin C $R^1 = OH, R^2 = R^3 = H$
renieramycin D $R^1 = OH, R^2 = H, R^3 = OCH_3$

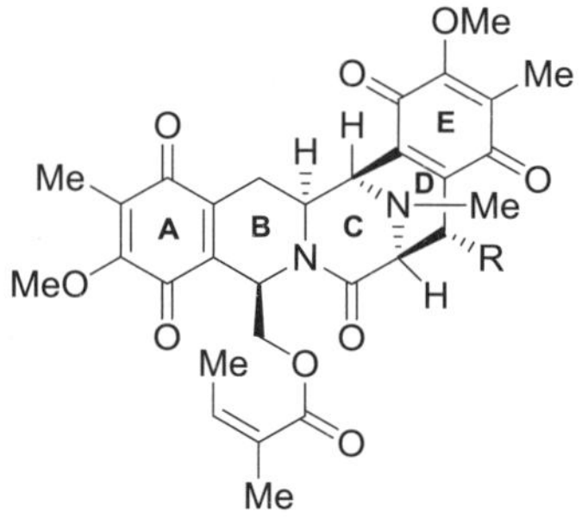

renieramycin E R = OH
renieramycin F $R = OC_2H_5$

图 7-8 renieramycins A~F 的化学结构

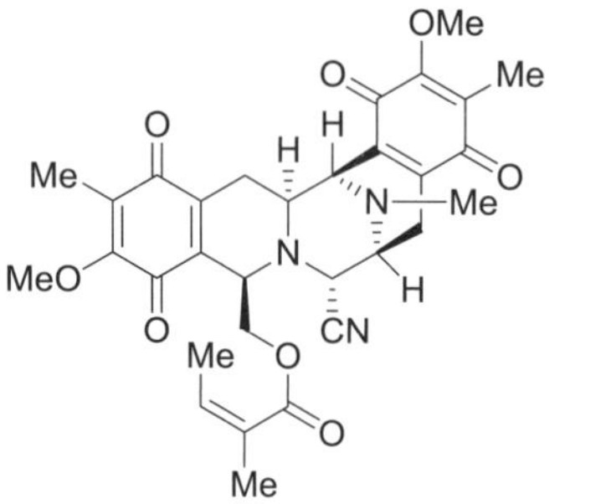

renieramycin M

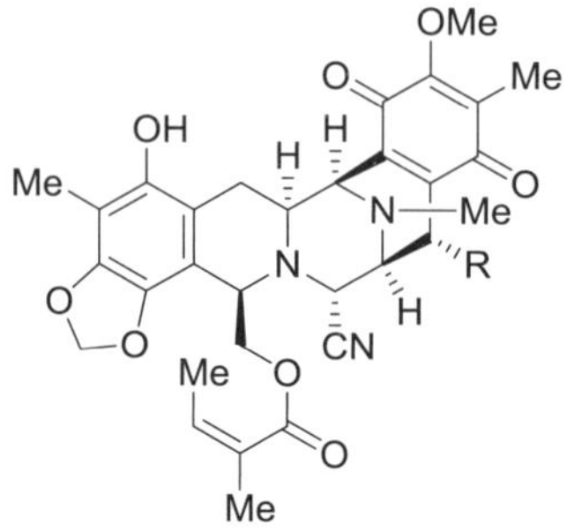

renieramycin T R = H
renieramycin U R = OH

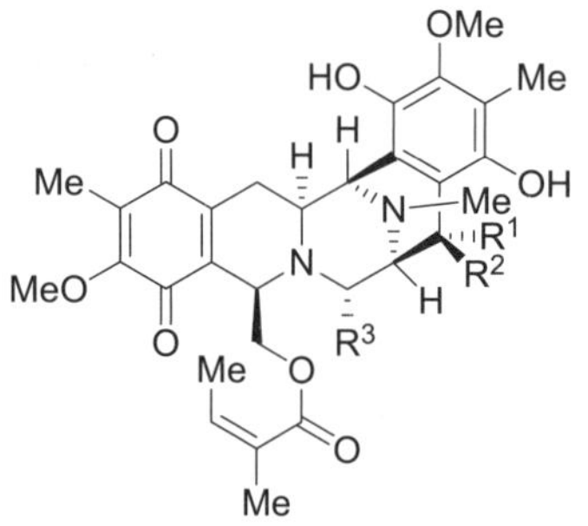

renieramycin N $R^1 = OH, R^2 = H, R^3 = CN$
renieramycin P $R^1 = OH, R^2 = H, R^3 = OH$
renieramycin Q $R^1 = R^2 = O, R^3 = CN$

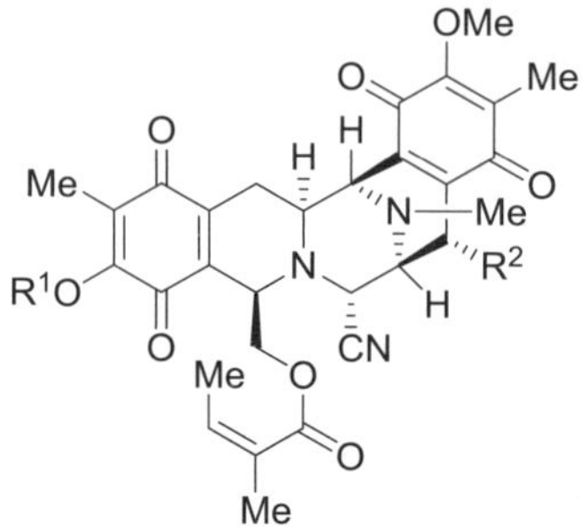

renieramycin O $R^1 = CH_3, R^2 = OH$
renieramycin R $R^1 = CH_3, R^2 = OCH_3$
renieramycin S $R^1 = H, R^2 = H$

图 7-9 renieramycins M~U 的化学结构

2003 年，Saito 等从经过 KCN 预处理的海绵 *Xestospongia* sp. 中分离得到了 2 个含有氰基的生物碱 renieramycins M~N。活性筛选表明化合物 renieramycins M~N 对人结肠癌细胞系 HCT116 和 DLD1、人肺癌细胞系 QG56 和 NCI-H460 有很强的细胞毒活性，IC_{50} 可达纳摩尔级别，如表 7-1 所示[25]。同年，Fusetani 等从海绵 *Neopetrosia* sp. 中分离鉴定一个四氢异喹啉生物碱 renieramycin P。其结构与 renieramycin N 相似，差别在于 C-21 位的取代基由氰基变为羟基。活性测试显示化合物 28 对大鼠胚胎成纤维细胞系 3Y1、人宫颈癌细胞系 HeLa、小鼠白血病细胞系 P388 均有很强的细胞毒活性，IC_{50} 分别为 5.30nmol/L、12.30nmol/L 和 0.53nmol/L。构效关系研究表明 C-21 和 C-22 位的取代基对其细胞毒活性影响较大。当 C-21 位为氰基或羟基取代、且 C-22 位为甲基丁烯酸酯取代时，化合物的细胞毒活性显著增强[9]。

表 7-1　化合物 renieramycins M~S 的细胞毒活性（IC_{50}/nmol/L）

化合物	HCT116	QG56	NCI-H460	DLD1
renieramycin M	7.9	19.0	5.9	9.6
renieramycin N	5.6	11.0	6.7	5.7
renieramycin O	28.0	40.0	—	—
renieramycin Q	59.0	71.0	—	—
renieramycin R	23.0	29.0	—	—
renieramycin S	15.0	26.0	—	—

2004 年，Saito 等从经过 KCN 预处理的海绵 *Xestospongia* sp. 中又分离鉴定了 4 个含有氰基的生物碱 renieramycins O、Q、R 和 S。活性测试表明 renieramycins O、Q、R 和 S 对人结肠癌细胞系 HCT116 和人肺癌细胞系 QG56 显示出很强的细胞毒活性，IC_{50} 介于 15.00~71.00nmol/L，如表 7-1 所示[10]。2009 年，Saito 等从采自泰国西昌岛附近的海绵 *Xestospongia* sp. 中分离鉴定了 2 个生物碱 renieramycins T~U。与此前发现的同类化合物相比，它们的 A 环上存在亚甲基二氧五元环。活性测试表明 renieramycin T 对人结肠癌细胞系 HCT116、人肺癌细胞系 QG56、人胰腺癌细胞系 AsPC1、人乳腺癌细胞系 T47D 有显著的细胞毒活性，IC_{50} 分别为 39.00nmol/L、77.00nmol/L、98.00nmol/L 和 4.70nmol/L[11]。

（二）Manzamine 类生物碱

Manzamine 类生物碱是海绵来源的一类含有复杂多环体系的生物碱。研究表明该类化合物具有抗肿瘤、杀虫、抗菌、抗炎等生物活性。该类生物碱的第一个代表性化合物是 manzamin A。1986 年，Higa 等首次从冲绳海绵 *Haliclona* sp. 中分离得到了其盐酸盐。迄今，已报道的 manzamine 类生物碱有 100 多个，主要来源于冲绳、菲律宾、印度尼西亚、巴布亚新几内亚、南非、意大利等海域 *Chalinidae* Gray、*Niphatidae* Van Soest、*Petrosiidae* Van Soest、*Thorectidae* Bergquist 和 *Irciniidae* Gray 的 5 科 16 种海绵。

Manzamine 类生物碱大多结构复杂，例如 manzamine A、keramaphidin B、halicyclamine A 和 sarain A 均有高度复杂的多环含氮体系和大环烷基侧链。Manzamine 类生物碱因其复杂的环系结构和独特的抗肿瘤活性而引人注目。

1. Manzamine A 类生物碱

（1）Manzamine A 类生物碱的结构特征：1986 年，Higa 等经由 manzamine A 盐酸盐的 X 射线单晶衍射结果确定了 manzamine A 的绝对构型。此类生物碱具有 6/6/13/5/8 五环体系的笼状母核，其中哌啶和环己烯结构单元之间经由烷基侧链而形成了一个十三元大环。哌啶和环己烯结构单元分别为椅式和船式构象，五元吡咯环则为信封式构象，八元氮杂烯环呈信封 - 船式构象，且其双键为 *Z* 构型。此外，C-10 位上连有 β- 咔啉结构单元（图 7-10 和图 7-11）。海绵来源的 manzamine A 类生物碱具有抗肿瘤活性。

（2）Manzamine A 类生物碱的抗肿瘤活性：Manzamine A 对结肠癌、肺癌、乳腺癌、白血病等多种肿瘤细胞系显示出细胞毒活性。Manzamine A 在对人表皮样癌细胞系 KB、人结肠癌细胞系 LoVo、小鼠淋巴瘤细胞系 L5178 的 IC_{50} 分别为 0.05μg/ml、0.15μg/ml 和 1.60μg/ml。此外，manzamine A 盐酸盐能够抑制小鼠白血病细胞系 P388 的增殖，IC_{50} 为 0.07μg/ml。

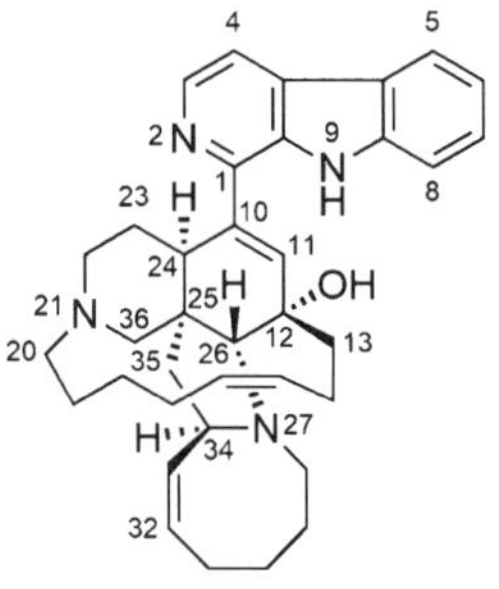

manzamin A

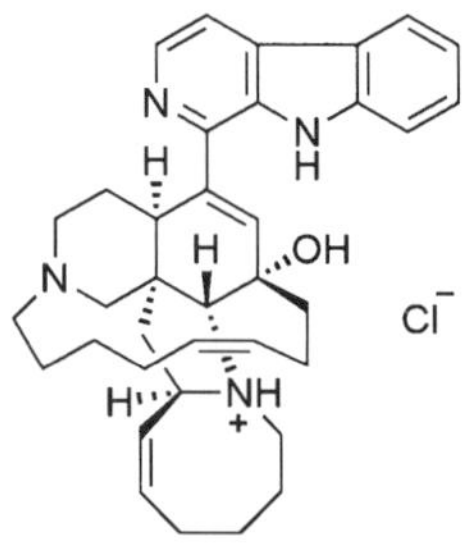

manzamine A盐酸盐

图 7-10　manzamine A 及其盐酸盐的化学结构

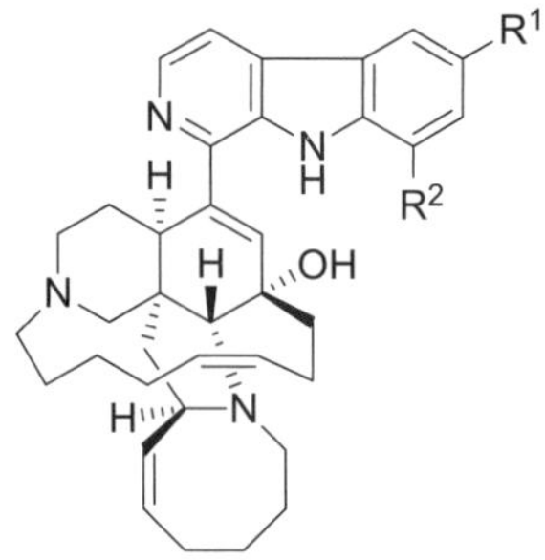

8-hydroxymanzamine A R^1 = H, R^2 = OH
manzamine Y R^1 = OH, R^2 = H

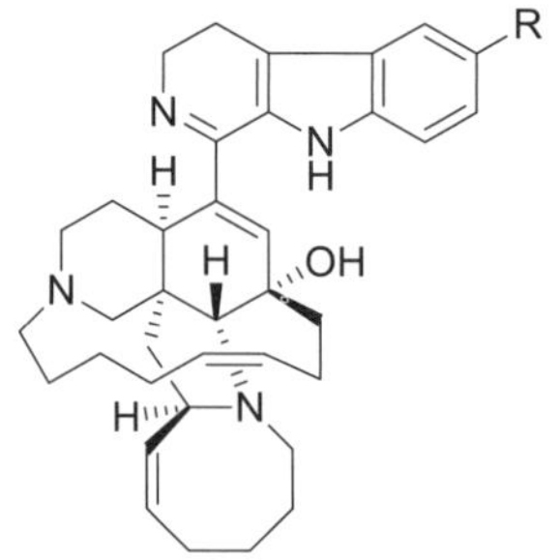

3, 4-dihydromanzamine A R = H
3, 4-dihydro-6-hydroxymanzamine A R = OH

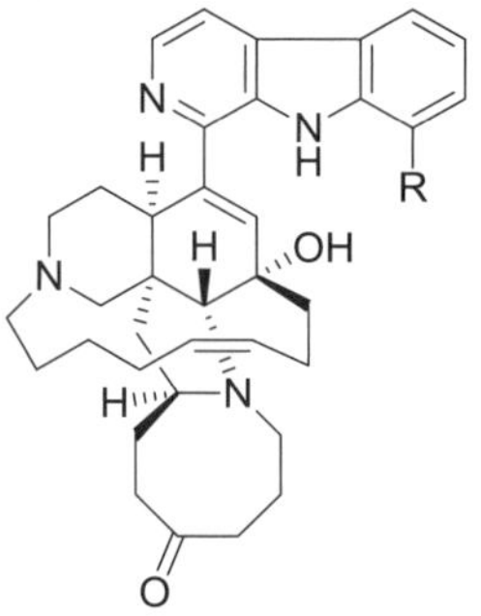

manzamine E R = H
manzamine F R = OH

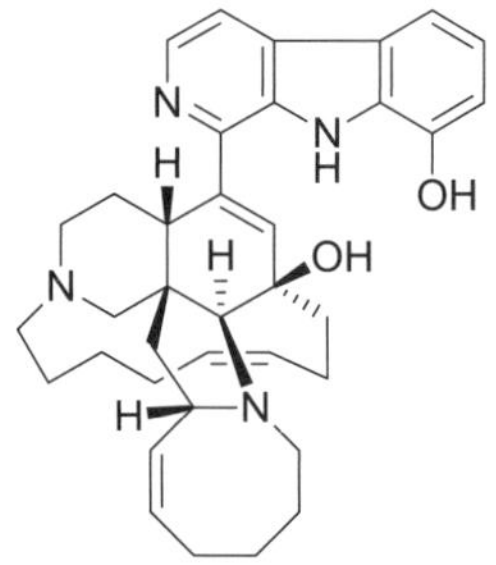

ent-8-hydroxymanzamine A

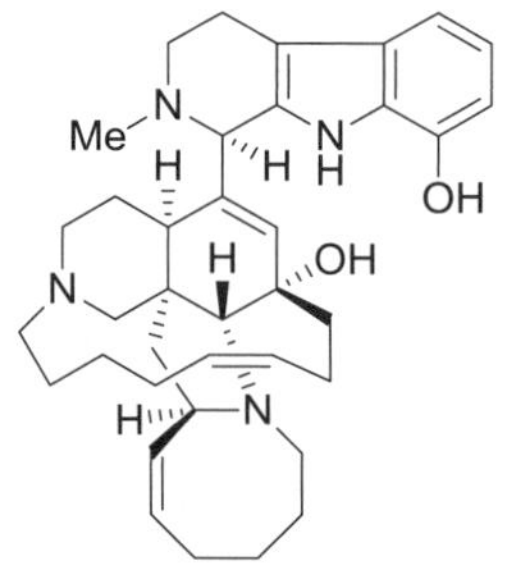

8-hydroxy-2-*N*-methyl-manzamine D

图 7-11　manzamine A 类生物碱的化学结构

1994 年，Ichiba 等人从采自印度尼西亚 Manado 海湾的海绵 *Pachypellina* sp. 中分离得到了化合物 8-hydroxymanzamine A（manzamine G）。它对人表皮样癌细胞系 KB 和人结肠癌细胞系 LoVo 显示出较强的细胞毒活性，其 IC_{50} 分别为 0.30μg/ml 和 0.26μg/ml [31]。2001 年，Sayed 等从 Petrosiidae 科的一个海绵新种中获得了 8-hydroxymanzamine A 的对映异构体 *ent*-8-hydroxymanzamine A。该化合物对小鼠白血病细胞系 P388 显示出较强的细胞毒活性，IC_{50} 为 0.25μg/ml [12]。1994 年，Kobayashi 等从采自日本冲绳的海绵 *Amphimedon* sp. 中分离得到了 manzamine Y 和 3，4-dihydromanzamine A，它们对小鼠白血病细胞系 L1210 的 IC_{50} 分别为 1.50μg/ml 和 0.48μg/ml；而对人表皮样癌细胞系 KB 的 IC_{50} 则分别为 2.50μg/ml 和 0.61μg/ml。1998 年，Watanabe 等从海绵 *Amphimedon* sp. 中分离得到了 3，4-dihydro-6-hydroxymanzamine A，它对小鼠白血病细胞系 L1210 的 IC_{50} 为 0.30μg/ml。1988 年，Ichiba 等从日本冲绳海绵 *Xestosponqia* sp. 中分离得到了化合物 manzamines E~F，它们对小鼠白血病细胞系 P388 的 IC_{50} 均为 5.00μg/ml。1994 年，Crews 等从海绵 *Petrosia contigttatu* 中获得了化合物 8-hydroxy-2-*N*-methyl-manzamine D，该化合物对小鼠白血病细胞系 P388 的 ED_{50} 为 0.80μg/ml。

2. Manzamine B 类生物碱

(1) manzamine B 类生物碱的结构特征：1987 年，Higa 研究团队从冲绳海绵 *Haliclona* sp. 中获得了 manzamine B，并通过 X 射线单晶衍射技术确定其绝对构型。Manzamine B 与 manzamine A 在结构上的主要区别在于前者五元吡咯环和八元氮杂烯环的骈合位置发生了开环，从而形成一个十一元大环，且 C-11 与 C-12 位有一个三元环氧单元(图 7-12)。

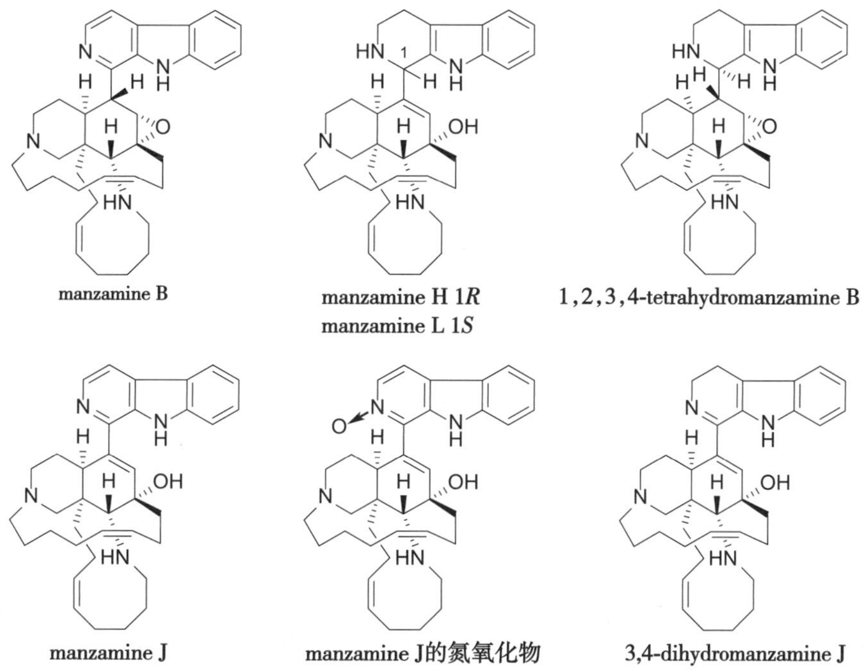

图 7-12　manzamine A 类生物碱的化学结构

(2) Manzamine B 类生物碱的抗肿瘤活性：活性测试表明 manzamine B 对小鼠白血病细胞系 P388 的 IC_{50} 为 6.00μg/ml。1992 年，Kobayashi 团队从冲绳海绵 *Ircinia* sp. 中分离鉴定了化合物 manzamines H 和 J。它们对小鼠白血病细胞系 L1210 显示出细胞毒活性，IC_{50} 分别为 1.30μg/ml 和 2.60μg/ml。随后，Kobayashi 团队又从另一种海绵 *Amphimedon* sp. 中分离得到了 manzamine L 和 1,2,3,4-tetrahydromanzamine B。Manzamine L 与 manzamine H 是一对差向异构体，两者 C-1 位构型相反。Manzamine L 和 1,2,3,4-tetrahydromanzamine B 对小鼠白血病细胞系 L1210 的 IC_{50} 分别为 3.70μg/ml 和 0.30μg/ml；对人表皮样癌细胞系 KB 的 IC_{50} 则分别为 11.80μg/ml 和 1.20μg/ml。1996 年，Proksch 团队从菲律宾海绵 *X. ashmorica* 中分离鉴定了 manzamine J 的氮氧化物。它对小鼠淋巴瘤细胞系 L5178Y 的 IC_{50} 为 3.20μg/ml。随后，Kobayashi 团队又从海绵 *Amphimedon* sp. 中分离得到了 3,4-dihydromanzamine J，它对小鼠白血病细胞系 L1210 的 IC_{50} 为 0.50μg/ml[12]。

3. Ircinal 类生物碱　Ircinals A~B 被认为是 Manzamine 类生物碱的生物合成前体。它们是由 Kobayashi 团队从冲绳海绵 *Ircinia* sp. 中分离得到的。与 Manzamine 类生物碱相比，其 C-10 位为醛基取代，而不是 β- 咔啉结构单元(图 7-13)。抗肿瘤活性测试表明它们对小鼠白血病细胞系 L1210 显示出细胞毒活性，IC_{50} 分别为 1.40μg/ml 和 1.90μg/ml。随后，该团队又从冲绳海绵 *Amphimedon* sp. 中分离鉴定了化合物 ircinols A~B。它们的 C-10 位为羟甲基取代，对小鼠白血病细胞系 L1210 的 IC_{50} 分别为 2.40μg/ml 和 7.70μg/ml，而对人表皮样癌细胞系 KB 的 IC_{50} 则分别为 6.10μg/ml 和 9.40μg/ml。

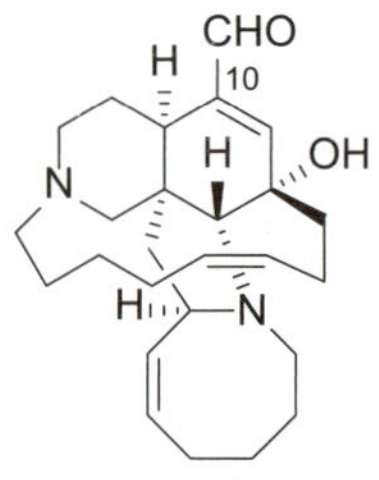

图 7-13 manzamine B 类生物碱的化学结构

（三）Aaptamine 类生物碱

Aaptamine 类生物碱是一类拥有苯并二氮杂萘母核的生物碱类化合物的统称。该类生物碱最具代表性的化合物为 aaptamine，是由日本著名海洋天然产物学家 Nakamura 等于 1982 年分离自冲绳海域的远隔疏海绵 *Aaptos aaptos*。迄今，aaptamine 类生物碱的化合物个数不足 100 个。除 4 个化合物来源于陆生 *Lactarius* 属毒蕈外，其余化合物均来自寻常海绵纲，主要包括 *Xestospongia*、*Suberites*、*Luffariella*、*Hymeniacidon* 和 *Aaptos*5 属，且以 *Aaptos* 属海绵报道最多。从生物合成角度来看，该类生物碱可以 aaptamine 母核为前体，经由重排、扩环、二聚化、不同基团取代而成。该类生物碱具有抗氧化、抗细菌、抗真菌、抗寄生虫、酶抑制、细胞毒等多种活性。

1. 三环 aaptamine 类生物碱

(1) 三环 aaptamine 类生物碱的结构特征：aaptamine 类生物碱中最为常见的母核是由苯并[1,6]萘啶稠合形成 6/6/6 三环结构骨架，且环上多有甲氧基、羟基、氨基等取代基团。此外，异喹啉环还可重排扩环形成 5/6/7 骨架的三环体系(图 7-14)。由于 aaptamine 类生物碱的母核为刚性平面，且氢原子数少，其结构鉴定困难。最初，Nakamura 等经由光谱法和化学衍生法确定了 aaptamine 的结构。

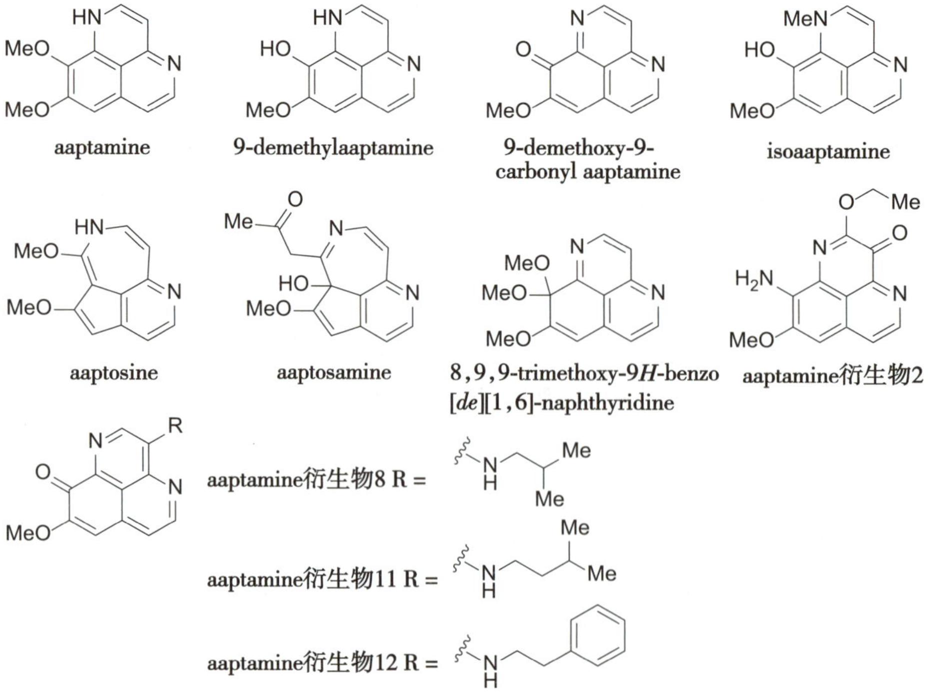

图 7-14 三环 aaptamine 类生物碱的化学结构

(2) 三环 aaptamine 类生物碱的抗肿瘤活性：1982 年，Nakamura 等从海绵 *A. aaptos* 中分离得到第一个该类生物碱 aaptamine。五年后，Nakamura 等又从同一种海绵中分离得到了 2 个 aaptamine 类生物碱，分别为 C-9 位的去甲基衍生物和氧化物，即 9-demethyl aaptamine 和 9-demethoxy-9-carbonyl aaptamine。活性测试表明 9-demethyl aaptamine 对人宫颈癌细胞系 HeLa 有细胞毒活性，IC_{50} 为 0.87μg/ml。1997 年，YA CHING SHEN 等从台湾海绵 *A. aaptos* 中分离得到 aaptamine、demethyl(oxy)aaptamine 和 isoaaptamine。活性测试表明它们对 4 种肿瘤细胞系 P388、KB16、A549 和 HT-29 具有较强的细胞毒活性，IC_{50} 的范围为 0.01~6.90μg/ml。2010 年，Sachiko Tsukamoto 等从印度尼西亚海绵 *A. suberitoides* 中分离得到了化合物 aaptamine、9-demethylaaptamine 和 isoaaptamine，它们对人宫颈癌细胞系 HeLa 的 IC_{50} 介于 1.40 ~3.10μg/ml[13]。

化合物 aaptosine 和 aaptosamine 分别来源于红海和加勒比海海绵 *A. aaptos*。Aaptamine 母核中的异喹啉环发生重排扩环而形成了 5/6/7 三环体系。活性测试表明 aaptosine 对小鼠白血病细胞系 P388 具有较强的细胞毒活性，IC_{50} 为 1.00μg/ml。2003 年，Calcul L 等从印度尼西亚雅加达海域的海绵 *Xestospongia* sp. 中分离得到了 8,9,9-trimethoxy-9*H*-benzo[*de*][1,6]-naphthyridine，它对人表皮样癌细胞系 KB 的 IC_{50} 为 3.50μg/ml。2014 年，中国学者等从西沙群岛附近海域的海绵 *A. aaptos* 中分离得到了 aaptamine 衍生物 **8**、**9**、**11** 和 **12**。它们对六株肿瘤细胞系显示出较强的细胞毒活性，结果如表 7-2 所示[14]。

表 7-2 化合物 8~11 的细胞毒活性结果(IC_{50}/μmol/L)

化合物	HL60	K562	MCF-7	KB	HepG2	HT-29
8	0.11 ± 0.04	0.22 ± 0.04	1.2 ± 0.1	0.66 ± 0.04	0.6 ± 0.1	6.6 ± 1.1
9	0.28 ± 0.04	0.46 ± 0.04	2.4 ± 0.04	1.1 ± 0.04	1.0 ± 1.2	8.5 ± 2.1
10	0.03 ± 0.03	0.09 ± 0.01	0.44 ± 0.03	0.11 ± 0.03	0.17 ± 0.03	1.8 ± 0.4
11	0.03 ± 0.03	0.09 ± 0.03	0.4 ± 0.1	0.12 ± 0.03	0.2 ± 0.1	2.2 ± 0.03

2. 四环 aaptamine 类生物碱 四环 aaptamine 类生物碱是在三环基础上经由席夫碱扩环而成的含有六元哌嗪环或五元咪唑环的新型骨架，且哌嗪或咪唑环上多有脂肪链取代(图 7-15)。2003 年，Calcul L 等从印度尼西亚雅加达海域的海绵 *Xestospongia* sp. 中获得了化合物 **7-1**、**7-2**、**7-5** 和 **7-6**。它们对人表皮样癌细胞系 KB 无细胞毒活性，IC_{50} 大于 10.00μg/ml。2014 年，中国学者从西沙群岛海域海绵 *A. aaptos* 中分离得到了化合物 7-3、7-4、7-7 和 7-8，但未报道它们的抗肿瘤活性[15]。

3. Aaptamine 类生物碱二聚体 迄今，从海绵中仅得到了 5 个 aaptamine 类生物碱二聚体(图 7-16)。2004 年，Bruce F. Bowden 等人从澳大利亚海绵 *Suberea* sp. 中分离得到第一个 aaptamine 类生物碱二聚体 lihouidine，它是由两个 aaptamine 衍生物单元经由一个六元碳环连接而成。该二聚体的绝对构型由 X 射线单晶衍射方法确立。活性测试表明它对小鼠白血病细胞系 P388 有中等强度的细胞毒活性，IC_{50} 为 5.00μmol/L[16]。2012 年，中国学者从西沙群岛海域海绵 *A. suberitoides* 中分离得到 4 个骨架新颖的 aaptamine 类生物碱二聚体，即 suberitines A~D。它们由两个 aaptamine 单元经 C-3-C-3′ 或 C-3-C-6′ 键合而成。活性测试表明 C-9 位有羧基取代的化合物 suberitine B 和 suberitine D 对小鼠白血病细胞系 P388 具有细胞毒活性，IC_{50} 分别为 1.80μmol/L 和 3.50μmol/L[17]。

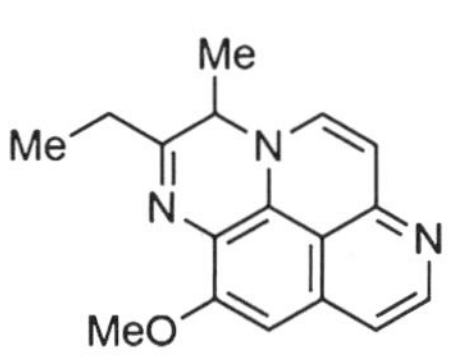
7-1

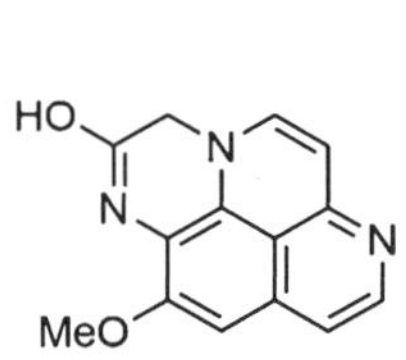
7-2

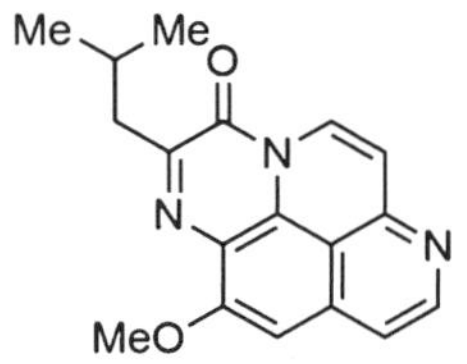
7-3

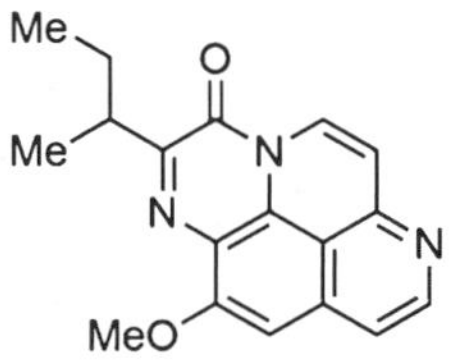
7-4

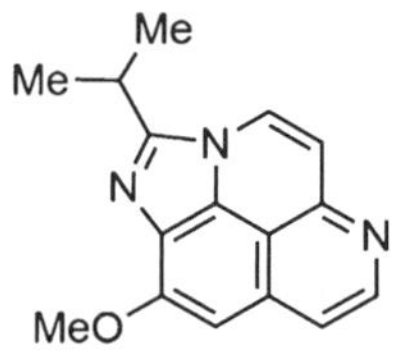
7-5

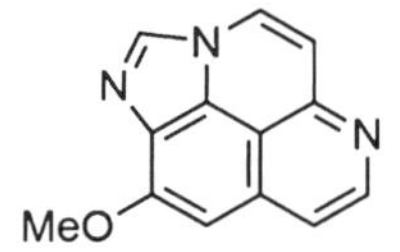
7-6

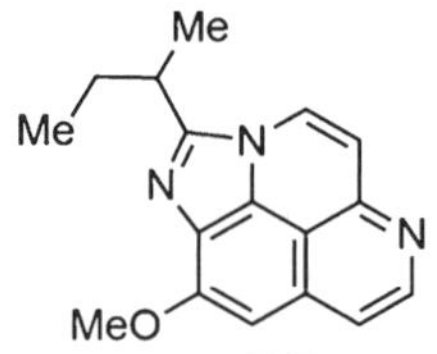
7-7

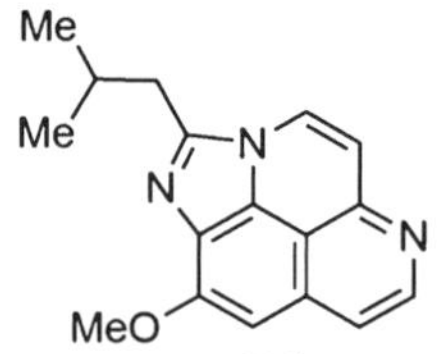
7-8

图 7-15　四环 aaptamine 类生物碱的化学结构

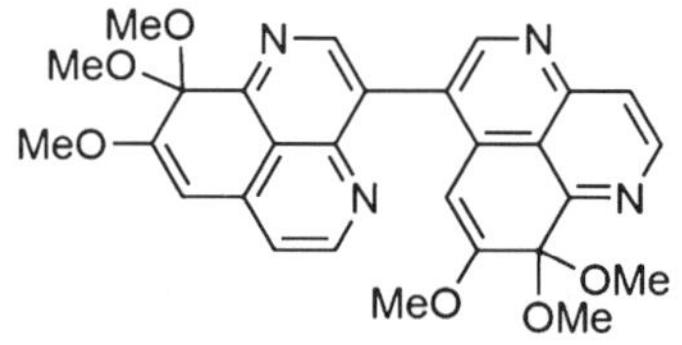
suberitine A

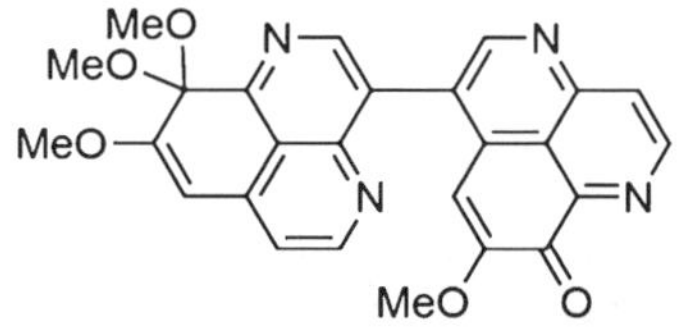
suberitine B

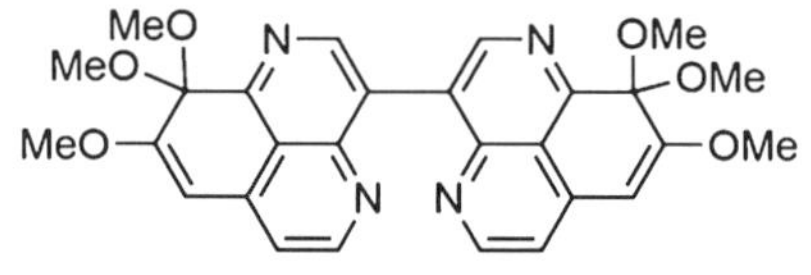
suberitine C

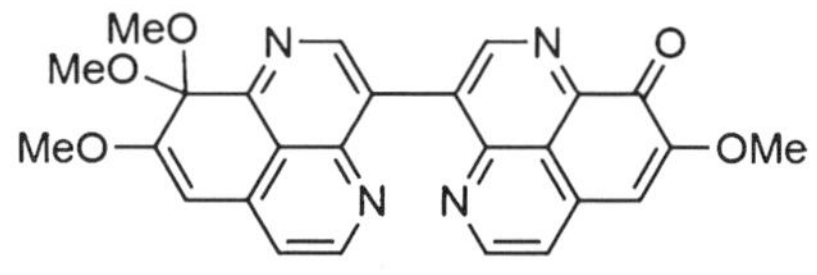
suberitine D

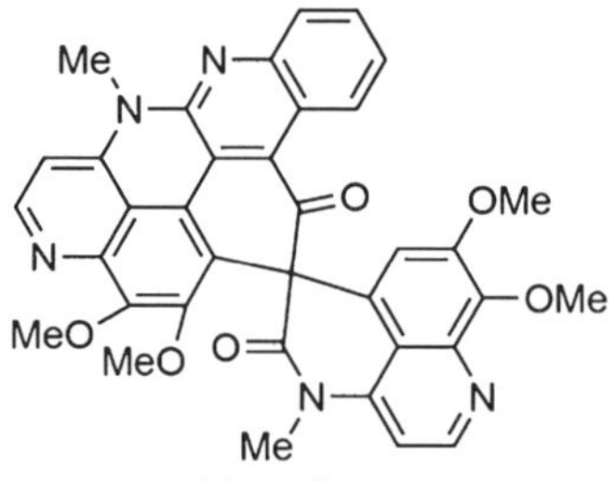
lihouidine

图 7-16　二聚 aaptamine 类生物碱的化学结构

（四）其他类型生物碱

除了上述三种类型外，来源于海绵的抗肿瘤活性生物碱还有甾体生物碱和 discorhabdin 类生物碱。

1. 甾体生物碱 Cortistatins A~D 是从印度尼西亚海绵 *Corticium simplex* 中分离得到的 4 个结构新颖的甾体生物碱。它们结构中含有一个七元环的 8-oxabicyclo［3.2.1］oct-6-ene 结构单元（图 7-17）。Cortistatins A~D 对人脐静脉血管内皮细胞系 HUVECs 具有良好的抗增殖作用，IC_{50} 分别为 0.001 8μmol/L、1.10μmol/L、0.019μmol/L 和 0.15μmol/L。此外，cortistatin A 对人表皮样癌细胞系 KB3-1、

人慢性粒细胞白血病细胞系 K562 和小鼠神经细胞瘤细胞系 Neuro2A 显示出抗增殖作用，IC_{50} 介于 6.00~7.00μmol/L[18]。

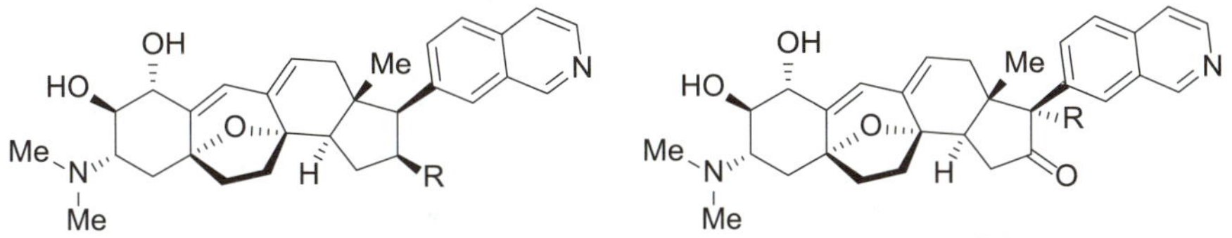

cortistatin A R = H
cortistatin B R = OH

cortistatin C R = H
cortistatin D R = OH

图 7-17　甾体生物碱 cortistatin A~D 的化学结构

2. Discorhabdin 类生物碱　2009 年，Brent R. Copp 等从新西兰海绵 *Latrunculia* sp. 中分离鉴定了两个 discorhabdin 类生物碱（6*R*，8*S*）-1-thiomethyldiscorhabdin G*/I（7-9）和一对二聚体（16a，17a）-dehydrodiscorhabdin W（**7-10a**、**7-10b**）（图 7-18）。化合物 **7-9** 和 **7-10** 对小鼠白血病细胞系 P388 的 IC_{50} 分别为 0.28μmol/L 和 0.45μmol/L。

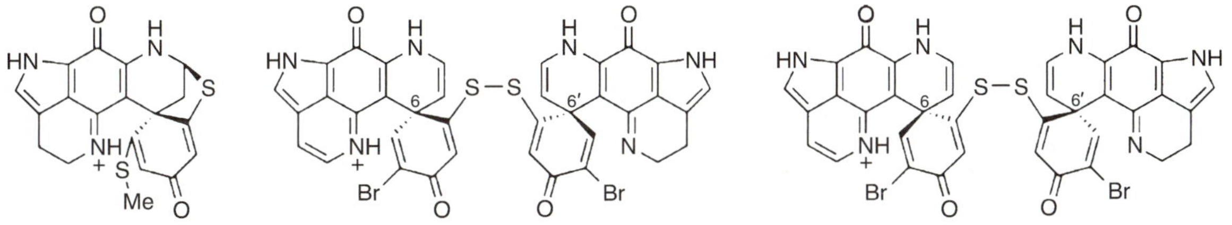

7-9　（6*S*，6′*S*）-7-10a　（6*R*，6′*R*）-7-10b

图 7-18　discorhabdin 类生物碱 **7-9** 和 **7-10** 的化学结构

三、苔藓虫素

海洋苔藓动物俗称苔藓虫、草苔虫，属真体腔动物。其中最常见的是总合草苔虫（*Bugula neritina* Linnaeus）[56]，属于外肛动物门（Eetoproeta）、裸唇纲（Class Gymnolaemata）、唇口目（Order Cheilostomata）、双胞苔虫科（Bice llariellidae）。总合草苔虫适应能力极强，在温暖或寒冷的海域都有分布。我国主要分布于渤海至南海西沙群岛海域。海洋苔藓动物多为群体，呈红褐色或紫褐色草丛状，常附着于海藻、贝壳，以及船底、码头、航标等水下设施，对海洋养殖业和海洋交通安全造成不良影响，是重要的海洋污损生物之一[19]。

总合草苔虫常被用作鱼类、软体动物的饵料，其药用价值一直未被重视。直到 1968 年，一名海洋生物学家从墨西哥湾收集了大量的总合草苔虫，并送往美国国家癌症研究所进行活性测试，结果发现总合草苔虫的提取物有抗肿瘤活性[20]。1982 年，美国亚利桑那州立大学 Pettit 团队成功地从总合草苔虫中分离得到第一个具有抗肿瘤活性的化合物，将其命名 bryostatin 1，后经 X 射线单晶衍射技术确立了它的复杂大环内酯立体结构。

此后，国内外多个团队致力于苔藓虫素的分离鉴定及其抗肿瘤化合物研究。迄今，从总合草苔虫中得到了 bryostatins 1~21，以及 9-*O*-methylbryostatins 4、16 和 17（图 7-19）。其中，化合物 bryostatins 1~21 对小鼠白血病细胞系 P388 均表现出较强的细胞毒活性。此外，化合物 bryostatin 1 对多种癌细胞系有显著的细胞毒活性。

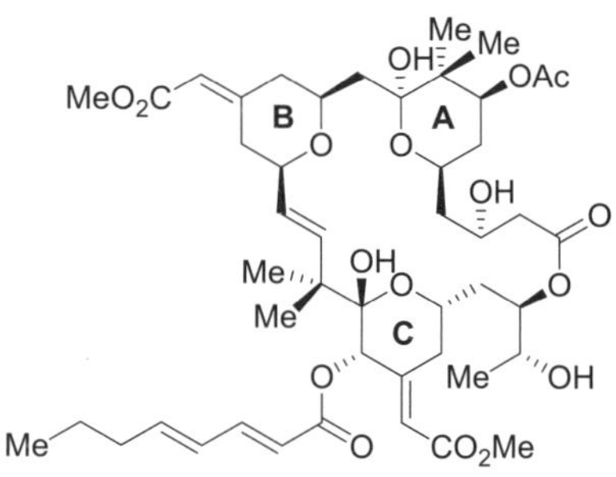

bryostatin 1

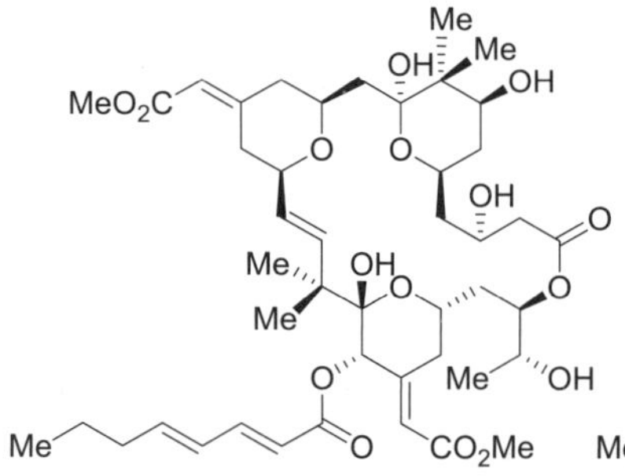

bryostatin 2

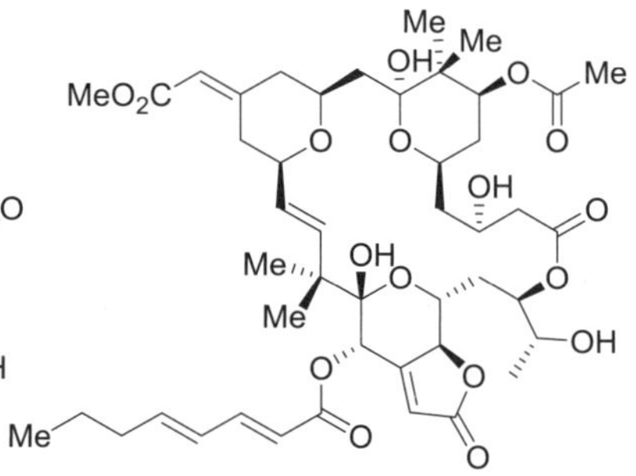

bryostatin 3

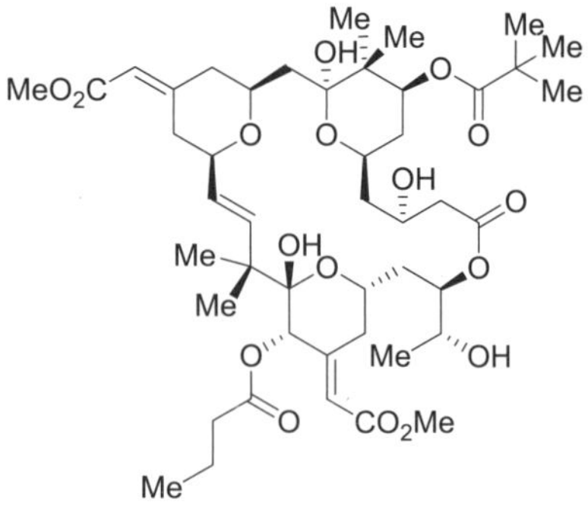

bryostatin 4

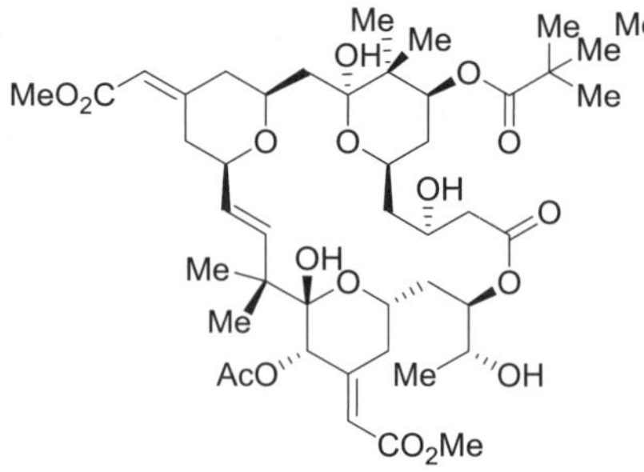

bryostatin 5

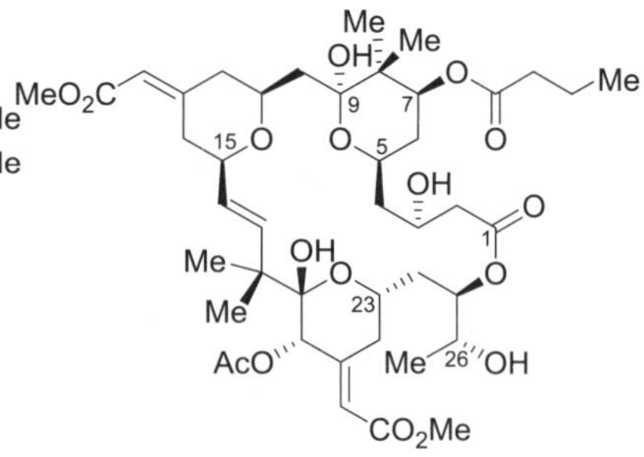

bryostatin 6

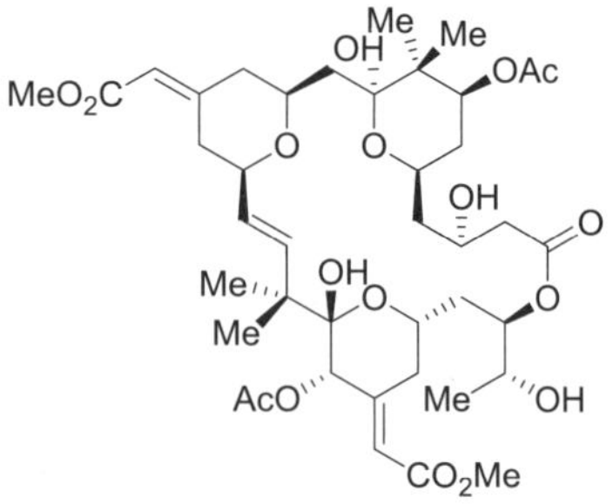

bryostatin 7

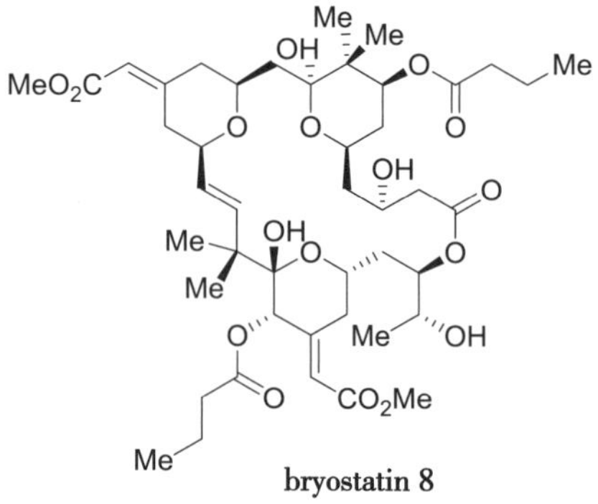

bryostatin 8

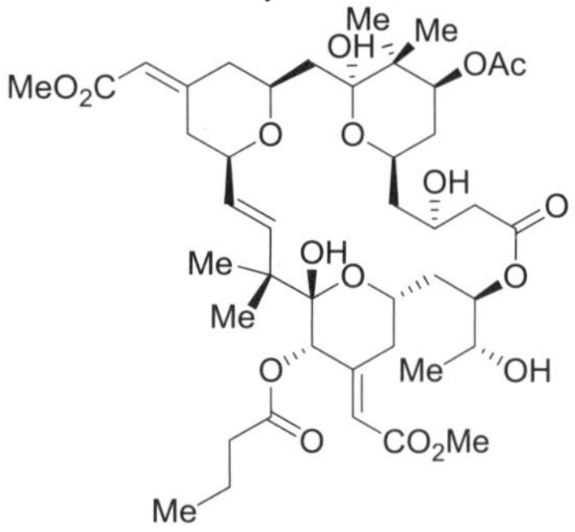

bryostatin 9

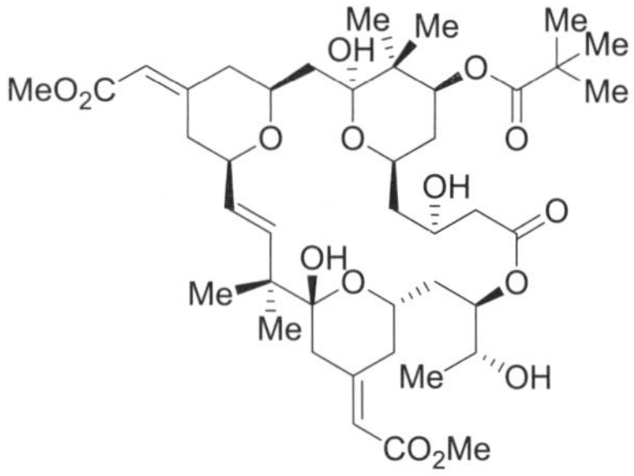

bryostatin 10

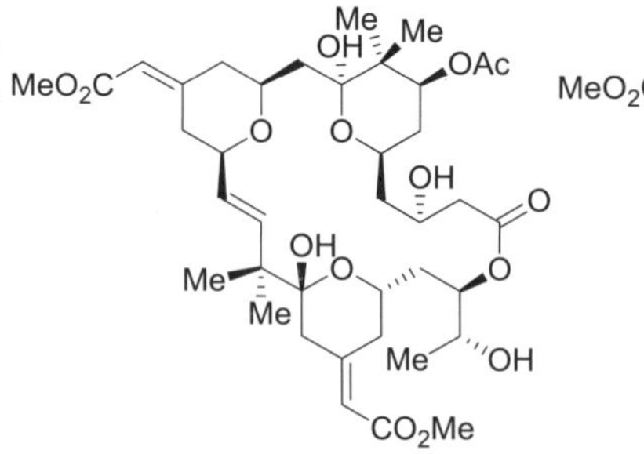

bryostatin 11

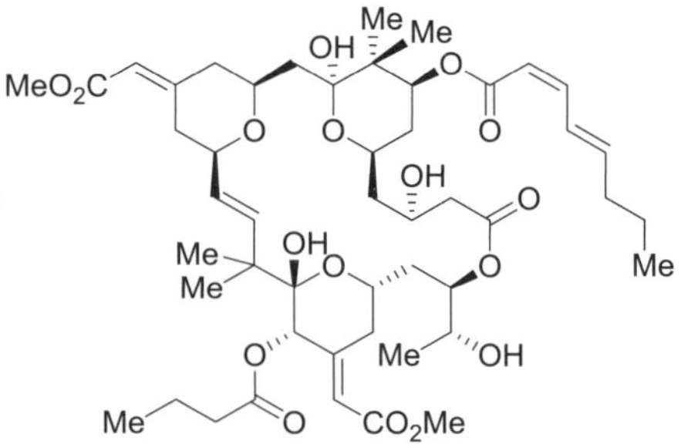

bryostatin 12

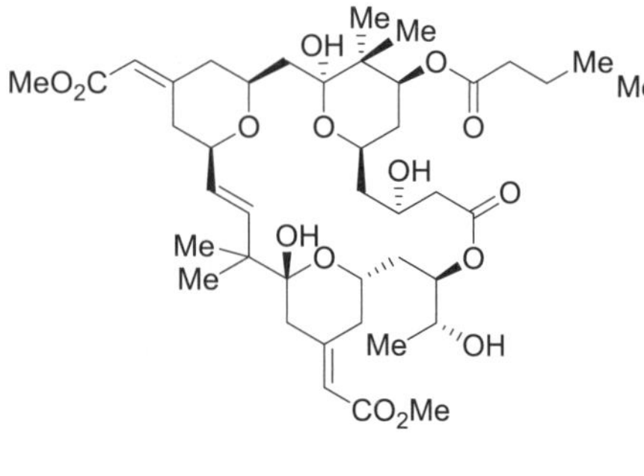

bryostatin 13

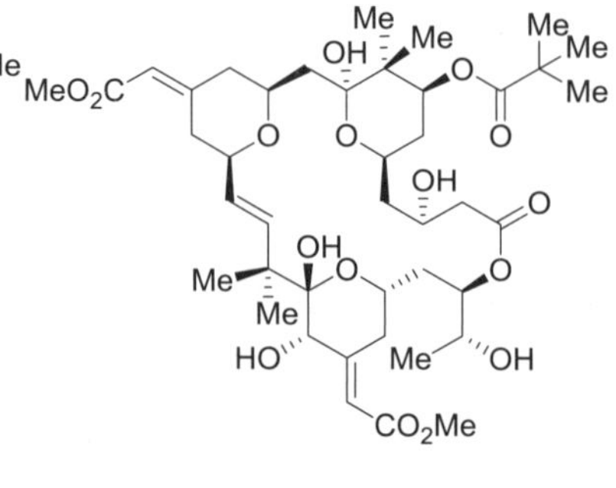

bryostatin 14

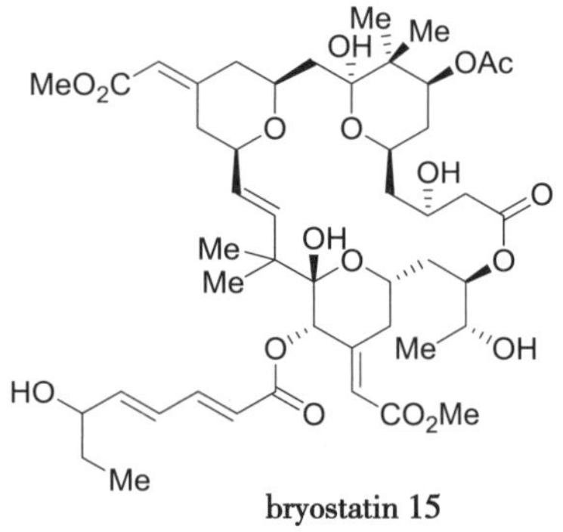

bryostatin 15

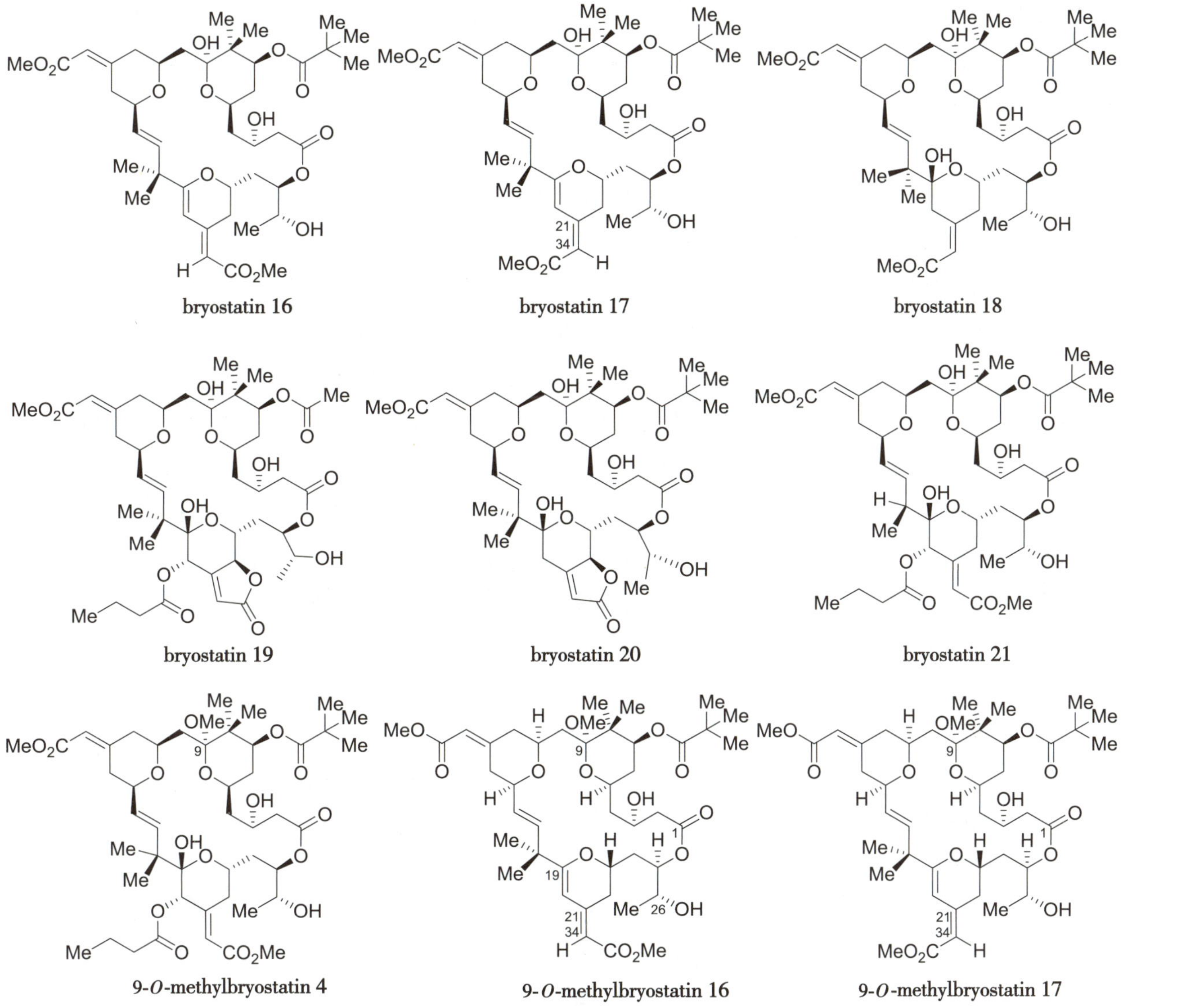

图 7-19　苔藓虫素类化合物的结构

（一）苔藓虫素的结构特征

苔藓虫素是指来源于总合草苔虫的大环内酯类化合物的统称，因具有抗肿瘤活性而著名。其母核由 3 个四氢吡喃环（A，B，C）和多个双键、醇羟基、半缩酮、酯基等官能团组成。1982 年以来，从总合草苔虫中陆续分离鉴定了一系列抗肿瘤活性显著的苔藓虫素。

（二）苔藓虫素的分离鉴定和抗肿瘤活性

1982—1996 年，Pettit 团队分别从加利福尼亚太平洋蒙特内海湾、佛罗里达州墨西哥湾、加利福尼亚湾的总合草苔虫中分离得到了 bryostatins 1~18，其中 bryostatin 3 及其 26- 酮结构中含有一个五元内酯环。后来，斯坦福大学 Wender 团队发现 bryostatin 1 可与紫杉醇等药物协同进而发挥高效的抗肿瘤活性。此外，化合物 bryostatins 1~8 对小鼠白血病细胞系 P388 均有显著的抗细胞增殖活性。

此后，北卡罗来纳大学 Niels 团队从北卡罗莱纳州的总合草苔虫中分离鉴定了 bryostatin 20[21]，该化合物表现出拒食活性。1998 年，吴厚铭等对从我国南海总合草苔虫中分离得到了化合物 bryostatin 19，该大环内酯化合物不但对急性单核细胞白血病细胞系 U937 有很强的抗增殖活性(ED_{20}=2.80ng/ml),而且对早幼粒白血病细胞系 HL-60 和白细胞白血病细胞系 K562 均有显著的抗增殖活性。2015 年,中国学者又从中分离鉴定了 bryostatin 21 以及 9-*O*-methylbryostatins 4、16 和 17。

(三) 苔藓虫素的全合成研究

为解决苔藓虫素临床试验原料不足的问题,科研人员想尽了各种办法。起初,美国国立癌症研究所从 14 吨总合草苔虫中分离得到了 18g bryostatin 1。因收率不足 0.000 14%,bryostatin 1 的临床应用受到了极大限制。此后,人们尝试了总合草苔虫的人工养殖,但高昂的成本使得其无法落实。此外,也尝试了通过生物合成制备 bryostatin 1,但仍然未能实现。随着科技的不断进步,药物化学家探索了苔藓虫素高效、简洁的全合成方法。目前已报道了 bryostatins 1、2、3、7、8、9 和 16 的全合成路线[22-28]。

最著名的是 Wender 团队以 4.80% 的最终收率实现了对 bryostatin 1 的克级全合成(图 7-20)[29],其效率比直接从总合草苔虫中通过提取分离的方式获取高出了上万倍。首先,从简单原料 ethyl 3,3-diethoxypropanoate 出发,经过 10 步反应以 13% 的产率构建了包含 A 环的片段;然后以 3,4-dihydro-2*H*-pyran 为底物经 13 步反应以 16% 的产率构建了包含 C 环的片段;继而经由酯化反应将上述两个片段连接起来,并通过原位环化构建 B 环;最后经由多步结构修饰完成了 bryostatin 1 的全合成。

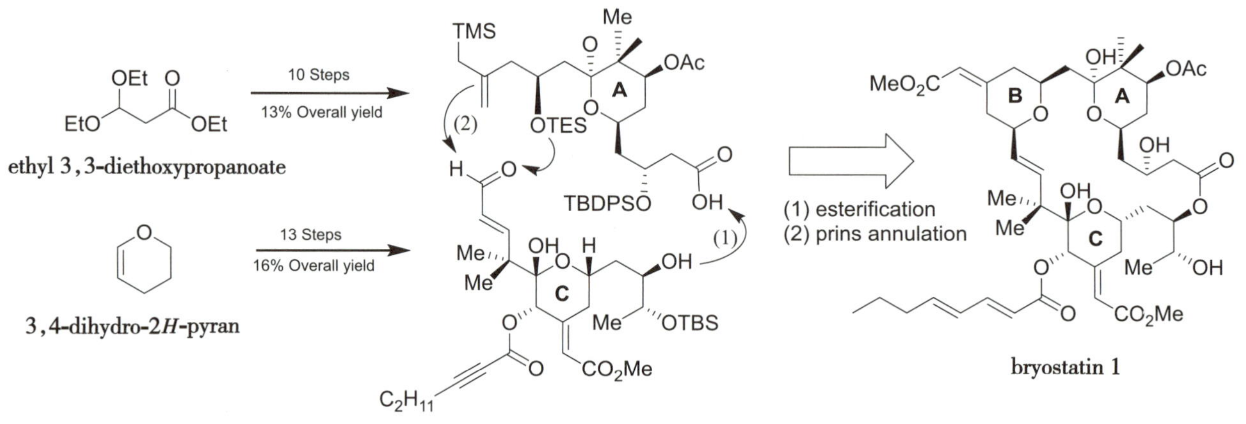

图 7-20 bryostatin 1 的全合成

四、红树植物萜类

红树林是独特而复杂的湿地生态系统,处于海洋与陆地的动态交界面。周期性遭受海水浸淹的生态环境造就了红树林生态系统在结构与功能上的海陆边缘特征。红树林湿地具有高生产力、高归还率和高分解率的三高特性。红树植物凋落物为红树林生态系统中海洋生物提供了丰富的有机物和能量,是红树林生态系统初级生产力的主要来源。红树林不仅是地球上生物多样性最丰富的生态系统之一,而且素有"海岸卫士、造陆先锋和海水净化器"的美誉,能够抵御风沙、保护海岸、降解污染、调节气候和再造陆地等重要功能,在保护海洋生态环境中起着重要的作用。

全球现有红树植物约 80 余种,可分为真红树和半红树两大类,主要分布于南北回归线之间[30,31]。常见的红树植物有白骨壤(*Avicennia marina*)、木榄(*Bruguiera gymnorrhiza*)、海莲(*Bruguiera sexangula*)、角果木(*Ceriops tagal*)、秋茄(*Kandelia obovata*)、老鼠簕(*Acanthus ilicifolius*)、红榄李(*Lumnitzera littorea*)、木果楝(*Xylocarpus granatum*)、桐花树(*Aegiceras corniculatum*)、海桑(*Sonneratia caseolaris*)、海漆(*Excoecaria agallocha*)和银叶树(*Heritiera littoralis*)等。为适应潮汐风浪、紫外辐射、高温高盐和潮湿缺氧等逆境因素,红树植物进化出了一系列独特的生物学特征,如胎生现象、发达的气生根、富含抗腐蚀的单宁、可承受高渗透压等。特殊的生态环境造就了红树植物体内结构复杂和活性独特的天然产物。

21 世纪以来,国内外学者对红树植物天然产物的结构与功能进行了研究,从中发现了具有抗肿瘤活性的萜类化合物,其中最具代表性类型有 dolabrane 型二萜和柠檬苦素。

(一) Dolabrane 型二萜

1. 结构特点 Dolabrane 型二萜在自然界中分布较少,迄今仅报道了 93 个化合物,其中有 47 个来源于红树植物角果木(*Ceriops tagal*),约占一半。由此可见,角果木是 dolabrane 型二萜化合物的重要来源。角果木是典型的胎生红树植物,在我国主要分布于广东的徐闻和海南岛。

Dolabrane 型二萜的母核为 6/6/6- 三环十四氢菲骨架,由 A/B/C 三个六元环组成,其中 A/B 环为顺式骈合,而 B/C 环为反式骈合。母核一般有三个角甲基,分别取代在 C-5、C-9、C-13(图 7-21)。

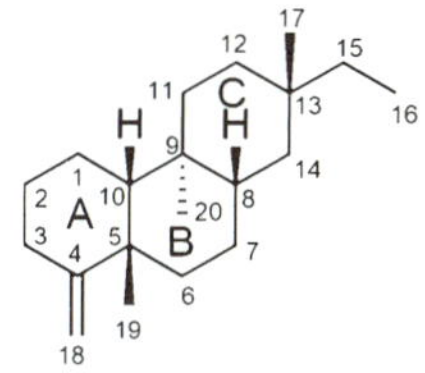

图 7-21 dolabrane 型二萜的基本骨架

2. 结构多样性与抗肿瘤活性 角果木来源的 dolabrane 型二萜因其抗肿瘤活性而备受关注。角果木提取物可影响裸鼠皮下卵巢癌移植瘤中 Bel-2、p53 基因的表达水平。Tagalsin 类 dolabrane 型二萜与顺铂联用可增强抗肿瘤活性。迄今,角果木来源的 dolabrane 型二萜骨架可分为 5 类。

(1) 6/6/6- 三环十四氢菲骨架、且 Me-18 未被氧化:迄今,从角果木中获得 9 个该类 dolabrane 型二萜化合物(7-11~7-19)(图 7-22)。这类化合物均无抗肿瘤活性。

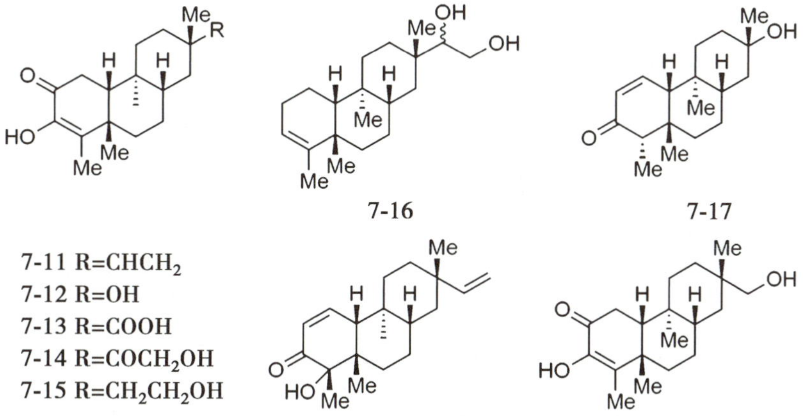

7-11 R=$CHCH_2$
7-12 R=OH
7-13 R=COOH
7-14 R=$COCH_2OH$
7-15 R=CH_2CH_2OH

7-16 7-17 7-18 7-19

图 7-22 6/6/6- 三环十四氢菲骨架、且 Me-18 未被氧化的 dolabrane 型二萜

(2) 6/6/6- 三环十四氢菲骨架,且 Me-18 被氧化:Me-18 可氧化成双键、羰基、醛基等官能团(图 7-23)。这类化合物具有抗肿瘤活性,例如 tagalene B、tagalsin A、tagalsins C~F、*ent*-5α,3,15-dioxodolabr-1,4(18)-diene-2,16-diol 对肿瘤细胞系 HCT-8、Bel-7402、BGC-823、BGC-A549 和 A2780 有显著的抗增殖作用,且有一定的选择性[32-34]。其中 tagalsin C 的活性最强,IC_{50} 值分别为 3.72μmol/L ± 0.96μmol/L、

6.28μmol/L ± 1.83μmol/L、8.85μmol/L ± 1.05μmol/L、8.71μmol/L ± 0.96μmol/L 与 5.54μmol/L ± 0.58μmol/L。Tagalsin C 经由诱导细胞凋亡和阻滞细胞周期而发挥其抗肿瘤作用，对多种耐药人肿瘤细胞系（A549/T、KB/VCR、K562/Adr、MCF/Adr、HCT-8/V 和 PATU-8988/FU）均有良好的抗增殖作用（RF 值介于 0.50~1.51）；而对人淋巴细胞毒性较弱，具有一定的治疗窗。

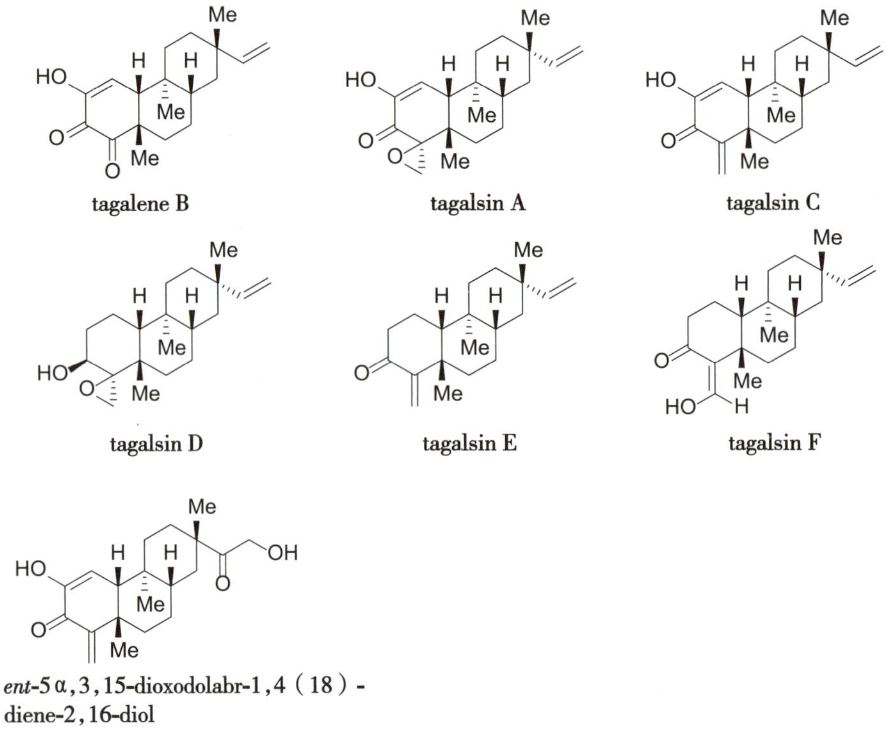

图 7-23 6/6/6- 三环十四氢菲骨架、且 Me-18 被氧化的 dolabrane 型二萜

（3）A 环开环类型：从角果木中仅发现了两个 A 环开环的 dolabrane 型二萜，分别为 tagalsin H 和 tagalene F（图 7-24）[34]。

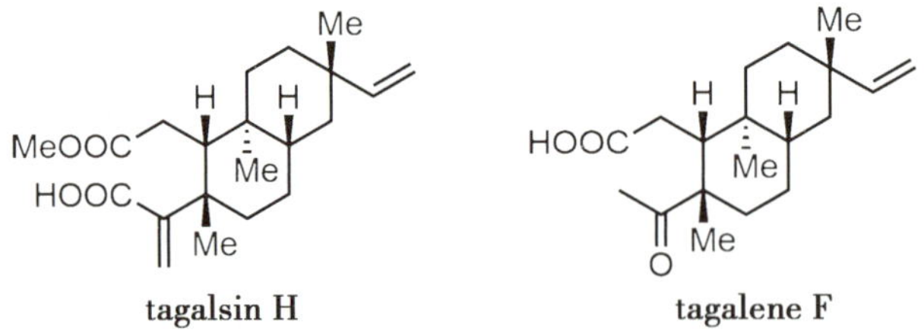

图 7-24 A 环开环的 dolabrane 型二萜

（4）5/6/6/6- 四环骨架类型：2018 年，从海南产角果木中首次发现了具有 5/6/6/6 四环体系的 dolabrane 型二萜化合物 tagalide A（图 7-25）[35]。该类 dolabrane 型二萜化合物的结构中有 22 个碳原子。Tagalide A 对三阴性乳腺癌细胞系 MD-MBA-453（IC_{50}=1.73μmol/L）和 MD-MBA-231（IC_{50}=8.12μmol/L）有显著的细胞毒活性，强于阳性对照药顺铂。作用机制研究表明 tagalide A 能诱导活性氧介导的细胞凋亡，将肿瘤细胞周期阻滞在 G_2/M 期，并能够抑制 JAK2 和 STAT3 的磷酸化，同时增强 ATK 和 ERK 的磷酸化。该化合物结构中 A/D 环部分是其抗肿瘤活性的重要药效团。

(5) 降 C-3 的 5/6/6 骨架类型：从海南产角果木中分离鉴定了一个降 C-3 的 5/6/6 骈合碳骨架 dolabrane 型二萜化合物 tagalol A（图 7-25）[35]。该化合物的发现进一步丰富了 dolabrane 型二萜的骨架多样性。

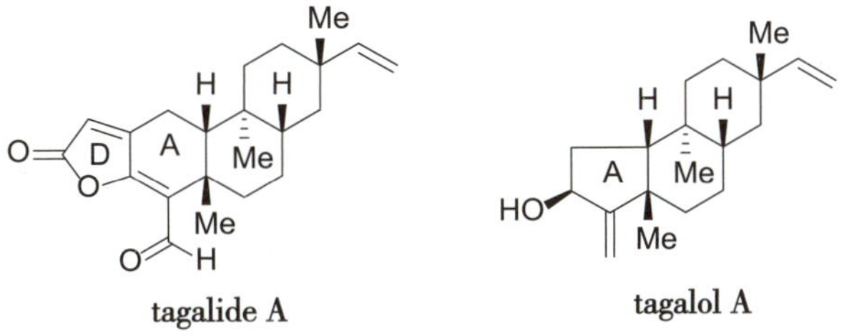

图 7-25　5/6/6/6- 四环和 5/6/6 降 C-3 骨架的 dolabrane 型二萜

（二）柠檬苦素

1. 结构特点　柠檬苦素是由 4,4,8- 三甲基 -17- 呋喃甾醇前体衍化而来。该前体的 C-17 位侧链发生氧化、重排，且失去 4 个碳原子后形成了一个单取代的呋喃环。因此，柠檬苦素是一类高度氧化的四降三萜类化合物，其基本母核通常包含 5 个环系（A~E），其中 E 环为呋喃环（图 7-26）。该类化合物广泛存在于楝科植物中。

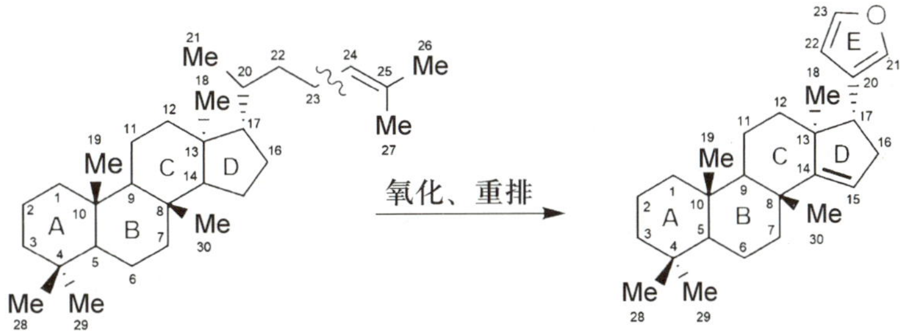

图 7-26　柠檬苦素生源与基本骨架

2. 结构多样性与活性化合物　21 世纪以来，柠檬苦素已成为天然产物研究的热点化合物类型之一。20 世纪，非洲学者 Taylor DAH 根据骨架环系的不同将柠檬苦素分成 9 大类。2011 年，郝小江教授等将柠檬苦素的结构分类进行了重新修订，将楝科植物来源的柠檬苦素分为 11 个类别，共计 33 个组[36]。

木果楝属是楝科唯一一个属的真红树植物，该属植物包括 3 个物种（*X. granatum*、*X. moluccensis* 和 *X. rumphii*）。我国仅有木果楝（*X. granatum*）一个物种，分布在海南岛，而印度有 2 个物种（*X. granatum*、*X. moluccensis*）；泰国则有该属植物的 3 个物种。20 世纪 60 年代，Taylor DAH 就对非洲木果楝属红树植物的柠檬苦素进行了研究。随后，国内外学者对中国海南、印度和泰国木果楝属红树植物的柠檬苦素进行了较为系统的研究。迄今，从该属植物中发现了 300 多个柠檬苦素化合物，包括 gedunin、andirobin、mexicanolide、phragmalin、obacunol 和 khayanolide 等经典类型以及新颖骨架类型。

(1) C9-C10 键断裂及 B 环芳香化类型：从我国海南岛 *X. granatum* 种子中发现了一系列 C9-C10 键氧化断裂的柠檬苦素化合物(**7-20~7-27**)（图 7-27）[37-38]。其中化合物 **7-20** 的 C1 与 C9 经由氧桥连接成环。活性测试显示化合物 **7-20~7-22** 对小鼠白血病细胞系 L1210 表现出中等强度的细胞毒活性，IC_{50} 分别为 8.90μmol/L、6.30μmol/L 和 14.60μmol/L；化合物 **7-20** 和 **7-21** 还对肺癌细胞系 A549 具有细胞毒活性，

IC_{50} 分别为 15.70μmol/L 和 11.30μmol/L；化合物 **7-24** 对人肿瘤细胞系 KT 表现出细胞毒活性，IC_{50} 为 4.59μmol/L。而 xylomexicanin I（**7-27**）是 C9-C10 键断裂后、C3-C11 键合而成的首个具有 B/C 桥式骨架的柠檬苦素[39]。

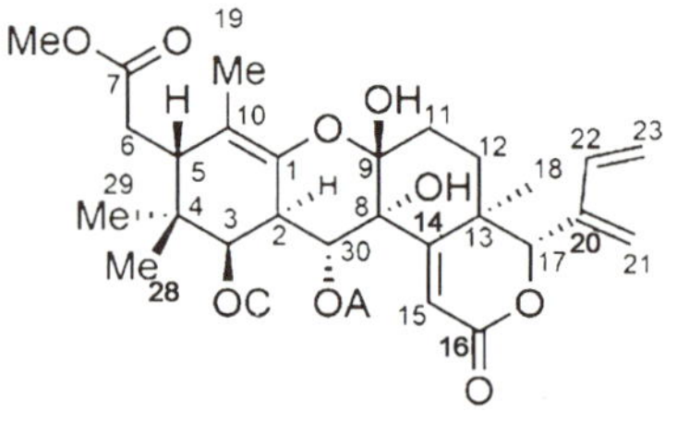

7-20

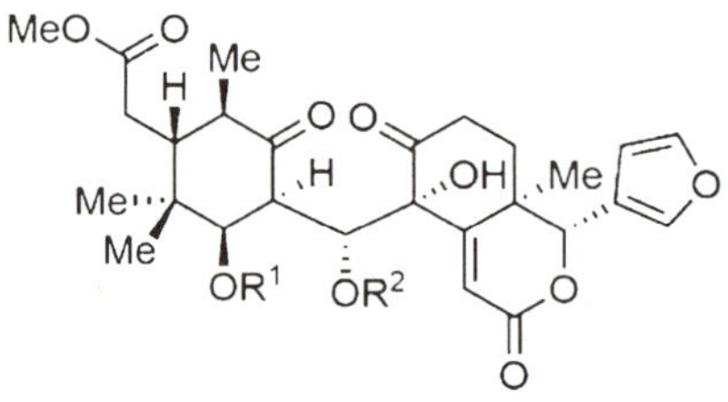

	R^1	R^2
7-21	D	A
7-20	C	A

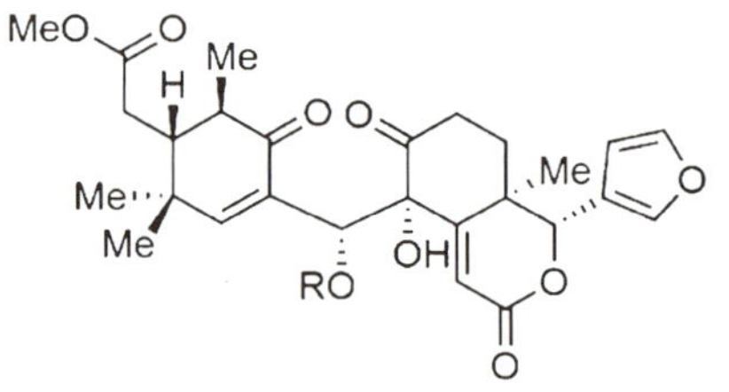

	R
7-23	A
7-24	D
7-25	B

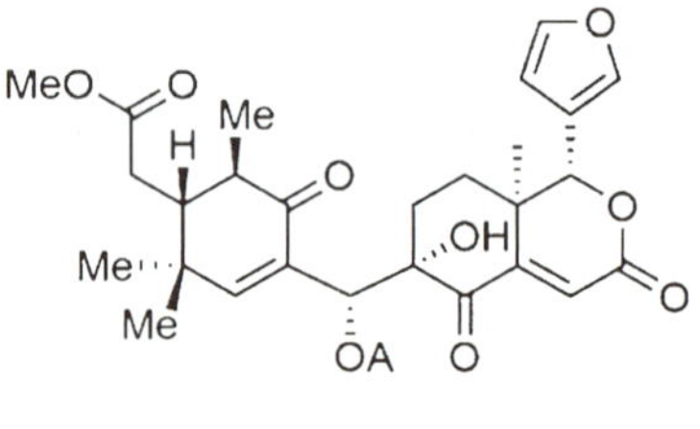

7-26

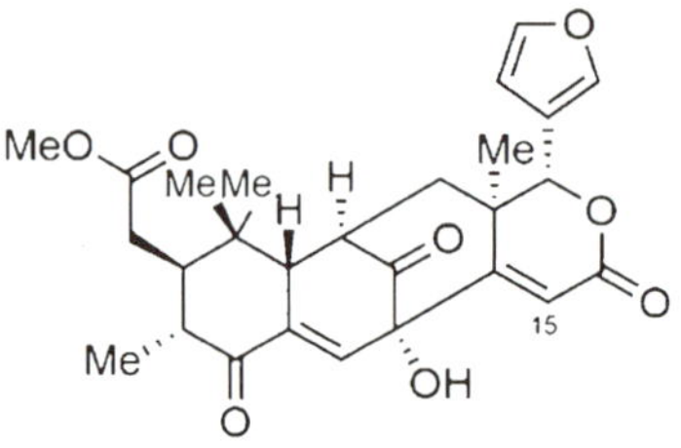

7-27

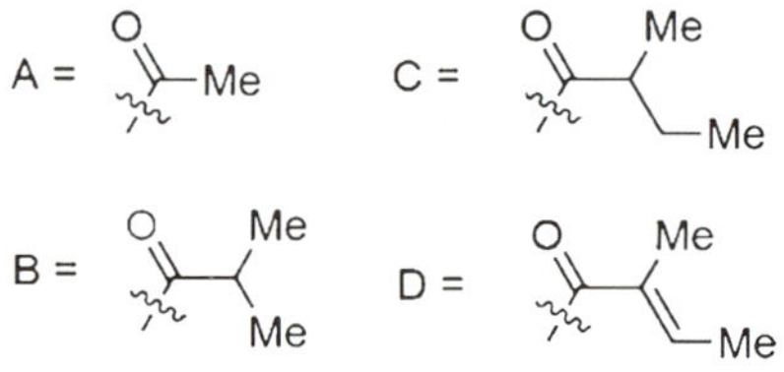

图 7-27　C9-C10键断裂的柠檬苦素

从我国海南木果楝中首次发现了两类 B 环芳香化的柠檬苦素 xylogranatins F~P，其中化合物 xylogranatins F~H 的 B 环为吡啶环，而化合物 xylogranatins I~P、**7-28** 的 B 环为呋喃环（图 7-28）。它们的绝对构型经由改良 Mosher 酯方法和 ECD 量子化学计算方法确立。化合物 xylogranatins G 对 *Mythimna separata* 的三龄幼虫有拒食活性，给药 24 小时和 48 小时后的 AFC_{50} 分别为 0.31mg/ml 和 0.30mg/ml[40]。

此外，还发现了 C9-C10 键断裂后，A 环翻转 180 度，C-3 与 C-9 经由 N 原子连接而成的新骨架化合物 **7-29**（图 7-28）。

（2）A/B 环部分为双环体系类型：印度中南部安得拉邦的克里希纳河与哥达瓦里河入海口构成了复合三角洲，常年水温为 25~27℃，盐度为 30‰~34‰，孕育了茂盛的红树植物资源。从印度安得拉邦河口的两种木果楝属红树植物 *X. granatum* 和 *X. moluccensis* 种子中分离得到了 A/B 环为（*Z*）- 二环［5.2.1］癸烷 -3- 烯 -8- 酮结构单元的柠檬苦素化合物 andhraxylocarpins C 和 D（图 7-29）[41]。

从泰国南部董里府红树植物 *X. moluccensis* 种子首次发现了 C-1-C-30 键合，且 A/B 碳环为 6/5 稠合的柠檬苦素骨架类型 trangmolins A~C（图 7-29）[42]。同时还获得了 A 环为 6- 氧杂二环［3.2.1］辛 -3- 酮结构单元的 secomahoganin 类型柠檬苦素 thaixylomolins A 和 R，其中 thaixylomolin R 为首个降 C-7 的柠檬苦素（图 7-29）[43]。

（3）A/B 环部分为三环体系：从泰国 *X. granatum* 中分离得到了一系列包含 C-29-*O*-C-1 结构单元的 $A_1/A_2/B$ 三环体系柠檬苦素化合物（**7-30~7-32**、**7-35~7-36**）（图 7-30）。该类柠檬苦素至今仅报道了 34 个，其中 32 个来源于木果楝属红树植物，是该属红树植物柠檬苦素的特征化合物类型之一。对化合物 **7-32**

经由水解、酯化、肟化、还原、胺化等化学反应进行结构修饰得到一系列衍生物，抗病毒活性测试表明衍生物 **7-33** 对 HIV-1 有显著的抑制活性，IC_{50} 为 15.98μmol/L ± 6.87μmol/L，而 CC_{50} 则大于 100.00μmol/L；衍生物 **7-34** 对 A 型流感病毒具有显著的抑制活性，IC_{50} 为 14.02μmol/L ± 3.54μmol/L，CC_{50} 则大于 100.00μmol/L。

从印度安得拉邦河口的两种木果楝属红树植物 *X. granatum* 和 *X. moluccensis* 种子中分离得到了 2 类骨架新颖的柠檬苦素化合物（**7-37~7-39**）（图 7-30）。它们的 A/B 环发生了氧化重排，分别形成 9- 氧 - 三环［3.3.2.1^{7,10}］十一烷 -2- 烯与三环［3.3.1.1.3，6］癸烷 -9- 酮的三环体系。采用 X 射线单晶衍射、旋光光谱和圆二色光谱的量子化学计算方法成功地确立了它们的绝对立体构型[41]。

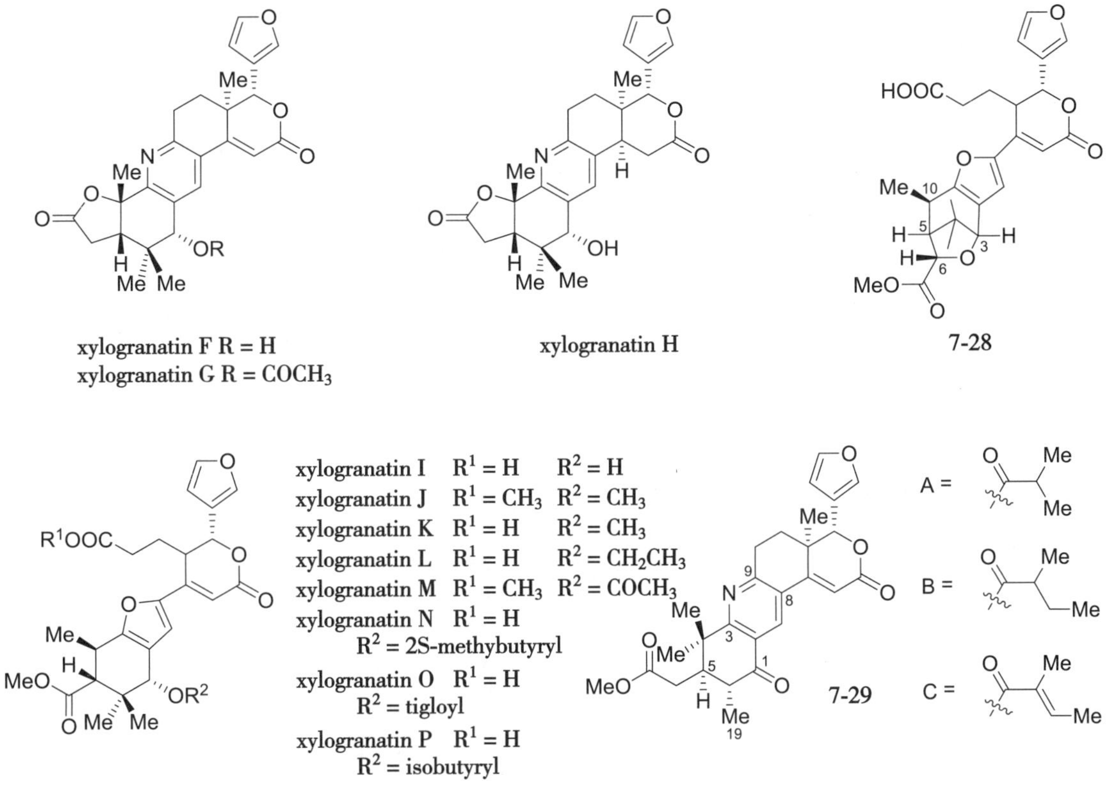

xylogranatin F R = H
xylogranatin G R = $COCH_3$

xylogranatin H

7-28

xylogranatin I　R^1 = H　R^2 = H
xylogranatin J　R^1 = CH_3　R^2 = CH_3
xylogranatin K　R^1 = H　R^2 = CH_3
xylogranatin L　R^1 = H　R^2 = CH_2CH_3
xylogranatin M　R^1 = CH_3　R^2 = $COCH_3$
xylogranatin N　R^1 = H　R^2 = 2S-methybutyryl
xylogranatin O　R^1 = H　R^2 = tigloyl
xylogranatin P　R^1 = H　R^2 = isobutyryl

7-29

图 7-28　B 环芳香化的柠檬苦素

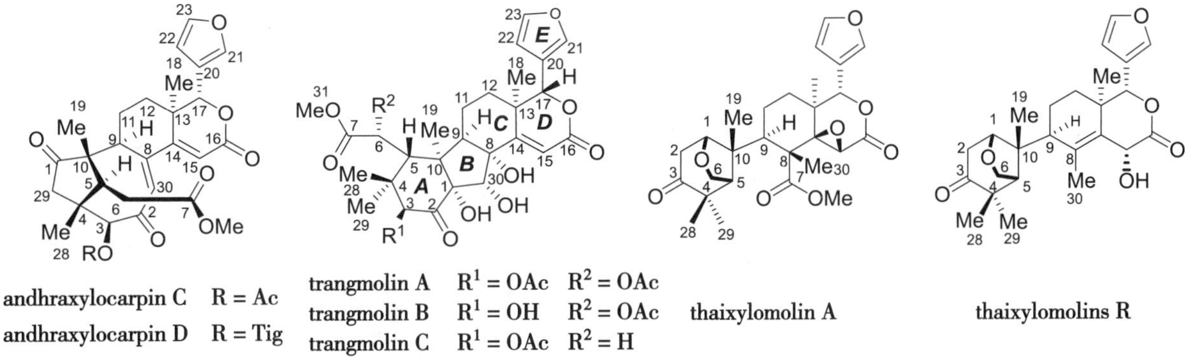

andhraxylocarpin C　R = Ac
andhraxylocarpin D　R = Tig

trangmolin A　R^1 = OAc　R^2 = OAc
trangmolin B　R^1 = OH　R^2 = OAc
trangmolin C　R^1 = OAc　R^2 = H

thaixylomolin A

thaixylomolins R

图 7-29　A/B环部分为双环骨架的柠檬苦素

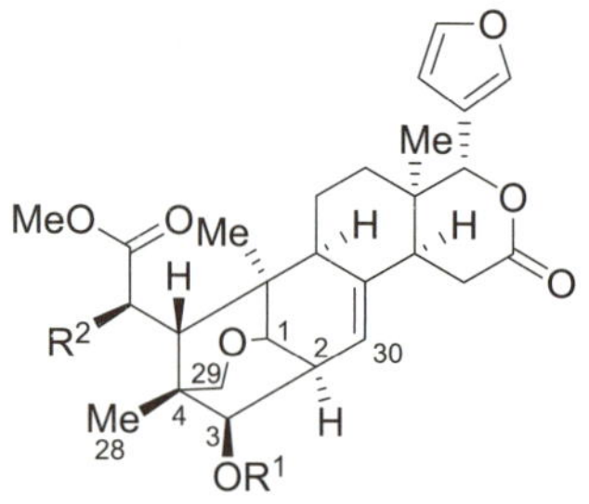

7-30　R^1=A　R^2=OH
7-31　R^1=B　R^2=H
7-32　R^1=A　R^2=H
7-33　R^1=C

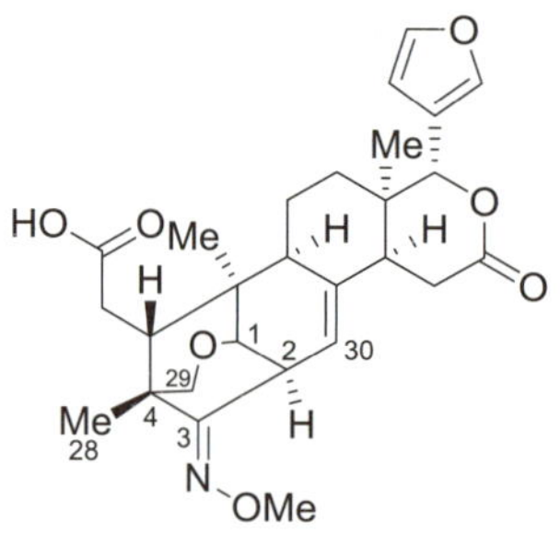

7-34

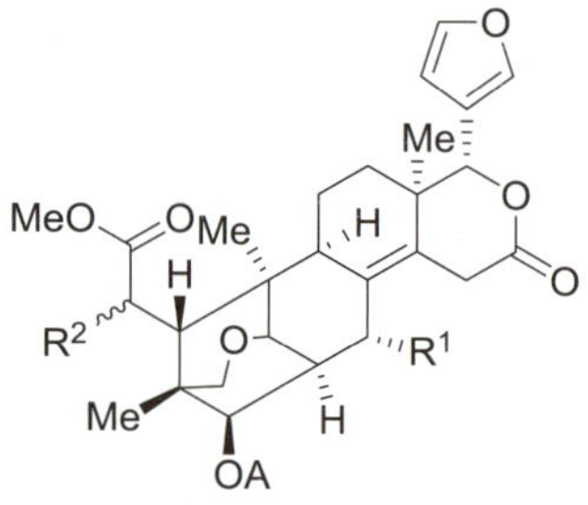

7-35　R^1=OH　R^2=H
7-36　R^1=H　R^2=OH

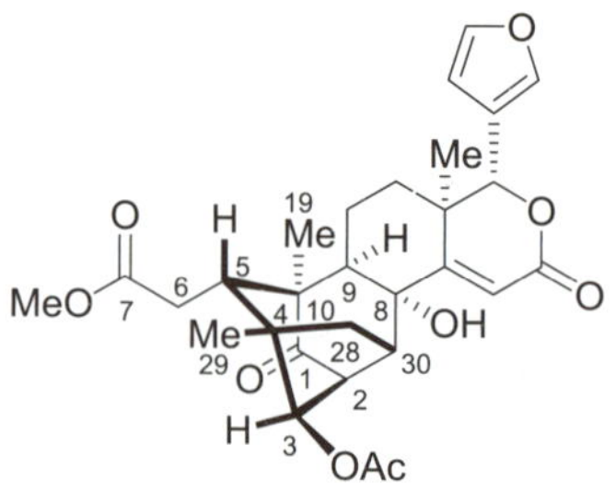

7-37

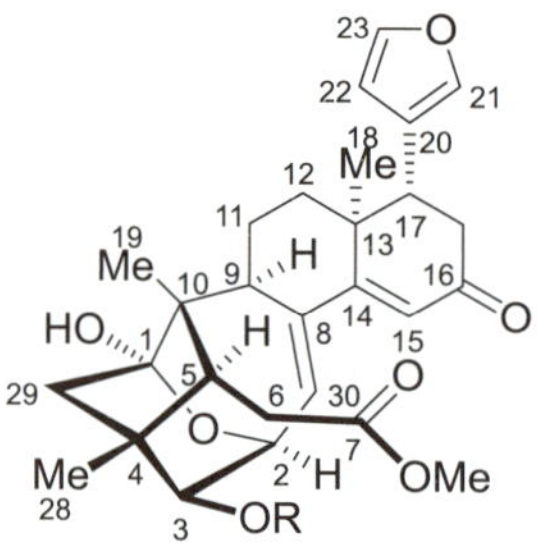

7-38　R=A
7-39　R=Ac

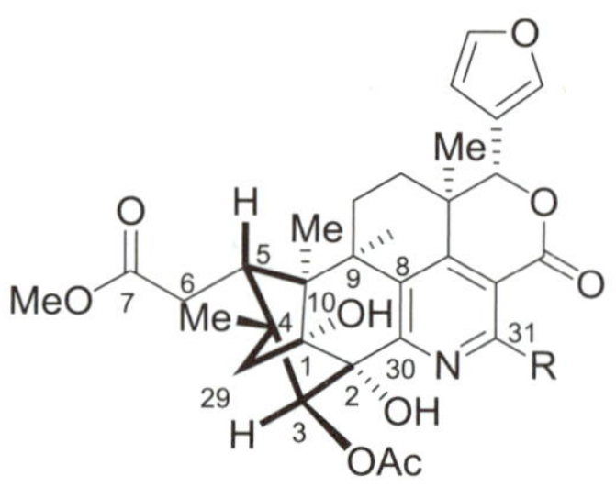

thaixylomolin B　R=Me
thaixylomolin C　R=*i*-Propyl

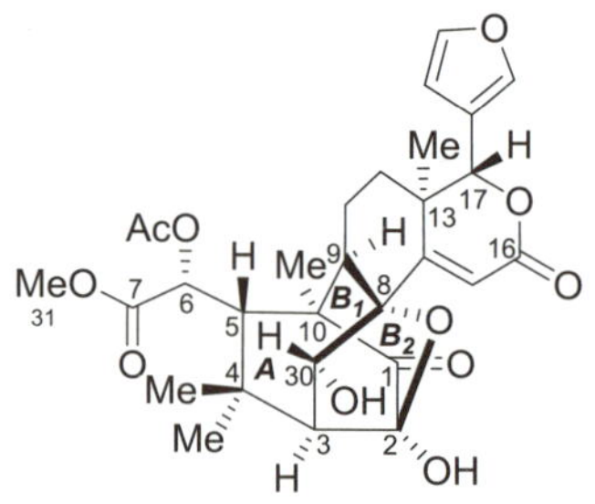

trangmolin D

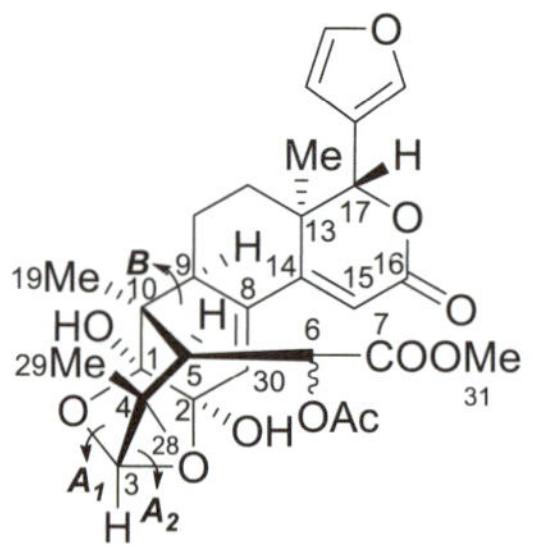

trangmolin E

A =
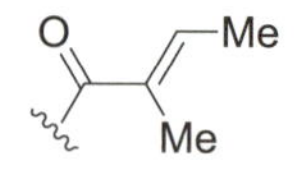

B =
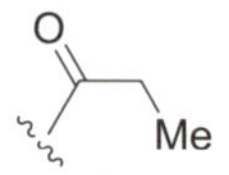

C =
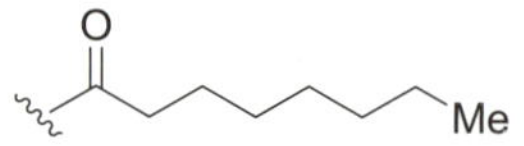

图 7-30　A/B 环部分为三环骨架的柠檬苦素

此外，从泰国董里府红树植物 *X. moluccensis* 种子中还分离鉴定了含有五取代吡啶环的柠檬苦素化合物 thaixylomolins B~C（图 7-30）[43]。其中，thaixylomolin B 能够抑制脂多糖和 IFN-γ 双诱导的鼠 RAW264.7 巨噬细胞中一氧化氮产生，IC_{50} 为 84.30μmol/L。

Trangmolin D 结构中 C-3-C-30 键合，并杂环化后形成了 6/6/5-A/B_1/B_2 三环体系骨架；而 trangmolin E 结构中首次发生了 C-2-C-3 键氧化断裂，杂环化后形成 6/5/6-A_1/A_2/B 的新颖三环体系骨架（图 7-30）。上述两类骨架的柠檬苦素来源于泰国董里府的红树植物 *X. moluccensis* 种子[42]。

（4）柠檬苦素二聚体：从印度克里希纳河口的红树植物 *X. moluccensis* 种子中首次分离鉴定了 C_2- 对称的轴手性柠檬苦素二聚体 Krishnadimer A（图 7-31）。该二聚体是一类全新的非联芳类轴手性天然产物。采用 2,3- 二氯 -5,6- 二氰基苯醌（DDQ）介导的碳 - 碳自由基氧化偶联方法成功地实现了 Krishnadimer A 的仿生合成，并采用铜靶 X 射线单晶衍射技术和圆二色谱激子手性法证实了 Krishnadimer A 的 C15-C15' 轴旋转受阻，为（*P*）- 型[44]。

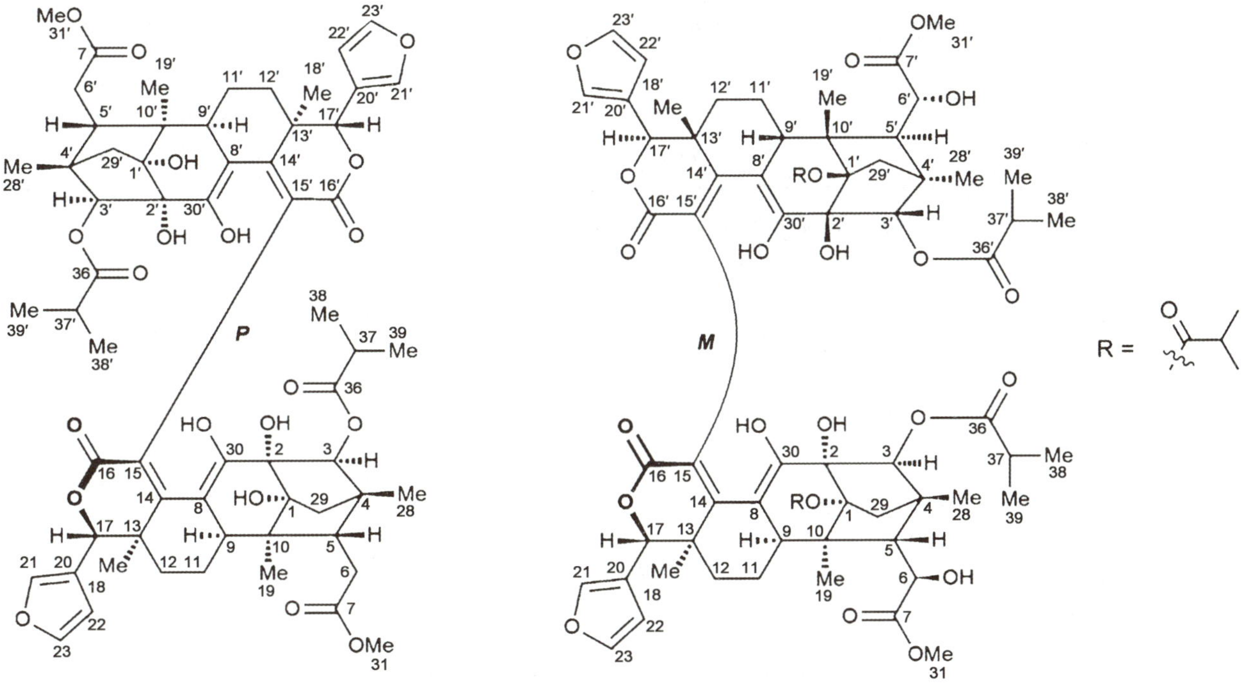

Krishnadimer A　　　　7-40

图 7-31　Krishnadimer A 和 **7-40** 的结构式

深入研究发现上述柠檬苦素二聚体的轴手性与抗肿瘤活性密切关联。C15-C15' 轴手性为(*M*)- 型的阻转异构体(**7-40**)对人三阴性乳腺癌细胞系 MDA-MB-231 和 MDA-MB-453 具有较强的细胞毒活性和选择性(图 7-31),IC_{50} 值分别为 5.57μmol/L ± 1.48μmol/L 和 3.93μmol/L ± 0.75μmol/L。该二聚体将上述细胞系的细胞周期阻滞在 G_2/M 期,诱导凋亡,并增加细胞系中活性氧(ROS)的累积。裸鼠移植瘤体内活性评价表明化合物 **7-40** 在 30.00mg/kg 的剂量下,隔天静脉注射 4 周后,对人三阴性乳腺癌细胞系 MDA-MB-453 移植瘤的抑瘤率为 63.83%。

综上所述,木果楝属红树植物柠檬苦素的结构多样性变化多发生在其 A/B 环部分,而其 C/D 环部分却相对保守。多环稠合体系新颖柠檬苦素的发现揭示了该属植物柠檬苦素的生物合成在 A/B 环部分的高度可塑性。此外,中国海南岛、印度、泰国三个不同产地木果楝属红树植物柠檬苦素的结构骨架差异提示环境因素是造就该属植物柠檬苦素结构多样性的主要原因。热带核心区域的红树植物不仅物种多样性更为丰富,而且其天然产物的结构多样性也异常丰富。因此,东南亚热带海岸的红树林湿地是未来红树植物药用先导化合物发现研究的重要试验场。

五、前沟藻大环内酯

海洋微藻是海洋生态系统中最主要的初级生产者。许多海洋微藻的次生代谢产物结构复杂多变、生物活性独特。它们的结构与功能研究是当代海洋天然产物研究的热点领域之一。现已知的海洋微藻超过一万种,可分为甲藻门、硅藻门、绿藻门、蓝藻门、金藻门和隐藻门等。

前沟藻属(*Amphidinium*)甲藻属于环沟藻科,大多生活在热带和温带海域。前沟藻是产生大环内酯类化合物最重要的一属甲藻。自 1986 年发现 amphidinolide A 以来,共从前沟藻中报道了 53 个大环内酯类化合物。前沟藻来源的大环内酯类化合物不但结构多样，而且抗肿瘤活性显著。按照环系大小的不同，可将这些大环内酯类化合物分成 15 类；其中最小的内酯环为 12 元环，最大的内酯环为 29 元环（表 7-3）。

表 7-3 前沟藻大环内酯分类及对应的化合物个数表

环系	个数	环系	个数
12 元环	3	21 元环	1
13 元环	1	22 元环	1
14 元环	2	23 元环	1
15 元环	6	25 元环	4
16 元环	1	26 元环	13
17 元环	1	27 元环	4
19 元环	8	29 元环	1
20 元环	6		

（一）结构分类与生物活性

1. 12 元大环内酯 12 元大环内酯是从前沟藻中分离鉴定的最小环系大环内酯类化合物（图 7-32）。如从日本冲绳海域前沟藻中分离鉴定的 12 元大环内酯化合物 amphidinolide Q，对小鼠白血病细胞系 L1210 表现出中等强度的细胞毒活性，IC_{50} 为 6.40μg/ml，其绝对构型通过改良的 Mosher 法确定[45]。Iriomoteolide-12a 是从前沟藻中获得的与 amphidinolide Q 结构相近的另一个 12 元大环内酯化合物。Amphidinolide W 则是从前沟藻中发现的第三个 12 元大环内酯化合物，其平面结构通过 ^{13}C-^{13}C 相关的 INADEQUATE 谱确定，而其相对与绝对构型经由 NOESY 谱和耦合常数、以及改良的 Mosher 法确立。Amphidinolide W 对小鼠白血病细胞系 L1210 表现出中等强度的细胞毒活性，其 IC_{50} 为 3.90μg/ml[46]。

2. 13、14 元大环内酯 从前沟藻中分离鉴定的 13 元大环内酯化合物 amphidinolactone A（图 7-32），该化合物对小鼠白血病细胞系 L1210 表现出中等强度的细胞毒活性，其 IC_{50} 为 8.00μg/ml。从同一藻株中获得的一个具有五个环外双键和一个环氧结构单元的 14 元大环内酯化合物 amphidinolide V 以及具有两个羟基取代的 14 元大环内酯化合物 amphidinolide R 均表现出较强的细胞毒活性。其中 amphidinolide V 对小鼠白血病细胞系 L1210 和人口腔表皮样癌细胞系 KB 的 IC_{50} 分别为 3.20μg/ml 和 7.00μg/ml；而 amphidinolide R 的 IC_{50} 则分别为 1.40μg/ml 和 0.67μg/ml。

3. 15 元大环内酯 Amphidinolides J、S、O、P，iriomoteolide-3a 和 iriomoteolide-9a 是从前沟藻中发现的 6 个 15 元大环内酯化合物（图 7-32）。Amphidinolides J 与 S 结构相近。Amphidinolide J 对小鼠白血病细胞系 L1210 和人口腔表皮样癌细胞系 KB 的 IC_{50} 分别为 2.70μg/ml 和 3.90μg/ml，而 amphidinolide S 的 IC_{50} 则分别为 4.00μg/ml 和 6.50μg/ml。Amphidinolides O、P 和 iriomoteolide-9a 是结构类似物，其中 amphidinolides O 与 P 来源于同一藻株。Amphidinolides O 和 P 对小鼠白血病细胞系 L1210 和人口腔表皮样癌细胞系 KB 的 IC_{50} 分别为 1.70μg/ml 和 3.60μg/ml，以及 1.60μg/ml 和 5.80μg/ml[47]。

Iriomoteolide-3a 是从前沟藻中获得的具有烯丙基环氧结构单元的 15 元大环内酯化合物，对人 B 淋巴细胞系 DG-75 和 Raji 的 IC_{50} 分别为 0.08μg/ml 和 0.05μg/ml[48]。

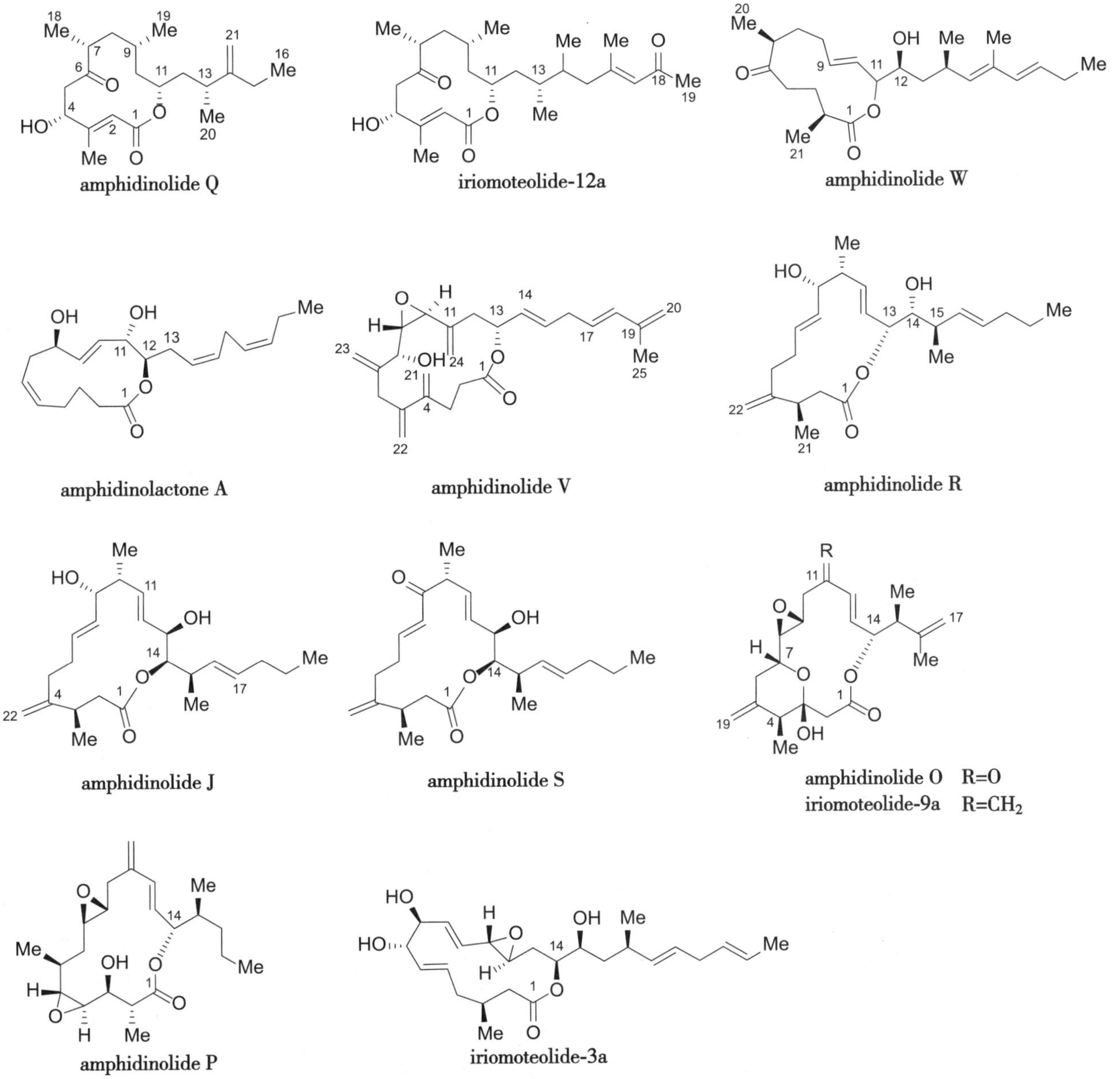

图 7-32 12、13、14 和 15 元大环内酯

4. 16、17 元大环内酯 Amphidinolide X 是从前沟藻中分离鉴定的无环外双键的 16 元大环内酯化合物（图 7-33）。其平面结构经由 ^{13}C-^{13}C 相关的 INADEQUATE 谱确定，而其相对与绝对构型通过 NOESY 谱、耦合常数和结构转化确定。Amphidinolide X 对小鼠白血病细胞系 L1210 和人口腔表皮样癌细胞系 KB 的 IC_{50} 分别为 0.60μg/ml 和 7.50μg/ml[49]。Amphidinolide Y 与 amphidinolide X 是 17 元大环内酯化合物，对小鼠白血病细胞系 L1210 和人口腔表皮样癌细胞系 KB 的 IC_{50} 分别为 0.80μg/ml 和 8.00μg/ml[50]。

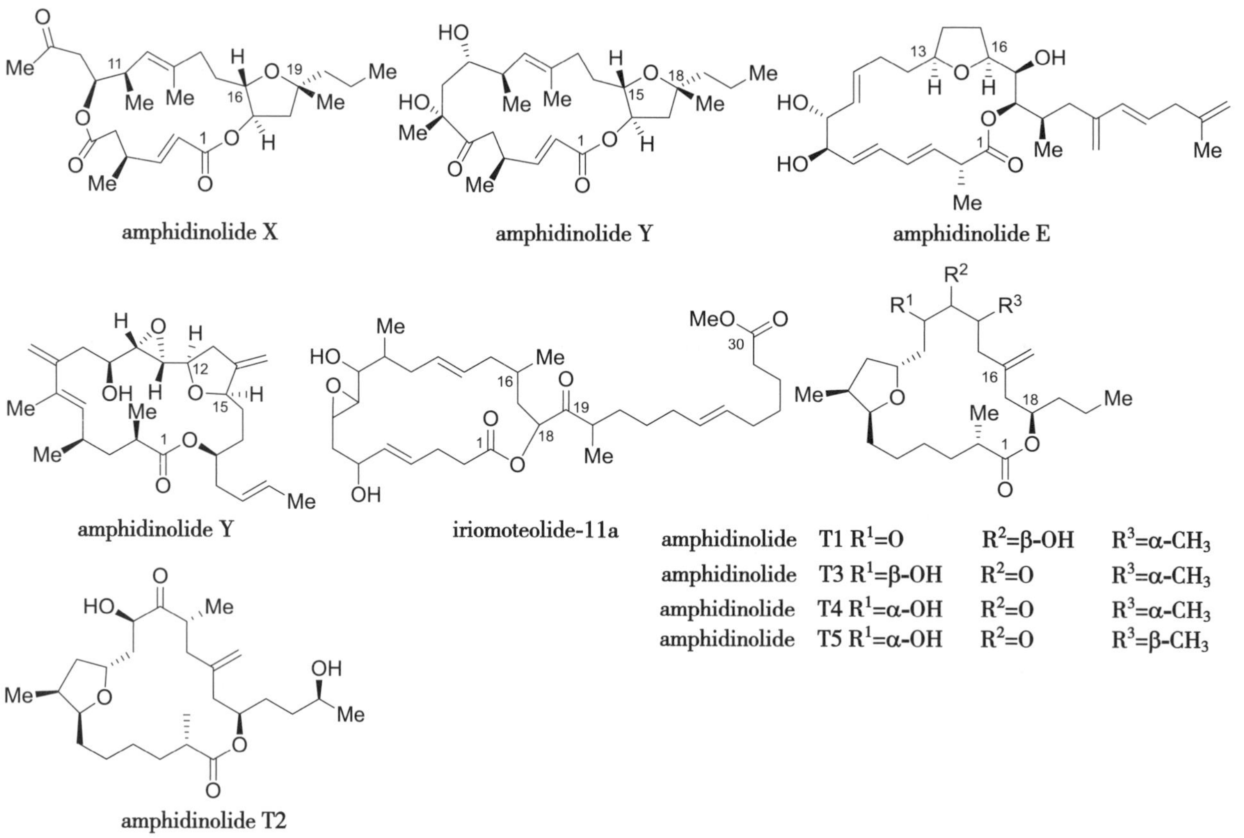

图 7-33 16、17、18 和 19 元大环内酯

5. 19 元大环内酯 迄今,前沟藻来源的 19 元大环内酯化合物共 8 个,分别为 amphidinolides E 和 K、iriomoteolide-11a 以及 amphidinolides T1~T5(图 7-33)。Amphidinolide E 的相对构型由 NOESY 谱和耦合常数所确定,其结构中 8 个手性中心的绝对构型经由化学反应(催化氢化、$LiAlH_4$ 还原、$NaIO_4$ 氧化、$NaBH_4$ 还原以及改良的 Mosher 法)最终确定为 2*R*,7*R*,8*R*,13*S*,16*S*,17*R*,18*R*,19*R*。Amphidinolide E 对小鼠白血病细胞系 L1210 和小鼠淋巴瘤细胞系 L5178Y 的 IC_{50} 分别为 2.00μg/ml 和 4.80μg/ml[51]。Amphidinolide K 是另一个 19 元大环内酯化合物,对小鼠白血病细胞系 L1210 和人口腔表皮样癌细胞系 KB 的 IC_{50} 分别为 1.65μg/ml 和 2.90μg/ml。Iriomoteolide-11a 是侧链为长脂肪链的 19 元大环内酯化合物,对人宫颈癌细胞系 HeLa 具有细胞毒活性,IC_{50} 为 2.00μmol/L[47]。Amphidinolides T1~T5 是前沟藻来源的一系列 19 元大环内酯化合物,其中 amphidinolide T1 的绝对构型经由 X 射线单晶衍射技术确立[52]。

6. 20 元大环内酯 Amphidinolide A 是日本 Kobayashi 团队从前沟藻中获得的第一个大环内酯类化合物。该化合物具有较强的细胞毒活性,对小鼠白血病细胞系 L1210 和人口腔表皮样癌细胞系 KB 的 IC_{50} 分别为 2.00μg/ml 和 5.70μg/ml。Amphidinolide U 是含有一个四氢呋喃环结构单元的 20 元环大环内酯化合物。它的 C-9 至 C-29 部分和 25 元大环内酯化合物 amphidinolide C 的 C-14 至 C-34 部分的结构基本上一致;而其 C-1 至 C-8 部分和 amphidinolide A 的 C-1 至 C-8 部分相似(图 7-34)。因此,amphidinolide U 与 amphidinolides A 和 C 在生源上密切关联。Iriomoteolide-1a、iriomoteolide-1b、iriomoteolide-1c 和 iriomoteolide-5a 是从前沟藻中分离鉴定的 20 元大环内酯化合物(图 7-34)。其中 iriomoteolide-1a 的相对与绝对构型是通过耦合常数与改良 Mosher 法确定的。Iriomoteolide-1a 具有显著的细胞毒活性,对人 B 淋巴细胞系 DG-75 和 Raji 的 IC_{50} 分别为 0.002μg/ml 和 0.003μg/ml[53,54]。

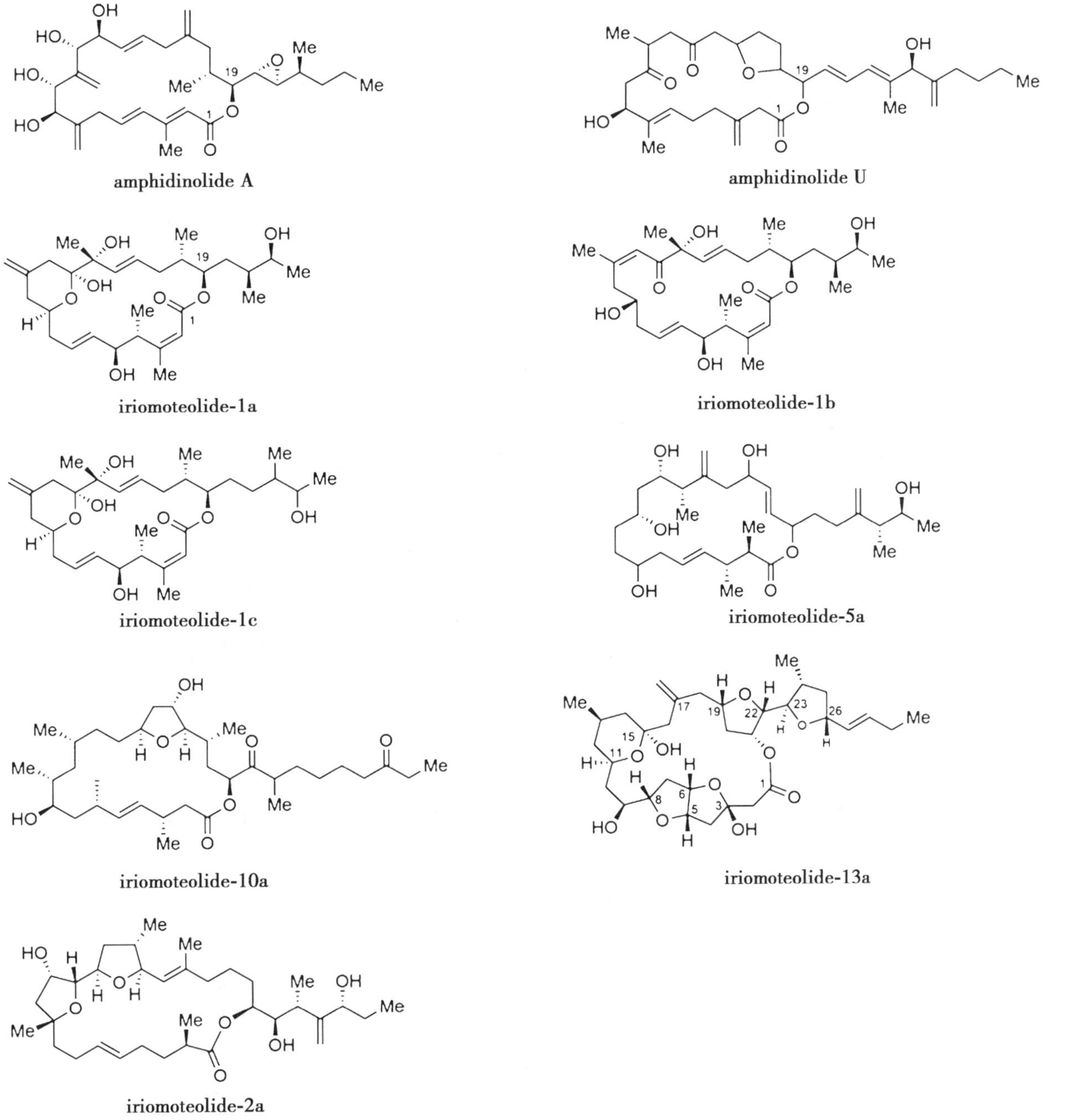

图 7-34　20、21、22、23 和 24 元大环内酯

7. 21、22 和 23 元大环内酯　迄今，前沟藻来源的 21、22 和 23 元大环内酯化合物均只有一个。Iriomoteolide-10a 和 iriomoteolide-13a 分别是 21 元和 22 元大环内酯化合物(图 7-34)。其中 iriomoteolide-13a 对人宫颈癌细胞系 HeLa 具有细胞毒活性，IC_{50} 为 0.50μg/ml。Iriomoteolide-2a 是 23 元大环内酯化合物，其绝对构型经由改良 Mosher 法确定。该化合物对人 B 淋巴细胞系 DG-75 和人宫颈癌细胞系 HeLa 的 IC_{50} 分别为 0.006μg/ml 和 0.03μg/ml [55]。

8. 25 元大环内酯　Amphidinolide C 是从自然界中得到的第一个 25 元大环内酯化合物。Amphidinolide C 对小鼠白血病细胞系 L1210 具有强细胞毒活性，IC_{50} 为 5.80ng/ml [56]。Amphidinolides F、C2 和 C3 是从前沟藻中获得的另外 3 个 25 元大环内酯化合物。它们在结构上与 amphidinolide C 的区别是 C-24 位的侧链取代基不同。其中 amphidinolide F 的侧链比 amphidinolide C 少了 6 个碳单位(图 7-35)。

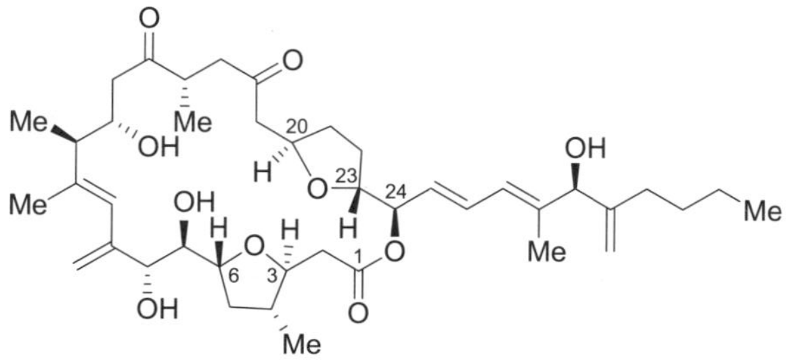

amphidinolide C

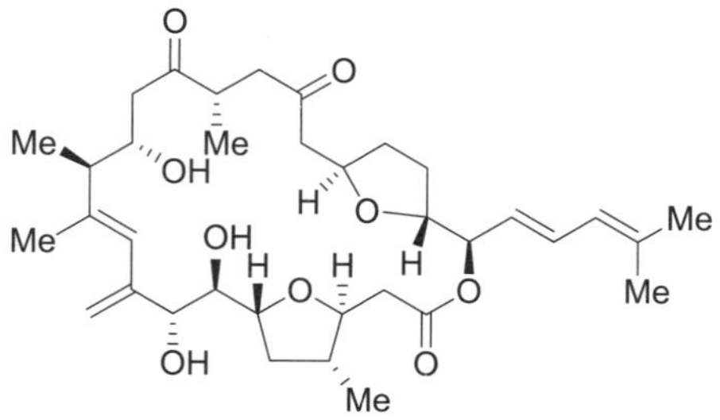

amphidinolide F

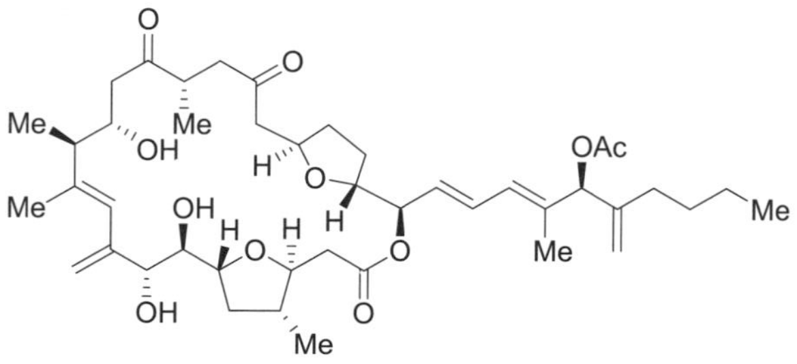

amphidinolide C2

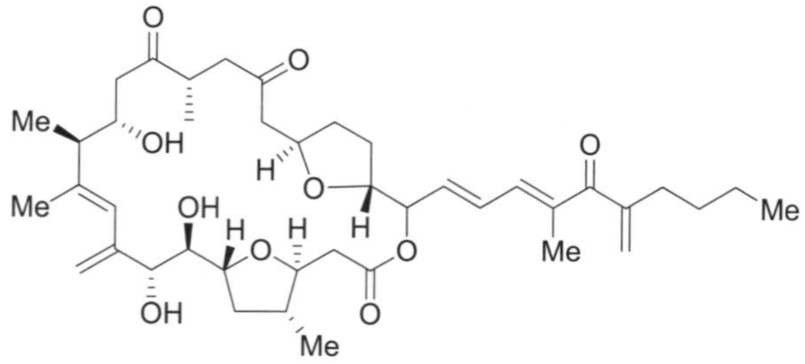

amphidinolide FC3

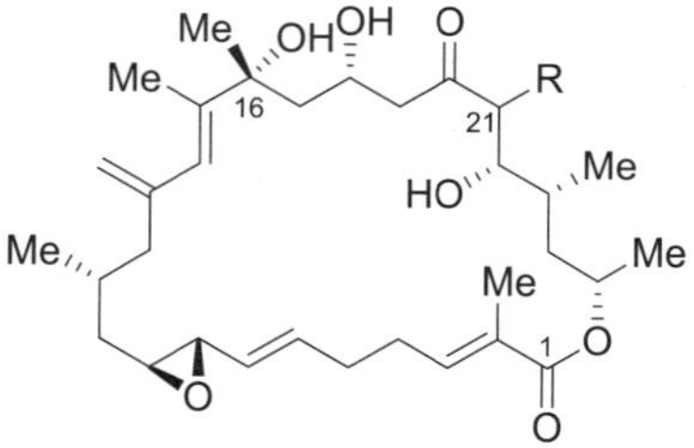

amphidinolide B R=α-OH
amphidinolide D R=β-OH

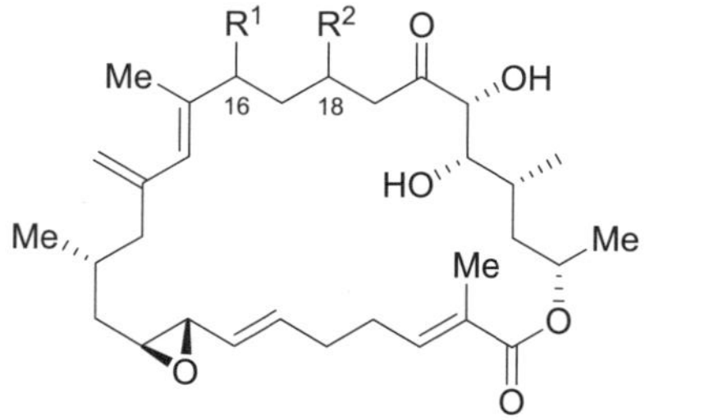

amphidinolide B4 R^1=β-CH_3 R^2=α-OH
amphidinolide B5 R^1=α-CH_3 R^2=β-OH

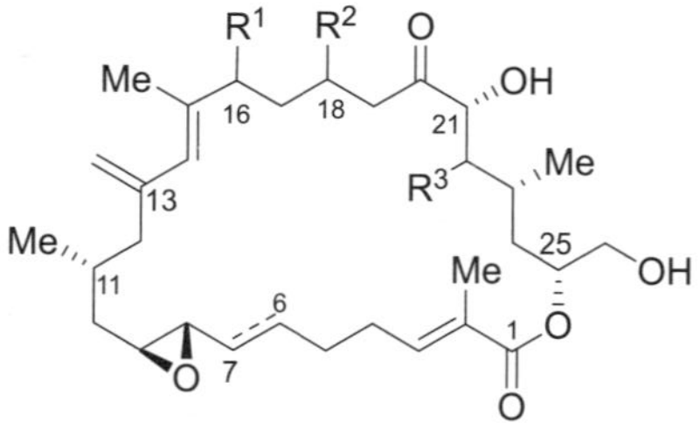

amphidinolide	B7	R^1=β-CH_3	R^2=α-OH	R^3=α-OH
amphidinolide	H	R^1=β-CH_3	R^2=α-OH	R^3=α-OH $\Delta^{6,7}$
amphidinolide	H2	R^1= α -CH_3	R^2=β-OH	R^3=α-OH $\Delta^{6,7}$
amphidinolide	H3	R^1=β-CH_3	R^2=α-OH	R^3=β-OH $\Delta^{6,7}$
amphidinolide	H4	R^1=β-CH_3	R^2=α-OH	R^3=α-OH
amphidinolide	H5	R^1= α -CH_3	R^2=β-OH	R^3=α-OH

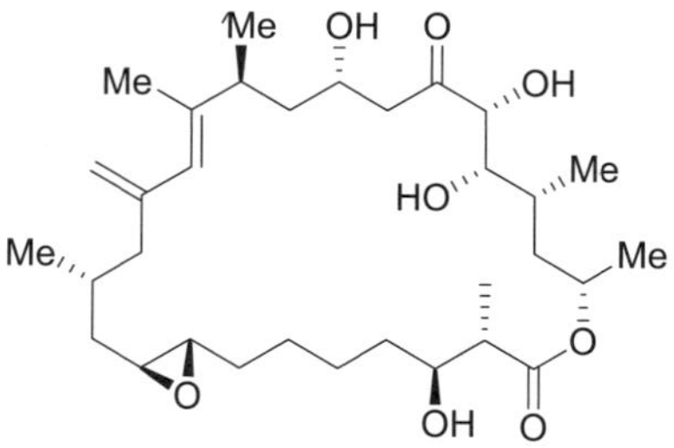

amphidinolide B6

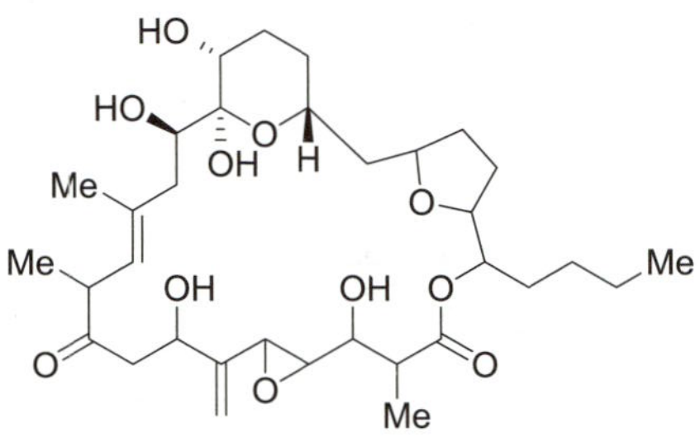
amphidinolide N

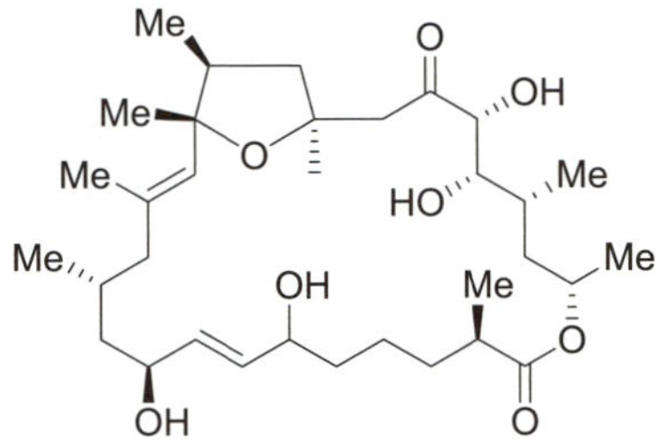
amphidinolactone B

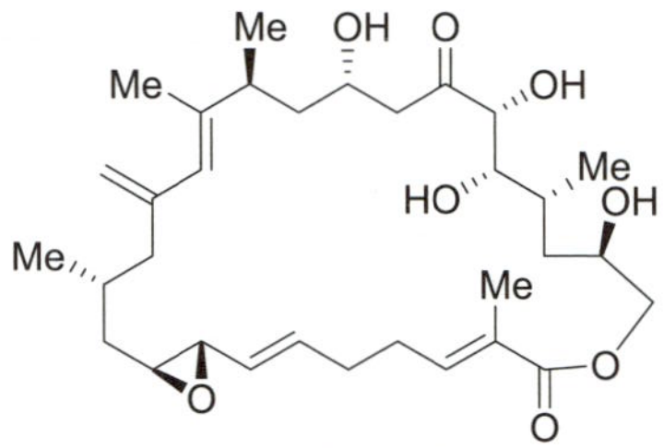
amphidinolide G

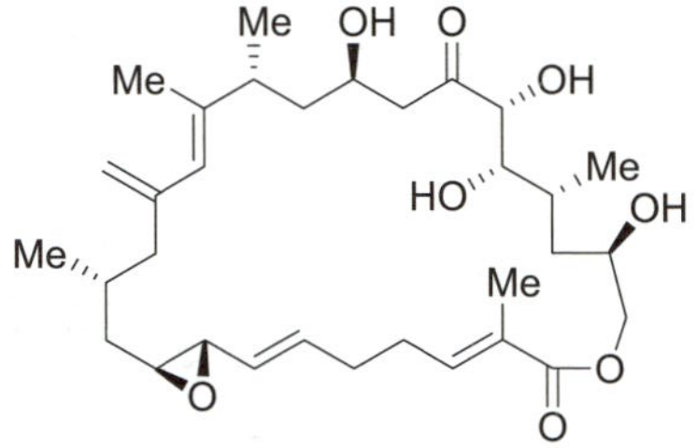
amphidinolide G2

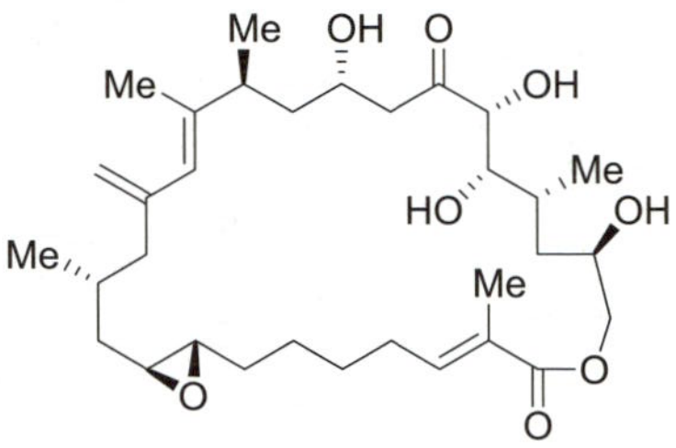
amphidinolide G3

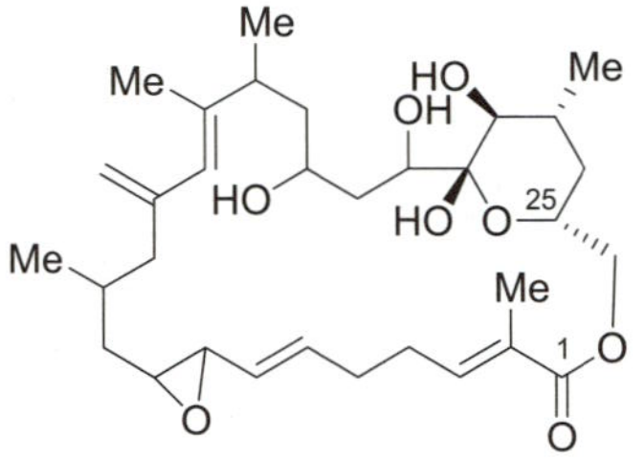
amphidinolide L

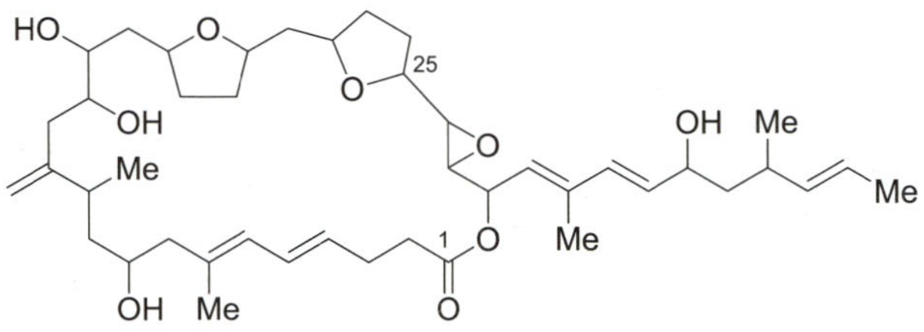
amphidinolide M

图 7-35 25、26、27、28 和 29 元大环内酯

它对小鼠白血病细胞系 L1210 和人口腔表皮样癌细胞系 KB 的 IC_{50} 分别为 1.50μg/ml 和 3.20μg/ml。Amphidinolide C2 与 amphidinolide C 的区别是 amphidinolide C 的 C-29 位为羟基取代，而 amphidinolide C2 则为乙酰氧基取代。Amphidinolide C2 对小鼠白血病细胞系 L1210 和人口腔表皮样癌细胞系 KB 的 IC_{50} 分别为 0.80μg/ml 和 3.00μg/ml；而 amphidinolide C3 与 amphidinolide C 的区别是前者的 C-29 位为羰基取代[57]。

9. 26 元大环内酯 从前沟藻中分离得到的 26 元大环内酯化合物共有 13 个，其中代表性化合物有 amphidinolides B 和 H。它们在化学结构上均具有烯丙基环氧的结构单元(图 7-35)。Amphidinolide B 是 Kobayashi 团队从日本冲绳海洋扁形虫(*Amphiscolops* sp.)来源的前沟藻中分离鉴定的；其相对构型经由 X 射线单晶衍射方法确定，而其绝对构型则通过化学降解、片段合成比对的方式得以确立。该化合物对小鼠白血病细胞系 L1210 具有强细胞毒活性，其 IC_{50} 为 0.14ng/ml。Amphidinolide D 是 amphidinolide B 的 C-21 位差向异构体，对小鼠白血病细胞系 L1210 的 IC_{50} 为 19.00ng/ml。Amphidinolides B4~B7 是 amphidinolide B 的类似物，其中 amphidinolides B4 和 B5 对小鼠白血病细胞系 L1210 和人口腔表皮样癌细胞系 KB 的 IC_{50} 分别为 0.12ng/ml、1.00ng/ml 和 1.40ng/ml、4.00ng/ml[58]。Amphidinolides B6 和 B7 的绝对构型通过 ECD 比对的方式确定。它们对人 B 淋巴细胞系 DG-75 的 IC_{50} 分别为 0.002μg/ml 和 0.40μg/ml[59]。Amphidinolide H 是与 amphidinolide B 结构相近的 26 元大环内酯化合物。该化合物对小鼠白血病细胞系 L1210 和人口腔表皮样癌细胞系 KB 的 IC_{50} 分别为 0.48ng/ml 和 0.52ng/ml。Amphidinolides H2(219)、H3(220)、H4 和 H5 是与 amphidinolide B 结构相近的 26 元大环内酯化合物。它们的立体构型经由耦合常数和化学反应得以确定[60]。Amphidinolide N 是与 amphidinolides B 和 H 骨架不同的 26 元大环内酯化合物，对小鼠白血病细胞系 L1210 和人口腔表皮样癌细胞系 KB 的 IC_{50} 分别为 0.05ng/ml 和 0.06ng/ml。它是前沟藻大环内酯化合物中细胞毒活性最强的化合物[61]。Amphidinolactone B 是与 amphidinolide B 骨架相近且包含一个四氢呋喃环结构单元的 26 元大环内酯化合物。

10. 27 和 29 元大环内酯 Amphidinolide G 是与 amphidinolide H 结构相近的 27 元大环内酯化合物。Amphidinolide H 是其 C-25 位羟基与 C-1 位羧基经由酯化而成的 26 元大环内酯化合物；而 amphidinolide G 则是其 C-26 位羟基与 C-1 位羧基酯化形成的 27 元大环内酯。将 amphidinolide H 置于含有 K_2CO_3 的 EtOH 溶液中常温下反应 18 小时可得到 amphidinolides G 和 H 的混合物(1∶1)。由此确证了 amphidinolide G 的绝对构型与 amphidinolide H 一致。Amphidinolide G 对小鼠白血病细胞系 L1210 和人口腔表皮样癌细胞系 KB 的 IC_{50} 分别为 5.40ng/ml 和 5.90ng/ml。Amphidinolides G2 与 G3 是与 amphidinolide G 结构相近的 27 元大环内酯化合物。Amphidinolide G2 是 amphidinolide G 的 C-16、C-18 位差向异构体；而 amphidinolide G3 与 amphidinolide G 的结构差别是前者少了一个 C-6=C-7 双键。Amphidinolides G2 与 G3 对小鼠白血病细胞系 L1210 和人口腔表皮样癌细胞系 KB 的 IC_{50} 分别为 0.30μg/ml 和 0.80μg/ml 以及 0.72μg/ml 和 1.30μg/ml[60]。Amphidinolide L 是含有一个半缩醛结构单元的 27 元大环内酯化合物，对小鼠白血病细胞系 L1210 和人口腔表皮样癌细胞系 KB 的 IC_{50} 分别为 0.093μg/ml 和 0.10μg/ml。Amphidinolide M 是迄今从前沟藻中获得的唯一一个 29 元大环内酯化合物，对小鼠白血病细胞系 L1210 和人口腔表皮样癌细胞系 KB 的 IC_{50} 分别为 1.10μg/ml 和 0.44μg/ ml。

六、冈比亚藻梯形聚醚

冈比亚藻（*Gambierdiscus* sp.）是一种单细胞的底栖甲藻，通常附着于大型海藻或硬质珊瑚表面。冈比亚藻全球约有 14 个物种，主要分布于加勒比海、热带和亚热带太平洋以及印度洋海域[62]。冈比亚藻的次生代谢产物主要为梯形聚醚类化合物。该类化合物往往具有神经毒性，例如雪卡毒素是已知危害最为严重的赤潮生物毒素之一，威胁着水产品和公共卫生安全。

梯形聚醚类化合物的分子结构由一系列 5~9 元醚环以顺 - 反 - 顺的立体构型肩并肩稠合构成，C-C-O 结构单元贯穿整个分子骨架，并呈线性梯形。梯形聚醚类化合物的环系稠合位置偶见甲基取代。该类聚醚类化合物能够与电压依赖性的钠离子、钾离子或钙离子通道上的蛋白结合，破坏细胞内外的离子浓度平衡，从而发挥其毒性[63,64]。按照极性不同，冈比亚藻梯形聚醚类毒素又可分为脂溶性毒素和水溶性毒素两大类。

（一）雪卡毒素

雪卡毒素又名西加毒素，是一种含有 60 个碳原子的脂溶性梯形聚醚类强毒素。20 世纪 60 年代，由 Scgeuer 从雪卡鱼中首次发现。按照环系数目、骨架类型和区域分布的不同，可将雪卡毒素分为三类，即太平洋雪卡毒素（pacific ciguatoxin）、加勒比海雪卡毒素（paribbean ciguatoxin）和印度洋雪卡毒素（indian ocean ciguatoxin）。

从有毒冈比亚藻（*G. Toxicus*）和波利尼西亚冈比亚藻（*G. polynesiensis*）中分离得到了雪卡毒素 CTX4A 和 CTX4B（图 7-36）。从 *G. Toxicus* 和 *G. polynesiensis* 中还分离鉴定了降 3 个碳原子的雪卡毒素同系物 CTX3C（图 7-37）[65]。

（二）冈比毒素

1. 刺尾鱼毒素　刺尾鱼毒素是存在于刺尾鱼体内的一类结构独特的梯形聚醚类毒素。1977 年，Yasumoto 等从刺尾鱼体内分离得到了刺尾鱼毒素 MTX。刺尾鱼毒素常与雪卡毒素并存于同种鱼类中。刺

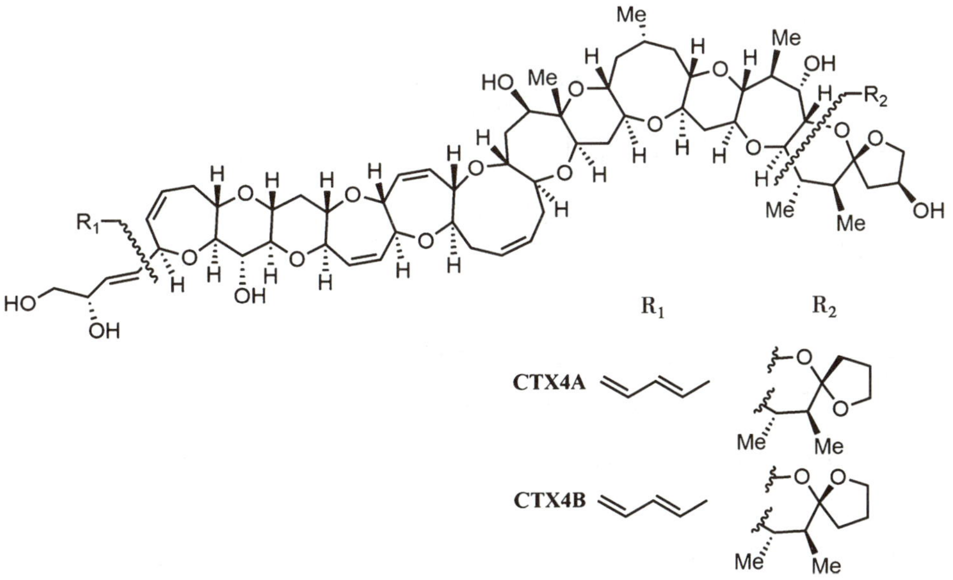

图 7-36　CTX4A 和 CTX4B 的结构

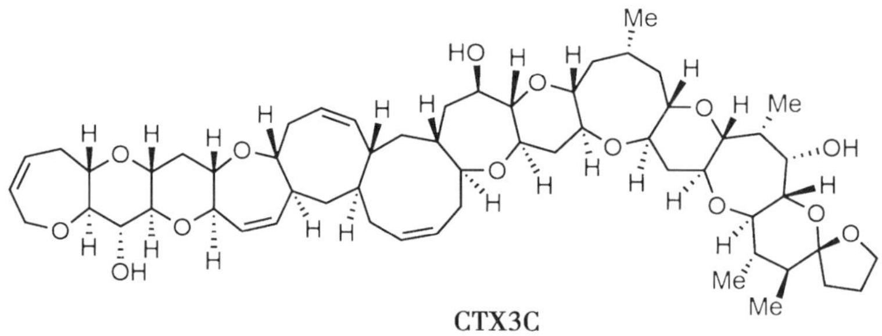

CTX3C

图 7-37　CTX3C 的结构

尾鱼毒素分子包含 142 个碳原子、32 个醚环、28 个羟基，且醚环多为反式稠合。刺尾鱼毒素是已知天然产物中分子量最大的强毒性非聚合物分子（图 7-38）。它对大鼠肝细胞的 TD_{50} 为 80.00pmol/L，对小鼠的 LD_{50} 为 50.00ng/kg。迄今，仅有少数细菌毒蛋白的毒性比刺尾鱼毒素强[66]。刺尾鱼毒素为电压依赖性钙离子通道的激动剂，可造成神经细胞胞内钙浓度快速增高、膜电位去极化，并最终导致细胞凋亡或死亡[67]。

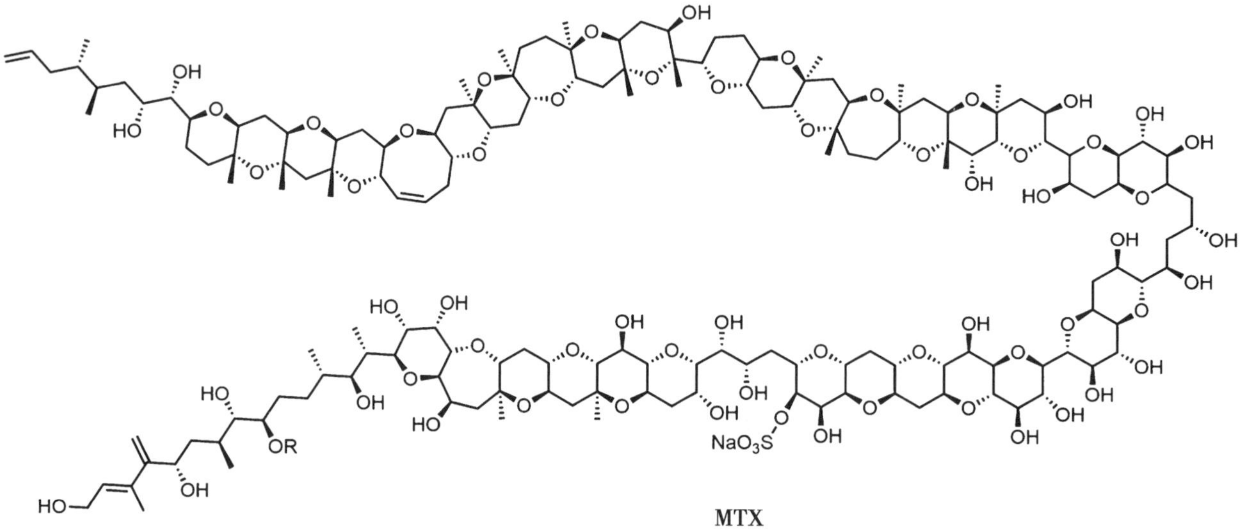

MTX

图 7-38　MTX 的结构

2. **冈比亚酸**　冈比亚酸首次分离鉴定于 *G. toxicus*，其分子中包含一个由 9 个相邻醚环（7/6/6/7/9/6/6/6/6/6/6）反式稠合的梯形聚醚骨架和一个四氢呋喃环结构单元，其侧链取代发生在 J 环上。迄今，冈比亚酸共有 4 个同系物，即冈比亚酸 A~D，它们在结构上的主要差别仅仅是侧链不同（图 7-39）。冈比亚酸具有抗真菌和抗淋巴瘤活性。

3. **冈比亚醇**　冈比亚醇首次分离鉴定于法属波利尼西亚的 *G. toxicus*，是一个含有八个环系的梯形聚醚分子（图 7-40）。冈比亚醇具有神经毒性，对小鼠的 LD_{50} 为 50.00~80.00μg/kg。2002 年 Fuwa 等人首次完成了冈比亚醇的全合成。构效关系研究发现冈比亚醇聚醚结构单元的长度和双键的有无对其毒性影响较大[68]。

4. **冈比亚酮**　冈比亚酮的侧链在其梯形聚醚骨架的两端（图 7-41）。冈比亚酮产生膜超极化的方式与 CTX 类同[69]。

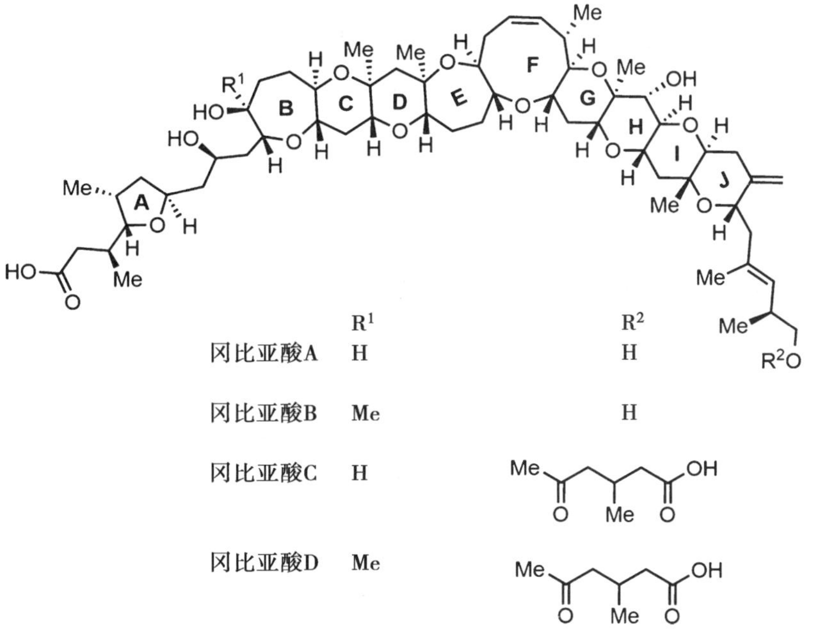

图 7-39 冈比亚酸 A、B、C 和 D 的结构

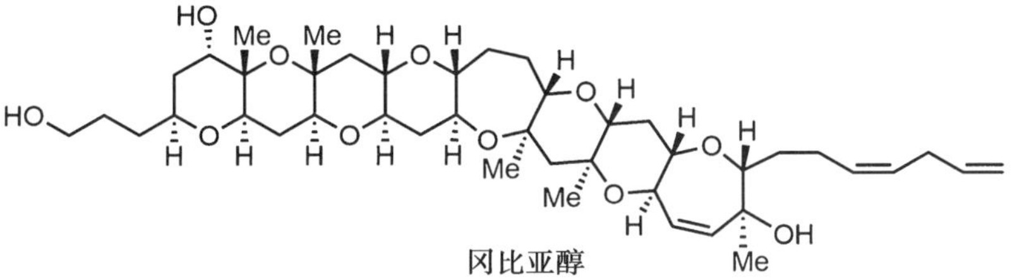

冈比亚醇

图 7-40 冈比亚醇的结构

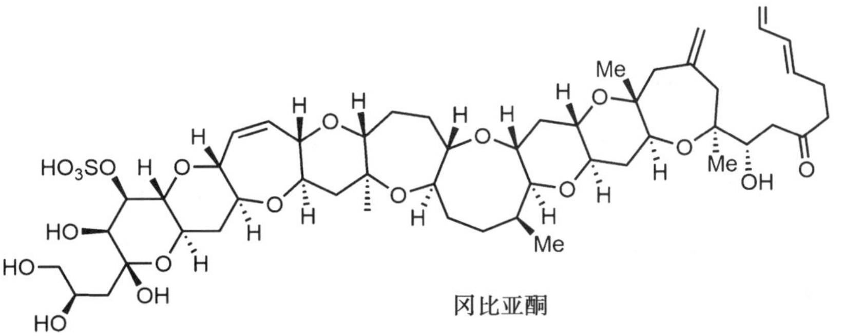

冈比亚酮

图 7-41 冈比亚酮的结构

5. **冈比亚氧化物** 从法属波利尼西亚塔希提岛的 *G. toxicus* 中分离得到了冈比亚氧化物 GTP2（图 7-42）。该化合物的分子结构中包含由 12 个醚环反式稠合而成的梯形聚醚骨架、一个环氧丙烷结构单元、一个硫酸根和两个末端双键。

综上所述，抗肿瘤活性海洋天然产物的主要类型有海鞘多环芳香生物碱（包括喹啉、吡啶并吖啶、氨基酸衍生物、吲哚和甾体五大类）、海绵生物碱（包括 renieramycin、manzamine 和 aaptamine 三大类）、海洋苔藓虫素、红树植物萜类（包括角果木属的 dolabrane 型二萜和木果楝属的柠檬苦素）、以及海洋单细胞甲藻的次生代谢产物（包括前沟藻属的 12~29 元大环内酯和冈比亚藻的梯形聚醚类化合物）。上述海洋天然产物的抗肿瘤靶点和作用机制尚有待深入研究。

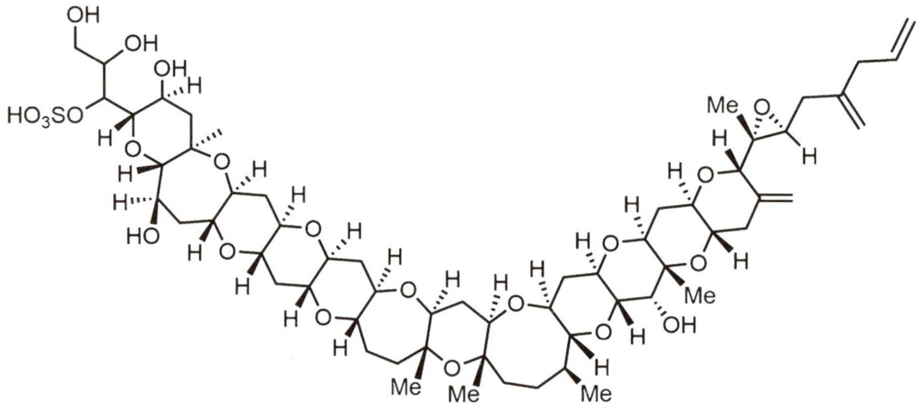

冈比亚氧化物GTP2

图 7-42 冈比亚氧化物 GTP2 的结构

第二节 抗感染活性海洋天然产物

海洋生物来源的抗菌、抗炎和抗病毒活性天然产物众多。与陆生生物天然产物相比，海洋甲藻长链聚酮和海绵胍类生物碱为化学结构迥异的代表性类型。

一、海洋甲藻长链聚酮

甲藻（dinoflagellate）又称双鞭毛藻，个体通常约几十微米大小，是主要的赤潮生物之一。甲藻产生的长链聚酮类化合物主要来源于前沟藻属（*Amphidinium*）和卡罗藻属（*Karlodinium*）。该类化合物具有溶血、抗肿瘤和抗真菌活性。1991 年，从前沟藻 *A. klebsii* 中分离鉴定了第一个长链聚酮化合物 amphidinol 1。迄今，该类化合物共报道了 50 多个。

（一）前沟藻来源的长链聚酮

迄今，前沟藻属（*Amphidinium*）甲藻产生的长链聚酮类化合物共报道了 39 个。按照结构的不同，可把它们分为 10 类，即 amphidinol、colopsinol、luteophanol、lingshuiol、amdigenol、amphezonol、karatungiol、carteraol、symbiopolyol 和 gibbosol。

1. Amphidinol型长链聚酮　Amphidinol 型长链聚酮（AM_S）是前沟藻属甲藻长链聚酮的主要类型。迄今，共报道了 21 个该型长链聚酮化合物[70-73]。

Amphidinol 型长链聚酮化合物包含一个主碳链由 24 个碳相互连接而成的中心核。中心核的主体部分由 2 个四氢吡喃环经由 6 个碳相互连接而构成 2,2'-(3-methylenehexane-1,6-diyl) bis(tetrahydro-2H-pyran)的结构母核。中心核一端为多羟基脂肪链，另一端为共轭烯烃链，整个分子形状上犹如一个发卡（图 7-43）。因核磁共振碳、氢信号严重重叠，amphidinol 型长链聚酮化合物的立体构型确定难度大。迄今，仅报道了 amphidinol 3 的绝对构型。该化合物的绝对立体构型是采用化学裂解、Mosher 酯衍生化和核磁共振波谱相结合的策略确立的，但是其绝对构型仍然被修正过 3 次，直到 2018 年才完全确立。

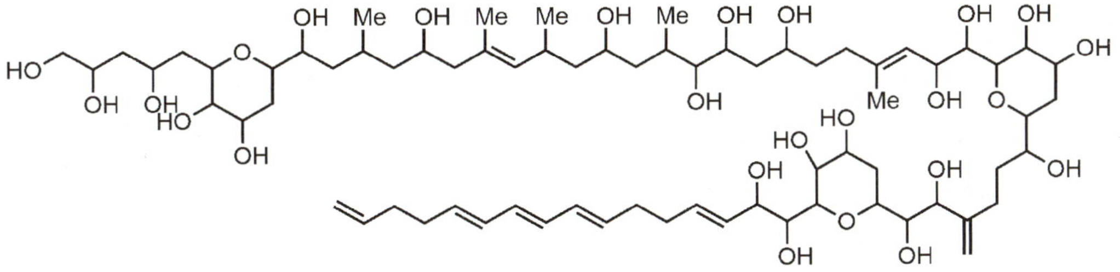

amphidinol 2

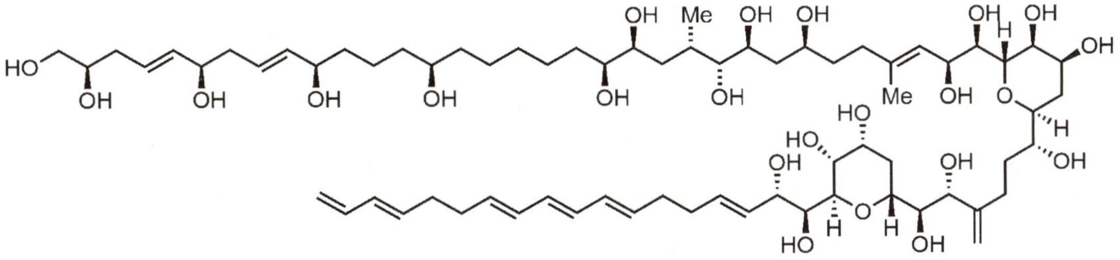

amphidinol 3

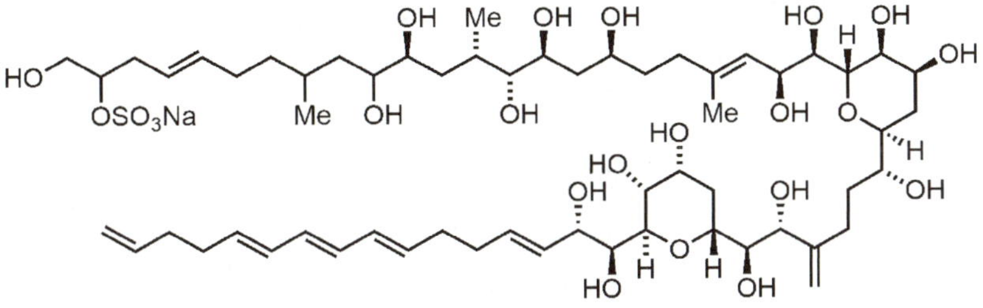

amphidinol 7

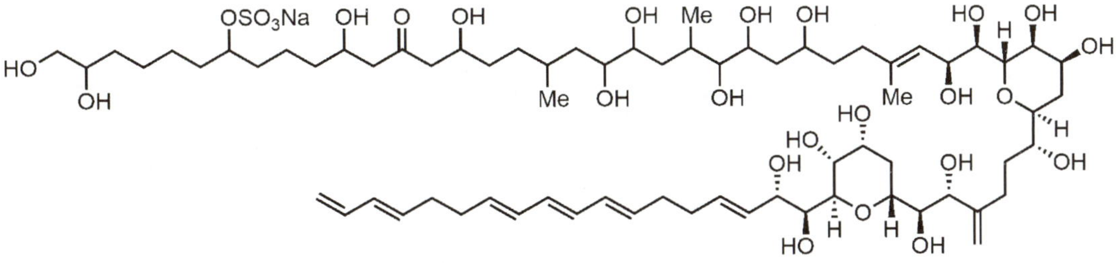

amphidinol 17

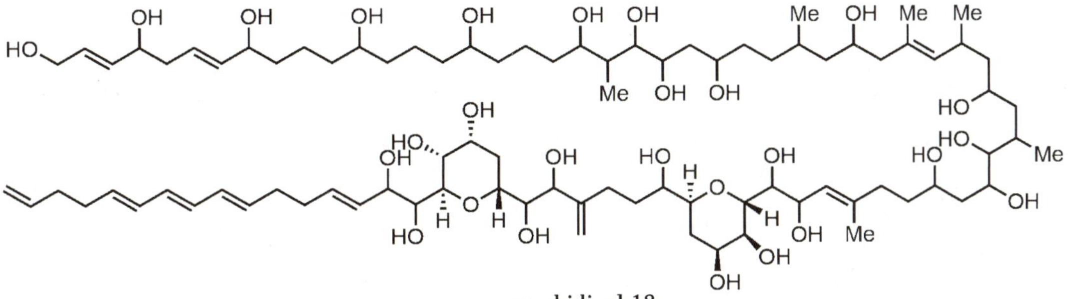

amphidinol 18

图 7-43 amphidinol 型长链聚酮（AM_S）

Amphidinol 型长链聚酮化合物具有溶血作用、抗肿瘤和抗真菌活性。其中 amphidinol 2 对人红细胞溶血作用的 EC_{50} 为 7.30nmol/L，对黑曲霉的抗菌活性为 6.00μg/disk；amphidinol 3 对人红细胞溶血作用的 EC_{50} 为 0.40μmol/L；amphidinol 7 对人红细胞溶血作用的 EC_{50} 为 3.00μmol/L，对黑曲霉的抗菌活性为 10.00μg/disk；amphidinol 17 对人红细胞溶血作用的 EC_{50} 为 4.90μmol/L；amphidinol 18 抗白念珠菌的 MIC 为 9.00μg/ml [72,73]。构效关系研究发现此类化合物的疏水性多烯链可提高活性，而多羟基结构片段在入细胞膜过程中起着关键作用。

2. Colopsinol 型长链聚酮　Colopsinol 型长链聚酮与 amphidinol 型相比结构差异明显。Colopsinol 型长链聚酮分子在 C-18 位出现不同程度的糖基化修饰；其结构中四氢吡喃环单元的个数仅有 1 个，且该四氢吡喃环单元上有一个硫酸根。此外，colopsinol 型长链聚酮化合物分子中羟基数目明显减少（图 7-44）。Colopsinols A~E 是 Kobayashi 等从前沟藻中分离鉴定的。其中 colopsinol A 对 DNA 聚合酶 α 和 β 具有较强的抑制活性，其 IC_{50} 分别为 13.00μmol/L 和 7.00μmol/L；化合物 colopsinols C 和 D 对小鼠白血病细胞系 L1210 具有细胞毒活性，IC_{50} 分别为 7.80μmol/ml 和 7.00μg/ml。

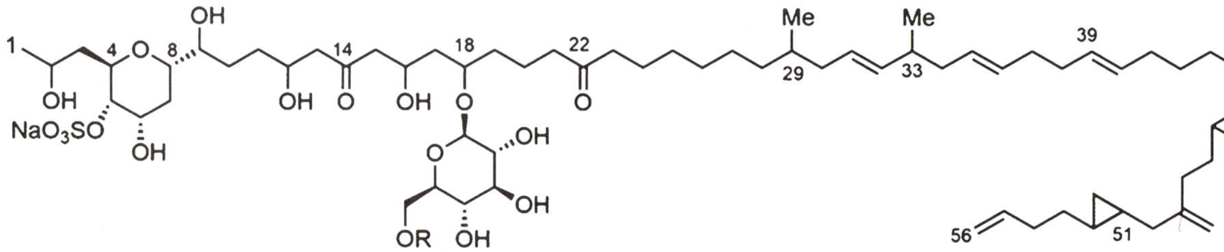

colopsinol A　R=β-D-glucopyranose
colopsinol E　R=H

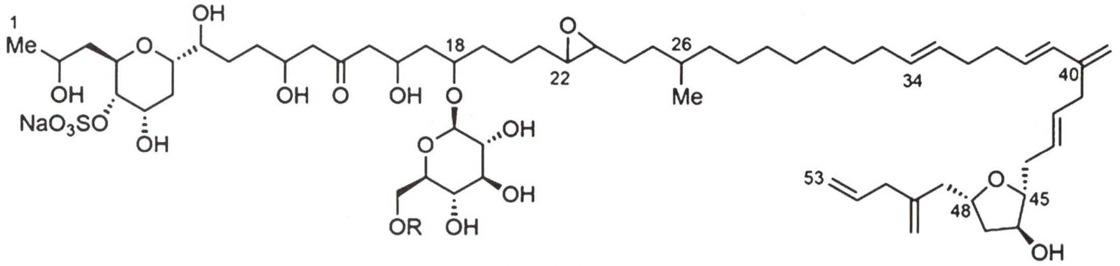

colopsinol B　R=β-D-glucopyranose
colopsinol C　R=H

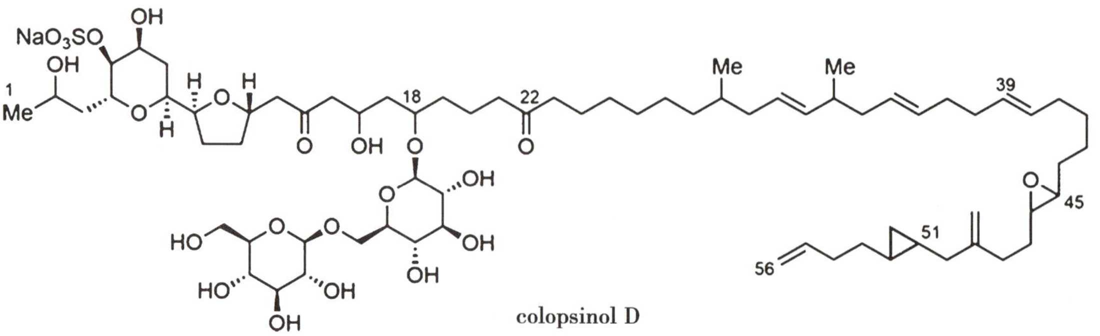

colopsinol D

图 7-44　colopsinol 型长链聚酮

3. Luteophanol 型长链聚酮 Luteophanols A~D 是从前沟藻中分离鉴定的另一类长链聚酮化合物。与 amphidinol 和 colopsinol 型相比，luteophanol 型长链聚酮的结构差异在于其脂肪链碳的羟基化程度增高，并具有亲水性（图 7-45）。Luteophanol A 有抗细菌活性，对金黄色葡萄球菌的 MIC 为 33.00μg/ml；对藤黄八叠球菌（*Sarcina lutea*）的 MIC 为 33.00μg/ml；对枯草芽孢杆菌（*Bacillus subtilis*）的 MIC 为 66.00μg/ml。Luteophanol D 对藤黄微球菌（*Micrococcus luteus*）的 MIC 为 33.00μg/ml[74]。

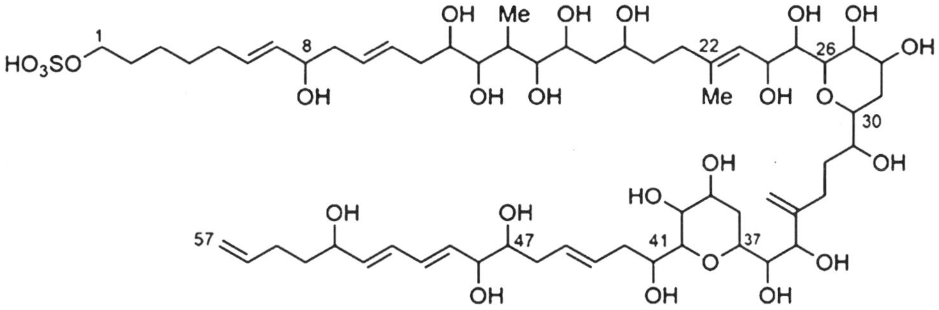

luteophanol A

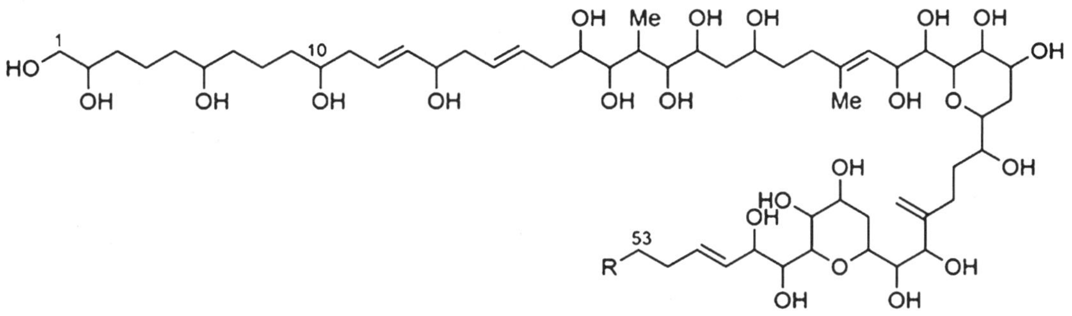

luteophanol B R=

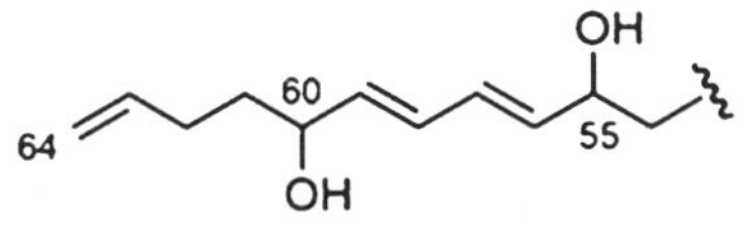

luteophanol C R=

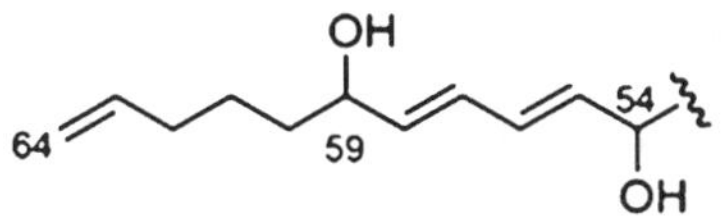

luteophanol D R=

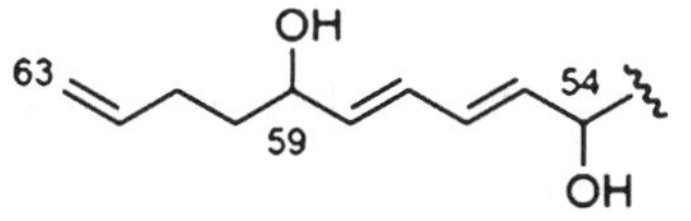

图 7-45 luteophanol 型长链聚酮

4. Lingshuiol 型长链聚酮从中国海南陵水湾海域的前沟藻中分离鉴定了 3 个 lingshuiol 型长链聚酮化合物，即 lingshuiol、lingshuiols A 和 B（图 7-46）。Lingshuiol A 对肿瘤细胞系 A-549 和 HL-60 的 IC_{50} 分别为 0.21μmol/L 和 0.23μmol/L。

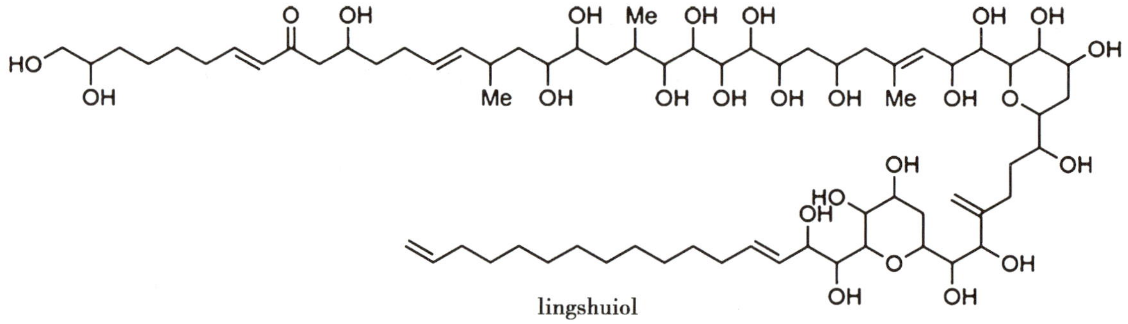

lingshuiol

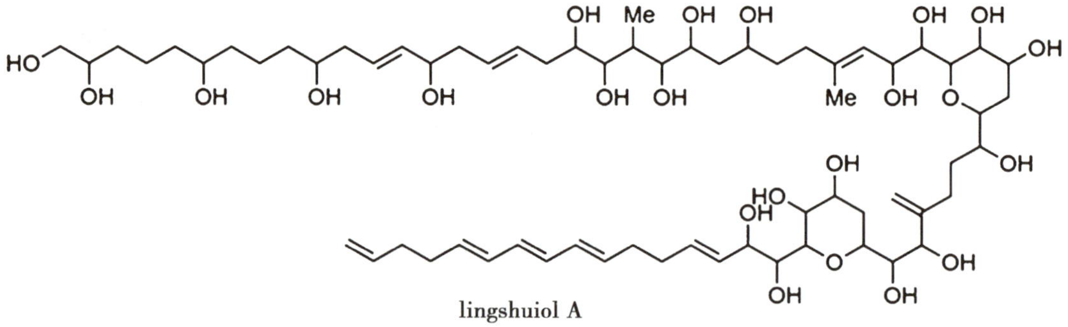

lingshuiol A

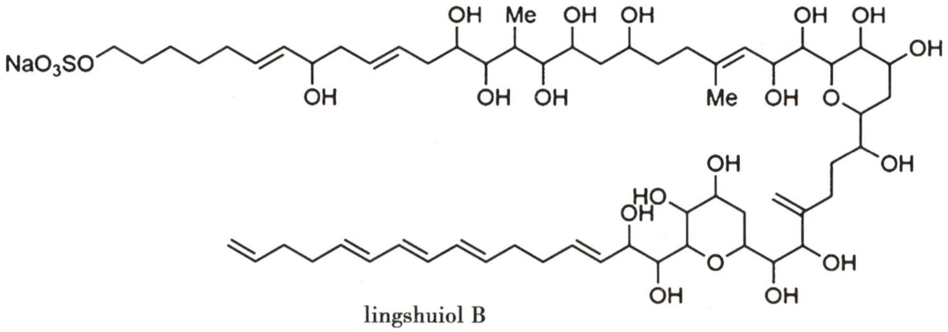

lingshuiol B

图 7-46　lingshuiol 型长链聚酮

5. Amdigenol 型长链聚酮　Amdigenols A、E 和 G 是来源于日本冲绳海域前沟藻的一类长链聚酮化合物。它们的碳链长度明显不同。其中 amdigenol A 的主碳链拥有 98 个碳，且整个分子包含 104 个碳原子，分子量超过 2 000 道尔顿，是迄今所发现的分子量最大的长链聚酮化合物之一，属于超级碳链化合物（图 7-47）。从生源上来看，amdigenol A 的主碳链组成可以归纳为一个半 amphidinol 型长链聚酮单元。它结构中除包含一个完整的 amphidinol 型长链聚酮单元外，还有 amphidinol 类长链聚酮化合物起始端的半个结构单元。Amdigenols A、E 和 G 是 N 型 Ca^{2+} 离子通道的抑制剂[75]。

6. Amphezonol、karatungiol、carteraol 和 symbiopolyol 型长链聚酮　Amphezonol A 来源于前沟藻（图 7-48），它对 DNA 聚合酶 α 具有抑制作用，IC_{50} 为 15.00μmol/L。Karatungiols A 和 B 均为 karatungiol 型长链聚酮化合物。Karatungiol A 对黑曲霉 NBRC4407 的抑菌活性为 12.00μg/disk，对牛毛滴虫 *Trichomonas foetus* 的 MIC 为 1.00μg/ml。Carteraol E 是从台湾海域前沟藻（*Amphidinium carterae*）中分离鉴定的。该化合物的分子中含有 3 个四氢吡喃环结构单元，并具有鱼毒作用，其 LD_{50} 为 0.28μmol/L。此外，它对黑曲霉的抑菌活性为 15.00μg/disk。Symbiopolyol 是从与巴布亚硝水母的共生前沟藻中分离鉴定的长链聚酮化合物。据报道，它是 lingshuiol B 的异构体，对血管细胞黏附分子 -1（VCAM-1）具有抑制活性，IC_{50} 为 8.23μg/ml[76]。

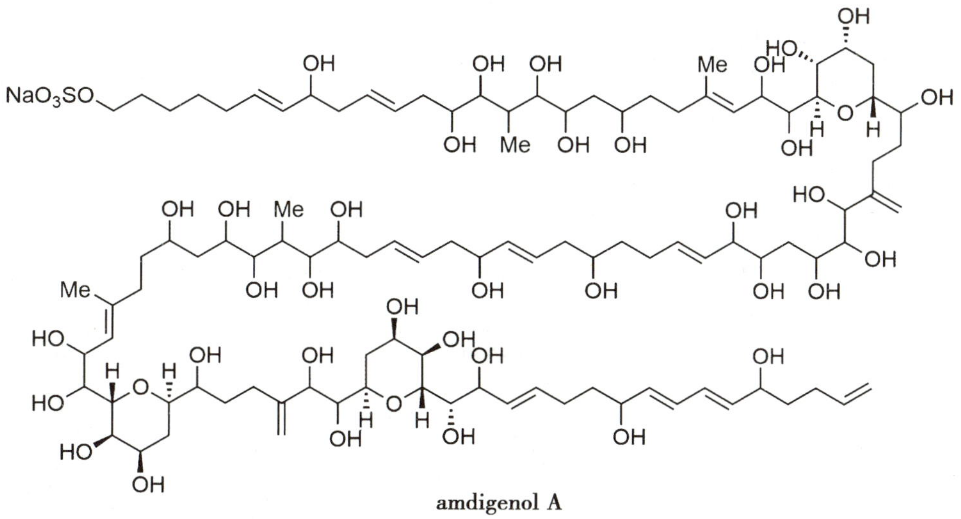

amdigenol A

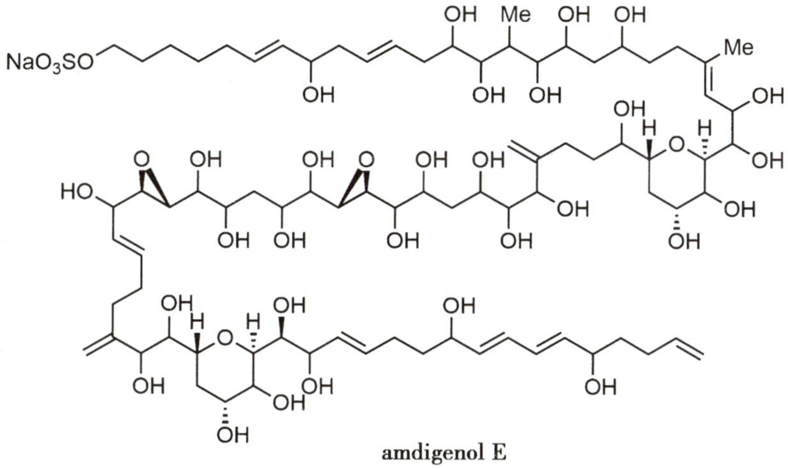

amdigenol E

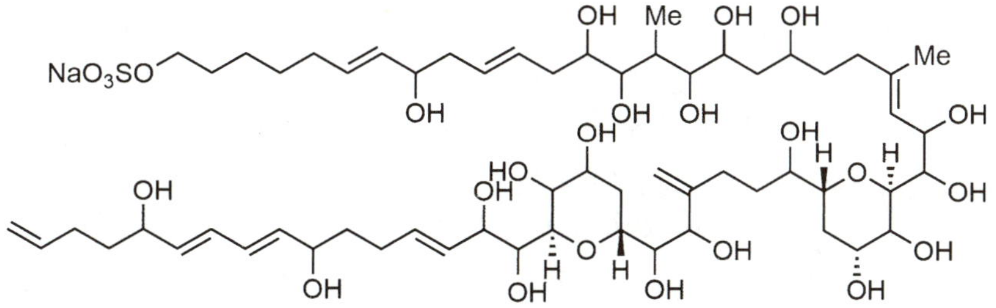

amdigenol G

图 7-47　amdigenol 型长链聚酮

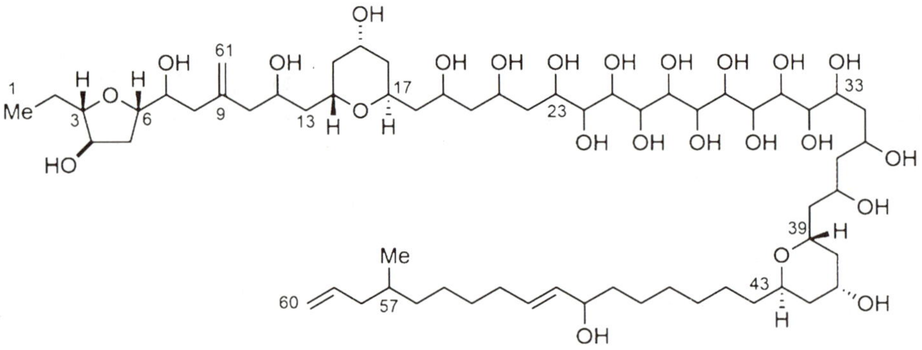

amphezonol A

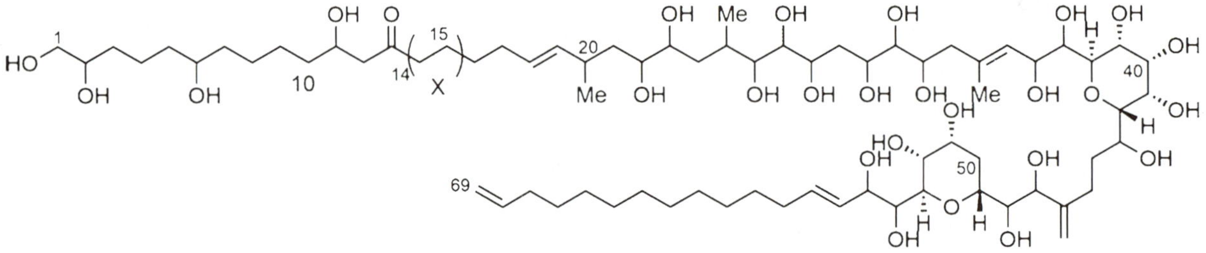

karatungiol A：X= 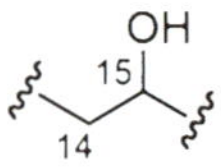 **karatungiol B**：X= 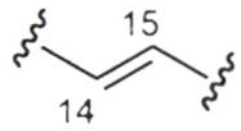

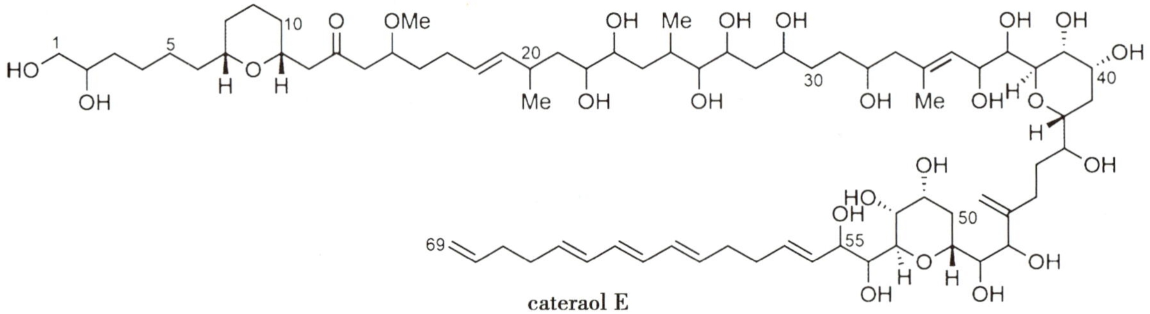

cateraol E

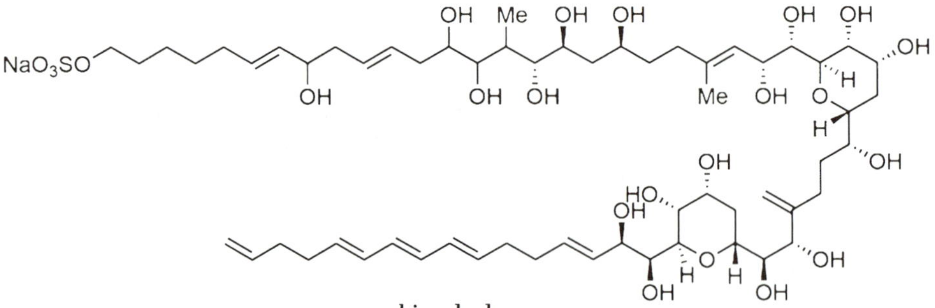

symbiopolyol

图 7-48 amphezonol、karatungiol、carteraol 和 symbiopolyol 型长链聚酮

7. Gibbosol 型长链聚酮　Gibbosols A 和 B 是来源于中国南海前沟藻（*Amphidinium gibbosum*）的一类结构全新的长链聚酮（图 7-49），属于超级碳链化合物[77]。该类聚酮与 amphidinol 型相比结构差异明显，其中心核为经由 3 个碳单位相连的 2 个四氢吡喃环。中心核两端均为多羟基取代的亲水性碳链。通过化学降解、波谱解析、量子化学计算三种方法，即采用高碘酸钠降解、臭氧裂解、基于耦合常数的构象分析、NOE 效应、改良 Mosher's MTPA 酯方法、DFT-NMR ^{13}C 化学位移的量子化学计算（结合 DP4$^+$ 统计分析）、Kishi 通用核磁共振数据库等手段成功地确立了 gibbosols A 和 B 中 37 个碳手性中心的绝对立体构型。它们是 21 世纪以来绝对立体化学得以完全确立的分子量最大的超级碳链化合物。两个聚酮在结构上差异微小，但是活性却完全相反。Gibbosol A 能够显著地促进细菌脂多糖诱导的人脐静脉内皮细胞的血管细胞黏附分子 -1 的表达；而 gibbosol B 却显著地抑制血管细胞黏附分子 -1 的表达，可作为新型抗动脉粥样硬化活性化合物进行深入研究。

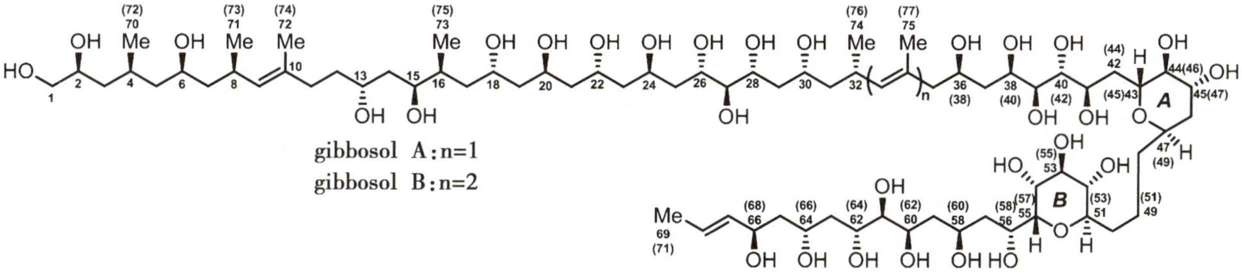

gibbosol　A：n=1
gibbosol　B：n=2

图 7-49　gibbosol 型长链聚酮

（二）卡罗藻来源的长链聚酮

迄今，从海洋单细胞卡罗藻（*Karlodinium veneficum*）中共报道了 12 个被称为卡罗毒素（karmitoxin、KmTx）的长链聚酮化合物。该型长链聚酮化合物因具有很强的溶血性、细胞毒活性和鱼毒性而得名。根据主碳链长度的不同，这些卡罗毒素又可分为 3 组，即 KmTx 1、KmTx 2 和 KmTx 3（图 7-50）。它们的结构差异在于四氢吡喃环一端脂肪链的长度不同。KmTx 1 组脂肪链长度为 18 个碳原子（C48~C65）；KmTx 2 组脂肪链长度为 16 个碳原子（C48~C63）；而 KmTx 3 组脂肪链长度为 17 个碳原子（C48~C64）。

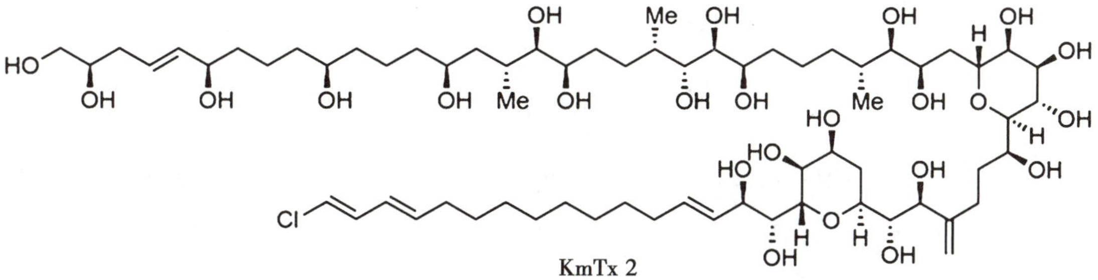

KmTx 2

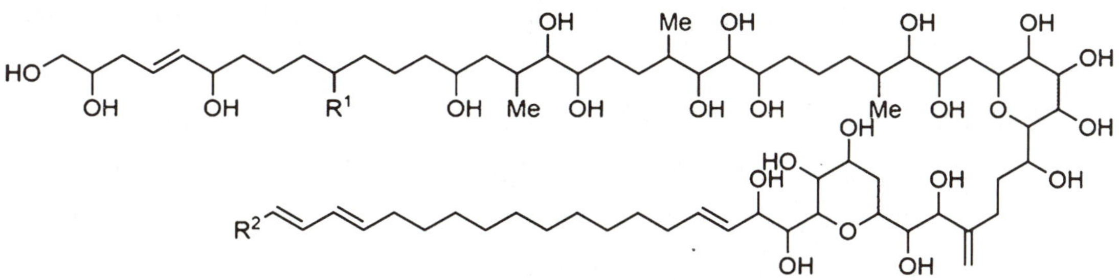

KmTx 1　R^1=OH，　R^2=Cl
65-*E*-氯代-KmTx 1　R^1=OH，　R^2=Cl
10-*O*-磺基-KmTx 1　R^1=OSO_3H，R^2=H

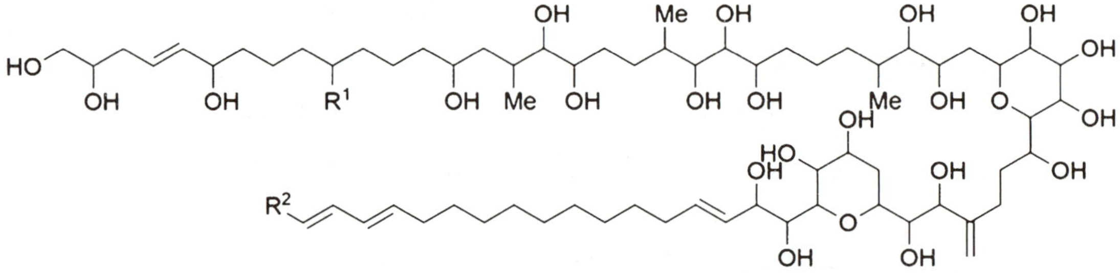

KmTx 3 R^1=OH，R^2=H
64-*E*-氯代-KmTx 3 R^1=OH，R^2=Cl

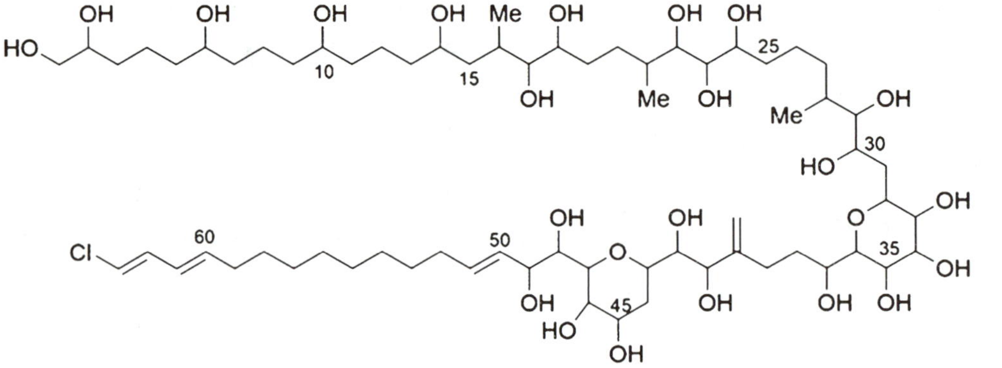

4,5-二氢-KmTx 2

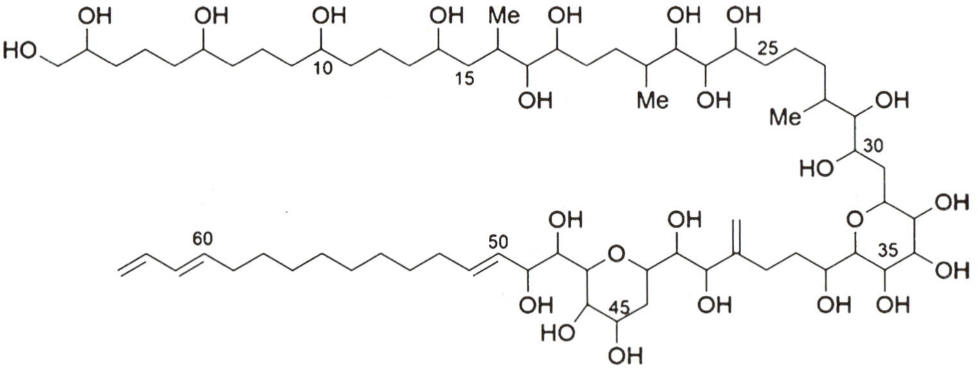

4,5-二氢-去氯代-KmTx 2

图 7-50 卡罗毒素长链聚酮

KmTx 1 具有很强的溶血作用，EC_{50} 为 63.00nmol/L。从美国特拉华州内陆海湾的卡罗藻中分离得到了 4 个长链聚酮化合物，即 KmTx 3、64-*E*- 氯代 -KmTx 3、65-*E*- 氯代 -KmTx 1 和 10-*O*- 磺基 -KmTx 1。它们均有溶血作用。其中，KmTx 3 和 64-*E*- 氯代 -KmTx 3 的 EC_{50} 值分别为 200.00nmol/L 和 110.00nmol/L；而 65-*E*- 氯代 -KmTx 1 和 10-*O*- 磺基 -KmTx 1 的 EC_{50} 分别为 56.00nmol/L 和 300.00nmol/L [78]。

4,5- 二氢 -KmTx 2 和 4,5- 二氢 - 去氯代 -KmTx 2 是从中国东海卡罗藻中分离得到的 KmTx 2 组的长链聚酮化合物。4,5- 二氢 -KmTx 2 与 KmTx 2 的结构差异在于其 C-4 和 C-5 上无羟基取代；而 4,5- 二氢 - 去氯代 -KmTx 2 的 C-63 上无氯取代。4,5- 二氢 -KmTx 2 对鱼红细胞溶血作用的 IC_{50} 为 997.00ng/ml ± 37.00ng/ml；而对人白血病细胞系 THP-1 的 IC_{50} 为 15.0μmol/L。4,5- 二氢 - 去氯代 -KmTx 2 对鱼红细胞溶血作用的 IC_{50} 为 943.00ng/ml ± 39.00ng/ml；而对人白血病细胞系 THP-1 的 IC_{50} 为

36.00μmol/L。

二、海绵胍类生物碱

海洋胍类生物碱主要来源于海绵、海藻、海洋软体动物和海洋微生物。近年所报道的海洋胍类生物碱有超过90%来源于海绵。它们通常含有双环胍、三环胍或五环胍结构单元。根据结构特征的不同，该类生物碱可分为四类，即ptilocaulin类、crambescin类、batzelladine类和crambescidin类。海洋胍类生物碱具有抗病毒、抗真菌、抗细菌、抗恶性疟原虫和抗肿瘤等生物活性。

（一）Ptilocaulin类生物碱

Ptilocaulin类生物碱的母核是一个由环己烷、环戊烷和一个嘧啶环稠合而成的三环体系，其C-7位上有甲基取代，C-8位上有烷烃侧链取代（图7-51）。该类生物碱因有显著的抗菌活性而受到全合成化学家的青睐。

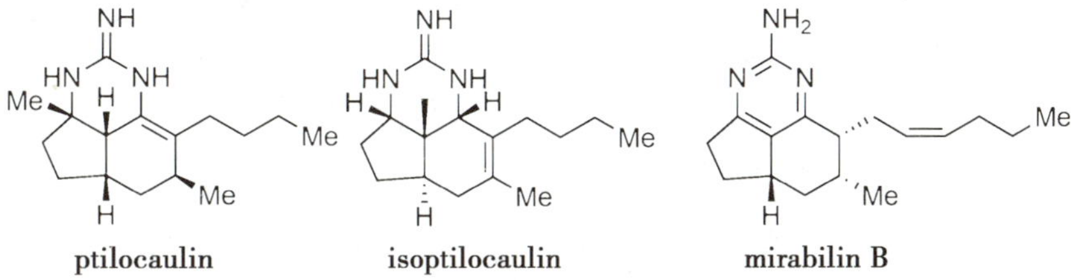

图7-51　ptilocaulin类生物碱

1981年，美国学者Rinehart Jr等从加勒比海海绵*Ptilocaulis aff. P. spiculifer*中分离得到了两个胍类生物碱ptilocaulin和isoptilocaulin。Ptilocaulin和isoptilocaulin对化脓性链球菌（*Streptococcus pyogenes*）的MIC分别为3.90μg/ml和25.00μg/ml；对肺炎链球菌（*S. pneumoniae*）的MIC分别为15.60μg/ml和100.00μg/ml；对粪链球菌（S. *faecalis*）的MIC分别为62.50μg/ml和大于100.00μg/ml；对金黄色葡萄球菌（*Staphylococcus aureus*）的MIC分别为62.50μg/ml和100.00μg/ml；对大肠埃希菌（*Escherichia coli*）的MIC分别为62.50μg/ml和大于100.00μg/ml。

Barrow RA等从澳大利亚海湾采集的海绵*Arenochalina mirabilis*中分离得到了胍类生物碱mirabilin B，它对新型隐球菌（*Cryptococcus neoformans*）和杜氏利什曼原虫（*Leishmania donovani*）的IC_{50}分别为7.00μg/ml和17.00μg/ml[79]。

（二）Crambescin类生物碱

Crambescin是一类含有双胍结构单元的生物碱，其母核中含有一个胍基嘧啶环和一个以酯基键合而成烷烃末端胍基。从地中海海绵*Crambe crambe*中分离鉴定了具有双胍结构单元的生物碱，即crambescins A、B、C1、C2（图7-52）。Crambescin A能够抑制蛋白激酶C（PKC）、白细胞介素-8（IL-8）、降钙素基因相关肽（CGRP）的活性。

（三）Batzelladine类生物碱

Batzelladine是三环胍类生物碱，其母核中至少包含一个由胍基组成的三环体系（图7-53）。其中batzelladines F、G、L的母核与一个胍基三环体系相连；batzelladines C、D、E则与正丁基胍相连；最复杂的是batzelladines A和B。它们的母核与crambescin A类似物相连。

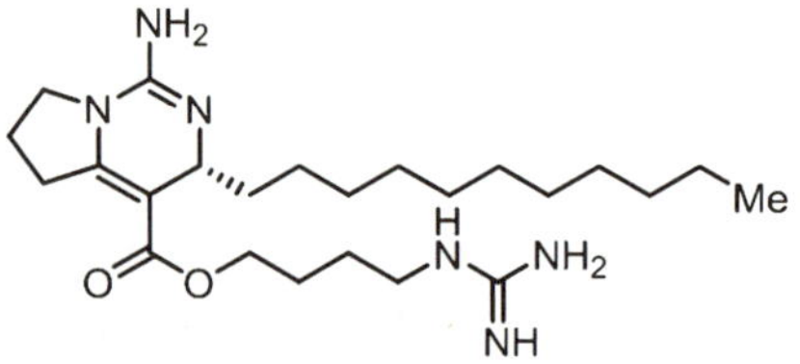

crambescin A

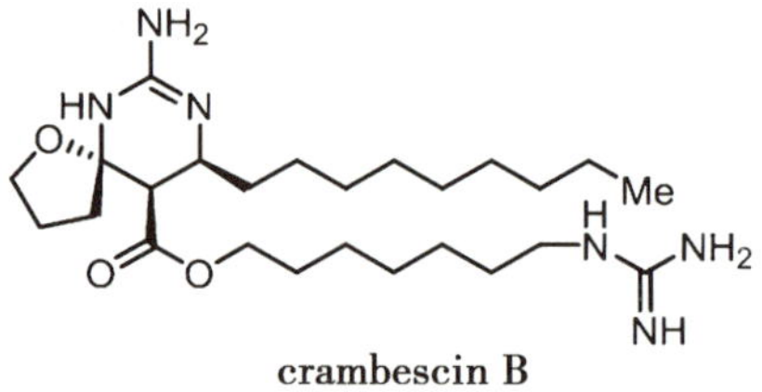

crambescin B

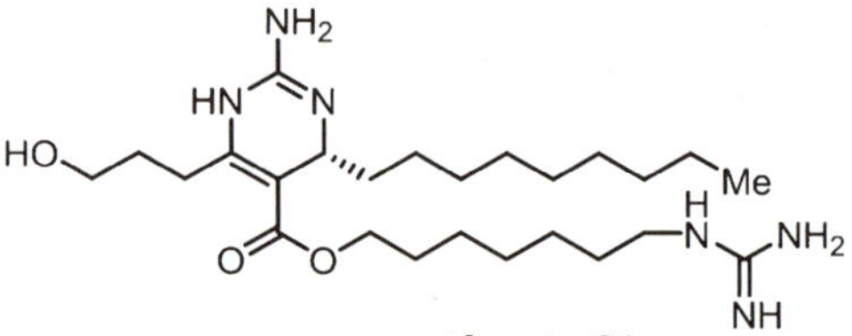

crambescin C1

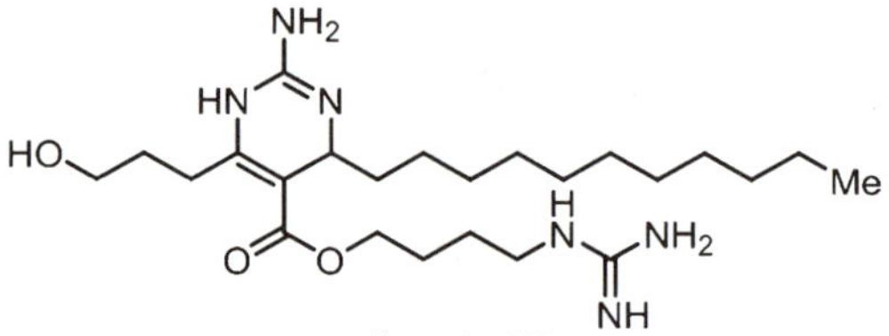

crambescin C2

图 7-52 crambescin 类生物碱

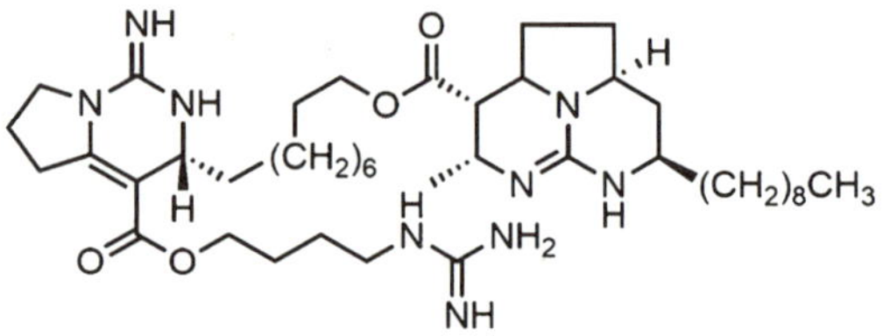

7-41

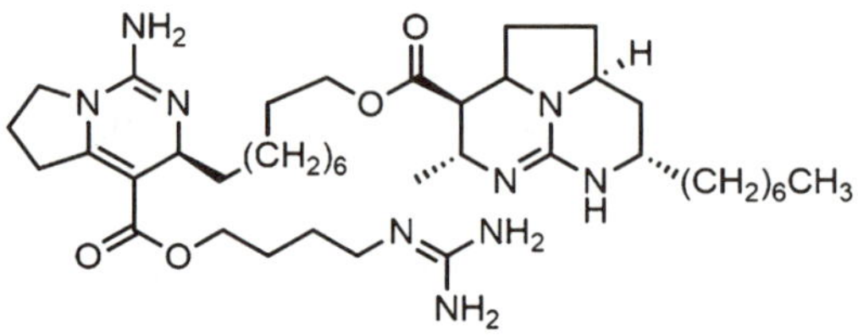

norbatzelladine A

图 7-53 batzelladine 类生物碱

迄今，共报道了 28 个 batzelladine 类生物碱。从巴哈马和牙买加海绵 *Batzella* sp. 中分离得到一系列三环胍类生物碱。其中化合物 **7-41** 对 HIV-1 外膜蛋白 gp120 与 CD4 细胞的结合具有抑制作用，IC_{50} 为 29.00μmol/L。从大西洋北部的马提尼克岛采集的海绵 *Clathria calla* 中分离得到了 norbatzelladine A，它有较强的抗恶性疟原虫活性，其 IC_{50} 为 0.20μmol/L [80]。

（四）Crambescidin 类生物碱

Crambescidin 类生物碱的母核含有一个五环系胍单元（图 7-54）。该单元与 16- 羟基十六烷酰基亚精胺缩合成酯。Crambescidin 类生物碱结构组成被形象地描述为“拖着锚的一艘轮船”。五环体系胍单元为“船体”，而脂肪链和亚精胺部分则为“锚”，两者经由一个酯键相连。

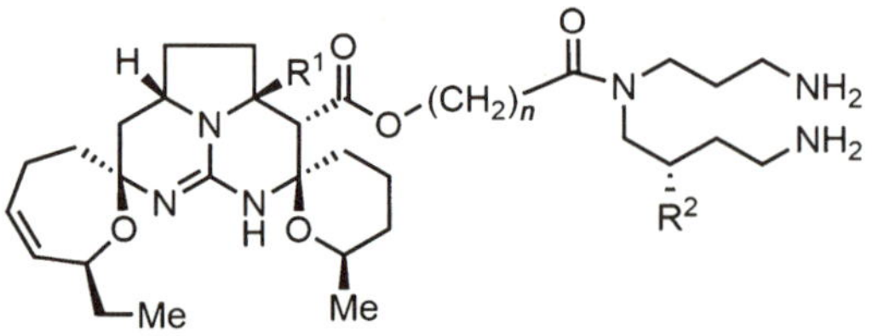

ptilomycalin A R^1=R^2=H， *n*=15
crambescidin 359 R^1=H，R^2=OH，*n*=15

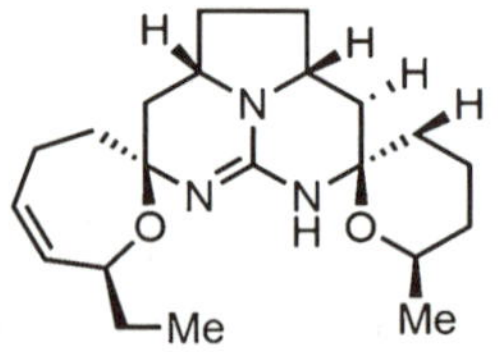

crambescidin 800

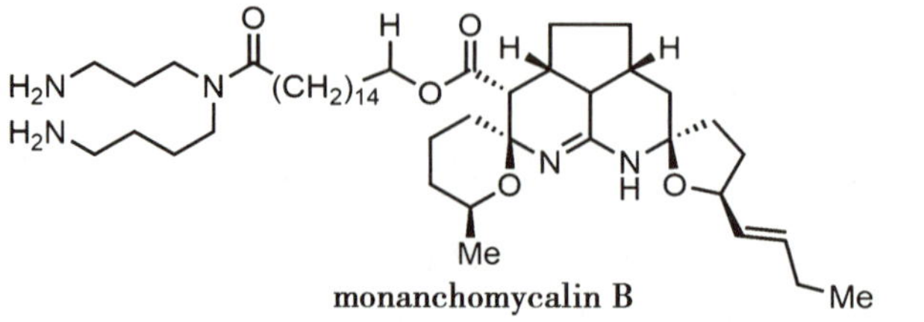

monanchomycalin B

图 7-54 crambescidin 类生物碱的化学结构

1989 年，Kashman Y 等从加勒比海海绵 *Ptilocaulis spiculifer* 和红海海绵 *Hemimycale* sp. 中分离得到了 Ptilomycalin A。它对白念珠菌（*Candida albicans*）的 MIC 为 0.80μg/ml，且该化合物在 0.20μg/ml 浓度下具有抗单纯疱疹病毒作用。从海绵 *Monanchora unguiculata* 中分离得到了 crambescidin 359，它对恶性疟原虫 *Plasmodium falciparum* 的 IC_{50} 为 3.80μg/ml。从海绵 *Monanchora* sp. 中分离得到了 crambescidin 800，它具有抑制 HIV-1 膜介导的融合作用，IC_{50} 介于 1.00~3.00μmol/L。从厄鲁普岛海绵 *Monanchora pulchra* 中分离鉴定了 monanchomycalin B，它对辣椒素受体 TRPV1、2 和 3 具有拮抗活性，EC_{50} 分别为 6.02μmol/L、2.84μmol/L 和 3.25μmol/L，具有研发成为镇痛药的潜力。

第三节　其他生物活性海洋天然产物

一、海洋超级大环内酯

大环内酯是海洋生物中常见的一类化合物，主要来源于海藻、软体动物、被囊动物以及海洋微生物。大环内酯类化合物通常有细胞毒、神经毒、抗病毒和抗真菌等活性。根据成环碳原子的数目不同，海洋超级大环内酯类化合物可分为四类，即 30~40 元、40~50 元、50~60 元和 60 元以上超级大环内酯（图 7-55 至图 7-60）。

（一）30~40 元超级大环内酯

来源于海绵 *Lissodendoryx* sp. 的软海绵素 B 是一个 30 元超级大环内酯化合物。它对小鼠白血病细胞系 P388 有显著的抗增殖活性。深入研究发现软海绵素 B 结构中内酯环骨架的衍生物 eribulin 对微管蛋白的结合作用比软海绵素 B 更强。Eribulin 的甲磺酸盐是软海绵素 B 的大环内酯骨架经由结构优化后得到的一个大环类似物，现已成为一个重要的抗肿瘤药物。它对顽固性或晚期实体瘤具有良好的治疗作用，还可与其他抗肿瘤药物联用，如吉西他滨、顺铂、紫杉醇、长春瑞滨等[81]。

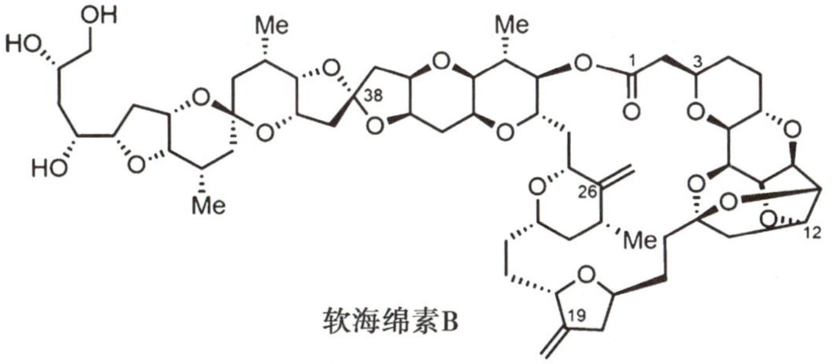

软海绵素B

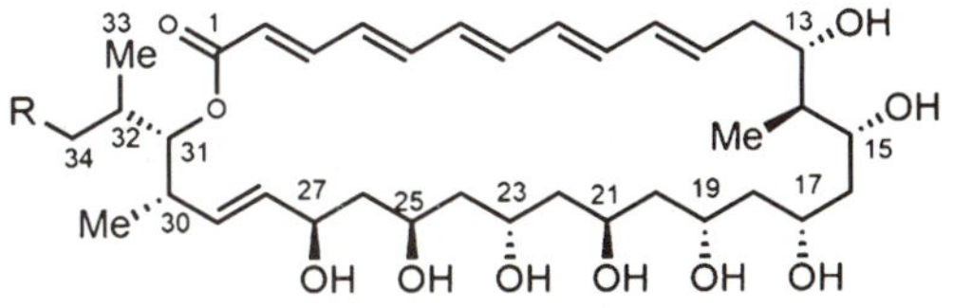

flavofungins Ⅰ　R=H
flavofungins Ⅱ　R=CH_3

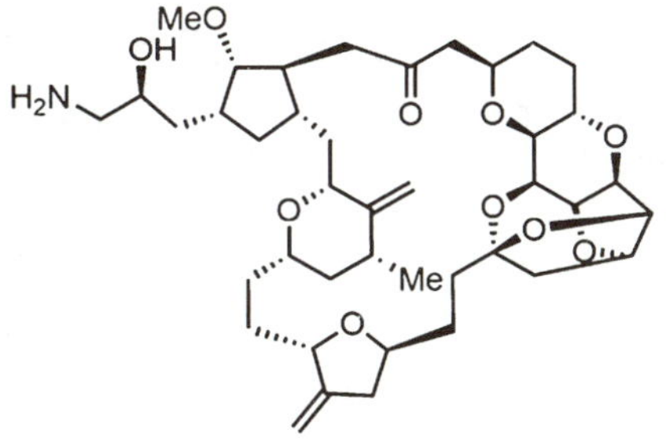

eribulin

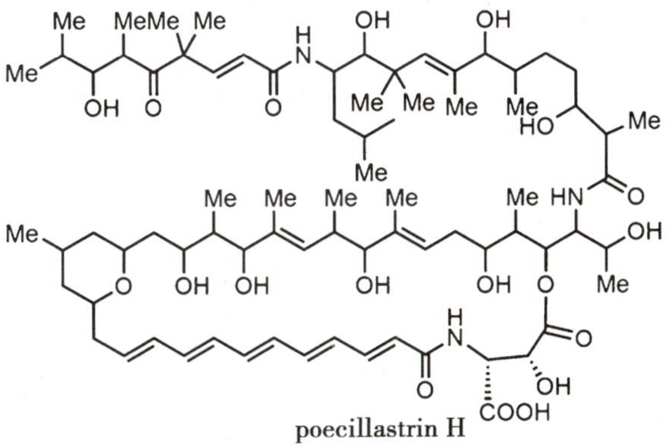

poecillastrin H

图 7-55　30~34 元超级大环内酯

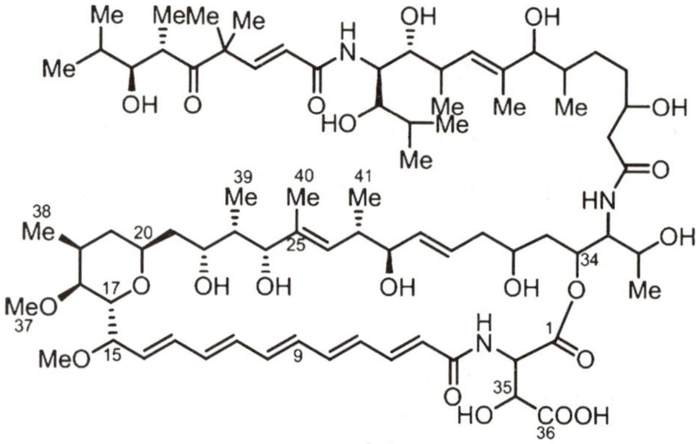

mirabilin

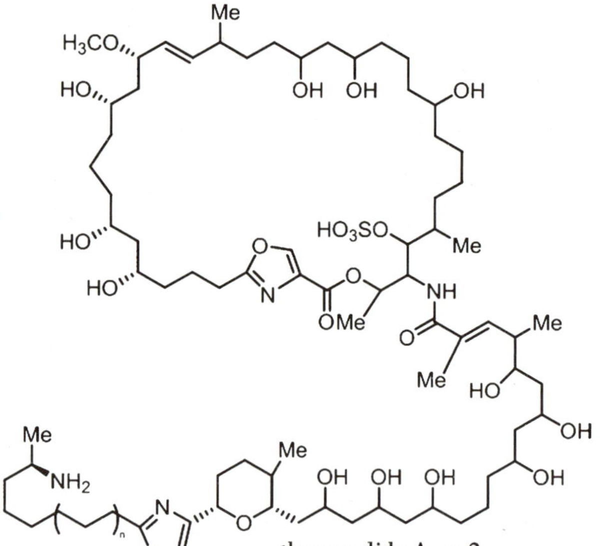

theonezolide A　n=2
theonezolide B　n=1
theonezolide C　n=3

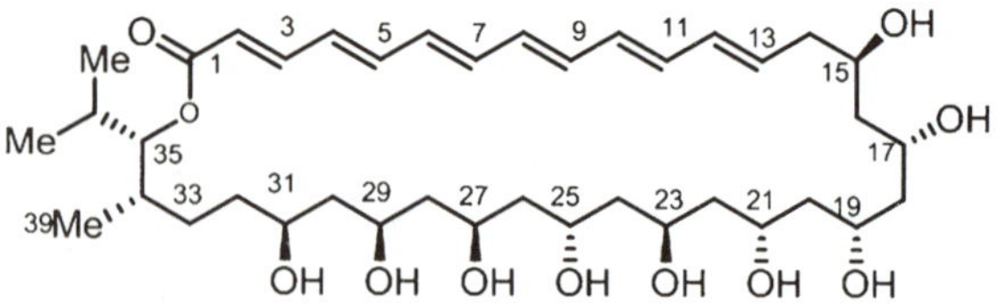

bahamaolide A

图 7-56　35~37 元超级大环内酯

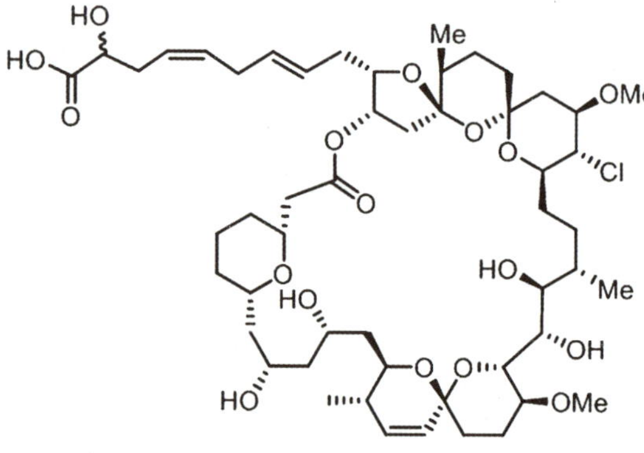

spirastrellolide C

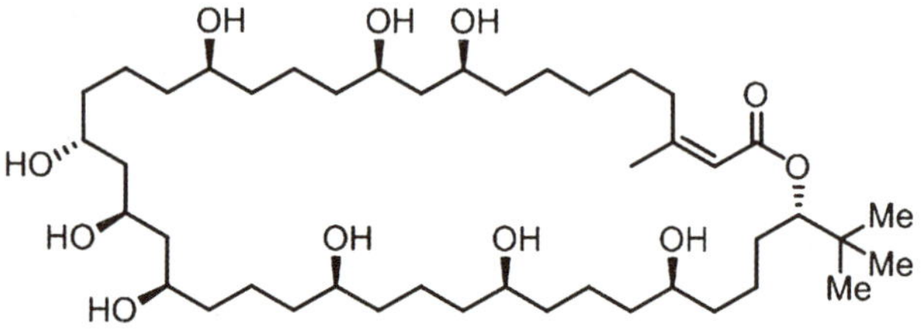

bastimolide A

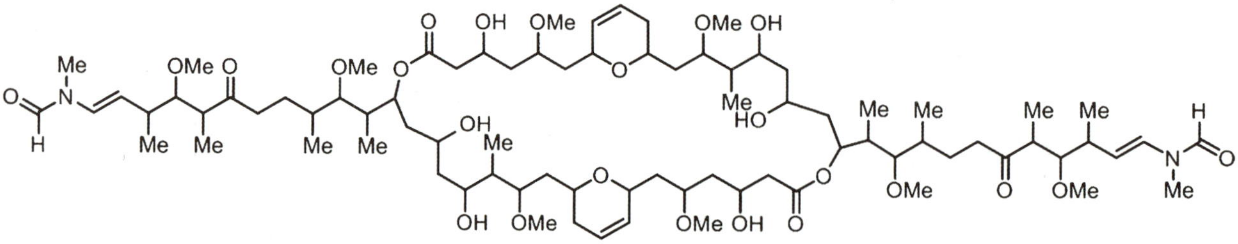

luminaolide

图 7-57　38~40 元超级大环内酯

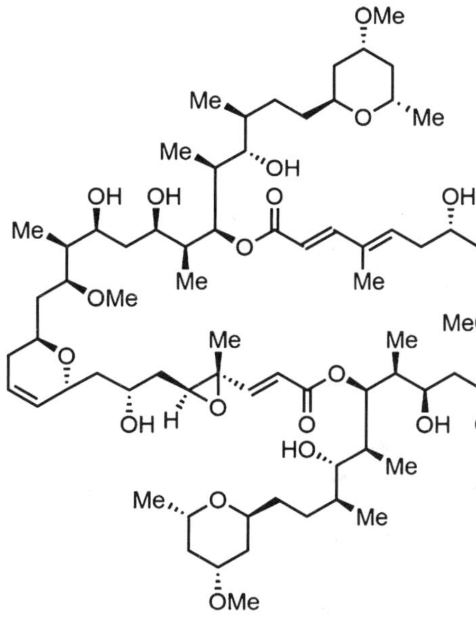

swinholide J

图 7-58　40~50 元超级大环内酯

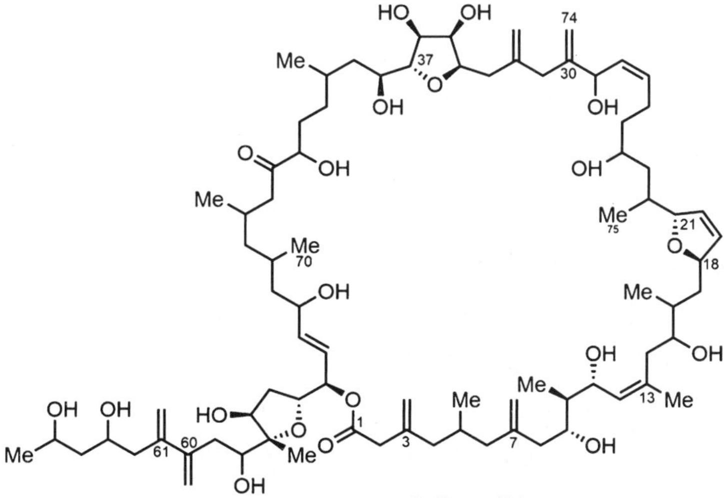

belizeanolide

图 7-59　50~60 元超级大环内酯

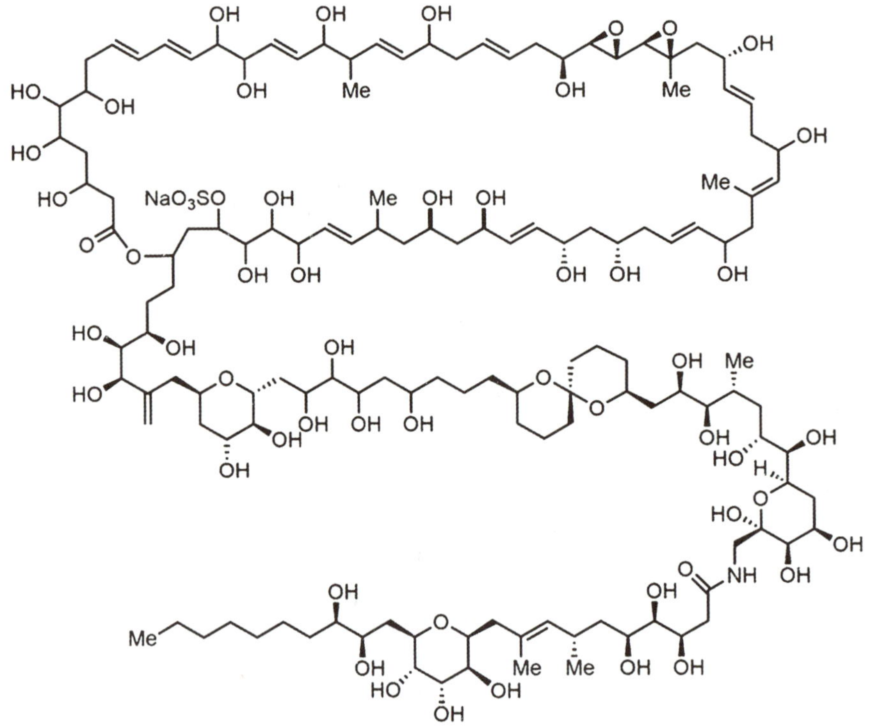

图 7-60 60 元以上超级大环内酯

从红树植物内生链霉菌 ZQ4BG 中分离得到了多烯多羟基的 32 元大环内酯化合物 flavofungins Ⅰ和Ⅱ。它们的结构中拥有 8 个间位连续取代的羟基和一个共轭五烯单元。化合物 flavofungins Ⅰ和Ⅱ均有显著的抗真菌和抗病毒活性，且对白念珠菌的生长有抑制作用[82]。

从海绵 *Characella* sp. 中分离得到的 poecillastrin H 是一种包含共轭五烯单元的 34 元大环内酯化合物。它对胚胎成纤维细胞系 3Y1 的 IC_{50} 为 4.10nmol/L[83]。

从海绵 *Siliquariaspongia mirabilis* 的水提取物中分离获得了一个 35 元大环内酯内酰胺化合物 mirabilin。它的结构母核中包含一个共轭五烯单元和一个四取代四氢吡喃环单元。化合物 mirabilin 对人结肠癌细胞系 HCT-116 有显著的细胞毒活性，IC_{50} 为 0.27μmol/L ± 0.09μmol/L[84]。

Bahamaolide A 是从巴哈马群岛海洋放线菌 *Streptomyces* sp. 培养物中获得的一个 36 元大环内酯化合物。它的结构母核中包含一个共轭六烯单元和 9 个间位连续取代的羟基。化合物 bahamaolide A 对白念珠菌的异柠檬酸裂解酶具有显著的抑制活性[85]。

Theonezolides A~C 是海绵 *Theonella* sp. 来源含氮、含硫的 37 元大环内酯化合物。它们的结构中包含 23 个手性中心。从生物合成角度来看，该类化合物起源于两条脂肪酸链，并在主链上有二噁唑和噻唑等结构单元。该类化合物可诱导兔的血小板聚集[86]。

Spirastrellolide C 为从海绵 *Spirastrella coccinea* 中分离的 39 元大环内酯化合物，它是蛋白磷酸酶 2A 的高效抑制剂，IC_{50} 约为 1.00nmol/L。Luminaolide 是从珊瑚藻科水石藻 *Hydrolithon reinboldii* 中获得的二聚大环内酯化合物，可诱导幼虫变态。

Bastimolide A 是来自海洋蓝藻 *Okeania hirsuta* 的多羟基 40 元大环内酯化合物。它对恶性疟原虫耐药株显示出抗疟活性，IC_{50} 介于 80.00~270.00nmol/L；但对非洲绿猴肾 Vero 细胞有一定的毒性，

IC_{50} 为 2.10μmol/L[87]。

（二）40~50 元超级大环内酯

从红海海绵 *Theonella swinhoei* 中分离得到了结构不对称 44 元大环内酯化合物 swinholide J。它对人口腔表皮样癌细胞系 KB 具有显著的细胞毒活性，IC_{50} 为 6.70nmol/L[88]。

（三）50~60 元超级大环内酯

Belizeanolide 是一种来自海洋原甲藻 *Prorocentrum belizeanum* 的 54 元大环内酯化合物，也是从海洋甲藻中获得的第一个高不饱和度多羟基取代的特大环系化合物。Belizeanolide 的结构由 66 个碳原子组成，并包含 3 个四氢呋喃单元，它具有抗肿瘤活性[89]。

（四）60 元以上超级大环内酯

从海洋虫黄藻 *Symbiodinium* sp. 中分离得到了现已知最大的超级大环内酯化合物 symbiodinolide，其分子量高达 2 859，结构中包含一个 62 元大环内酯环。Symbiodinolide 在 2.00μmol/L 浓度下对人环氧合酶 1（COX-1）具有显著的抑制活性，并且在 2.50μmol/L 浓度下能造成海洋扁形虫 *Amphiscolops* sp. 的组织表面破裂[90]。

二、大田软海绵酸类似物

大田软海绵酸（Okadaic Acid，OA），又名冈田酸、软海绵酸、黑绵酸，是一类聚醚类化合物。其母核拥有 17 个手性中心和 3 个螺环缩酮结构单元（图 7-61）。1981 年，日本科学家首次从日本产冈田软海绵 *Halichondria*（*syn Reniera*）*okadai* Kadota 和美国佛罗里达州产的同属海绵 *H. melanodocia* 中分离获得了大田软海绵酸。大田软海绵酸及其类似物的源头现已知是鳍藻属和原甲藻属海洋甲藻。这些海洋甲藻广泛分布于世界各大洲海域。按照结构特征的不同，可以把大田软海绵酸类似物分为 3 类，即大田软海绵酸（OA）C-7 位羟基酯化衍生物、OA 羧基酯化衍生物和 OA 骨架类似物。

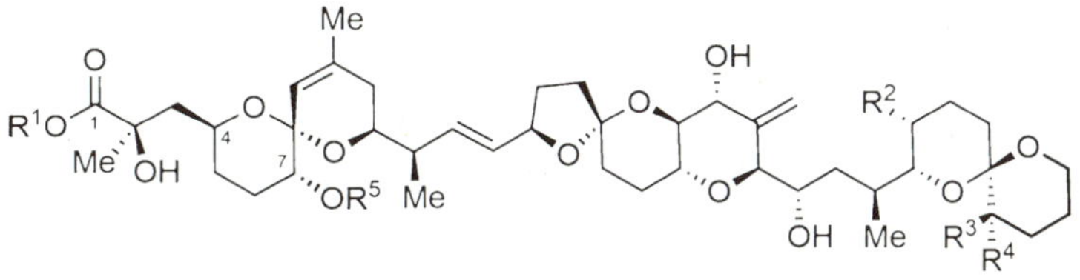

图 7-61　OA 的母核结构

OA 及其类似物是丝氨酸 / 苏氨酸蛋白磷酸酶 1（PP1）和 2A（PP2A）的抑制剂。蛋白磷酸酶 PP1 和 PP2A 介导的活性占哺乳动物细胞中丝氨酸 / 苏氨酸蛋白磷酸酶总活性的 90% 以上，前者在糖代谢、平滑肌收缩、细胞分裂和蛋白质合成中发挥着重要作用，而后者参与调控糖酵解、脂质代谢、细胞凋亡、细胞生长分裂、基因转录和蛋白质合成等诸多生命活动过程。

（一）OA 的 C-7 位羟基酯化衍生物

OA 骨架的取代衍生物主要有 OA、DTX-1 和 DTX-2（表 7-4）。它们来源于鳍藻属和原甲藻属甲藻，是为腹泻性贝类毒素（diarrhetic shellfish poison，DSP）的主要成分。DTX-1 和 DTX-2 是 OA 类似物中毒性最强的毒素，它们对小鼠急性毒性的 LD_{50} 分别为 160.00μg/kg 和 338.00μg/kg[91]。以有毒甲藻为食物的海洋双壳类动物在体内能够将 OA、DTX-1、DTX-2 代谢为其 7-*O*- 酰基衍生物 DTX-3。DTX-3 为 OA 骨架的 C-7 位羟基与链长不同（通常为 C14 至 C18）脂肪酸的酯化产物统称。由于构象变化导致 DTX-3 对丝氨酸 / 苏氨酸磷酸酶的亲和力下降，从而导致毒性减弱。然而，当人类食用双壳类时，消化酶可以水解 DTX-3 的 C-7 位酯键，从而释放具有毒性的 OA 衍生物，并造成机体中毒[92]。

表 7-4　OA C-7 位羟基酯化衍生物

名称	R^1	R^2	R^3	R^4	R^5	Species
OA	H	CH_3	H	H	H	*Prorocentrum lima*，*P. arenarium*，*P. belizeanum*，*P. concavum*，*P. faustiae*，*P. maculosum*
DTX-1	H	CH_3	CH_3	H	H	*P. lima*，*P. faustiae*
DTX-2	H	H	H	CH_3	H	*P. lima*
DTX-3	H	CH_3	H	CH_3	Acyl	*Mytilus galloprovincialis* *Crenomytilus grayanus*

（二）OA 羧基的酯化衍生物

OA 的 C-1 位羧基酯化衍生物主要来源于海洋原甲藻属甲藻 *P. lima*，*P. muculosum* 和 *P. belizeanum* 等。根据溶解性的不同，又可分为两组，即水溶性衍生物 DTX-4~DTX-5a-c 以及脂溶性衍生物 DTX-6 和 C4-diol OA~C10-diol OA（图 7-62、表 7-5 和表 7-6）[93]。

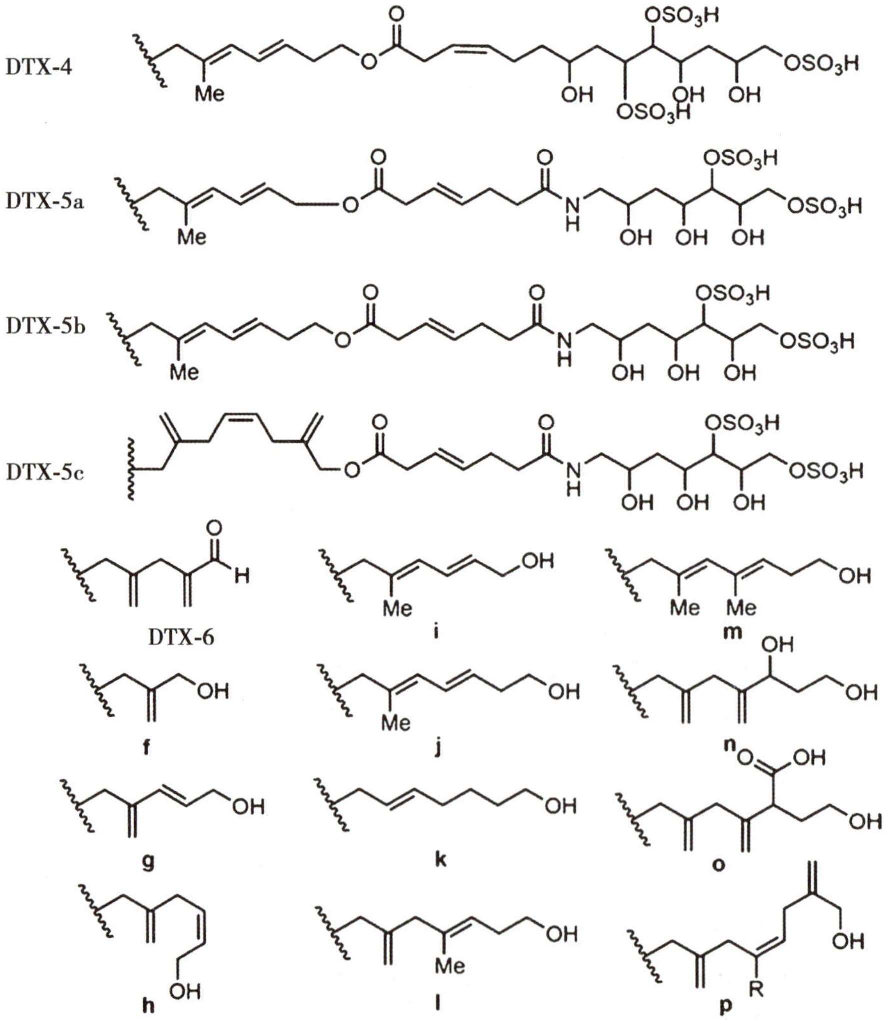

图 7-62　OA 羧基酯化的长链取代基类型

表 7-5　OA 羧基的酯化水溶性衍生物

名称	R^1	R^2	R^3	R^4	R^5	Species
DTX-4	a	CH_3	H	H	H	*P. lima*, *P. muculosum*
DTX-5a	b	CH_3	H	H	H	*P. muculosum*
DTX-5b	c	CH_3	H	H	H	*P. maculosum*
DTX-5c	d	CH_3	H	H	H	*P. belizeanum*

表 7-6　OA 羧基酯化的脂溶性衍生物

名称	R^1	R^2	R^3	R^4	R^5	Species
DTX-6	e	CH_3	H	H	H	*P. lima*
C4-diol OA	f	CH_3	H	H	H	*P. lima*
C6-diol OA	g	CH_3	H	H	H	*P. lima*
C7-diol OA	h	CH_3	H	H	H	*P. lima*
C7-diol OA	i	CH_3	H	H	H	*P. maculosum*
C8-diol OA	j	CH_3	H	H	H	*P. lima*, *P. maculosum*
C9-diol OA	k	CH_3	H	H	H	*P. lima*
C9-diol OA	l	CH_3	H	H	H	*P. lima*
C9-diol OA	m	CH_3	H	H	H	*P. lima*
C9-diol OA	n	CH_3	H	H	H	*P. lima*
C9-diol OA	o	CH_3	H	H	H	*P. lima*
C10-diol OA	p	CH_3	H	H	H	*P. belizeanum*

（三）OA 骨架类似物

Belizeanic acid 是从海洋原甲藻 *P. belizeanum* 中获得的蛋白磷酸酶 PP1 抑制剂，它保留了 C-1 位羧基、C-2 位羟基、C-24 位羟基以及疏水部分 C-30~C-38，但是其 C、D 环均开环（图 7-63）[94]。

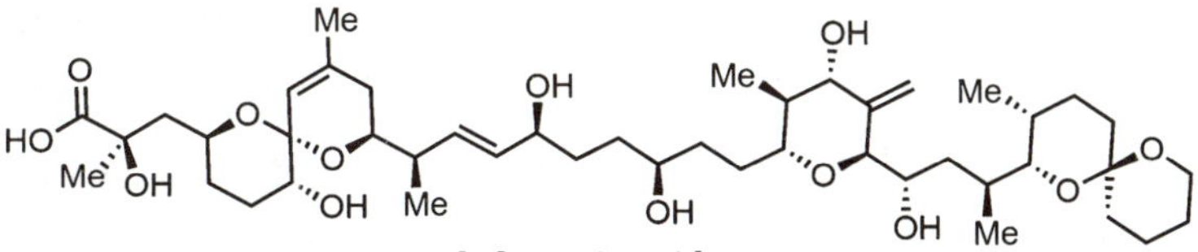

belizeanic acid

图 7-63　belizeanic acid 的化学结构

第四节　海洋天然产物研究实例

抗肿瘤活性柠檬苦素二聚体的分离鉴定与仿生合成

2017 年,从印度克里希纳河口红树植物 *Xylocarpus moluccensis* 种子中首次分离鉴定了 C_2- 对称的轴手性柠檬苦素二聚体,命名为 krishnadimer A(图 7-64)。该二聚体是一类新的非联芳类轴手性天然产物。利用 NMR、X 射线单晶衍射技术和圆二色光谱的 Cotton 效应比对分析确定了该二聚体的结构,尤其是 C15—C15' 轴的构型。采用 2,3- 二氯 -5,6- 二氰基苯醌(DDQ)诱导的碳 - 碳自由基氧化偶联方法成功地实现了 krishnadimer A 的仿生合成,并得到其阻转异构体衍生物 **7-40b**。抗肿瘤活性测试结果表明上述柠檬苦素二聚体的轴手性与抗肿瘤活性密切关联。

1. Krishnadimer A 的提取分离

印度红树植物 *X. moluccensis* 的干燥种子 7.0kg 经粉碎后用 95% 工业酒精常温浸提 5 次,每次浸泡 48 小时,合并提取液,减压浓缩后,经由乙酸乙酯萃取得萃取物 320.0g,萃取物经正、反相硅胶柱层析以及高效液相色谱(HPLC)制备得 krishnadimer A(4.2mg)。具体的分离流程如图 7-65 所示。

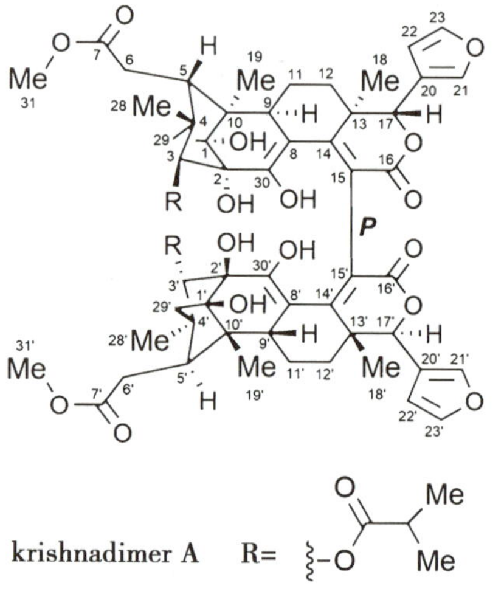

图 7-64　krishnadimer A 的化学结构

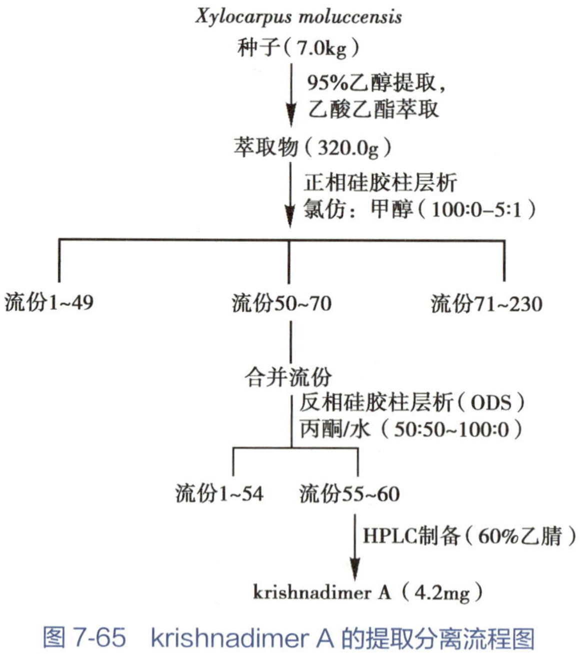

图 7-65　krishnadimer A 的提取分离流程图

2. 结构鉴定

Krishnadimer A 为黄色无定形粉末,可溶于丙酮、甲醇和氯仿。$[\alpha]_D^{25}$=−78(*c*=0.04,丙酮),UV(MeCN) λ_{max}(log *ε*)=202.5(4.3),286.4(3.9),356.9(3.8)nm。与常见柠檬苦素化合物不同,该化合物的紫外最大吸收往长波段方向移动。由此可推断该化合物的结构中含有长程共轭体系。该化合物的分子式由高分辨电喷雾质谱的准分子离子峰$[M+H]^+$(*m/z* 1 139.484 4,计算值为 1 139.484 6)确定为 $C_{62}H_{74}O_{20}$;

即不饱和度为 26。然而，该化合物的 ^{1}H 和 ^{13}C NMR 谱仅显示了化合物一半的信号。由此可以推断，krishnadimer A 是一个结构对称的二聚体。Krishnadimer A 的平面结构经由一维和二维 NMR 图谱确定。其 ^{1}H- 和 ^{13}C-NMR 数据归属如表 7-7 所示。

表 7-7　化合物 175 的 ^{1}H(400MHz) 和 ^{13}C NMR(100MHz) 数据归属 (δ/ppm)

position	175[a]		175[b]	
	δ_H(mult, J in Hz)	δ_C(mult)	δ_H(mult, J in Hz)	δ_C(mult)
1/1'		81.7 qC		81.5 qC
2/2'		76.4 qC		77.1 qC
3/3'	4.71s	84.9 CH	4.81s	84.7 CH
4/4'		43.8 qC		43.1 qC
5/5'	2.62br d (11.2)	37.6 CH	2.80d (11.2)	38.0 CH
6a/6'a	2.42d (16.0)	34.7 CH_2	2.41br d (16.4)	34.5 CH_2
6b/6'b	2.30dd (16.0, 11.2)		2.30dd (16.4, 11.2)	
7/7'		173.8 qC		173.1 qC
8/8'		104.4 qC		103.8 qC
9/9'	2.69br d (11.2)	34.1 CH	2.50dd (10.8, 4.0)	34.7 CH
10/10'		46.3 qC		45.7 qC
11α/11'α	1.71m	19.6 CH_2	1.79m	19.7 CH_2
11β/11'β	1.38m		1.54m	
12α/12'α	0.83m	29.9 CH_2	1.20m	29.1 CH_2
12β/12'β	1.34m		1.39m	
13/13'		39.6 qC		39.9 qC
14/14'		158.9 qC		157.7 qC
15/15'		122.4 qC		122.4 qC
16/16'		165.0 qC		167.0 qC
17/17'	5.04s	79.0 CH	5.21s	79.8 CH
18/18'	1.17s	18.2 CH_3	1.20s	17.4 CH_3
19/19'	0.94s	18.8 CH_3	1.04s	18.2 CH_3
20/20'		120.7 qC		119.4 qC
21/21'	7.73br s	141.8 CH	7.48br s	141.3 CH
22/22'	6.42br s	110.2 CH	6.41br s	109.7 CH
23/23'	7.67br s	144.3 CH	7.43br s	143.1 CH
28/28'	0.68s	15.4 CH_3	0.83s	14.6 CH_3
29a/29'a	1.81d (10.4)	40.6 CH_2	1.91d (10.8)	40.8 CH_2
29b/29'b	1.46d (10.4)		1.61d (10.8)	
30/30'		147.9 qC		146.8 qC
7,7'-OMe-31,31'	3.52s	51.8 CH_3	3.64s	51.7 CH_3

续表

position	175[a]		175[b]	
	δ_H(mult, J in Hz)	δ_C(mult)	δ_H(mult, J in Hz)	δ_C(mult)
3,3'-*isobutyryloxy*				
32/32'		175.5 qC		176.2 qC
33/33'	2.52m	34.4 CH	2.61m	34.5 CH
34/34'	1.19d(7.2)	19.3 CH_3	1.26d(6.8)	19.2 CH_3
35/35'	1.17d(7.2)	19.3 CH_3	1.24d(6.8)	18.8 CH_3
1-OH/1'-OH	4.76br s		3.07br s	
2-OH/2'-OH	4.72br s		3.49br s	
30-OH/30'-OH	6.83s		6.28s	

[a] Recorded in DMSO-d_6. [b] Recorded in $CDCl_3$。

HMBC 相关信号(图 7-66a)对于确立该二聚体的结构非常重要。如:羟基氢单峰信号(δ_H=6.83ppm, DMSO-d_6)与 C-2[δ_C=76.4ppm(qC),DMSO-d_6]、C-30[δ=147.9ppm(qC),DMSO-d_6]以及 C-8 [δ_C=104.4ppm(qC),DMSO-d_6]之间存在明显的 HMBC 相关。由此可证实 30—OH 和 C8═C30 的存在。同样, H-9[δ_H=2.50ppm(dd,J=10.8,4.0Hz),$CDCl_3$]与 C-14[δ_C=157.7ppm(qC),$CDCl_3$]和 C-15[δ_C=122.4ppm (qC),$CDCl_3$]的 HMBC 相关信号证实化合物结构中含有 C14═C15,且该化合物的两个单体结构单元通过 C-15—C-15' 轴相连(图 7-66a)。

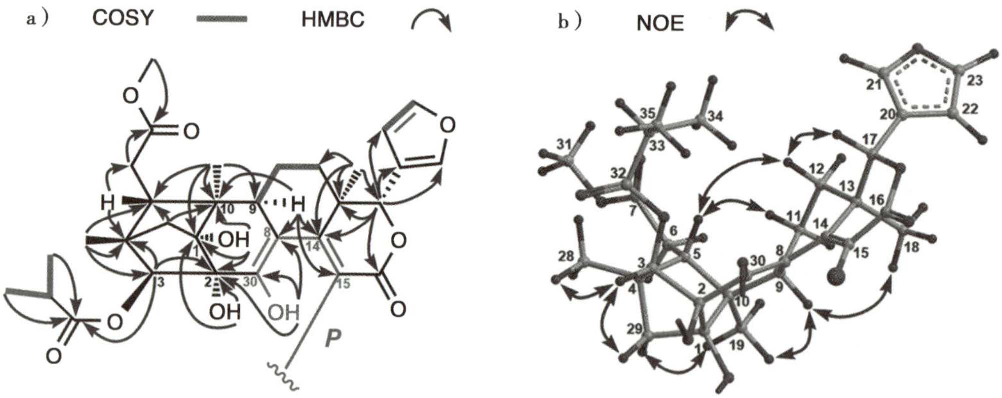

图 7-66 (a)Krishnadimer A 的 $^1H—^1H$ COSY 和 HMBC 部分相关;(b)Krishnadimer A 的 NOE 关键相关信号(C-15 的连接基团省略)

Krishnadimer A 的相对立体构型经由 NOE 相关信号确定(图 7-66b)。H-29α/H_3-19、H-9/H_3-18 和 H-9/H_3-19 的 NOE 相关信号说明这些质子处于共平面。由此可判定 H_3-19、H-9、H_3-18 为 α 构型。同样,H-5/H-11β、H-5/H-12β 和 H-12β/H-17 的 NOE 相关信号证实 H-5 和 H-17 均为 β 构型。H-3 与 H_3-28、H-29β 之间有 NOE 相关信号,与 H-5 则没有;由此可知 H-3 为 α 构型,且其取代基则为 β 构型。综上所述, krishnadimer A 的相对构型如图 7-66b 所示。因此,krishnadimer A 是一个 C_2- 对称的轴手性 phragmalin 类型柠檬苦素二聚体,命名为 krishnadimer A。

Krishnadimer A 的天然含量低,而且其绝对立体构型复杂。为了确定该二聚体的绝对立体构型,尤其是 C15—C15' 轴的构型，我们对该二聚体进行了仿生合成。最终，在环境温度为 12℃、氯仿 / 甲醇（1 : 2）的溶剂体系条件下培养出了 krishnadimer A 的单晶。采用铜靶 X 射线单晶衍射技术确立了 krishnadimer A 的绝对立体构型，即 1*R*，2*R*，3*S*，4*R*，5*S*，9*R*，10*S*，13*R*，17*R*，1'*R*，2'*R*，3'*S*，4'*R*，5'*S*，9'*R*，10'*S*，13'*R*，17'*R*。其旋转受阻的 C15—C15' 轴也被确定为（*P*）- 构型。Krishnadimer A 的 X 射线晶体衍射结构如图 7-67 所示（CCDC-1505936）。

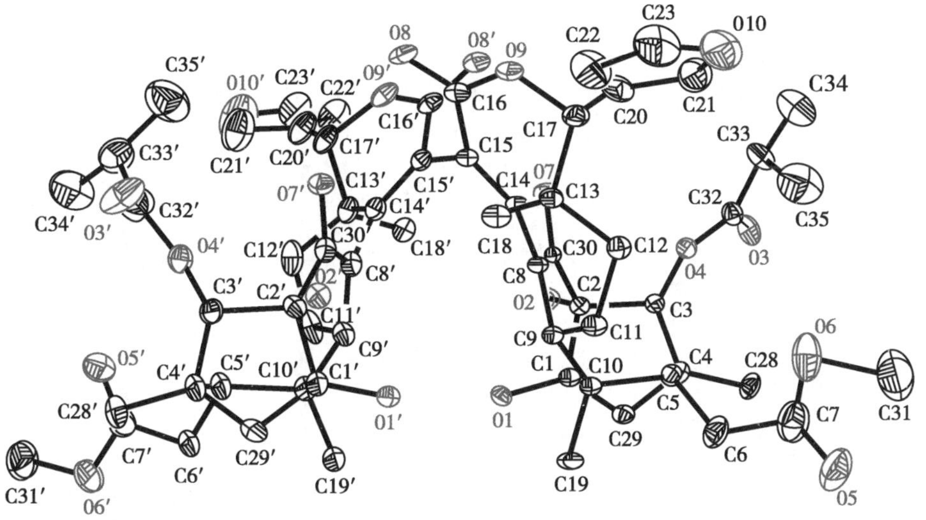

图 7-67　Krishnadimer A 的 X 射线单晶衍射结构[Flack 值为 0.06(5)]

3．仿生合成

以 moluccensin A 为前体，采用 2，3- 二氯 -5，6- 二氰基苯醌（DDQ）诱导的碳 - 碳自由基氧化偶联策略，成功地实现了 krishnadimer A 的仿生合成，并获得该二聚体的阻转异构体衍生物 **7-40a** 和 **7-40b**，具体如图 7-68 所示：

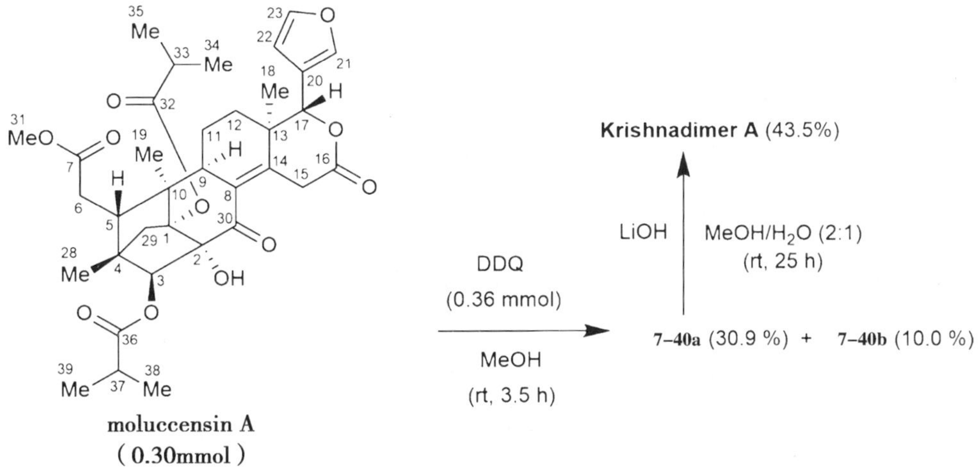

图 7-68　Krishnadimer A 的仿生合成路线

最终，以结构多样性为导向，分别以 moluccensin A 和 6*R*-hydroxymoluccensin A 为前体，在多种氧化偶联条件下获得了 6 类共 10 个二聚体化合物，即 **7-42/7-42'**、**7-43/7-43'**、**7-44/7-44'**、**7-45/7-46**、**7-47a/7-40a**、**7-47b/7-40b**。具体如图 7-69 所示：

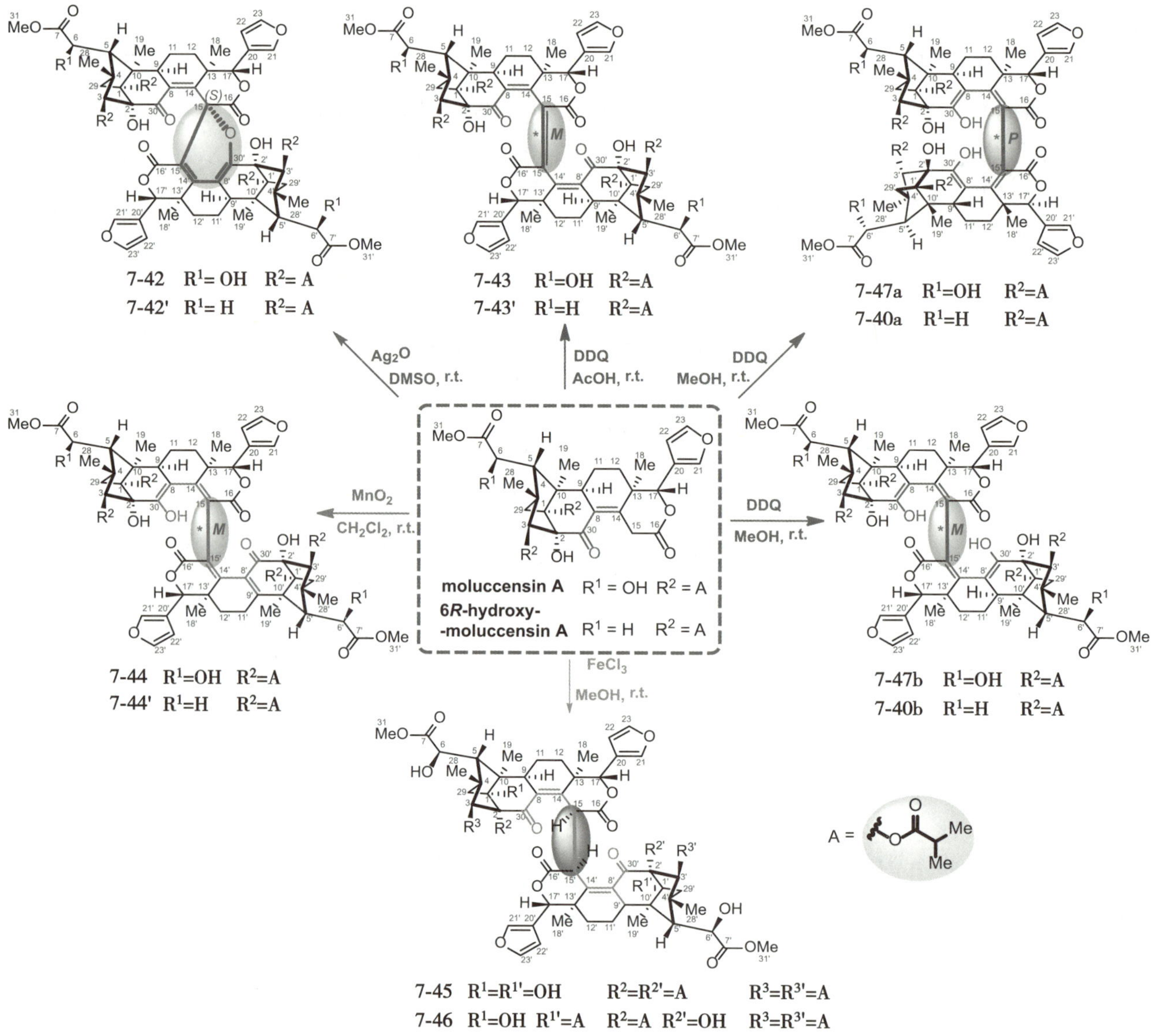

注:* 代表轴的构型稳定。

图 7-69 柠檬苦素二聚体 7-42~7-46、7-42'-7-44'、7-47a、7-47b 的合成线路

4. 抗肿瘤活性研究

体外抗肿瘤活性筛选结果表明 C15—C15' 中心轴为 *M*- 型的二聚体 **7-47b** 对人三阴性乳腺癌 MDA-MB-231 和 MDA-MB-453 细胞系显示出较强的细胞毒活性，IC_{50} 分别为（5.57 ± 1.48）μmol/L 和（3.93 ± 0.75）μmol/L。结果提示上述柠檬苦素二聚体轴的构型与其抗肿瘤活性密切关联。同时，**7-47b** 对三阴性乳腺癌 MDA-MB-453 细胞系的裸鼠移植瘤有显著抑瘤作用。静脉注射隔天给药，在 30mg/kg 的剂量下，给药四周后 **7-47b** 的抑瘤率高达 63.83%。这一结果明显优于阳性对照药物顺铂（20.06%）。从裸鼠移植瘤的体积和重量变化来看，**7-47b** 的抑瘤作用明显（图 7-70）；从裸鼠体重指标变化来看，**7-47b** 的毒性不明显；从 10mg/kg 与 30mg/kg 两个给药剂量来看，**7-47b** 的抑瘤作用呈现明显的量效关系（表 7-8）。

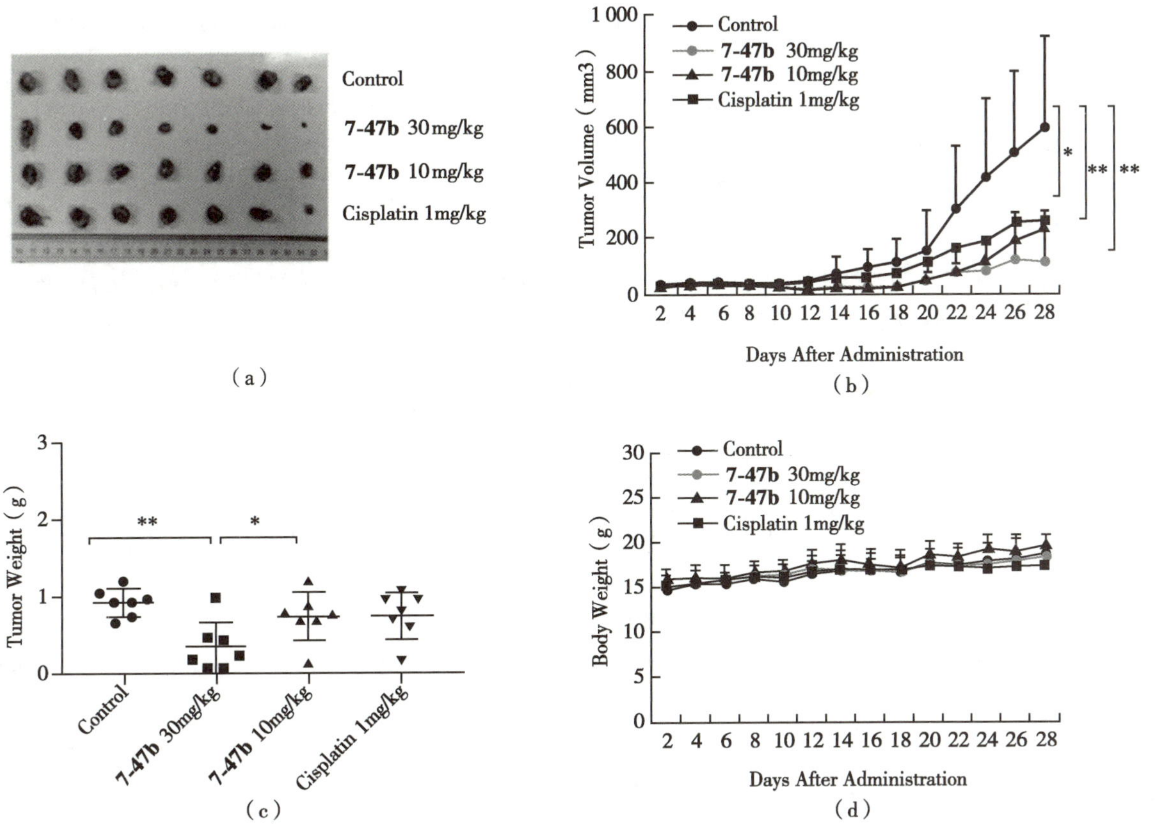

注：**p<0.01 *vs* Control，*p<0.05 *vs* Control；每组数值用 means ± SD 表示。*$P<0.05$ 和 **$P<0.01$。

(a) 肿瘤大小；(b) 肿瘤体积；(c) 肿瘤重量；(d) 裸鼠体重。

图 7-70 柠檬苦素二聚体 7-47b 对三阴性乳腺癌 MDA-MB-453 细胞系的裸鼠移植瘤有显著抑瘤作用

表 7-8 二聚体 **7-47b** 对三阴性乳腺癌 MDA-MB-453 细胞系裸鼠移植瘤的抑瘤作用

组	实验前		实验后		肿瘤重量 /g	抑制率 /%
	小鼠 /*n*	重量 /g	小鼠 /*n*	重量 /g		
对照组	7	14.80 ± 1.39	7	18.49 ± 2.29	0.90 ± 0.18	
7-47b（30mg/kg）	7	15.36 ± 0.97	7	18.05 ± 1.38	0.32 ± 0.32*	63.83
7-47b（10mg/kg）	7	15.82 ± 1.25	7	19.41 ± 1.87	0.71 ± 0.31	21.17
Cisplatin（1mg/kg）	7	15.23 ± 1.24	7	17.34 ± 1.97	0.72 ± 0.31	20.06

* $P<0.05$ *vs* 对照组。

（吴 军）

参考文献

[1] D'INCALCI M. A review of trabectedin (ET-743): A unique mechanism of action [J]. Mol Cancer Ther, 2010 (9): 2157-2163.

[2] CASADO JA. Relevance of the Fanconi anemia pathway in the response of human cells to trabectedin [J]. Mol Cancer Ther, 2008 (7): 1309-1318.

[3] LARSEN AK. Unique features of trabectedin mechanism of action [J]. Cancer Chemother Pharmacol. 2016(77):663-671.

[4] OKU N. Shishijimicins A-C, novel enediyne antitumor antibiotics from the ascidian *Didemnum proliferum* [J]. J Am Chem. Soc, 2003(125):2044-2045.

[5] GARRIDO L. Haouamines A and B: A new class of alkaloids from the ascidian *Aplidium haouarianum* [J]. J Org Chem, 2003(68):293-299.

[6] REYES F. Cytotoxic staurosporines from the marine ascidian *Cystodytes solitus* [J]. J Nat Prod, 2008(71):1046-1048.

[7] SCOTT JD. Chemistry and biology of the tetrahydroisoquinoline antitumor antibiotics [J]. Chem Rev, 2002(102):1669-1730.

[8] SUWANBORIRUX K. Chemistry of renieramycins. part 3. (1) isolation and structure of stabilized renieramycin type derivatives possessing antitumor activity from Thai sponge *Xestospongia* species, pretreated with potassium cyanide [J]. J Nat Prod, 2003(66):1441-1446.

[9] OKU N. Renieramycin J, a highly cytotoxic tetrahydroisoquinoline alkaloid from a marine sponge *Neopetrosia* sp [J]. J Nat Prod, 2003(66):1136-1139.

[10] AMNUOYPOL S. Chemistry of renieramycins. part 5. structure elucidation of renieramycin-type derivatives O, Q, R, and S from Thai marine sponge *Xestospongia* species pretreated with potassium cyanide [J]. J Nat Prod, 2004(67):1023-1028.

[11] DAIKUHARA N. Chemistry of renieramycins. part 7: renieramycins T and U, novel renieramycin-ecteinascidin hybrid marine natural products from Thai sponge *Xestospongia* sp [J]. Tetrahedron Lett, 2009(50):4276-4278.

[12] SAYED KAE. New manzamine alkaloids with potent activity against infectious diseases [J]. J Am Chem Soc, 2001(123):1804-1808.

[13] TSUKAMOTO S. Aaptamine, an alkaloid from the sponge *Aaptos suberitoides*, functions as a proteasome inhibitor [J]. Bioorg Med Chem Lett, 2010(20):3341-3343.

[14] YU HB. Cytotoxic aaptamine derivatives from the South China Sea sponge *Aaptos aaptos* [J]. J Nat Prod, 2014(77):2124-2129.

[15] YU HB. Aaptamine derivatives with antifungal and anti-HIV-1 activities from the South China Sea sponge *Aaptos aaptos* [J]. Mar Drugs, 2014(12):6003-6013.

[16] BOWDEN BF. Lihouidine, a novel spiro polycyclic aromatic alkaloid from the marine sponge *Suberea* sp. (Aplysinellidae, Verongida) [J]. The J Org Chem, 2004(69):7791-7793.

[17] LIU C. Suberitine A-D, four new cytotoxic dimeric aaptamine alkaloids from the marine sponge *Aaptos suberitoides* [J]. Org Lett, 2012(14):1994-1997.

[18] AOKI S. Cortistatins A-D, Anti-angiogenic steroidal alkaloids, from the marine sponge *Corticium simplex* [J]. J Am Chem Soc, 2006(128):3148-3149.

[19] HALE KJ. The chemistry and biology of the bryostatin antitumour macrolides [J]. Nat Prod Rep, 2002(19):413-453.

[20] BRIAN AL. Addressing supply issues for natural products in the clinic [J]. Science, 2017(358):166-167.

[21] LOPANIK N. Structure of Bryostatin 20: A Symbiont-Produced Chemical Defense for Larvae of the Host Bryozoan, *Bugula neritina* [J]. J Nat Prod, 2004(67):1412-1414.

[22] ALIEV AE. Enantioselective Formal Total Synthesis of the Antitumor Macrolide Bryostatin 7 [J]. Org Lett, 2006(8):4477-4480.

[23] LU Y. Total Synthesis of Bryostatin 7 via C-C Bond-Forming Hydrogenation [J]. J Am Chem Soc, 2011(133):13876-13879.

[24] TROST BM. Total synthesis of bryostatin 16 using atom-economical and chemoselective approaches [J]. Nature, 2008

(456):485-488.

[25] TROST BM. Total Synthesis of Bryostatin 16 Using a Pd-Catalyzed Diyne Coupling as Macrocyclization Method and Synthesis of C20-epi-Bryostatin 7 as a Potent Anticancer Agent [J]. J Am Chem Soc, 2010 (132): 16403-16416.

[26] KECK GE. Total Synthesis of Bryostatin 1 [J]. J Am Chem Soc, 2011 (133): 744-747.

[27] WENDER PA. Total Synthesis of Bryostatin 9 [J]. J Am Chem Soc, 2011 (133): 9228-9231.

[28] ZHANG YB. Total Synthesis of Bryostatin 8 via an Organosilane-Based Strategy [J]. Angew. Chem, 2017 (57): 942-946.

[29] WENDER PA. Scalable synthesis of bryostatin 1 and analogs, adjuvant leads against latent HIV [J]. Science, 2017(358): 218-222.

[30] WU J. Natural products from true mangrove flora: source, chemistry and bioactivities [J]. Nat Prod Rep, 2008 (25): 955-981.

[31] LI MY. Natural products from semi-mangrove flora: source, chemistry and bioactivities [J]. Nat Prod Rep, 2009 (26): 281-298.

[32] HU WM. Dolabranes from the Chinese Mangrove, *Ceriops tagal* [J]. J Nat Prod, 2010 (73): 1701-1705.

[33] PENG Y. Three new dolabrane diterpenes from the Chinese mangrove plant of *Ceriops tagal* [J]. Phytochem Lett, 2017 (21): 38-41.

[34] YANG Y. Dolabrane-type diterpenes from the mangrove plant *Ceriops tagal* with antitumor activities [J]. Fitoterapia, 2015 (103): 277-282.

[35] ZHANG XH. Tagalide A and tagalol A, naturally occurring 5/6/6/6-and 5/6/6-fused cyclic dolabrane-type diterpenes: a new insight into the anti-breast cancer activity of the dolabrane scaffold [J]. Org Chem Front, 2018 (5): 1176-1183.

[36] FANG X. The advances in the limonoids chemistry of the Meliaceae family [J]. Curr Org Chem, 2011 (15): 1363-1391.

[37] YIN S. Xylogranatins A-D: Novel Tetranortriterpenoids with an Unusual 9, 10-seco Scaffold from Marine Mangrove *Xylocarpus granatum* [J]. Org Lett, 2006 (8): 4935-4938.

[38] YIN S. Limonoids from the Seeds of the Marine Mangrove *Xylocarpus granatum* [J]. J Nat Prod, 2007 (70): 682-685.

[39] WU YB. Xylomexicanins I and J: Limonoids with Unusual B/C Rings from *Xylocarpus granatum* [J]. J Nat Prod, 2017 (80): 2547-2550.

[40] WU J. Xylogranatins F-R: Antifeedants from the Chinese Mangrove, *Xylocarpus granatum*, A New Biogenetic Pathway to Tetranortriterpenoids [J]. Chem Eur J, 2008 (14): 1129-1144.

[41] LI J. Andhraxylocarpins A-E: Structurally Intriguing Limonoids from the True Mangroves *Xylocarpus granatum* and *Xylocarpus moluccensis* [J]. Chem Eur J, 2012 (18): 14342-14351.

[42] LI WS. Trangmolins A-F with an Unprecedented Structural Plasticity of the Rings A and B: New Insight into Limonoid Biosynthesis [J]. Chem Eur J, 2016 (22): 11719-11727.

[43] LI J. Thaixylomolins A-C: Limonoids Featuring Two New Motifs from the Thai *Xylocarpus moluccensis* [J]. Org Lett, 2013 (15): 3682-3685.

[44] LI WS. Krishnadimer A, an Axially Chiral Non-biaryl Natural Product: Discovery and Biomimetic Synthesis [J]. Org Lett, 2017 (19): 182-185.

[45] TAKAHASHI Y. Absolute Stereochemistry of Amphidinolide Q [J]. Org Lett, 2008 (10): 3709-3711.

[46] SHIMBO K. Amphidinolide W, a New 12-Membered Macrolide from Dinoflagellate *Amphidinium* sp [J]. J Org Chem, 2002 (67): 1020-1023.

[47] KUMAGAI K. Iriomoteolides-9a and 11a: two new odd-numbered macrolides from the marine dinoflagellate *Amphidinium* species [J]. J Nat Med, 2017 (71): 506-512.

[48] OGUCHI K. Iriomoteolide-3a, a Cytotoxic 15-Membered Macrolide from a Marine Dinoflagellate *Amphidinium* Species

[J]. J Org Chem, 2008 (73): 1567-1570.

[49] TSUDA M. Amphidinolide X, a Novel 16-Membered Macrodiolide from Dinoflagellate *Amphidinium* sp [J]. J Org Chem, 2003 (68): 5339-5345.

[50] TSUDA M. Amphidinolide Y, a Novel 17-Membered Macrolide from Dinoflagellate *Amphidinium* sp.: Plausible Biogenetic Precursor of Amphidinolide X [J]. J Org Chem, 2003 (68): 9109-9112.

[51] KUBOTA T. Absolute Stereochemistry of Amphidinolide E [J]. J Org Chem, 2002 (67): 1651-1656.

[52] KOBAYASHI J. Amphidinolides T2, T3, and T4, New 19-Membered Macrolides from the Dinoflagellate *Amphidinium* sp. and the Biosynthesis of Amphidinolide T1 [J]. J Org Chem, 2001 (66): 134-142.

[53] TSUDA M. Iriomoteolide-1a, a Potent Cytotoxic 20-Membered Macrolide from a Benthic Dinoflagellate *Amphidinium* Species [J]. J Org Chem, 2007 (72): 4469-4474.

[54] TSUDA M. Iriomoteolides-1b and -1c, 20-Membered Macrolides from a Marine Dinoflagellate *Amphidinium* Species[J]. J Nat Prod, 2007 (70): 1661-1663.

[55] KUMAGAI K. Iriomoteolide-2a, a cytotoxic 23-membered macrolide from marine benthic dinoflagellate *Amphidinium* species [J]. Heterocycles, 2015 (91): 265-274.

[56] KUBOTA T, TSUDA M, KOBAYASHI J. Absolute Stereochemistry of Amphidinolide C [J]. Org Lett, 2008 (3): 1363-1366.

[57] KUBOTA T. Amphidinolide C2, New Macrolide from Marine dinoflagellate *Amphidinium* Species [J]. Mar Drugs, 2004 (2): 83-87.

[58] TSUDA M. Amphidinolides B4 and B5, Potent Cytotoxic 26-Membered Macrolides from Dinoflagellate *Amphidinium* Species [J]. Mar Drugs, 2005 (3): 1-8.

[59] OGUCHI K. Amphidinolides B6 and B7, Cytotoxic Macrolides from a Symbiotic Dinoflagellate *Amphidinium* Species [J]. J Nat Prod, 2007 (70): 1676-1679.

[60] KOBAYASHI J. Amphidinolides H2-H5, G2, and G3, New Cytotoxic 26-and 27-Membered Macrolides from Dinoflagellate *Amphidinium* sp [J]. J Org Chem, 2002 (67): 6585-6592.

[61] TAKAHASHI Y. Revised structure and stereochemical assignments of amphidinolide N [J]. J Antibiot, 2013 (66): 277-279.

[62] KOHLI GS. Role of Modular Polyketide Synthases in the Production of Polyether Ladder Compounds in Ciguatoxin-producing *Gambierdiscus polynesiensis* and *G. excentricus* (Dinophyceae) [J]. J Eukaryot Microbiol, 2017 (64): 691-706.

[63] CUYPERS E. Gambierol, a toxin produced by the dinoflagellate *Gambierdiscus toxicus*, is a potent blocker of voltage-gated potassium channels [J]. Toxicon, 2008 (51): 974-983.

[64] SINKINS WG. Maitotoxin converts the plasmalemmal Ca^{2+} pump into a Ca^{2+}-permeable nonselective cation channel [J]. Am J Physiol-Cell Ph, 2009 (297): 1533-1537.

[65] ROEDER K. Characteristic profiles of Ciguatera toxins in different strains of *Gambierdiscus spp* [J]. Toxicon, 2010(56): 731-738.

[66] SOLIÑO L. Differetial toxin profiles of ciguatoxins in marine organisms: Chemistry, fate and global distribution [J]. Toxicon, 2018 (150): 124-143.

[67] MARTIN V. Differential effects of ciguatoxin and maitotoxin in primary cultures of cortical neurons [J]. Chem Res Toxicol, 2014 (27): 1387-1400.

[68] FUWA H. Total Synthesis of Gambierol [J]. Org Lett, 2002 (4): 2981-2984.

[69] RODRÍGUEZ I. Gambierone, a Ladder-Shaped Polyether from the Dinoflagellate *Gambierdiscus belizeanus* [J]. Org Lett, 2015 (17): 2392-2395.

[70] SATAKE M. Structures of the Largest Amphidinol Homologues from the Dinoflagellate *Amphidinium carterae* and Structure-Activity Relationships [J]. J Nat Prod, 2017(80): 2883-2888.

[71] BENSOUSSAN C. Isolation, structural determination, and synthetic approaches toward amphidinol 3 [J]. Nat Prod Rep, 2014(31): 468-488.

[72] MENG YH. Structure and Biosynthesis of Amphidinol 17, a Hemolytic Compound from *Amphidinium carterae* [J]. J Nat Prod, 2010(73): 409-415.

[73] NUZZO G. Antifungal Amphidinol 18 and Its 7-Sulfate Derivative from the Marine Dinoflagellate *Amphidinium carterae* [J]. J Nat Prod, 2014(77): 1524-1527.

[74] KUBOTA T. Luteophanol D, New Polyhydroxyl Metabolite from Marine Dinoflagellate *Amphidinium* sp [J]. Mar Drugs, 2005(3): 113-118.

[75] INUZUKA T. Amdigenols E and G, long carbon-chain polyol compounds, isolated from the marine dinoflagellate *Amphidinium* sp [J]. Tetrahedron Lett, 2014(55): 6319-6323.

[76] HANIF N. Symbiopolyol, a VCAM-1 Inhibitor from a Symbiotic Dinoflagellate of the Jellyfish *Mastigias papua* [J]. J Nat Prod, 2010(73): 1318-1322.

[77] LI WS. Determination of the Absolute Configuration of Super-Carbon-Chain Compounds by a Combined Chemical, Spectroscopic, and Computational Approach: Gibbosols A and B [J]. Angew Chem Int Ed, 2020(59): 13028-13036.

[78] WAGONER RMV. Structure and Relative Potency of Several Karlotoxins from *Karlodinium Weneficum* [J]. J Nat Prod, 2010(73): 1360-1365.

[79] HUA HM. Crystallographic and NMR studies of antiinfective tricyclic guanidine alkaloids from the sponge *Monanchora unguifera* [J]. Bioorg Med Chem, 2004(12): 6461-6464.

[80] LAVILLE R. Bioactive guanidine alkaloids from two caribbean marine sponges [J]. J Nat Prod, 2009(72): 1589-1594.

[81] HICKFORD SJH. Antitumour polyether macrolides: Four new halichondrins from the New Zealand deep-water marine sponge *Lissodendoryx* sp [J]. Bioorgan Med Chem, 2009(17): 2199-2203.

[82] WANG W. Rare Polyene-polyol Macrolides from Mangrove-derived *Streptomyces* sp. ZQ4BG [J]. Sci Rep, 2017(7): 1703-1715.

[83] SUO R. Poecillastrin H, a Chondropsin-Type Macrolide with a Conjugated Pentaene Moiety, from a *Characella* sp. Marine Sponge [J]. J Nat Prod, 2018(81): 1295-1299.

[84] PLAZA A. Mirabilin, an antitumor macrolide lactam from the marine sponge *Siliquariaspongia mirabilis* [J]. J Nat Prod, 2008(71): 473-477.

[85] KIM DG. Bahamaolides A and B, antifungal polyene polyol macrolides from the marine actinomycete *streptomyces* sp [J]. J Nat Prod, 2012(75): 959-967.

[86] KOBAYASHI J. Chemistry and biology of Okinawan marine natural products [J]. Pure Appl Chem, 2009(81): 1009-1018.

[87] SHAO CL. Bastimolide A, a Potent Antimalarial Polyhydroxy Macrolide from the Marine Cyanobacterium *Okeania hirsuta* [J]. J Org Chem, 2015(80): 7849-7855.

[88] MARINOMAR SD. Swinholide J, a Potent Cytotoxin from the Marine Sponge *Theonella swinhoei* [J]. Mar Drugs, 2011(9): 1133-1141.

[89] NAPOLITANO JG. Belizeanolide, a cytotoxic macrolide from the dinoflagellate Prorocentrum *belizeanum* [J]. Angew Chem Int Edit, 2009(48): 796-799.

[90] KITA M. Symbiodinolide, a novel polyol macrolide that activates N-type Ca^{2+} channel, from the symbiotic marine dinoflagellate *Symbiodinium* sp [J]. Tetrahedron, 2007(63): 6241-6251.

[91] GARCÍA C. Metabolic transformation of dinophysistoxin-3 into dinophysistoxin-1 causes human intoxication by

consumption of *O*-acyl-derivatives dinophysistoxins contaminated shellfish [J]. J Toxicol Sci, 2005 (30): 287-296.

[92] AUNE T. Relative toxicity of dinophysistoxin-2 (DTX-2) compared with okadaic acid, based on acute intraperitoneal toxicity in mice [J]. Toxicon, 2007 (49): 1-7.

[93] DOMINGUEZ HJ. Dinoflagellate polyether within the yessotoxin, pectenotoxin and okadaic acid toxin groups: characterization, analysis and human health implications [J]. Toxicon, 2010 (56): 191-217.

[94] CRUZ PG. Belizeanic acid: a potent protein phosphatase 1 inhibitor belonging to the okadaic acid class, with an unusual skeleton [J]. Chem-Eur J, 2010 (14): 6948-6956.

第八章 微生物代表性天然产物

微生物是指难以用肉眼观察的一切微小生物的统称。微生物是地球上最早出现的生命形态，是地球上分布最为广泛、生物量最大、生物多样性最丰富的生命体，影响着人类健康乃至地球的整个生态系统。

人类认识微生物历史源远流长，但从认识到微生物是新药发现的重要源泉并有目的地从微生物次级代谢产物中发现新药，至今仅 70 多年。然而，在全球临床上所使用的药物总量中，有 30%~40% 是来源于微生物的代谢产物或其衍生物。微生物及其代谢产物作为治疗药物、辅助药物和预防药物，对人类的生命健康作出了巨大的贡献[1,2]。

微生物代谢产物包括初级代谢产物（primary metabolites）和次级代谢产物（secondary metabolites）。初级代谢产物是指微生物自身生长、繁殖所必需或与机体物质代谢、能量代谢有关的代谢产物，如蛋白质、氨基酸、核苷酸、辅酶、维生素、有机酸和醇类等；次级代谢产物是以初级代谢产物为前体，经过一系列的生物合成途径衍化而来的，对微生物本身的生命活动没有明显作用，而往往具有不同的生理活性作用的一类物质，例如抗生素源于微生物的次级代谢产物，它的出现使人类战胜了多种感染性疾病。本章主要针对微生物次级代谢产物，包括介绍微生物菌种来源、微生物菌种分离培养及保藏方法，以及以微生物次级代谢产物为来源的药物及活性分子等内容。

第一节 微生物菌种来源

微生物菌种来源主要包括植物共生微生物、动物共生微生物、土壤来源微生物、海洋来源微生物和其他来源微生物等。共生菌是长期与宿主共同生活的一大类群特殊微生物，因长期与宿主共进化，其生理生化特点更加鲜明、次级代谢产物更具特色。本节将以真菌为代表进行重点介绍。

一、植物共生微生物

植物共生微生物指在生活史的一定阶段或全部阶段都生活在健康植物组织和器官内部的细菌和真菌，被感染的宿主植物不表现出外在症状，可通过从表面严格消毒的植物组织中分离或从植物组织中直接扩增出 DNA 片段的方法来获得。

（一）植物共生菌的种类

内生菌物种丰富、数量庞大，主要包括内生真菌、内生细菌和内生放线菌三大类。

1. 内生真菌 植物内生真菌广泛分布于所有已知的植物中，主要存在于植物的根、茎、叶、花和果实等器官组织或细胞间隙，其种类、数量与分布会随着植物种类的不同而产生变化。目前至少已在 80 多个属的 290 多种禾本科植物中发现有内生真菌，主要是子囊菌类（Ascomycetes），包括核菌纲（Pyrenomycetes）、盘菌纲（Discomycetes）和腔菌纲（Loculoascomycetes）的许多种类。药用植物内生真菌的研究比较多，在镰刀菌属（*Fusarium*）、链格孢属（*Alternaria*）、青霉属（*Penicillium*）、根霉属（*Rhizopus*）、枝孢属（*Cladosporium*）、毛壳菌属（*Chaetomium*）、曲霉菌属（*Aspergillus*）、拟盘多毛孢属（*Pestalotiopsis*）、枝顶孢属（*Acremonium*）、头孢霉属（*Cephalosporium*）等中皆有分布，其生物多样性十分丰富。

2. 内生细菌 根据植物与内生细菌的关系可以将内生细菌分为专性内生细菌（obligate endophytic bacteria）和兼性内生细菌（facultative endophytic bacteria）。专性内生细菌只能存活于植物体内，它们跟随植物的整个生活史而存活，并通过种子传播到下一代；兼性内生细菌不仅能存活于植物体内，还能从植物根系和土壤中分离得到，大多数内生细菌属于兼性内生菌。目前，在各种农作物及果树等经济作物中发现的内生细菌已超过 120 种，分别隶属于 54 个属。这些内生细菌大多为土壤微生物种类，除根瘤菌属（*Rhizobium*）外，假单胞菌属（*Pseudomonas*）、伯克霍尔德菌属（*Burkholderia*）、芽孢杆菌属（*Bacillus*）、黄单胞菌属（*Xanthomonas*）、泛菌属（*Pantoea*）、欧文氏菌属（*Erwinia*）、肠杆菌属（*Enterobacter*）以及土壤杆菌属（*Agrobacterium*）等均为常见的属。

3. 内生放线菌 放线菌是产生生物活性物质最多的一类微生物，最早发现的植物内生放线菌是与非豆科植物根部形成根瘤相关并具有固氮能力的弗兰克氏菌，也是研究最多的菌。近年来，从植物中发现了大量的内生放线菌，主要为链霉菌属（*Streptomyces*），此外还有链轮丝菌属（*Streptoverticillium*）、诺卡氏菌属（*Nocardia*）、拟诺卡氏菌属（*Nocardiopsis*）、小单孢菌属（*Micromonospora*）、小双孢菌属（*Microbispora*）、北里孢菌属（*Kitasatospora*）、动孢囊菌属（*Kineosporia*）、草孢菌属（*Herbidospora*）、黄球菌属（*Luteococcus*）、小月菌属（*Microlunatus*）等。

（二）植物共生菌多样性

1. 生物多样性 内生菌几乎存在于植物的所有组织中，在植物根、茎、叶、花、果实、种子等组织和器官内均有分布，在不同器官中的分布存在差异。同时，内生菌的生物多样性受多种外界因素影响，包括地理位置、温度变化、光照、雨水、空气湿度等。

2. 代谢产物多样性 植物内生菌主要通过两种途径来促进活性成分的产生和积累，包括内生菌自身产生植物所需要的活性成分以及刺激植物产生一些活性成分。内生菌除了产生与宿主相同或者相似的化合物外，还产生生物碱类、醌类、萜类、甾体类、异香豆素类、苯并呋喃类、多肽类、酚类等其他次级代谢产物，这些代谢产物不仅具有抗菌、抗肿瘤、抗氧化、杀虫、促生长等生物活性，而且有利于维持和宿主植物之间的动态平衡，如互利共生、拮抗、竞争等，使植物在生物胁迫方面表现出较强的适应力。

（三）内生菌对宿主植物的特异性

在许多情况下，植物与其内共生体的系统进化是一致的，但是有些内生真菌在宿主科的水平上具有特异性，同时在宿主种的水平上也具有特异性。内生真菌对宿主植物的特异性需要宿主植物与内生真菌相互适应，它们一直共栖并共同进化，最终演变成遗传性互补体系。在许多宿主体内可能寄存有数百种内生真菌，大多数内生菌对宿主植物种类表现出特异性的同时，对植物的组织及器官也表现出特异性，可能与内生真菌适应植物不同生理条件的过程有关。一些内生真菌的种类会比较频繁地出现或仅在某些特殊的植物种类中出现。例如，内生真菌散斑壳属 *Lophodermium* spp. 会频繁地出现在松科植物中，而在同一区域的其他柏科或被子植物中则不存在。再如，木霉属在紫杉树中普遍存在，而青霉属则普遍存在于松树当中，在紫杉树中却不常见。

（四）植物共生菌次级代谢产物的应用前景

我国有 5 000 多种药用植物，植物内生菌分布广、种类多，可开发的空间很大。在生产实际中可以利用植物内生菌在宿主植物体内产生的次级代谢产物来提高植物对生物胁迫和非生物胁迫抗性，但也有一些问题亟需解决，比如内生菌次级代谢产物在对害虫产生毒害作用的同时，是否对牲畜也有毒害作用；内生菌次级代谢产物使宿主植物增强生存竞争力的同时，是否会导致群落多样性的降低；如何快速准确地得到内生菌次级代谢产物中的有效活性成分，以及如何将这些次级代谢产物利用到生产实际中去，是未来该领域重要的研究方向。

二、动物共生微生物

地球上生活着数百万种动物，它们的形态和生活习惯各异，为体内微生物生长提供了多样的环境。动物来源的微生物由于其遗传和代谢的独特性，以及与动物相互作用的不同，造就了不同于环境微生物的特性。宿主可以对微生物进行选择，这些微生物进而与宿主形成互惠共生的复合体，因此，动物体内微生物的多样性是宿主与相应微生物之间相互选择和协同进化的结果。

（一）动物共生微生物的种类

动物来源的微生物资源丰富、数量繁多，次级代谢产物合成也更加丰富多样。然而，过去对动物共生菌次级代谢产物的化学成分和生物活性的研究相对较少，特别是对作为药用的动物共生菌次级代谢产物的研究较少。

（二）动物共生微生物次级代谢产物的多样性

动物共生菌是重要的活性次级代谢产物的源泉，目前对动物共生菌研究偏少，对其代谢产物研究更少。但动物物种的多样性和分布的复杂性造成了动物体内共生菌的多样性，这也直接导致其次级代谢产物结构和活性的多样性。研究发现共生菌除了产生与宿主相同或者相似的化合物外，还产生生物碱类、醌类、萜类、甾体类、异香豆素类、苯并呋喃类、多肽类、酚类等次级代谢产物。这类次级代谢产物种类繁多、结构特异，具有抗细菌、抗真菌、抗病毒、抗肿瘤及免疫调节等多种生物活性，具备开发成为新型药物的巨大潜力。

（三）动物共生菌次级代谢产物的研究前景

共生细菌寄生于动物的体表或者体内，在与动物和谐共存的过程中，构建了一个完整的微生态环境，共同维持生态的平衡。动物为细菌提供了生存的环境和养分，细菌则分泌众多次级代谢产物，帮助宿主抵抗病原菌的侵袭和繁殖。动物 - 细菌共生体因而成为自然界中一个特殊而稳定的生态微环境。在这一环境下生存的真菌和放线菌，其产生的次级代谢产物不仅在抗菌方面表现突出，在抗肿瘤、抗病毒以及抗寄生虫等方面也表现出巨大潜力。随着耐药性病原微生物的不断出现，有关动物共生真菌的次级代谢产物及其生物活性的研究将变得越来越重要。这一领域虽然起步较晚，但发展迅速，显示了极好的开发和应用前景。

1．动物共生放线菌次级代谢产物的研究 放线菌（actinobacteria）属于革兰氏阳性菌，具有高的G+C含量，大多数有发达的分枝菌丝，菌丝纤细，宽度为0.5~1μm。作为天然产物资源的一部分，放线菌在自然界分布很广，次级代谢产物具有复杂性、多样性和特殊性的特点，为发现新颖的化合物结构骨架提供了可能。

放线菌产生的次级代谢产物在人类对抗由致病菌产生的感染性疾病的过程中发挥了不可替代的防治作用。自1941年链霉素发现以来，据统计已发现的10 000多种抗生素中，约有80%是来源于放线菌[3]。放线菌所产生的次级代谢产物，既可被动物机体所耐受，又具有抑制特定病原微生物的活性。这类次级代谢产物种类繁多、结构特异，具有抗细菌、抗真菌、抗病毒、抗肿瘤及免疫调节等多种生物活性。

2．动物共生真菌次级代谢产物的研究 近年来，动物来源的共生真菌次级代谢产物的研究也吸引了越来越多研究者的兴趣，大量结构新颖并且具有良好生物活性的化合物被报道。

从鼠妇虫（*Armadillidium vulgare*）中分离出一株真菌球毛壳霉（*Chaetomium globosum*），从其次级代谢产物中分离得到一系列生物活性良好、结构新颖的化合物，包括具有全新碳骨架的吲哚类细胞松弛素生物碱 armochaeglobine A 和 armochaeglobine B[4]。

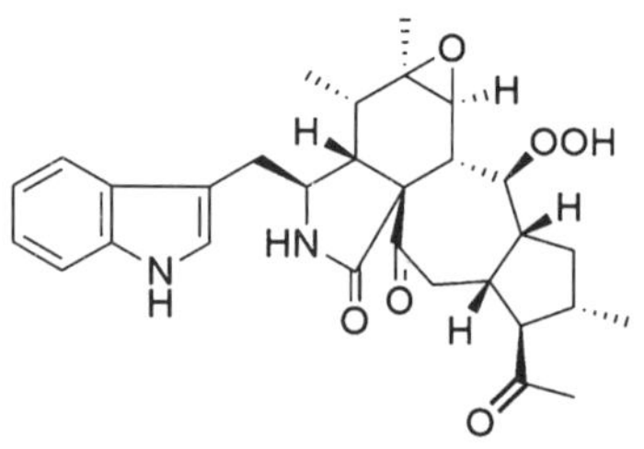

armochaeglobine A

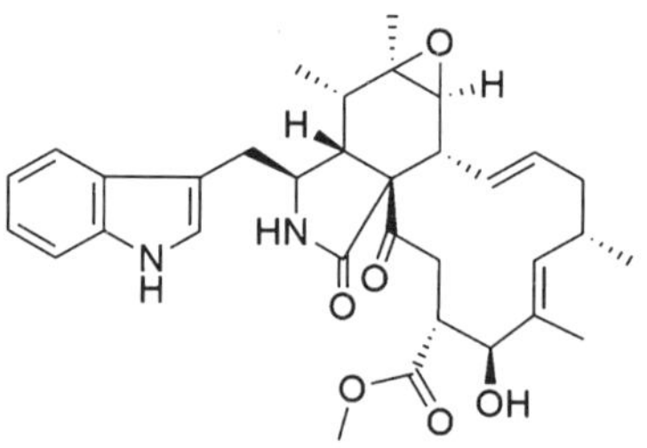

armochaeglobine B

球毛壳霉主要次级代谢产物为具有吲哚环的细胞松弛素类化合物，另外还有嗜氮酮和其他类化合物的报道。这些化合物大都具有广泛的药理活性，如抗肿瘤、抗菌、免疫调节和抗植物毒性等。

从大刀螳螂中分离到一株真菌光轮层炭壳菌（*Daldinia eschscholzii*），从其次级代谢产物中发现两个聚酮类化合物 dalesconol A 和 dalesconol B。这些分子对伴刀豆球蛋白（Con A）诱导的小鼠脾细胞增殖显示出显著的免疫抑制活性（IC_{50}：0.16~0.58μg/ml），且其选择性（selective index）优于环孢素，有望成为新型选择性免疫抑制药物的源头分子[5]。

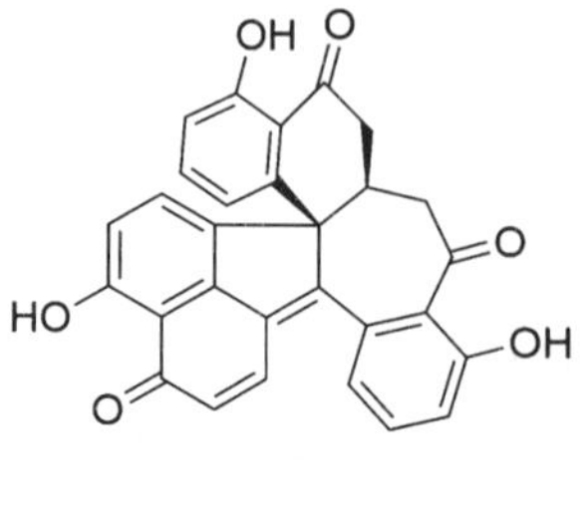

dalesconol A

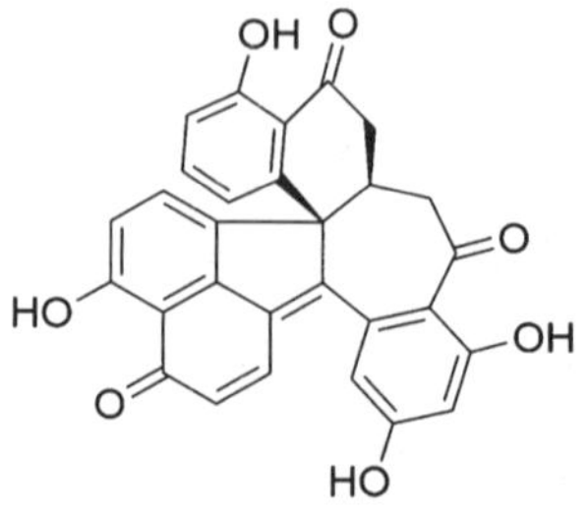

dalesconol B

近年来,从动物来源的真菌次级代谢产物中寻找具有生物活性先导化合物的研究中,除了传统的途径外,还出现了一些新的方法和手段。例如,通过对次级代谢产物生物合成途径中标志性基因片段进行筛查,从而寻找能够产生特定结构化合物的菌株,并在 HPLC-MS 指导下,获得目标化合物;通过与目标致病菌共同孵育培养的方法来激活沉默基因,进而获得具有特定生物活性的次级代谢产物。随着科学技术的不断发展,动物来源真菌次级代谢产物及其生物活性的研究显示了极好的开发和应用前景。

三、土壤来源微生物

土壤含有丰富的动植物和微生物残体,可为微生物提供碳源和氮源,是微生物良好的天然培养基。此外,土壤中还含有大量的矿物质元素和水分,可满足微生物生命活动所需。土壤的 pH 范围在 3.5~10.0,多数在 5.5~8.5,适宜大多数微生物的生长,即使在较酸或较碱性的土壤中,也有较耐酸、喜酸或较耐碱、喜碱的微生物发育繁殖。事实上,许多对人类有重大影响的微生物大多是从土壤中分离获得的,如大多数产抗生素的放线菌就是分离自土壤。

(一) 土壤微生物的种类与分布

土壤微生物的生物量是指土壤中体积小于 $5\times10^3\mu m^3$ 的生物总量。它们在土壤中进行氧化、硝化、氨化、固氮、硫化等过程,促进土壤有机质的分解和养分的转化。土壤微生物中细菌最多,作用强度和影响最大,放线菌和真菌类次之,藻类和原生动物等数量较少。

(二) 土壤微生物的作用

土壤微生物种类繁多、分布广泛、生长繁殖快、代谢能力强、遗传稳定性差(容易变异),大部分对植物生长发育有益,对土壤的形成发育、物质循环和肥力演变等均有重大影响。具体作用为:

1. **改善土壤结构** 微生物作为土壤的活跃组成成分,一方面分解碳水化合物,释放出酚等腐殖质的合成原材料,参与腐殖质的合成;另一方面在消耗植物基础物质进行自身细胞合成和微生物自溶过程中生成大分子物质,如作为细菌副产物或储藏物质的多糖,特别是被吸附于土壤胶体上具有羧基的多糖,均具有结合黏土矿物颗粒的能力。真菌及放线菌的丝状体紧密地与土壤黏粒结合的同时,很多丝状体机械地附着并常常穿入土壤团聚体内,这也成为土壤团聚体结构稳定的因素之一。

2. **促进养分循环** 土壤微生物分解有机质、释放有效物质供植物利用的同时,一部分被同化形成微生物自身细胞,死亡后以容易矿化的形式释放并返回给土壤,供植物利用,作为土壤有效养分库的土壤微生物对植物的生长具有重要意义。

3. **增加植物抗性,促进植物对养分的吸收** 菌根是真菌、植物根系构成的共生"根",它能有效地帮助植物从土壤中吸收 P、Zn、Cu 等元素,促进植物生长,提高植物在逆境中的生长能力。植物根系促生微生物可以分泌生长调节物质、抗生素类物质促进植物的生长。微生物体产生的聚合物具有抗干旱、降低水分胁迫、改善土壤结构、供应植物有机营养和调节离子活性的能力。某些菌类可诱发根系的伸长,间接促进对养分和水分的吸收。

4. **产生"有用"的次级代谢产物** 从微生物中筛选天然物质始于 1929 年青霉素的发现,至今已发现 1 万余种抗生素[6],不少次级代谢产物还具有抗肿瘤、抗病毒等生物活性。对于土壤腐生真菌,包括最早研究产生青霉素的产黄青霉,能产生降低胆固醇的酶抑制剂的土曲霉等,此外,土曲霉还可分泌产生如纤维素酶、β-葡萄糖苷酶和尿酸氧化酶等以及多种抗病毒物质等药物。土壤微生物次级代谢产物的研究潜力和前景非常广阔。

四、海洋来源微生物

海洋约占地球表面积的71.2%，达到3.6亿平方千米，占地球总生物圈（biosphere）体积的95%，是迄今所知最大的生命栖息地。海洋生物占自然界36个动物门类中的35个，其中13个门类是海洋生物所特有的，海洋中存在的海洋生物超过一千万种，海洋生物总量占地球总生物量（biomass）的87%[7]。海洋生物的生存环境与陆生生物迥然不同，如高压、高盐度、寡营养、低温但相对恒温（火山口附近有高温、极地地区还有超低温）、有限的光照和有限的含氧量等，这些生存环境的巨大差异决定了海洋生物在新陈代谢、生存方式、信息传递、适应机制等方面具有显著的特点，造成海洋生物次级代谢的途径和酶反应机制与陆地生物几乎完全不同，使海洋生物成为资源最丰富、保存最完整、最具有新药开发潜力的新领域。

（一）海洋微生物多样性

1. 物种多样性　海洋面积约占据了全球总表面积的71.2%，其独有和复杂的生态系统，给微生物物种多样性提供了重要支持。海洋微生物自身拥有的和低温、高压、高盐等各类特殊环境相匹配的生理特质、细胞组成结构以及迎合这些环境的独有机制，是生命起源和演进、微生物系统进化的前提基础。

2. 化学多样性　从20世纪90年代后，我国在海洋天然产物的研究当中获得了重大突破和进展。根据不完全统计，仅2008—2016年间进入临床前研究的海洋天然产物就超过1 600种。截至目前，国内外批准的海洋药物有22种，包括单体化合物和复方制剂，其中国外13种，国内9种，其中来源于微生物的2种[8,9]。

3. 代谢多样性　海洋微生物的化学多样性揭示了海洋微生物的代谢多样性。其代谢产物通常拥有独特和复杂的化学结构，当中蕴含了崭新的酶学原理以及有别于陆生微生物代谢产物的生物合成机制。部分海洋微生物的全基因组测序表明它们具有制造多种多样的次级代谢产物的遗传基础。代谢工程科技、体外酶学科技等新颖技术可以为海洋微生物代谢多样性的研究提供方法。

4. 遗传多样性　微生物的遗传多样性研究是进一步挖掘基因产物、微生物性能的前提。客观认识海洋微生物的遗传多样性，有利于科学准确地评价其多样性，从而达到保护稀有微生物资源、可持续发展利用的目的。我国科学家现阶段完成或者正在测序的海洋环境中的原核生物基因组为227个，海洋病毒37个。

（二）海洋微生物的应用及研究前景

海洋微生物为适应海洋的低温、低光照、低营养物质、低渗、高压的恶劣生存环境，大都是以分泌具有不同活性的代谢产物来抑制不同菌种的生长、存活的竞争方式与其他的微生物争夺营养成分和生存的空间。在海洋微生物5~40Mb的基因组遗传信息中，大约10%的DNA序列编码次级代谢产物的生物合成。因此，对海洋微生物进行发酵和筛选并对基因组编码的关键次级代谢过程进行生物信息学分析，可以发现新的药物先导化合物、发现新的生物合成途径和新的酶催化反应机制，对其中的结构基因、调控基因和后修饰基因等进行基因突变、置换、重组和异源表达等遗传改造，可以提高先导化合物的产量、构建新的化学实体和先导化合物衍生物。

五、极端条件微生物

极端条件微生物由于长期生活在极端环境下，为了适应环境，其形态和细胞结构都与普通环境中的微生物存在着较大的差别。对于其生物物种、遗传特性、生存机制以及代谢产物的研究都有着十分重要的价值。

（一）分类

根据所处的极端环境的不同，极端微生物可以大致分为嗜热微生物、嗜冷微生物、嗜酸微生物、嗜碱微生物、嗜盐微生物、嗜压微生物。

1. 嗜热微生物　嗜热微生物（thermophile）广泛分布在温泉、草堆、厩肥、煤堆、火山地、地热区土壤以及海底火山口附近等，简称嗜热菌。嗜热菌可以分为耐热菌、兼性嗜热菌、专性嗜热菌、极端嗜热菌、超嗜热菌 5 类。不同类型的嗜热菌的生长温度见表 8-1。

表 8-1　不同类型的嗜热菌的生长温度　单位：℃

	最低生长温度	最高生长温度
耐热菌	<30	45~55
兼性嗜热菌	<30	50~65
专性嗜热菌	40~42	65~70
极端嗜热菌	>40	>70
超嗜热菌	约 55	最适生长温度 80~110 或 121

嗜热菌的代表菌有：

（1）嗜温嗜酸硫杆菌（*Acidithiobacillus caldus*）：嗜温嗜酸硫杆菌隶属于嗜酸杆菌属，是原核生物，革兰氏阴性，杆状直径为 0.4~0.6μm，厚度为 1~2μm，能移动，适宜的生长温度一般在 42~55℃之间，适宜的初始 pH 2.5。化能自养，专性好氧，能氧化元素硫和还原态无机硫化物。

（2）热网菌（*Pyrodictium stetter*）：热网菌是至今已知嗜热菌中嗜热性最强的一种，它的最适生长温度达 105℃，是从海底热气口处分离得到的。其细胞形状特别，是不规则的盘子形状，直径为 0.3~2.5μm，厚约为 0.2μm。热网菌是严格厌氧菌，对氧敏感。

2. 嗜冷微生物　嗜冷微生物（psychrophile）分布在南北极地地区、冰窖、高山、深海和土壤等低温环境中，又称嗜冷菌。嗜冷菌可分为专性嗜冷菌和兼性嗜冷菌两种，专性嗜冷菌对 20℃以下的低温环境有适应性，20℃以上即死亡，如分布在海洋深处、南北极及冰窖中的微生物；兼性嗜冷菌易从不稳定的低温环境中分离到，其生长的温度范围较宽，最高生长温度甚至可达 30℃。

嗜冷菌的代表菌有：

（1）耶氏菌：革兰氏阴性杆菌，卵圆形或别针状，两端浓染，有极体，呈腰鼓状，有荚膜，无芽孢，无鞭毛。耶氏菌可引起多种疾病，最常见的是小肠结肠炎，还可引起皮肤多形性红斑、结节红斑和关节炎。

（2）李斯特菌：革兰氏阳性菌，属厚壁菌门，取名自约瑟夫·李斯特。它主要以食物为传染媒介，是最致命的食源性病原体之一。

3. 嗜酸微生物 嗜酸微生物（acidophiles）分布在酸性矿水、酸性热泉和酸性土壤等处，最适生长 pH 为 3~4，中性条件不能生长，又称嗜酸菌。嗜酸菌种类丰富，包括原核生物与真核生物两大类。按照碳源标准，嗜酸菌可分为化能自养菌和化能异养菌；按照是否需氧，可分为好氧型、兼性厌氧型和严格厌氧型。

嗜酸菌的代表菌有：

(1) 隐藏嗜酸菌：是一种革兰氏阴性、兼性异养的嗜酸异化铁还原菌。具有广泛的底物利用特性，能够进行铁呼吸作用，利用有机物或者 H_2 还原 Fe^{2+} 为 Fe^{3+} 而获得能量进行化能异养生长。

(2) 嗜酸氧化亚铁硫杆菌：为无机化能自养菌，杆状，革兰氏阴性菌，能在极端酸性环境中生长，最适 pH 为 2.0 左右，最适生长温度为 30℃，属于中温菌。该菌在生物冶金、含重金属物质的工业废水处理、含砷硫化矿预处理以及煤炭脱硫等方面具有重大的工业应用价值。

4. 嗜碱微生物 嗜碱菌(alkaliphiles)是一类生长于盐碱环境中的特殊微生物，与嗜酸菌恰好相反，它们必须在 pH 为 8.0 以上的环境中才能生长，最佳生存 pH 一般在 9.0 以上。迄今为止，嗜碱菌尚未明确定义，主要因为有些微生物对特殊的营养、金属离子和温度等生长条件的敏感性不同，导致它们生长的最适 pH 也不同。嗜碱菌广泛存在于多种环境中，如碱湖、碱性沙漠、热泉等碱性环境中，也可存在于中性土壤或者南极以至海沟等非盐碱地。

嗜碱菌的代表菌有：

(1) 黏琼脂芽孢杆菌：能够分解淀粉、酪蛋白、蔗糖、麦芽糖、果糖、果胶、甘露聚糖、木糖、木聚糖、支链淀粉和甘露醇，不能分解明胶、Tween、乳糖和纤维素。在我国内蒙湖中分离得到的一株能够产碱性甘露聚糖酶的黏琼脂芽孢杆菌，能在 pH 为 7.0~11.0 的条件下生长。

(2) 假强芽孢杆菌：在我国西藏班戈盐碱湖中分离的一株假强芽孢杆菌，能够分解酪蛋白、明胶、Tween 40，对 Tween 60 有微弱的分解能力，不能分解淀粉。

5. 嗜盐微生物 嗜盐微生物（halophiles）是必须在高盐浓度下才能生长的微生物，因细菌、古生菌为嗜盐微生物的主体，故又称为嗜盐菌。通常分布在晒盐场、腌制海产品、盐湖和著名的死海等处。嗜盐菌可分为弱嗜盐菌、中度嗜盐菌和极端嗜盐菌。

嗜盐菌的代表菌有：

(1) 伸长盐单胞菌：从新疆地区土壤中分离得到的极端嗜盐菌，可在盐度为 3%~25% 条件下降解偶氮染料 - 活性兰（BRF），且在 5% 盐度下的降解效果最佳。

(2) 涅斯捷连科氏菌：从大庆盐碱地土壤筛选的一株能产生淀粉酶的菌种，在盐度为 0~25% 的环境中均能生长。

6. 嗜压微生物 嗜压微生物（barophiles）仅分布在深海底部和油井等少数地方。嗜压菌和耐压菌不同，它们必须生活在高静水压环境中，而不能在常压下生长。嗜压菌大多数为革兰氏阴性菌，根据最适生长温度进行划分，嗜压菌可分为低温嗜压菌（最适温度 <15℃）、中温嗜压菌（最适生长温度介于 15~45℃）、高温嗜压菌（最适生长温度介于 45~80℃）以及超高温嗜压菌（最适生长温度 >80℃）。低温嗜压菌主要存在于深海低温环境中，高温嗜压古细菌存在于深海热液口环境。

嗜压菌的代表菌为热球菌，是一种严格厌氧、有机异养的超嗜热古细菌。温度范围为 65~114℃，最适生长温度为 85℃；压力生长范围为 0.1~40MPa，最适生长压力为 20MPa；pH 生长范围为 5.0~9.0，最适 pH 为 7.5~8.0。

（二）极端条件下的微生物天然产物实例

1. *Pseudomonas albaalia*（嗜热菌）代谢产物的研究[10] 美国学者 Claude P. Slkitrennikoff 等人从 217 株嗜热菌中发现其中一株嗜热菌（*Pseudomonas albaalia*）的代谢物具有显著的抗真菌作用，经放大培养（条件为：pH 为 3~9，温度大于 45℃），分离得到单体化合物 pyochelin，该化合物为抗真菌活性成分。

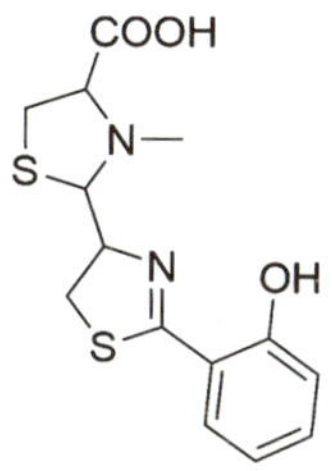

pyochelin

2. *Oidiodendron truncatum*（嗜冷菌）代谢产物的研究[11] 2012 年 *Journal of Natural Products* 杂志发表了一篇关于南极嗜冷真菌 *Oidiodendron truncatum* 产物的文章，报道了采用两种液体培养方式和一种固体培养方式对真菌 *Oidiodendron truncatum* 在 15℃条件下进行发酵。三种培养方式的发酵物经提取、萃取、合并萃取浸膏、色谱分离后，得到一系列二酮哌嗪二聚体类化合物，其中化合物 chetracin B 对多种人肿瘤细胞具有纳摩尔级的抗增殖活性。

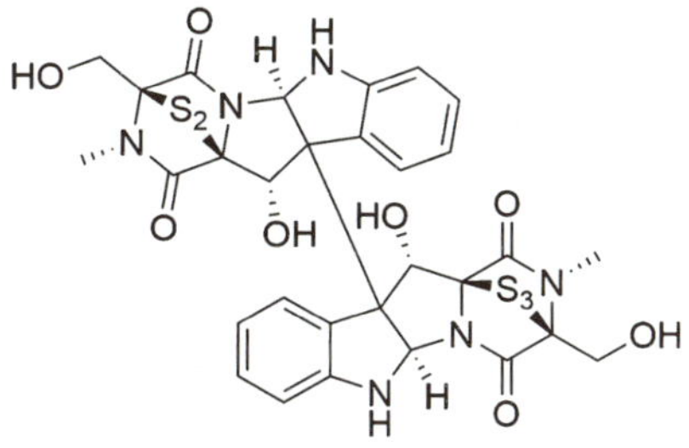

chetracin B

3. *Penicillium* sp.（嗜酸菌）代谢产物的研究[12] 伯克利矿井是美国北部一个废弃的露天铜矿场，废弃后形成一个大的湖，该湖水富含铁、铜、铝和锌等金属离子，且湖水的 pH 达到 2.7。从不同深度湖水样中分离得到一株 *Penicillium* sp. 并在 pH 2.7 的培养基中培养，最终从培养液中分离得到两个聚酮与萜杂合的杂萜新骨架化合物 berkeleydione 和 berkeleytrione，具有抑制基质金属蛋白酶 -3（MMP-3）和半胱氨酸天冬氨酸蛋白水解酶（Casp-1）的作用。

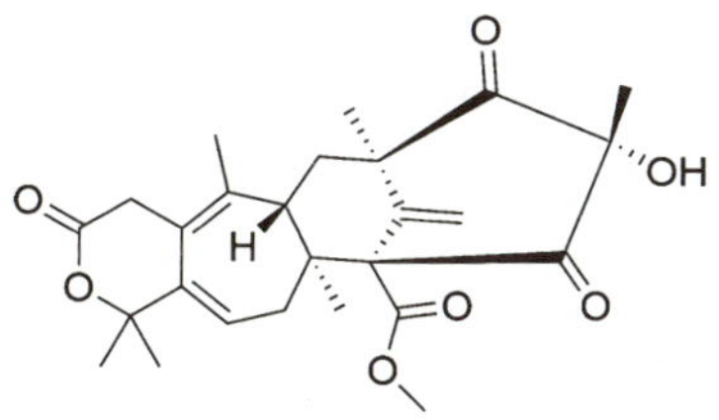

berkeleydione

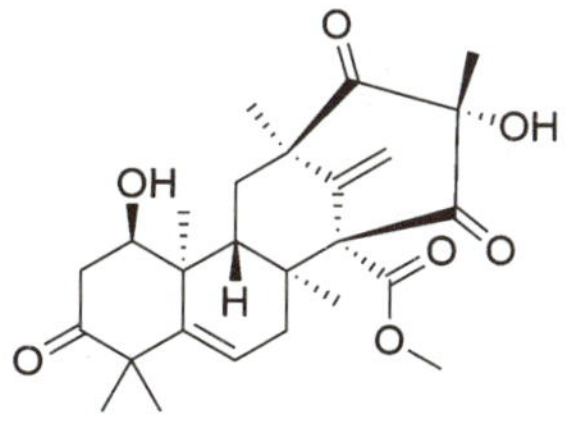

berkeleytrione

4. *Streptomyces sanglieri* AK623(嗜碱菌)代谢产物的研究[13] Peter Fiedler 等学者对嗜碱菌 *Streptomyces sanglieri* AK623 采用液体培养(1% 淀粉、1% 葡萄糖、1% 甘油、0.25% 玉米粉、0.5% 蛋白胨、0.2% 酵母提取物、0.1% NaCl,pH 为 9),得到一个性状为黄色粉末的化合物 lactonamycin Z,对人胃腺癌细胞具有较强的抑制活性(IC_{50}=0.19μg/ml)。

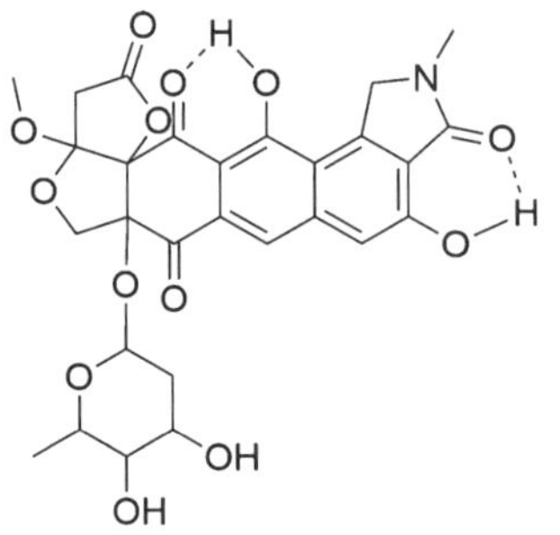

lactonamycin Z

5. *Actinopolyspora* sp. YIM90600(嗜盐菌)代谢产物的研究[14] 对从中国新疆干盐湖床上的盐渍土中分离得到的一株放线菌 *Actinopolyspora* sp. YIM90600,采用液体培养基(0.5% 可溶性淀粉、2% 葡萄糖、0.2% 蛋白胨、0.2% 酵母提取物、1% 黄豆粉、10%NaCl、0.05%K_2HPO_4、0.05%$MgSO_4·7H_2O$、0.2%$CaCO_3$,pH 7.8)培养 28 天,再通过一系列的提取分离技术,得到抗菌药物红霉素 A 同系物的新骨架红霉素内酯 H 和红霉素内酯 I(erythronolide H 和 erythronolide I)。

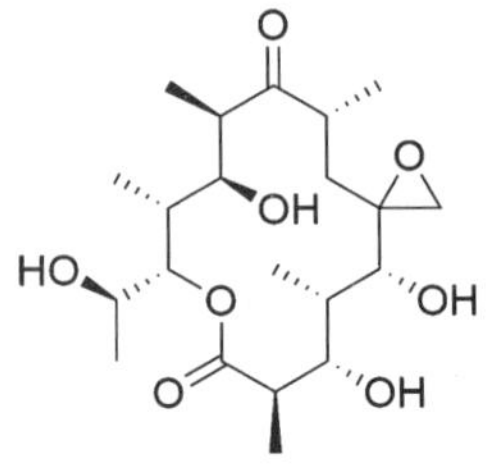

erythronolide H

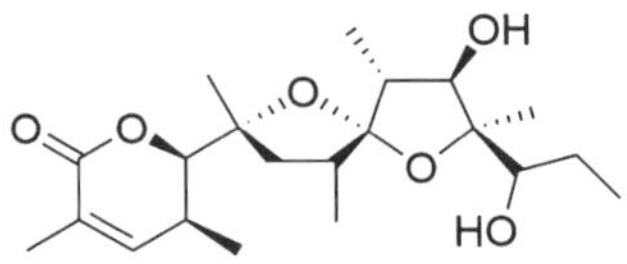

erythronolide I

6. *Salinospora* CNB-392(嗜压菌)代谢产物的研究[15] 从深海(–1 100m)沉积物分离微生物寻找新的抗生素的过程中发现一株放线菌 *Salinospora* CNB-392 的代谢产物具有抗菌和抗肿瘤作用,进一步的研究发现一个具有新颖结构和显著的抗肿瘤活性化合物 salinosporamide A。该化合物对肿瘤细胞的 20S 蛋白酶体有强烈的杀伤作用,在 NCI-H226、SF-539、SK-MEL-28 和 MDA-MB-435 细胞中展示了较强的抗肿瘤活性。

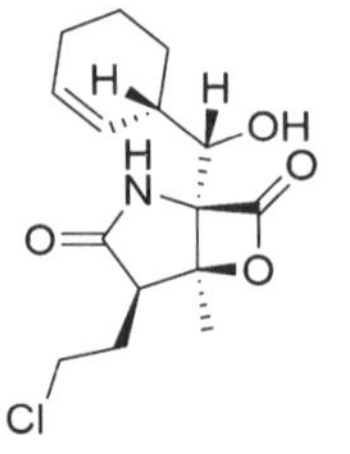

salinosporamide A

第二节　微生物菌种分离培养及保藏

一、微生物菌种分离鉴定

为了深化对微生物的认识，了解微生物种群之间的亲缘关系，揭示其生物多样性，促进对微生物资源的开发与利用，对自然界广泛分布的微生物进行分离、鉴定和分类就显得极其重要。

（一）微生物的分离

微生物分离纯化（isolation and purification of microorganisms）是研究微生物的基本方法。将特定的微生物个体从混杂的微生物群体中分离出来的过程叫作分离；在特定环境中只让单一微生物群体生存的技术叫作纯化。

1. 常用的分离方法

（1）固体培养基分离纯化：由单个微生物细胞或多个同种细胞在适宜固体培养基表面或内部生长繁殖，形成以母细胞为中心的肉眼可见且有一定形态的子细胞集团称为菌落。大多数细菌、酵母菌、以及许多真菌和单细胞藻类都能在固体培养基上形成菌落，采用适宜的平板分离法很容易得到纯培养物。微生物的培养基种类较多，常用的有沙保氏培养基、察氏培养基、葡萄糖马铃薯培养基、玉米面培养基，有的还需要普通琼脂、血液琼脂等。培养适宜温度一般在22~30℃，少数真菌为37℃。

1）稀释倒平板法：将微生物悬液作一系列的稀释（如1∶10、1∶100、1∶1 000、1∶10 000），然后取稀释液少许，与已熔化并冷却至50℃左右的琼脂培养基混合，摇匀后，倒入培养皿中。待琼脂凝固后，制成含菌平板，恒温培养至出现菌落，挑取单个菌落，视情况重复以上操作数次，得到纯培养物。

2）稀释摇管法：稀释摇管法是稀释倒平板法的改良，用于对氧气极为敏感的厌氧型微生物。首先将一系列盛有琼脂培养基的试管加热融化，并保持在50℃左右，将待分离的材料用这些试管进行梯度稀释。冷凝后，在琼脂柱表面倾倒一层灭菌液体石蜡和固体石蜡的混合物隔绝空气，经恒温培养后，菌落生长于琼脂柱中间。单菌落的挑取和移植，需先用灭菌针将石蜡盖取出，再用毛细管插入琼脂和管壁之间，吹入无菌无氧气体，将琼脂柱取出，用无菌刀将琼脂柱切成薄片进行菌落移植。

3）涂布平板法：稀释倒平板法容易造成一些热敏感菌的死亡，并且会影响一些严格好氧菌的生长，因此在微生物学研究中更常用的分离纯化方法是涂布平板法。将已融化的培养基倒入培养皿，冷却凝固后，将一定量的微生物悬液滴加在培养基表面，再用无菌涂布棒将悬液均匀分散，恒温培养后挑取单个菌落，视情况重复以上操作数次，得到纯培养物。

4）平板划线法：用接种环沾取待分离材料少许，在平板表面连续划线，微生物数量随着划线次数增加而减少并逐步分散开，经恒温培养后，在平板表面得到菌落。通常这个方法得到的菌落并非由单个细胞繁殖而来，所以需经过多次反复分离以获得纯培养物。平板划线法的原理是将微生物样品固定在固体培养基表面多次“由点到线”稀释而达到分离的目的，常用的有斜线法、曲线法、方格法、放射法和四格法等。

（2）液体培养基分离纯化：并非所有的微生物都能在固体培养基上生长，例如一些细胞较大的细菌、许多原生动物和藻类等，这些微生物需要用液体培养基来分离纯化。稀释法是液体培养基分离纯化常用的方法,接种物在液体培养基中进行顺序稀释后恒温培养。如果稀释后的大多数试管中没有微生物生长,有微生物生长的试管得到的可能就是纯培养物。采用稀释法进行液体分离,必须在同一个稀释度的许多平行试管中(一般应超过 95%)不生长。

(3) 单细胞(孢子)分离:稀释法最大的一个缺点是只能分离出混杂微生物群体中数量占优势的种类。在自然界中,很多微生物在混杂群体中都是少数。此时,采用显微分离从混杂群体中直接分离单个细胞或个体进行培养以获得纯培养物,称为单细胞(或单孢子)分离法。单细胞分离法的难度与细胞或个体的大小成反比,较大的微生物如藻类、原生动物容易,个体较小的细菌则较为困难。

孢子分离法是利用真菌的繁殖细胞,包括有性和无性孢子,在适宜的条件下萌发、生长成菌丝来获得纯菌种的一种方法。分离时可以采用单孢子(无性孢子或有性孢子)分离法,亦或采用多孢子(无性孢子或有性孢子)分离法。

1) 单孢子分离法:把分离样品制成孢子悬液,使每一滴稀释液中只含有一个孢子,把一滴孢子液滴在培养基上(最好用固体培养基),经培养,发现单个菌落时,转移至新的斜面培养基上,即可从单个孢子分离出纯种的真菌。

2) 多孢子分离法:分离霉菌时,用接种针挑取少数孢子群或单个孢子穗接种到适宜的培养基上,经培养后,往往就可以得到纯菌种。分离担子菌时,多孢子分离法常用的操作为弹射法和孢子捕捉法:弹射法是利用担子菌的担孢子能自动弹出子实层来获得孢子的方法;孢子捕捉法是利用担子菌孢子大量发射时,在子实体周围形成"孢子云"或"孢子旋风",用培养基捕捉获得孢子的方法。分离时,只要把琼脂平板打开放在子实体下面,或面对孢子飘去的方向,使孢子附着其上再盖上平皿盖。或将试管棉塞拔开,将管口对准孢子云,使孢子落入管中斜面上,然后迅速塞上棉塞。

(4) 选择培养分离:没有任何培养基或培养条件能够满足一切微生物生长的需要,在一定程度上所有的培养基都是选择性的。如果所要分离的微生物在混杂的微生物群体中数量极少或者增殖过慢而难以稀释分离时,需要结合使用选择培养法,即选用仅适合所要分离的特定微生物生长繁殖的特殊培养条件来培养混杂菌体,改变群体中各类微生物的比例,以达到分离的目的。这种通过选择培养进行微生物分离的技术称为选择培养分离。

1) 利用选择平板进行直接分离:根据待分离微生物的特点选择不同的培养条件,有多种方法可以采用。例如分离高温菌,可在高温条件下进行培养;分离某种抗菌素抗性菌株,可在加有抗菌素的平板上进行分离;有些微生物如螺旋体、黏细菌、蓝细菌等能在琼脂平板表面或里面滑行,可以利用它们的滑动特点进行分离纯化,因为滑行可以使它们自己和其他不能移动的微生物分开。可将微生物群落点种到平板上,让微生物滑行,从滑行前沿挑选接种物接种,反复进行,得到纯种。

2) 富集培养:利用不同微生物间生命活动特点不同,制定特定的环境条件,使仅适应该条件的微生物快速生长,从而增加其在群落中的数量,获得所需的特定微生物。富集条件可根据所分离的微生物的特点从物理、化学、生物、及综合多个方面进行选择,如温度、pH、紫外线、高光照、氧气、营养等等。在相同的培养基和培养条件下,经多次重复移种,最后富集的菌株很容易在固体培养基上形成单菌落。如果分离一些专性寄生菌,就必须把样品接种到相应敏感宿主细胞群中,使其大量生长,并通过多次重复移种获得纯的寄生菌。

(5) 二元培养物:含有两种以上微生物的培养物称为混合培养物,而如果培养物中只含两种微生物,而且是有意地保持二者之间的特定关系的培养物称为二元培养物。例如二元培养物是保存病毒的最有效途径，因为病毒是细胞生物严格的细胞内寄生物。有一些具有细胞的微生物也是严格的其他生物的细胞内生物，或特殊的共生关系，对于这些生物，二元培养物是在实验室控制条件下可能达到的最接近于纯培养的培养方法。此外，猎食细小微生物的原生动物也很容易用二元培养法在实验室培养，培养物由原生动物和它猎食的微生物二者组成，例如，纤毛虫、变形虫和黏细菌。

2. 新型分离方法

（1）流式细胞仪分选技术：流式细胞技术可以快速、准确地检测样品中细菌数目，并且已与荧光原位杂交技术相结合，是目前微生态系统中细菌群落结构测定和细菌计数分类鉴定的一个重要手段。与传统的平板菌落计数法相比，流式细胞术检测的结果更精确更可靠，除可以极大地缩短检测时间外，还可以同时处理多个样品，满足大量样品在线检测的要求。更为重要的是，流式细胞技术可以区分具有生命活力的细菌和死亡的细菌。

（2）高通量筛选技术：高通量筛选（high throughput sreening，HTS），又称大规模集群式筛选，是在基因组学、蛋白组学等学科推动下出现的一项高效率大规模的筛选技术。它以分子水平和细胞水平的实验方法为基础，以微板形式作为实验工具载体，以自动化操作系统执行试验过程，以灵敏快速的检测仪器采集实验结果数据，以计算机对实验数据进行分析处理，可同时对数以千万样品进行检测，并以相应的数据库支持整体系统运转的技术体系。使用移液工作站和 QPix2 自动克隆挑取系统可以实现对微生物进行大规模地筛选。移液工作站是个拥有 6 个操作平台的自动液体处理装置，与 8 个可换的分液头配合，拥有 0.1~300pl 的范围可供选择。QPix2 是一款多功能的克隆挑取系统，可全自动快速完成克隆挑取、点膜、复制等工作。首先，通过移液工作站将培养基加入到 96 孔板或者 384 孔板中。然后，将样片涂布到 24cm × 24cm 的培养基平板中。最后通过 Qpix2 自动克隆挑取系统将培养基平板上长出来的克隆挑取到事先准备好的 96 孔板或者 384 孔板中。通过 QPix2 的复制功能可以筛选不同特性的微生物，从而可以实现高效快速地筛选微生物。

（二）微生物的鉴定

1. 鉴定方法概述　形态学标记和生化标记主要分别以外部可观察到的形态性状、生理性状或体内生化性状等特征为遗传标记，以研究物种间的关系、分类和鉴定，微生物分类鉴定的主要形态学和生理生化特征见表 8-2。从形态特征来说，细菌菌落较小，表面光滑黏稠或粗糙干燥，易挑起，多为白色；真菌菌落较大，菌丝细长，菌落疏松呈绒毛状、蛛网状或棉絮状，无固定大小，多有光泽，不易挑起，呈现的颜色也较多（根据菌种的差异包括红、褐、绿、黑、黄等多种不同颜色）。因此，从形态学特征可以大致区别细菌与真菌，但无法进行更为具体的分类鉴定，且受外界因素影响较大。分子标记是以个体间遗传物质核苷酸序列变异为基础的遗传标记，是 DNA 水平遗传多态性的直接反映。与其他方法相比，DNA 分子作为遗传信息的载体，具有无表型效应、不受环境限制等优点，其丰富的基因组变异、可供标记的目标片段以及简单快捷的检测手段，更适用于微生物的分类鉴定。

从最初根据形态学特征、生理生化特征以及生化标记等传统的方法来鉴定微生物种类，到逐渐采用更精确的新型分子生物学鉴定技术，包括基因组水平的指纹图谱分析、限制性扩增片段长度多态性分析、DNA 同源分析、系统发育学分析、全基因组测序分析、全基因组重测序分析、比较基因组学分析等，见图 8-1，微生物的鉴定方法有了较大的发展，为微生物研究奠定了基础。

表 8-2 微生物分类鉴定的主要形态学和生理生化特征

主要特征		鉴别类群
形态学特征	培养特征	菌落大小、颜色、形状、隆起、质地、纹饰、可溶性色素等
	细胞形状	球形、杆状、弧形、丝状、螺旋状等
	细胞大小	直径
	细胞排列方式	单个、成对、链式等
	芽孢	有无芽孢、形状、位置等信息
	孢子	孢子形状、位置、数量及排列等
	细胞内含物	异染颗粒、聚 β- 羟丁酸、气泡、伴孢晶体等
	染色反应	革兰氏染色、抗酸性染色等
生理生化特征	营养类型	光能自养或异养、化能自养或异养、兼性营养性
	对碳源的利用能力	对单糖、多糖、醇类及有机酸的利用
	对氮源的利用能力	对蛋白质、蛋白胨、氨基酸及含氮无机盐的利用
	对生长因子的利用能力	对维生素、氨基酸等的依赖
	需氧性	好氧型、微好氧型、厌氧型或兼性厌氧型
	温度	最适、最低、最高生长温度，致死温度
	pH	最适 pH、pH 范围
	酶反应	过氧化氢酶、氧化酶、酯酶及 DNA 酶等

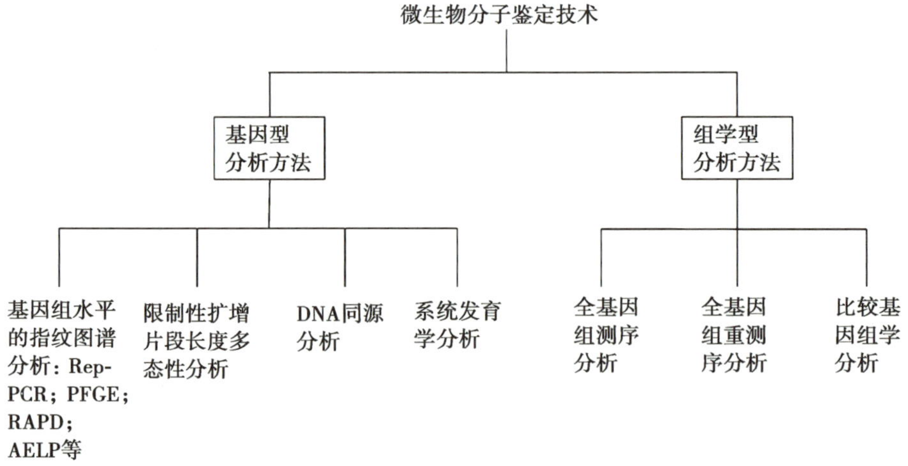

图 8-1 主要微生物分子鉴定技术

(1) 重复序列 PCR 指纹图谱分析(repetitive sequence PCR，rep-PCR)：原核和真核生物体基因组中都广泛分布着一段重复序列，在维护基因组 DNA 结构和遗传进化方面发挥着不可替代的作用，并且在不同种群间高度保守。该分析方法主要以 PCR 和电泳技术为基础，根据基因组中保守的短重复序列设计引物，并且扩增重复序列之间大小不同的基因片段，再通过电泳分离得到对应的 DNA 指纹图谱，对图谱的分析结果可以解释菌株之间基因组的遗传差异，区分不同亲缘关系的菌株。

细菌的重复序列主要包括基因外重复回文序列(repetitive extragenic palindromic，REP)、肠杆菌基因间(enterobacterial repetitive intergenic consensus,ERIC)和BOX插入因子等。近年来BOX-PCR指纹图谱分析技术应用较多,因其操作简单快捷、重复性较好、可靠性高、容易获得丰富的扩增条带,经琼脂糖电泳检测可以用来分析种群间的多样性和菌株的鉴定。但该方法较少用于真菌和放线菌等微生物的多态性分析和分类鉴定。

(2) 基因组DNA的脉冲场凝胶电泳(pulsed-field gel electrophoresis,PFGE):脉冲凝胶电泳是一种分离大分子DNA或染色体的方法。在脉冲场凝胶电泳中,电场不断在两种方向变动(有一定夹角,而不是完全相反的两个方向)。DNA分子带有负电荷,会朝正极移动。较小的分子在电场转换后可以较快地转变移动方向,而较大的分子转向更困难,因此小分子向前移动的速度比大分子快。该方法可用来分离大小从10Kb到10Mb的DNA分子。该方法通过寡位点限制性内切核酸酶酶切消化细菌总染色体DNA,然后采用分辨率较高的脉冲场电泳分离酶切结果而得到DNA指纹图谱,该图谱数据可与构建的微生物基因组PFGE图谱数据库进行对比用于菌种的鉴定。但缺点是耗时较长,指纹图谱的稳定性也较差。

(3) DNA随机扩增片段长度多态性(randomly amplified polymorphism of DNA,RAPD):该方法的基本原理是通过设计随机的扩增PCR引物,利用随机引物在染色体上数目和位置的不同,经PCR反应扩增得到随机扩增基因片段的指纹图谱。因为引物的选择是随机的,可以检测到生物体的整个基因组,包括有功能的基因编码区和重复序列区。研究表明该方法可用于鉴别几种真菌,如酵母菌属、青霉菌属等,在念珠菌的基因分型中应用较多,如Bautista Munoz等利用RAPD技术鉴别了致病性念珠菌,显示了不同菌株间的分子指纹特征。但该方法稳定性和重复性都较差,RAPD标记中的核酸染料染色带大多是混合标记,且其扩增带多为显性标记,无法区别个体基因是纯合型还是杂合型。

(4) 限制性扩增片段长度多态性(restriction fragment length polymorphism,RFLP):该技术主要是通过专一性引物扩增特定片段,并用多种限制性内切酶酶切后经过电泳分离获得特定的DNA片段,以此DNA片段的指纹图谱进行分析和比较来鉴定菌种。因为检测的是特定DNA片段的大小,凡是可以引起酶切位点变异(如点突变)和一段DNA的重新组织(比如插入或缺失造成酶切位点间的长度变化)等都会引起RFLP的产生。常用的特定片段包括16S rDNA、23S rDNA和16S-23S之间的IGS(intergenic spacers)序列等,主要用于细菌的分类和鉴定。该方法同时也可用于核基因组rRNA的内转录区间ITS(internal transcribed spacers)片段的分析,主要应用于酵母菌等真菌类群的初步分类。由于真菌属和种的复杂多样性,大部分的基因组序列都是未知的,难于定位,需要扩增的特异性DNA片段,从而限制了该方法的广泛应用。

(5) 扩增片段长度多态性(amplified fragment length polymorphism,AFLP):AFLP是将基因组DNA进行限制性双酶切产生不同大小的DNA片段,在T4DNA连接酶的作用下将消化完全的片段连接至双链寡核苷酸接头,然后使用选择性引物进行PCR扩增,并通过聚丙烯酰胺凝胶电泳分离检测获得DNA扩增片段,获得所扩增片段的指纹图谱,该方法是将RELP与PCR结合发展而来。具有重复性好、分辨率高、效率高等优点,但受限于专利保护、费用昂贵和利用该方法构建的菌种指纹数据库较少等缺点而未得到充分的推广。

(6) 多位点序列分析(multilocus sequence analysis,MLSA):多位点序列分型(multilocus sequence typing,MLST)是基于直接测定多个管家基因的核苷酸序列来进行细菌分型的方法。Maiden等于1998年首次运用于脑膜炎奈瑟菌的分型,后逐渐推广于其他致病菌和真菌的分类鉴定中使用。而MLSA是在多位点序列分型的基础上发展而来的,是近来鉴定争议菌株的有力工具之一。该方法采用多个保守基因位点对物种进行鉴定分型,不同的基因因为进化速率及进化时间的关系,有效的信息位点不一样,其分辨力存在差异，所以研究者将基因序列进行串联以增加有效信息位点数量，以便提高分辨力来区分难以鉴别的相似菌群。该技术快速简便，而且重复性好。

（7）DNA（G+C）mol% 测定和 DNA-DNA 杂交：DNA（G+C）mol% 测定和 DNA-DNA 杂交（DDH）是细菌分类鉴定的基本方法。DNA 的（G+C）mol% 值是 DNA 中碱基比例，各大类微生物的 GC 比范围不同，多采用热变性法测定。该方法通过测定热变性过程中 DNA 在 260nm 吸光度的增加值来确定热变性温度（T_m），以此来计算测定 DNA 中的 G-C 碱基对的绝对含量。GC 比越高，T_m 值也越高，亲缘关系越相近的种，GC 比越接近。DNA-DNA 分子杂交的原理是根据双链 DNA 分子解链的可逆性和碱基配对的专一性，将不同来源的待测 DNA 在体外分别加热使其裂解成单链 DNA，并在适合条件下混合，使之复性形成杂合的双链 DNA，测定其杂交百分率。常用的是固相分子杂交法和液相分子杂交法，因同源 DNA 比异源 DNA 的复性速率更快，同源程度越高，杂交值则越高。一般 DNA-DNA 杂交同源性超过 60% 的菌株可以认为是同种，超过 70% 是同一亚种，同一属的同源性一般在 20%~60% 之间。

（8）系统发育分析：系统发育分析是目前应用最广泛的菌种鉴定方法之一。由于核糖体 RNA（16S/18S rRNA 基因等）和一些持家基因（如细菌中的 ATP 合成酶基因、谷氨酰胺合成酶、DNA 重组与修复酶基因等，真菌中的蛋白编码基因 RNA 聚合酶Ⅱ基因、β- 微管蛋白基因、ATP 合成酶基因、γ- 肌动蛋白基因等）普遍存在于微生物体中，其转译产物具有相关的生物功能，进化速率稳定。因此，16S rDNA、18S rDNA 和 ITS 等基因序列的测定与分析为细菌和真菌的分类鉴定提供了必要的基础，常用的 DNA 数据库主要有 Genbank、EMBL、DDBJ 和 UNTE 等。

在微生物分类鉴定过程中，基本都获得了该菌株的相应基因序列，并提交至 Genbank 等公共数据库。随着基因数据库的不断累积，这些基因序列可以被用于新菌株的鉴定。一般通过对菌株 PCR 扩增和测序，在 NCBI 数据库中利用 Blast 比对分析可获得相似度高的已知菌种相应的 rDNA 序列（如图 8-2），最后运用 MEGA 软件进行系统发育分析（如图 8-3），按照一定的算法计算各分子序列的相似性或遗传距离，在此基础上建立系统发育树（如图 8-4）。在序列分析中，一般会采用标准的分子系统学方法构建系统树，包括邻接法（neighbor-joining，NJ）、聚类法（unweighted pair-group method with arithmetic means，UPGMA）、最大简约法（maximum parsimony，MP）、最大似然法（maximum likelihood，ML）和贝叶斯法（Bayes），其中最常被采用的主要是邻接法。遗传距离的计算通常采用 pairwise uncorrected p-distance 或 Kimura-2-parameter distance（K2P）。K2P 是距离值较小时的最佳模型，也是被推荐使用的距离计算模型。

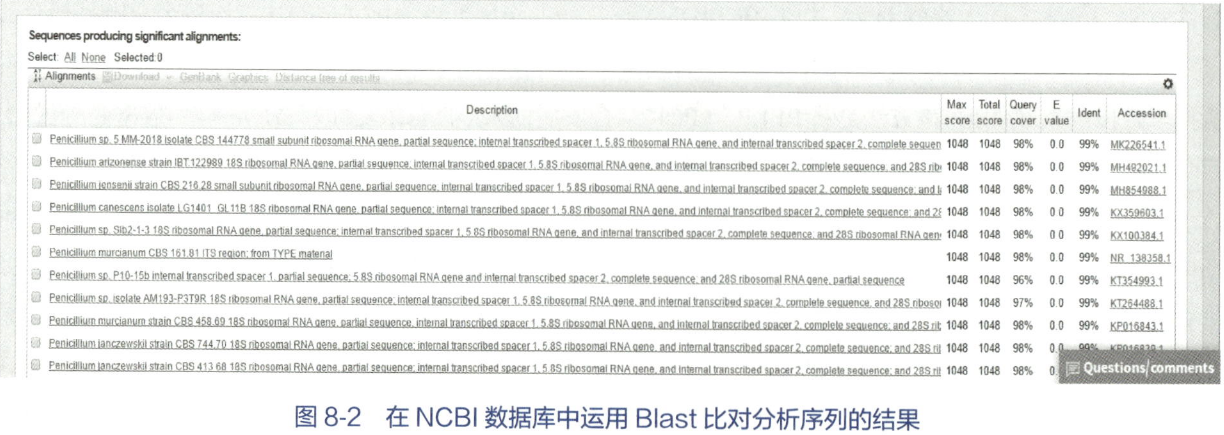
Sequences producing significant alignments:

Select: All None Selected:0

Alignments Download GenBank Graphics Distance tree of results

Description	Max score	Total score	Query cover	E value	Ident	Accession
Penicillium sp. 5 MM-2018 isolate CBS 144778 small subunit ribosomal RNA gene, partial sequence; internal transcribed spacer 1, 5.8S ribosomal RNA gene, and internal transcribed spacer 2, complete sequen	1048	1048	98%	0.0	99%	MK226541.1
Penicillium arizonense strain IBT 122989 18S ribosomal RNA gene, partial sequence; internal transcribed spacer 1, 5.8S ribosomal RNA gene, and internal transcribed spacer 2, complete sequence; and 28S rib	1048	1048	98%	0.0	99%	MH492021.1
Penicillium jensenii strain CBS 216.28 small subunit ribosomal RNA gene, partial sequence; internal transcribed spacer 1, 5.8S ribosomal RNA gene, and internal transcribed spacer 2, complete sequence; and l	1048	1048	98%	0.0	99%	MH854988.1
Penicillium canescens isolate LG1401_GL11B 18S ribosomal RNA gene, partial sequence; internal transcribed spacer 1, 5.8S ribosomal RNA gene, and internal transcribed spacer 2, complete sequence; and 28	1048	1048	98%	0.0	99%	KX359603.1
Penicillium sp. Sib2-1-3 18S ribosomal RNA gene, partial sequence; internal transcribed spacer 1, 5.8S ribosomal RNA gene, and internal transcribed spacer 2, complete sequence; and 28S ribosomal RNA gen	1048	1048	98%	0.0	99%	KX100384.1
Penicillium murcianum CBS 161.81 ITS region; from TYPE material	1048	1048	98%	0.0	99%	NR_138358.1
Penicillium sp. P10-15b internal transcribed spacer 1, partial sequence; 5.8S ribosomal RNA gene and internal transcribed spacer 2, complete sequence; and 28S ribosomal RNA gene, partial sequence	1048	1048	96%	0.0	99%	KT354993.1
Penicillium sp. isolate AM193-P3T9R 18S ribosomal RNA gene, partial sequence; internal transcribed spacer 1, 5.8S ribosomal RNA gene, and internal transcribed spacer 2, complete sequence; and 28S riboso	1048	1048	97%	0.0	99%	KT264488.1
Penicillium murcianum strain CBS 458.69 18S ribosomal RNA gene, partial sequence; internal transcribed spacer 1, 5.8S ribosomal RNA gene, and internal transcribed spacer 2, complete sequence; and 28S rib	1048	1048	98%	0.0	99%	KP016843.1
Penicillium janczewskii strain CBS 744.70 18S ribosomal RNA gene, partial sequence; internal transcribed spacer 1, 5.8S ribosomal RNA gene, and internal transcribed spacer 2, complete sequence; and 28S ri	1048	1048	98%	0.0	99%	[illegible]
Penicillium janczewskii strain CBS 413.68 18S ribosomal RNA gene, partial sequence; internal transcribed spacer 1, 5.8S ribosomal RNA gene, and internal transcribed spacer 2, complete sequence; and 28S ri	1048	1048	98%	0[illegible]	[illegible]	[illegible]

Questions/comments

图 8-2　在 NCBI 数据库中运用 Blast 比对分析序列的结果

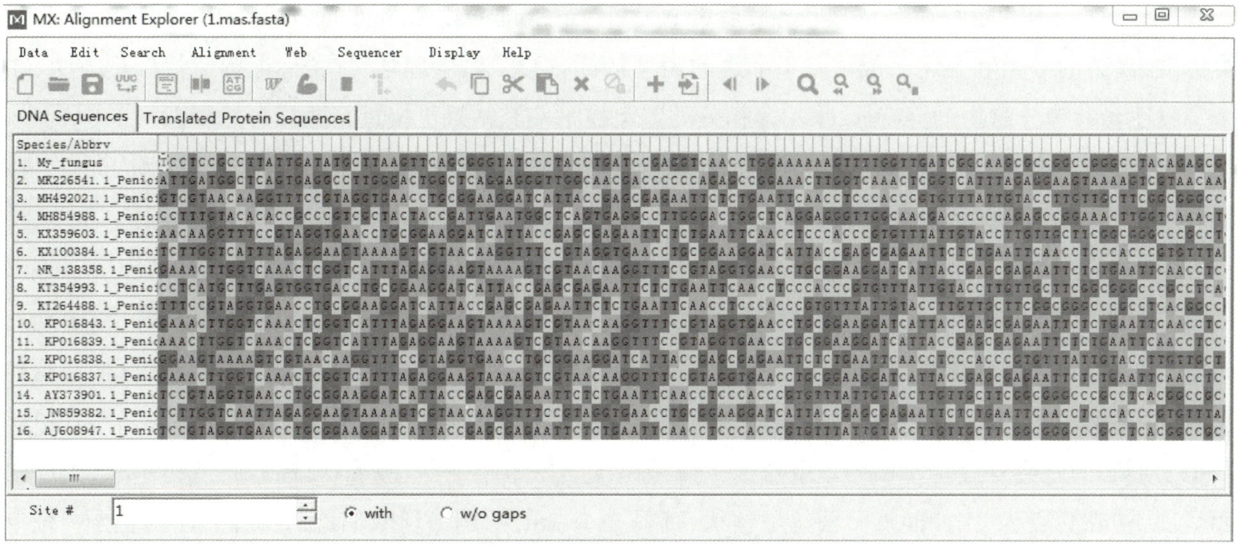

图 8-3　利用 MEGA 进行系统发育分析

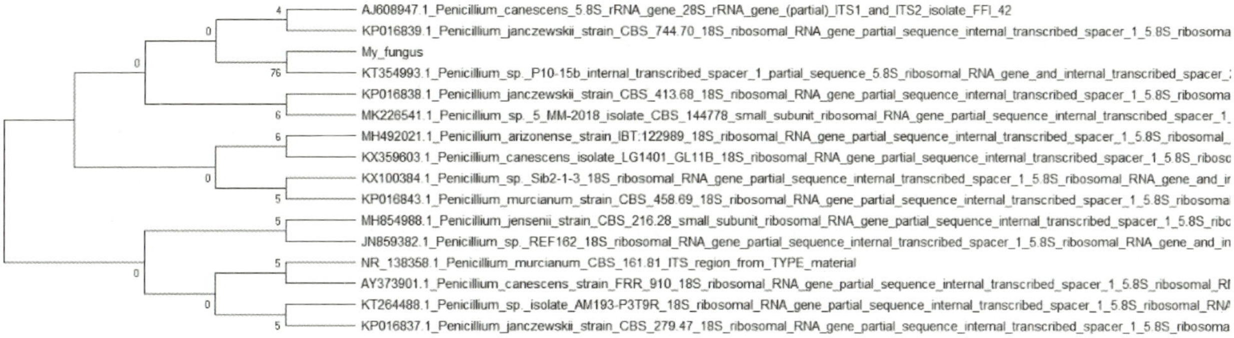

图 8-4　利用 MEGA 构建系统发育树

(9) 全基因组测序分析：DNA 序列包含了生物体的全部信息，理论上可作为 DNA 测序鉴定的标准。但在全基因组测序被广泛应用之前，DNA 测序鉴定只能采用染色体 DNA 上非常小的特定片段。通常鉴定菌种的标准序列必须包含基本的高变区和保守区，而满足条件的 16S rDNA 或 16S 与 23S rDNA 基因间区序列在测序鉴定中容易产生不同的结果。

随着全基因组测序技术和生物信息学的不断发展，运用该方法对微生物进行更精准地分类和鉴定成为可能。通过全基因组测序对微生物基因核酸序列构建随机克隆文库，利用新一代测序技术测定克隆文库内 DNA 片段序列，然后运用生物信息学方法将文库内的 DNA 序列拼接组装得到完整的全基因组序列信息。除此之外，还可对全基因序列逐个注释，获得基因长度、功能和在基因组上的排列位置信息等。在全基因组图谱和测序技术的不断发展基础上，利用生物信息学工具对已知的基因和基因组结构进行比较，以此来研究基因功能或进化等，就是进一步演化而来的比较基因组学。通过物种基因组序列的比较，来探索不同种属之间的差异，进而得到序列在系统发育树中的进化关系。

2. 真菌的鉴定　真菌分为单细胞和多细胞两种类型，比如酵母菌、组织胞浆菌和新型隐球菌等为单细胞真菌，而常见的丝状真菌，如青霉菌和曲霉菌等为多细胞真菌，也俗称霉菌。真菌还包含不同的有性和无性生殖结构，且可与高等动植物存在共生或者寄生关系，与宿主共同进化，因此给真菌的分类和鉴定带来很大的困难。根据国际真菌分类委员会（International Commission on the Taxonomy of

Fungi,ICTF)或国际植物命名法典(International Code of Botanical Nomenclature,ICBN)对当前种的分类标准,真菌的分类和鉴定一般是基于上述的表型特征、形态学、生理学、分子标记等遗传标记方法,在个别属还会参考分泌物谱等特征,采用多相分类鉴定技术使其结果更接近真菌的自然属性。

(1) 形态学和生理学特征:形态学特征直观,容易观察和记录,是用于传统真菌分类鉴定的主要特征。对于无性繁殖真菌,很多形态学特征可直接用于其分类和鉴定,包括菌落特征(大小、颜色、质地、纹饰等)、无性孢子和产孢结构、无性孢子类型和产孢方式等。对于有性繁殖的真菌,孢子类型和形态等都是其主要的分类特征,但也有一些微观特征会影响真菌的分类。比如酵母菌多呈圆形或椭圆形,菌落大而厚,光滑湿润且具有黏性,颜色单调常见为白色、土黄色或红色。其生长繁殖包括无性繁殖(如芽殖和裂殖,以芽殖为主)和有性繁殖(主要是产生子囊孢子)两种类型。霉菌包括菌丝和孢子两部分,其菌丝和孢子形态的差异是鉴定霉菌的重要特征。霉菌菌落通常呈羊毛状、绒毛状、棉絮状或粉末状,正反两面呈现不同的颜色。比如曲霉菌菌丝呈丝状,直径 7~10μm,两侧菌丝壁平行,有横隔,菌丝呈 45° 锐角分支,呈放射状或珊瑚状排列。

现代光学显微技术的发展和进步以及超薄切片技术、扫描电子显微镜、透射电子显微镜、差别染色等技术使得利用形态学进行真菌的分类鉴定有了长足的进步,但真菌可用于分类鉴定的形态特征较少,并且其形态特征受培养条件的限制较大(主要包括培养基条件和环境条件),因此仅仅依靠形态学特征来鉴定真菌,难以获得准确的鉴定结果。一些亲缘关系较远的真菌长期处在相同的环境中,也会进化出类似的形态学特征,称为趋同进化。相反,由于生活环境的不同,进化关系密切的真菌也可能表现出形态学特征上的差异,称为趋异进化。至于生理特征的描述,如毛壳菌属、青霉属、曲霉属等的分类中会根据生长时能忍受的最低和最高温度来区分菌株。由于以上多种环境和生长等条件受外界的影响较大,以形态特征或生理特征为标准的真菌鉴定经常会出现错误,因此,应该进一步从分子遗传学的角度去确立可靠的亲缘关系,为真菌的分类鉴定提供充足的证据。

(2) 次级代谢产物和其他生化标记:化学分类主要应用于细菌、放线菌和酵母菌的分类鉴定。由于真菌产生的次级代谢产物具有不稳定性和不一致性,且次级代谢产物种类较多,通过次级代谢产物来鉴别归类真菌的方法应用并不广泛,次级代谢产物只能作为真菌鉴定的额外特征。目前,基于次级代谢产物的真菌化学分类已经成功应用于大型子囊菌属,比如链格孢属、曲霉属、镰刀菌属、青霉属和炭角菌属等,还有少数担子菌属的菌种鉴定。在炭角菌科(*Xylariaceae*)的分类鉴定中,次级代谢产物被作为重要的性状,除此之外子座产生的色素是轮层炭壳属和炭团菌属定种的重要依据,因为色素产生稳定,便于检测。关于其他生化标记,埃利希反应(Ehrlich reaction)主要用于青霉亚属 *Penicillium* subgenus,曲霉 *Aspergillus* section *fumigate* 和 *Aspergillus* section *nigri* 组的鉴定。

(3) 分子标记和系统发育分析:近年,真菌核糖体 RNA 基因和一些蛋白编码基因的序列分析已广泛应用于真菌的分类鉴定,其中核酸序列分析是最基本的分析技术和手段。在真菌中,物种内在的遗传多样性是很难通过简单的形态表征或生理生化多样性来体现的,而分子标记具有更高的分辨率。因此,通过 DNA 核酸序列构建真菌系统发育树,进行系统发育分析,结合生物信息学分析,可以快速发现大量单一支系,为建立各分类等级的新分类单元提供有力的证据,能更准确地反映物种间的亲缘关系,且具有广泛的可比性。

rDNA 广泛存在于生物体,在长期的进化中形成了高度的保守性和一定的变异性,这一特点有利于不同分类水平的系统性研究。真菌的 rDNA 主要包括 5S、5.8S、18S 和 28S rRNA，相互之间由间隔区 ITS 序列分隔。而 ITS 区（包括 ITS1、ITS2 和 5.8S 等）不加入成熟核糖体，承受的自然选择压力小，能容忍更多的变异，且进化速率快。ITS1 和 ITS2 是中度保守区域，其保守性在种内极为一致，但种间差异明显。因此，ITS 序列常用于属内种间和亚种间的鉴定。rDNA 的 ITS 序列是真菌鉴定的首选测定分析序列，主要优势在于其区域长度合适（约 500~750bp），引物通用性强，扩增成功率高，便于高通量测序与分析。并且在现存的 Genbank 等数据库中积累的 DNA 片段序列最多，同时 CBOL 的生命条形码数据库收集了有凭证标本（菌种）标识的真菌 ITS 等序列。

二、微生物菌种发酵培养

微生物的生长繁殖，需要从外界吸收水分和营养物质，从而合成自身的细胞物质及代谢产物。微生物的营养物质不仅包括具有实质形态的培养基，还包括非常规物质形态的光辐射能等。

（一）培养基组分

不同的微生物有着不同的营养需求，培养基是按照微生物生长繁殖的需求人工配制的营养物质。培养基的组分可以大致分为碳源、氮源、无机盐、生长因子和水分。

1. 碳源 碳源是指在微生物生长繁殖和代谢过程中为其提供碳素来源的物质。在微生物的生理学中，碳源提供了两种基本的功能：①为细胞关键组分的合成提供所需的碳素，构成这些关键组分的基本骨架，如蛋白质、核酸等。②对异养型微生物来说，碳的氧化过程为微生物的基本生命活动提供能源。

微生物能利用多种碳源，包括简单的无机含碳化合物（CO_2 和碳酸盐等）和复杂的天然有机含碳化合物如糖、有机酸、乙醇、蛋白质、脂质、多糖和木质素等。微生物对碳源的利用因种类不同而有较大的差异。自养型微生物可以利用 CO_2 作为主要或唯一碳源来合成自身所需的各种物质，异养型微生物的碳源则是有机碳化物，同时也提供能量。其中，糖类是微生物广泛利用的碳源，其次是有机酸类、醇类和脂质等。单糖（葡萄糖、果糖）几乎能被所有微生物利用；其次是双糖（蔗糖、乳糖、麦芽糖）；多糖除淀粉外，只有少数微生物能利用纤维素、木质素、几丁质、甲壳素等作为碳源。

2. 氮源 氮占细菌干重的 12%~15%，因此，氮源对于微生物的生长和发育是必不可少的，其主要作用是合成各种关键的细胞组分，包括氨基酸、蛋白质、嘌呤、嘧啶、核酸、几丁质以及各种维生素等。一般情况下，氮源不能提供能量，只有少数细菌能利用硝酸盐、铵盐等作为氮源和能源。

除少数微生物（固氮菌、根瘤菌和蓝细菌等）能利用空气中的分子氮（N_2）转化成细胞中的 NH_3 外，其余微生物的生长繁殖都需在培养基中添加化合态的含氮物质作为氮源。常用的氮源可以分为无机氮源和有机氮源。

无机氮源包括铵盐、氨水、硝酸盐、亚硝酸盐、NH_3 等。细菌一般都能利用铵盐或硝酸盐作为氮源，放线菌、真菌可以利用硝酸盐。有机氮源包括蛋白胨、牛肉膏、酵母膏、酰胺、嘌呤、嘧啶、玉米浆、黄豆饼粉等。多数微生物既可以利用有机氮源，也可利用无机含氮化合物作为氮源。

3. 无机盐 无机盐是微生物生长繁殖的必需物质，它们在机体中的生理功能主要包括：①作为细胞结构物质的组成部分；②参与酶的组成并调节酶的活性；③维持生物大分子和细胞结构的稳定性；④调节并维持细胞的渗透压平衡；⑤控制细胞的氧化还原电位；⑥作为某些微生物生长的能源物质等。

硫是构成蛋白质（如半胱氨酸和蛋氨酸）、辅酶（如 CoA）的关键元素。磷酸盐是 ATP、核酸和一些辅酶(如 NAD、NADP 和核黄素等)的构成成分。镁离子可以作为酶的激活剂,并能稳定核糖体、细胞膜和核酸。许多酶包括参与蛋白质合成的酶都需要钾离子激活。钙离子在细菌芽孢耐热性和细胞壁稳定性等方面起着关键性的作用。铁离子是微生物体内过氧化酶、过氧化氢酶、细胞色素氧化酶和细胞色素的组成元素,此外,铁离子还是某些细菌生长的能源。微生物对以上几种无机元素的需求量相对较大,称为大量元素。此外,微生物还需要一些极微量元素,如 Cu^{2+}、Zn^{2+}、Co^{2+} 等,称为微量元素,它们能参与酶蛋白合成,或使酶活化,提高细胞代谢能力。

微生物所需的无机元素的量与碳源和氮源相比很低,一般每升培养基只需几百毫克。这些无机元素一般在较低浓度时对微生物的生长和代谢有促进作用,而在高浓度时则常表现出显著的抑制作用。因此,培养基中的无机盐和微量元素加入不能超量,通常微量元素在各种培养基原料中已有足够含量,无需额外加入。但对于不同的微生物、不同的培养基以及不同的培养环境来说,维持菌体最大生长速度所需的无机元素的量是不同的。且同一微生物在不同的生长阶段对这些物质的最适需求量也会不同。

4. 生长因子 生长因子是微生物细胞生长不可缺少的微量有机物质,主要包括维生素、嘌呤、嘧啶、氨基酸、脂肪酸等。

维生素主要是作为酶的辅基成分或辅酶参与新陈代谢,一般来讲,维生素在 0.01~0.1μg/L 便可起到促进生长和发育的作用;嘌呤和嘧啶主要是作为酶的辅酶或辅基以及用来合成核酸、核苷和核苷酸;氨基酸主要参与细胞物质的合成;脂肪酸主要与细胞膜的合成有关。

不同的微生物需求的生长因子种类和数量是不同的。大部分微生物不需要外源生长因子也能生长,但有些种类的微生物自身合成生长因子的能力有限,必须在培养基中加入外源生长因子才能生长。在实验室中,常用酵母膏、牛肉膏、玉米浆、麦芽汁等天然物质作为生长因子的来源。

5. 水分 在大部分微生物细胞中,水是主要组成成分,占细胞鲜重的 70%~90%。同时,水也是良好的溶剂和介质,保证细胞中生理生化反应的正常进行、营养物的吸收和代谢产物的分泌。此外,水还能维持细胞的渗透压和控制细胞内的温度。

微生物生长环境中水的有效性通常用水活度(a_w)表示,指物质中水分含量的活性部分或者说自由水。微生物生长所需求的水都有一定的适应范围和最适 a_w,一般在 0.66~0.99,细菌的最适 a_w 比酵母菌和霉菌高,一般在 0.93~0.99;酵母菌的最适 a_w 大多在 0.88~0.91;霉菌一般比其他微生物更耐干燥,最适 a_w 通常在 0.80 左右。微生物一般只有在水活度适宜的环境中,才能进行正常生命活动,但是菌体生长时期不同及环境条件发生改变,对 a_w 的需求也会有所不同。

(二) 培养基的配制原则及分类

1. 培养基的配制原则

(1) 满足营养需求:由于微生物营养类型复杂,不同的微生物对营养物质的需求不同,因此要根据不同微生物的营养需求配制针对性强的培养基。碳源、氮源、无机盐、生长因子和水是任何微生物都必需的营养物质。细菌一般用牛肉膏蛋白胨培养基培养;放线菌一般用高氏一号合成培养基培养;酵母菌一般用麦芽汁培养基培养;霉菌则一般用查氏合成培养基培养。

(2) 注意营养物的浓度及配比,保持合适的渗透压和 a_w:培养基中各营养物质的浓度直接影响微生物的生长繁殖和代谢产物积累。营养物质浓度过低时不能满足微生物正常生长所需,浓度过高时则可能抑制微生物生长。此外,培养基中各营养组分的浓度配比也会影响微生物的生长和代谢,其中碳氮比

(C/N)影响最大。氮源过多时,菌体生长过于旺盛,不利于代谢产物累积;氮源不足时,菌体生长迟缓,不利于产量提高。不同微生物的 C/N 比不同,一般细菌和酵母菌的 C/N 比约为 5∶1,霉菌约为 10∶1。

(3) 控制适当 pH:不同微生物往往有不同的最适 pH,一般来说,霉菌和酵母菌喜酸,pH 为 4.5~6.0;细菌和放线菌适宜在中性或微碱性环境中生长,pH 为 7.0~7.6。有些微生物在生长过程中产生的代谢产物会使培养基的 pH 升高或降低,因此时常需要在培养基中加入缓冲剂来保持 pH 相对稳定。

(4) 无菌状态:培养基是微生物进行发酵生产的基础,因此要求菌种在纯培养环境中生长。为获得微生物的纯培养,避免杂菌污染,培养基配制后应及时进行严格灭菌。培养基多采用高温高压蒸汽灭菌,一般培养基在 0.1MPa、121℃条件下维持 15~30 分钟即可达到灭菌目的。

2. 培养基分类

(1) 按照微生物种类分类可分为真菌培养基、细菌培养基、放线菌培养基。

1) 常用的真菌培养基为查氏(Czapek)培养基:蔗糖(30.0g)、$NaNO_3$(3.0g)、$MgSO_4$(0.5g)、KCl(0.5g)、$FeSO_4$(0.01g)、K_2HPO_4(1.0g)、水(1 000ml)、pH=7.2~7.4。

2) 常用的细菌培养基为营养肉汤(nutrient broth)培养基:蛋白胨(10.0g)、牛肉膏(3.0~5.0g)、NaCl(5g)、水(1 000ml)、pH=7.6~7.8。

3) 常用的放线菌培养基为高氏一号培养基:可溶性淀粉(20.0g)、KNO_3(1.0g)、$MgSO_4$(0.5g)、NaCl(0.5g)、$FeSO_4$(0.01g)、K_2HPO_4(0.5g)、水(1 000ml)、pH=7.2~7.4。

(2) 按照营养成分分类

1) 天然培养基:由天然的有机物配制而成的培养基。例如牛肉膏、玉米浆、麦芽汁、马铃薯粉、麸皮、大米、大豆等配制而成的培养基。这类培养基的特点是配制方便、营养丰富、价格低廉,适合大多数微生物生长,且适于大规模发酵。缺点是成分复杂,不同厂家或同一厂家不同批次的产品成分不稳定,可能会导致微生物生长存在一些差异。

2) 半合成培养基:以一部分天然的有机物作为碳源、氮源以及生长素等物质,再适当地补充一些无机盐类,这样配制而成的培养基称为半合成培养基。此类培养基用途最为广泛,如实验室中常用的马铃薯蔗糖培养基。

3) 合成培养基:是由化学成分完全明确的物质配制而成的培养基,如查氏培养基。此类培养基的优点是成分精确、重复性好,一般用于实验室发酵条件优化、分类鉴定等。缺点是配制复杂,微生物在此类培养基中生长缓慢,成本较高,不适宜大规模发酵。

(3) 按照用途分类

1) 基础培养基:含有一般微生物生长繁殖所需的基本营养物质的培养基。尽管不同微生物所需的营养不同,但大多数微生物所需的基本营养物质基本相同。如牛肉膏蛋白胨培养基和马铃薯培养基就是最常用的基础培养基。基础培养基不仅可以用于一般的发酵培养,也可以作为某些特殊培养基的基础成分,再根据微生物的特殊营养需求,加入所需营养物质。

2) 选择性培养基:是根据某些微生物的特殊营养需求或其对某些化学、物理因素的抗性而配制的培养基。选择性培养基可以抑制非目标微生物的生长,而促进目标微生物的生长,从而将目标微生物从混杂的微生物群体中分离开来,其广泛用于菌株的筛选。如氯霉素、灰黄霉素能抑制真核微生物的生长;氯霉素、链霉素能抑制原核微生物的生长;结晶紫能抑制革兰氏阳性细菌的生长等。

3）鉴别培养基：根据微生物的代谢特点在培养基中加入某些化学物质或试剂使之出现显色反应用于鉴别不同的微生物。例如用于检查饮用水和乳品中是否含有大肠埃希菌的伊红美蓝（EMB）培养基就是一种常用的鉴别培养基。在EMB培养基中，大肠埃希菌和产气杆菌能使乳糖发酵产酸，并与指示剂伊红美蓝结合，大肠埃希菌会形成较小、带有金属光泽的紫黑色菌落，而产气杆菌则形成较大、灰棕色的湿润菌落。

(4) 按照物理状态分类

1）液体培养基：将各种营养物质溶于水中，混合均匀，再适当地调节pH。采用液体培养基进行发酵培养时，可以通过震荡增加充氧量，同时使营养物质分布均匀，有利于需氧型微生物的生长和次级代谢产物的累积。通常用于大规模工业化生产和实验室观察微生物生长特征及应用方面的研究。

2）固体培养基：外观呈固态的培养基，一般可以在液体培养基中加入一定量的凝固剂，如琼脂（1.5%~2.0%）、明胶、硅胶等配制而成。在实验室中，固体培养基一般是加入到培养皿或试管中，制成平板或斜面，用来进行微生物的分离、鉴定、活菌计数、微生物检验及菌种保藏等。除了在液体培养基中加入凝固剂外，固体培养基也可以是大米、大豆、马铃薯块、麸皮等天然固态基质配制而成的培养基。

3）半固体培养基：在液体培养基中加入少量的凝固剂（如琼脂0.2%~0.7%），使培养基呈半固体状态。半固体培养基常用来进行趋化性研究、观察微生物的运动性、进行厌氧菌培养等。

（三）培养方式

1. 常规培养方式

(1) 静置培养：将接种了微生物的培养基放置在适当的培养环境中静置。固体培养基通常都是静置培养，液体培养基也可选择静置培养。静置培养对设备要求低，可用于实验室扩大发酵培养。

(2) 摇床培养：通常采用试管、锥形瓶等进行液体培养基摇床培养。摇床培养可以增加培养基中氧的含量，有利于需氧型微生物的生长。

(3) 混合方式培养：根据实验目的及微生物的生长繁殖需要，液体培养基可以采取混合培养的方式，先静置再摇床培养，或是先摇床再静置培养。

2. OSMAC策略

单菌多次级代谢产物（one strain-many compounds，OSMAC）策略，最早由德国学者Zeeck提出，通过改变微生物的培养条件、混合培养及添加酶抑制剂或化学诱导剂等简单的物理或化学方法，获得更多结构新颖的次级代谢产物。

(1) 改变培养条件：在微生物培养过程中，不仅培养基会对其次级代谢产生影响，不同培养条件也会造成次级代谢产物的差异。同时，培养过程中温度、湿度、光照以及含氧量等都会对微生物生长代谢产生影响。

1）改变培养基组分：培养基为微生物的生长繁殖提供碳源、氮源和其他元素，培养基组分的改变可能会导致某些代谢途径发生变化，产生新的次级代谢产物。

2）改变培养方式：培养方式的改变也会导致微生物的次级代谢发生变化。如海洋真菌*Penicillium* sp. F23-2[16]在液体培养基静置培养和摇床培养条件下，产生的次级代谢产物不同。

3）改变培养时间：微生物在生长繁殖的不同时期，初级代谢不同，产生的次级代谢产物也各不相同。根据实验需求，可以通过改变培养时间来获得不同的代谢产物。

4）改变培养温度：培养温度也与微生物的次级代谢紧密相关，在不同的培养温度下微生物产生的次级代谢产物也可能不同。

（2）添加金属离子：金属离子是微生物生长繁殖必需的微量元素，对微生物的发酵代谢有较大影响。许多金属离子作为酶的组成部分以维持酶的活性或作为酶的活性调节剂。镁离子是糖代谢过程中多数关键酶的辅助因子；培养基中的锰离子可以提高丙酮酸激酶、丙酮酸羧化酶的活性；锌离子可以提高苹果酸脱氢酶、磷酸甘油脱氢酶的活性。研究显示，Fe、Ni、Zn、Cu 等离子是微生物体内水解酶、细胞色素、歧化酶、氢化酶和氧化酶等的主要成分，且 Fe 离子还是细胞内氧化还原反应过程中必不可少的电子传递载体。因此，可以利用金属离子来调节微生物的次级代谢。

（3）混合培养：混合培养又称为共培养（co-cultivation），即两种或多种微生物在同一培养基中生长繁殖。当不同的微生物混合培养时，为了生存发展，菌株间的相互竞争或拮抗作用可能会增加或减少原有代谢产物的量或出现新的代谢产物。混合培养作为一种简单有效地激活微生物沉默基因簇的方法，已被广泛应用到微生物次级代谢产物研究中[17]。

（4）添加酶抑制剂：微生物体内的遗传信息从 DNA 转录到 RNA，翻译形成各种蛋白，再通过各种生物合成途径生成结构多样的次级代谢产物，这一过程由负责转录翻译的功能单位集中调控。但是，这些基本的调控过程也面临着巨大的挑战，大量事实证明虽然微生物体内的生物合成途径很多，但往往只有少量的代谢产物被检测到，因此各种方法被设计并应用于“biosynthesis”过程，通过激活或抑制天然产物合成基因簇，获得结构多样的代谢产物。

表观遗传修饰（epigenetic modification）通过改变某些特定酶的活性来调控细胞遗传信息的传递及代谢产物的生成。表观遗传修饰剂如组蛋白去乙酰化酶（HDAC）和 DNA 甲基转移酶抑制剂通过转录激活沉默的生物合成途径，被广泛应用于微生物次级代谢产物的探索研究中。P-450 氧化酶广泛存在于微生物体内，在次级代谢产物的合成过程中起着重要作用。因此，可以通过改变 P-450 氧化酶的活性来调控生物合成途径[18]。

（四）菌种的发酵培养

菌种的发酵培养即将保藏于冷冻干燥管中处于休眠状态的生产菌株接入试管斜面或平面进行活化，再根据实验需求选择合适的培养基及培养条件进行扩大培养。发酵过程一般来说都是在常温常压下进行的生物化学反应，通过微生物的特殊代谢途径将原料转化为结构多样的次级代谢产物。实验室菌种的发酵培养可以大致分为四个阶段：菌种筛选、种子制备、发酵条件筛选和发酵液的处理。

1. 菌种筛选　在发酵培养开始前需要通过文献调研及实验需求对自然界或实验室保藏的菌株进行初步筛选，选择合适的菌株进行发酵培养。如若筛选的菌株为致病菌株，则要考虑实验操作的可行性，并在后期的发酵过程中严格注意避免直接接触菌种，以免造成感染。

2. 种子制备　将筛选好的菌株在试管斜面或平板上进行活化，制备成种子。也可选择合适的液体培养基进行种子液的培养。

（1）优良种子应具备的条件

1）菌种细胞的生长活力强，移种至发酵瓶后能迅速生长，迟缓期短。

2）生理状况稳定。

3）菌体总量及浓度能满足大量发酵的要求。

4）无杂菌污染。

5）保持稳定的生产能力。

(2) 种龄与接种量

1）种龄是指种子菌株在种子培养皿中开始至结束的培养时间。种龄以菌体处于生命力极为旺盛的对数生长期且培养液中菌体量还未达到最高峰时较为适宜。种龄过老，菌株生产能力下降，菌体自溶；种龄过小，则菌株生长缓慢，发酵周期延长，产物形成时间推迟，甚至造成异常发酵。不同微生物的适宜种龄各不相同，如嗜碱性芽孢杆菌生产碱性蛋白酶，培养 12 小时接种，酶活性最高。

2）接种量是指移入的种子体积和接种后培养液的体积比。接种量的大小决定于生产菌株在发酵瓶中的生长速度。接种量较大时可以缩短发酵瓶中菌体繁殖达到高峰的时间，使产物形成提前，且生产菌株能迅速占据整个培养环境，减少杂菌污染。但是，接种量过大易使菌体（菌丝体）生长过快，培养液黏度增加，溶氧降低，产物合成受影响。

3. 发酵条件筛选

(1) 影响发酵过程的主要参数

1）基质浓度的影响：基质就是培养微生物的营养物质，在发酵过程中，基质是微生物代谢过程中的物质基础，它既与微生物的生长繁殖有关，又关系到代谢产物的合成，因此基质的种类和浓度与发酵代谢有密切的关系。当培养基过于丰富时，会使菌体生长过盛，发酵液非常黏稠，造成传质能力差，而当培养基质不足时，则菌株生长受阻，无法进行正常的繁殖和代谢。

2）pH 的影响：发酵液的 pH 对微生物的生长具有非常明显的影响，也是影响发酵过程中各种酶活性的重要因素。此外，在发酵过程 pH 的变化能改变代谢产物合成的方向。如在谷氨酸发酵中，当 pH 在 7.0~8.0 时，代谢产物主要是谷氨酸；当 pH 降低到 5.0~5.8 时，代谢产物则主要为谷氨酰胺。

3）温度的影响：由于微生物是单细胞生物，它们自身的温度随着环境温度的变化而变化，因此它们对温度的变化特别敏感。在发酵过程中需要控制一定的温度以维持生产菌株正常的生长和代谢。

4）氧的影响：氧是微生物体生存的重要元素，它既是细胞的组成成分和各种产物的构成元素，又是微生物能量代谢的必需元素。好氧微生物的生长繁殖和代谢活动都需要消耗氧气，因此在发酵过程中必须供给适量的无菌氧气。

(2) 发酵条件选择：微生物在不同的发酵条件下其生长繁殖和代谢不同，产生的代谢产物也不尽相同，因此选择合适的培养条件进行发酵培养，显得尤为重要。根据发酵目的的不同，选择发酵条件的原则也不同，如若为了扩大培养，快速得到大量种子液，则可选择基质较为丰富，菌株可以快速繁殖的发酵条件进行培养。若为了研究微生物的次级代谢产物，则不能让菌株生长过快，以免影响代谢产物的累积。

发酵条件由于影响因素较多，通常需要通过多次试验单变量或多变量的对发酵条件进行优化，以寻求最佳发酵条件。

4. 发酵液的处理 当微生物发酵完成后，需要对发酵液进行处理，并从中提取目标产物。对胞外产物，尽可能使目标产物转移至液相中，再采取萃取、沉淀等方法进行提取；对胞内产物，则应先收集菌体或细胞，经细胞破碎后，尽可能使目标产物释放至液相中，再将细胞碎片分离出去，然后以含目标产物的液相进行后续提取和精制。

三、微生物菌种保藏

微生物菌种保藏的原理是建立人为制造的特定环境，使菌种能最大限度地处于休眠状态，即生长繁殖和次级代谢几近停滞，以达到菌种不死亡、不变异、不被污染及保持其遗传性状而利于研究和使用等生产生活需要的目的。

在人工干预下，控制保藏环境可以长期维持原菌种的休眠，在诸多环境因素中，温度、湿度和空气调控无疑是三个至关重要的环节。低温能使得菌种机体细胞中酶活力降低，从而减缓其新陈代谢，水分和空气是菌种生存的必要条件。因此，低温、干燥和高真空同时满足能最大化增加菌种保藏的效果。没有一种通用的方法能适用于所有的微生物，所有的方法均"因菌而异"。本部分将描述真菌、酵母菌、细菌及放线菌的保藏方法。

（一）真菌及酵母菌的保藏

1. 短期保藏

(1) 定期移植保藏法：该法通常采用斜面培养，是一种广泛应用的保藏法。因简便易行，对硬件设备没有特殊要求，且利于随时观测菌株的变化一直沿用至今。

1) 保藏培养基：①丝状真菌，通常采用马铃薯葡萄糖琼脂、麦芽琼脂或查氏培养基；②酵母菌，通常采用麦芽汁酵母膏琼脂或麦芽汁琼脂。

2) 保藏温度及时间：①丝状真菌，大部分真菌于4~6℃保存，有的真菌则可于室温下保存。根据各真菌的不同生长状态，大部分真菌需2~4个月移植一次，部分真菌需要每2~4周移植一次，有的真菌可以保存一年。②酵母菌，相对于液体培养基，大多数酵母菌于固体培养基中更易保存，尤其是非发酵酵母菌。在4~6℃保存，每4~6个月移植一次。少数酵母菌在该温度下需1~2个月移植一次。

3) 注意事项：在使用连续移植时，需注意菌种间互相污染的可能。其次，移植间隔需通过实验来确定，尤其在观察到了菌种出现遗传偏移时，不应再延长保藏时间。

(2) 硅胶保藏法：该法取用无水无菌的硅胶（6~22目，且不含指示剂）装于安瓿瓶内，每瓶装1/4高度硅胶，在180℃烘箱中干热灭菌2~3小时，在机械冷冻机内将其冷却。将欲保藏的菌种孢子使用5%脱脂乳配置为混悬液，滴加至冷却的硅胶上，将3/4高度的硅胶浸润。在25℃下放置1~2周，直至硅胶在摇动时易分散时取出若干硅胶颗粒均匀撒在适当的培养基上进行孵化。若菌种能保持活力，再进行保藏。安瓿瓶口火焰融封封存，或以螺旋密封塞塞住后用石蜡封口保存。

1) 保藏温度及时间：①丝状真菌，大部分真菌于4~6℃保存，保存时间可达1~6年；②酵母菌，大部分酵母菌于4~6℃保存，保存时间可达2~5年，少数酵母菌仅可保藏3个月。

2) 注意事项：将孢子混悬液加入硅胶时，可能会出现硅胶吸水而发热的情况，减少发热可在冰浴中进行该操作。

(3) 沙土保藏法：沙土保藏可分为沙保藏和土壤保藏，其原理与硅胶保藏法一致，均是以某固相作为吸附载体保存菌种。将欲保藏的菌种使用无菌水将孢子制成混悬液，加入已灭菌的沙或土壤中。在室温下孵育5~10天后，在干燥器中去除水分并于4~8℃保藏。保藏效果因不同菌种而存在差异，通常情况下可达 2~6 年。

(4) 滤纸保藏法：该法与上述的硅胶和砂土保藏法类似，将菌种孢子吸附于滤纸上，干燥后保藏。具体操作为：将滤纸裁剪为 0.5cm × 1.2cm 左右的纸片，置于安瓿瓶内灭菌(121℃，30 分钟)。将欲保藏的菌株孢子于 5% 脱脂乳中制成浓厚的混悬液。再将滤纸浸于该混悬液中，于干燥器内干燥。后置于密封器内并在 4℃下保存。

大部分丝状真菌保存时间可达 3 年，少数可达 10 年以上。大部分酵母菌可用此法保藏 2~3 年。

(5) 液体石蜡保藏法：液体石蜡也称为矿油，能将菌种孢子包裹起来而隔绝空气，降低菌种生物代谢力而达到促进其休眠的作用。该法能延缓菌种衰退，防止培养基水分蒸发，材料易得，操作简便易行。

该法取用化学纯液体石蜡，置于锥形瓶内，每瓶装 1/3 高度，于 121℃灭菌 30 分钟。随后，将其置于 60℃烘箱中保温并干燥水分以备用。使用灭菌过的滴管吸取适量液体石蜡，滴加到培养菌种的斜面培养管内，并使液面高出斜面顶端 1cm。

1) 保藏温度及时间：①丝状真菌，大部分真菌于 4℃下保存，保存时间可达 2~10 年。少数真菌不适合用该法保存。②酵母菌，大部分酵母菌使用麦芽汁琼脂培养，使用该法后每 2 年移植一次，少数菌株可保存长达 6 年。

2) 注意事项：向培养管中滴加液体石蜡时应注意用量不宜过多，以免移植时不便。液体石蜡易燃，使用时应谨慎。

2. 长期保藏

(1) 液氮保藏法：液氮超低温保藏法是将欲保存的菌种混悬液密封于安瓿瓶内，并将其放入 -196℃液氮中进行保藏的方法。在如此低温下，菌种的生长代谢将完全停止，因此不需要定期移植，是非常高效可靠的方法。

1) 菌种：将欲保藏的菌种于平板或斜面上进行培养，生长平稳后将含有琼脂的菌种切割制成合适体积的方块。

2) 安瓿瓶：选择体积合适的安瓿瓶，以能容纳 1.2ml 液体的为宜。向每个安瓿瓶内加入 0.8ml 保护剂(10% 甘油水溶液或 10% 二甲基亚砜水溶液)。

3) 转移菌种及标记：使用灭菌过的镊子或接种刀，将切割好的菌种转移至安瓿瓶内，火焰融封安瓿瓶口。在安瓿瓶上书写菌种号并高温烤干。

4) 保藏：将已封口的安瓿瓶置于慢速冻结器内，控制冻结速度，30 分钟后将已冻结的安瓿瓶放入液氮内长期保藏。

5) 恢复培养：恢复培养时，将液氮中保藏的安瓿瓶取出，置于 35~40℃温水中迅速融化冰块，在合适的培养基上进行培养。

(2) 冷冻干燥或低压冻干法：冷冻干燥或低压冻干法都可以简称为冻干法，是经济且广泛使用的长期保藏方法之一。该法已经成功保藏的很多微生物，保藏时间可达 60 年。

此法通过升华去除液体冻结状态下的水分或其他溶剂，因此冻干过程主要分为以下三个阶段①预冻：将菌种混悬液冻结成固态，以防止在真空状态下液体沸腾而发生溢出；②一次干燥：通过升华使样品中自由水升华逸出；③二次干燥去除结合水。

相对于其他短期保藏的方法而言，该法能用于大量保藏，能在更长时间内保持菌种的活力并减少移植产生的变异。

1）安瓿瓶和菌种：此法对安瓿瓶的要求较高，选择内径 8mm 左右，长度大于 10cm 的安瓿瓶。安瓿瓶在灭菌前需多次清洗，在烘箱内烘干。将菌种编号等信息的标签纸置于安瓿瓶内后塞好棉花于 121℃灭菌 30 分钟。菌种在进行保藏前需要通过平板检查纯度并获得最佳培养物。

2）保护剂：保护剂也称为载体，适用于该法的保护剂种类较多，例如脱脂乳、血清、葡萄糖、蔗糖、甘油及蛋白胨等。选择保护剂的原则在于不影响保藏物的活力且便于恢复培养。另外适用保护剂时，要确保保护剂是经过灭菌的。

3）制备菌种混悬液：对于固体培养基培养的菌种，加入保护剂后，使用接种环轻柔搅动培养基表面的菌丝或者孢子制成浓的混悬液。对于液体培养基培养的菌种，先离心收集菌种，移除上清液后加入保护剂并均匀混悬液。

4）预冻：预冻可以在冰箱中进行也可以在专业冻干装置中完成。冻干装置一般分为歧管式和钟罩式两种。使用歧管式装置时，将安瓿瓶连接于歧管上，置于冰浴中进行预冻。钟罩式装置则直接将安瓿瓶置于罩内进行预冻。预冻的温度范围应在 −40℃至 −25℃之间。

5）真空干燥：将预冻后的安瓿瓶置于真空装置内进行干燥，在无制冷设备的冻干装置中，持续真空状态能保持菌种悬液冻结并不断升华水分，有制冷设备的冻干装置中直接进行干燥即可。具有温控设备的冻干装置，在悬液水分大量升华后可适当加温以加速升华进程。

6）密封和保藏：干燥后菌种样品在测定其水分残留量之后即可火焰融封安瓿瓶瓶口。水分残留在 1%~3% 范围内属正常。密封前需将安瓿瓶置于歧管上，并使用真空泵排气以保持真空状态。保藏可在室温或低温下进行，通常会采用低温 4℃存放。

（二）细菌的保藏

1. 短期保藏

(1) 定期移植保藏法：大多数细菌都可以通过定期移植进行保藏，不同的菌种、介质及培养条件会使其移植周期各异。最少量的培养基可以降低细菌的代谢率进而延长两次移植间的时间间隔。有些细菌，例如病原体，需要比较复杂的培养基来维持生理性状。因此细菌的移植保藏需要通过具体实验来确定。

移植过程中，最好使用可以密封的容器，例如玻璃试管。在细菌的生长初期，可以适当放松密封条件，在完全生长后可以密封以防止脱水。此外，便于观察菌种生长情况，固体培养基比液体培养基更适合细菌的移植。在每次移植时均要检查菌种的纯度，上述要求与真菌的定期移植基本一致。该法的保藏温度为 4~6℃，大部分细菌可 3 个月左右移植一次。

定期移植法的缺点在于不稳定、不经济且耗时，频繁的移植可能会导致菌种污染以及变异。

(2) 冻结保藏法：将细菌悬浮于 10% 二甲基亚砜等保护剂中，以冻结状态保藏。保护剂在此法中不是必需的，材料的选用根据菌种本身特性决定。使用液氮保存时，温度为 −150℃，其他制冷设备保存温度为 −80℃至 −20℃。

不建议使用冰箱的冷冻室或温度为 −20℃到 0℃的普通冰箱来保存细菌，因为冷冻过程会损坏细胞。此外，大多数冰箱的冷藏室在 −20℃到 0℃范围内都是无霜状态，此状态通过交替的变暖和冷却循环来实现，会导致细胞进一步受损并丧失生存能力。

(3) 其他保藏法：前文提及的液体石蜡和硅胶保藏法等也适用于细菌的保存，但由于菌种的生理特性间存在差异，没有一种方法适用于所有的菌种，因此确定保藏方法需要根据具体情况来确定。

2. 长期保藏

(1) 冷冻干燥或低压冻干法：将细菌细胞混悬于适当的保护剂(甘油、二甲基亚砜、脱脂乳或血清)中，保护剂的存在能尽量避免细胞在冷冻时造成不可逆损害，制成 10^8 细胞 /ml 浓厚的混悬液，取 0.4ml 装入已灭菌的安瓿瓶中，置于 -70℃的冷冻设备中速冻。随后在干燥设备中真空状态下升华水分，最后使用火焰融封瓶口，于 4℃下保藏。操作步骤与真菌的冷冻干燥基本一致。

(2) -80℃低温冷冻保藏：将细菌培养至静止期或成熟期后，加入保护剂制成混悬液，无菌条件下尽快分装于安瓿瓶中，火焰熔封瓶口。随后在冻结器内预冻至 -35℃，再转移至 -80℃冰箱中进行保藏。

(3) 液氮超低温保藏：选择已高温高压灭菌的安瓿瓶或冻存管，将细菌和有适当保护剂的混悬液在无菌条件下进行分装，熔封瓶口。在冻结器内预冻至 -35℃，再转移至超低温液氮(-196~ -150 ℃)中进行保藏。期间需关注液氮罐中液氮含量并及时补充以保证超低温。此法菌种存活率高、稳定性强，是长期保藏细菌最理想的方法。

(三) 放线菌的保藏

放线菌在科学研究和生活生产上均有重要用途，其保藏法也有多种，常用的方法与其他菌种一致，如定期移植法、液体石蜡法、砂土保藏法、硅胶法、冻结法及冷冻干燥法等。大部分放线菌可使用定期移植法，但效价会随时间而下降，使用冻结法或冷冻干燥法则能达到有效保藏。因此，效价降低是保藏放线菌需要克服的最主要问题，没有单一方法适用于所有的放线菌。

使用定期移植法时，培养基的选择与真菌或细菌有所差别，一般使用的为酵母膏琼脂、燕麦粉琼脂或西红柿浆；使用冷冻干燥法时需注意预冻温度下降速率不可过快，根据菌种特征添加合适的保护剂，另外，嗜温类群的放线菌不适宜用冻结法或冷冻干燥法保藏。

第三节 微生物代表性活性天然产物

自然界存在的微生物种类繁多，其代谢产物极为复杂多样，是发现新药的丰富来源。在 20 世纪，青霉素以及随后一系列抗生素的发现与应用是生物医药领域的突破性进展，在控制与治疗感染性疾病中发挥了巨大的作用。

一、抗菌、抗病毒活性分子

微生物的次级代谢产物可有效抑制人类的病原微生物(细菌、真菌、原生动物及病毒等)，其中研究较多的是抗菌肽类化合物。而抗病毒药物的研究开发比较困难，但是近几年来亦取得了较大的进展。

(一) 药物分子

阿莫西林(amoxicillin)是目前用于临床的 β- 内酰胺类抗生素[19]，收载于《中国药典》(2020 年版)。

化学结构在氨苄青霉素（ampicillin，AMP）的侧链苯环上多一个羟基，对肠球菌和沙门菌的作用较氨苄西林强。

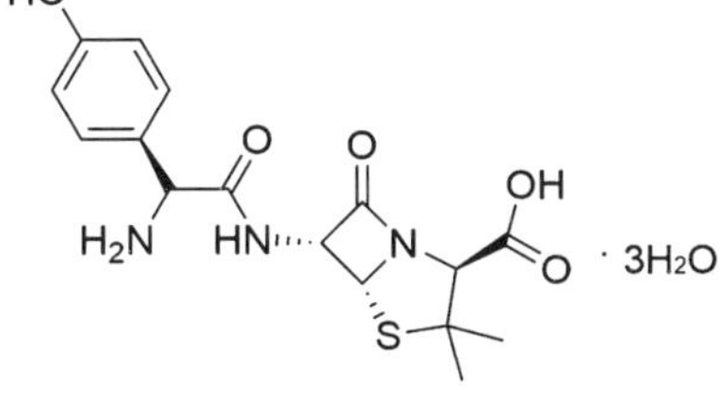

阿莫西林　amoxicillin

硫酸链霉素（streptomycin sulfate）是用于临床的氨基糖苷类抗生素[20]，收载于《中国药典》（2020年版）。1943 年美国罗格斯大学教授赛尔曼·A. 瓦克斯曼从链霉菌中分离得到链霉素，其结构由链霉胍、链霉糖和 *N*- 甲基 -L- 葡萄糖胺组成。链霉素是继青霉素后第二个生产并用于临床的抗生素。链霉素对结核杆菌的抗菌作用很强，是重要的抗结核药物。由于链霉素耳毒性较严重，目前应用较少。

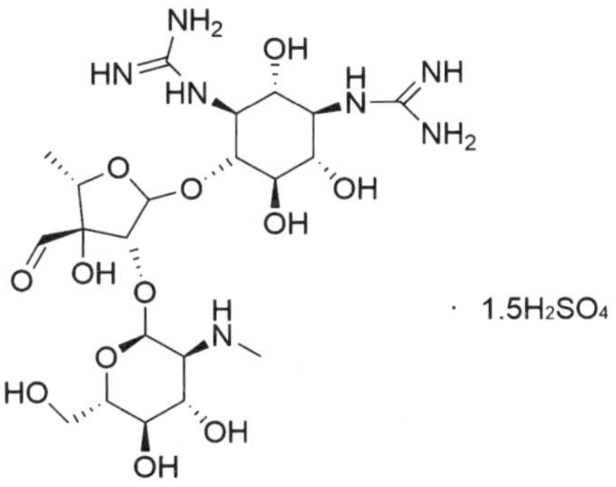

硫酸链霉素　streptomycin sulfate

氧氟沙星（ofloxacin）是目前用于临床的喹诺酮类抗菌药[21]，收载于《中国药典》（2020 年版）。作为第三代喹诺酮类抗菌药，氧氟沙星对葡萄球菌、链球菌（包括肠球菌）、肺炎链球菌、淋球菌、大肠埃希菌、枸橼酸杆菌、志贺杆菌、肺炎克雷伯菌、肠杆菌属、沙雷杆菌属、变形杆菌、流感嗜血杆菌、不动杆菌、螺旋杆菌等有较好的抗菌作用，对铜绿假单胞菌和沙眼衣原体也有一定的抗菌作用。尚有抗结核杆菌作用，可与异烟肼、利福平并用于治疗结核病。

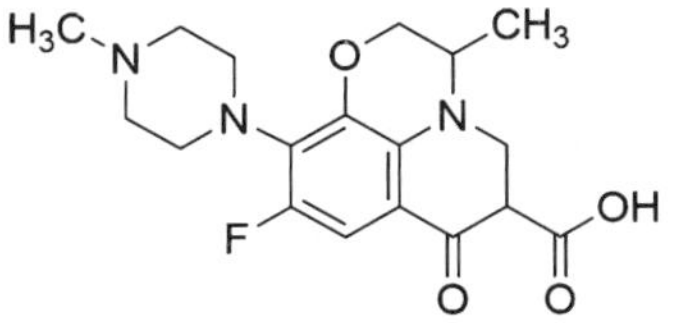

氧氟沙星　ofloxacin

头孢吡普（ceftobiprole）是目前用于临床的头孢类抗菌药[22]。头孢吡普（$C_{20}H_{22}N_8O_6S_2$）是由瑞士巴塞利亚制药公司和强生制药公司共同研发的新一代头孢菌素类抗生素（第五代），具有广谱的抗菌活性，对耐药革兰氏阳性菌，包括耐甲氧西林金黄色葡萄球菌以及常见的革兰氏阴性菌，有一定的抗菌作用。

2008 年先后在加拿大和瑞士上市，被批准用于治疗复杂性皮肤及皮肤结构感染，包括糖尿病足的感染。头孢吡普是唯一对 MRSA 和万古霉素金黄色葡萄球菌（VRSA）有效的头孢菌素类抗生素，被称为“超级抗生素”。目前国内还未上市。

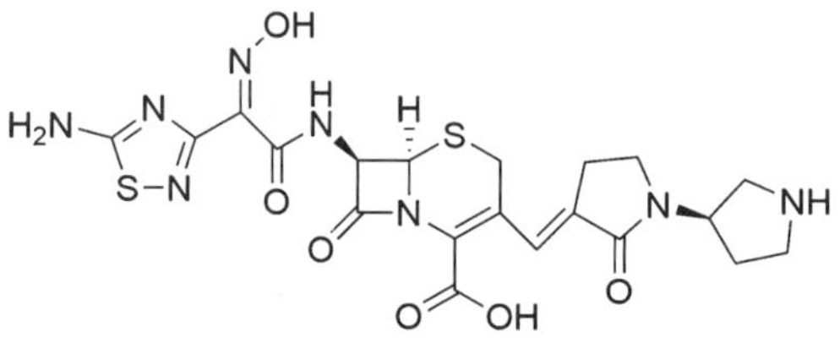

头孢吡普 ceftobiprole

卡泊芬净（caspofungin）是目前用于临床的纽莫康定类棘白菌素化合物[23]。纽莫康定类棘白菌素化合物是默克公司科学家发现并命名的，生产菌为西班牙马德里的洛索亚流域附近的水塘中分离出来的丝状真菌 *Glarea lozovensis*，代谢产物纽莫康定是一类由六肽和脂肪酸构成的酯肽，主要有 A_0、B_0 两种有效产物。通过结构修饰，得到一种水溶性半合成衍生物卡泊芬净（$C_{55}H_{88}N_{10}O_{15}$），是 2001 年获美国 FDA 批准的第一个上市的棘球白素类药物，用于不能耐受其他抗真菌药物的侵入性曲霉菌的治疗。卡泊芬净已成为全身用抗真菌药市场的王牌药物，2011 年全球销售额达到 6.4 亿美元，排在抗真菌药物的第 4 位。

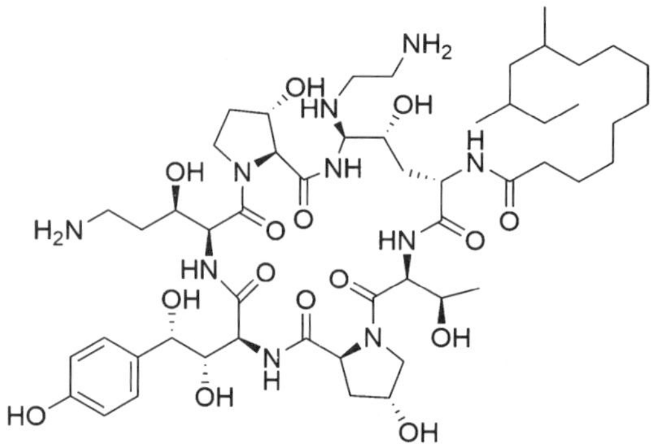

卡泊芬净 caspofungin

雷特格韦（raltegravir）是目前用于临床的 HIV 整合酶抑制剂[24]。雷特格韦（$C_{20}H_{21}FN_6O_5$）是第一个 HIV 整合酶链转移抑制剂，由美国默克公司研发，于 2007 年获得美国 FDA 批准上市，2008 年在欧洲获批上市，用于治疗 2 岁及以上 HIV 感染者的抗病毒治疗。可以与其他抗逆转录病毒药物联合用药治疗人免疫缺陷病毒（HIV-1）感染，通过抑制病毒复制所需的 HIV 整合酶减缓 HIV-1 感染的发生。雷特格韦与其他抗 HIV 药物合用可减少血液中 HIV 的数量，增加称为 $CD4^+T$ 细胞的白细胞数量，有助于抗其他感染。

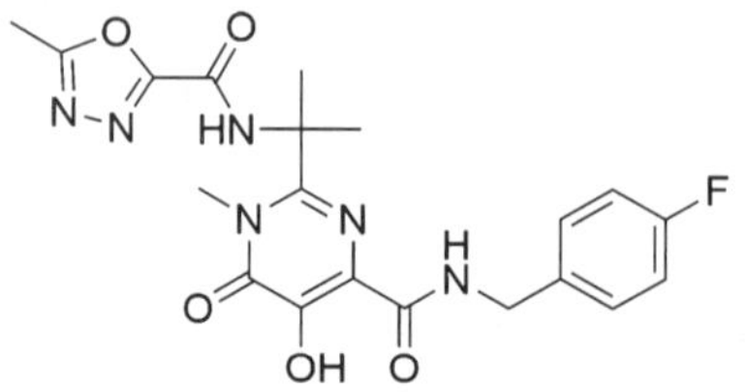

雷特格韦 raltegravir

克拉夫定(clevudine)是目前用于临床的抗乙肝药[25]。该药物是耶鲁大学郑永齐教授实验室发明的一种具有抗乙肝病毒活性的新型嘧啶核苷类似物,是继拉米夫定后的第Ⅲ代抗乙肝药。已在韩国、泰国、菲律宾获得批准上市。克拉夫定具有显著的病毒抑制效应及肝脏生化改善作用,在治疗后6个月时仍出现显著持久效应。因其3′位上有羟基,形成了三磷酸酯(L-FMAU-TP)结合在活性部位,诱导聚合酶构象发生变化,使病毒DNA链的合成不能顺利进行。

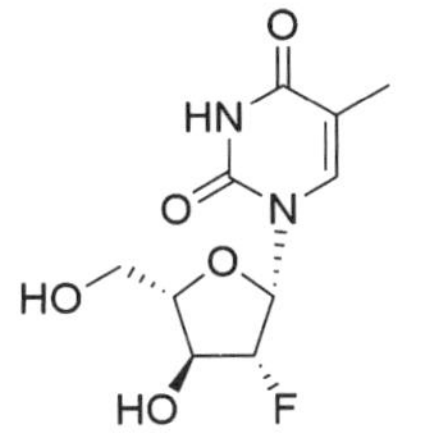

克拉夫定 clevudine

(二)活性分子

GE81112~GE81114[26],是从链霉菌属微生物中分离得到的含氯氨基酸类化合物,具有较强抗革兰氏阳性菌和抗革兰氏阴性菌活性。

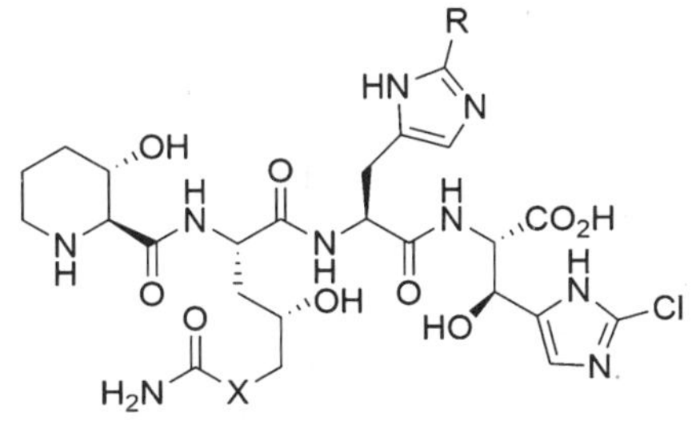

GE81112 X=O; R=H
GE81113 X=O; R=NH_2
GE81114 X = NH; R=NH_2

(−)-albocycline,是从链霉菌属微生物中分离得到的大环内脂类化合物,对耐甲氧西林金黄色葡萄球菌(MRSA)具有较强的抑制活性,其活性与万古霉素相当[27]。

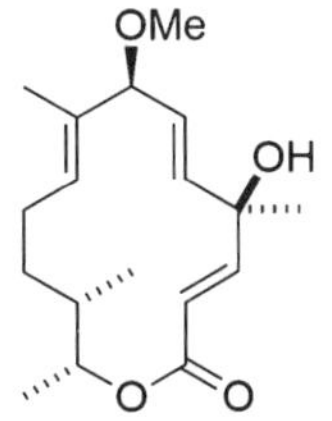

(−)-albocycline

Feglymycin,是从链霉菌属微生物(DSM 11171)中分离得到的多肽类化合物,具有很强的体外抗HIV合胞体的活性,其MCI为1.9μg/ml[28]。

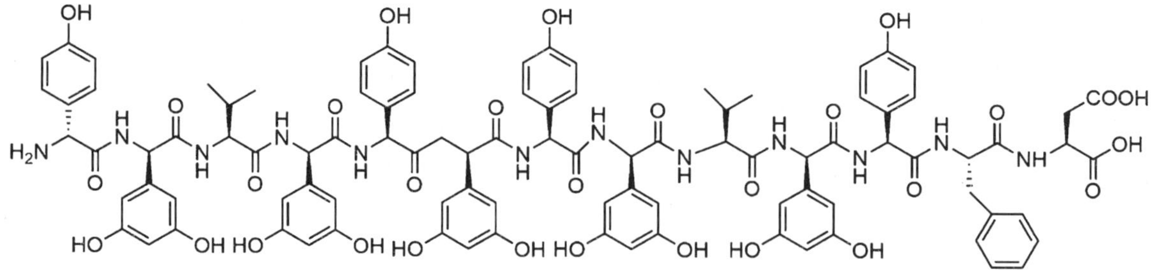

Nocazine F，是从深海沉积物样品来源的拟诺卡氏菌 *Nocardiopsis* sp.YIM M13066 发酵液中分离得到的二酮哌嗪类化合物，对血清型鼠伤寒具有较强的治疗作用。

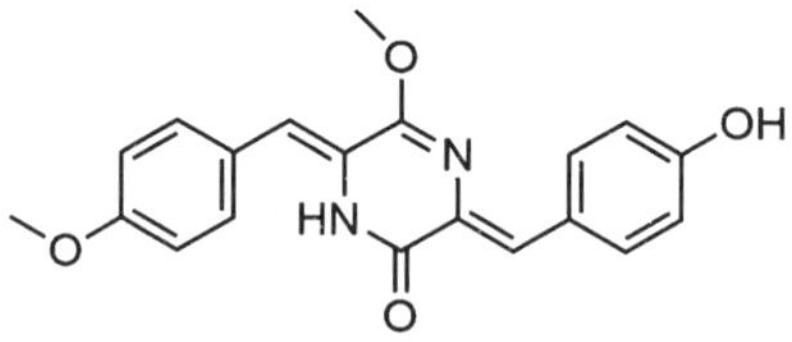

nocazine F

Lacunalide A，是从根际细菌 *Gynuella sunshinyii* 中分离得到的一个大环内脂类化合物，具有较强抗革兰氏阳性菌活性[29]。

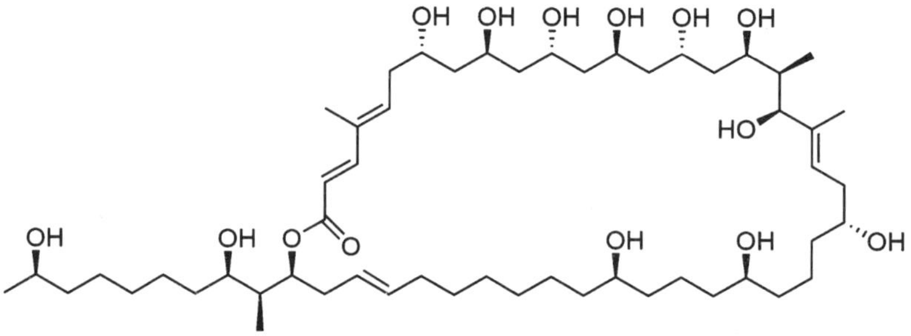

lacunalide A

Lankacidin C，是从秸秆快腐菌 *Streptomyces rochei* 中分离得到的化合物，具有较强的抗革兰氏阳性菌活性，MCI 值超过了红霉素[30]。

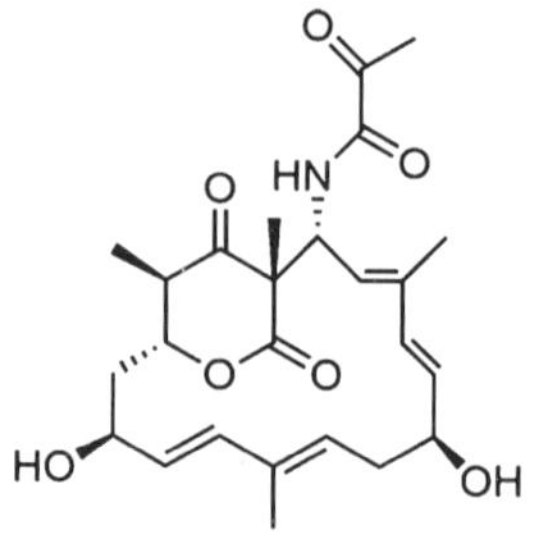

lankacidin C

Cystobactamid 919-2，是从囊杆菌属微生物中分离得到的肽类化合物，具有显著的抗革兰氏阳性菌活性，在浓度 0.1μg/ml 时即可抑制多数革兰氏阳性菌的生长，主要作用机制为抑制 DNA 旋转酶。

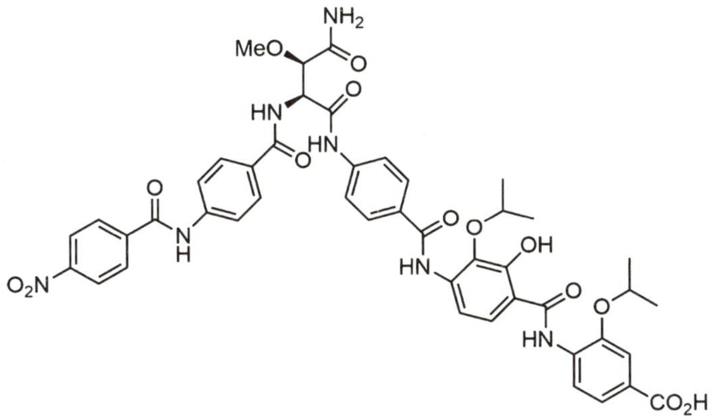

cystobactamid 919-2

Neosartorin，是从真菌 *Neosartorya fischeri* 中分离得到的极少见的氧杂蒽酮二聚体，在浓度 4~32μg/ml 时即可发挥较强的抗革兰氏阳性菌（包括 MRSA）作用。

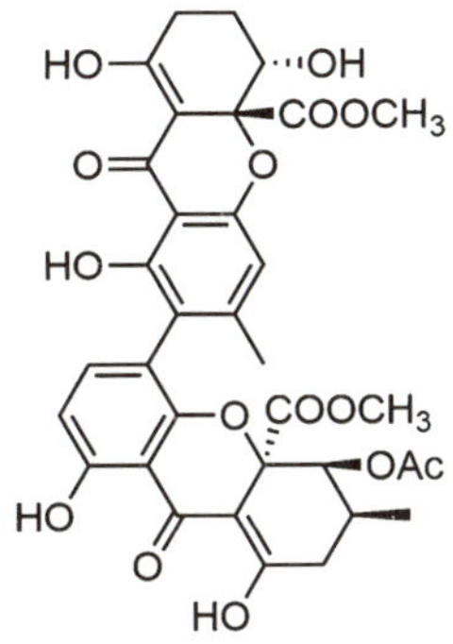

neosartorin

Varixanthone，是从分离自海绵的无性型杂色曲霉 *Aspergillus versicolor* 中分离得到的呫酮类化合物，具有较强的抗大肠埃希菌活性，MIC 为 12.5μg/ml。

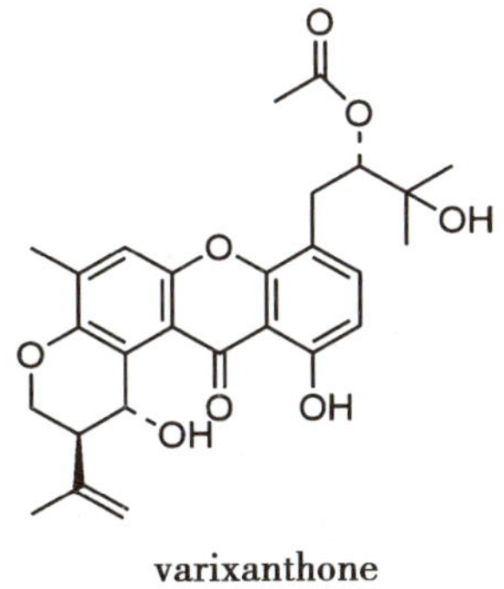

varixanthone

二、抗肿瘤活性分子

癌症化疗药物中约 50% 是直接来源于天然产物或其衍生物，其中微生物代谢产物是新型抗肿瘤药物活性成分的重要来源[2]。源自微生物的抗肿瘤活性成分结构类型多样，主要包括多糖类、蒽环类、有机酸酯类、萜类、生物碱类、大环内酯类及烯二炔类等。

（一）药物分子

多柔比星（doxorubicin，Dox）是一组重要的蒽环类抗肿瘤临床药物[31]，最初由意大利 Farm Italia 研究所从波塞链霉菌表灰变种 *Streptomyces peucetius* var. caesius 的培养液中提取得到，其基本结构为 7，8，9，10- 四氢 -5，12- 萘并萘醌，C-7 位糖基化。抗癌谱广，治疗指数较高，主要用于乳腺癌的治疗，作用机制是通过嵌入 DNA 碱基片段中导致肿瘤细胞复制障碍，以及干扰拓扑异构酶Ⅱ（topoisomerase Ⅱ，TOPO Ⅱ）发生肿瘤核酸去稳定。

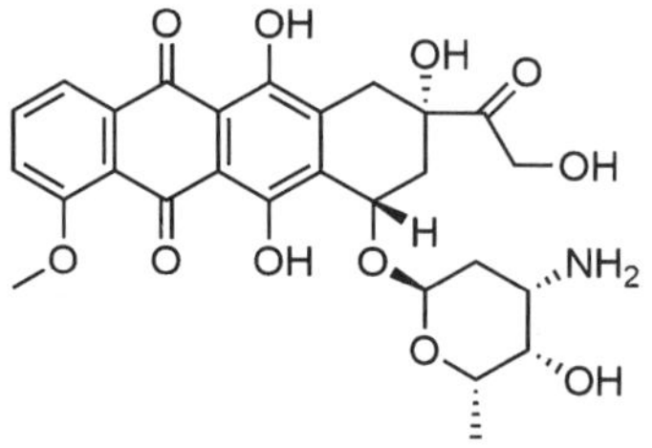

多柔比星（doxorubicin，Dox）

Saframycin A 为目前临床常见的抗肿瘤药物，是 1981 年由 Chiba University 的 Tadashi 研究团队首次从紫灰链霉菌 *Streptomyces lavendulae* NRRL11002 中分离得到的，该药物具有较强的体内及体外抗肿瘤活性，作用机制为通过甘油醛 -3- 磷酸脱氢酶形成蛋白质 - 药物 -DNA，从而抑制癌细胞 DNA 的合成来发挥抗肿瘤作用[32]。

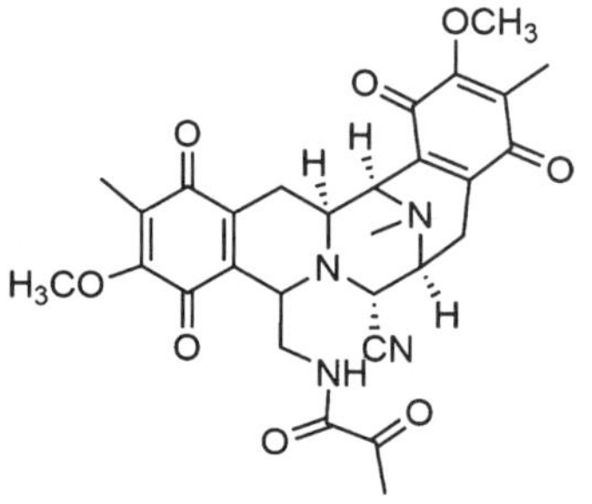

saframycin A

博来霉素（bleomycin）目前已成为肿瘤治疗的基本药物，临床上使用的主要为博来霉素 A_2 和博来霉素 B_2[33]。博来霉素 A_2（$C_{55}H_{83}N_{17}O_{20}S_3$）、博来霉素 B_2（$C_{55}H_{82}N_{20}O_{20}S_2$）是 1966 年日本学者首先从轮枝链霉菌（*Streptomyces verticillus*）的发酵产物中发现的。博来霉素的结构在 1978 年被确定，其核心部分由若干氨基酸和一个二糖组成，各类博来霉素类化合物的分子结构仅在于氨基取代侧链有所差别。

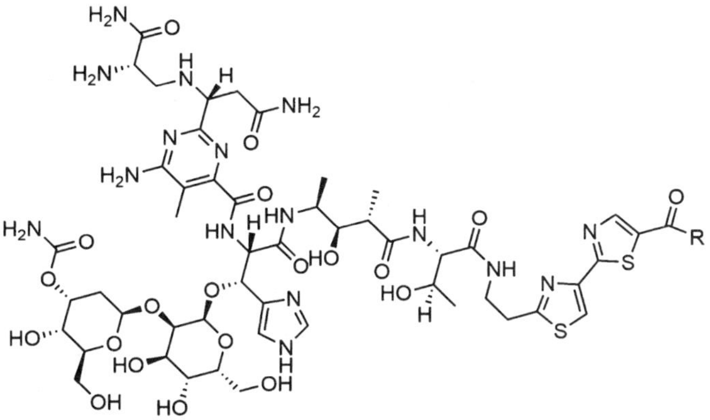

博来霉素A_2 R=$NHCH_2CH_2CH_2S(CH_3)_2$
博来霉素B_2 R=$NHCH_2CH_2CH_2CH_2NHC(NH)NH_2$

雷纳霉素（leinamycin）目前作为一种抗肿瘤抗生素[34]。雷纳霉素（$C_{22}H_{26}N_2O_6S_3$）主要分离自 *Streptomyces. atroolivaceus* S-140，其结构具有一个不常见的 1，3- 二氧代 -1，2- 二硫戊环并与含噻唑的 18 元内酰胺环通过螺键连接。雷纳霉素是一种有效的 DNA 损伤剂，与细胞硫醇通过重排反应产生 episulfonium 离子，episulfonium 离子与双链 DNA 非共价结合并烷基化鸟嘌呤的 N7 位。

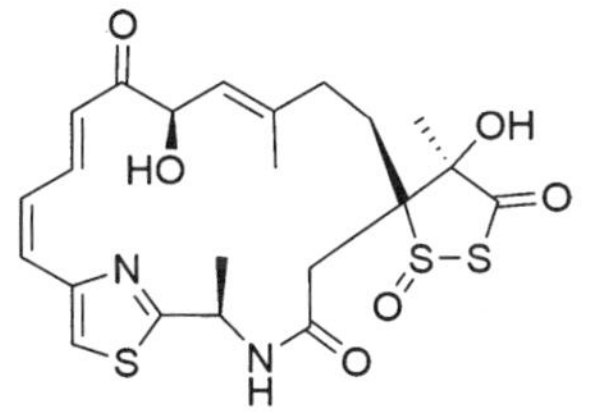

雷纳霉素 leinamycin

埃博霉素（epothilone）目前作为一类抗肿瘤药物，主要包括埃博霉素 A 和埃博霉素 B，是由黏细菌 *Myxobacteria* 及纤维素堆囊菌 *Sorangium cellulosum* 分泌的 16 元大环内酯类化合物。埃博霉素具有类似抗肿瘤药物紫杉醇（taxol）促微管蛋白聚合的作用机制，且对多种耐药肿瘤细胞表现出较强的抗增殖活性。埃博霉素与紫杉醇相比，具有更好的水溶性。

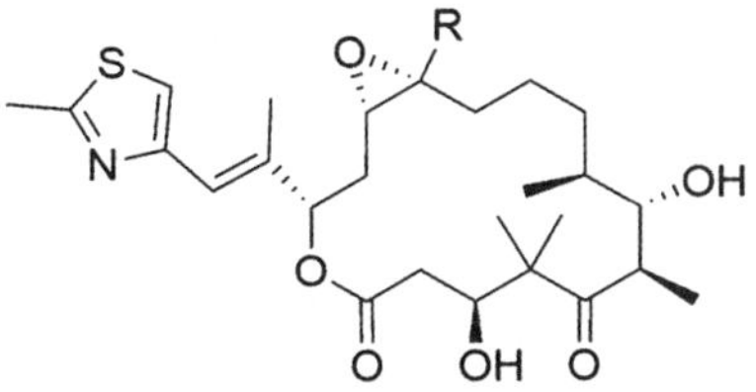

埃博霉素A R=H
埃博霉素B R=CH_3

（二）临床研究的药物分子

Phenylahistin，是从海洋真菌 *Aspergillus* sp. CNC-139 中分离的一对对映异构体混合物，具有二酮哌嗪苯基噻嗪的结构，分子式 $C_{20}H_{22}N_4O_2$，（–）对映体（NPI-2350）通过结合微管蛋白上秋水仙碱结合位点从而抑制细胞增殖和破坏微管网络，导致 G_2/M 细胞周期的延长。为了优化生物活性，以其为母体合成的衍生物 plinabulin（NPI-2358），分子式 $C_{19}H_{20}N_4O_2$，是一种用于治疗非小细胞肺癌的选择性的肿瘤血管阻滞剂，用于治疗非小细胞肺癌，目前正在进行Ⅲ期临床试验[35]。

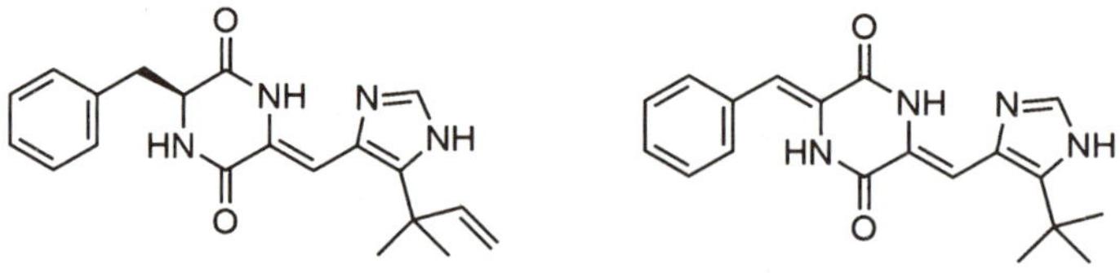

phenylahistin plinabulin（NPI-2358）

伊洛福芬(irofulven)目前正在进行与奥沙利铂联合治疗晚期实体瘤的临床研究。伊洛福芬($C_{15}H_{18}O_3$)作为隐林伞素的半合成衍生物,起初是从 Jack O'Lantern(*Omphalotus illudens*)蘑菇中分离得到。该化合物可在多种细胞系中广泛地结合 RNA、DNA 和蛋白质,体外 LD_{50} 可达到纳摩尔级别,临床试验显示 irofulven 对实体瘤具有良好的有效性[36]。

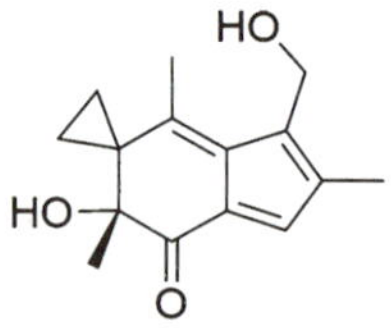

伊洛福芬 irofulven

丝裂霉素(mitomycin),是从 *Streptomyces lavendulae* 中分离的一种广谱抗肿瘤抗生素,毒性较大。针对这一问题,UroGen 公司采用特殊配方,可使药物在室温下呈液态但在体温环境下凝结成半固态,并使药物在病灶处持续释放,使病灶可长期暴露在丝裂霉素的作用之下,该药物剂型正在进行Ⅲ期临床试验。

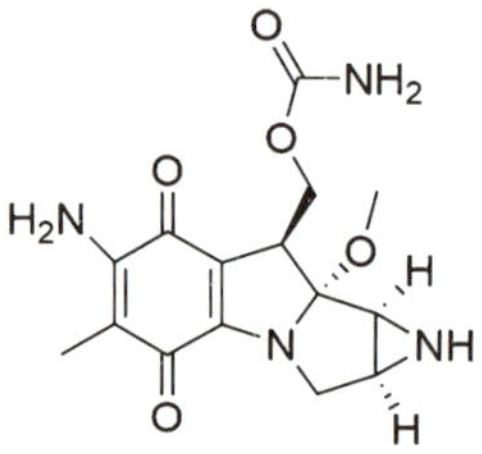

丝裂霉素 mitomycin

(三) 活性分子

Dendryphiellin J,是从海洋来源的真菌 *Cochliobolus lunatus* SCSIO41401 中分离得到的萜类化合物,其对 ACHN 和 HepG-2 细胞均有细胞毒作用,IC_{50} 分别为 3.1μmol/L 和 5.9μmol/L。

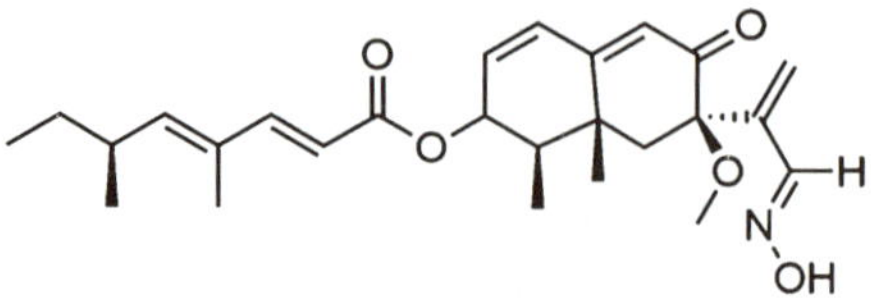

dendryphiellin J

Pleuroton A 和 pleuroton B,是从真菌 *Pleurotus cystidiosus* 中分离得到的倍半萜类化合物,对两种人体前列腺癌细胞 DU-145 和 C42B 有很强的细胞毒作用,IC_{50} 分别为 174nmol/L 和 28nmol/L。

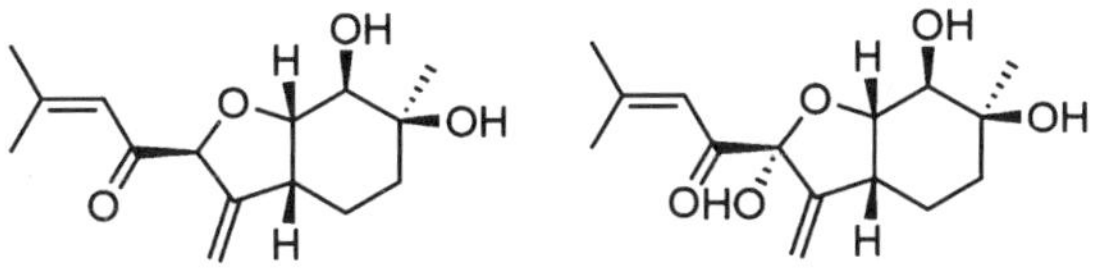

pleuroton A　　　　pleuroton B

Brasilamide E，是从植物元宝枫 *Acer truncatum* 的内生真菌 *Paraconiothynium brasiliense* Verkley M3-3341 中分离得到的化合物，可选择性地抑制乳腺癌细胞系（MCF-7）和胃癌细胞系（MGC）的增殖，其 IC_{50} 分别为 8.4μmol/L 和 14.7μmol/L，主要机制为抑制己糖激酶Ⅱ（HK-2）在 MCF-7 细胞中的表达，从而导致葡萄糖代谢 ATP 耗竭的功能障碍。

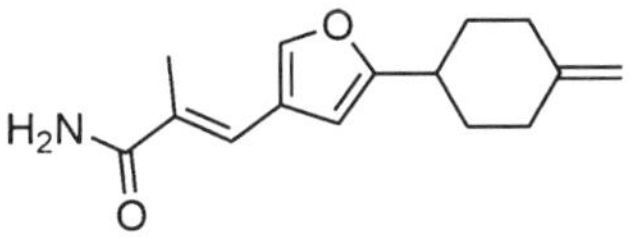

brasilamide E

Brocazine G，是从 *Penicillium brocae* MA-231 中分离得到的二酮哌嗪型生物碱，其对顺铂耐药的人卵巢癌细胞 A2780 和 A2780 CisR 有潜在细胞毒作用，IC_{50} 分别为 664nmol/L 和 661nmol/L。

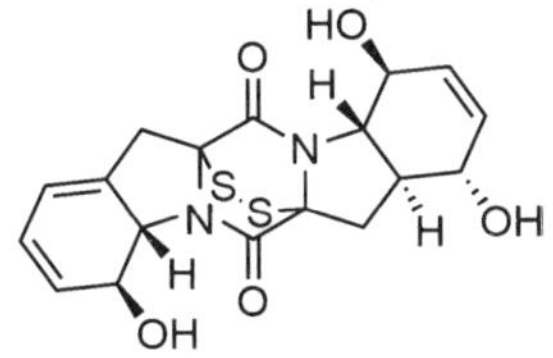

brocazine G

Asperflavipine A 和 asperflavipine B，epicochalasine A 和 epicochalasine B，以及 asperchalasine A 是从黄柄曲霉 *Aspergillus flavipes* 中分离得到的五个细胞松弛素类化合物[37-39]，其中 asperflavipine A 具有 5/6/11/5/6/5/6/5/6/5/5/11/6/5 骈合的十四环体系以及三个连续的桥环系统，asperflavipine B 具有 5/6/11/5/5/6/5/6/5 骈合的九环体系。Epicochalasine A 和 epicochalasine B 是由 aspochalasin 和 epicoccine 聚合的新颖骨架，具有 5/6/11/5/6/5/6/5/6/6/5 十一环体系。Asperchalasine A 是首个含有 13- 氧杂四环[$7.2.1.1^{2,5}.0^{1,6}$]十三烷基 -8,12- 二酮新颖骨架的细胞松弛素二聚体类化合物，具有 5/6/11/5/5/6/5/11/6/5 十环体系和 20 个手性中心。体外细胞毒活性研究表明 asperflavipine A 对 7 种肿瘤细胞（MDA-MB-231、RKO、Hep-3B、HCT 116、Jurkat、NB4、HL6）有中度的细胞毒作用，IC_{50} 为 12.7μmol/L 到 27.6μmol/L。Epicochalasine A 和 epicochalasine B 均能抑制 HL60 和 NB4 细胞的增殖，IC_{50} 分别为 65.55μmol/L 和 74.60μmol/L。同时，两种化合物均有显着延长 G_2/M 期细胞周期。Asperchalasine A 通过抑制细胞周期蛋白 A，与细胞周期蛋白结合的激酶 CDK2 和 CDK6，能够显著抑制癌细胞的 G_1 期细胞周期，但对正常细胞的 G_1 期细胞周期无影响，asperchalasine A 可能是一个潜在的细胞周期调节剂。

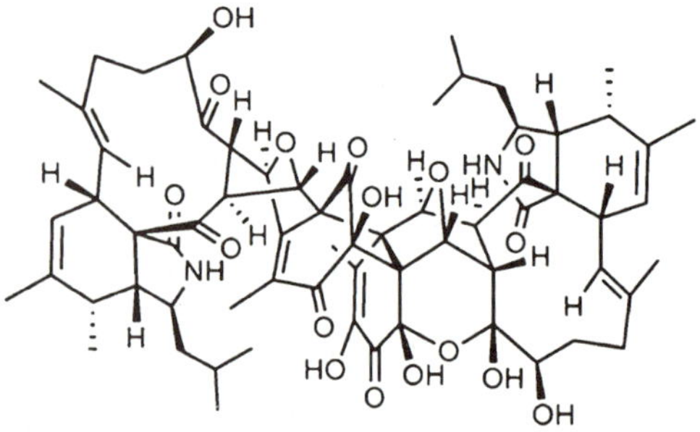

asperflavipine A

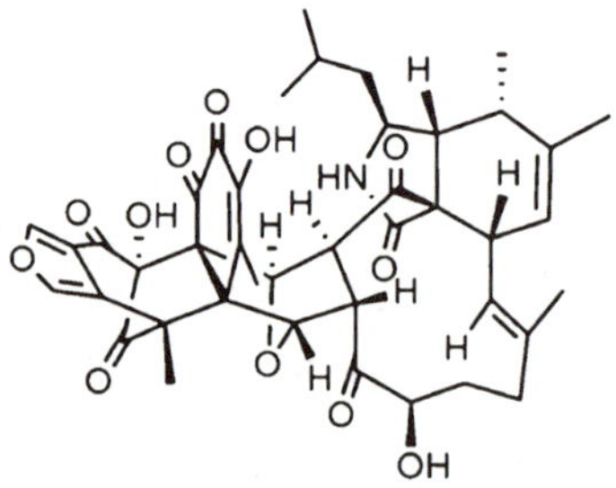

asperflavipine B

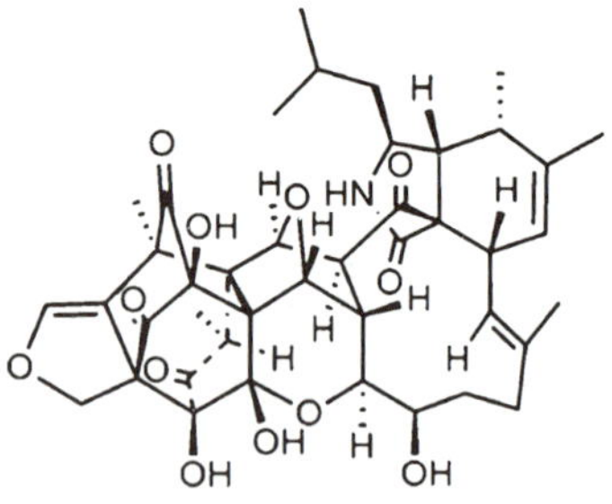

epicochalasine A

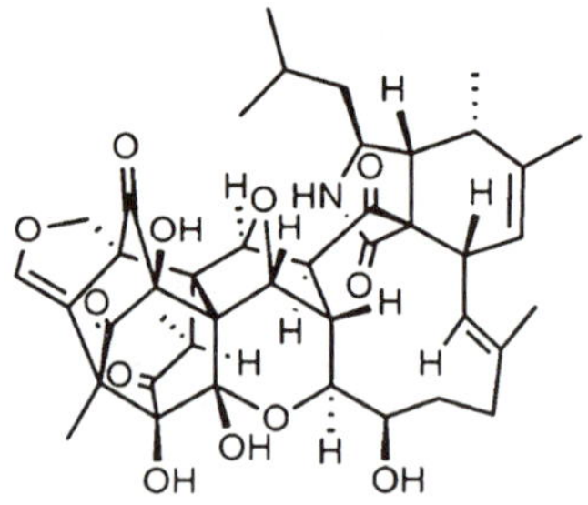

epicochalasine B

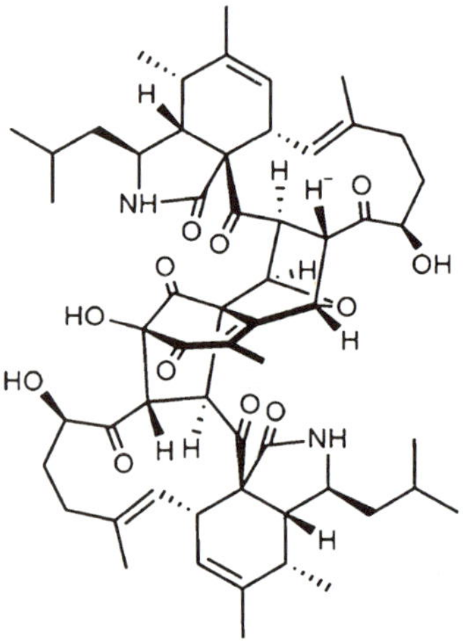

asperchalasine A

三、抗炎活性分子

在临床药物使用中，抗炎药物是仅次于抗感染药物的第二大类药物。下面简单介绍来源于微生物中具有抗炎活性的天然产物。

Alterbrassicicene A，是从芸苔生链格孢 *Alternaria brassicicola* 中分离得到的具有二氢 -2(3*H*)-呋喃酮和 2- 环戊烯 -1- 酮基的单环壳梭菌素类二萜，在体外以高亲和力作用于 PPAP-γ 配体结合域，激活 PPAP-γ（EC_{50}744.1nmol/L），然后下调 NF-*κ*B 信号通路，减少促炎因子的表达从而抑制炎症反应[40]。

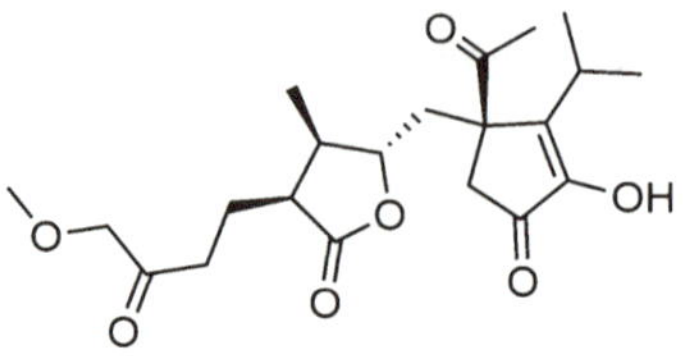

alterbrassicicene A

Curindolizine，是从一种白姑鱼内生真菌 *Curvularia* sp. IFB-Z10 中分离得到的新骨架中氮茚生物碱，不仅能抑制 NO 的产生（IC_{50} 为 5.31μmol/L，阳性药地塞米松 IC_{50} 为 2.17μmol/L），而且对脂多糖诱导的 RAW 264.7 巨噬细胞 TNF-α、IL-6 和 IL-1β 的基因表达有抑制作用。Curindolizine 具有良好的选择性，对 RAW 264.7 细胞基本无毒性，为抗炎候选药物[41]。

(−)-spirodalesol 和 (+)-spirodalesol，是从 *Daldinia eschscholzii* 中分离得到的聚酮类对映体，具有 NOD 样受体蛋白 3（NLRP3）炎性体激活抑制剂作用，能显著抑制 IL-1β 的分泌，IC_{50} 分别为 0.67μmol/L 和 0.70μmol/L（比阳性药穿心莲内酯约高 30 倍）。

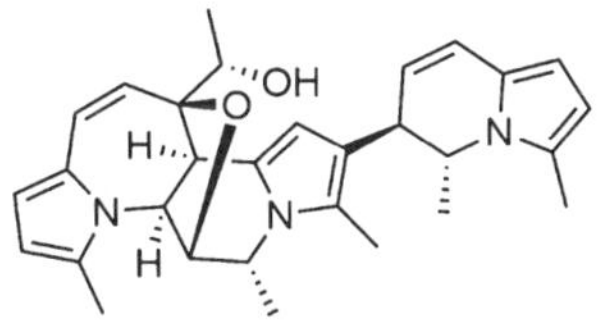

curindolizine

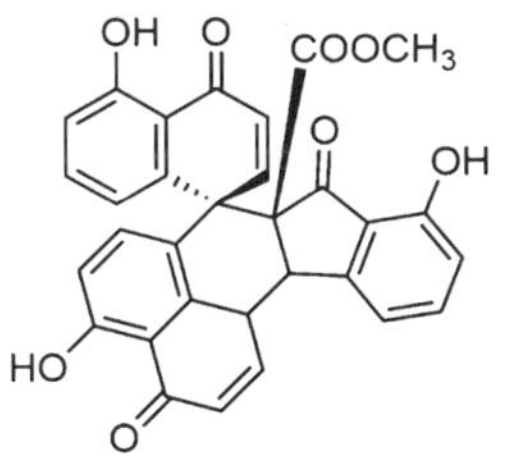

(−)-spirodalesol

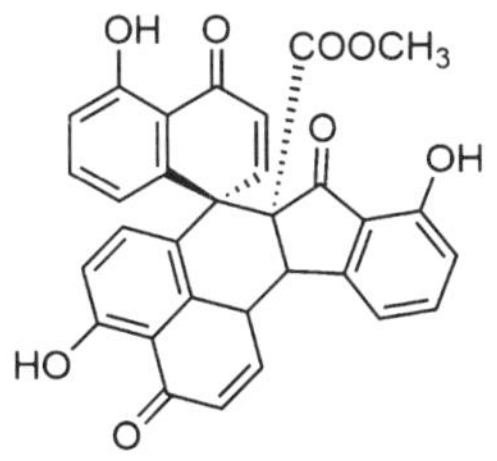

(+)-spirodalesol

Yaminterritrem B，是从土曲霉 *Aspergillus terreus* 中分离得到的杂萜化类合物，对脂多糖诱导的 RAW 264.7 巨噬细胞 COX-2 表达呈剂量依赖性抑制作用，并能在蛋白质和 RNA 水平降低 COX-2 的表达，EC_{50} 为 18.3μmol/L。

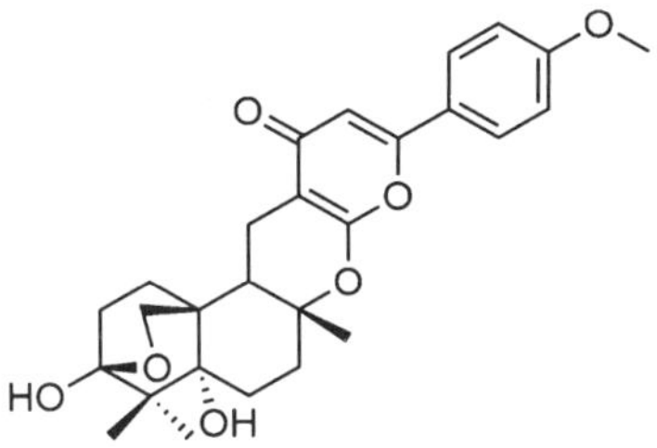

yaminterritrem B

Chrysamide C，是从深海真菌 *Penicillium chrysogenum* SCSIO41001 中得到的二聚硝基苯基反式环氧酰胺，能抑制促炎细胞因子 IL-17 的产生，在 1.0μmol/L 时抑制率为 40.06%（阳性对照 SR2211 在 1.0μmol/L 时抑制率为 62.86%）。

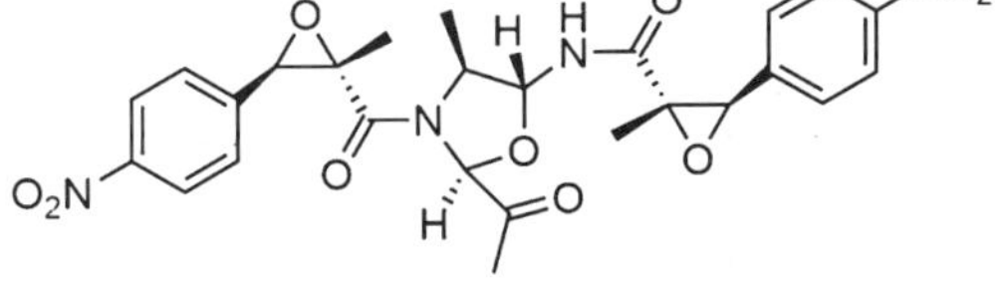

chrysamide C

Penicillitone，是从真菌 *Penicillium purpurogenum* SC0070 中分离得到一个重排甾体化合物，在浓度为 5μmol/L（对巨噬细胞无毒性）时，对脂多糖诱导 RAW 264.7 巨噬细胞 TNF-α 和 IL-6 两种促炎细胞因子的分泌减少 70.7% 和 96.6%，与 100μmol/L 的地塞米松的活性相当（抑制率分别为 87.3% 和 96.7%）。

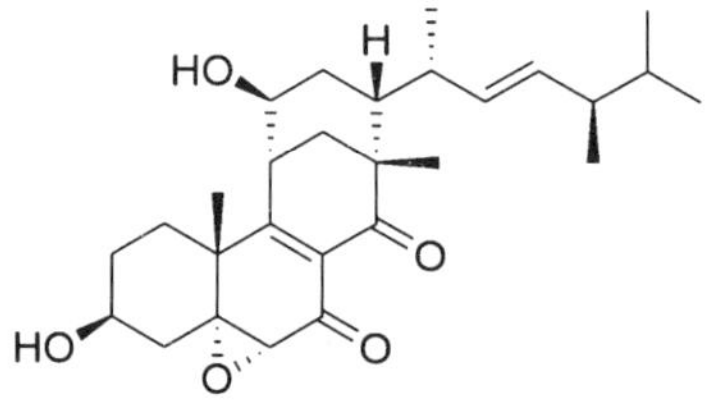

penicillitone

Phomopsterone B，是从植物内生菌 *Phomopsis* sp. TJ507A 中分离得到的甾体化合物，具有潜在的 iNOS 抑制作用，通过分子对接实验推测侧链双键可能是活性作用位点[42]。体外活性显示 phomopsterone B 能抑制脂多糖诱导 RAW 264.7 巨噬细胞 NO 的产生，IC_{50} 为 4.65μmol/L。

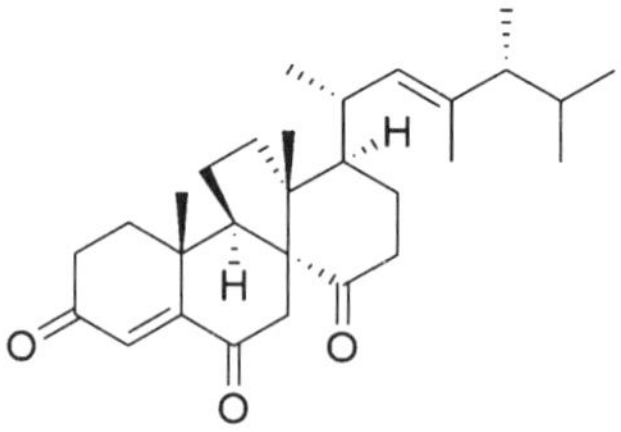

phomopsterone B

Griseusrazin A，是从海洋放线菌 *Streptomyces griseus* subsp. *Griseus* 中分离得到的化合物，能通过抑制 COX-2 和 iNOS 的表达，抑制脂多糖诱导 RAW 264.7 细胞炎症因子 PGE2 和 NO 的产生，从而发挥抗炎作用[43]。机制研究发现，griseusrazin A 能抑制 NF-κB p50 和 p65 核转位以及 NF-κB 结合活性，通过增强核因子 E2 相关因子 2 的核转位诱导血红素加氧酶 -1（HO-1）表达。Griseusrazin A 的抗炎活性能被 HO 抑制剂锡原卟啉部分逆转，其抗炎作用可能与 Nrf2 介导的 HO-1 表达有关。

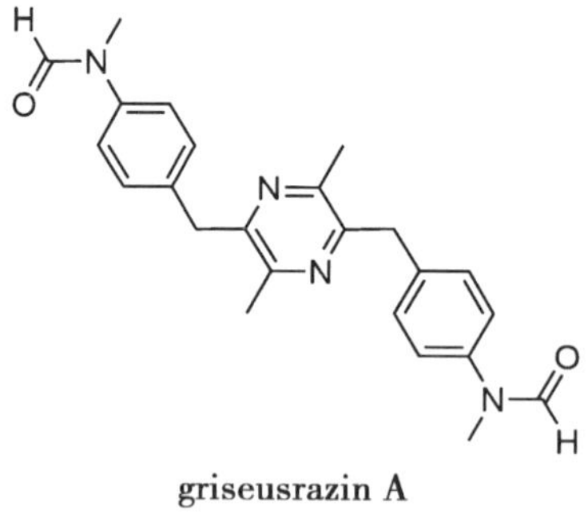

griseusrazin A

Actinoquinoline A 和 actinoquinoline B，是从加州海洋沉积物样本中分离出的链霉菌中分离得到的两个新型喹啉生物碱，通过阻断 COX-1 和 COX-2 迅速抑制花生四烯酸途径发挥抗炎作用，IC_{50} 分别为 7.6μmol/L、2.6μmol/L 和 4.9μmol/L、1.42μmol/L。

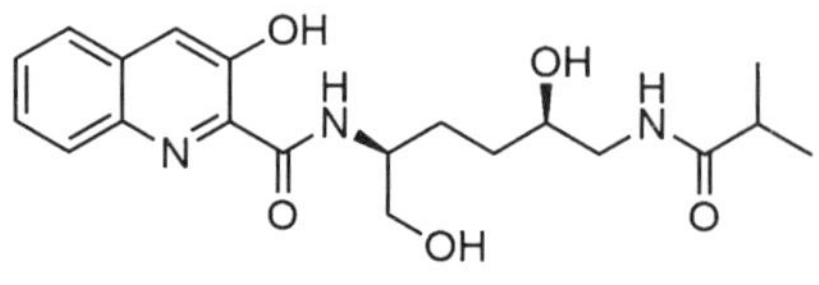

actinoquinoline A

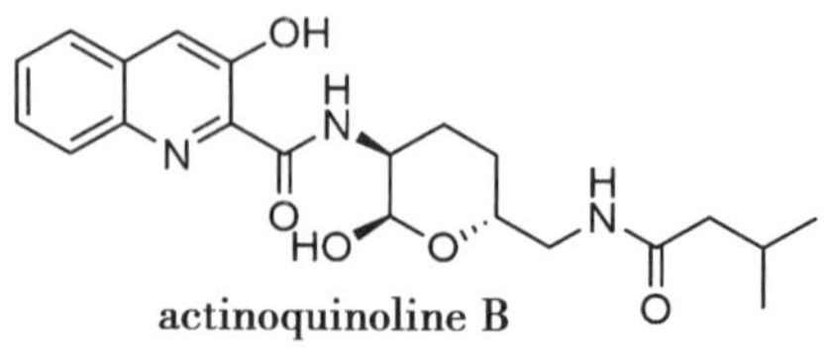

actinoquinoline B

Salinamide A 是从水母 *Cassiopeia xamachana* 来源的链霉菌中分离得到的双环缩酚肽类化合物，通过干扰转录过程抑制细菌 RNA 聚合酶（RNAP）发挥抗炎作用。

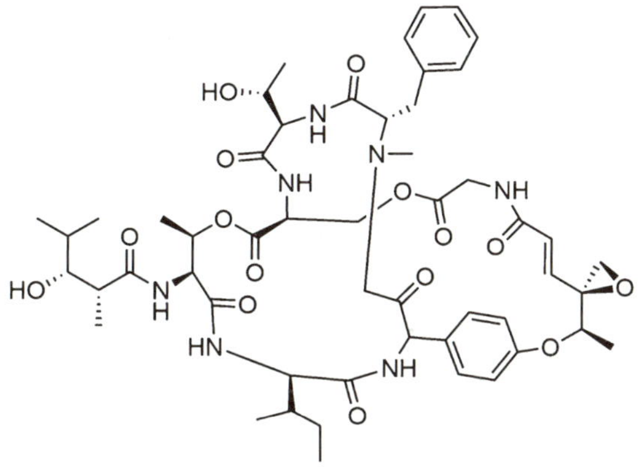

salinamide A

此外，香菇、灵芝、桑黄、金针菇、裂褶菌、姬松茸等高等真菌产生的多糖也是天然抗炎活性成分的重要来源。

四、免疫调节活性分子

免疫调节剂是对机体免疫反应有调节作用的药物，常用的免疫调节剂有三大类，分别为免疫促进剂、免疫抑制剂和免疫双向调节剂。目前已发现的微生物中有免疫调节作用的天然产物大多数来源于真菌，少部分来源于细菌。

（一）药物分子

他克莫司（tacrolimus，FK506）是目前肝、肾移植的首选免疫抑制药物[44]。Tacrolimus 是从链霉菌 *Streptomyces tsukubaensis* 中分离出的 23 元大环内酯类抗生素，是一种强力的新型免疫抑制剂。主要通过抑制白介素 -2 的释放，全面抑制 T 淋巴细胞的作用，较环孢素（CsA）作用强 100 倍。他克莫司可以抑制 T 细胞的活化作用以及 T 辅助细胞依赖 B 细胞的增生作用，也会抑制白介素 -2、白介素 -3 及 γ- 干扰素等淋巴因子的生成与白介素 -2 受体的表达。

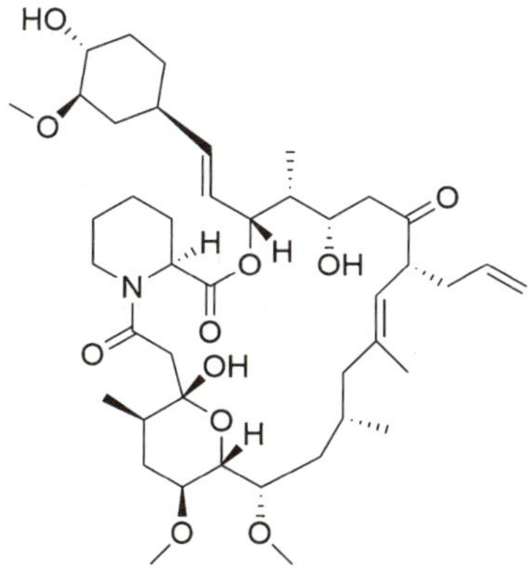

他克莫司　tacrolimus，FK506

环孢素是目前国外器官移植普遍采用的第三代新型免疫抑制剂，是从霉菌酵解产物里提取的一种只含 11 个氨基酸的环形多肽，能特异性地抑制淋巴细胞反应和增生[45]。对 T 细胞，尤其是 Th 细胞有较好的选择性抑制作用，而对其他的免疫细胞的抑制作用则相对较弱，环孢素除用于器官移植外，还可以用于治疗自身免疫疾病，如重症肌无力、类风湿性关节炎、全身性红斑狼疮、特发性血小板减少性紫癜、溃疡性结肠炎、慢性肾炎和肾病综合症等多种自身免疫性疾病。环孢素在皮肤病领域中的临床使用也显示了广阔的应用前景。

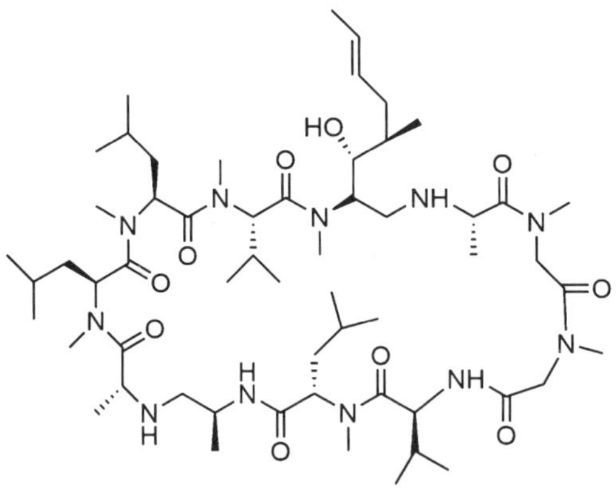

环孢素 cyclosporin

西罗莫司又名雷帕霉素（sirolimus），是一种用于固体状器官移植排斥反应的免疫抑制剂，发现于1975年，并于1999年应用于临床。西罗莫司是土壤放线菌产生的一种亲酯性35元大环内酯类抗生素类免疫抑制药，可抑制T细胞的活性和增殖，抑制抗体的产生，在细胞中西罗莫司与免疫抑制蛋白结合产生免疫抑制复合物，抑制T细胞演变分化中G_1期到S期的进展。

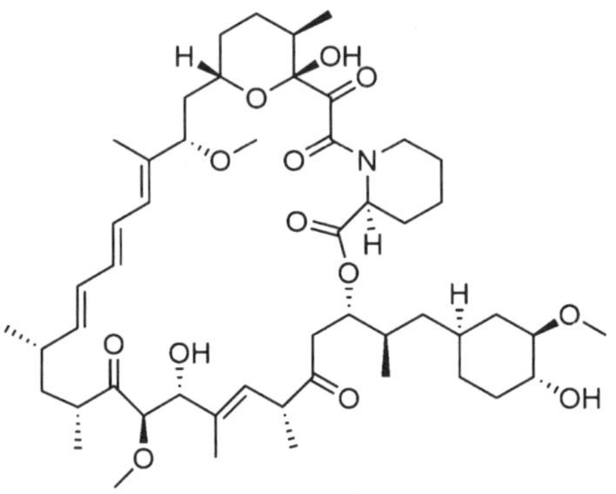

西罗莫司 sirolimus

咪唑立宾（mizoribine）是从土壤真菌的培养滤液中获得的咪唑核苷类抗代谢药，可抑制嘌呤合成途径中的次黄苷酸脱氢酶（IMPDH）和单磷酸鸟嘌呤核苷合成酶，使鸟苷酸合成减少，细胞内RNA和DNA合成减少，阻止增殖的淋巴细胞由G_0期进展为S期，抑制抗体的产生及记忆性B淋巴细胞和记忆辅助性T淋巴细胞的产生，延长移植物的存活时间。

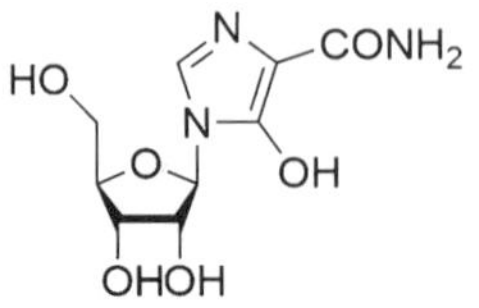

咪唑立宾 mizoribine

吗替麦考酚酯是由青霉素属真菌产生的具有抗代谢的霉酚酸衍生物，1995 年美国 FDA 批准上市，1997 年在我国获准上市，此药中的活性成分为霉酚酸（MPA），吗替麦考酚酯是霉酚酸的 2- 乙基酯类衍生物，具有较强的免疫抑制作用。MMF 在体内代谢转化为 MPA，MPA 抑制鸟嘌呤从头合成途径的限速酶次黄嘌呤单核苷酸脱氢酶（IMPDH）的活性，阻断鸟嘌呤核苷酸的从头合成，使鸟嘌呤核苷酸耗竭，进而阻断 DNA 的合成，可用于预防和治疗肾、肝、心脏及骨髓移植的排异反应，也可用于不能接受其他免疫抑制剂或者疗效不佳的类风湿性关节炎、全身性红斑狼疮、原发性肾小球肾炎、银屑病等自身免疫性疾病。

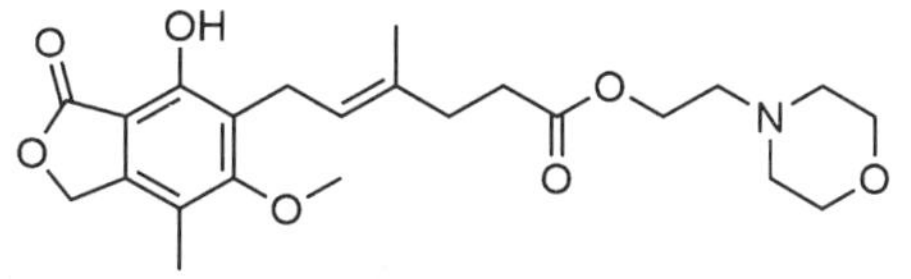

吗替麦考酚酯

（二）临床研究的药物分子

芬戈莫德（fingolimod），是子囊菌冬虫夏草的有效成分 ISP-1（myriocin）经结构改造而成，由 Fujita 教授（Taito 公司）和 Yoshitomi 药品公司于 1994 年共同研制。芬戈莫德分子式 $C_{19}H_{33}NO_2$·HCl，分子量 343.194，易溶于水和乙醇。其化学结构与作用机制均不同于目前的免疫抑制剂，它可使外周血中的 T 淋巴细胞、B 淋巴细胞数减少，从而对移植物的攻击减弱，不影响自然杀伤细胞、粒细胞及单核细胞功能。器官移植的动物实验和临床Ⅲ期实验均显示其强大的免疫抑制活性和独特的药理作用，不仅能预防排斥反应的发生，还可逆转已经发生的排斥反应。除自身具有免疫抑制活性外，与其他免疫抑制剂（如环孢素、西罗莫司、他克莫司）联合使用，具有良好的协同增效作用，不良反应小且生物利用度较高。

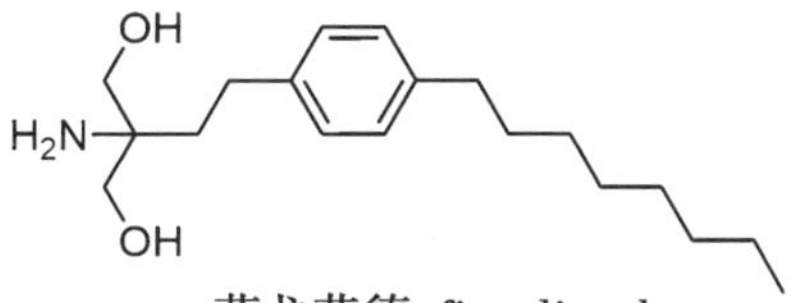

芬戈莫德 fingolimod

（三）活性分子

Aspersecosteroid A 和 aspersecosteroid B 是从海绵真菌 *Aspergillus flocculosus* 16D-1 中分离得到的麦角甾烷型甾体，具有新颖的高度重排的二氧四杂环体系。Aspersecosteroid A 和 aspersecosteroid B 能显著抑制 LPS 诱导的 THP-1 的 TNF-α 和 IL-6 的产生，IC_{50} 分别为 TNF-α：28μmol/L 和 31μmol/L；IL-6：21μmol/L 和 26μmol/L[46]。

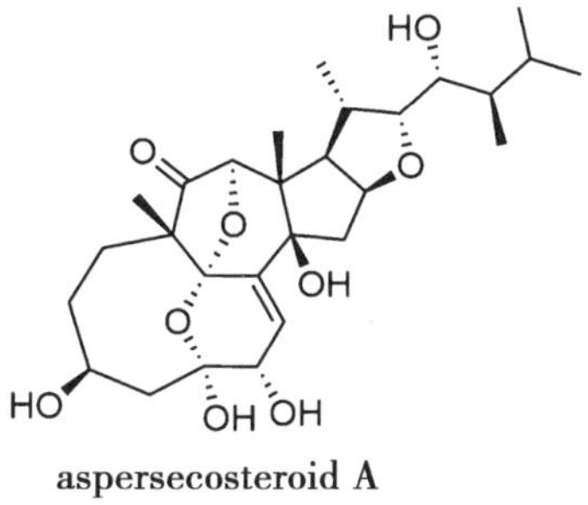

aspersecosteroid A

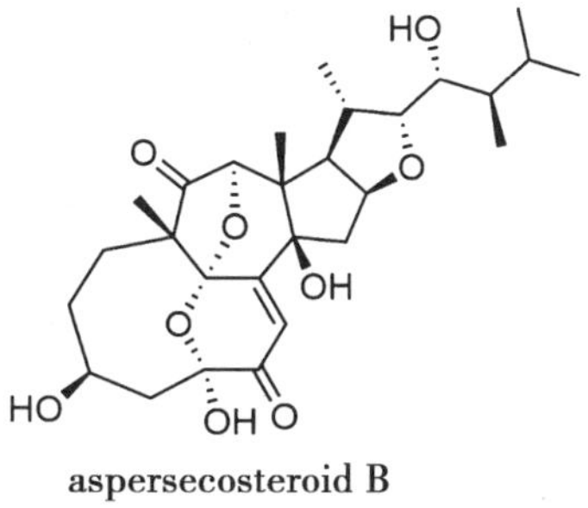

aspersecosteroid B

Plectosphaeroic acid A、plectosphaeroic acid B 和 plectosphaeroic acid C，是从分离自巴克利湾海洋沉积物的真菌 *Plectosphaerella cucumerina* 中分离得到的一类新颖复杂的生物碱类化合物。在体外重组

人 IDO 实验中,这三个化合物的 IC_{50} 均为 2μmol/L,在和其合成类似物 cinnabarinic acid 的活性对比中发现,其中的吩嗪酮片段可能为一个新的 IDO 抑制药效基因[47]。

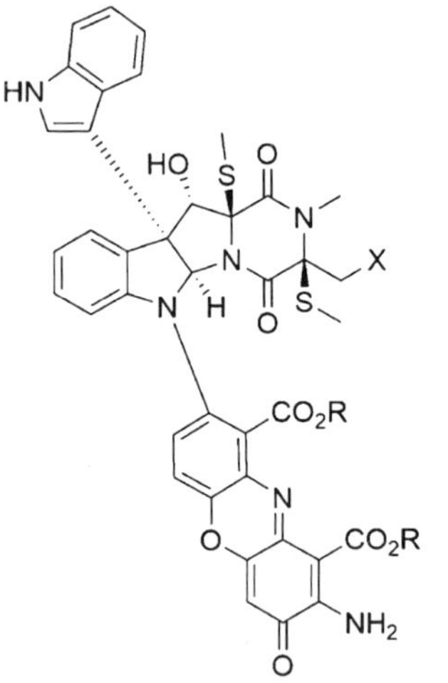

plectosphaeroic acid A X=OH,R=H
plectosphaeroic acid B X=R=H

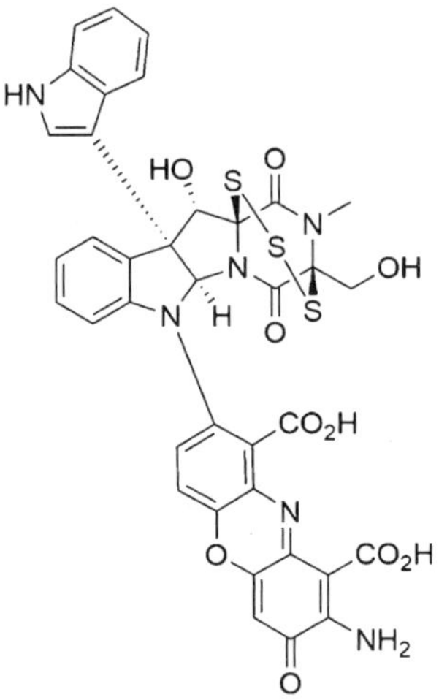

plectosphaeroic acid C

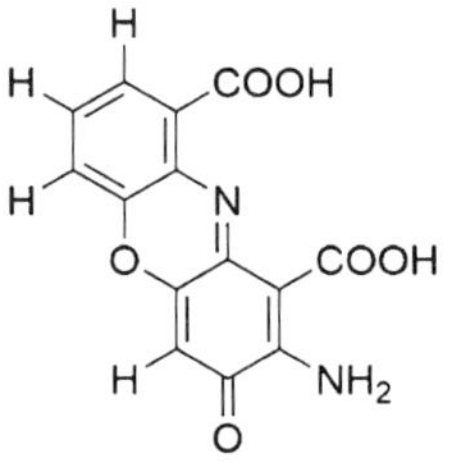

cinnabarinic acid

Sterhirsutin G 是从 *Stereum hirsutum* 中分离得到新颖倍半萜二聚体。Sterhirsutin G 在 HeLa 细胞中对 SeV 诱导的 I 型干扰素信号通路有负调控作用,其中醚键对其免疫抑制具有重要意义[48]。

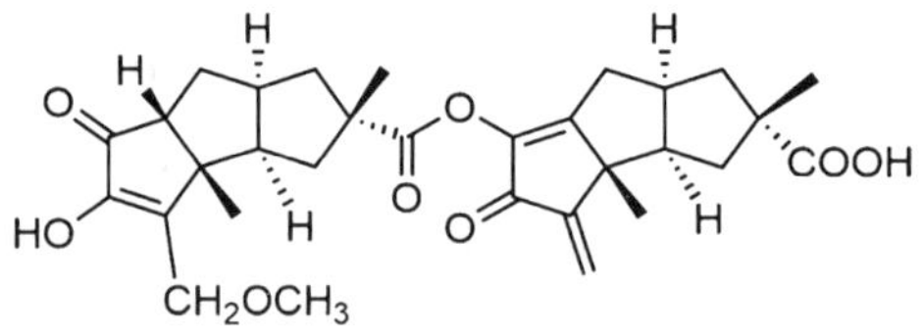

sterhirsutin G

ACP,是从台湾药用蘑菇 *Antrodia cinnamomea* 中分离得到的含八个糖的半乳甘露聚糖。ACP 能增强小鼠巨噬细胞的吞噬能力和杀菌活性,ACP 可以作为一种新的免疫调节化合物,或在免疫疗法和疫苗接种时作为佐剂[49]。

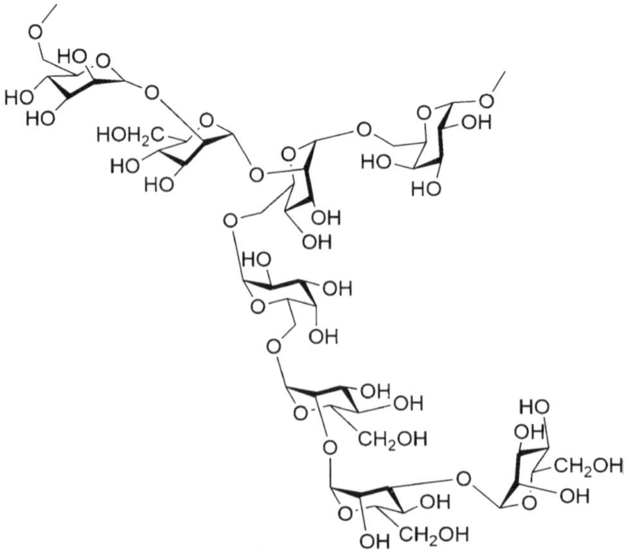

ACP

Gonytolide A 是从真菌 *Gonytrichum* sp. 中分离得到的苯并二氢吡喃二聚体。在浓度为 10μg/ml 时，gonytolide A 对果蝇的免疫应答活性可以提高到 4.5 倍[50]。

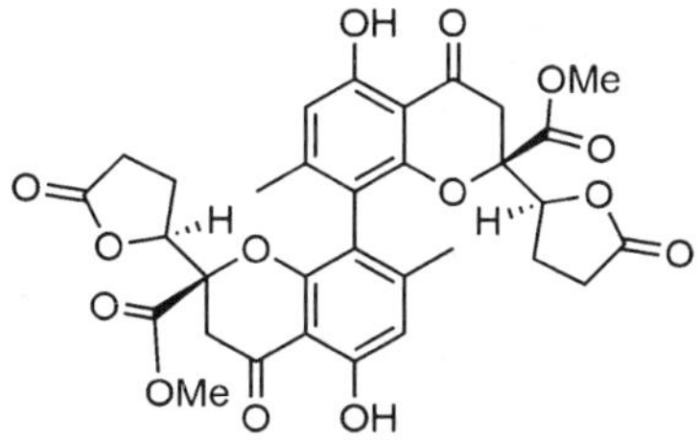

gonytolide A

Celastramycin A 是从链霉菌中分离得到的苯甲酰吡咯类化合物，具有很强的免疫抑制作用，IC_{50} 为 0.008μg/ml，通过与其合成类似物对比发现，α- 苯甲酰吡咯基团、酚羟基以及亚氨基是其发挥免疫抑制活性必不可少的基团[51]。

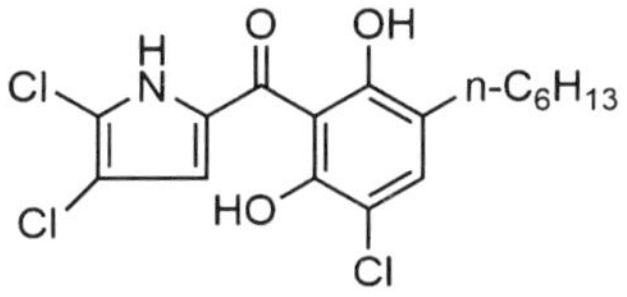

celastramycin A

五、抗神经退行性疾病活性分子

神经退行性疾按表型分为两类：一类影响运动，一类影响记忆以及相关的痴呆症。神经退行性疾病给患者以及家庭带来巨大的痛苦与负担，世界卫生组织预测，预计到 2040 年，神经退行性疾病将会取代癌症，成为人类第二大致死疾病。[52]

（一）阿尔茨海默病（Alzheimer's disease，AD）

目前上市的有五种药物是用于治疗阿尔茨海默病的认知问题，这五种药物除天门冬氨酸受体拮抗剂美金刚（memantine）外，其中四种是乙酰胆碱酯酶抑制剂：他克林（tacrine）、卡巴拉汀（rivastigmine）、加兰他敏（galantamine）和多奈哌齐（donepezil）。

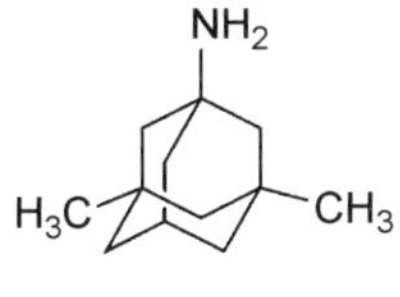

美金刚 memantine

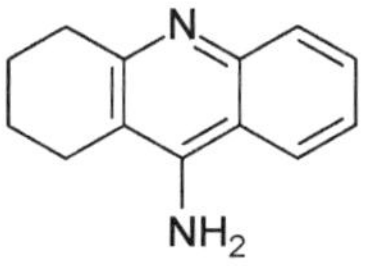

他克林 tacrine

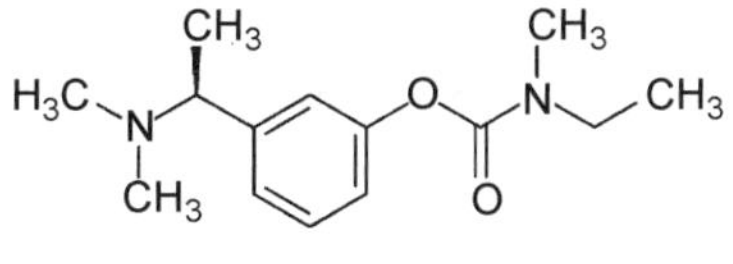

卡巴拉汀 rivastigmine

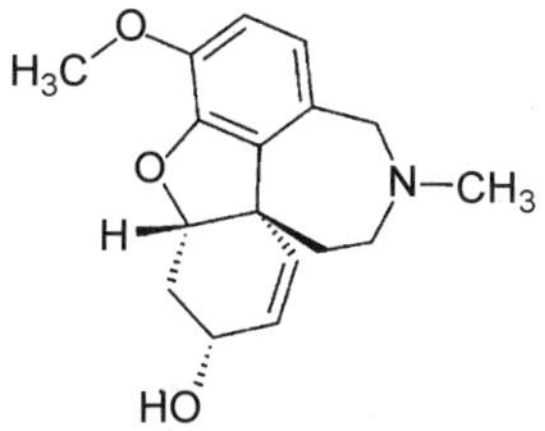

加兰他敏 galantamine

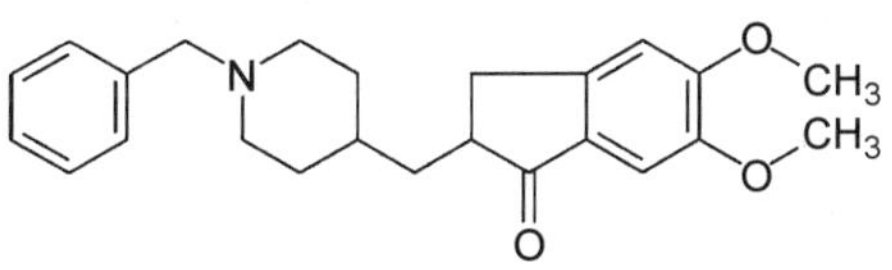

多奈哌齐 donepezil

下面列举部分分离自微生物的具有较强抗阿尔茨海默病活性的分子：

Asperterpene A 和 asperterpene B[53]，是从一株长江江底淤泥来源的土曲霉 *Aspergillus terreus* 中分离得到的杂萜类化合物，计算机虚拟筛选预测该分子可能具有 β- 分泌酶 1（BACE1）抑制活性，体外蛋白结合力活性研究和细胞水平 BACE1 抑制活性研究发现 asperterpene A 和 asperterpene B 具有显著的 BACE1 抑制活性，IC_{50} 分别为 78nmol/L 和 59nmol/L，明显优于阳性药 LY2811376（EliLilly 公司）；小鼠体内实验，包括体内行为学实验、体内 BACE1 抑制活性、对体内 Aβ 影响的研究，以及对体内 BACE1 表达上下游蛋白影响的研究等，证实化合物能够有效调节与 BACE1 表达相关的蛋白，可有效促进神经细胞的生长。体内外都没有细胞毒性。因此，asperterpene A 是很好的抗 AD 候选药物。

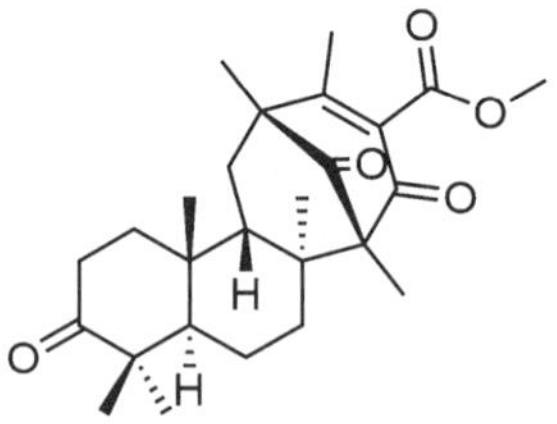

asperterpene A

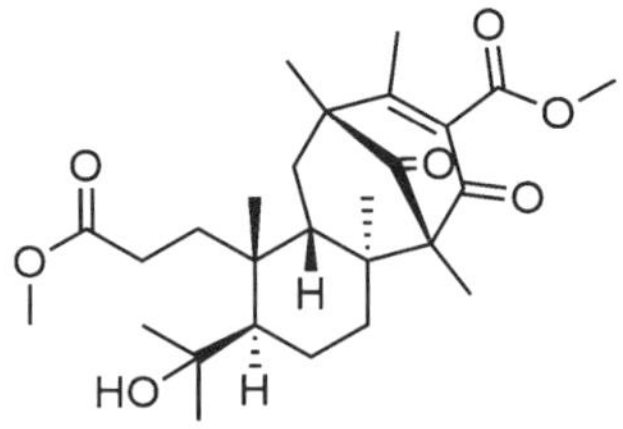

asperterpene B

Quinolactacin A1 和 quinolactacin A2，是从桔青霉 *Penicillium citrinum* 中分离的生物碱，两者的结构仅在 C-1′ 位上取代基上有差异，但后者的抗 AChE 活性（IC_{50}=19.8μmol/L）却为前者（IC_{50}=280μmol/L）的 15 倍[54]。

16α- 羟基 -5-*N*-acetylardeemin 是从土曲霉 *Aspergillus terreus* 中发现的一种新型生物碱，其体外抗 AChE 活性与他克林相当，而细胞毒性较小[55]。

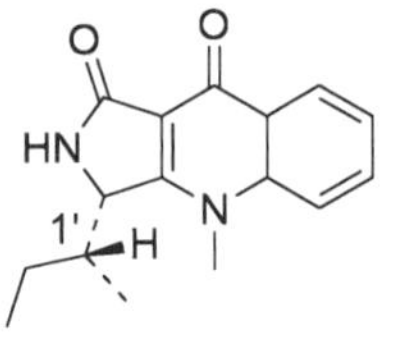

quinolactacins A1

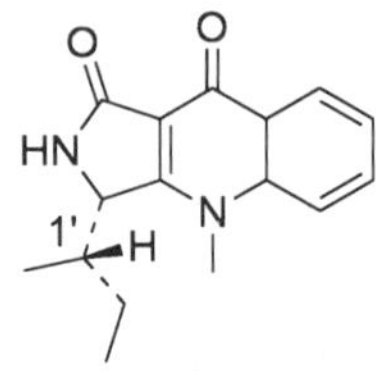

quinolactacins A2

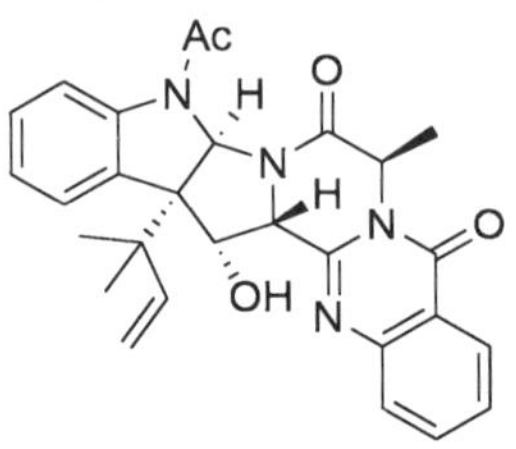

16α-羟基-5-*N*-acetylardeemin

Nodulisporiviridins A-H 是从真菌 *Nodulisporium* sp. 中分离的球孢菌素类化合物，其中 nodulisporiviridin G 具有明显地抑制 $A\beta_{42}$ 聚集的活性，IC_{50} 为 1.2μmol/L，果蝇 AD 模型实验发现，8 个化合物均能提高 AD 果蝇的短期记忆能力，与美金刚相近[56]。

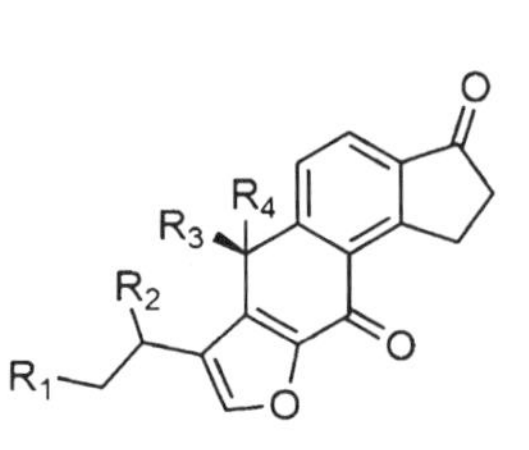

	R_1	R_2	R_3	R_4
nodulisporivirin A	CH_2OH	⋯OH	OH	CH_3
nodulisporivirin B	CH_2OH	H	OH	CH_3
nodulisporivirin C	OH	H	OH	CH_3
nodulisporivirin D	CH_2OH	⋯OH	CH_3	OH

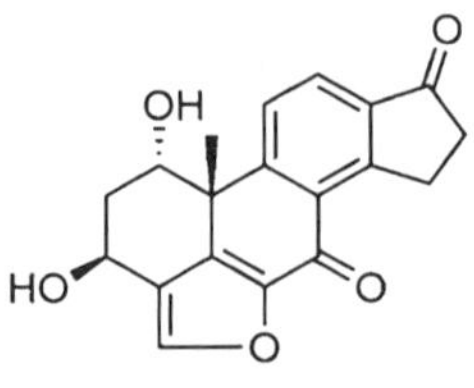

nodulisporivirin E

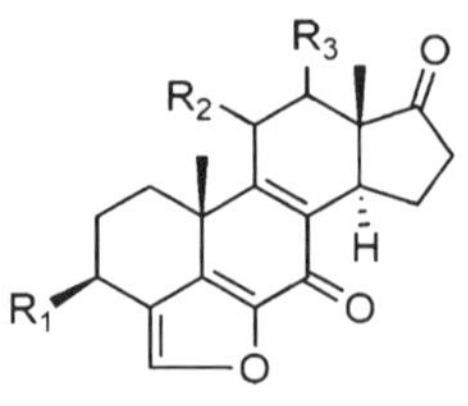

	R_1	R_2	R_3
nodulisporivirin F	◀OH	◀OH	H
nodulisporivirin G	O=	◀OH	H
nodulisporivirin H	◀OH	H	◀OH

（二）帕金森病（Parkinson disease，PD）

治疗帕金森病药物发展至今已到第 4 代，第 1 代为抗胆碱能药和金刚烷胺，第 2 代为左旋多巴类，第 3 代为多巴胺受体激动剂和增强剂，第 4 代为单胺氧化酶抑制剂（MAO-B）和儿茶酚氧位甲基转移酶抑制剂（COMTI）。这些药物在治疗的前三年，效果往往较好，但随着病程的进展，大多数患者会出现左旋多巴效果的减退和运动并发症。

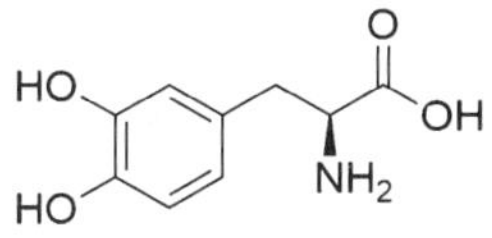

左旋多巴

下面列举部分分离自微生物的具有抗帕金森病活性的分子：

海藻糖（trehalose），是 1832 年 Wiggers 首次从黑麦的麦角菌 *Claviceps purpurea* 中分离得到的由两个 α 葡萄糖以 α，α，1，1- 糖苷键构成的非还原性二糖。海藻糖能增强细胞对 A30P 和 A53T 突变 α- 突触核蛋白的自噬[57]。

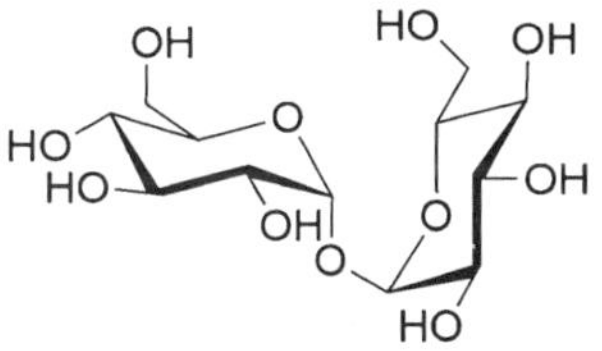

海藻糖 trehalose

灵芝（*Ganoderma Lucidum* Karst）在中国已有 2000 多年的药用历史，灵芝多糖能有效减少 MPP 及减弱鱼藤酮对轴突长度的负面影响[58]。

六、降血糖活性分子

糖尿病是一种慢性代谢性疾病，是由遗传和环境因子相互作用所致的综合征，其产生与老年、肥胖、生活方式密切相关。α- 葡萄糖苷酶抑制剂类药物不仅能降低餐后血糖，且能减少低血糖的危险，对肝、肾功能也无明显毒副作用，具有独特的优势。微生物中 α- 葡萄糖苷酶新颖抑制剂的研究进展较快[59]。

（一）药物分子

阿卡波糖（acarbose），别名拜唐苹，是一种低聚糖，分子式 $C_{25}H_{43}NO_{18}$，为 α- 葡萄糖苷酶抑制剂，用于降低血糖，治疗糖尿病。阿卡波糖是 20 世纪 70 年代初，Formmer 等从放线菌 *Acetinoplades utahensis* 发酵液中分离得到的，其中两个 D- 葡萄糖以 α-1，4- 糖苷键形成麦芽糖，valienamine 的氨基和 6- 脱氧 -D- 葡萄糖的 4 位上羟基脱水缩合形成 acarviosin，麦芽糖和 acarviosin 以 α-1，4- 糖苷键结合而形成阿卡波糖。Acarviosin 的构造与麦芽糖类似，所以对糖苷酶亲和性较高，但由于本来能被 α- 糖苷酶水解的 α-1，4- 糖苷键变成了氨基键，所以成为了 α- 糖苷酶不能切断的构造[60]。阿卡波糖这种非寡糖的“假寡糖”可在小肠上部细胞刷状缘处和寡糖竞争性地与 α- 葡萄糖苷酶可逆地结合，

抑制各种 α- 葡萄糖苷酶如麦芽糖酶、异麦芽糖酶、葡萄糖淀粉酶及蔗糖酶的活性，使淀粉分解成寡糖如麦芽糖（双糖）、麦芽三糖及糊精（低聚糖）进而分解成葡萄糖的速度减慢，因此造成肠道葡萄糖的吸收减缓，从而缓解餐后高血糖，达到降低血糖的作用。长期服用，可降低空腹血糖和糖化血红蛋白的浓度。

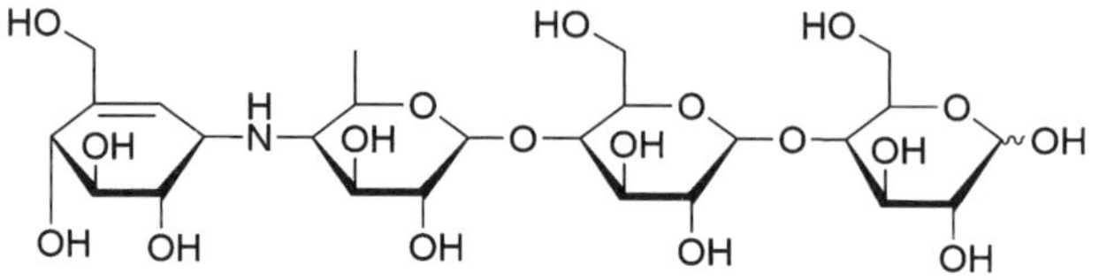

阿卡波糖　acarbose

（二）活性分子

Asperteretone A、asperteretone D 和 asperteretone E 是从海洋来源的土曲霉 *Aspergillus terreus* 中分离的丁烯酸内酯，有很强的 α- 葡萄糖苷酶抑制活性，IC_{50} 都在 50μmol/L 以内，强于阿卡波糖（IC_{50}=154μmol/L）[61]。

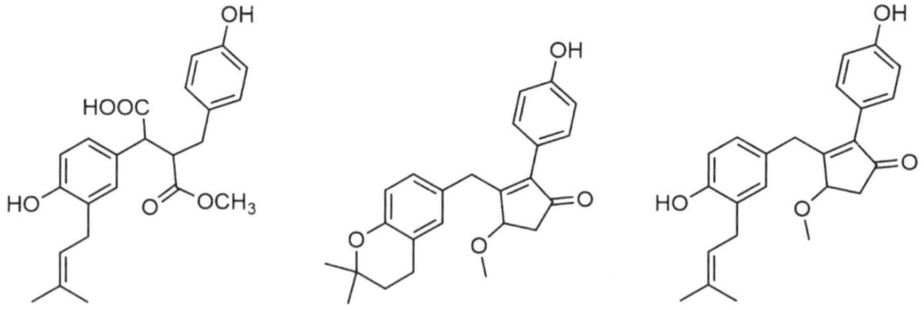

asperteretone A　　asperteretone D　　asperteretone E

Talaraculone A 和 talaraculone B 是从土壤真菌 *Talaromyces aculeatus* 中分离的聚酮类化合物，对 α- 葡萄糖苷酶具有显著的抑制活性，其 IC_{50} 分别为 78.6μmol/L 和 22.9μmol/L。Lasiodiplactone A，是从红树林内生真菌 *Lasiodiplodia theobromae* ZJ-HQ1 中分离得到的化合物，具有一个独特的 12/6/6/5 四环系统，具有很强的 α- 葡萄糖苷酶抑制活性[62]。

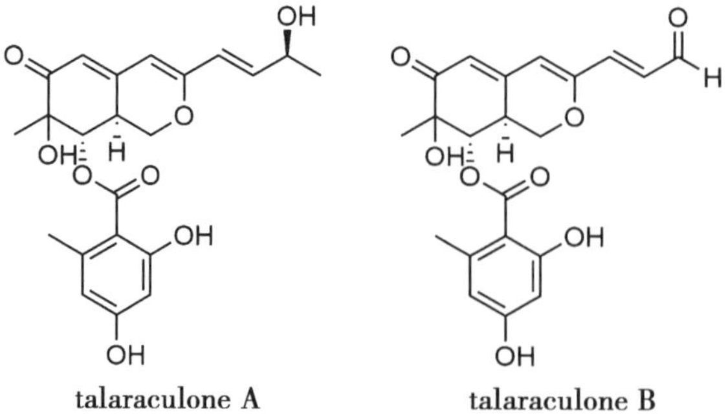
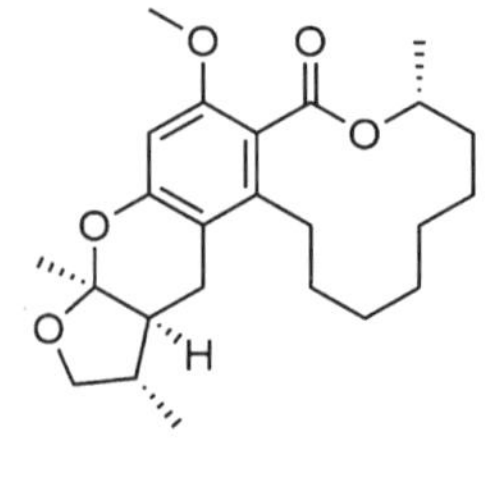

talaraculone A　　talaraculone B　　lasiodiplactone A

Ganoleucoin K 和 ganoleucoin M，是从西藏灵芝 *Ganoderma leucocontextum* 中分离的三萜类化合物，具有显著抑制 α- 葡萄糖苷酶的活性，其 IC_{50} 分别为 8.1μmol/L 和 1.5μmol/L[63]。

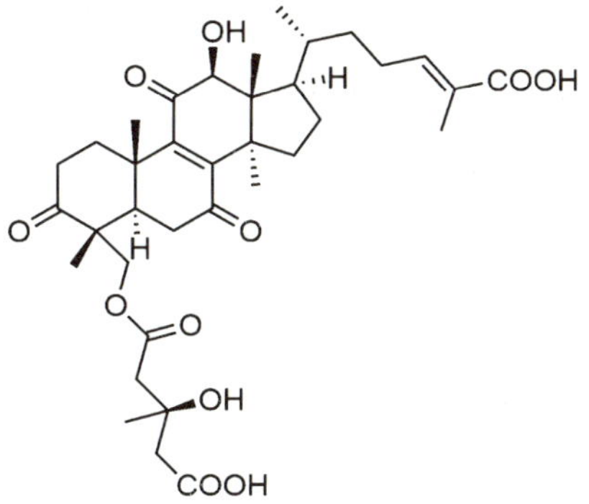

ganoleucoin K

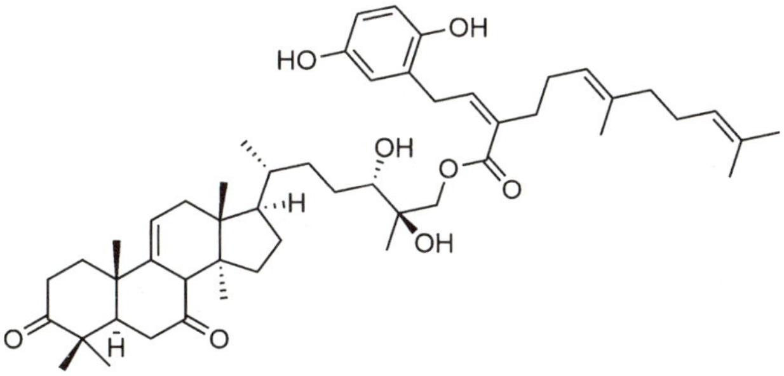

ganoleucoin M

野尻霉素 A(nojirimycin A),是从 *Sroseochromogenes* R-468 和 *Sroseochromogenes lavendulae* SF-425 的发酵液中分离得到的化合物,其葡萄糖环上一个氧原子被氮原子替换,对所有哺乳动物的 α- 葡萄糖苷酶都有抑制活性[64]。

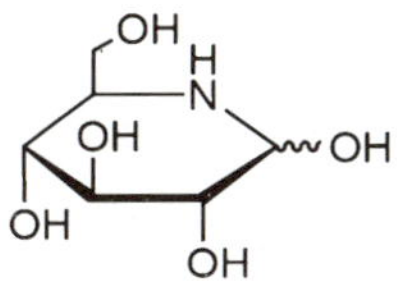

野尻霉素A nojirimycin A

七、降血脂活性分子

目前在临床上使用的他汀类药物如洛伐他汀和普伐他汀等是来自真菌土曲霉 *Aspergillus terreus* 的次级代谢产物,能选择性抑制羟甲基戊二酸辅酶 A(HMG-CoA)还原酶活性,阻断胆固醇的生物合成[65]。

(一) 药物分子

洛伐他汀(lovastatin)是首选调脂药,最常用于治疗高胆固醇血症,尤其伴有 LDL 增高者,混合型高脂血症也可使用,也可用于肾病或糖尿病伴有高胆固醇血症[66]。该药物是从土曲霉培养液中分离的六氢萘酯,为一无活性内酯,口服后被水解后才具活性,在肝脏对 HMG-CoA 还原酶具有强大的竞争性抑制作用。日本科学家远藤章最早从青霉属中找到具有很高抑制 HMG-CoA 还原酶活性的美伐他汀。1978 年,Alberts 在土曲霉中找到洛伐他汀,该药物很快完成临床前研究,进入 I 期临床,并于 1987 年上市,成为第一个他汀类药物。辛伐他汀(simvastatin)是洛伐他汀的半合成衍生物,只是在其 C-8 位丁酸酯侧链的 α- 碳原子上比洛伐他汀多一个甲基,可以更有效地降低血清中的总胆固醇和低密度脂蛋白胆固醇。

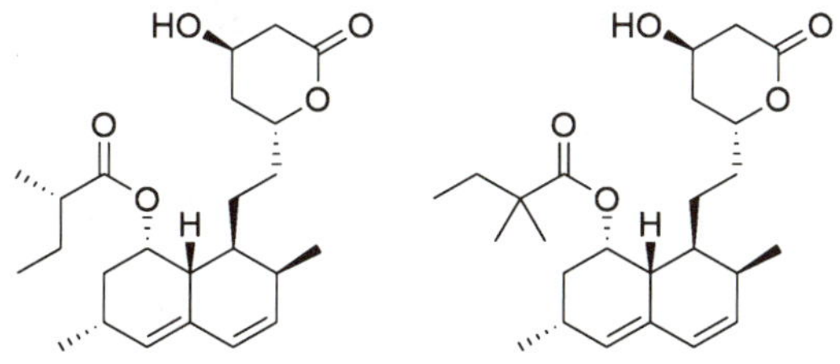

洛伐他汀 lovastatin　　辛伐他汀 simvastatin

普伐他汀(pravastatin),主要用于治疗饮食限制仍不能控制的原发性高胆固醇血症或合并有高甘油三酯血症(Ⅱ$_a$和Ⅱ$_b$型)[67]。普伐他汀通过两种机制发挥降脂作用,第一种为可逆性抑制 HMG-CoA 还原酶活性,使细胞内胆固醇的量降低,导致细胞表面的低密度脂蛋白(LDL)受体数增加,从而加强了由受体介导的 LDL-C 的分解代谢和血液中 LDL-C 的清除。第二种机制是通过抑制 LDL-C 的前体 - 极低密度脂蛋白(VLDL-C)在肝脏中的合成从而抑制 LDL-C 的生成。临床研究表明,对伴有不同程度胆固醇升高的患者,本品能减少心血管疾病的发病率和死亡率。

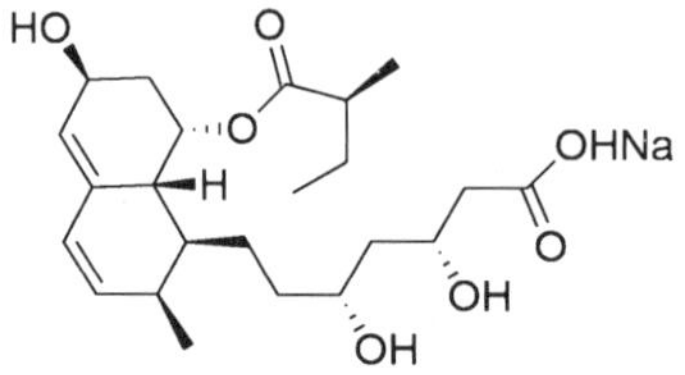

普伐他汀　pravastatin

（二）活性分子

Psychrophilin G 和 saroclide A 是从海洋真菌 *Aspergillus versicolor* ZLN-60 和红树林真菌 *Sarocladium kiliense* HDN11-112 中分离的具有降脂活性的环三肽和环二肽类化合物,具有罕见的 13 元环和 14 元环结构,具有很好的降脂活性[68]。

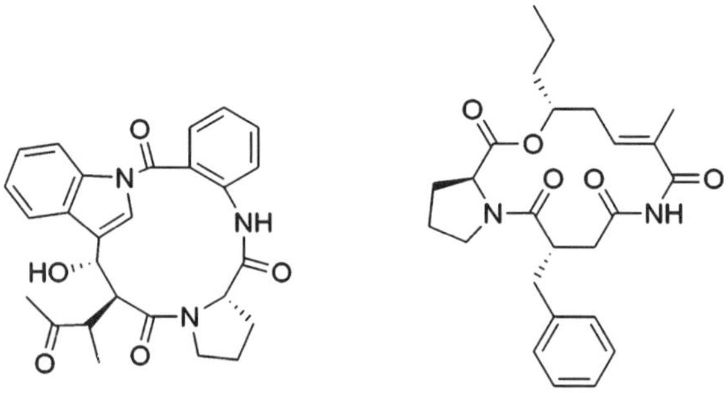

psychrophilin G　　saroclide A

Bisabosqual A 和 bisabosquals B-D 是分别由葡萄穗霉属 *Stachybotrys* sp. RF-7260 和 *Stachybotrys ruwenzoriensis* RF-6853 产生的一类新的角鲨烯合成酶(squalene synthase,SQS)抑制剂。Bisabosqual A 对 SQS 的抑制活性最强,对酿酒酵母、白念珠菌、HepG2 细胞及大鼠体内肝微粒体的 SQS 均有抑制作用,IC_{50} 分别为 0.43μg/ml、0.25μg/ml、0.95μg/ml 和 2.5μg/ml[69]。

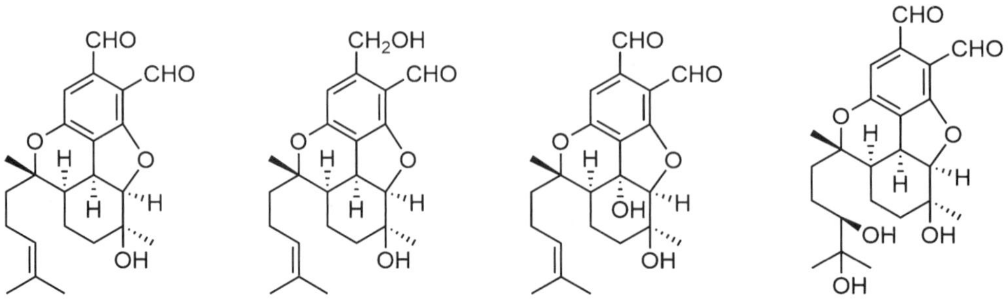

bisabosqual A　bisabosqual B　bisabosqual C　bisabosqual D

Macrolactin A 和 macrolactin F，是从土壤链霉菌的发酵液中分离的大环 SQS 抑制剂，均能非竞争性地抑制大鼠肝脏中的 SQS，IC_{50} 分别为 1.66mmol/L 和 1.53mmol/L[70]。

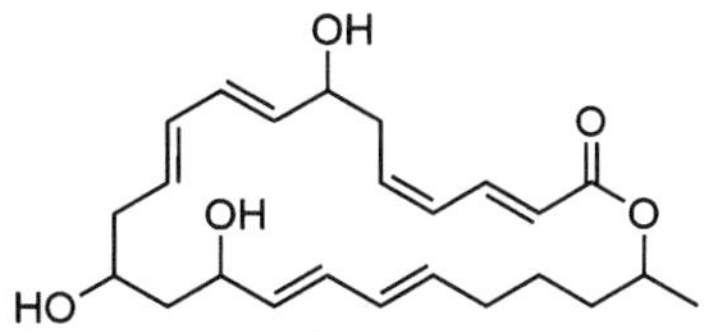

macrolactin A

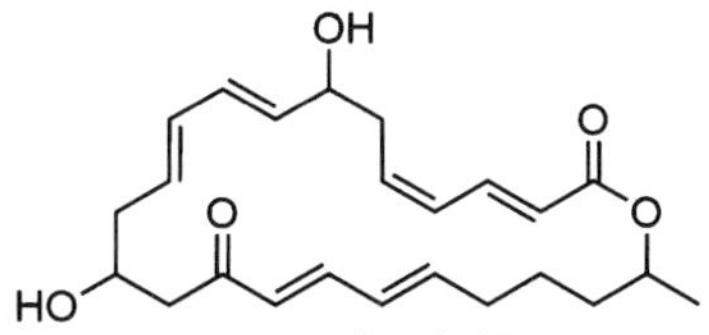

macrolactin F

Bipolarolide A，是从离蠕孢属真菌 *Bipolaris* sp. TJ403-B1 中分离得到的二倍半萜衍生物，是一个潜在的 HMG-CoA 还原酶抑制剂，呈剂量依赖性地抑制 HepG2 细胞 OA 诱导的脂质积累，显著降低 HepG2 细胞中总胆固醇和甘油三酯水平，其 IC_{50} 为 (2.46 ± 0.07) mmol/L[71]。

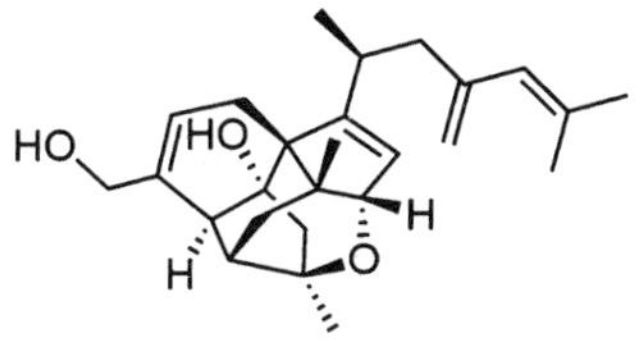

bipolarolide A

八、其他活性分子

相比于植物、动物、海洋动植物等药用资源的有限性，微生物资源可谓取之不尽用之不竭，在自然界中分布极为广泛，包括真菌、细菌、病毒，以及一些小型的原生生物、显微藻类等生物群体，在从动植物资源寻找潜在药物远不能满足人类对疾病的治疗需求的情况下，从微生物（主要是真菌和细菌）中寻找新的活性天然产物成为重要的选择[72,73]。

（一）药物分子

阿维菌素（avermectin）是一种被广泛使用的农用或兽用杀菌、杀虫、杀螨剂，由链霉菌中阿维链霉菌 *Streptomyces avermitilis* 发酵产生的十六元大环内酯化合物[74]。阿维菌素对螨类和昆虫具有胃毒和触杀作用，不能杀卵。作用机制是干扰神经生理活动，刺激释放 γ- 氨基丁酸，而 γ- 氨基丁酸对节肢动物的神经传导有抑制作用。螨类成虫、若虫和昆虫幼虫与阿维菌素接触后即出现麻痹症状，不活动、不取食，2~4 天后死亡。2007 年以来，阿维菌素在防治水稻螟虫、稻纵卷叶螟等病虫害方面的优异表现，成为替代高毒农药的新宠儿。但与此同时，随着害虫抗性的提高，阿维菌素的用药量也在不断增加。

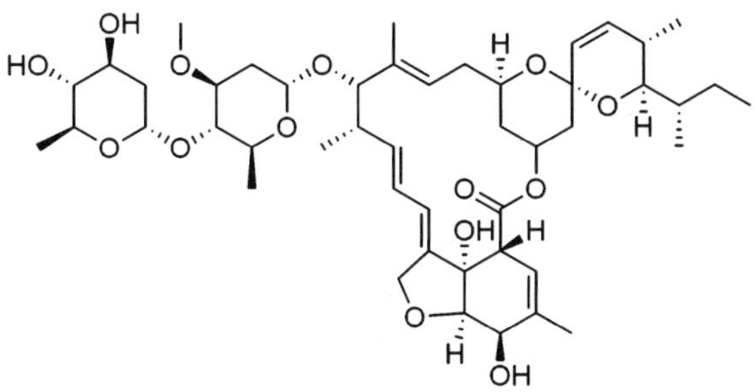

阿维菌素 avermectin

（二）活性分子

Phelligridimer A，是从真菌桑黄中分离得到的高度氧化的 26 元大环化合物，抗氧化活性的 IC_{50} 为 10.2μmol/L[75]。

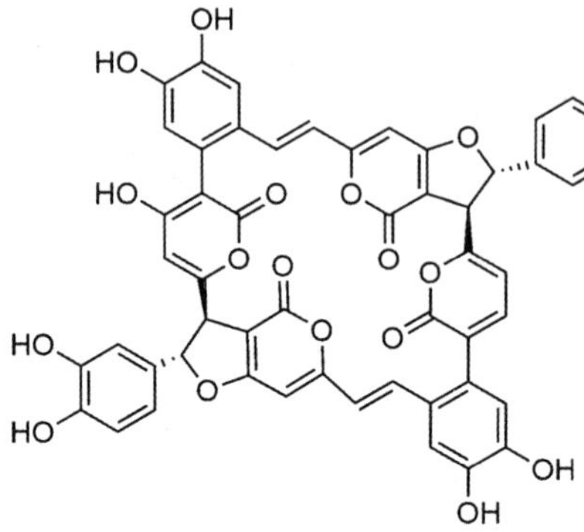

phelligridimer A

Phelligridin G，是从真菌桑黄子实体中分离得到的具有独特的高氧化吡喃并[4,3-*c*][2]苯并吡喃-1,6-二酮衍生物，抗氧化活性的 IC_{50} 为 3.86μmol/L[76]。

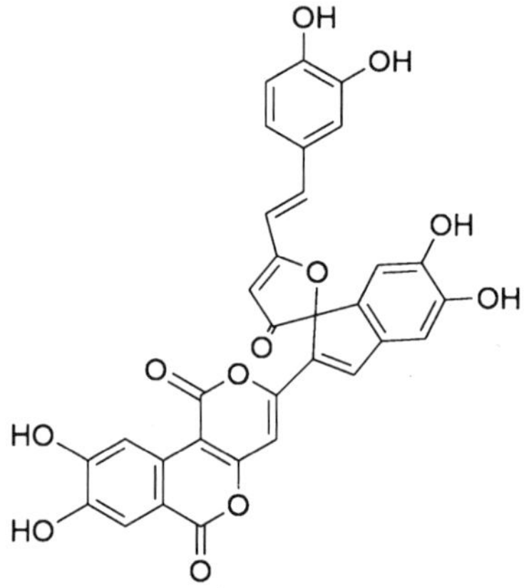

phelligridin G

Verticilide，是从 *Verticillium* sp. FKI-1033 的培养液中分离的 24 元环缩酚酸肽，能选择性地抑制兰尼碱与昆虫 RyR 的结合，IC_{50} 为 4.2μmol/L（哺乳动物 RyR IC_{50}=54μmol/L），是潜在的新型杀虫剂[77]。

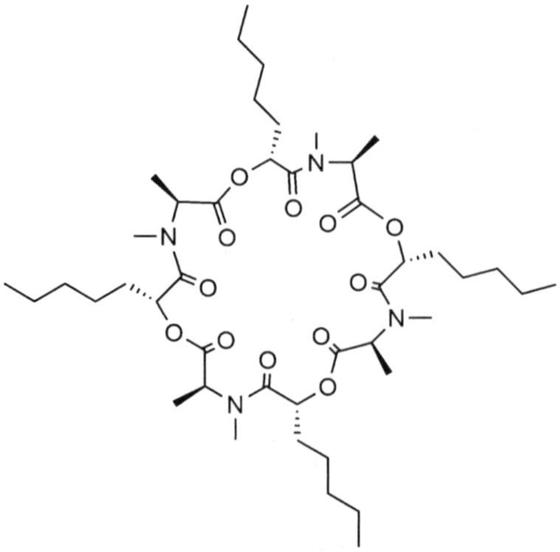

verticilide

Dhilirolide L，是从真菌 *Penicilium purpurogenum* 中分离的化合物，在低浓度下对重要农业害虫粉纹夜蛾 *Trichoplusia ni* 表现出显著的摄食抑制和阻滞发育的活性[78]。

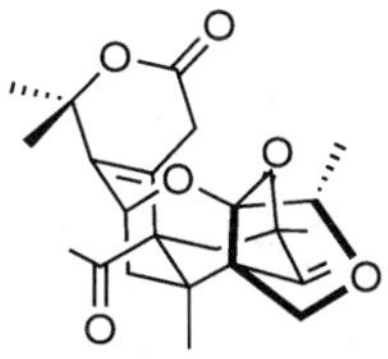

dhilirolide L

Altemicidin，是以抑制盐水虾（卤虫）的活性为指导，对从海洋中分离到的 200 株放线菌进行筛选，得到的一株从放线菌 *Streptomyces sioyaensis* 中分离得到的化合物，具有很强的杀螨活性[79]。

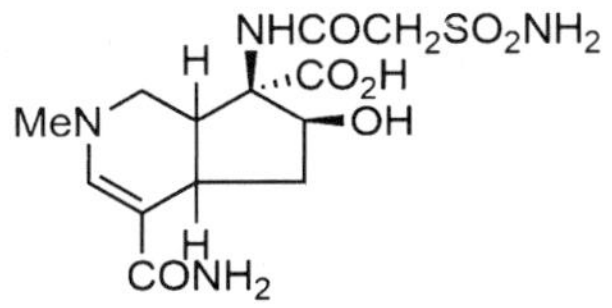

altemicidin

第四节　展　　望

1929 年青霉素的偶然发现使人类有效控制了革兰氏阳性菌引起的感染，如葡萄球菌和链球菌；1943 年链霉素的分离促进了历史上第一次对结核病原体结核分枝杆菌的成功治疗。这些重要抗生素的发现，不仅使相关疾病得以治疗，推动了抗生素黄金时代的来临，也开启了人类认识并利用微生物次级代谢产物的新纪元。随后科学家们通过继续发掘微生物代谢产物或对现有的天然产物进行化学修饰发现了更多有效的化学替代品。对抗生素持续研究发现这些微生物药物不仅对病原菌表现出优异的抑制活性，也为其他药理活性的研究提供了更多的研究对象，例如阿维菌素在杀虫方面的广泛应用刚刚获得诺贝尔奖，环孢素作为免疫抑制药物彻底改变了人类在器官移植技术的使用。随着生物技术和基础医学的持续发展，微生物药物在医药领域，对人类的医疗健康，以及对医药经济发展所起的作用将会越来越大。

然而，随着人类对新药需求的增加以及微生物资源的大量开发，人类急需不断发现结构全新、作用机制独特的先导化合物作为新药发现的源头。另一方面，微生物药物（特别是抗生素）疗效快速下降也迫使科研工作者不断加快研制新药或开发“老药新用”的步伐。因此，当代微生物药物的研究应该从以下几点着手。

（一）微生物资源的扩大

1. 海洋微生物　海洋是地球上最大的生态系统。海洋微生物具有种群多样性、生理生化类群多样性、生态功能多样性和遗传特征多样性等特点，其中蕴藏着不同于其他环境微生物来源的遗传资源。海洋微生物生活在高盐、高压、寡营养和低温等极端环境下，具备产生新结构生物活性物质的巨大潜能。

2. 昆虫共生微生物 昆虫是自然界中最大的生物类群，已经鉴定的种类超过 90 万种，占地球上动物类群的 50% 以上[80,81]。共生菌长期与宿主共同生活、共同进化，使得其生理和生化特点更加鲜明，次级代谢产物合成也更加丰富多样。目前，从昆虫共生微生物的代谢产物中分离得到大量结构新颖、活性良好的化合物，显示了极好的开发和应用前景。

3. 极端环境微生物 极端环境微生物由于长期生活在极端环境条件，如高温、高盐、高压及严寒等环境，为了适应环境，其形态和细胞结构都与普通环境中的微生物存在着巨大的差别，造就了其与普通环境微生物代谢途径的差异，势必产生新的结构类型的化合物。

（二）微生物培养方式的调控

大量微生物的基因组测序显示，微生物中的生物合成基因簇远远多于其产生的次级代谢产物，这说明在实验条件下，有大量的生物合成基因簇未表达。因此，激活微生物的沉默基因，获得大量结构新颖的次级代谢产物，已成为微生物次级代谢产物研究的热点。通过改变微生物的培养条件或进行混合培养，特别是添加酶抑制剂或化学诱导剂，已成功地激发了微生物这一"天然产物工厂"蕴含的无限潜力。

（三）"不可培养微生物"的研究

通过纯培养方法得到的微生物多样性只占微生物总量的 0.1%~1%，如何充分开发利用"不可培养的微生物"是目前微生物研究的重要课题之一。近年来发展起来的宏基因组学技术，直接从环境样品中提取总 DNA，利用基于序列的筛选、表型的功能筛选和通过底物诱导基因表达进行筛选等方法筛选及构建微生物宏基因组文库，驯化"不可培养微生物"，从而获取新颖天然产物。

（四）微生物生物合成途径的调控

随着现代生物技术在微生物代谢产物中的应用，微生物学研究已从细胞水平、酶学水平逐渐进入到基因水平、分子水平和后基因组水平，对微生物产生次级代谢产物的酶和功能基因有了更加深入地认识。通过基因工程的手段，对产生新颖次级代谢产物的功能基因进行调控，可以稳定地产生特殊结构次级代谢产物。

微生物次级代谢产物是新药发现的重要源泉，然而已经被认识和利用的微生物不足总微生物资源的 3%。未来，随着人类对微生物资源的扩宽、对微生物培养方式的调控、对"不可培养微生物"的持续研究，以及对微生物生物合成途径的进一步深入认识，微生物次级代谢产物的研究将会产生巨大的潜能。

（张勇慧）

参考文献

[1] NEWMAN DJ, CRAGG GM. Natural products as sources of new drugs from 1981 to 2014 [J]. J Nat Prod, 2016 (79): 629-661.

[2] NEWMAN DJ, CRAGG GM. Natural products as sources of new drugs over the nearly four decades from 01/1981 to 09/2019 [J]. J Nat Prod, 2020 (83): 770-803.

[3] GENILLOUD, O. Actinomycetes: still a source of novel antibiotics. Nat Prod Rep, 2017 (34): 1203-1232.

[4] CHEN C, ZHU H, LI XN, et al. Armochaeglobines A and B, two new indole-based alkaloids from the arthropod-derived fungus *Chaetomium globosum* [J]. Org Lett, 2015, 17 (3): 644-647.

[5] ZHANG YL, GE HM, ZHAO W, et al. Unprecedented immunosuppressive polyketides from *Daldinia eschscholzii*, a mantis-associated fungus [J]. Angew Chem Int Ed, 2008, 120(31): 5907-5910.

[6] JIAO BH, MU J, XU QZ, et al. The research progress on the marine microorganic-derived novel antibiotics [J]. Anti-infection pharmacy, 2004, 1(1): 1-9.

[7] LI GB, WANG C, LIU ZG, et al. Reaserch progress and prospects of marine drugs [J]. Journal of Salt and Chemistry Industry, 2009, 38(5): 43-51.

[8] WANG CY, GENG MY, GUAN HS, et al. Current and futuretrends in the investigation of marine drugs [J]. Chinese Journal of New Drugs, 2005, 14(3): 278-282.

[9] 张偲,张长生,田新朋,等. 中国海洋微生物多样性研究[J]. 生物多样性保护,2010,25(6):652-658.

[10] COMBIE J, ALBERT FG, VAN TRAN KIM, et al. Extremophilic organisms as an unexplored source of antifungal compounds [J]. J Antibiot, 2001, 54(1): 56-65.

[11] LI L, LI D, LUAN Y, et al. Cytotoxic metabolites from the antarctic psychrophilic fungus *Oidiodendron truncatum* [J]. J Nat Prod, 2012, 75(5): 920-927.

[12] STIERLE DB, STIERLE AA, HOBBS JD, et al. Berkeleydione and berkeleytrione, new bioactive metabolites from an acid mine organism [J]. Org Lett, 2004, 6(6): 1049-1052.

[13] HOELTZEL A, DIETER A, SCHMID DG, et al. Lactonamycin Z, an antibiotic and antitumor compound produced by *Streptomyces sanglieri* strain AK 623 [J]. J Antibiot, 2003, 56(12): 1058-1061.

[14] HUANG SX, ZHAO LX, TANG SK, et al. Erythronolides H and I, new erythromycin congeners from a new halophilic actinomycete *Actinopolyspora* sp. YIM90600 [J]. Org Lett, 2009, 11(6): 1353-1356.

[15] FELING RH, BUCHANAN GO, MINCER TJ, et al. Salinosporamide A: a highly cytotoxic proteasome inhibitor from a novel microbial source, a marine bacterium of the new genus *Salinospora* [J]. Angew Chem Int Ed, 2003, 42(3): 355-357.

[16] GUO W, PENG J, ZHU T, et al. Sorbicillamines A-E, nitrogen-containing sorbicillinoids from the deep-sea-derived fungus *Penicillium* sp. F23-2 [J]. J Nat Prod, 2013, 76(11): 2106-2112.

[17] WANG W, GONG J, LIU X, et al. Cytochalasans produced by the coculture of *Aspergillus flavipes* and *Chaetomium globosum* [J]. J Nat Prod, 2018(81): 1578-1587.

[18] LIN Z J, ZHU T J, ZHANG G J, et al. Deoxy-cytochalasins from a marine-derived fungus *Spicaria elegans* [J]. Can J Chem, 2009(87): 486-489.

[19] DE ABREU LRP, ORTIZ RAM, DE CASTRO SC, et al. HPLC determination of amoxicillin comparative bioavailability in healthy volunteers after a single dose administration [J]. J Pharm Pharm Sci, 2003, 6(2): 223-230.

[20] KUMAR M, KAKKAR V, MISHRA AK, et al. Intranasal delivery of streptomycin sulfate (STRS) loaded solid lipid nanoparticles to brain and blood [J]. Int J Pharm, 2014, 461(1): 223-233.

[21] BIDELL MR, LODISE TP. Fluoroquinolone-associated tendinopathy: does levofloxacin pose the greatest risk [J]. Pharmacotherapy, 2016, 36(6): 679-693.

[22] HORN KS, DANZIGER LH, RODVOLD KA, et al. Pharmacokinetic drug evaluation of ceftobiprole for the treatment of MRSA [J]. Expert Opin Drug Metab Toxicol, 2017, 13(4): 463-472.

[23] FERNÁNDEZ GONZÁLEZ LG, REYES VEIGA AL, OLIVER P, et al. Effect of treatment with caspofungin on the diagnosis of fungal infections by *Gamma scintigraphy* [J]. Curr Radiopharm, 2017, 10(2): 131-138.

[24] DEEKS ED. Raltegravir once-daily tablet: a review in HIV-1 infection [J]. Drugs, 2017, 77(16): 1789-1795.

[25] ANDERSON DL. Clevudine for hepatitis B [J]. Drugs Today (Barc), 2009, 45(5): 331-350.

[26] LÓPEZ-ALONSO JP, FABBRETTI A, KAMINISHI T, et al. Structure of a 30S pre-initiation complex stalled by GE81112 reveals structural parallels in bacterial and eukaryotic protein synthesis initiation pathways [J]. Nucleic Acids

Res, 2017, 45(4): 2179-2187.

[27] CHATARE, VIJAY K, ANDRADE, et al. Total synthesis of(−)-albocycline [J]. Angew Chem Int Ed, 2017, 56(21): 5909-5911.

[28] DETTNER F, HÄNCHEN A, SCHOLS D, et al. Total synthesis of the antiviral peptide antibiotic feglymycin [J]. Angew Chem Int Ed, 2009, 48(10): 1856-1861.

[29] UEOKA R, BHUSHAN A, PROBST SI, et al. Genome-based identification of a plant-associated marine bacterium as a rich natural product source [J]. Angew Chem Int Ed, 2018, 57(44): 14519-14523.

[30] ZHENG K, SHEN D, HONG R. Biomimetic synthesis of lankacidin antibiotics [J]. J Am Chem Soc, 2017, 139(37): 12939-12942.

[31] RIVANKAR S. An overview of doxorubicin formulations in cancer therapy [J]. J Cancer Res Ther, 2014, 10(4): 853-858.

[32] DONG W, LIU W, YAN Z, et al. Asymmetric synthesis and cytotoxicity of(-)-saframycin A analogues [J]. Eur J Med Chem, 2012(49): 239-244.

[33] YU Z, YAN B, GAO L, et al. Targeted delivery of bleomycin: a comprehensive anticancer review [J]. Curr Cancer Drug Targets, 2016, 16(6): 509-521.

[34] HUANG SX, YUN BS, MA M, et al. Leinamycin E1 acting as an anticancer prodrug activated by reactive oxygen species [J]. Proc Natl Acad Sci USA, 2015, 112(27): 8278-8283.

[35] KANOH K, KOHNO S, KATADA J, et al. Antitumor activity of phenylahistin in vitro and in vivo [J]. Biosci Biotechnol Biochem, 1999, 63(6): 1130-1133.

[36] TSURUOKA T, FUKUYASU H, ISHII M, et al. Inhibition of Mouse Tumor Metastasis with Nojirimycin-related Compounds [J]. J Antibiot, 1996(49): 155-161.

[37] ZHU H, CHEN C, TONG Q, et al. Asperflavipine A: a cytochalasan heterotetramer uniquely defined by a highly complex tetradecacyclic ring system from *Aspergillus flavipes* QCS12 [J]. Angew Chem Int Ed, 2017(56): 5242-5246.

[38] ZHU H, CHEN C, TONG Q, et al. Epicochalasines A and B: two bioactive merocytochalasans bearing caged epicoccine dimer units from *Aspergillus flavipes* [J]. Angew Chem Int Ed, 2016(55): 3486-3490.

[39] ZHU H, CHEN C, XUE Y, et al. Asperchalasine A, a cytochalasan dimer with an unprecedented decacyclic ring system, from *Aspergillus flavipes* [J]. Angew Chem Int Ed, 2015(54): 13374-13378.

[40] LI F, SUN W, GUAN J, et al. Alterbrassicicene A, a Highly transformed fusicoccane-derived diterpenoid with potent PPAR-γ agonistic activity from *Alternaria brassicicola* [J]. Org Lett, 2018(20): 7982-7986.

[41] HAN WB, ZHANG AH, DENG XZ, et al. Curindolizine, an anti-inflammatory agent assembled via Michael addition of pyrrole alkaloids inside fungal Cells [J]. Org Lett, 2016(18): 1816-1819.

[42] HU Z, WU Y, XIE S, et al. Phomopsterones A and B, two functionalized ergostane-type steroids from the endophytic fungus *Phomopsis* sp. TJ507A [J]. Org Lett, 2017(19): 258-261.

[43] LEE DS, YOON CS, JUNG YT, et al. Marine-derived secondary metabolite, griseusrazin A, suppresses inflammation through heme oxygenase-1 induction in activated RAW264.7 Macrophages [J]. J Nat Prod, 2016(79): 1105-1111.

[44] JOUVE T, ROSTAING L, MALVEZZI P. New formulations of tacrolimus and prevention of acute and chronic rejections in adult kidney-transplant recipients [J]. Expert Opin Drug Saf, 2017, 16(7): 845-855.

[45] ISMAIEL AA. Production of the immunosuppressant cyclosporin A by a new soil isolate, *Aspergillus fumigatus*, in submerged culture [J]. Appl Microbiol Biotechnol, 2017, 101(8): 3305-3317.

[46] GU BB, WU W, JIAO FR, et al. Aspersecosteroids A and B, two 11(9→10)-abeo-5, 10-Secosteroids with a dioxatetraheterocyclic ring system from *Aspergillus flocculosus* 16D-1 [J]. Org Lett, 2018, 20(24): 7957-7960.

[47] CARR G, TAY W, BOTTRIELL H, et al. Plectosphaeroic acids A, B, and C, indoleamine 2,3-dioxygenase inhibitors

produced in culture by a marine isolate of the fungus *Plectosphaerella cucumerina* [J]. Org Lett, 2009 (11): 2996-2999.

[48] QI QY, REN JW, SUN LW, et al. Stucturally diverse sesquiterpenes produced by a chinese tibet fungus *Stereum hirsutum* and their cytotoxic and immunosuppressant activities [J]. Org Lett, 2015 (17): 3098-3101.

[49] PERERA N, YANG FL, CHANG CM, et al. Galactomannan from antrodia cinnamomea enhances the phagocytic activity of macrophages [J]. Org Lett, 2017 (19): 3486-3489.

[50] KIKUCHI H, ISOBE M, SEKIYA M, et al. Structures of the dimeric and monomeric chromanones, gonytolides A-C, isolated from the fungus *Gonytrichum* sp. and their promoting activities of innate immune responses [J]. Org Lett, 2011 (13): 4624-4627.

[51] KIKUCHI H, SEKIYA M, KATOU Y, et al. Revised structure and synthesis of celastramycin a, a potent innate immune suppressor [J]. Org Lett, 2009 (11): 1693-1695.

[52] GAMMON, K. Neurodegenerative disease: brain windfall. [J]. Nature, 2014, 515 (7256): 299-300.

[53] QI C, BAO J, WANG J, et al. Asperterpenes A and B, two unprecedented meroterpenoids from *Aspergillus terreus* with BACE1 inhibitory activities [J]. Chem Sci, 2016 (7): 6563-6572.

[54] HOUGHTON PJ, REN YH, HOWES MJ. Acetylcholinesterase inhibitors from plants and fungi [J]. Nat Prod Rep, 2006 (23): 181-199.

[55] GE HM, PENG H, GUO ZK, et al. Bioactive Alkaloids from the Plant Endophytic Fungus *Aspergillus terreus* [J]. Planta Med, 2010 (76): 822-824.

[56] ZHAO Q, CHEN GD, FENG XL, et al. Nodulisporiviridins A-H, bioactive viridins from *Nodulisporium* sp [J]. J Nat Prod, 2015 (78): 1221-1230.

[57] BÉRANGER F, CROZET C, GOLDSBOROUGH A, et al. Trehalose impairs aggregation of PrPSc molecules and protects prion-infected cells against oxidative damage [J]. Biochem Biophys Res Commun, 2008 (374): 44-48.

[58] GUO SS, CUI XL, RAUSCH WD. Ganoderma lucidum polysaccharides protect against MPP (+) and rotenone-induced apoptosis in primary dopaminergic cell cultures through inhibiting oxidative stress[J]. Am J Neurodegener Dis, 2016(5): 131-144.

[59] GUARIGUATA L, WHITING DR, HAMBLETON I, et al. Global estimates of diabetes prevalence for 2013 and projections for 2035 [J]. Diabetes Res Clin Pr, 2014 (103): 137-149.

[60] GU JF, LI ZJ. The Abroad and Home Production Situation and Market Analysis of α-Glucosidase Inhibitors from Microorganisms [J]. J Market, 2012 (10): 1.

[61] LIU M, QI C, SUN W, et al. Alpha-glucosidase inhibitors from the coral-Associated fungus *Aspergillus terreus* [J]. Front Chem, 2018 (6): 422.

[62] REN J, DING SS, ZHU A, et al. Bioactive azaphilone derivatives from the fungus *Talaromyces aculeatus* [J]. J Nat Prod, 2017 (80): 2199-2203.

[63] WANG K, BAO L, XIONG W, et al. Lanostane triterpenes from the Tibetan medicinal mushroom *Ganoderma leucocontextum* and their inhibitory effects on HMG-CoA reductase and α-glucosidase [J]. J Nat Prod, 2015 (78): 1977-1989.

[64] ISHIDA N, KUMAGAI K, NIIDA T, et al. Nojirimycin, a new antibiotic. Ⅱ. Isolation, characterization and biological activity [J]. J Antibiot, 1967 (20): 66-71.

[65] LI X, LIU C, DUAN Z, et al. HMG-CoA reductase inhibitors from monascus-fermented rice [J]. J Chem, 2013, ID 872056.

[66] MULDER KC, MULINARI F, FRANCO OL, et al. Lovastatin production: from molecular basis to industrial process optimization [J]. Biotechnol Adv, 2015 (33): 648-665.

[67] GIRARDI G. Pravastatin to treat and prevent preeclampsia. Preclinical and clinical studies [J]. J Reprod Immunol, 2017

(124): 15-20.

[68] PENG J, GAO H, ZHANG X. et al. Psychrophilins E-H and versicotide C, cyclic peptides from the marine-derived fungus *Aspergillus versicolor* ZLN-60 [J]. J Nat Prod, 2014 (77): 2218-2223.

[69] MINAGAWA K, KOUZUKI S, NOMURA K, et al. Bisabosquals, novel squalene synthase inhibitors Ⅱ. physico-chemical properties and structure elucidation [J]. J Antibiot, 2001 (54): 896-903.

[70] CHIO SW, BAI DH, YU JH, et al. Characteristics of the squalene synthase inhibitors produced by a *Streptomyces* species isolated from soils [J]. Can J Microbiol, 2003 (49): 663-668.

[71] LIU M, SUN W, SHEN L, et al. Bipolarolides A-G: ophiobolin-derived sesterterpenes with three new carbon skeletons from *Bipolaris* sp. TJ403-B1 [J]. Angew Chem Int Ed, 2019 (10): 1002.

[72] WANG Y, WANG SJ, MO SY, et al. Phelligridimer a, a highly oxygenated and unsaturated 26-membered macrocyclic metabolite with antioxidant activity from the fungus *phellinus igniarius* [J]. Org Lett, 2005, 7 (21): 4733-4736.

[73] WANG Y, MO SY, WANG SJ, et al. A unique highly oxygenated pyrano [4, 3-c] [2]benzopyran-1, 6-dione derivative with antioxidant and cytotoxic activities from the fungus *phellinus igniarius* [J]. Org Lett, 2005, 7 (9): 1675-1678.

[74] IKEDA H, OHMURA S. Avermectin Biosynthesis [J]. School of Pharm Sci, 1997 (97): 2591-2610.

[75] WU CS, LIN ZM, WANG LN, et al. Phenolic compounds with NF-κB inhibitory effects from the fungus *Phellinus baumii* [J]. Bioorg Med Chem Lett, 2011 (21): 3261-3267.

[76] WANG Y, MO SY, WANG SJ, et al. A unique highly oxygenated pyrano [4, 3-c] [2]benzopyran-1, 6-dione derivative with antioxidant and cytotoxic activities from the fungus *Phellinus igniarius* [J]. Org Lett, 2005, 7 (9): 1675-1678.

[77] MONMA S, SUNAZUKA T, NAGAI K, et al. Verticilide: elucidation of absolute configuration and total synthesis [J]. Org Lett, 2006, 8 (24): 5601-5604.

[78] CENTKO RM, WILLIAMS DE, PATRICK BO, et al. Dhilirolides E-N, meroterpenoids produced in culture by the fungus *penicillium purpurogenum* collected in sri lanka: structure elucidation, stable isotope feeding studies, and insecticidal activity [J]. J Org Chem, 2015, 45 (42): 3327-3335.

[79] SCHWARZ M, KÖPCKE B, WEBER RWS, et al. 3-Hydroxypropionic acid as a nematicidal principle in endophytic fungi [J]. Phytochemistry, 2004, 65 (15): 2239-2245.

[80] INGRAM E, GOLICK D, The six-legged subject: a survey of secondary science teachers' incorporation of insects into U.S. life science instruction [J]. Insects, 2018, 9 (1): 32-44.

[81] GE HM, TAN RX. Symbionts, an important source of new bioactive natural products [J]. Progress In Chemistry, 2009, 21 (1): 30-46.

第九章　我国基于天然产物活性成分创制的新药

天然药物是人类防治疾病药物的重要来源，其应用历史最早可追溯至公元前2100年苏美尔人（Sumerian）以文字记载了约30种动物、植物和矿物药[1]。近200年以来，人类发现了280余个改变世界的物质分子，其中137个为药物分子，而直接来源于天然产物作为药物使用的分子有48个。代表性的分子，如吗啡、青霉素、环孢素、维生素 B_{12} 和前列腺素等是保障人类健康的重磅天然药物分子[2]。1804年，人类从药用植物罂粟中发现了第一个生物碱吗啡。1898年，拜耳公司将比吗啡的镇痛作用强4~8倍的二乙酰吗啡作为强度麻醉剂用于临床。1929年，英国细菌学家弗莱明从微生物青霉菌中首先发现了世界上第一种抗生素——青霉素。20世纪30年代，美国医生卡斯尔（W. B. Castle）发现了恶性贫血患者食用动物肝脏后能改善病情；1948—1949年，两位美国化学家分离出一种内源性抗贫血化合物，并确定为维生素 B_{12}。中医药是一个伟大的宝库，公元前300年的中医药典籍《神农本草经》记载的药物有365种，其中植物药252种、动物药67种、矿物药46种，分上、中、下三品；明朝著名医药学家李时珍（1518—1593年）编著整理而成的伟大医药巨著《本草纲目》，收载了1 892种药物和8 160个中药处方。这些伟大的中医药典籍记载的中药是我们创制新药的重要宝库。

近现代我国天然药物研究的标志性开端是1923年我国科学家陈克恢阐明了始载于《神农本草经》的中药麻黄中麻黄碱平喘的药理作用，使得麻黄碱成为我国第一个治疗哮喘的药物。具有平喘作用的麻黄碱、我国第一个镇静药物延胡索乙素和中药常山中具有抗疟作用的常山生物碱是我国20世纪上半叶基于天然药物创制新药的重要代表。20世纪后半叶我国天然药物研究更是取得了举世瞩目的成就，其中1972年抗疟活性青蒿素的发现可谓我国天然药物研究领域的一个重要里程碑。屠呦呦因发现青蒿素而获得2015年诺贝尔生理学或医学奖，这不仅仅是中国人的荣誉，更是人类对青蒿素抗疟活性巨大价值的肯定，也必将对21世纪我国基于天然药物新药研究的发展产生深远的影响。

我国基于天然产物研制的原创新药主要包括以下几种类型：从中药及天然药物提取的有效部位而研发的药物和濒危动植物药材的高技术代用品；直接从中药及天然药物或发酵物中提取分离得到的单一分子而研发的药物；通过结构修饰而研发的药物。下面重点介绍这三类原创新药。

第一节　直接来源于天然产物的新药

天然产物是新药发现的重要源泉。据统计，从 1981 年到 2019 年的近四十年间，在 1 881 个新批准上市的药物中，直接来源于天然产物的药物有 71 个，而与天然产物间接相关的药物就有 859 个之多。因此，近 50% 的新药是来自天然产物或天然产物的衍生物及类似物[3]。

中华人民共和国成立后，我国基于天然药物活性成分的新药创制研究有了蓬勃发展，研制了青蒿素、一叶萩碱、山莨菪碱、樟柳碱、靛玉红、人工麝香、丁苯酞、天麻素、石杉碱甲等一批具有国际影响力的新药。据统计，至 21 世纪初，我国生产的来源于天然产物分子或其衍生物的药物超过 160 个，其中直接来源于天然活性成分而研制的药物至少有 115 个。基于天然活性成分的新药研究是我国新药研究领域的重要内容。

一、中药新药

随着社会的发展及人类疾病谱的变化，中药的价值正逐步得到体现，如中药砒霜与全反式维 A 酸联合靶向治疗急性早幼粒细胞白血病已成为标准疗法。从中药及天然药物中的活性物质研发新药已引起国内外日益重视。中华人民共和国成立以来，特别是改革开放以后，广大医药科技工作者在继承发扬我国传统医药的基础上，基于动物、植物、矿物等中药的活性成分研制了如人工麝香、注射用丹参多酚酸盐等一批原创的中药新药（见表 9-1）。近二十年来，多成分、多组分的有效部位原创中药新药逐年增多，2017 年先后上市了 4 个 5 类中药新药，2020 年 3 月 17 日上市了来源于桑枝的新一代糖苷酶抑制剂桑枝总生物碱等。据统计，目前尚有 33 个中药 1 类和 5 类新药处于临床研究的不同阶段（Ⅰ期至Ⅲ期临床试验）。

表 9-1　1970—2020 年上市的代表性中国原创中药新药（1 类、2 类和 5 类）

编号	药品名称	注册分类	研究开发 / 生产单位名称	上市时间
1	发酵虫草菌粉（Cs-4）及金水宝胶囊	中药 1 类	中国医学科学院药物研究所 / 江西济民可信金水宝制药有限公司	1987
2	人工麝香	中药 1 类	中国医学科学院药物研究所 / 北京联馨药业有限公司	1993
3	注射用丹参多酚酸盐	中药 2 类	中国科学院上海药物研究所 / 上海绿谷制药有限公司	2005
4	注射用丹参多酚酸	中药 5 类	中国医学科学院药物研究所 / 天津天士力之骄药业有限公司	2011
5	龙血竭提取物（胶囊）	中药 5 类	北京大学药学院 / 江苏康缘药业股份有限公司	2013-06-26
6	淫羊藿总黄酮提取物	中药 5 类	江苏康缘药业股份有限公司	2014-10-24
7	蒺藜果总皂苷（胶囊）	中药 5 类	长白山制药股份有限公司	2015-07-01
8	黄芩茎叶总黄酮	中药 5 类	吉林省东北亚药业股份有限公司	2017-11-09

续表

编号	药品名称	注册分类	研究开发 / 生产单位名称	上市时间
9	小檗皮提取物	中药 5 类	武汉健民药业集团股份有限公司	2017-04-17
10	郁乐胶囊(巴戟天寡糖)	中药 5 类	北京同仁堂股份有限公司同仁堂制药厂	2017-06-21
11	克黄利胆胶囊(大黄总蒽醌)	中药 5 类	江西昌诺药业有限公司	2017-01-24
12	蛇床子总香豆素软膏(蛇床子总香豆素)	中药 5 类	广东海赛特药业有限公司	2019-03-04
13	桑枝总生物碱	中药 5 类	中国医学科学院药物研究所 / 广西五和博澳药业有限公司	2020-03-17

其中已上市的代表性中药新药如下：

人工麝香

麝香，为鹿科动物林麝（*Moschus berezovskii* Flerov）成熟雄体香囊中分泌物的干燥品。为濒危动物中药材，已有 2 000 多年的用药历史，在《神农本草经》中列为上品。具有开窍醒神、活血通经、消肿止痛的功效。

人工麝香[4]代替天然麝香的研制规划始于 20 世纪 70 年代初期。由于麝香药材长期靠猎麝取香，麝资源日益匮乏，且违背动物伦理，1976 年，中国医学科学院药物研究所为牵头单位，组织山东济南中药厂和上海市药材公司中药研究所等单位参加的攻关协作组，开展天然麝香代用品——人工麝香的研制。中国医学科学院药物研究所率先对天然麝香进行全面系统地研究，首次阐明天然麝香中六大类复杂成分的化学组成、结构及其相对含量。根据中医临床用药理论，为了能反映麝香开窍醒神、活血通经、消炎止痛、解毒及化腐生肌的效用，先后建立了有关神经、内分泌、心脑血管、抗炎、免疫、药酶诱导及白细胞游走等 16 种药理学动物模型，确定了 29 种药理学指标以评价天然麝香功效，首次用现代药理学方法诠释天然麝香的功效。在阐明天然麝香所含化学成分的基础上，结合对天然麝香及其单体成分的药理作用研究结果，提出了人工麝香化学成分的组成原则，即在化学成分与生物活性方面最大限度地保持与天然麝香的一致性。天然麝香有效成分中的大多数可经合成等方法得到，而在天然麝香活性成分研究中发现一类较强抗炎活性的大分子物质难以用合成方法得到，其代用品的寻找就成为研制人工麝香的瓶颈。经大量研究论证，创造性地提出该类物质代用品必须具备的基本条件：生物活性一致；分子组成与分子量范围一致；低毒性等。经过大量筛选和优化，发现了满足上述条件的代用品，并证明了代用品应用的安全性、有效性以及可替代性，此抗炎活性代用品芳活素于 1993 年获得了国家中药新药证书。代用品的成功创制使人工麝香的研制迈出了极为关键的一步。与此同时，山东济南中药厂和上海市药材公司对天然麝香中主要香气成分麝香酮及其他主要药效物质的研制，均获得了国家新药证书。在攻克人工麝香活性物质来源及其制备工艺的基础上，为实现人工麝香在化学成分与生物活性方面最大限度地保持与天然麝香一致性的总体目标，提出了人工麝香的组方策略：化学成分类同性、生物活性一致性、理化性质近似性、低毒性等。依据上述配制策略，经反复研究设计出独特的人工麝香配制处方，并制定了配制工艺及配制条件，成功研制出人工麝香。以天然麝香为阳性对照品，采用研究天然麝香功效时建立的 16 种药理学动物模型，系统研究和阐明了人工麝香的药理作用，结果表明，研制的人工麝香具有与天然麝香相似的药理作用和良好的安全性。

1987 年国家批准进行人工麝香的临床研究，采用随机分组、双盲对照或自身对照的方法，针对麝香辛温、入心、脾经的药性及开窍醒神、活血通络、消肿止痛的功能主治，选择热病神昏、中风痰厥、心腹暴痛、痈肿、咽喉肿痛、跌扑伤痛等主要病症，分别用人工麝香和天然麝香配制的复方制剂和单方制剂在北京、上海、广州等省市的 12 家医院，选用 10 个临床代表性病种，采用统一方案进行观察。上述临床试验证实了人工麝香确有开窍醒神、活血通经、消肿止痛等功效，与天然麝香的功效相同，且安全性良好，可替代天然麝香等同入药。1994 年国家批准人工麝香为中药 1 类新药，并定为国家保密品种，“绝密级”管理，2006 年 5 月，国家又将该品种定为“机密级”国家保密技术。

在 1993—2004 年人工麝香试生产的基础上，确定了人工麝香生产工艺条件和关键技术参数，创新性地建立了人工麝香产业化核心技术及生产管理规范和质量内控体系，制订了首个人工麝香国家标准，成功实现人工麝香规模化生产，2014 年实现年产人工麝香 18 吨，基本满足国家需求。2015 年这项历时 40 年，由三代科技工作者跨部门、多行业、联合协同攻关的成果“人工麝香研制及其产业化”获得了国家科学技术进步一等奖。人工麝香的成功研制，为以科技手段助力传统医药学的传承和发展探出了一条可借鉴的成功之路。

事实上，麝香并不是唯一告急的名贵中药材，许多濒危动植物中药材也面临同样的窘境，也同样急需研制其人工替代品。通过历时 6 年的攻关，中国医学科学院药物研究所成功研制出又一与原药材物理性状、化学组成一致，药效等同，且安全、稳定、可控的濒危动物中药材熊胆粉替代品——人工熊胆粉，2018 年 6 月 28 日获得国家药品监督管理局药物临床试验批件，目前正在组织开展临床研究。

丹参多酚酸盐（通用名称：注射用丹参多酚酸盐）

注射用丹参多酚酸盐是由中药丹参经提取精制的多酚酸盐类化合物制备而成的治疗冠心病、心绞痛的药物[5-9]。它是由中国科学院上海药物研究所自主研发，并与上海绿谷制药有限公司合作生产的国家中药 2 类新药。

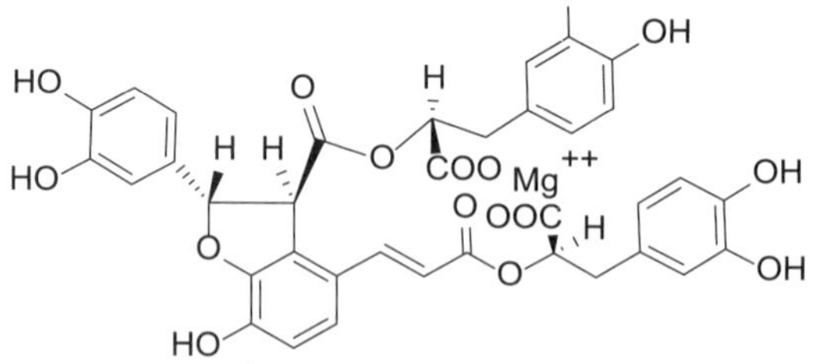

丹酚酸B镁 magnesium lithospermate B

丹参是一味具有活血化瘀功效的传统中药，自 1992 年起，中国科学院上海药物研究所针对丹参及复方制剂，特别是丹参注射液和复方丹参注射液有效成分不明确、质量难以控制等难题，开展了丹参水溶性成分的系统研究，发现了丹参水溶性有效成分均以盐的形式存在于生药材中，这些成分主要为丹参乙酸镁，亦称丹酚酸 B 镁（magnesium lithospermate B），以及同系物紫草酸镁、迷迭香酸钠、丹参乙酸二钾、丹参素钾和紫草酸二钾等。通过活性筛选和药理学研究，发现丹参乙酸镁和它的同系物均为活性成分，其中以丹参乙酸镁药理作用最强，是丹参的主要活性成分，阐明了以丹参乙酸镁为主要成分的多酚酸盐是丹参治疗心血管疾病最重要的有效成分。在此基础上创制了有效部位含量近 100% 明确、主成分丹参乙酸镁含量超过 80% 的中药新药—丹参多酚酸盐及注射用丹参多酚酸盐。2002 年 9 月，通过了国家药品监督管理局药审中心的技术评审，并获准进入Ⅰ期临床试验阶段。2005 年 5 月 25 日，获得了国家新药证书和生产批文。丹参多酚酸盐的相关技术已获得中国专利和美国专利的授权，2011 年“丹参多酚酸盐及其粉针剂”获得国家技术发明二等奖。

二、化学新药

中华人民共和国成立以来，我国先后创制了一批重要的基于天然药物活性分子的化学新药，这些新药在国家发展的不同阶段，特别是在医疗健康方面发挥着重要作用。代表性药物有青蒿素、甲异靛、丁苯酞、天麻素、双环醇等。表 9-2 中所列的是 1970—2019 年我国基于天然产物研制的已上市或已完成Ⅲ期临床申请上市的原创化学新药（1 类）。

表 9-2　1970—2019 年我国基于天然产物研制的已上市或已完成Ⅲ期临床申请上市的原创化学新药（1 类）

编号	药品名称	注册分类	治疗领域	研究开发 / 生产单位名称	来源	研制成功 / 上市时间
1	莲心碱	1 类	降压和心律失常	中国科学院上海药物研究所	莲子	1970
2	天麻素	1 类	神经衰弱、失眠、头痛	中国科学院昆明植物研究所	天麻	1972
3	山莨菪碱	1 类	神经系统	中国医学科学院药物研究所	唐古特山莨菪	1976
4	樟柳碱	1 类	视神经疾病、周期性麻痹	中国医学科学院药物研究所	唐古特山莨菪	1976
5	川芎嗪	1 类	脑血管	中国医药工业研究所等	川芎	1977
6	秋裂胺	1 类	乳腺癌	天津市药物研究所	秋水仙	1978
7	去甲斑蝥素	1 类	肝癌	中国科学院上海药物研究所和天津市药物研究所	斑蝥	1978
8	包公藤甲素	1 类	青光眼	第二军医大学	丁公藤（包公藤）	1981
9	联苯双酯	1 类	肝炎	中国医学科学院药物研究所 / 北京协和药厂	五味子	1982
10	青蒿素栓剂、蒿甲醚青蒿琥酯	1 类	疟疾	中国中医科学院中药研究所 中国科学院上海药物研究所	黄花蒿	1989
11	甲异靛	1 类	慢性粒细胞白血病	中国医学科学院药物研究所 / 北京协和药厂	青黛	1992
12	石杉碱甲	1 类	老年痴呆	中国科学院上海药物研究所　军事医学科学院	蛇足石杉（千层塔）	1995
13	双环醇	1 类	肝炎	中国医学科学院药物研究所 / 北京协和药厂	五味子	2001

续表

编号	药品名称	注册分类	治疗领域	研究开发 / 生产单位名称	来源	研制成功 / 上市时间
14	丁苯酞	1 类	心脑血管	中国医学科学院药物研究所 / 石药集团恩必普药业有限公司	芹菜籽	2005
15	关附甲素	1 类	阵发性室上性心动过速	中国药科大学	关白附子	2005
16	槐定碱	1 类	肿瘤	江西中医学院 / 通化方大药业股份有限公司	苦豆子	2005
17	异甘草酸镁	1.6 类	消化系统及代谢	江苏正大天晴药业股份有限公司	甘草	2005
18	人参皂苷 Rg3	1 类	肿瘤	大连天富科技开发有限公司 吉林亚泰制药有限公司	人参	2006
19	甘露寡糖二酸	1.1 类	老年痴呆	上海绿谷(本溪)制药有限公司 / 上海绿谷制药有限公司 / 中国海洋大学 / 中国科学院上海药物研究所	海藻	2019
20	苯烯莫德	1.1 类	银屑病	广东中昊药业有限公司 / 北京文丰天济医药科技有限公司 / 深圳天济药业有限公司	土壤线虫共生菌的代谢物	2019
21	右旋莰醇	1.1 类	脑卒中	南京先声东元制药有限公司	龙脑	2018 年申请上市

其中已上市的代表性新药举例如下：

丁苯酞

丁苯酞(3-*n*-butylphthalide)是我国脑血管疾病领域第一个具有自主知识产权的国家 1 类创新药物[10]。它的发现源于研究人员对脑缺血患者和癫痫患者脑神经在病理上均有相似损伤的深刻思索和探究[11]。

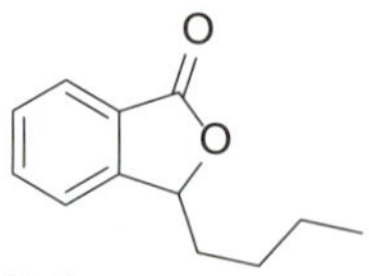

丁苯酞 3-*n*-butylphthalide

芹菜(*Apium graveolens* L.)最早的药用记载始见于《神农本草经》，民间用于降血压。20 世纪 70 年代，中国医学科学院药物研究所科研人员首次对芹菜籽进行了化学成分研究，获得了芹菜甲素，即左旋丁基苯酞，开展了抗癫痫研究。由于提取获得的原料有限，1980 年研究人员合成了消旋丁基苯酞。通过进一步的抗惊厥研究发现，消旋丁基苯酞治疗指数较小，未能开发成抗癫痫药物。直至 20 世纪 80 年代末，中国医学科学院药物研究所从事多年神经药理研究的科研人员认为脑缺血和癫痫在病理上对脑神经均有损伤,有共同相似的地方,从而改变药理研究方向,并通过多种脑缺血模型证实人工合成的消旋丁基苯酞是一个有开发前景的治疗急性缺血性脑卒中的新药[12-16]。1993 年,研究人员申请了芹菜甲素的医药用途专利。1996 年获得批准进行临床试验,2002 年获得国家颁发的丁基苯酞治疗急性缺血性脑卒中的 1 类新药证书和生产批件。2004 年 11 月,丁苯酞(恩必普)上市,它是中国脑血管病领域第一个拥有自主知识产权的创新药物。丁苯酞具有良好的抗脑缺血作用,可以增加缺血区微循环,缩小脑梗死面积,保护脑细胞,防止脑细胞的凋亡。其不仅在发病早期(急性期)有作用,对恢复期也有促进功能恢复的作用,可以作为轻度、中度缺血性脑卒中治疗的一线用药。2009 年 12 月,“丁苯酞原料及软胶囊”项目获得国家科技进步二等奖。丁苯酞的研发成功,开创了一条基于活性天然产物创制新药的成功之路,也是我国自主知识产权新药研发的一个重要里程碑。

天麻素

天麻是一种名贵而常用的中药,《神农本草经》将其列为上品。《中国药典》(2020 年版)中记载天麻具有息风止痉,平抑肝阳,祛风通络之功效。天麻素(gastrodin)为天麻药理功能的主要有效成分之一,20 世纪 70 年代末,中国医学科学院药物研究所和中国科学院昆明植物研究所相继从天麻中发现天麻素及其苷元,进一步通过化学合成的方法制备了天麻素[17-18]。

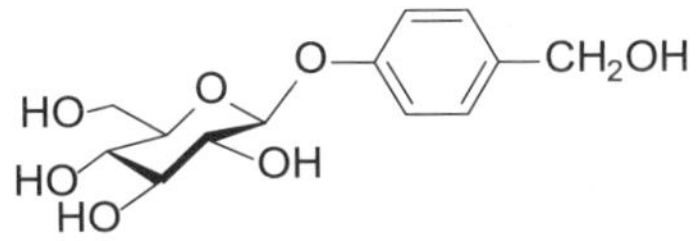

天麻素 gastrodin

通过对天麻素药理作用的研究证实,天麻素药理活性多样:①天麻素通过减少体内活性氧的释放,减轻脑缺血后脑损伤;②体外实验证实,天麻素通过减少海马神经元的死亡和神经兴奋性毒性来发挥保护作用;③天麻素还可增强缺血损伤的脑微血管内皮细胞的活力,提高受损内皮细胞的生存率,增加脑微血管内皮细胞 NO 分泌;④天麻素还能抑制谷氨酸诱导的 PC12 细胞凋亡;⑤最新的体内试验中,天麻素可以抑制血管平滑肌细胞的增殖并削弱新生内膜的形成。

目前临床上以天麻素注射液为代表的药物已有了广泛的应用,主要用于治疗失眠、高血压、冠心病、中风、头痛、眩晕、神经衰弱、老年痴呆和糖尿病等疾病,具有显著疗效。

石杉碱甲

乙酰胆碱酯酶抑制剂石杉碱甲(huperzine A)是我国自主研发的新药代表之一[19-20]。如今,我国老龄化加速,阿尔茨海默病(AD)成为困扰老年人的疾病之一。

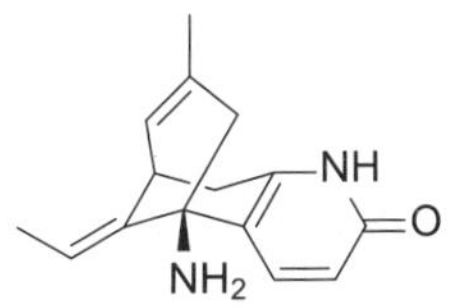

石杉碱甲 huperzine A

1972年,浙江省卫生实验院(现浙江省医学科学院)科研人员开展了蛇足石杉化学成分的研究[21]。蛇足石杉(俗称千层塔),有清热解毒、生肌止血、散瘀消肿的功效。1982年,浙江省卫生实验院科研人员首次发现了具有显著乙酰胆碱酯酶抑制作用的活性化合物,并在中国科学院上海药物所的帮助下确定了化合物结构,后命名为"石杉碱甲"。随后,中国科学院上海药物研究所对具有治疗AD前景的石杉碱甲进行了深入地药理研究,发现它具有抑制乙酰胆碱酯酶、保护大脑缺氧缺血损伤等作用,且作用时间长、毒副反应少。1987年,石杉碱甲新药研究获得国家科技发明二等奖。1989年,美国化学家Kozikowski等首次报道了石杉碱甲的全合成[22]。1995年,石杉碱甲经批准在国内上市用于治疗良性记忆障碍,提高患者指向记忆、联想学习、图像回忆、无意义图形再认及人像回忆等能力。对AD患者和脑器质性病变引起的记忆障碍亦有改善作用。1999年,美国FDA批准石杉碱甲作为食品添加剂使用,其所制成的保健品在美国销售。

第二节 基于天然产物结构修饰的新药

天然产物作为动物、植物、微生物和海洋生物的次级代谢产物,具有维持生理、自身防御和种群繁衍的功能。天然产物具有结构多样性和复杂性,多含手性中心。活性天然产物是良好的创新药物先导化合物,需要通过结构修饰和优化,来提高活性强度和选择性,改善物理化学、生物化学、药物代谢动力学性质,提高化学和代谢稳定性,消除或降低毒副作用和不良反应等,从而满足成药性要求[23-24]。20世纪中后期基于活性天然产物结构修饰的新药研发,取得了迅速发展。以抗肿瘤药物为例:①20世纪50年代从植物中发现了抗癌药物长春碱(vinblastine)和长春新碱(vincristine),并以此为先导化合物研发了长春碱衍生物长春瑞滨(vinorelbine)和长春地辛(vindesine)等;②60年代从中国特有植物喜树(*Camptotheca acuminata*)果实中发现了抗癌活性成分喜树碱(camptothecin),以此为先导化合物先后创制了抗癌药物托泊替康(topotecan)(1996年在美国上市)、伊立替康(irinotecan)(1994年在日本上市);③60年代末又从短叶红豆杉中发现了抗癌药物紫杉醇(taxol),后期通过结构修饰发现多烯紫杉醇(docetaxel)。全球范围内基于天然产物结构修饰或类似物合成的方法,研制了许多目前临床一线使用的药物。据统计,从1981年到2019年近40年间,在1 881个新批准上市的药物中,356个是天然产物的衍生物。至21世纪初叶,我国生产的来源于天然产物分子及其衍生物的药物超过160个,其中天然产物衍生物或半合成类似物的药物达49个。通过对天然活性成分的结构改造而创制新药逐渐成为我国新药研究领域的主要方向。

一、天然产物衍生物的新药

青蒿素及其衍生物

青蒿素是从植物黄花蒿的茎叶中发现的天然倍半萜,其衍生物后被发展成为新一代抗疟药物[25]。

青蒿素的发现源于20世纪60年代国家后勤保障急需抗疟药物。自1967年起,我国先后组织全国七大省市、数十家单位共同攻关"523项目"。1972年11月,启迪于东晋葛洪的《肘后备急方》中"青蒿一握，以水二升渍，绞取汁，尽服之”之灵感，中国中医研究院屠呦呦等科技人员采用低沸点溶剂乙醚从黄花蒿叶中发现并成功分离得到抗疟活性分子，命名为青蒿素（artemisinin），为青蒿素类药物的创制打开了大门。青蒿素结构独特，含有 1，2，4- 三氧 - 嗯烷型的过氧结构单元，其所含的特殊过氧官能团是抗疟活性的结构基础。青蒿素对人体毒性极低，却对疟原虫，特别是对奎宁、氯喹类药物产生抗药性的疟原虫具有很好的杀灭能力。但由于生物利用度较差等问题，青蒿素并没有被大规模应用于临床。目前临床应用的青蒿素类药物都是以天然青蒿素为原料通过结构修饰，以半合成方式获得的。将青蒿素在甲醇中用硼氢化钾和氯化钙进行还原，得到的半缩醛中间体双氢青蒿素（dihydroartemisinin）；将双氢青蒿素在氯化氢的催化下与甲醇反应生成稳定的缩醛结构，即得临床药物蒿甲醚（artemether）。另一临床使用的青蒿素衍生药物青蒿琥珀酸单酯（artesunate）是以双氢青蒿素与琥珀酸酐反应、氢氧化钠中和制得水溶性的钠盐而得。

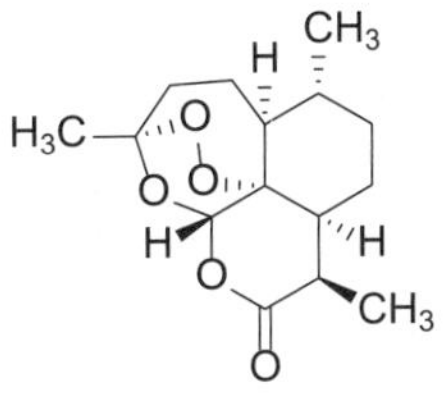
青蒿素 artemisinin

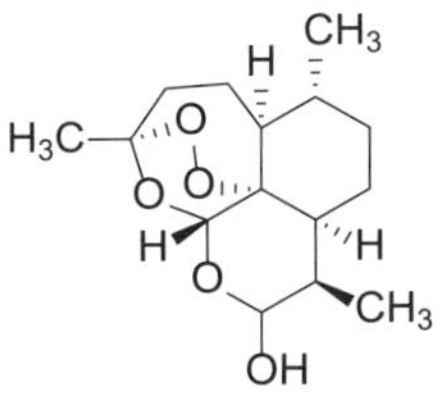
双氢青蒿素 dihydroartemisinin

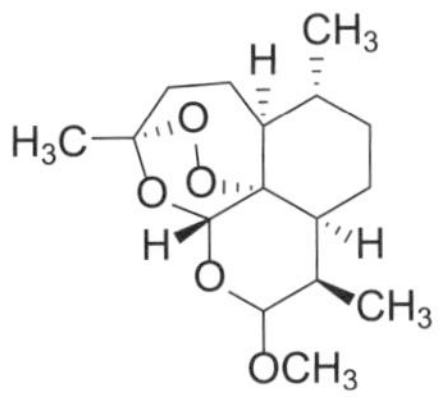
蒿甲醚 artemether

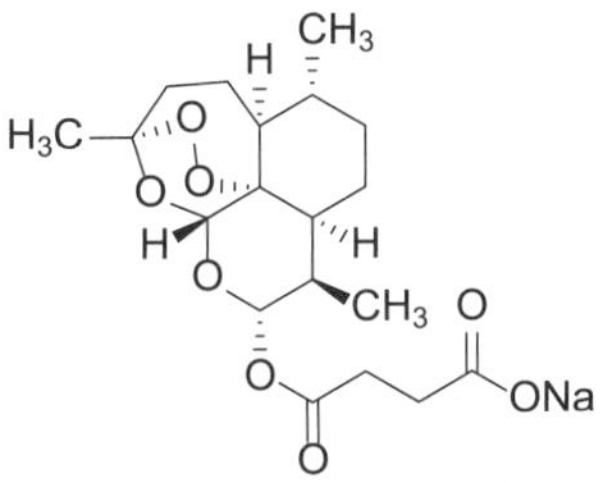
青蒿琥酯 artesunate

抗疟药物青蒿素的发现，挽救了全球特别是发展中国家数百万人的生命。2011 年，81 岁高龄的女药学家屠呦呦被授予 2011 年度美国拉斯克临床医学研究奖。2015 年，屠呦呦获得诺贝尔生理或医学奖。青蒿素类衍生物的后续新药研究仍在征途中。继 1992 年双氢青蒿素被批准为抗疟 1 类新药后，屠呦呦教授带领团队开始将青蒿素研究重点转向对自身免疫性疾病的治疗，研究发现双氢青蒿素片对红斑狼疮的治疗有明显效果，对盘状红斑狼疮的疗效超过 90%，对系统性红斑狼疮的疗效超过 80%。2017 年 11 月开始进行双氢青蒿素片新适应证 - 用于系统性红斑狼疮治疗的Ⅱ期临床试验，探索双氢青蒿素片对系统性红斑狼疮患者的有效性、PK 特征及安全性。

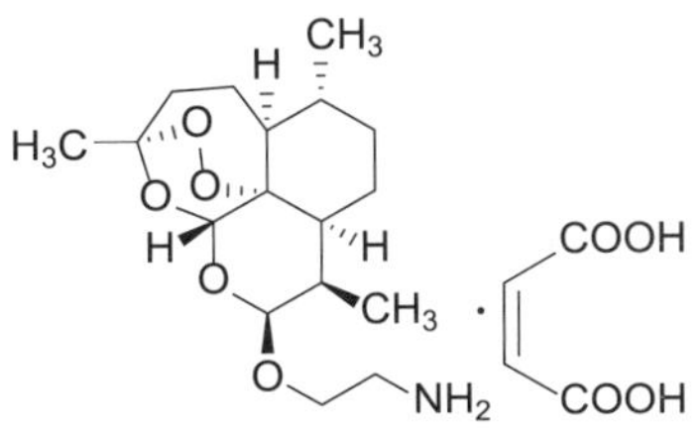
马来酸蒿乙醚胺 SM934

此外，中国科学院上海药物研究所自 2000 年开始对青蒿素进行了化学结构改造，合成了一系列新型青蒿素类衍生物，通过 15 年的不懈努力，发现一种新型口服吸收良好的水溶性青蒿素衍生物马来酸蒿乙醚胺（SM934），与青蒿素相比具有更强的免疫抑制作用。SM934 是通过抑制狼疮中 MyD88 依赖的 TLR7/9 信号介导的 B 细胞的活化、浆细胞的形成及自身抗体的分泌的作用机制而发挥治疗红斑狼疮作用。SM934 于 2015 年获得中国化药 1.1 类临床批件，目前正在开展临床Ⅰ期试验。

靛玉红及其衍生物甲异靛

靛玉红（indirubin）是我国20世纪70年代末上市的来源于天然产物、用于治疗慢性粒细胞白血病的新药。甲异靛（meisoindigo）是在靛玉红的基础上，通过定向设计，衍生开发出的第二代治疗慢性粒细胞白血病的新药，1992年作为1类创新药获得了卫生部颁发的新药试生产证书。1993年在临床应用中又发现其治疗寻常性银屑病的新用途。

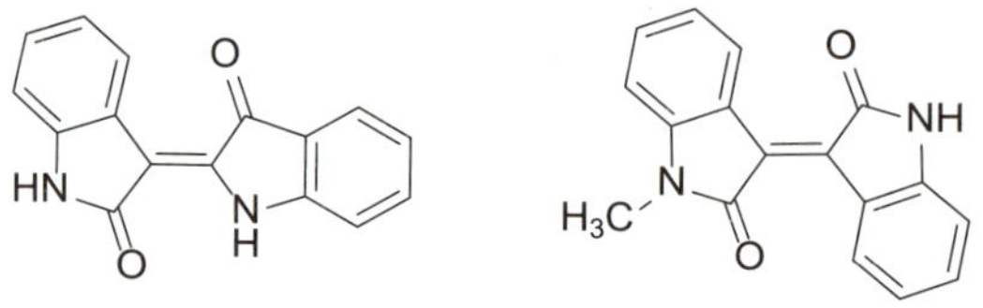

靛玉红 indirubin　　甲异靛 meisoindigo

靛玉红与甲异靛两个新药的发现是集中药复方研究和天然产物研究创制新药的成功范例[4]。1966年，中国医学科学院血液研究所遵循中医泻肝经实火的治法治则，用传统中药当归芦荟丸治疗慢性粒细胞白血病取得初步疗效。1973年开始对当归芦荟丸中除麝香外的10味药（当归、芦荟、胆草、木香、黄芩、黄柏、栀子、大黄、青黛、黄连）进行拆方研究，临床确证青黛是方中治疗慢性粒细胞白血病的有效主药。青黛是由蓼蓝、菘蓝、马蓝和木蓝叶提取的干燥色素，为我国常用中药，具有清热解毒作用，始载于《开元本草》。通过研究确定靛玉红为治疗慢性粒细胞白血病的主要有效成分。由于靛玉红在青黛及含靛苷成分的植物中含量较低，且水不溶，在大多数常用有机溶剂中溶解度小，故其提取困难、成本高。因此，中国医学科学院药物研究所研究人员化学合成了靛玉红，并于1979年将其开发成治疗慢性粒细胞白血病的新药。

靛玉红为我国首创的新型结构的抗白血病药物，但存在溶解度小、口服吸收差以及对胃肠道有明显刺激作用等缺点。中国医学科学院药物研究所科研人员基于靛玉红的结构特点，设计合成了一系列双吲哚类衍生物，通过构效关系研究，从30余种该类衍生物中发现骨架结构不同于靛玉红，但脂溶性强，抗肿瘤作用和口服吸收均明显优于靛玉红的甲异靛，它是基于天然药物靛玉红定向结构设计而发现的第二代治疗慢性粒细胞白血病的首创新药。

二、天然产物类似物的新药

联苯双酯和双环醇

联苯双酯（biphenyldicarboxylate）是我国20世纪80年代初上市的抗肝炎类新药[11]。它的研制始于70年代初我国临床上用中药五味子蜜丸、五味子粉剂来降低病毒性肝炎患者血清谷丙转氨酶的临床用药启示。为阐明五味子的活性成分，中国医学科学院药物研究所科研人员在临床和药理实验的基础上，于1972年发现北五味子种子的乙醇提取物能明显降低由四氯化碳等化学试剂诱导的小鼠高血清谷丙转氨酶。研究人员进一步从该乙醇提取物中分离获取7个联苯环辛烯类木脂素，发现其中五味子丙素（schizandrin C）为新的化合物，且有较强的降谷丙转氨酶活性，但该成分在植物中含量仅为0.08%。为深入研究结构和活性的关系，1973年开展了五味子丙素异构体的全合成研究。在各种异构体类似物及其合成中间体筛选活性中发现了中间体联苯双酯具有很好的降谷丙转氨酶活性，虽然它的活性弱于五味子丙素，但毒性低，结构与五味子丙素类似，其合成工艺简洁，易于工业化生产。通过 7 年的努力，基于五味子丙素异构体先导化合物合成的中间体而创制的联苯双酯新药研究完成。

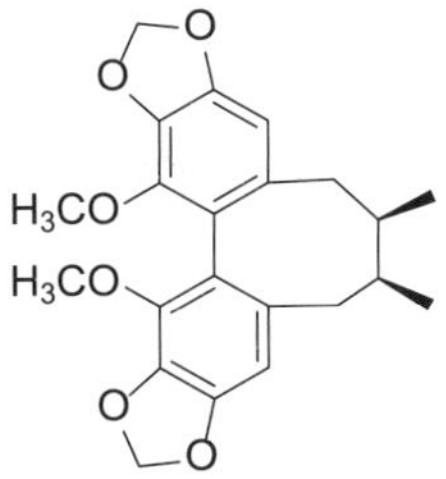

五味子丙素 schizandin C

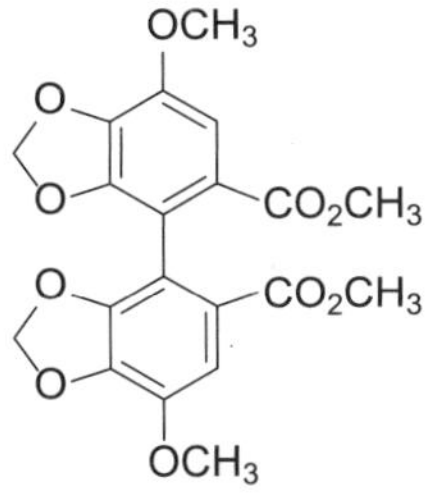

联苯双酯 biphenyldicarboxylate

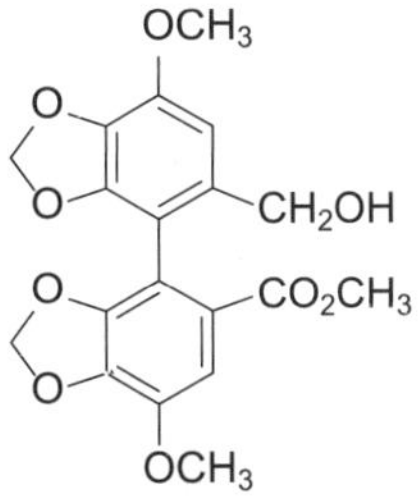

双环醇 bicyclol

双环醇（bicyclol）是继联苯双酯后历经 15 余年的研究而创制的第一个拥有自主知识产权的国家 1 类治疗肝炎的新药。联苯双酯临床上对慢性病毒性肝炎患者谷丙转氨酶升高治疗效果显著，但其口服吸收生物利用度较低，仅有 20%~30%，更无专利保护。为了创制疗效更好的具有自主知识产权的第二代抗肝炎新药，中国医学科学院药物研究所的科研人员开始对联苯双酯类化合物进行抗肝炎药理活性的构效关系研究。1984 年完成了新药双环醇的全合成研究。药理实验证实双环醇对小鼠实验性肝损伤的保护作用比联苯双酯强 2~3 倍，并具有一定的抗肝炎病毒作用。由于在分子中引入了羟甲基极性基团，促进了体内吸收，口服吸收生物利用度达到 80%。双环醇全新的分子结构，药效显著，自 1988 年先后申请并获得世界 15 个国家和中国台湾地区的物质发明专利保护，也是我国第一个在欧美发达国家和地区获得物质专利保护的药物。2001 年 9 月，双环醇原料药及其片剂获得国家 1 类新药证书。同年 10 月，双环醇以商品名百赛诺在中国上市，2004 年后陆续在乌克兰、乌兹别克斯坦、俄罗斯等国际市场注册并上市。2006 年，国家 1 类抗肝炎新药双环醇的研究获得国家科技进步二等奖。

2-(α- 羟基戊基)苯甲酸钾与布罗佐喷钠

2-(α- 羟基戊基)苯甲酸钾[potassium 2-(1-hydroxypentyl) -benzoate，简称 DL-PHPB]是基于上市药物丁苯酞进行后续深入的结构与功能研究而发现的治疗阿尔茨海默病的新药[26-28]。丁苯酞为油状化合物，难溶于水的不足限制了其在临床上广泛应用。近年来以丁苯酞作为先导物进行结构改造，获得其闭环衍生物、开环衍生物及丁苯酞类似物等，开展其构效关系、作用机制研究，进一步提高疗效、改善生物利用度。中国医学科学院药物研究所联合云南生物谷创新药物投资有限公司研发了丁苯酞的前药 2-(α- 羟基戊基)苯甲酸钾，其在抗脑卒中的基础上发现新的抗抑郁和抗阿尔茨海默病药理作用，2009 年获批进入临床研究，2018 年已进入Ⅱ期临床试验阶段。

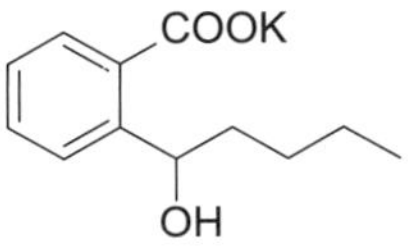

2-（α-羟基戊基）苯甲酸钾
potassium 2-（1-hydroxypentyl）-benzoate

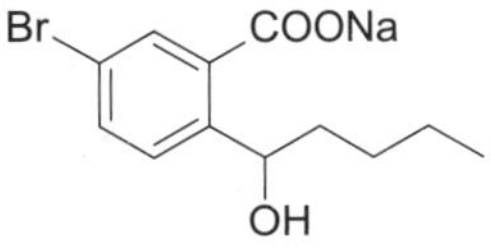

布罗佐喷钠 brozopentyl sodium

布罗佐喷钠(brozopentyl sodium)是郑州大学药学研究人员基于上市药物丁苯酞基本骨架结构研发的一个丁苯酞结构类似物,其为化药1类新药,并用于治疗脑梗死[29-30]。2015年3月在国家重大新药创制专项的支持下,郑州大学以化药1.1类新药申报了布罗佐喷钠原料药与注射用剂型的临床申请,后经国家特殊评审,于2016年1月18日获得布罗佐喷钠原料药及制剂的临床批件,布罗佐喷钠能增加缺血区的脑血流量、重构缺血区微循环、降低脑梗死面积、保护线粒体、改善脑缺血后能量代谢、减轻局部脑缺血所致的脑水肿,其作用靶点明确。类似物布罗佐喷钠为固体盐类药物,溶解性好、制剂方便,同时具有良好的生物利用度,并且在体内不易被氧化代谢,半衰期较长,副作用小。2018年已完成Ⅰ期临床试验。

从常用中药五味子到五味子丙素的发现,再到与五味子丙素结构类似的新药联苯双酯和双环醇的创制,从芹菜素(丁苯酞)到类似物布罗佐喷钠新药的研制,均是我国源于传统中药及其活性天然产物而创制新药的重要范例,它启示我们从传统中药和天然产物中创制新药大有可为。

第三节　展　　望

中华人民共和国成立以来,我国基于天然药物活性成分研制出了一批具有国际影响的创新药物,如青蒿素、双环醇、丁苯酞、石杉碱甲、人工麝香、注射用丹参酚酸盐等。近20年来,随着经济的发展和科学技术的进步,我国天然产物化学研究领域的规模和水平得到迅速提升,必将加速推动我国创新药物研究的进程。

一、我国基于天然产物新药发现的优势

我国是生物资源多样性大国,如高等植物物种在世界上位居第三,特有植物物种占其中的三分之一,其中药用植物达到11 000种以上,为创新药物研究提供了得天独厚的资源。数千年积淀的中医药理论与临床实践,为我国基于天然药物资源发现活性成分,继而创制新药提供了研究思路和创新之源。

基于天然药物活性成分发现创新药物先导化合物,是我国新药发现的重要途径。近几十年来,随着二维高通量制备液相色谱(2D-pHPLC)、高效液相色谱-质谱(HPLC-MS^n),高效液相色谱-质谱/核磁共振波谱(HLPC-MS/NMR)等新的分离分析联用技术和现代活性筛选技术的广泛应用,天然药物活性成分的分离、结构测定速度大大加快,微量或痕量成分和水溶性成分获取能力日益增强,发现结构多样性的新药先导化合物的几率日益增高,为我国小分子创新药物的研制不断提供新的化学实体。

动物药几千年来在临床上一直用于重症、急症的治疗,尤其是一些来源于濒危动物的药材,如犀牛角、穿山甲、羚羊角和豹骨等,更具有疗效确切、起效快、作用强等特点,在临床应用中具有不可替代的作用。与植物药相比,动物药成分组成复杂、以大分子成分为主,在分离获取与鉴定技术、生物功能评价、人工合成等方面均与植物药研究大相径庭,致使动物药的研究进展缓慢。尤其需要指出的是濒危动物的药材,如犀牛角、穿山甲、羚羊角和豹骨等,其化学成分和药效物质研究多是空白,严重制约化学组成一致或近似、功能等同的高技术代用品的研制。另一方面,由于没有代用品,不得不使用珍稀濒危动物药材,经常受到国际动物保护组织的质疑,影响我国在国际上保护濒危动物的形象。此外,生态保护日

益重视。为此，亟需加强加快对珍稀濒危动物药材药效物质的研究，进而创制出高技术代用品。

基于中药药效成分研究，促进多成分、多组分创新中药的研发，是我国中药现代化的必然选择。中医药是一个伟大的宝库，具有原创优势的科技资源。千余种具有确切疗效的常用中药和大量的中药复方制剂，为创新中药研究提供广阔的空间。中药创新药物研究应瞄准化学药尚无良策的疑难病症，如肿瘤，心脑血管疾病，神经退行性疾病，如老年性痴呆、帕金森病等。随着中药治疗作用的关键药效物质逐一阐明，将有利于创制出更多符合中医药特点的药效物质明确、体内过程和作用机制清楚的中药新药，助力我国中医药现代化和国际化。

二、多学科交叉促进基于天然产物的新药研究与开发

创新药物研究可分为发现和开发两个阶段，其中发现先导化合物过程是整个新药研究中最富有创造性的阶段，包括先导化合物的结构发现和结构优化。在深入的结构与功能研究中涉及药物作用的新机制、新靶点和新环节，药物—受体的相互作用，生物活性分子的构效关系和分子设计。这些研究必然会对生命科学的发展产生重大的影响，带动和促进化学、计算机和信息科学等相关学科的发展，促进多学科的交叉和密切联系。反过来以基因组学、蛋白质组学为主导的多领域、多学科的交叉融合又极大地促进创新药物的研究与开发，如依靠生物标志物（biomarker）发现表皮生长因子受体络氨酸激酶抑制剂吉非替尼对携带 EGFR 基因第 19 号外显子突变的肺癌患者具有明显疗效[31]。随着精准医学的到来，个性化治疗成为主要目标，从而使得生物标志物在创新药物研发过程中的重要性愈发突出。

当前生命科学和生物技术发展日新月异，天然药物的研究内涵正在发生重要变化，学科领域不断拓展。随着分子生物学技术的发展，生物合成逐步成为合成复杂活性天然产物的重要方式。如利用合成生物学技术，在基因测序和酶功能鉴定的基础上，合成了稀有人参皂苷 CK、Rg3、Rh2、Rh1 和 F1[32-34]，为稀有天然产物在抗癌、保肝、抗炎等方面的新药研发提供了重要的物质基础。

化学生物学作为一门交叉学科，将是推动未来生命科学和生物医药发展的关键研究领域，它能够深入揭示生物学新规律，促进新药、新靶标和新的药物作用机制的发现，将成为创新药物研究的重要工具[35-36]。天然药物活性成分与化学蛋白质组学的结合阐明了青蒿素、腺花素（adenanthin）等一批天然产物的作用靶点和作用机制。天然药物活性成分研究需要充分吸取生命科学与其他学科的最新研究成果、方法和技术，通过多学科交叉与深度融合，为 21 世纪我国创新药物研究提供新的研究思路和方法。

（庚石山）

参考文献

[1] 王锋鹏．现代天然产物化学[M]．北京：科学出版社，2009.

[2] K. C. NICOLAOU，TAMSYN MONTAGNON. Molecules that changed the word [J]. Journal of Chemical Education，2009(86)：1372-1372.

[3] NEWMAN DJ，CRAGG GM. Natural products as sources of new drugs from 1981 to 2019 [J]. Journal of Natural Prod-

ucts,2020,83(3):770-803.

[4] 宋振玉. 中草药现代研究:第一卷[M]. 北京:北京医科大学和中国协和医科大学联合出版社,1995.

[5] 徐亚明,宣利江,王逸平,等. 丹参多酚酸盐的制备方法和用途[R]. 中国专利,ZL98 l11076. 2.

[6] WU XJ, WANG YP, WANG W, et al. Free radical scavenging and inhibition of lipid peroxidation by magnesium lithospermate B [J]. Acta Pharmacologica Sinica, 2000, 21(9): 855-858.

[7] WANG W, WANG YP, SUN WK, et al. Effects of magnesium lithospermate B on aggregation and 5-HT release in rabbit washed platelets [J]. Acta Pharmacologica Sinica, 2000, 21(9): 859-863.

[8] LUO WB, WANG YP. Effect of magnesium lithospermate B on calcium and nitric oxide in endothelial cells upon hypoxia/reoxygenation [J]. Acta Pharmacologica Sinica, 2002, 23(10): 930-936.

[9] Li XC, Yu C, Sun WK, et al. Simultaneous determination of magnesium lithospermate B, rosmarinic acid, and lithospermic acid in beagle dog serum by liquid chromatography/tandem mass spectrometry [J]. Rapid Communications in Mass Spectrometry, 2004, 18(23): 2878-2882.

[10] 金丰杰. 一类新药恩必普强劲上市[N]. 医药经济报,2004-11-12(1).

[11] 于德泉,刘耕陶. 中草药现代研究:第五卷[M]. 北京:北京医科大学和中国协和医科大学联合出版社,2010.

[12] LIU CL, LIAO SJ, ZENG JS, et al. dl-3-*n*-Butylphthalide prevents stroke via improvement of cerebral microvessels in RHRSP [J]. Journal of the Neurological Sciences, 2007, 260(1-2): 106-113.

[13] LI L, ZHANG B, TAO Y, et al. dl-3-*n*-Butylphthalide protects endothelial cells against oxidative/nitrosative stress, mitochondrial damage and subsequent cell death after oxygen glucose deprivation in vitro [J]. Brain Reserch, 2009(1290): 91-101.

[14] ZHU XZ, LI XY, LIU J. Recent pharmacological studies on natural products in China [J]. European Journal of Pharmacology, 2004, 500(1-3): 221-230.

[15] 徐皓亮,冯亦璞. 丁基苯酞对大鼠血栓形成及血小板功能的影响[J]. 药学学报,2001,36(5):329-333.

[16] 徐蓓,赵志刚. 脑血管病治疗药物丁苯酞注射液的药理与临床研究评价[J]. 中国新药杂志,2011,20(11):947-950.

[17] 冯孝章,陈玉武,杨俊山. 天麻化学成分的研究[J]. 化学学报,1979,37(3):183-189.

[18] 周俊,杨雁宾,杨崇仁. 天麻的化学研究 -Ⅰ. 天麻化学成分的分离和鉴定[J]. 化学学报,1979,37(3):183-189.

[19] 时明,徐红林. 石杉碱甲的研究现状[J]. 中国药业,2005,14(8):94-95.

[20] 刘铁微. 石杉碱甲的药理作用与临床研究进展[J]. 中药材,2001,24(10):775-776.

[21] 俞超美. 我国从蛇足草中发明石杉碱甲的史实,http://www.zjams.com.cn/20151224/2015122400001.htm.

[22] XIA Y, KOZIKOWSKI AP. A practical synthesis of the Chinese "nootropic" agent huperzine A: a possible lead in the treatment of Alzheimer's disease [J]. Journal of American Chemical Society, 1989, 111(11): 4116-4117.

[23] 方启程. 天然化合物结构修饰是创制新药的重要途径[J]. 中国新药杂志,2006,15(16):1321-1324.

[24] 郭宗儒. 天然产物的结构改造[J]. 药学学报,2012,47(2):144-157.

[25] 屠呦呦. 青蒿及青蒿素类药物[M]. 北京:化学工业出版社,2009.

[26] WANG W, CHA XX, REINER J, et al. Synthesis and biological activity of *n*-butylphthalide derivatives [J]. European Journal of Medicinal Chemistry, 2010, 45(5): 1941-1946.

[27] 李江,王晓良. 前药 dl-PHPB 的体内外转化及药代动力学研究[J]. 中国药理通讯,2007,24(3):50-51.

[28] ZHANG Y, WANG L, LI J, et al. 2-(1-Hydroxypentyl)-benzoate increases cerebral blood flow and reduces infarct volume in rats model of transient focal cerebral ischemia [J]. Journal of Pharmacology and Experimental Therapeutics, 2006, 317(3): 973-979.

[29] TIAN X, LIU BJ, ZHANG YH, et al. LC-MS/MS analysis and pharmacokinetics of sodium (±)-5-bromo-2-

(α-hydroxypentyl) benzoate (BZP), an innovative potent anti-ischemic stroke agent in rats [J]. Molecules, 2016, 21 (4): 501.

[30] 王晓丽,王兆亚,尹健,等. 天然抗脑缺血药物丁苯酞类衍生物的研究进展[J]. 药学进展,2016,40(2):86-95.

[31] 吴家睿. 创新药物研发三要素[J]. 科学,2019,71(1):27-30.

[32] YAN X, FAN Y, WEI W, et al. Production of bioactive ginsenoside compound K in metabolically engineered yeast [J]. Cell Research, 2014, 24 (6): 770-773.

[33] WANG PP, WEI YJ, FAN Y, et al. Production of bioactive ginsenosides Rh2 and Rg3 by metabolically engineered yeasts [J]. Metabolic Engineering, 2015 (29): 97-105.

[34] WEI W, WANG PP, WEI YJ, et al. Characterization of *Panax ginseng* UDP-glycosyltransferases catalyzing protopanaxatriol and biosyntheses of bioactive ginsenosides F1 and Rh1 in metabolically engineered yeasts [J]. Molecular Plant, 2015, 8 (9): 1412-1424.

[35] 岳荣彩,严诗楷,赵静,等. 化学蛋白质组学在中药现代化研究中的应用[J]. 世界科学技术 - 中医药现代化,2010,12(4):502-510.

[36] 席真,陈鹏,刘磊,等. 我国化学生物学研究新进展[J]. 化学通报,2014,77(7):709-719.

附录　来源于天然产物的药物[1,2]

一、生物碱类

中文名	英文名	来源药物（分子）	临床应用	研发状况
3- 乙酰乌头碱	3-acetyl-aconitine	毛茛科植物伏毛铁棒锤 *Aconitum flavum* Hand. -Mazz.	本品用于治疗各种中等疼痛、肩部周围炎、颈椎病、风湿性关节炎、类风湿性关节炎、腰痛及扭伤、三叉神经痛、坐骨神经痛、带状疱疹、小手术后疼痛	乌头最早记载于《神农本草经》，乌头碱结晶的提炼方法最早记载于明代的《白猿经》中。1880年研究人员首次分离得到3- 乙酰乌头碱，其镇痛作用强于吗啡和阿司匹林，具有起效缓慢、但持续时间较持久等特点
氢溴酸山莨菪碱	anisodamine hydrobromide	茄科东莨菪属植物唐古特山莨菪 *Anisodus tanguticus*（Maxim.）Pascher	为抗胆碱药，临床用于感染、中毒性休克；血管痉挛和栓塞引起的循环障碍，如脑栓塞、脑血管痉挛、血管神经性头痛、血栓闭塞性脉管炎等；各种神经痛；平滑肌痉挛，如胃、十二指肠溃疡，胆道痉挛等；眩晕；眼底疾病；突发性耳聋等的治疗	氢溴酸山莨菪碱是从我国特产茄科植物山莨菪中提取出来的生物碱，1965年由中国医学科学院药物研究所等单位共同研制。氢溴酸山莨菪碱通称“654”，其天然品称为“654-1”，为右旋体；人工合成品称为“654-2”，为消旋体。两者之间的作用机制并没有区别，只是后者产生的效力更高。广泛用于临床的主要是“654-2”。消旋氢溴酸山莨菪碱为M胆碱受体拮抗药，作用与阿托品相似或稍弱。临床大量用于治疗因平滑肌痉挛、胃溃疡、十二指肠溃疡和胆道痉挛导致的疼痛、感染、感染性休克等疾病。20世纪90年代以来，研究逐步发现其广泛的临床用途，可将该药用于治疗突发性耳聋、过敏性紫癜、心肌梗死等疾病

续表

中文名	英文名	来源药物(分子)	临床应用	研发状况
硫酸阿托品	atropine sulfate	茄科植物莨菪 *Hyoscyamus niger* L.、白华蔓陀罗 *Datura metel* L.	为抗胆碱药,用于胃肠绞痛、胆绞痛、散瞳检查、角膜炎、有机磷农药中毒、感染性休克等的治疗	德国化学家 Friedlieb Ferdinand Runge (1795—1867年)首先研究了阿托品散瞳的效应。1831年,药剂师 Mein 成功从植物中得到阿托品纯结晶。1889年,里夏德·维尔施泰特首次确定阿托品的化学结构。1901年德国化学家 Richard Willstätter 首次合成了阿托品。中国于1970年实现了硫酸阿托品的全合成,满足了临床需求
盐酸小檗碱	berberine hydrochloride	毛茛科植物黄连 *Coptis chinensis* Franch.、小檗科植物台湾十大功劳 *Mahonia japonica* (Thunb.) DC.	本品具有抑菌作用,还具有阻断 α-受体、抗心律失常的作用;主要用于治疗胃肠炎、细菌性痢疾等肠道感染,眼结膜炎、化脓性中耳炎等疾病	1826年 M. -E. 夏瓦利埃和 G. 佩尔坦从 Xanthoxylonclava 树皮中首次获得该化合物;小檗碱亦称黄连素,是从中药黄连中分离的季铵型生物碱,是黄连抗菌作用的主要有效成分。目前已实现人工合成,并有一系列衍生物,并发现小檗碱衍生物具有多种药理作用
草乌甲素	bulleyaconitine A	毛茛科植物北乌头 *Aconitum kusnezoffii* Rchb.	本品主治癌症晚期疼痛、风湿及类风湿性关节炎、肩周炎、肩臂痛、落枕、骨关节炎、良性关节痛、腰及四肢关节扭伤、挫伤、腰肌劳损及腰背痛、坐骨神经痛、肌纤维炎及肋软骨炎、带状疱疹、感冒头痛、牙痛等疾病	1980年草乌甲素由中科院昆明植物研究所从滇西民间用于镇痛抗炎的草药滇西乌头中分离得到;1983年发现其具有抗炎、镇痛的作用;1985年生产并投入临床使用
咖啡因	caffeine	茜草科植物咖啡树 *Coffea arabica* L.、山茶科植物茶 *Camellia sinensis* (L.) O. Ktze	本品为中枢兴奋药,用于中枢性呼吸衰竭及循环衰竭、神经衰弱和精神抑制等疾病的治疗	1819年德国化学家弗里德里希费迪南龙格第一次从可可豆中分离得到咖啡因,其化学结构由 Stenhouse 研究确定;1899年,Fisehe 首先合成了咖啡因;中国的研究人员于1950年从茶叶中获得咖啡因,1958年开始人工合成。咖啡因属于受管制的精神药品

续表

中文名	英文名	来源药物(分子)	临床应用	研发状况
喜树碱	camptothecin	珙桐科落叶植物喜树 *Camptotheca acuminata*	适用于治疗胃肠道和头颈部癌等恶性肿瘤	1966年美国的Wall等从喜树木质部中分离、鉴定了喜树碱，具有较强的抗肿瘤作用。天然喜树碱水溶性差，早期临床主要使用水溶性的喜树碱钠盐，但其抗癌效果较差。1976年中国化学家高怡生等成功合成消旋喜树碱。1997年，研究人员用五步合成法合成喜树碱。目前多种合成的喜树碱衍生物在临床应用
羟基喜树碱	hydroxycamptothecin	珙桐科落叶植物喜树 *Camptotheca acuminata*	适用于治疗原发性肝癌、胃癌、膀胱癌、直肠癌、非小细胞肺癌、头颈部上皮癌、白血病等恶性肿瘤	羟基喜树碱是我国独立研究开发的喜树碱衍生物，1969年被发现，之后投入临床使用，后由于工艺、质量等原因中断。20世纪80年代研究人员改进工艺重新生产羟基喜树碱。20世纪90年代，美国FDA批准了托泊替康和伊立替康两种喜树碱类药物上市
磷酸可待因	codeine phosphate	罂粟科植物罂粟 *Papaver somniferum* L.	治疗频繁剧烈干咳	1832年法国化学家Pierre Robiquet从罂粟中得到可待因。可待因成瘾性弱于吗啡，但也有成瘾性，需按照医嘱使用
盐酸可卡因	cocaine hydrochloride	古柯科植物古柯 *Erythroxylum novogranatense* (Morris) Hier.	本品为局麻药，用于表面麻醉	盐酸可卡因是人类发现的第一个具有局部麻醉作用的天然生物碱。1859年，由德国化学家Albert Neiman精制获得；1880年盐酸可卡因被Willam Steward Halsted制成局部麻醉剂；1884年被奥地利心理学家Sigmand Frend推荐用于局部麻醉剂、性欲刺激剂、抗抑郁剂。目前由于其毒性大且易成瘾，已经被其他局麻药代替

续表

中文名	英文名	来源药物（分子）	临床应用	研发状况
秋水仙碱	colchicine	百合科植物丽江山慈姑 *Iphigenia indica* A. Gray、百合科植物秋水仙 *Colchicum autumnale* L.	治疗肿瘤、痛风	1820 年秋水仙碱由法国化学家 P. S. Pelletier J. B. Caventou 分离得到；1852 年，由 Murray Vernon King 确定了秋水仙碱的结构；1959 年实现全合成。2010 年片剂和原料药在国内获得批号。2013 年印度的原料药获得批号。美国 FDA 批准的秋水仙碱有三种，分别是 1982 年秋水仙碱与丙磺舒合用片剂、2009 年秋水仙碱片剂、2014 年秋水仙碱胶囊剂
左旋多巴	L-dopa	豆科植物常春油麻藤 *Mucuna sempervirens* Hemsl.	本品用于治疗帕金森病	1913 年从蚕豆中分离得到左旋多巴；1960 年发现帕金森病与左旋多巴有关；1970 年左旋多巴上市用于治疗帕金森病
马来酸麦角新碱	ergometrine maleate	麦角菌科麦角菌 *Ciavieps purpurea* (Fr.) Tul.、寄生在黑麦 *Secale cereale* L. 子房中形成的菌核	本品具有收缩子宫的作用，用于产后止血、加速子宫复旧	1932 年分离得到麦角新碱，被列入世界卫生组织基本药物标准清单。麦角新碱以质优价廉著称。麦角新碱常用其马来酸盐，直接作用于子宫平滑肌，作用强而持久
盐酸麻黄碱	ephedrine hydrochloride	麻黄科植物草麻黄 *Ephedra sinica* Stapf 等	本品为拟肾上腺素药，具有松驰支气管平滑肌、收缩血管、兴奋中枢的作用	1885 年由日本有机化学家井长义从双穗麻黄中分离得到麻黄碱；1920 年由奥地利化学家 Ernst Spath 实现麻黄碱全合成；中国科学家陈克恢于 1923 年从麻黄中提取麻黄碱，并阐明其药理作用。1926 年麻黄碱在美国获批用于临床；1929 年井长义解析麻黄碱的结构。目前逐渐被新的止喘药物代替
酒石酸麦角胺	ergotamine tartrate	麦角菌科麦角菌 *Ciavieps purpurea* (Fr.) Tul. 寄生在黑麦 *Secale cereale* L. 等子房所形成的菌核	本品具有使脑动脉血管的过度扩张与搏动恢复正常的效果，主要用于偏头痛的治疗	麦角原本用于产后止血和子宫复旧。麦角胺对子宫作用次于麦角新碱。研究发现麦角胺与去甲肾上腺素作用类似

续表

中文名	英文名	来源药物(分子)	临床应用	研发状况
水杨酸毒扁豆碱	eserine salicylate	豆科植物毒扁豆 *Physostigma venenosum* Balf	毒扁豆碱为抗胆碱酯酶药,临床上主要有缩瞳、降低眼压的作用	毒扁豆碱是最早发现的可逆性胆碱酯酶抑制剂。1864 年由化学家汉斯特和汉斯分离得到单体,并证实有收缩瞳孔的作用;1875 年拉奎尔发现其有降低眼压作用,用于治疗青光眼;1925 年由斯坦曼德和博格确定其化学结构;1935 年朱利安等实现消旋体全合成
盐酸巴马汀	palmatine hydrochloride	防己科植物黄藤 *Fibraurea recisa* Lour	本品具有抗细菌感染、病毒感染、真菌感染的作用	巴马汀别名黄藤素。黄藤首载于《中国药典》(1977 年版),进一步研究证明其有效成分是黄藤素,作为原料药收载于《中国药典》(1977 年版);以黄藤素为原料开发的制剂有片剂、注射剂、栓剂、软胶囊等
氢溴酸加兰他敏	galantamine hydrobromide	石蒜科植物黄花石蒜 *Lycoris aurea* (L'Her.) Herb. 等	本品用于治疗轻度到中度阿尔茨海默病	1951 年苏联学者证实了加兰他敏具有抑制 AChE 活性的作用。1957 年保加利亚学者发现雪花莲属植物是其最丰富的来源。随后氢溴酸加兰他敏上市,用于肌肉松驰的治疗,1988 年保加利亚学者发现氢溴酸加兰他敏联合维生素 B 族能对中枢神经起兴奋作用。1990 年,美国学者推测该药可用于治疗阿尔茨海默病。1995 年该药应用于临床治疗阿尔茨海默病。目前该药在 20 多个国家上市,制剂有片剂、胶囊剂、口服液
盐酸去甲乌药碱	higenamine hydrochloride	樟科植乌药 *Lindera aggregate* (Sims) Kosterm.、马兜铃科植物细辛 *Asarum heterotropoides* Fr. Schmidt var. *mandshuricum* (Maxim.) kitag	本品具有增加冠脉流量、增加心收缩力的作用	1974 年日本学者从日本附子中分离出去甲乌药碱;1975 年中国医学科学院药物研究所用香兰醇为原料合成了去甲乌药碱,并开始进行活性研究;1978 年该药开始应用于临床。临床所用制剂为盐酸去甲乌药碱

续表

中文名	英文名	来源药物（分子）	临床应用	研发状况
高三尖杉酯碱	homoharringtonine	粗榧科植物三尖杉 *Cephalotaxus fortunei* Hook. f. 等	本品为抗肿瘤药物，用于治疗急性粒细胞白血病，与 VCR、Ara-C、泼尼松合用，可提高疗效，对急性单核细胞白血病及恶性淋巴瘤也有一定疗效，也可用于真性红细胞增多症、慢性粒细胞白血病及早幼粒细胞白血病等疾病的治疗	20 世纪 70 年代初，美国科学家 Powell 等分离鉴定并明确高三尖杉酯碱的抗肿瘤活性。同一时期，我国科学家发现其具有治疗白血病的功效
石杉碱甲	huperzine A	石杉科植物千层塔 *Huperzia serrata*（Thunb. ex Murray）Trev.	本品用于治疗中、老年良性记忆障碍及各型痴呆、记忆认知功能及情绪行为障碍等，也可用于治疗重症肌无力	20 世纪 80 年代，中国学者分别从蛇足石杉等植物中得到石杉碱甲；1986 年确定其化学结构，石杉碱甲是强效的 AChE 可逆性抑制剂；1996 年石杉碱甲在中国获批用于治疗阿尔茨海默病。目前该品合成成本较高
刺乌头碱	lappaconitine	毛茛科植物高乌头 *Aconitum sinomontanum* Nakai 等	本品具有止痛、局麻的作用	刺乌头碱由 Rosendahl 等在 1984 年从高乌头根中分离得到，有明显的止痛和局部麻醉作用，其作用与可卡因和普鲁卡因相当，而强于吗啡和杜冷丁。其药理、毒性及代谢研究均证明它是有望被开发的药物，目前正在进行临床验证。该药对治疗细菌性痢疾和肠炎有良好的疗效
山梗菜碱	lobeline	桔梗科植物山梗菜 *Lobelia sessilifolia* Lamb.、北美山梗菜 *Lobelia inflata* L.	为中枢兴奋药，用于治疗各种原因引起的中枢性呼吸抑制	山梗菜碱最初从北美桔梗科植物山梗菜中被发现。20 世纪 30 年代实现该药的全合成；临床用药为盐酸山梗菜碱，目前对其成瘾性的研究仍在继续
苦参碱	matrine	豆科植物苦参 *Sophora flavescens* Ait	临床上苦参碱的注射剂用于治疗活动性慢性迁延性肝炎，苦参碱的栓剂用于滴虫或念珠菌性阴道炎、慢性宫颈炎、老年性阴道炎、盆腔炎等疾病	1958 年研究人员首次分离得到苦参碱；研究初期，国外采用含有 20% 的氧化苦参碱和苦参碱的苦豆子生物碱制成片剂，1988 年该药上市。目前临床上苦参碱制剂有注射剂、片剂、胶囊剂、栓剂、滴丸等

续表

中文名	英文名	来源药物(分子)	临床应用	研发状况
野百合碱(农吉利碱)	monocrotaline	豆科多种植物	主要用于局部、外敷治疗皮肤癌,如皮肤鳞状细胞癌和基底细胞癌疗效较佳	1935 年 W.M. 尼尔和 L.L. 鲁索夫从野百合中得到单体,随后发现其具有抗肿瘤作用,临床上曾用于鳞状上皮癌、宫颈癌和白血病的治疗,但由于该药具有肝毒性,临床应用受到限制。1943 年,我国开始对野百合碱展开研究。1977 年野百合碱被《中国药典》收录。1992 年野百合碱注射液被淘汰。但其制剂外用副作用不明显,因此在地方和民间仍有使用
桑枝总生物碱	morus total alkaloids	桑科植物桑 *Morus alba* L.	本品用于治疗 2 型糖尿病	桑枝总生物碱是中药 5 类新药,目前已完成Ⅲ期临床研究
盐酸吗啡	morphine hydrochloride	罂粟科植物罂粟 *Papaver somniferum* L.	本品用于晚期癌症患者第三阶梯止痛及缓解剧痛	1803 年法国学者从鸦片中获得一种结晶性碱性物质,同年药剂师 F.W.A. 泽尔蒂纳从鸦片中提取出来一种物质命名为吗啡。1925 年英国化学家罗宾逊确定了吗啡结构。化学家爱斯雷普确定了吗啡的药效基团,为阿片类镇痛药物研究奠定了基础。之后阿片类镇痛药相继出现
那可丁	narcotine	罂粟科植物罂粟 *Papaver somniferum* L.、和丽春花 *Papaver rhoeas* L.、芸香科植物甜橙 *Citrus sinensis*(L.) Osbeck	本品具有镇咳的作用,用于刺激性干咳的治疗	那可丁由 Parisian Derosen 在 1804 年从罂粟属植物鸦片中提取得到的,作为镇咳药已有一百多年的临床使用历史
尼古丁(烟碱)	nicotine	茄科植物烟草 *Nicotiana tabacum* Linn.	本品为 N 胆碱受体激动药的代表,对 N_1 和 N_2 受体及中枢神经系统均有作用,无临床应用价值	1828 年,德国化学家 Posselt 和 Reimann 首次将尼古丁从烟草中分离出来。1843 年,Melsens 提出尼古丁的化学式。1893 年,Adolf Pinner 发现尼古丁的结构,1904 年 A. Pictet 和 Crepieux 成功利用合成的方式得到尼古丁
盐酸罂粟碱	papaverine hydrochloride	罂粟科植物罂粟 *Papaver somniferum* L.	本品用于治疗脑、心及外周血管痉挛所致的缺血,肾、胆或胃肠道等内脏痉挛	1848 年罂粟碱被德国化学家首次从鸦片中分离得到;1888 年确定其异喹啉环核心结构;1909 年实现该化合物的全合成

续表

中文名	英文名	来源药物(分子)	临床应用	研发状况
硝酸毛果芸香碱	pilocarpine nitrate	芸香科植物毛果芸香属植物 *Pilocarpus jaborandi* 等的叶中	本品具有兴奋胆碱反应系统、缩瞳、收缩平滑肌的作用,主要用于治疗青光眼	1875 年左右发现毛果芸香碱类物质对瞳孔、汗腺、唾液有作用,后续开发成为治疗青光眼的药物。1933 年,Preobrashenski 首先报道了毛果芸香碱化学全合成的实验研究。目前该化合物已经实现化学合成
硫酸奎尼丁	quinidine sulfate	茜草科植物金鸡纳树 *Cinchona ledgeriana*(Howard) Moens ex Trim.	本品主要用于治疗阵发性心动过速、心房颤抖、期前收缩等疾病,预防室性心动过速及对房室结折返性心动过速,还可预防有症状的室上性和室性早搏	1820 年,化学家从金鸡纳树皮中发现奎宁和奎尼丁两种生物碱,奎尼丁是奎宁的右旋体,其对心脏的作用比奎宁强 5~10 倍;目前由于不良反应多,被新的药物替代
盐酸奎宁	quinine hydrochloride	茜草科植物金鸡纳树 *Cinchona ledgeriana*(Howard) Moens ex Trim.	本品用于耐氯喹恶性疟、脑型疟、间日疟等多种疟疾的防治	1820 年 P. J. 佩尔蒂埃和 J. B. 卡芳杜首先制得奎宁纯品;1945 年,奎宁实现了人工合成。本品曾为控制疟疾症状的抗疟药,但因其作用较弱,不良反应较多,现已不常用作抗疟药,只用于对氯喹具有耐药性的恶性疟患者,亦用于夜间发作的腓肠肌痉挛。由于奎宁口服吸收较好,多采用口服给药,仅在抢救脑型疟疾患者时采用静脉给药
利血平	reserpine	夹竹桃科植物萝芙木 *Rauvolfia verticillata*(Lour.) Baill.)、云南萝芙木 *Rauwolfia yunnanensis* Tsiang	降血压	1931 年印度学者发现印度萝芙木具有显著降血压和抗精神失常作用,1952 年研究人员分离得到利血平,1955 年研究人员对其平面结构进行深入分解和分析研究,1956 年实现该化合物全合成
颅痛定(罗痛定,左旋延胡索乙素)	rotundine	防己科植物华千金藤 *Stephania sinica* Diels、圆叶千金藤 *Stephania rotunda* Lour.	本品用于治疗胃溃疡及十二指肠溃疡的疼痛、月经痛、分娩后宫缩痛、紧张性失眠、痉挛性咳嗽等	1933 年,我国科学家发现延胡索乙素能引起晕厥;1936 年研究人员获得延胡索乙素消旋体;1959—1964 年间,实现手性拆分;1979 年实现人工合成,1980 年发现其作用机制,证明其不属于麻醉性解热镇痛药。该药对慢性、钝性疼痛效果较好

续表

中文名	英文名	来源药物(分子)	临床应用	研发状况
东莨菪碱	scopolamine	茄科植物东莨菪 *Scopolia japonica* Maxin.、莨菪 *Hyoscyamus niger* L.、颠茄 *Atropa belladonna* L.	为抗胆碱药,用于镇静、晕动、麻醉药辅助药	1892 年首次从东莨菪中分离获得,故称为东莨菪碱;由于东莨菪碱溶解性和使用方面存在不足,随后研究出丁溴东莨菪碱,用于临床;2002 年,欧洲药典收载了丁溴东莨菪碱,英国药典也收载了丁溴东莨菪碱的原料和制剂。《中国药典》2000 年版、2005 年版、2015 年版、2020 年版均收载了丁溴东莨菪碱的原料、注射液和胶囊。目前临床使用的有丁溴东莨菪碱和氢溴酸东莨菪碱
一叶萩碱	securinine	大戟科植物一叶萩 *Securinega suffruticosa*(Pall.) Rehd.	本品具有中枢神经系统兴奋作用,用于治疗小儿麻痹后遗症、面神经麻痹等,具有抑制胆碱酯酶的作用	1956 年一叶萩碱被发现;1967 年实现全合成;目前临床使用的主要是左旋一叶萩碱的硝酸盐和盐酸盐
盐酸青藤碱	sinomenine hydrochloride	防己科植物青藤 *Sinomenium acutum* (Thunb.) Rehd. et Wils、毛青藤 *S. acutum*(Thunb.) Rehd. et Wils. var. *cinereum* Rhed. et Wils	青藤碱是抗风湿药物,现代药理实验证明其具有祛风除湿、活血通络、利尿消肿的作用	青藤碱的结构与吗啡相似,主要获得途径是从植物中提取,临床用药为盐酸青藤碱
千金藤啶碱	stopholidine	防己科植物千金藤属 *Stephania japonica*(Thunb.) Miers. 多种同属植物	本品用于治疗抗血管性头痛、偏头痛、多动性运动障碍	本品为脑内多巴胺受体拮抗剂,用于治疗血管性头痛,如偏头痛、多动性运动障碍、儿童多动综合征等
辛弗林	synephrine	芸香科植物酸橙 *Citrus aurantium* L.	本品为肾上腺素 α- 受体兴奋剂,具有平喘的作用	辛弗林是 21 世纪天然兴奋剂,副作用和阳性反应较小,广泛用于医药、食品、饮料等保健行业
延胡索乙素	*dl*-tetrahydropalmatine	罂粟科植物延胡索 *Corydalis yanhusuo* W. T. Wang、防己科植物黄藤 *Fibraurea recisa* Pierre	本品为镇痛药,具有镇痛及催眠作用,用于治疗内科病痛(如消化性溃疡痛)、产前阵痛、产后宫缩痛、月经痛、头痛及失眠等症	1928—1936 年中国化学家赵承嘏等从浙江东阳产延胡索的块茎中分离得到延胡索甲素、乙素和丑素。延胡索乙素具有较强的镇痛、镇静和催眠作用,无成瘾性,毒性也较低,对内脏钝痛、妇产科疾患疼痛均有镇痛功效,且副作用小,安全性大

续表

中文名	英文名	来源药物(分子)	临床应用	研发状况
粉防已碱	tetrandrine	防己科植物粉防已 *Stephania tetrandra* S. Moore	本品具有镇痛、消炎、降血压、肌肉松弛以及抗菌、抗癌等作用	1988年学者发现粉防已碱具有钙通道阻断作用;20世纪90年代初,将其应用到治疗肝病领域;2002年研究人员发现其能抑制肿瘤细胞DNA和RNA合成
茶碱	theophylline	山茶科植物茶 *Camellia sinensis* (L.) O. Kuntze	本品具有松弛平滑肌作用,用于治疗支气管性与心源性哮喘	1888年,茶碱最先被德国生物学家Albrecht Kossel从茶叶中萃取所得。1896年,茶碱被德国自然学家Wilhelm Traube通过化学方法证明并合成。20世纪50年代,茶碱首次应用于临床,用于哮喘的治疗
长春胺	vincamine	夹竹桃科植物长春花 *Catharanthus roseus* (L.) G. Don	本品为脑血管扩张剂,具有改善脑循环、镇静的作用,适用于脑血管障碍、脑栓塞、脑血栓形成及出血后遗症等疾病的治疗,对脑动脉硬化症的疗效比麦角碱和罂粟碱强,需长期应用方可见效	1953年Schlittlery从小蔓长春花中分离得到长春胺;1962年研究人员确定其结构,1968年研究人员确定其立体结构。天然提取的长春胺为右旋体,合成的为消旋体。临床药物有片剂、注射剂、胶囊剂等
硫酸长春碱	vinblastine sulfate		为抗肿瘤药,用于治疗霍奇金病和绒毛膜上皮癌,对淋巴肉瘤、急性白血病、乳腺癌等也有一定疗效	长春碱和长春新碱是长春花抗肿瘤的主要成分。1963年美国FDA批准长春新碱上市。目前作为抗肿瘤药物在临床被广泛使用
硫酸长春新碱	vincristine sulfate		为抗肿瘤药,临床主要用于治疗急性淋巴细胞白血病、霍奇金病、恶性淋巴肿瘤、小细胞肺癌、乳腺癌、卵巢癌、消化道癌等疾病	
西萝芙木碱	ajmaline	夹竹桃科萝芙木属萝芙木 *Rauvolfia verticillata* (Lour.) Baill、云南萝芙木 *Rauwolfia yunnanensis* Tsiang	本品用于治疗室性心律失常和室上性心律失常、预激综合征伴室上速早搏、预激综合征伴房性早搏和预激综合征伴室性早搏等症	20世纪30年代,国内外学者对萝芙木属植物开展研究。吲哚类生物碱的研究主要集中在心血管疾病方面。其中西罗芙木碱主要作为I_a类抗心律失常药物使用。由于能引起低血压,临床应用较少

续表

中文名	英文名	来源药物（分子）	临床应用	研发状况
育亨宾	yohimbine	西非茜草科植物 *Corynante Yohimbe*	本品用于治疗男性勃起功能障碍和性功能减退	1984 年 *Science* 报道美国学者用实验证实育亨宾对动物交尾有激发作用，并被证实能治疗性功能低下，1987 年加拿大学者研究认为育亨宾对精神性和器质性勃起功能障碍的治疗安全有效
丁公藤碱Ⅱ	erycibele alkaloid Ⅱ	旋花科丁公藤 *Erycibe obtusfolia* Benth.、光叶丁公藤 *E.schmidtii* Craib 的干燥藤茎	本品可治疗各种类型的青光眼，如慢性单纯性青光眼、慢性闭角型青光眼、急性闭角型青光眼以及青光眼术后眼压控制不满意者或继发性青光眼等	20 世纪 70 年代，药理实验发现丁公藤水煎剂具有强烈的缩瞳作用。80 年代，丁公藤碱Ⅱ用于治疗青光眼的药理研究及合成研究迅速开展
番木鳖碱（士的宁）	strychnine	马钱科植物马钱 *Strychnos nux-vomica* L. 的干燥成熟种子	本品用于治疗巴比妥类中毒、瘫痪、弱视等症	1818 年法国化学家发现番木鳖碱；化学家 Robert Robinson 和 Hermann Leuchs 对番木鳖碱的结构做了大量的研究并于 1946 年发表研究成果。20 世纪 50 年代，通过 X 射线单晶衍射成功确定了番木鳖碱的立体结构。1954 年有机化学家 R. B. Woodward 合成该物质；临床使用士的宁片、硝酸士的宁。由于治疗安全范围小，故临床上已很少使用
白屈菜碱	chelidonine	罂粟科植物白屈菜 *Chelidonium majus* L.	复方白屈菜碱注射剂：①用于治疗胃肠绞痛、胃及十二指肠溃疡、肾绞痛、痛经以及胆道蛔虫症止痛等；②配合使用局麻药可用于妇女绝育手术；③可用于类风湿性关节炎、外伤及癌性疼痛的治疗	1824 年研究人员提纯得到白屈菜碱。该药具有抗肿瘤、镇痛等作用。1981 年，奥地利学者从白屈菜碱中分离出一种新的抗肿瘤物质白屈菜碱的硫代磷酸衍生物 Ukrain。目前 Ukrain 已经应用于临床，对肺癌、乳腺癌、前列腺癌、胰腺癌有良好疗效。2004 年，Ukrain 作为抗肿瘤药物在中国申请发明专利
筒箭毒碱	D-tubocurarine	防己科植物锡生藤 *Cissampelos pareira* L.	氯化筒箭毒碱注射液为去极化型肌松药，用于麻醉中维持较长时间（>30 分钟）的肌松	1879 年 R. 伯姆首先提纯筒箭毒碱。1942 年该药应用于临床，是临床应用最早的典型非去极化型肌松药。由于资源缺乏，不良反应多，目前临床应用较少

续表

中文名	英文名	来源药物(分子)	临床应用	研发状况
傣肌松	cissampelini methiodidum	防己科植物锡生藤 *Cissampelos pareira* L.	该药对所有的骨骼肌都有松弛作用。该药于静注后60秒内起效,持续20分钟左右,与乙醚有协同作用,若30分钟内重复给药时应适当减量。该药适用于做浅全身麻醉下手术时的肌肉松弛剂	傣肌松是筒箭毒碱衍生物。1977年傣肌松注射液被列入《中国药典》。本品是我国研制成功的一种有确切疗效的肌肉松弛剂。临床制剂有傣肌松注射剂
樟柳碱	anisodine	茄科植物唐古特山莨菪 *Anisodus tanguticus*(Maxim.)根	氢溴酸樟柳碱注射液,用于治疗血管性头痛、视网膜血管痉挛、缺血性视神经病变、急性瘫痪、震颤麻痹等,亦用于有机磷中毒的解毒	氢溴酸樟柳碱是我国独创新药。1965年由中国医科院药物研究所从唐古特山莨菪中分离得到,并实现合成。1967年成都制药一厂从唐古特山莨菪生产阿托品的母液中提取出樟柳碱,开始生产。1975年实现该药全合成
八角枫碱(毒藜碱)	*dl*-anabasine	八角枫禾斗植物八角枫 *Alangium chinense*(Lour.) Harms	具有明显的骨骼肌松弛作用(属于双相型肌松剂)和一定的镇痛作用	1974年研究人员从八角枫中分离得到毒藜碱,也是八角枫的主要毒性成分
辣椒素(辣椒碱)	cpsaicin	茄科植物辣椒 *Capsicum annuum* L.	辣椒碱乳膏,适用于短期缓解由风湿病引起的肌肉和关节的轻度疼痛,以及背部疼痛和扭伤、拉伤引起的疼痛	1876年研究人员分离获得辣椒素单体;1919年确定了该药的结构,1930年研究人员首次使用化学方法合成。2009年美国FDA批准了第一个含有高浓度合成辣椒素的处方药贴剂,用于治疗带状疱疹后神经痛
千金藤素	cepharanthine	防己科植物千金藤 *Stephania japonica*(Thunb.)Miers的根	本品为白细胞增生药,能促进骨髓组织增生,从而升高白细胞。用于治疗白细胞减少症	1946年日本学者发现千金藤素可使外周血中白细胞增多;1948年,中国学者也获得此化合物。1977年中国学者发现千金藤素具有抗硅沉着病功效。1993年该药被批准用于治疗尘肺的新药
小檗胺	berbamine	小檗科、防己科或毛茛科植物伯乐小檗、小檗属、台湾十大功劳属、蜜花藤属多种植物	盐酸小檗胺用于治疗各种原因引起的白细胞减少症。亦可用于预防癌症放疗、化疗后白细胞减少	1940年美国学者从植物台湾十大功劳中提取获得小檗胺;我国学者于20世纪80年代开始研究小檗胺的提取分离和药理活性

续表

中文名	英文名	来源药物(分子)	临床应用	研发状况
槟榔碱	arecoline	棕榈科植物槟榔 *Areca catechu* L.	本品具有拟胆碱作用。在医疗上用于治疗青光眼；也用作驱绦虫药；还可用于治疗产后子宫出血、子宫复旧不良、月经过多等	1888 年首次报道槟榔碱。槟榔碱最早被发现具有驱虫作用和促进胃肠平滑肌运动的作用。后发现具有 M 和 N 受体激动剂作用，对神经系统也有兴奋作用
维生素 B_2(核黄素)	riboflavin	广泛存在于酵母、肝、肾、蛋、奶、大豆等中	①促进发育和细胞的再生；②促使皮肤、指甲、毛发的正常生长；③帮助预防和消除口腔内、唇、舌及皮肤的炎反应，统称为口腔生殖综合征；④增进视力，减轻眼睛的疲劳；⑤影响人体对铁的吸收；⑥与其他物质结合一起，从而影响生物氧化和能量代谢	1879 年英国著名化学家布鲁斯发现牛奶的上层乳清中存在一种黄绿色的荧光色素。1933 年，美国科学家哥尔倍格等从 1 000 多公斤牛奶中得到 18mg 这种物质，后来命名为核黄素
金雀花碱	cytisine	主要来源于豆科、小檗科植物	别名：司巴丁，注射液用于治疗室性心动过速	豆科植物毒豆种子中含有金雀花碱，1912 年科学家确定金雀花碱就是毒豆的有毒成分。20 世纪 60 年代，该药在保加利亚上市用于戒烟
北豆根碱(蝙蝠葛碱)	dauricine	防己科植物蝙蝠葛(山豆根)*Menispermum dauricum* DC. 的根茎	用于治疗心律失常	1927 年日本学者从北豆根中提取了北豆根碱。1964 年日本学者发现原获得的北豆根碱为混合物，又进一步分离得到单体。20 世纪 80 年代至今，开展其在心血管保护方面的临床试验
川芎嗪	ligustrazine	伞形科植物川芎 *Ligusticum chuanxiong* Hort. 的根茎、姜科植物温莪术(郁金)*Curcuma aromatica* Salisb. 的根茎、大戟科植物佛肚树 *Jatropha podagrica* Hook. 的茎	本品具有抗血小板聚集、扩张小动脉、改善微循环和脑血流量的作用。本品用于治疗闭塞性血管疾病、脑血栓形成、脉管炎、冠心病、心绞痛等疾病	1962 年分研究人员离得到单体化合物川芎嗪；20 世纪 70 年代，陈可冀发现其具有治疗缺血性脑卒中的作用。临床用药有盐酸川芎嗪注射液、磷酸川芎嗪片

二、萜类及甾类

中文名	英文名	来源药物(分子)	临床应用	研发状况
穿心莲内酯	andrographolide	爵床科植物穿心莲 *Andrographis paniculata*(Burm. f.) Nees	本品具有抗菌、消炎的作用,用于治疗上呼吸道感染、细菌性痢疾	1911 年 Gorter 首次从穿心莲中分离鉴定了穿心莲内酯;20 世纪 70 年代开始研究人员对穿心莲内酯衍生物进行研究,如穿琥宁、炎琥宁为临床常用制剂。穿琥宁抗炎解热作用强,是天然抗生素,被国家列为中成药十大急救药物之一。NMPA 批准上市的穿心莲内酯制剂有:穿心莲内酯片、穿心莲内酯胶囊、穿心莲内酯滴丸、亚硝酸氢钠穿心莲内酯、穿心莲内酯软胶囊、穿心莲内酯分散片
青蒿素	artemisinin	菊科植物黄花蒿 *Artemisia annua* L.	本品主要用于间日疟、恶性疟的症状控制,以及耐氯喹虫株的治疗,也可用以治疗凶险型恶性疟,如脑型、黄疸型等。亦可用以治疗系统性红斑狼疮与盘状红斑狼疮	中国抗疟新药的研究源于 1967 年成立的五二三项目,历经 380 多次鼠疟筛选,1971 年研究人员筛选出中药青蒿素。1972 年研究人员从青蒿中分离得到抗疟单体青蒿素,对鼠疟、猴疟的原虫抑制率达到 100%。1973 年临床研究取得与实验室一致的结果,抗疟新药青蒿素由此诞生。1981 年在“青蒿素”国际会议中认为“这一新的发现更重要的意义在于为进一步设计合成新药指出方向”。1986 年,青蒿素获得新 1 类新药证书,双氢青蒿素也获 1 类新药证书。2011 年 9 月,中国女药学家屠呦呦因创制新型抗疟药—青蒿素和双氢青蒿素的贡献,获得被誉为诺贝尔奖“风向标”的拉斯克奖。2015 年 10 月,屠呦呦获得诺贝尔生理学或医学奖
银杏内酯 B	ginkgolide B	银杏科银杏属植物银杏 *Ginkgo biloba* L.	本品用于治疗缺血性脑卒中的痰瘀阻肺证	1932 年 Furukawa 首次从银杏叶中分离到萜内酯化合物;1967 年 Maruyama 等从银杏的根皮中分离了银杏内酯 B,并阐明了其结构;1988 年 Corey 完成了银杏内酯全合成。目前银杏内酯 B 的静脉注射液处于在审状态

续表

中文名	英文名	来源药物(分子)	临床应用	研发状况
龙脑(冰片)	borneol	菊科植物艾纳香 *Blumea balsamifera* (L.) DC.、樟科植物龙脑樟 *Cirmamonun Camphora* (L.) Preslde 枝叶	本品具有开窍醒神、清热止痛的作用	1888 年研究人员开始了对冰片的系统药理学研究。1980 年上海药物所阐明了冰片透过血脑屏障机制。因其毒性大,不作为药用
艾片(左旋龙脑)	*l*-borneol	菊科植物艾纳香 *Blumea balsamifera* (L.) DC.	本品用于治疗热病神昏、惊厥、中风痰厥、气郁暴厥、中恶昏迷、目赤、口疮、咽喉肿痛、耳道流脓等症	早期艾片被当做冰片使用,后发现艾片和冰片有旋光差异,因此,把冰片分为天然冰片(右旋龙脑)、艾片(左旋龙脑)和合成龙脑。艾片主要用法和用量与冰片相似
樟脑	camphor	樟科植物樟 *Cinnamomum camphora* (L.) Presl	为关节和肌肉痛局部用药。酊剂用于治疗肌肉痛、关节痛、神经痛及皮肤瘙痒;软膏剂用于治疗冻疮及瘙痒性皮肤病;搽剂用于治疗神经痛、肌肉痛或关节痛	樟脑在临床上具有很长的应用历史,但也因其具有毒性,限制了其临床使用。目前工业级的樟脑为人工合成
斑蝥素	cantharidin	芫青科昆虫南方大斑蝥 *Mylabris phalerata* Pallas、黄黑小斑蝥 *Mylabris cichorii* Linnaeus 干燥体	斑蝥素乳膏临床上主要用于治疗尖锐湿疣;去甲斑蝥素用于治疗肝癌、食管癌、胃和贲门癌等及白细胞低下症、肝炎、肝硬化	1810 年法国学者首次从鞘翅目芫菁科昆虫中提取了斑蝥素晶体物质,后确定了其化学结构及性质。斑蝥素作为重要的抗肿瘤药物在临床有一定应用。其衍生物去甲斑蝥素毒性较小,用于治疗肝癌、食管癌、胃和贲门癌等及白细胞低下症、肝炎、肝硬化、乙型肝炎病毒携带者
积雪草总苷	centella total glucosides	伞形科植物积雪草 *Centella asiatica* (L.) Urb.	积雪草苷片有促进创伤愈合作用,用于治疗外伤、手术创伤、烧伤、疤痕疙瘩及硬皮病等症	该药物为中药提取物,积雪草的指控成分为羟基积雪草苷
总葫芦素	cucurbitacins	葫芦科植物甜瓜 *Cucumis melo* L. 及其他植物	葫芦素片可用于解毒清热、利湿退黄。用于湿热毒盛所致迁延性肝炎、慢性肝炎及原发性肝癌的辅助治疗	20 世纪 70—80 年代,国内研发的葫芦素片(含葫芦素 B、葫芦素 E)用于肝炎和原发性肝癌的辅助治疗

续表

中文名	英文名	来源药物(分子)	临床应用	研发状况
环维黄杨星D	cyclovirobuxine	黄杨科植物小叶黄杨 *Buxus microphylla* Sieb. et Zucc. var. sinica Rehd. Et Wils.	本品具有改善冠脉循环,提高机体耐缺氧能力和防治心绞痛、心律不齐的作用,用于治疗冠状动脉粥样硬化性心脏病	环维黄杨星D用于治疗冠心病始于1969年。1977年江苏省植物研究所从黄杨木粉中分离出环维黄杨星D,并对其化学结构和药理活性进行研究。1978年研究人员确定其结构。1983年该药通过了安徽省环维黄杨星D治疗冠心病的成果鉴定。临床用药为黄杨宁片
薯蓣皂苷元	diosgenin	薯蓣科多种植物所含皂苷的水解产品	薯蓣皂苷片适用于改善冠状动脉供血不足,用于治疗冠心病、心绞痛,对伴发高血压、高甘油三酯、高胆固醇等症也有一定的疗效	1935年,日本科学家从植物中发现了薯蓣皂苷元,1943年研究人员证明了薯蓣皂苷元是合成甾体激素类药物的原料。国外没有相应药物上市。国内制剂薯蓣皂苷片的有效成分为薯蓣总皂苷
薯蓣皂苷	dioscin	广泛存在于薯蓣属植物	本品具有保护心肌细胞、调节免疫的作用	
人参皂苷Rg_3	ginsenoside Rg_3	五加科植物人参 *Panax ginseng* C. A. Mey	以人参皂苷Rg_3为药效成分的参一胶囊,与化疗配合用药,有助于提高原发性肺癌、肝癌的疗效,可改善肿瘤患者的气虚症状、提高机体免疫功能	1983年日本学者确定了人参皂苷Rg_3结构,该药物在天然植物中含量低,通过工艺研究,目前已有可用于工业化生产的提取工艺。人参皂苷Rg_3作为抗肿瘤药已获得国家1类新药证书
甘草次酸	glycyrrhetinic acid	豆科植物甘草 *Glycyrrhiza uralensis* Fisch.	本品具有肾上腺皮质激素样作用、抗炎、抗免疫、抗肿瘤、镇咳、祛痰、利尿等作用	20世纪30年代,研究人员发现并确定了甘草次酸的化学结构,随后发现了其抗溃疡活性;2010年该化合物原料药获批,其衍生物甘铂酸钠作为抗溃疡药在2009年获得片剂和胶囊剂的批号
愈创木酚	guaiacol	愈创木酚树脂、松油和硬木干馏油中	愈创木酚磺酸钾是刺激性祛痰药,用于慢性支气管炎、支气管扩张的治疗	该药物是最重要的精细化工中间体,广泛应用于医药、香料及染料的合成
关附甲素	Guan-fu base A	毛茛科植物黄花乌头 *Aconitum koreanum* (Levl.) Rapaics	本品具有抗心律不齐的作用	国家1类新药—盐酸关附甲素经中国药科大学和中国科学院上海药物研究所科研人员近20多年的研究,现已应用于临床

续表

中文名	英文名	来源药物(分子)	临床应用	研发状况
薄荷脑	menthol	唇形科植物薄荷 *Mentha haplocalyx* Briq.	主治风热感冒、头痛、目赤、咽喉肿痛、齿痛、皮肤瘙痒	早期薄荷脑主要来源于植物提取,2006 年,全世界天然左旋薄荷脑的产量为 12 800 吨或更多。但天然产品薄荷脑越来越少,20 世纪 60 年代,日本、德国等国家开始研制合成薄荷脑。1974 年,德国和日本公司推出化学合成化合物薄荷醇
三七总皂苷	notoginseng total saponins	五加科植物三七 *Panax notoginseng* (Burk.) F.H.Chen	本品具有活血祛瘀、通脉活络功效,具有抑制血小板聚集和增加心脑血流量的作用,用于治疗心脑血管疾病	三七总皂苷是中药三七主要化学成分。主要相关制剂有血塞通注射液、血栓通注射液、三七总苷片、三七总苷胶囊
齐墩果酸	oleanolic acid	木犀科植物木犀榄 *Olea europaea* L.、女贞 *Ligustrum lucidum* Alt. 等	本品为降转氨酶药物,临床上用于治疗急性黄胆性肝炎,对慢性肝炎也有一定疗效	1918 年研究人员首次确定齐墩果酸化学式。1960 年研究人员纯化得到单体化合物。1993 年实现了化学合成。2002 年该药片剂上市,2010 年该药胶囊剂上市
山道年	santonin	菊科植物山道年 *Artemisia cina*、滨蒿 *Artemisia maritime* L.	本品为驱肠虫剂,对驱蛔虫有特效	1929—1930 年山道年结构式被英国学者确定。1951 年,我国学者黄鸣龙基本完成该成分构型研究。1954 年日本学者最终确定其构型。由于毒副作用大,目前已经停止使用
七叶皂苷钠	sodium aescinate	七叶树科植物七叶树 *Aesculus chinensis* Bunge 和大叶七叶树 *Aesculus megaphylla* Hu & W. P. Fang 等多种植物	七叶皂苷钠具有消炎、抗渗出、增加静脉张力、改善血液循环以及纠正脑功能失常等作用。对一氧化碳等引起脑水肿具有明显的保护作用。可用于治疗脑水肿、创伤或手术所致肿胀,也用于治疗静脉回流障碍性疾病	20 世纪 60 年代,研究人员发现七叶皂苷具有抗水肿、抗渗出和血管保护作用。七叶皂苷是从七叶树科植物中提取到的总皂苷,其钠盐,属于非甾体类抗炎药。七叶皂苷钠主要的有效成分为七叶皂苷钠 A、七叶皂苷钠 B、七叶皂苷钠 C、七叶皂苷钠 D。临床制剂有注射剂、片剂
甜菊苷	stevioside	菊科植物甜叶菊 *Stevia rebaudiana* (Bertoni) Hemsl.	本品用于食品添加甜味剂	20 世纪 70 年代,日本曾报道过用甜叶菊治疗糖尿病。我国科研部门、医院用甜叶菊对糖尿病患者进行试验,发现其具有降血糖、尿糖及改善“三多”症状的效果,总有效率达 85%。目前无临床用药

续表

中文名	英文名	来源药物(分子)	临床应用	研发状况
丹参酮胶囊	丹参提取物为主要成分	唇形科植物丹参 *Salvia miltiorrhiza* Bunge	本品具有抗菌、抗炎的作用	丹参是重要的活血化瘀中药，临床应用广泛。丹参酮胶囊的主要成分是隐丹参酮，隐丹参酮为唇形科植物丹参的干燥根及根茎，具有抗氧化、抗衰老功能，对治疗冠心病、心绞痛、心肌损害有一定疗效。隐丹参酮具有抑菌作用
丹参酮Ⅱ$_A$	tanshinone Ⅱ$_A$	唇形科植物丹参 *Salvia miltiorrhiza* Bunge	本品主要用于治疗心血管病，具有扩展血管、降血压、抗栓的功能，对治疗冠心病、心绞痛、心动过速有显著疗效	20 世纪 30 年代研究人员开始对丹参的化学成分进行研究；丹参酮Ⅱ$_A$是丹参中含量最高、结构最具有代表性的脂溶性二萜成分，生物利用度低。丹参酮Ⅱ$_A$磺酸钠可增加药物水溶性及提高药效
紫杉醇	paclitaxel	红豆杉科植物紫杉 *Taxus caspidata*、短叶紫杉 *Taxus brevifolia*	临床上已经广泛用于乳腺癌、卵巢癌和部分头颈癌和肺癌的治疗	1967 年美国学者从太平洋红豆杉树皮中分离得到紫杉醇；1979 年美国学者阐明其抗肿瘤作用；1984 年该药作为新药被批准用于卵巢癌Ⅰ期临床试验；1992 年紫杉醇获美国 FDA 批准上市，用于卵巢癌Ⅱ期治疗。1995 年中国成为世界第二个生产紫杉醇及其注射液的国家
麝香草酚	thymol	唇形科百里香 *Thymus mongolicus* Ronn	本品具有杀菌、祛痰作用，用于治疗气管炎、百日咳等	古埃及人早在数千年前就用其作为尸体防腐剂使用。已证实这种萃取物有抗真菌和细菌作用。现代研究发现麝香草酚的用途还包括控制寄生虫和预防霉菌生长。麝香草酚以具有化痰止咳作用而闻名，因此，也是草本止咳药的有效成分
人参总皂苷	total ginsenoside ginseng root	五加科植物人参 *Panax ginseng* C. A. Mey	本品用于治疗肿瘤、肝炎、高血压、动脉粥样硬化、哮喘等症	1962—1965 年，日本学者首先鉴定各种人参皂苷的结构。1966 年，柴田教授发表二醇型原人参皂苷的生产方法；1968—1984 年，全球各先进国家开始研究人参皂苷的生产与抗癌学术研究。1985 年日本 Odashima，S. 发表人参皂苷可抑制肝癌细胞生长。1993 年，Tode，T. 发表人参皂苷可抑制人类卵巢癌细胞。2000 年，中国开发人参皂苷成为第 1 类抗癌新药

续表

中文名	英文名	来源药物(分子)	临床应用	研发状况
川楝素	toosendanin	楝科植物川楝 *Melia toosendan* Sieb. et Zucc.	本品具有驱蛔虫作用	目前临床无苦楝素的相关制剂
雷公藤甲素	triptolide	卫矛科植物雷公藤 *Tripterygium wilfordii* Hook. f.、昆明山海棠 *Tripterygium hypoglaucum* (Lévl.) Hutch.	本品具有抗白血病和抑制肿瘤的作用	雷公藤甲素是雷公藤的主要活性成分之一。雷公藤甲素不仅有抗类风湿作用,还有抗癌作用。2012 年 10 月,美国明尼苏达大学研究人员研究发现,小鼠模型显示雷公藤甲素对治疗胰腺癌有效
雷公藤多苷	tripterygium glycosides	卫矛科植物雷公藤 *Tripterygium wilfordii* Hook. f.、昆明山海棠 *Tripterygium hypoglaucum* (Lévl.) Hutch.	本品可用于治疗类风湿性关节炎、原发性肾小球肾病、肾病综合征、紫癜性及狼疮性肾炎、红斑狼疮、亚急性及慢性重症肝炎、慢性活动性肝炎;亦可用于治疗过敏性皮肤脉管炎、皮炎和湿疹,以及银屑病性关节炎、麻风反应、白塞综合征、复发性口疮、强直性脊柱炎等	雷公藤多苷是从卫矛科植物雷公藤根提取、精制而成的一种脂溶性混合物,为我国首先研究利用的抗炎免疫调节中草药,有“中草药激素”之称。临床用药为雷公藤多苷片
芫花萜	yuanhuacin	瑞香科植物芫花 *Daphne genkwa* Sieb. et Zucc.、瑞香 *Daphne odora* Thunb 等	本品为中期妊娠引产药、有抗癌作用	临床用药为芫花萜膜
八厘麻毒素	rhomotoxin	八厘麻 *Fructus Rhododendri* 是杜鹃花科植物羊踯躅 *Rhododendron molle* (Bl.) G. Don 的干燥果实	本品为强效、速效降血压药,有显著的减慢心率和降低血压的作用	20 世纪 70 年代研究人员开展对八厘麻的研究,获得八厘麻毒素,并发现其具有降血压作用,主要来源为从植物中提取,且具有肾脏保护作用
印防己毒素	picrotoxin	防己科植物印度防己 *Anamirta cocculus*	本品用于解救巴比妥类中毒	1812 年研究人员分离得到印防己毒素,称为苦味毒;因其具有毒性,临床使用需要密切关注不良反应

续表

中文名	英文名	来源药物(分子)	临床应用	研发状况
雪胆素	hemsleyadinum	葫芦科植物雪胆属植物	本品用于治疗细菌性痢疾、肠炎、支气管炎、急性扁桃体炎等症	雪胆素是雪胆素甲和雪胆素乙的混合物。2008 年研究人员确定两个化合物的结构。雪胆素被称为天然抗生素。制剂包括片剂、胶囊剂
维生素 A	vitamin A	多种植物	本品用于治疗维生素 A 缺乏引起的疾病和预防维生素 A 缺乏	1912 年研究人员提出维生素理论;1913—1915 年研究人员得到维生素 A 和维生素 B,1920 年,学者发现维生素 A 可治疗眼球干燥症和夜盲症

三、香豆素、木脂素、黄酮类

中文名	英文名	来源药物(分子)	临床应用	研发状况
亮菌甲素	armillarisin A	白蘑科真菌假密环菌 *Armillariella tabescens*	本品用于治疗急性胆囊炎、慢性胆囊炎发作,其他胆道疾病并发急性感染及慢性浅表性胃炎、慢性浅表性萎缩性胃炎等	亮菌甲素从亮菌(即环菌属假密环菌)中提取,亦可人工合成。临床用药有注射剂、片剂
瑞香素(祖师麻甲素)	daphnetin	瑞香属植物长白瑞香 *Daphne Korean* Nakai	适应证为用于血栓闭塞性脉管炎及其他闭塞性血管疾病和冠心病的辅助治疗	1977 年,我国首次分离得到瑞香素;2009 年,国家食品药品监督管理局授予吉林西点药业科技发展有限公司开发瑞香素胶囊的批号,是我国首创的新药
和厚朴酚	honokiol	木兰科植物厚朴 *Magnolia officinalis* Rehd. et Wils.	本品具有抗菌、抗真菌的作用	1930 年研究人员首次分离得到厚朴酚,1973 年厚朴酚异构体和厚朴酚被研究人员分离得到。目前该化合物研究停留在基础研究阶段
蛇床子素	osthole	伞形科和芸香科植物	本品可以治疗勃起功能障碍、宫冷、不孕,外用治疗外阴湿疹、滴虫性阴道炎	1950 年研究人员得到蛇床子素,该成分在心血管、中枢神经系统、免疫系统的活性逐渐被发现。临床制剂包括注射剂、包合剂、软膏剂、凝胶剂
黄芩苷	baicalin	唇形科植物黄芩 *Scutellaria baicalensis* Georgi	本品具有清热、解毒、消炎的作用,用于治疗急、慢性肝炎,上呼吸道感染	1910 年德国学者得到黄芩素。1922 年日本学者从黄芩中得到黄芩苷。黄芩素是黄芩中含量最高的黄酮类化合物之一。临床用药有片剂、胶囊剂

续表

中文名	英文名	来源药物(分子)	临床应用	研发状况
岩白菜素	bergeninum	虎耳草科植物岩白菜 *Bergenia purpurascens*、厚叶岩白菜 *B. crassifoloa* 等	临床主要用于治疗慢性气管炎和慢性胃炎,对胃和十二指肠溃疡等亦有效	1958 年报道了岩白菜素的全合成,近年来,发现该类化合物有抗肿瘤作用。目前制剂有固体分散剂、栓剂、胶囊、包合物及一些复方制剂
灯盏花素	breviscapine	菊科植物短亭飞蓬 *Erigeron breviscapus*(Vant.) Hand. -Mazz.	本品具有扩张脑血管、抗血凝的作用,临床上用于治疗脑供血不足、脑出血所致后遗症、高黏脂血症、脑血栓、冠心病、心绞痛等疾病	20 世纪 70 年代研究人员开始对灯盏细辛进行研究,1974 年研究人员实现灯盏花素全合成。目前制剂有片剂、颗粒剂、注射剂、粉针剂等
绿原酸	chlorogenic acid	蔷薇科、忍冬科等多种植物	本品具有降血压、抗菌、抗病毒、抗肿瘤的作用	119 年前,英国科学家发现了一种能使葵花籽蛋白变黑的活性物质。1935 年,将这种活性物质命名为绿原酸。1947 年,研究人员确定了绿原酸的分子结构。距离发现这种物质已有 103 年,中国科学家第一次将绿原酸单体作为治疗药物进行了系统研发,完成了临床前所有研究。于 2013 年该药获得 CFDA 颁发的临床批号,主要用于抗肿瘤药物研发
大豆黄素	daidzein	豆科植物红车轴草 *Trifolium pratense* L.	本品具有雄激素样作用,解痉、抗缺氧作用	1972 年大豆黄素由我国学者首次合成;目前广泛用于药品、食品补充剂和化妆品等。目前逐渐出现其衍生物,如依普黄酮用于治疗骨质疏松
双香豆素	dicoumarin	豆科植物紫苜蓿 *Medicago sativa* L. 的腐草、红车轴草 *Trifolium pratense* L. 等	本品为抗凝血药。用于防治血栓形成及栓塞性静脉炎、血栓栓塞疾病等症	1940 年双香豆素由美国学者从发霉的野苜蓿中发现;1947 年研究人员得到衍生物华法林,为更强效的抗凝物质。1954 年华法林被美国 FDA 批准上市。20 世纪 90 年代,醋硝香豆素衍生物被发现具有更好抗凝效果,且副作用小。临床用药有华法林、新抗凝和双香豆素

续表

中文名	英文名	来源药物(分子)	临床应用	研发状况
染料木素	genistein	主要存在于豆科植物中,如槐角、山豆根中含量较大	本品具有雌激素样作用、抗肿瘤、降血糖等	染料木素具有诱发细胞程序性死亡、提高抗癌药效、抑制血管生成等作用,是一种很有潜力的癌症化学预防剂,其抗癌作用及机制具有广泛的应用前景。目前临床尚无相关单体化合物的药物制剂
橙皮苷	neohesperidin	芸香科植物甜橙 *Citrus sinensis*(L.) Osbeck;*C. aurantium* L. 及同属植物	本品具有保护毛细血管、抗菌、抗病毒的作用	1827 年,研究人员发现橙皮苷粗提取物。1936 年研究人员发现该类化合物具有维生素 P 样作用。1938 年,研究人员对维生素 P 进行制备。1949 年,研究人员发现这种物质由圣草素和橙皮苷两个化合物组成,后因其抗氧化作用被发现废弃了维生素 P 命名
8-甲氧基补骨脂素	methoxsalen	豆科植物补骨脂 *Psoralea corylifolia* L.	本品具有光敏作用,用于治疗白癜风、牛皮癣	制剂有口服和外用酊剂
鬼臼毒素	podophyllotoxin	鬼臼科植物鬼臼 *Podophyllum hexandrum* Royle 等	抑制疱疹病毒,抑制细胞中期的有丝分裂,用于治疗毒性性病、肿瘤	1820 年,研究人员发现美洲鬼臼和喜马拉雅山区鬼臼的干燥根茎被用作利胆剂和泻药。1861 年,研究人员发现了鬼臼毒素其抗肿瘤活性;1880 年,研究人员首次从美洲桃儿七中分离到鬼臼毒素,1932 年,研究人员提出鬼臼毒素的结构,1942 年,研究人员发现其治疗尖锐湿疣,1946—1947 年,专家阐明其抗肿瘤机制。1951 年,研究人员确定其结构。1994 年鬼臼毒素被推荐为治疗尖锐湿疣优选药物
葛根素	puerarin	豆科植物野葛 *Pueraria lobata* (Willd.) Ohwi	本品具有扩张冠脉,改善冠脉循环、脑循环及周围血管微循环的作用	1959 年日本学者发现葛根的主要成分葛根素,2003 年科研人员实现合成葛根素。1993 年葛根素被原卫生部批准应用于临床。主要剂型有片剂、注射剂等

续表

中文名	英文名	来源药物(分子)	临床应用	研发状况
芦丁	rutin	豆科植物槐 *Sophora japonica* L. 的花蕾	用于心血管疾病的辅助治疗	20世纪30年代匈牙利学者分离出黄酮类化合物,1942年德国科学家首次制成芸香苷后,首次确立了维生素PP的概念。近年来,主要针对其剂型进行研究,以期改善其生物利用度
水杨苷	salicin	广泛存在于杨柳科植物	本品具有抗炎、解热、镇痛的作用	水杨苷具有解热和镇痛作用,过去曾用于风湿病的治疗,现已被其他药物所代替。由于它水解后可产生水杨醇,容易被氧化而产生水杨酸,因此曾是合成水杨酸类药物的主要来源,现在制药工业上已采用合成法制备水杨酸
水飞蓟素	silymarin	菊科植物水飞蓟 *Silybum marianum* (L.) Gaertn	治疗肝炎	水飞蓟素是天然的黄酮木脂素类化合物,其主要成分为水飞蓟宾、异水飞蓟宾、水飞蓟宁和水飞蓟亭。目前国际上用于制剂的水飞蓟素中总黄酮木脂素的含量为80%左右
地奥司明	diosmin	玄参属玄参科植物林生玄参 *Scrophularia nodosa*	本品用于治疗静脉、淋巴功能不全相关的各种症状以及治疗急性痔发作的各种症状	1969年地奥司明首次被用于临床,1987年该药在法国上市。在欧洲,地奥司明作为血管保护和治疗慢性静脉疾病制剂使用超过30年
阿魏酸	ferulic acid	广泛存在于多种植物中	本品用于动脉粥样硬化、冠心病、缺血性脑血管病的治疗	1866年科研人员从植物阿魏中首次分离得到,1957年研究人员确定其调节血脂以及利尿的活性。1979年研究人员发现其抑制血小板聚集的作用
咖啡酸	caffeic acid	广泛存在于多种植物中	咖啡酸片用于外科手术时预防出血或止血,以及内科、妇产科等出血性疾病的止血。也用于治疗各种原因引起的白细胞减少症、血小板减少等症	咖啡酸是重要的医药产品和药物中间体
棉籽酚(棉酚)	gossypol	锦葵科植物棉花 *Gossypium* spp 的根、茎、叶和种子内	本品为复方醋酸棉酚片,适应证为用于子宫功能性出血、子宫肌瘤并月经过多及子宫内膜异位症	1938年,棉酚的化学结构被首次发现,开始用于抗肿瘤研究;1971年,中国学者发现其与不育有密切关系,1973年,棉酚用于临床试验;1974年,研制棉酚衍生物甲酸棉酚;曾被用作男性避孕药,后被禁止;目前发现棉酚具有抗肿瘤作用,正在进行临床试验

续表

中文名	英文名	来源药物（分子）	临床应用	研发状况
岩豆素（石吊兰素）	lysionotin/nevadensin	苦苣苔科植物石吊兰 *Lysionotus pauciflorus* Maxim. 全草	本品具有清热解毒、软坚散结的作用。用于治疗淋巴结结核	石吊兰为民间治疗结核草药，为治疗结核的主要成分，可以人工合成。临床用药有石吊兰片、石吊兰素片
柚皮苷	naringin	芸香科植物柚 *Citrus grandis*（L.）Osbeck、葡萄柚 *C.paradisi* Macfad. 的未成熟或近成熟的干燥外层果皮以及胡柚的外层果皮	本品具有抗炎、抗病毒、抗癌、抗突变、抗过敏、抗溃疡、镇痛、降血压活性，能降血胆固醇、减少血栓的形成，改善局部微循环和营养供给，可用于防治心脑血管疾病	20 世纪 30 年代该成分被研究人员分离得到，随后药理活性研究发现了其生物活性多样性；剂型有栓剂、洗剂、注射剂、片剂、胶囊剂

四、强心苷类

中文名	英文名	来源药物（分子）	临床应用	研发状况
铃兰毒苷	convallatoxin	百合科植物铃兰 *Convallaria keiskei* Miq.	具有强心作用	铃兰毒苷内服不易吸收，且活性明显下降。皮下注射作用缓慢，效果较差。因此，只宜静脉注射。静脉注射后 5~10 分钟显效，1~2 小时达最大效应，维持 1~2 日。蓄积作用比洋地黄小。适用于急性和慢性充血性心力衰竭、阵发性心动过速等症。因此，常作为注射剂使用
去乙酰毛花苷丙（西地兰）	deslanoside（cediland）	玄参科植物毛花洋地黄 *Digitalis lanata* Ehrh. 中的毛花苷丙去乙酰基而得	具有强心作用	1874 年德国药学家从洋地黄中获取了强心苷类物质。1954 年中国科学院药物研究所成功提取洋地黄毒苷。目前临床有口服制剂和注射剂
洋地黄毒苷	digitoxin	玄参科植物毛花洋地黄 *Digitalis lanata* Ehrh.	具有强心作用	
地高辛	digoxin	玄参科植物毛花洋地黄 *Digitalis lanata* Ehrh. 中的毛花苷丙去葡萄糖、去乙酰基而得	具有强心作用	

续表

中文名	英文名	来源药物(分子)	临床应用	研发状况
蟾力苏	resibufogenin	蟾蜍科植物中华大蟾蜍 *Bufo bufogargarizans*	本品用于治疗心力衰竭、呼吸抑制、外伤性休克等症	临床用药为注射液
毒毛旋花子苷 K	strophanthidin K	夹竹桃科植物毒毛旋花 *Strophanthus kombe* oliv	本品为强心药,用于治疗急性心肌衰竭,特别适用于洋地黄无效的患者,亦可用于心率正常或心率缓慢的心房颤动的急性心力衰竭患者	毒毛旋花子苷 K 为常用速效强心苷,作用较西地兰快、排泄快、蓄积作用小。临床用药为注射液
羊角拗苷	divaricoside	夹竹桃科植物羊角拗 *Strophanthus divaricatus*(Lour.) Hook. et Arn. 种子中的混合强心苷	本品适用于充血性心力衰竭的急性患者治疗使用	羊角拗苷是混合强心苷类化合物,1940 年,研究人员从植物中获得,临床用药为注射剂

五、挥发油

中文名	英文名	来源药物(分子)	临床应用	研发状况
丁香罗勒油	oleum ocimi gratissimi	唇形科植物丁香罗勒 *Ocimum gratissmum* L.	本品为局部镇痛、防腐药,用于治疗龋齿等	丁香罗勒油主要成分为丁香酚、芳樟醇、松油醇、罗勒烯、蒎烯等。临床制剂丁香罗勒油乳膏
茴香脑	anethole	木兰科植物八角茴香 *Illicium verum* Hook. F.	本品用于因肿瘤化疗、放疗所致的白细胞减少症,以及其他原因所致的白细胞减少的治疗	该药为八角茴香油中的主要成分,广泛用于食品、医药等
蓖麻油	castor oil	大戟科植物蓖麻 *Ricinus communis* L.	本品具有润肠通便的作用,用于治疗肠燥便秘,外用于小儿胀气、腹痛、腹泻	临床药用蓖麻油为泻剂
肉桂油	cinnamon oil	樟科植物肉桂 *Cinnamomum cassia* Presl	本品用于治疗风湿及皮肤瘙痒、脾胃阳虚、肢冷脉微、脘腹冷积、腹痛泄泻、寒疝奔豚等症	临床外用药
满山红油	daurian rhododendron oil	杜鹃花科植物兴安杜鹃 *Rhododendron dauricum* L.	本品具有止咳、祛痰的作用,用于治疗急、慢性支气管炎	该药物的临床用药为消咳平喘胶囊,满山红油是其主要活性成分之一。该药用于治疗寒痰咳喘、慢性支气管炎等

续表

中文名	英文名	来源药物(分子)	临床应用	研发状况
鱼腥草素	houttuynin	三白科植物蕺菜 *Houttuynia cordata* Thunb.	本品具有消炎抗菌的作用,用于治疗慢性气管炎、慢性宫颈炎等	1952年研究人员首次用水蒸气蒸馏法从鱼腥草中提取的挥发油中发现并确定其结构;1971年研究人员化学合成鱼腥草素钠。20世纪60年代,专家陆续研制多种以鱼腥草为原料的制剂,2006年停止这些药物使用,2008年后恢复使用。制剂有针剂、片剂、外用片(宫颈炎片)
薄荷脑	L-menthol	唇形科植物薄荷 *Mentha haplocalyx* Briq.	主治风热感冒、头痛、目赤、咽喉肿痛、齿痛、皮肤瘙痒	临床制剂有薄荷脑粉剂、软膏剂和酊剂
薄荷素油	peppermint oil	唇形科植物薄荷 *Mentha haplocalyx* Briq.	胆舒胶囊主要用于慢性结石性胆囊炎、慢性胆囊炎、胆结石肝胆郁结及湿热胃滞证	临床制剂胆舒胶囊的主要成分是薄荷素油
芸香草油	lemongrass oil	禾本科植物芸香草 *Cymbopogon distans*(Nees ex Steud) W Wats	本品具有平喘、松弛支气管平滑肌,用于治疗慢性支气管炎等症	临床用药芸香草油气雾剂
松节油	turpentine oil	松科松属多种植物	本品具有活血通络、消肿止痛的作用,用于治疗主关节肿痛、肌肉痛	罗马人用它来治疗抑郁症,在风帆年代期间海军医生将它注入伤口,医生尝试用它来止血,但其食入有毒,临床主要为外用药
桉油	eucalyptus oil	桃金娘科植物蓝桉 *Eucalyptus globulus* Labill.	本品具有祛风止痛的作用。用于治疗皮肤瘙痒、神经痛等症	临床主要为外用药
广藿香油	patchouli oil	唇形科植物广藿香 *Pogostemon cablia*(Blanco) Benth.	本品具有抗菌、抗炎的作用	广藿香其名源自印度斯坦,在马来西亚、印度、日本、中国已有很长久的药用历史,它能解昆虫及蛇咬伤的毒
牡荆油	vitex oil	马鞭草科植物牡荆 *Vitex negundo* L.	本品具有祛痰、止咳、平喘的作用。用于治疗慢性支气管炎	临床制剂有胶丸、滴丸
麻油	sesame oil	脂麻科植物脂麻 *Sesamum indicum* Linn.	本品具有生肌肉、止疼痛、消痈肿、补皮裂的作用	本品广泛应用于化妆品、食品和药品中。化妆品中该成分用于润肤剂;局部药品中该成分用做油脂性基质;麻油还可用于口服片剂、胶囊剂及肌注针剂的溶剂

续表

中文名	英文名	来源药物(分子)	临床应用	研发状况
莪术油	zedoary turmeric oil	莪术 *Curcuma zedoaria*(Christm.) Rosc	本品用于治疗感冒、霍乱吐泻、暑热痧症、跌扑失气、头刺痛、风火牙痛、支气管哮喘及各种咳嗽、寒热肚痛、腰背四肢痛、瘙痒症、疥疮、肿毒、跌打损伤、烫伤烧伤、蛇虫蝎狗鱼蜈蚣伤、吐血、失眠、外伤出血等疾病	临床制剂有注射液、外用药

六、其他类

中文名	英文名	来源药物(分子)	临床应用	研发状况
原儿茶醛	protocatechualdehyde	多种植物	原儿茶醛是四季青叶中抗心绞痛的主要有效成分之一,可增加冠脉流量、降低心肌兴奋性和传导性,对急性心肌缺血缺氧所致的心肌损伤具有明显保护作用	20 世纪 40 年代,国外研究者开始对原儿茶醛进行研究。1972 年,我国研究人员分离得到该成分,其治疗冠心病的药理作用也逐渐被发现
鹤草酚	agrimophol	蔷薇科植物仙鹤草 *Agrimonia pilosa* Ledeb	适用于绦虫、滴虫、蛔虫、血吸虫感染的治疗。对短膜壳条虫病、滴虫性肠炎等也有一定疗效	20 世纪 70 年代,研究人员从鹤草芽中分离得到鹤草酚,研究阐明其驱虫谱广。目前已经实现人工合成。近期发现其具有抗肿瘤活性,处于研究阶段
海藻酸	alginic acid	海带科植物海带 *Laminaria japonica* Aresch.、翅藻科植物昆布 *Ecklonia kurome* Okam.	本品临床可用于赋形剂、黏合剂、胃酸回流抑制剂	在制药业中,海藻酸是常用的辅料。它的黏性使它成为片剂的黏合剂;由于它遇水膨胀,又被用作崩解剂将片剂分散在人体内;或是用作分散剂分散有效成分到液体中成为悬浊液;海藻酸盐被用作药物缓释剂。牙科用它来替代石膏及橡胶,制作牙模。海藻酸本身可以作为吸收剂来治疗重金属中毒
鸦胆子油	brucea javanicaseed oil	苦木科植物鸦胆子 *Brucea javanica*(L.) Merr.	本品具有抗消化道肿瘤及宫颈癌的作用	临床制剂有鸦胆子油口服液、软胶囊

续表

中文名	英文名	来源药物(分子)	临床应用	研发状况
姜黄素	curcumin	姜科植物郁金 *Curcuma aromatica* Salisb.、莪术 *Curcuma zedoaria* (Christm.) Rosc 等	本品具有利胆、抗菌的作用	1842年研究人员得到姜黄素纯品;1910年专家确定其结构,1913年科研人员实现合成姜黄素;1949年研究人员阐明姜黄素抗菌作用;20世纪80年代发现其抗肿瘤作用;目前处于临床试验阶段
叶酸	folic acid	伞形科植物东当归 *Angelica acutiloba* (Sieb. et Zucc.) Kitagawa、北海当归 *A. acutiloba var. sugiyamae*	本品适用于治疗叶酸缺乏而引起的巨幼细胞性贫血	1941年,研究人员从菠菜中发现了这种生物因子,被命名为叶酸。叶酸是一种应用非常广泛的保健品或药物
没食子酸	gallic acid	五倍子鞣质水解而得	本品具有抑菌作用	没食子酸主要由五倍子单宁水解得到,也可由茶条槭叶或塔拉水解得到。通过化学合成或腐植酸分解的方法,虽可得到没食子酸,但至今尚未实现工业化
天麻素	gastrodin	兰科植物天麻 *Gastrodia elata* Blume.	本品具有镇静、抗惊厥的作用	天麻素制剂较多,如天麻素片剂、胶囊、注射液等。其中分散片、缓释片、微丸等可减少服药次数,降低副作用
生姜总酚	gingerols	姜科植物姜 *Zingiber officinale* Rosc.	具有和胃止呕的功效,用于有晕船、晕车病史者乘船、乘车时出现的胃部不适、恶心呕吐等症状	临床用药为软胶囊
豆腐果苷	helicid	山龙眼科植物萝卜树 *Helicia reticulata* W. T. Wang	豆腐果苷片用于缓解神经官能症引起的头疼、头晕及睡眠障碍,辅助治疗原发性头疼	临床用药为豆腐果苷片
金丝桃素	hypericin	藤黄科植物贯叶金丝桃 *Hypericum perforatum* L.	具有抑制中枢神经和镇静的作用,添加到保健品中可增强免疫力,在欧洲(特别是德国)也被用作抗抑郁药物。金丝桃素也具有极强的抗病毒作用,可用于防治禽流感	1957年研究人员首次从藤黄科植物贯叶连翘中分离得到金丝桃素,属于二蒽酮类化合物,是贯叶连翘中最具生物活性的物质

续表

中文名	英文名	来源药物（分子）	临床应用	研发状况
靛玉红	indirubin	豆科植物木蓝 *Indigofera tinctoria* L.、十字花科植物松蓝 *Isatis tinctoria*	治疗肿瘤	20 世纪 70 年代，为我国发现的抗白血病新药，已应用于对慢性粒细胞白血病的临床治疗
甘露醇	mannitol	以海带为原料，在生产海藻酸盐的同时，将提碘后的海带浸泡液，经多次提浓、除杂、离交、蒸发浓缩、冷却结晶而得	本品具有镇咳、祛痰、平喘的作用，用于治疗慢性支气管炎，提高血浆渗透压、降低颅内压、眼压，可治疗青光眼	甘露醇在医药上是良好的利尿剂，预防急性肾衰竭；降低颅内压、眼压。可作为食糖代用品，也用作药片的赋形剂及固体、液体的稀释剂。世界甘露醇年产量约为 1.7 万吨，中国年生产能力约为 5 000 吨
白藜芦醇	resveratrol	蓼科植物虎杖 *Polygonum cuspidatum* Sieb. et Zucc.	本品具有抗衰老、抗氧化的作用	白藜芦醇是一种天然的抗氧化剂，也是一种生物性很强的天然多酚类物质，又称为芪三酚。该药物是肿瘤的化学预防剂，也可降低血小板聚集，预防和治疗动脉粥样硬化、心脑血管疾病。1992 年研究人员在商业葡萄酒中首次发现白藜芦醇
西红花苷	crocin	鸢尾科植物番红花 *Crocus sativus* L.	临床用药为西红花总苷片，具有活血化瘀、通脉止痛的作用，用于治疗胸痹心痛（冠心病、心绞痛）心血瘀阻证。症见胸痛、胸闷、憋气、心悸。舌紫暗或有瘀点、瘀斑等症	西红花苷又称为藏红花苷、西红花素、藏红花素，是藏红花的一种水溶性胡萝卜素类化合物，西红花酸与不同糖结合而成的一系列酯苷，是番红花的主要活性成分之一，包括西红花苷 -1、西红花苷 -2、西红花苷 -3、西红花苷 -4 等。西红花苷具有中枢降血压、防治动脉粥样硬化、抗血栓、抗血小板聚集、抗心肌缺血以及抗炎和治疗软组织损伤、利胆保肝、抗肿瘤等药理作用，在食品、药品、化工等行业有广泛的应用，临床多应用于心血管疾病及脂肪肝患者的治疗

续表

中文名	英文名	来源药物(分子)	临床应用	研发状况
水杨酸	salicylic acid	毛茛科植物升麻 *Cimicifuga foetida* L.、百合科植物郁金香 *Tulipa gesneriana* L.	外用作防腐剂和抗真菌剂,可以治疗皮肤病	1763 年研究人员首次从柳树皮中发现水杨酸;1897 年拜尔公司合成了阿司匹林,并于 1899 年上市,至今已有百年的临床应用。临床使用证明其对缓解轻度或中度疼痛,如牙痛、头痛、神经痛、肌肉酸痛及痛经效果较好,亦用于感冒、流感等发热疾病的退热,治疗风湿痛等。近年来发现阿司匹林对血小板聚集有抑制作用,能阻止血栓形成,临床上用于预防短暂脑缺血发作、心肌梗死、人工心脏瓣膜和静脉瘘或其他手术后血栓的形成
红景天苷	salidroside	景天科植物红景天 *Rhodiola rosea* Linn.	本品具有抗肿瘤、增强免疫的作用	红景天苷为红景天主要成分,目前无单体化合物相关制剂。临床制剂主要是红景天提取物为主要成分
丹皮酚	paeonolsilate	蔷薇科植物牡丹 *Paeonia Suffruticosa* Andr、芍药 *P. lactiflora* Pall	本品具有镇静、催眠、抗菌、抗炎、抗氧化、降血压等作用	1884 年日本学者分离到丹皮酚,目前国家药品监督管理局批准的制剂有片剂、注射剂、软膏剂
山梨醇	D-sorbitol	蔷薇科植物豆梨 *Pyrus calleryana* Decne.	本品为渗透性利尿药山梨醇注射液可治疗脑水肿及青光眼,也可用于治疗心肾功能正常的水肿少尿症	山梨醇是一种用途广泛的化工原料,在食品、日化、医药等行业都有极为广泛的应用,可作为甜味剂、保湿剂、赋形剂、防腐剂等使用,同时具有多元醇的营养优势,即低热值、低糖、防龋齿等优点
香草醛	vanollin	多种植物	本品用于癫痫小发作,以及各类型癫痫的辅助用药	香草醛是人类第一种合成的香精。1858 年研究人员首次获得相对纯的香草醛。1874 年科研人员获得其结构。香草醛还具有抗菌作用,可用于治疗皮肤病。可以作为多种药物中间体
蔊菜素	rorifone	十字花科植物蔊菜 *Rorippa Montana* (Wall.) Small 全草	本品用于治疗慢性支气管炎,可使痰量减少、咳喘减轻	20 世纪 70 年代,研究人员筛选治疗慢性支气管炎药物发现蔊菜,蔊菜素是首次发现具有化痰止咳作用的砜类化合物。其衍生物的也逐渐被合成。目前市场已经不再使用

续表

中文名	英文名	来源药物(分子)	临床应用	研发状况
大蒜素	allicin	百合科葱属植物蒜 *Allium sativum* L.	该成分对多种革兰氏阳性和阴性菌均有抗菌作用。对骨髓移植者并发巨细胞病毒感染有明显防治作用。尚有降低血胆固醇、甘油三酯和脂蛋白以及抗血小板凝集、抗肿瘤作用	大蒜中不含游离的大蒜素,蒜氨酸酶被激活后,才可以形成大蒜素。主要制剂有注射液、速溶肠溶胶囊
维生素 B	vitamin B	多种植物	维生素 B_1 作为辅酶对人体正常的糖代谢有重要的作用;维生素 B_2 调节人体内的物质代谢过程;维生素 B_6 可促进氨基酸的吸收和蛋白质的合成,还能促进脂肪的代谢,参与神经递质的合成、血红蛋白的合成以及对正常的生殖功能产生影响等	维生素 B 族包括维生素 B_1、B_2、B_3、B_5、B_6、B_9、B_{12}
维生素 C	vitamin C	多种植物	本品用于治疗维生素 C 缺乏引起的疾病,如坏血病	20 世纪初期,研究人员证明了从柠檬中获得的提取物具有抗坏血病活性;1932 年,科研人员确定其为维生素 C,1933 年维生素 C 的结构被阐明,并实现人工合成

(王立波)

参考文献

[1] 裴月湖,娄红祥. 天然药物化学[M].7 版. 北京:人民卫生出版社,2016.
[2] 杜冠华. 天然小分子药物[M]. 北京:人民卫生出版社,2018.